国家科学技术学术著作出版基金资助出版

全谷物营养健康与加工

Whole Grains
Nutrition, Health Benefits and Processing

谭　斌等　编著

科学出版社

北　京

内 容 简 介

新时代、新视角，新粮食、新发展。本书是基于作者团队全谷物相关研究成果，充分结合国内外全谷物的研究基础与进展，融合作者10余年来在全谷物领域的实践与思考撰写而成的。本书从“五谷为养”的中华民族古代膳食营养智慧与现代谷物营养科学发展的角度，深入阐释了全谷物在营养与健康中的基础性地位；系统介绍了国内外全谷物及其食品的定义、生物活性物质、营养健康国际科学共识、全谷物食品加工与推广等方面的研究现状、成果与趋势；深入剖析了我国全谷物发展的制约因素；从“食品–健康–环境”关系角度，分析提出了全谷物对健康膳食与可持续膳食发展的重要战略意义；提出了我国全谷物食品产业及其各环节的发展方向与策略，以期持续推动与引领我国全谷物食品的科技创新、产业发展、社会关注、科普教育及我国健康谷物食品新生态的构建。

本书可供食品领域科研、企业、科普、媒体和政府决策等领域的人员阅读参考。

图书在版编目（CIP）数据

全谷物营养健康与加工/谭斌等编著. —北京：科学出版社，2021.8
ISBN 978-7-03-069417-1

Ⅰ. ①全… Ⅱ. ①谭… Ⅲ. ①谷物–粮食营养 ②谷物–粮食加工 Ⅳ. ①R151.3 ②TS210.4

中国版本图书馆CIP数据核字（2021）第146450号

责任编辑：李秀伟 郝晨扬 / 责任校对：严 娜
责任印制：吴兆东 / 封面设计：无极书装

科学出版社 出版
北京东黄城根北街16号
邮政编码：100717
http://www.sciencep.com

北京建宏印刷有限公司 印刷
科学出版社发行 各地新华书店经销
*
2021年8月第 一 版 开本：787×1092 1/16
2022年1月第二次印刷 印张：37
字数：874 000

定价：420.00元

(如有印装质量问题，我社负责调换)

《全谷物营养健康与加工》
编著者名单

谭　斌　国家粮食和物资储备局科学研究院

翟小童　国家粮食和物资储备局科学研究院

吴娜娜　国家粮食和物资储备局科学研究院

汪丽萍　国家粮食和物资储备局科学研究院

张笃芹　国家粮食和物资储备局科学研究院

刘　明　国家粮食和物资储备局科学研究院

田晓红　国家粮食和物资储备局科学研究院

高　琨　国家粮食和物资储备局科学研究院

刘艳香　国家粮食和物资储备局科学研究院

乔聪聪　国家粮食和物资储备局科学研究院

马占倩　国家粮食和物资储备局科学研究院

刘建福　天津商业大学

王满意　中粮营养健康研究院有限公司

万向元　北京科技大学

张　娜　哈尔滨商业大学

李先银　湖南裕湘食品有限公司

作 者 简 介

谭斌 食品科学专业工学博士，国家粮食和物资储备局科学研究院粮油加工研究所首席研究员，博士研究生导师，山东省泰山产业领军人才。美国康奈尔大学访问学者，国际全谷物定义工作组成员。中国食品科学技术学会常务理事，中国粮油学会理事，国家稻米精深加工产业技术创新战略试点联盟副理事长兼副秘书长，中国粮食行业协会杂粮分会副理事长。科技部“十三五”食品产业科技创新规划起草组成员，科技部“十三五”国家重点研发计划项目实施方案编写组成员，《2021—2035年国家中长期科技发展规划》战略研究食品专题粮食制品产业组召集人。中国科学技术协会科学技术普及部科学辟谣平台专家。

研究领域主要围绕粮食加工，重点专注健康谷物（全谷物）食品的营养与加工。主持承担了“十一五”“十二五”国家科技支撑计划项目、“十三五”国家重点研发计划项目、中国工程院重大咨询研究项目及国家自然科学基金面上项目等国家级科研项目10余项。主持承担多项国家标准及行业标准的制（修）订。主持承担的多项全谷物相关技术研究成果成功实现产业化。作为副主编或参编撰写《中国粮食大辞典》《粮油加工学》等著作6部，以第一作者或通讯作者在国内外期刊上发表学术论文180余篇，其中SCI论文20余篇；获授权国家发明专利10项，其中1项获中国专利优秀奖；获中国食品科学技术学会技术进步奖一等奖等省部级科技奖励6项；获中国技术市场协会金桥奖二等奖2项，优秀奖1项；曾获2015年度中国食品科学技术学会科技创新奖——杰出青年奖。曾参与国家发展与改革委员会、科技部、中国工程院等部门与机构的发展规划或咨询建议的起草工作，诸多建议被采纳。具有较广泛的国际交流背景，先后到20余个国家进行学术交流访问。

序　一

习近平总书记在今年的科学家座谈会上强调，希望广大科学家和科技工作者肩负起历史责任，坚持“四个面向”，即面向世界科技前沿、面向经济主战场、面向国家重大需求、面向人民生命健康。对于我们这样一个有着 14 亿人口的大国来说，粮食安全是维护国家安全的重要支撑，是我们国家立足于世界民族之林的重要物质保障。尽管我国粮食生产连年丰收，但在粮食安全问题上，必须要居安思危，增强忧患意识。一方面，要不断通过育种技术的发展与创新，提高粮食产量与品质；另一方面，要关注在粮食加工与消费环节中的浪费问题，目前每年几千万吨对人体健康有益的米糠、麦麸及胚芽都被用作了饲料。这种加工方式降低了资源的利用效率，更造成大量的 B 族维生素、膳食纤维等各种营养素的损失，不利于人民群众的身体健康。因此，大力发展糙米、全麦及杂粮等全谷物食品，一是可以减少资源浪费，实际上等于建设了无形良田，是提高粮食安全保障水平的重要途径；二是减少了大量营养素的损失，降低了慢病风险，从而改善了百姓的健康状况，其社会效益是不可估量的，也是实施健康中国战略的重要举措。

《全谷物营养健康与加工》一书，以全新的视角系统总结了谭斌研究员团队 10 余年来的研究成果，同时广泛吸收了国际上全谷物领域的最新研究进展与成果，详细分析了我国全谷物食品产业发展的主要瓶颈问题，并提出了关于解决方案的诸多有益思考。综观全书，主题针对性强，内容新颖、全面系统，论述科学严谨，极具时代性。该书的出版有望为促进谷物加工产业的营养健康升级，以及百姓谷物消费理念的革新起到很好的引领与推动作用。

遂欣然为序。

中国工程院院士
美国科学院外籍院士
2020 年 11 月 1 日

序　二

近年来，我国糖尿病、高血压、恶性肿瘤、心脑血管疾病、超重和肥胖等慢性非传染性疾病患病率大幅上升，已成为国人生命与健康的主要杀手，也是影响健康中国建设和社会经济发展的主要因素。不健康的膳食模式是众多慢性病的共同风险因素，而以全谷物、蔬菜和水果等植物性食物为主的膳食模式被公认为是有利于防治慢性病的重要、有效措施。近年来，全谷物对超重和肥胖、心脑血管疾病以及代谢性疾病具有保护作用的证据越来越充分。由此，在全球范围内，全谷物的加工技术及全谷物食品的研究和开发也取得了长足的进步与发展。

“五谷为养”的中国传统养生智慧，也充分表明谷物作为主食，是我国健康膳食的重要基础。然而，随着我国经济的迅速发展和人民生活水平的不断提高，我们的谷物主食变得越来越精细化。精制谷物食品消费方式造成了大量谷物天然组分的损失，导致膳食中多种营养成分（如 B 族维生素、膳食纤维）的缺乏。以维生素 B_1 为例，我国居民维生素 B_1 的膳食摄入量由 20 世纪 80 年代初的每人每日 2.3mg 下降到目前的 0.8mg，远远低于推荐摄入量 1.2～1.4mg。同样，膳食纤维的摄入量目前仅有 10.2g/d，与 25～30g/d 的推荐摄入量差距甚远。而谷物恰好是天然 B 族维生素与膳食纤维的最佳来源。

在国外，特别是发达国家，糙米、全麦粉及其制品等在市场上十分常见；不但品种多，而且价格合理。而在我国，由于认识不到位，全谷物及其制品的发展和消费远远落后于发达国家。因此，为了促进全民健康和拉动经济发展，必须加强科学知识的宣传，打破谷物加工企业由于没有下游市场而不生产全谷物原料和食品企业由于没有全谷物原料而不生产全谷物制品的怪圈。

谭斌博士自 2008 年从美国康奈尔大学访问回国后，专注于推动我国全谷物食品的发展，并做出了许多努力。该书全面梳理了国际全谷物领域发展各方面的进展与形势，系统总结了谭斌博士团队在全谷物加工方面取得的成果，并分析了我国全谷物食品发展的瓶颈与难点，提出了我国全谷物发展的方向与对策。尽管我国全谷物的发展尚处于起步阶段，相信该书的出版将为广大读者呈现一个崭新的谷物认识与健康的消费理念，同时也将为我国全谷物食品科技与产业的发展提供多维度的思考与启发。

中国工程院院士

2020 年 3 月 8 日

序　三

在健康中国战略实施的大背景下，大健康已经成为食品产业发展的国际共识。膳食结构是影响健康的重要因素，引导健康膳食已经成为各个国家的基本国策。不合理膳食结构会导致严重的健康负担，如增加心脑血管疾病、2 型糖尿病等慢性代谢性疾病的患病风险。目前我国慢性疾病总体呈高发态势。西方“医学之父”希波克拉底曾说，“让食物成为你的药品，而不要让药品成为你的食物”。如何合理改善？如何治未病？创新发展大健康食品产业已经成为我国食品科技界与工业企业界的重要使命。谷物是中国人的主食，健康谷物是我们健康膳食的重要基础与组成部分。近年来，国际上对全谷物的健康益处已经逐步达成共识，许多国家纷纷采取各种举措以推动全谷物食品产业发展，增加全谷物的消费。而长期以来，我国谷物加工与消费以追求精白与口感为主，消费者对全谷物的健康益处缺乏足够认识，尽管《中国居民膳食指南》（2016）中鼓励消费者每天食用 50～150g 的全谷物与杂豆，但是，市场上仍然难觅多样化的全谷物产品。因此，加强我国全谷物营养健康、加工技术及消费市场的研究，大力发展推广全谷物食品，对满足广大消费者美好生活的需要、对健康中国战略的实施具有非常重要的意义。

谭斌研究员及其科研团队十几年以来长期专注并致力于呼吁推动中国全谷物研究、开发、科普，牵头制定了我国首个全谷物标准——《全麦粉》（LS/T 3244—2015）。团队诸多全谷物科技成果已经成功实现了产业化。谭博士还努力为我国全谷物发展产业政策的出台做出了积极的贡献，并作为国际全谷物工作组的专家成员，积极代表中国发声，这些都为推动我国全谷物食品的发展做出了许多有益的努力。

该书系统地介绍了国内外全谷物领域的研究成果与发展态势，并就我国全谷物未来发展的方向与对策提出了很多独到的见解，理论与实践相结合，国内与国际相结合，图文并茂。相信该书的出版对增强全谷物的认识与关注、加强全谷物的研究开发、加快全谷物食品产业发展、增加全谷物的消费将起到积极的推动和促进作用。

朱蓓薇

中国工程院院士

2020 年 3 月 20 日

前　言

20 世纪的一项伟大成就是农业科技进步极大地提高了大宗主食的生产力，即使在人口激增的情况下，也大大减少了饥饿。世界人口增长、城镇化不断发展、技术的快速进步以及全球化发展等都对全球范围内粮食的生产、流通和消费方式产生了巨大影响。但这些变化同时也带来了令人担忧的营养不良问题。虽然儿童发育迟缓的发生率在过去 20 多年已大幅下降，但在 21 世纪，全球肥胖流行、非传染性慢性疾病高发以及气候变化带来的日益严重的威胁使可持续食物供给和营养安全复杂化。过去大多数粮食安全分析集中于主要主食的数量安全上，对营养安全，特别是膳食能量以外的营养重视程度严重不足。联合国粮食及农业组织《2019 年世界粮食安全和营养状况报告》(*The State of Food Security and Nutrition 2019*）的数据显示，目前全世界仍有 8.2 亿饥饿人口，占全球总人口的 11%，距离 2030 年实现“零饥饿”目标仍面临巨大挑战。如果将世界上面临中度粮食不安全[中度粮食不安全指无法保证获取优质、足量的食物，但不至于严重到导致膳食能量摄入量不足（食物不足）的程度，它会加大出现各种形式营养不良的风险，包括超重和肥胖]的人数与饥饿人数相加，估计共有超过 20 亿人无法保证获得安全、营养、充足的食物，包括北美洲和欧洲 8%的人口。超重和肥胖现象在所有区域均持续增加，尤其在学龄儿童和成人中。2016 年，全世界 1.31 亿 5～9 岁儿童、2.07 亿青少年以及 20 亿成人超重。2018 年，估计共有 4000 万名 5 岁以下儿童超重，大约 1/3 超重的青少年和成人以及 44%的 5～9 岁的超重儿童属于肥胖。营养不良造成的经济损失令人震惊。2020～2050 年最大的粮食安全挑战将是提供营养均衡膳食，而不仅是提供足够的热量。

国内外相关研究已经明确表明，膳食风险因素是造成慢性病流行的最重要影响因素。而全谷物摄入量不足是导致心脑血管疾病等慢性病死亡的第二大膳食风险因素、失能残疾的第一大膳食风险因素，增加全谷物食品的摄入可以有效降低慢性疾病的患病风险。但是，我国的主食加工与消费不断趋于精白，谷物在加工过程中，占谷物籽粒重量约 17%且富含膳食纤维、B 族维生素、微量元素及天然活性物质的种皮与胚芽被去除，主要用作饲料等。这种精制加工过程中的营养损失问题严重，如膳食纤维损失约达 80%，B 族维生素、微量元素及天然活性物质等的损失为 40%～90%。由于我国全谷物相关科普教育及科技支撑等不足，全谷物食品产业的发展受到了极大的制约。

近年来，随着我国经济的高速发展，国民生活水平不断提升，伴随而来的糖尿病和心脑血管疾病等慢性疾病发病率激增。目前，我国已有超过 3 亿人的慢性疾病群体，且慢性疾病导致的死亡人数占总死亡人数的 86.6%，慢性疾病问题已经成为制约我国社会发展的重大问题。为此，2016 年 10 月 25 日，中共中央、国务院正式印发了《“健康中国 2030”规划纲要》，其中明确提出：“预防为主、关口前移，推行健康生活方式，减少疾病发生，促进资源下沉，实现可负担、可持续的发展”。为落实相关指示精神，国办发〔2017〕78 号文件《国务院办公厅关于加快推进农业供给侧结构性改革大力发展粮食产业经济的意见》中要求：“大力发展全谷物等新型营养健康食品”。因此，大力发展全谷物食品迫在眉睫，大力发展全谷物食品是落实健康中国战略的重要举措与有力抓手。

国际上，主要发达国家和地区逐步加大了对全谷物食品的推广力度。2002 年，美国成立了全谷物理事会以专门推动全谷物食品发展，欧盟于 2010 年通过成立健康谷物协会、设立健康谷物重大专项等措施积极推广全谷物食品。2012 年，由美国前第一夫人米歇尔·奥巴马发起倡议，并通过联邦立法明确规定了学校早午餐全谷物的占比要求。2017 年，35 个国家的 200 多位知名专家联合发起了“维也纳全谷物宣言”，号召人们增加全谷物摄入。当前，美国等发达国家的谷物消费中全谷物占比已经达到了近 20%，而我国全谷物的消费占比不到 1%。

“五谷者，万民之命，国之重宝”。谷物是我国老百姓的主食，科学食用主食对百姓健康影响极大。《黄帝内经·素问》的脏气法时论篇中写道：“毒药攻邪，五谷为养，五果为助，五畜为益，五菜为充，气味合而服之，以补精益气”。这里的“五谷为养”充分说明中华民族自古就充分认识到了谷物在养生中的基础性与根本性地位。本书的初心就是从强调谷物食品的营养质量角度出发，提出大力发展全谷物食品，最大限度地减少天然谷物中膳食纤维、微量营养素及生物活性物质的损失，从而通过健康谷物与健康膳食，助推健康中国战略的实施与发展。这也是新时代我国粮食及食品行业面临的一项非常紧迫而艰巨的重大使命。

我国全谷物领域总体上尚处于被关注与发展起步的阶段。为了使读者对全谷物各方面有更加全面、深入的了解，本书从多个维度呈现国内外全谷物食品领域的进展与态势。本书旨在起到抛砖引玉的作用，为推动我国全谷物科技创新与产业发展，增加人们对全谷物的关注，加快我国全谷物的整体发展进程贡献微薄之力。本书共 10 章。第一章是全谷物的概念，重点介绍了谷物加工方式与营养认知的发展历程，全谷物与全谷物食品的定义及其全球进展；第二章是全谷物与健康膳食及可持续膳食，重点介绍发展全谷物对健康膳食与可持续膳食的影响及其重要战略意义；第三章是全谷物与慢性代谢性疾病，重点介绍膳食模式与代谢综合征相关疾病的关系，以及全谷物与肥胖、2 型糖尿病、心血管疾病及某些癌症的流行病学和临床研究进展及其可能机制；第四章是全谷物原料及其籽粒解剖学结构组成特性，重点介绍大宗谷物、禾谷类杂粮、假谷物类杂粮的种类分布及主要营养成分；第五章是全谷物的生物活性物质，重点介绍不同种类全谷物中的生物活性物质的含量与分布、结构与理化特性及健康功能特性；第六章是全谷物食品加工技术及其应用，重点介绍典型前处理加工、热加工、非热加工及生物加工技术对全谷物品质的影响与应用前景；第七章是全谷物加工典型装备与发展需求，重点介绍全谷物加工典型装备的特点与技术参数、全谷物加工装备的发展瓶颈与需求；第八章是全谷物产品开发要点与评价，重点介绍全谷物配料、全谷物主食品和全谷物方便食品开发的关键要点及其产品的食用品质与营养健康作用评价；第九章是全谷物膳食推荐、健康声称、政策法规及质量标准，重点介绍全球全谷物膳食推荐、健康声称与政策法规，全谷物标准及其发展方向；第十章是我国全谷物的挑战与未来，重点提出了我国全谷物食品发展的重点方向及我国全谷物 2020～2035 年的发展构想。

本书为“十三五”国家重点研发计划项目“传统杂粮加工关键新技术装备研究及示范（2017YFD0401200）”和“保健食品风险评估及功能评价基础研究（2018YFC1602100）”、“十三五”国家重点研发计划项目课题及子课题（任务）“全谷物糙米制品营养保全及品质改良关键技术装备研发与示范（2017YFD0401103）”、“全麦粉品质评价与品质改良研究（2018YFD0401002-1）”和“杂粮新食品复配粉加工特性及工艺配方研究（2018YFE0206300-3）”，以及国家自然科学基金面上项目“鲜湿糙米线品质劣变机制与调控研究（31772009）”和“全谷物糙米膳食纤维-酚酸协同效应调控米粉凝胶质构的分子机制研究（31972113）”成果之一，由谭斌博士进行总体策划与设计，并组织团队成员及天津商业大学刘建福教授等共同参与编著完成。第一章、第二章、第九章、第十章由谭斌等编写，第三章由翟小童、谭斌等编写，第四章由汪丽萍、谭斌等编写，第五章由张笃芹、刘建福、万向元、张娜、谭斌等编写，第六章由吴娜娜、乔聪聪、马占倩、李先银、谭斌等编写，第七章由刘明、刘艳香、谭斌等编写，第八章由田晓红、高琨、刘艳香、翟小童、乔聪聪、王满意、谭斌等编写。参与本书编写的同志还有李娟、李忍、王磊鑫、叶彦均、孟宁、昝学梅、关丽娜等。在编写过程中参考了国内外有关专家学者的著作与论文，在此表示衷心的感谢。

由于研究积累及作者水平有限，书中难免有不妥之处，敬请读者批评指正。

2020年3月5日

目　　录

第一章　全谷物的概念

全谷物是健康膳食的关键组成部分，让消费者能够轻松地选择富含全谷物的食品是更好地预防慢性疾病的重要一步（Alastair et al.，2017）。我国老百姓对“全谷物”的概念总体还比较陌生，甚至还存在一些认识的误区，有的人认为全谷物就是各种谷物的集合或统称，有的人把全谷物等同于膳食纤维等。因此，在讨论全谷物营养健康与加工等问题之前，充分理解谷物加工与营养认知的发展历程及全谷物的概念及其产生的时代背景是至关重要的。在世界范围内，从 20 世纪 80 年代开始，全谷物才开始受到学术界的关注，产业界的关注是从 20 世纪 90 年代才开始的。目前世界各国陆续形成了自己国家的全谷物与全谷物食品的定义，但是到目前为止，尚未形成一个统一的全球全谷物与全谷物食品的定义。在 2017 年维也纳第六届国际全谷物峰会期间，国际谷物科技协会（International Association for Cereal Science and Technology，ICC）、健康谷物联盟（HEALTHGRAIN Forum，HGF）及美国明尼苏达州立大学等机构，组织与会的来自 35 个国家的 200 多位知名专家联合发起一个全球性“全谷物行动计划”，并成立 6 个全谷物相关国际工作组，包括全谷物定义国际工作组、全谷物推荐摄入量国际工作组、全谷物摄入增加的经济评估国际工作组、全谷物消费可持续发展国际工作组、合作伙伴最佳实践国际工作组及全谷物信息国际工作组，其中排在首位的就是全谷物定义国际工作组。其目标就是试图建立一个全球统一的全谷物与全谷物食品的定义。目前这项工作仍处于阶段性进展之中。

第一节　谷物加工方式与营养认知的发展历程

在历史长河中，谷物与主食加工方式经历了漫长的变迁与发展。这种艰难的变迁与发展过程不仅是我们祖先对人类发展历史进程的深远影响与贡献，也是我国历史悠久、源远流长、博大精深的华夏传统饮食文化的重要组成部分，为中华民族的繁衍生息起到了重要的支撑与保障作用。谷物加工方式的变化及其与之相适应的谷物加工精度的变化，还曾体现在“穷人”与“富人”的主食区别上。同时，它也是我国历朝历代政治、文化发展变迁的重要见证。“五谷为养，五果为助，五畜为益，五菜为充，气味合而服之”的饮食思想始终贯穿和渗透于中国的饮食制度与饮食活动中（林燕和李高中，2016）。我国人民的饮食结构是以素食为主的杂食型食物结构，有别于西方的肉食型食物结构。这种对饮食结构的整体性把握，充分反映了我国饮食多样而统一的特征。时代的车轮永不停息，进入 21 世纪的中国，未来的谷物加工及其相应的谷物主食品将面临什么样的时代挑战与变迁？历史给人以智慧，我们每个人都在创造历史。我们期望通过对谷物食品加工历史、现状的把握，为未来的谷物加工方向提供一些启发。

一、谷物加工方式的发展历程

（一）粗放式石磨加工

从新石器时代出现的最原始的石磨盘、石磨棒与杵臼开始，经过历朝历代的长期演变，逐步发展到圆石磨、转磨、水磨、碾磨等。一直到 19 世纪初，当时的石磨通常是将全谷物磨粉后，经过非常粗的筛孔过筛而得到“白面粉”，这种白面粉在很大程度上保留了谷物麸皮与胚的营养组分。随着更加复杂的石磨及更加精细的筛网的出现，面粉的纯度越来越高。

1. 原始社会的谷物加工

史前时代，在人类二三百万年的历史长河中，有农耕的历史不过 1 万年左右，人类绝大部分时间是在采集和狩猎中度过的。例如，在余姚河姆渡遗址、海安青墩遗址曾出土过芡实，在郑州大河村遗址的个别陶罐里有莲子被保存下来。到了新石器时代早期，我国大地上已经出现了农耕文明的物证，如湖南澧县八十垱遗址出土了一批稻谷，既有稻子也有去壳稻米，兼有籼稻、粳稻、野生稻特征，距今已有 8000～9000 年。在距今 8000 年左右，我国已培育出粟（又称稷，去壳后叫小米）、黍（又名糜，去壳后叫小黄米）。小麦栽培略晚，在陕西武功赵家来遗址发现的小麦遗存，是目前为止考古发现最早的，距今 4400 年左右。在黄河流域及其他北方地区，人们以粟、黍为粮食；在长江流域及其以南地区，稻米是重要食物（徐海荣，2014a；王学泰，2010）。

从农耕兴起之后，一系列的谷物加工工具与方法不断产生。在新石器时代，人们已经开始对谷物进行加工，裴李岗文化遗址、磁山文化遗址和河姆渡文化遗址都发现有石磨盘与石磨棒。这种石磨盘和石磨棒与现在农村使用的石磨不同，只是一个椭圆的石板，上面有根磨棒，人们把谷粒放在石盘上，用磨棒推擀脱壳。根据有关史学资料，因为粟、黍的壳比较难脱，云南独龙族、怒族人民在使用石磨盘研磨粮食之前，需要有一个烘干阶段，包括两种烘干方法，一种是把粟子放在火塘上方的烘干架上长时间烘烤；另一种是架起石板锅，下边点火，把粟子放在石板锅上炒至干燥为止，这样再放在石磨盘上研磨两三遍就能去壳留米。这两种方法在加工稗子和青稞时也是必不可少的，独龙族人民在加工稗子时，为了更加容易脱壳，加工前还要用温水浸泡一下以便软化，再经过干燥研磨。随着粮食产量的增加，由于石磨盘容纳谷物少、容易外溢、研磨效果差，石磨盘与石磨棒逐渐衰落，人们发明了新式谷物加工工具——杵臼，杵为一根木棒或石棒，臼为掘地成坑或石臼或陶臼。杵臼的出现引起了谷物加工方式的重大变革。根据有关考古资料，距今 9000～10 000 年就有石杵。杵臼不仅可以用于粟、黍、高粱和稻谷等谷物的脱壳，也可以用于研磨谷物粉（徐海荣，2014a）。因此，这个时期的谷物加工主要停留在脱壳阶段，加工出来的粮食主要是去壳的全谷物。

2. 从夏商到明清时期的谷物加工

夏商时期，谷物基本维持着“粒食”的形式。民间最普遍使用的谷物加工工具是磨盘、磨棒、木杵、石杵及石臼、陶臼等，这些工具的主要用途是将谷物加工成粒米。谷物的烹制方法主要是水煮与汽蒸，当时最常见的水煮“粒食”炊器是陶鬲，最常见的汽蒸炊器是甑（徐海荣，2014a）。

到了西周时期，谷物加工还是沿袭传统方法，即臼舂或石碓。这种原始的谷物加工方法难以提供大量的净米来满足人们的需求，只有周王及贵族才能享受去过皮的净米，一般平民对谷物的食法主要还是连皮一起煮食。但这从一个侧面反映出周人已经开始注重饮食的“细化”加工了。考古发掘表明，自西周以后，杵臼逐步递减，其原因是被比较先进的谷物加工工具——石磨所取代。从杵臼、碾盘到石磨，从粒食到精米面的出现，经过了一段相当长的艰难创造过程。以米饭作为主食的中国传统饮食结构在西周时期就已确立，至今未变。人们的饮食多为粒食，有一定身份地位的人才可以吃上经过杵舂的米，或者把谷物擀碎，成为糁，用来煮粥成羹。周人煮饭，稍微稠一些叫饘，稀而多水就叫粥。蒸饭方法在西周就已出现，并在中国沿用了几千年。这时的蒸饭就是先把米下水煮，等到半熟时，把米从米汤中捞出，用箪子放在甑中蒸熟（徐海荣，2014b）。现在在我国南方某些农村地区，很多家庭办喜事酒席时仍然沿用这种方法蒸饭。

春秋战国时期的饮食结构中，粮食居主体地位，除了新石器和夏商时期常见的粟（稷）、黍之外，麦（大麦、小麦）、麻、菽、稻的种植日益普遍。春秋时期人们对主食、副食之别才有了清晰的认识，把赖以充饥、食用频率高、使用比重大，并能为人体提供大部分营养的粥饭视为主食。粟，现在北方称谷子（去皮后叫小米），是当时的首要作物，也是基本口粮。战国时期，秦国的碾米业主要见于秦简《仓律》《传食律》等的记载，稻与黍进入消费领域之前就要进行去皮壳加工成米。秦简《仓律》对各种粮食不同加工程度有明确具体的规定：“粟一石六斗大半斗，舂之为粝米一石；粝米一石为糳米九斗；九斗为毇米八斗。”还有“稻禾一石为粟廿斗，舂为米十斗；十斗粲，毇米六斗大半斗。”由此可见，同一种粮食因加工程度不同得到不同的产品，如粟，随着加工程度增加分别得到粝米、糳米与毇米；同样，稻经过不同程度加工可以得到粝米、粲米与毇米。秦国人民以禾谷类为主食，菽麦处于次要地位。麦子经过加工制成面粉，《仓律》中记载：“麦十斗，为䴬三斗。”《说文解字》：“䴬，麦覈屑也，十斤为三斗。”这也充分说明当时的麦子加工已经开始有面粉与麦麸之别了。杵臼是春秋战国时期谷物加工最重要的工具，其主要作用是舂米，与粒食是相适应的。当时也用杵臼制粉，但占比极少。《诗经・大雅・生民》对舂的过程进行了简洁的描述：“或舂或揄，或簸或蹂。”即分为舂、揄、簸、蹂等 4 个过程。根据舂的精粗程度，米质从粗到细，有“粝”“糳”“毇”“粲”等 4 个等级之分。春秋战国时期已有了粉食。粉食的日益增多，以及当时冶铁业的发展、高碳钢的出现，促进了圆石磨的发明与发展。圆石磨的发明把中国的主食文化由粒食阶段推进到粒食粉食并存阶段，推动了小麦的广泛种植与中国主食制品的发展（徐海荣，2014b；蔡万进，1996）。

春秋战国时期，主食主要是经过蒸煮的米饭或粥，也开始出现几种谷物混合煮饭的做法。为了携带轻便与长期保存，也开始逐步出现干粮以供行军或旅途食用，如将大米碾成粉后再蒸成米糕；把米、麦熬煮后制成干粮等。还有一个重要的发展就是用水将面和在一起做成“饼”。饼的出现使主食种类开始分化，逐步形成北方主要为面食、南方主要为米食的食俗（徐海荣，2014b；王学泰，2010）。

秦汉时期，粟是黄河流域最常见的粮食作物，麦是黄河流域的重要粮食作物，水稻则是长江流域的主要粮食作物，并在两汉时期快速发展。这一时期，人们对谷物的加工强调去糠的初级加工，主食发展也不断多样化，饼类（用去麸的麦粉和面蒸熟的食品）、饵类（用米粉黏合蒸熟的食品）食品逐步发展，尤其是到东汉时期，饼类食品种类不断增多，如胡饼、汤饼等（徐海荣，2014b）。

魏晋南北朝时期，粟、麦、稻作为主粮的地位已基本确定。由于石转磨等加工工具的进步，麦由粒食转为面食，口感大为改善，麦的地位逐步提高。此时，人们经常食用的米食有饭和粥，面食是饼。粟饭属于粗食，普通百姓的主食主要是粟米饭。麦饭是将麦粒像粟米一样蒸煮成饭，麦饭口感差，也属于粗食。在当时，麦饭主要是穷人的常见主食，因为如果将麦子制成面粉，一是对加工难度与设备要求较高，二是制成面粉后有15%左右的麦麸，这种加工方式在粮食不富裕的时代是不可行的。稻米饭，又称“白米饭”，被认为是细粮，比粟饭、麦饭要高级得多，主要是贵族的食物。后来在南朝中后期，水稻种植面积及产量不断增加，这种状况逐步改变。随着面粉加工技术的进步，饼食迅速发展，小麦逐步变成细粮（徐海荣，2014c；王学泰，2010）。

到了隋唐五代时期，在主粮方面，水稻和小麦迅速崛起，占据了主粮的首席地位，尤其是水稻后来者居上，总产量超过麦、粟，成为第一大主粮，传统的粟类粮食则退居次席，我国北麦南稻的粮食结构基本成型。在粮食加工方面，为了提高效率，用于稻谷脱壳的杵臼逐步退出历史舞台，慢慢被碓臼所取代，碓臼包括践碓与水碓。麦、粟的脱壳去皮主要是用碾，谷物舂碾之后须经过簸扇，从而实现粒壳分离。隋唐五代时期的面食非常盛行，面粉加工业快速发展。面粉加工主要是用磨将麦类粮食磨碎，然后经过罗筛得到面粉。罗筛过程主要是清除麸皮，得到“白面”。当然，在罗筛不断精细的过程中，面粉也变得不断精白。这个时期，稻米饭是南方人的日常主食，在北方则被视为细粮；粟饭为北方人所常食，粒食麦饭已经成为历史。面食在这个时期得到空前的发展，尤其是面食的数量、品种、制作工艺及普及程度快速发展（徐海荣，2014c；王学泰，2010）。

宋代的粮食作物主要是稻和麦。在粮食加工方面，已涌现大量的磨户与碓户等专门从事粮食加工的职业。粮食加工技术方面的主要进步是水力的利用，用于小麦磨面的主要是水磨，已有先进的五连转磨；用于稻谷加工的主要是水碓。宋代的主食主要包括饭、粥、面条、饼、馒头、包子、饺子等。最普遍的主食是饭类，包括米饭、粟饭、高粱饭等由单一谷物煮制而成的，也有以多种原料搭配合制而成的，类似于今天的八宝饭。粥也是宋代常见主食之一，其一是为了节约粮食，其二有了养生益寿的目的。正如陆游《食粥》诗中写道：“世人个个学长年，不悟长年在目前。我得宛丘平易法，只将食粥致神仙。”同时，粥的种类不断丰富起来。宋代的面条名称较多，又称为“汤饼”“索饼”等，是饭、粥之外最重要的主食，其品种多达数十种。同时还有各种馒头（带馅的）、包子、胡饼等饼类主食，产品品类多样。宋代的点心小吃食品名目繁多，包括馄饨、汤圆、粽子、油条、馓子、饺子、糕、炒团等（徐海荣，2014d；王学泰，2010）。

元代的粮食结构仍然呈现早期形成的北麦南稻局面。元代的谷物加工，脱壳的工艺主要是砻谷；加工稻米的工具主要有杵臼、碓、碾；加工麦子的工具主要是磨。权豪之家盛行的主要是水碾、水磨，同时也是一种经营牟利的噱头。当时，杵臼的使用仍然相当普遍，因为它对于一家一户吃饭比较方便。宫廷中的粮食加工则另有一番景象，宫廷中食用的米称圆米，经过特殊的加工。《元史铁哥传》中写道："计粳米一石，仅得圆米四斗"。可见当时的富人食用的大米加工精度与舍弃比例之高。"舂而为米，洁白可爱，炊为饭食，尤为香美。"这也反映了当时的人们对稻米的加工精度和美味口感的追求。宫廷中的磨也与众不同。杨瑀的《山居新话·国朝尚食局》中写道："国朝尚食局，上供面磨，磨置楼上，机在楼下，驴之蹂践、人之往来，皆不相及，且远尘土臭秽。叩之，乃巧人瞿氏所作也。"可见当时的磨粉技术有了较大的进步（徐海荣，2014d；王学泰，2010）。

明清时期，谷物加工有所开拓。明代砻谷方面主要是木砻和土砻两种，上缴的军粮和官粮主要由木砻加工（使用寿命可达 2000 石[①]），老百姓所吃的稻米都是用土砻加工的（使用寿命约 200 石）。稻谷砻谷后用风车扇去壳和秕谷，然后过筛，没有破壳的稻谷再次进行砻谷，过筛后的糙米再放入臼里舂米，经过风车扇后得到精米与米糠（细糠）。细糠通常用来喂养猪狗，只有在歉收的荒年，人们才会去吃细糠。也有不用砻谷，直接通过水碓舂臼来脱壳的。小麦磨面主要是用牛或马或驴拉磨及水磨。同样的麦子，面粉质量好坏主要取决于使用的磨的石料质量。石料质地好，磨出来的面粉含砂石少，麸皮不会被碾碎，可以得到更多的精面。反之，麦麸破碎被掺混到面粉中，得率高但价值低一些。麦子过磨以后，要多次入罗筛，得到面粉。面粉在寒冷季节里可以存放 3 个月，而在春夏季不到 20 天就会闷坏。因此，为了食用可口，一般是随磨随吃。明清时期谷物加工的总体趋势是米面加工越来越精细化。此外，面食的花色品种不断丰富多样。同时，面食的制作较之前更精、更细、更讲究（徐海荣，2014e；洪光住，1984）。

（二）精细化机械碾磨加工

18世纪中叶，欧洲工业革命推动各行各业从手工劳动向动力机器生产转变，辊式磨粉机也相继问世。1823年，在波兰建成了世界上第一个采用辊式磨粉机的面粉厂，然后在全世界广泛应用推广。我国的面粉制粉业就是在引进、吸收、再创新的过程中不断发展起来的，至今已经呈现出国产设备与进口设备平分秋色的局面。这一阶段主要是以便于食品制作及改善食品口感为目的的制粉加工。利用小麦经典的制粉分离工艺通常可以得到70%～75%精白面粉，而大量的麸皮和胚及少量的胚乳部分被称为粗糠，尽管它们仅占小麦籽粒组成的18%左右，但是它们却占小麦籽粒营养价值的75%。由于粗糠口感粗糙，同时受一般微生物污染比较严重，通常被当作低值的副产物，用作饲料。

1. 中国近代的谷物加工

中国近代，粮食作物仍然是人们食品原料的主要来源，主要包括谷物类、豆类和块茎类。谷物类主要有水稻、小麦、大麦、高粱、玉米、小米、黍、稷、荞麦、

---

① 1 石=100L

莜麦等。鸦片战争前我国自然经济占绝对优势，小麦绝大部分都是由广大农民自磨自食，水力磨粉的很少，商品经济比重较小。鸦片战争之后，谷物加工慢慢走出了传统的家庭式或作坊式的手工生产，出现了一批具有近代化加工能力的加工厂（徐新吾等，1987）。

近代，先进的碾米机的引进，逐步代替原有的人工舂米。我国机器碾米开始于 19 世纪后期。《中国近代工业史》记载，中国最早专营机器碾米的是 1888 年成立的上海源昌机器碾米厂。据说，1907 年成立的广州恒丰泰米机是广东的第一家机器碾米厂。之后，在广东江门一带出现专业的碾米行，开始了专业化的谷物加工。据资料记载，1911 年，广东协同和米机（薛广森创办）开业时用的主要设备就是从均和安机器厂购来的煤气碾米机，碾米的扑磨（谷壳分离）与横磨（糙米去糠）各一套。从此，米机的改革开始了。当时的米磨既有进口的美国磨与德国磨，也有本地机器厂仿造这二者生产的磨。协同和米机引进再创新的新横磨的性能开始胜于舶来磨。从 1912 年开始，广东的协同和米机厂开发的新 2 号横磨米机，深受米机行业的欢迎，销量占据了广东省全省米机的 70%，还远销各省及东南亚国家。1915 年，协同和米机厂仿制了一台柴油碾米机，这是中国成功制造的第一台柴油碾米机。碾米机的出现，带动了一批专业粮食加工厂的出现。而与此同时，在很多农村与山区仍然使用的是传统落后的粮食加工工具（徐海荣，2014f；余德晃，1988）。以安徽为例，在 1894 年之前，安徽的稻谷加工全由砻坊、碓坊等手工作坊借助人力、畜力或水力作业。1894 年，芜湖益新面粉公司开工，主营面粉加工，兼营稻谷碾米。这家公司是安徽历史上第一家使用机器加工稻谷的企业。此后，安徽稻米加工业逐步引进了柴油和电力设备，出现了越来越多的机器砻坊和机器碾米厂（王春芳，2009）。

我国近代面粉厂的演变历程，大体经历了旧式磨坊、机器磨坊和机器面粉厂三代。这三者区分的主要依据是原动力设备及磨粉设备的不同。旧式磨坊以生物动力为原动力带动石磨进行制粉，机器磨坊是以蒸汽机（或电动机）为原动力驱动石磨制粉，而机器面粉厂则是以蒸汽机（或电动机）驱动钢磨制粉，实现了连续式机械化生产。1863 年，英商于上海建立了“得利火轮磨坊”，这是中国出现的最早的机器磨坊。1878 年，经直隶总督兼北洋大臣李鸿章的批准，由曾任津海关道和天津招商局总办的朱其昂在天津创办了天津贻来牟机器磨坊，这是中国第一家自筹自建的采用蒸汽机动力带动石磨磨粉的厂家。天津贻来牟机器磨坊的创建，标志着我国旧式磨坊取得了重大发展，可以说这是我国近代面粉工业出现之前，传统面粉工业向近代化迈出的第一步，是我国面粉工业技术变革的开始（张豪和武文斌，2016）。最先创办的近代机器面粉工厂是 1897 年英商在上海的增裕面粉厂。1900 年起民族资本机器面粉厂陆续创办。据中国近代面粉工业史料等介绍，由我国近代著名实业家孙多森、孙多鑫兄弟于 1900 年在上海苏州河边的莫干山路上开办的上海阜丰机器面粉公司，是我国近代第一家机器面粉生产企业。由孙氏兄弟组织生产的“自行车”牌（俗称“老车”牌）面粉，是我国面粉生产行业中行销了半个多世纪的名牌产品。孙氏兄弟从 1898 年开始筹建上海阜丰机器面粉公司，并以 22 万美元从美国定购了美商爱立斯机器厂（Allis Chalmets Co.）生产的先进全套面粉加工机器设备，当时，该面粉生产设备是国内第一套进口制粉设备（张豪和武文斌，2016；左旭初，2015）。

2. 新中国成立以后的谷物加工

新中国成立以后，我国粮食加工机械的科研与创新受到了重视，得到了逐步的发展。对小麦加工而言，从近代的机器磨坊与机器工厂，到逐步形成机械化、电气化、连续化生产的制粉工业，至今已有近 130 年的历史。总体来说，在起始的半个多世纪没有多大创新，直至 20 世纪 50 年代，才具有在封闭状态下的自主创新。自改革开放以来，特别是 20 世纪 80 年代末到 90 年代初，我国小麦制粉工业在引进、消化吸收国外先进小麦制粉设备和技术的基础上，大胆采用新技术、新工艺，促进了传统小麦制粉产业的发展，形成了具有中国特色的小麦制粉技术（李则选，2005）。

新中国成立后至 20 世纪 80 年代，我国稻米加工技术处于计划发展阶段，尽管摆脱了传统加工模式，但整体上加工工艺流程较短，主要包括初清、清理、砻谷、谷糙分离、碾米、白米分级和副产品整理等工序。大部分地区长期采用“一机出白”，少数地区采用“双机出白”，机械相对简单。因此，当时我国供应的大米基本上是标二米，碎米含量一般为 15%～30%。20 世纪 80 年代至 90 年代中期，我国稻米加工技术进入了快速发展阶段，稻米加工工艺流程逐步延长，由“一机出白”逐步过渡到“多机轻碾”，增加了大米抛光等工序（陈正行等，2015）。

（三）新型健康谷物加工装备的革新发展

20 世纪末到 21 世纪初，谷物加工总体上还处于不断追求精细化的阶段。随着谷物营养认知的发展与进步，如何生产出既好吃又营养的米面产品，受到越来越多的关注。经历了 100 多年的传统辊式磨粉工艺，粉路长、能耗高、谷物营养损失大。这种传统的碾磨技术已经不能完全满足新时期人们对健康谷物的需求。新型的制粉与碾米技术的开发成为行业关注的方向。目前，国内已经出现了一些初露苗头的新技术，如基于高频交变应力与全流态化的全谷物配料制造技术、柔性化碾米制粉技术、生物辅助碾磨技术等，这些技术及装备将通过跨界融合的创新，满足米面碾磨工业的高效率、低能耗、高营养多位一体的目标。

二、谷物营养认知的发展过程

谷物是人类生活的重要组成部分，在漫长的发展过程中，人类粗纤维的摄入在大量减少。据报道，对 500～10 000 年前保存完好的美国西部沙漠地区粪便化石的分析表明，当时人们的粪便中含有 30%～50%未消化的植物组织。这些古代粪便的高纤维含量同时也反映了其他生物活性物质尤其是研究表明对人体健康非常重要的生育酚、B 族维生素及其他各种重要的营养组分的高摄入量。

（一）“食不厌精”阶段

从新石器时代开始的数千年发展时期，谷物的加工不断走向精细化。精制谷物因其优质口感被认为是富人的食物，而粗粮谷物被认为是穷人的食物。这就像豆类被认为是穷人的食物，而肉类被认为是贵族的食物一样。类似的，那些体重较肥胖或超重的人被认为是富有或无须体力劳动的象征。于是几个世纪以来，人们一直致力于如何使大米和面粉变得更加精白，让所有人都能吃上精制谷物食品。在制作食品的时候都会想尽办法把一些食物的外层可食部分去除，如土豆与苹果的去皮、大米的抛光及坚果表面薄皮的去除等。当然，在 19 世纪制粉工业出现初期，当时的精制谷物只是通过碾粉后在家里过筛，然后制作成食品，这样的加工工艺也不会像现代自动化制粉工业那样生产真正的精白面粉。实际上，这个阶段谷物的消费认知处于没有现代科学认知的传统认识阶段，“五谷为养”“食不厌精”是这个阶段的主体思想。

随着机械砻谷、碾米及机械制粉设备的发展，不同加工精度的谷物食品也随之出现。新中国成立初期，因当时粮食物资短缺，谷物加工精度并不高，如 1950 年我们国家吃的主要是“九二米”和“八一粉”[即每 100 斤（1 斤=500g）糙米碾磨出 92 斤白米；每 100 斤去杂小麦碾磨出 81 斤面粉]。1953 年，由于粮食减产，为了渡过难关，吃的主要是“九五米”和“八五粉”。但改革开放以后，随着人们生活水平的提高，我国粮食消费形式悄然发生了变化，为追求口感，“食不厌精”的消费意识风行，口粮消费日趋求精，很多人往往以精米白面为上乘。目前，我国大米平均出米率为 64%左右，小麦粉平均出粉率为 75%左右。糙米糙面和杂粮被视为低档品。因此，粮食的消费就由温饱型过渡到了追求口感、风味的阶段。伴随粮食加工的精细化发展，谷物经过精加工后，尽管口感大大改善，满足了人们对谷物主食口感与美味的要求，但谷物主食除了能量物质外，其他生物活性物质大多被损失掉了。

（二）以膳食纤维与 B 族维生素的发现为标志的谷物营养强化阶段

早在 20 世纪初，欧洲已出现大量的肠道疾病问题。英国一名叫 Albuthnot Lane 的外科医生甚至做出一个极端的建议——切除大肠，即使你的肠道是健康的，也会建议将其切除作为一种预防手段。后来他才意识到谷物及其他植物纤维维持着肠道的健康。因此，人们到 20 世纪初才意识到精白面粉及其他的精制谷物食品的缺陷与不足。稻米糠层中硫胺素（维生素 B_1）的发现及其与脚气病的关系是人们认识谷物外层麸皮等组织重要性的关键一步。第二次世界大战期间开始出现强化 B 族维生素的面粉。接着，各种 B 族维生素被添加到小麦粉中。1921 年，英国科学家 McCarrison 在伦敦出版了一本名为 *Studies in Deficiencies Diseases*（《缺乏性疾病研究》）的经典著作，书中专门讨论了关于印度北部部落居民的全谷物消费与健康。1932 年，Cowgill 与 Anderson 通过临床研究表明小麦外层麸皮的摄入可以预防便秘。让这个概念受到公众的关注可能主要归因于英国的一个传教士医生 Trowell，他于 1960 年在 *Non-infective Diseases in Africa*（《非洲非传染性疾病》）一书中提出，可通过摄食全谷物来预防疾病。1974 年，一名英国的海军外科医生 T. L. Cleave 在 *The Saccharine Disease*（《糖相关疾病》）一书中描述了许多疾病是由食用精加工碳水化合物食品引起的。这本书后来引起了英国营养学家 Trowell 及他的非洲外科同事 Dennis Burkitt 的关注，从而促使他们与当时英国著名的流行病学家 Richard Doll 针对这一问题展开探讨。他们在 Doll 的鼓励下开展了很多工作，并于 1975 年出版了 *Refined Carbohydrate Foods and Disease*（《精制碳水化合物食品与疾病》）一书。从那时候开始，非精制碳水化合物食品才在一定程度上被营养学领域所认可。

19 世纪后期，新的碾磨技术使得麸皮和胚可以很容易地与胚乳分离，世界上大多数的谷物都被加工成精制谷物来食用。这很快导致了广泛的灾难性的营养问题。后来，许多国家的政府建议或要求精制谷物进行营养强化，在许多缺失的营养物质中，营养强化仅补充了 6 种左右的营养物质，不可能将其还原到天然谷物的营养组成状态。

在我国，2004 年发布的《中国居民营养与健康现状》结果表明：最近 10 年我国城乡居民的膳食、营养状况有了明显改善，营养不良和营养缺乏患病率继续下降，但同时我国仍面临着营养缺乏与营养失衡的双重挑战。居民营养与健康问题不容忽视。钙、铁、锌、维生素 B_1、维生素 B_2 与维生素 A 等微量营养素缺乏是我国城乡居民普遍存在的问题。因此，谷物营养强化成为一种重要的公众营养改善手段。我国于 2000 年启动面粉强化战略研究与技术性实验工作，于 2002 年开展营养强化面粉的试点工作。目前，全国已经有近 80 家面粉厂加入营养强化面粉试点工作。我国目前确定营养强化面粉中添加维生素 B_1、维生素 B_2、叶酸、烟酸、钙、铁、锌共 7 种微量营养素，维生素 A 可由企业自行决定是否添加。与此同时，大米的营养强化工作也在逐步开展。此外，培育富含微量营养素的功能性粮食作物新品种作为 21 世纪一项新的研究领域已经引起了国内外相关科研机构和专家学者的高度关注。国际农业研究磋商组织（Consultative Group for International Agricultural Research，CGIAR）、国际热带农业研究中心（International Center for Tropical Agriculture，CIAT）与国际食物政策研究所（International Food Policy Research Institute，IFPRI）于 2004 年 1 月发起、组织了一项全球性的国际生物强化（harvest-plus）项目，旨在通过育种手段提高现有农作物中微量营养素的含量。同年 5 月，该项计划开始在中国启动。该项目通过生物强化即通过传统育种和现代生物技术相结合等途径，培育富含微量营养素的作物品种，提供给低收入人群，供他们种植和食用，旨在有效地解决广大发展中国家贫困人口的微量营养素缺乏问题。营养强化谷物食品的发展在一定程度上满足了消费者的需求。但是，营养强化仅仅是对在粮食加工过程中损失的部分微量营养素进行补充，天然完整的全谷物中所含有的各种微量营养素与抗氧化物质等植物化学素（生物活性物质）是很难通过强化实现的（谭斌等，2009a）。

（三）以谷物生物活性物质研究为标志的全谷物认知新阶段

在早期阶段，全谷物的营养健康作用被认为主要得益于膳食纤维与 B 族维生素。一直到 20 世纪 90 年代初，研究人员开始对其他生物活性物质如抗氧化物质等进行研究，这才很快意识到全谷物的价值不仅仅是膳食纤维与维生素或矿物元素的含量比精制谷物高。随着营养科学在 19 世纪与 20 世纪初的发展，大部分研究人员认为在消化道不被消化吸收的物质对人体健康并不重要。这样的认知一定程度上导致了目前各种慢性非传染性疾病的普遍存在。一直到 20 世纪初，维生素的发现才激发和促进了研究人员对生物有效性的研究。20 世纪 80 年代以来，国内外对全谷物的营养与健康进行了大量的研究。结果表明，全谷物中除了膳食纤维外，还含有抗氧化物质等生物活性物质，这些生物活性物质可能通过单个组分或相互结合或协同增效的作用来起到各种保健作用。大多数营养物质构成的“全谷物营养包”的协同增效作用比单个营养素更加有利于人体健康。目前，全谷物在疾病预防与营养方面的作用远远优于精制谷物，这已经成为国际学术界的共识。但是，要改变人们陈旧和根深蒂固的观念是非常困难的。这也给食品加工行业的研究者、生产者及政府的引导宣贯提出了一个极大的挑战。此外，全谷物的保健作用机制与临床研究还有待进一步深入（谭斌等，2009b）。

第二节　全谷物的定义

一、常见的谷物种类

世界范围内常见的谷物及假谷物的种类很多（表 1-1）。我国大宗的主食谷物种类主要包括稻米和小麦，而大麦、玉米、高粱、燕麦、谷子、青稞、荞麦等通常称为杂粮或粗粮类。其中，青稞主要是作为我国藏民的主食，薏苡仁通常是作为医食同源的滋补品，高粱主要是作为酿酒用的原料，藜麦是我国近年引进的谷物种类，通常算作杂粮类。野生稻米在我国古代又称菰米，菰是禾本科菰属多年生宿根水生草本植物。在南宋以前有不少人工栽培，南宋后菰米处于消亡状态，知道的人也越来越少，现代由于美国人工菰米品种的崛起，很多人也称其为野米，目前，菰米在北美的食用越来越多。藜麦、荞麦及籽粒苋属于假谷物类。小黑麦是一种小种子谷类作物，是世界上最早的人工谷类作物，它是小麦和黑麦杂交的结果。总体来说，随着我国人民的健康意识不断增强，杂粮类的消费呈不断增长态势。

表 1-1　常见谷物及假谷物的种类

谷物种类	英文名	拉丁学名
稻米（糙米）	rice	*Oriza* spp.
小麦	wheat	*Triticum* spp.
大麦	barley	*Hordeum* spp.
青稞	Tibetan barley（qingke）	*Hordeum vulgare* var. *coeleste*
玉米	maize/corn	*Zea mays*
燕麦	oats	*Avena* spp.
小米	millets/finger millet/barnyard millet/white fonio/black fonio/foxtail millet/Japanese barnyard millet/Kodo millet/little millet/pearl millet/proso millet	*Brachiaria* spp.；*Pennisetum* spp.；*Panicum* spp.；*Setaria* spp.；*Paspalum* spp.；*Eleusine* spp.；*Echinochloa* spp.
薏苡	Job's tears	*Coix lacryma-jobi*
高粱	sorghum	*Sorghum* spp.
荞麦	common buckwheat，Tartary buckwheat	*Fagopyrum esculentum*、*Fagopyrum tataricum*
藜麦	quinoa	*Chenopodium quinoa*
野生稻米	wild rice	*Zizania* spp.
埃塞俄比亚画眉草籽	teff	*Eragrostis tef*
小黑麦	triticale	× *Triticosecale wittmack*
黑麦	rye	*Secale cereale*
籽粒苋	amaranth	*Amaranthus* spp.

值得一提的是高粱，尽管目前高粱在我国主要还是酿酒用原料，但近年来，高粱作为食品原料引起了广泛的关注。高粱在食品中有很多应用，白色高粱被加工成高粱粉与其他产品如膨化休闲食品、饼干等，在有些地区如日本很受欢迎，甚至可以称为流行。

在美国，白色高粱在一定程度上替代小麦产品以满足那些对小麦面筋过敏的人群（Fenster，2003）。其他种类的高粱在世界上许多国家和地区也作为食品，包括部分非洲国家、中美与南美、中国与印度等。高粱被广泛应用于传统食品中，包括高粱粥、发酵与非发酵的面包、粉蒸菜、酒精饮料与无醇饮料、休闲食品及烘焙食品等。例如，在非洲东部与南部，中等丹宁酸含量的传统高粱品种被广泛种植，并被作为大宗食品的原料。高粱在新型食品中的应用主要包括早餐谷物、面包、蛋糕、休闲食品、面条等。

二、世界各国的全谷物定义

首先，全谷物的概念并不是指各种谷物的集合，全谷物主要是从谷物籽粒的解剖学结构组成角度来定义的。简单来说，即一粒谷物，只要它的 3 个天然的组成部分——种皮、胚和胚乳仍然以谷物在田间生长时的比例存在，即可以称为全谷物。种皮是可食用籽粒的多层外皮，含有大多数纤维、B 族维生素、矿物元素、酚酸、黄酮类化合物、生育酚、植物甾醇、甾烷醇及其衍生物以及一些还没有被鉴定的未知化合物等，其主要植物学功能是激活生物学过程、防止不利氧化、抵御微生物侵害等。胚是有潜力发芽成新植物的胚胎，它含有许多 B 族维生素、一些蛋白质、矿物元素和健康脂肪等。胚乳是胚的营养来源，它为幼苗提供必要的能量。而“精制谷物”指的是不完整的谷物，因为它们缺少 3 个关键部分中的一个或两个（种皮、胚），只剩下胚乳（图 1-1）。精加工可以减少谷物中大约 1/4 的蛋白质，1/2～2/3 甚至更多的营养活性物质。

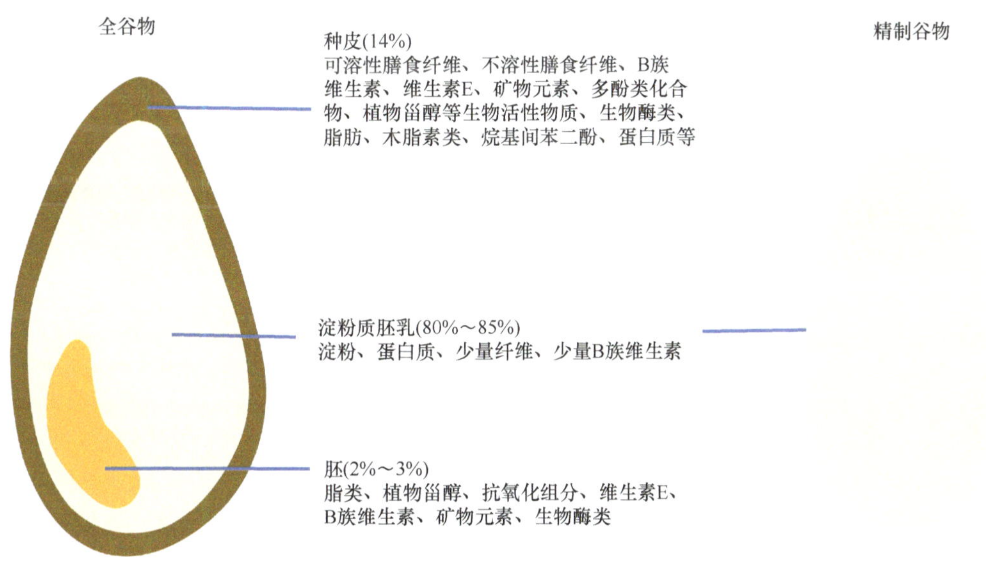

图 1-1　全谷物与精制谷物

最早关于全谷物的定义是由美国（国际）谷物化学师协会（American Association of Cereal Chemists International，AACCI）在 1999 年提出的：完整、碾碎、破碎或压片的颖果，基本的组成包括淀粉质胚乳、胚与麸皮，各组成部分的相对比例与完整颖果一样。2004 年，全谷物理事会（Whole Grain Council，WGC）提出了全谷物的定义，与 AACCI

的定义基本相同，都是包括所有禾本科谷物，同时也包括籽粒苋、荞麦以及藜麦等假谷物，表述上的不同在于全谷物的营养素的平衡与天然谷物相近，而不是完全一致。2006年，美国食品药品监督管理局（Food and Drug Administration，FDA）进一步明确了全谷物的种类范围，提出这类谷物包括籽粒苋、大麦、荞麦、碾碎的小麦、玉米、小米、藜麦、稻米、黑麦、燕麦、高粱、埃塞俄比亚画眉草籽、黑小麦、小麦与野生稻米，豆类、油料与薯类不属于全谷物。2008年，丹麦技术大学国家食品研究所（National Food Institute，Danmarks Tekniske Universitet，DTU）提出的全谷物的定义与AACCI基本相同，不同之处是不包括野生稻米及假谷物类。2014年，欧盟HGF提出了全谷物定义：①全谷物是指去除谷物的外壳等不可食部分后的完整、碾碎、破碎或压片的颖果，基本的结构学组成包括淀粉质胚乳、胚与种皮的相对比例与天然完整颖果一样；②允许在加工过程中的小量损失，但损失量不能超过谷物的2%，种皮损失量不能超过种皮总量的10%，以去除细菌、霉菌、农药残留及重金属等杂质；③全谷物的各解剖学部分的相对组成比例应考虑不同年份、不同品种、不同批次等的合理正常的变幅；④全麦粉生产应按照良好操作规范（good manufacturing practice，GMP）的要求进行。目前世界各国有关全谷物的定义见表1-2。

表1-2　不同国家已有的全谷物定义

地区/国家/年份	机构/标准	全谷物配料定义	其他限制/备注
美国 1999	AACCI	完整、碾碎、破碎或压片的颖果，基本的组成包括淀粉质胚乳、胚与麸皮，各组成部分的相对比例与完整颖果一样	所有禾本科谷物及假谷物类（籽粒苋、荞麦和藜麦）
美国 2004	WGC	全谷物或由全谷物制成的食物含有全谷物种子的所有组成部分和天然营养组分。如果谷物已经加工过（如破碎、碾碎、碾压、挤压和/或煮过），食品应该提供与天然谷物种子相同的均衡营养	所有禾本科谷物及假谷物类（籽粒苋、荞麦和藜麦）
美国 2006	FDA《全谷物标签声明草案指南》	全谷物是由完整的、磨碎的、裂开的或片状的颖果组成的谷物，其主要的解剖学成分——淀粉质胚乳、胚和麸皮与完整的颖果以相同的相对比例存在	籽粒苋、大麦、荞麦、碾碎的小麦、玉米、小米、藜麦、稻米、黑麦、燕麦、高粱、埃塞俄比亚画眉草籽、黑小麦、小麦与野生稻米
丹麦 2008	DTU	完整、碾碎、破碎或压片的颖果，基本的组成包括淀粉质胚乳、胚与麸皮，各组成部分的相对比例与完整颖果一样	包括下列禾本科属的谷物种子：大麦、燕麦、小麦、黑麦、水稻、小米、玉米和高粱。没有野米和假谷物类
欧盟 2014	HGF 全谷物定义	去除谷物的外壳等不可食部分后的完整、碾碎、破碎或压片的颖果，基本的结构学组成包括淀粉质胚乳、胚与麸皮的相对比例与天然完整颖果一样	允许在加工过程中的小量损失，但损失量不能超过谷物的2%，种皮损失量不能超过种皮总量的10%，以去除细菌、霉菌、农药残留及重金属等杂质
斯堪的纳维亚半岛（瑞典1989，丹麦2009，挪威2009）	Scandinavian keyhole	全谷物被定义为完整的和加工过的（去皮、磨碎、破碎、剥落等）产品，其中胚乳、胚和麸皮的比例与完整谷物相同。如果这些部分是在加工过程中分离出来的，那么应该把它们加回去，这样最终的产品中三部分的相对比例就和完整的谷物相差不多	全谷物的定义包括以下全谷物：小麦、黑麦、燕麦、大麦、玉米（干种子）、大米、小米和高粱。野生稻、藜麦、籽粒苋和荞麦不包括在内
国际 2019	全谷物倡议（Whole Grain Initiative）全球全谷物配料的定义（制定中）	全谷物应由完整的、磨碎的、破碎的、剥落的或以其他方式加工的谷粒组成，在去除诸如外壳等不能食用的部分之后，所有的解剖学成分，包括胚乳、胚和麸皮，必须与完整颖果以相同的相对比例存在	

三、全球全谷物定义的方向与进展

到目前为止，全世界没有一个统一的全谷物定义。由表 1-2 可以看出，目前世界各国关于全谷物的定义，总体上是基本一致的，核心要义是全谷物应该包括种皮、胚乳与胚。差别主要表现在：一是从解剖学组成角度，是应与天然谷物完全一致，还是允许在加工过程中有一定量的损失；二是假谷物类是否应该包括在其中；三是对全谷物的生产是否需要做出相应的规范要求。笔者认为，一个全球统一的全谷物定义对世界全谷物的发展非常重要，但是各个国家的实际情况不同，如谷物的生产、储存与流通条件不同，谷物原料的总体受污染程度也不一样，全谷物加工生产的技术条件水平也会有差异等。最大限度地保留谷物的天然生物活性物质、确保食品安全、生产实际中具有可操作性等是制定全谷物定义的几个基本原则。为此，世界各国联合起来建立一个基础的通用的全谷物定义，各个国家可以根据本国的实际情况来制定一个比国际全谷物定义更加严格的全谷物定义，这可能是最佳的选择方案。

国际全谷物工作组的全谷物倡议（Whole Grain Initiative）提出了一个全谷物作为食品配料的定义草案，工作组的专家组经过了近两年的反复研讨，于 2019 年基本形成了全谷物定义的共识，工作组正在考虑申请其作为国际法定标准。基本核心要义如下。

全谷物应由完整的、磨碎的、破碎的、剥落的或以其他方式加工的谷粒组成，在去除诸如外壳等不可食部分之后，所有的解剖学成分，包括胚乳、胚和种皮，必须与完整颖果以相同的相对比例存在。

（1）这一定义适用于禾本科的谷类，以及可供人类食用的假谷物类，包括籽粒苋、荞麦（含苦荞）、藜麦和菰米。

（2）谷物及其组分的加工包括干法和湿法，应根据良好操作规范（GMP）执行，并考虑以下几点：①来源于同一批次的一个或多个品种或同一品种不同等级的谷物，可以先分离成不同的解剖学组成部分，如果这些部分按原来谷物的组分比例重新复配组合，则可视为全谷物；②来源于不同批次的一个或多个品种或同一品种不同等级的谷物的解剖学组成部分，按照原始的比例进行复配重组，则可视为全谷物；③在符合安全和质量标准的加工过程中，一般情况下不可避免的部分损失是允许的；④发酵、萌芽或发芽的谷物，只要营养价值没有降低，就应视为全谷物；对于发芽的谷物，发芽的长度不应超过籽粒的长度。

当然，要制定一个科学的适合我国国情的全谷物定义，必须充分考虑我国的实际：一是我国谷物食品原料的多样性与复杂性，包括谷物种类与品种、种植分布区域、种植生产条件的多样性与复杂性等；二是我国生产企业的复杂性，包括企业生产条件、规模与技术水平的高度复杂性；三是消费需求的高度多样性，包括认知水平、消费习惯、消费能力等；四是全谷物食品种类的高度多样性与民族性等。

第三节 全谷物食品的定义

一、常见的全谷物食品种类

全谷物食品，顾名思义，就是以全谷物为主要原料加工而成的食品。西方国家的全谷物主食品主要包括采用烘焙、挤压等工艺加工而成的产品，如面包类、意面类、早餐谷物类等。面包类产品由于采用焙烤工艺，产品中全谷物的含量可以达到很高水平而不影响口感；意面类产品及早餐谷物类产品采用的是挤压工艺，高膳食纤维含量的情况不会对全谷物食品的成型特性产生太大的影响。而我国的主食品则以蒸煮类为主，如馒头、包子、饺子、挂面、汤圆、米线等，这些蒸煮类产品，如果全谷物含量过高，会极大地影响口感及产品的成型特性，如面条容易出现断条或筋力下降等问题。因此，要制定一个全球统一的全谷物食品定义，需要充分考虑各个国家的全谷物食品种类与饮食文化的差异。

二、世界各国的全谷物食品定义

全谷物是健康饮食的重要组成部分，让消费者能够轻松地选择富含全谷物的食品是更好地预防慢性疾病的重要一步。因此，我们需要一个相对简单的全谷物食品的定义，这个定义应该充分与全谷物推荐摄入量相适应，并且可以应用在所有产品类别中。从1999年开始，美国、英国、加拿大、丹麦、荷兰等国家都对全谷物食品定义进行了各自的规定（表1-3），但这些定义并没有充分考虑到全谷物食品的多样性。HGF建议，如果一种食品中含有30%的全谷物成分，并且全谷物配料多于精制谷物成分（以干基计），那么这个产品就可以贴上“全谷物”的标签。此外，HGF还建议在比萨和即食食品等混合谷物类食品中标明全谷物含量，并要求其符合健康营养标准。这个定义可以方便地跨产品类别进行比较，因为它是基于干重的，并强烈鼓励从通用的全谷物标签转向标明产品中实际的全谷物百分比。虽然这一定义仅作为指导，但我们希望它将鼓励更多的国家采取有关全谷物标签的规定，并带动更多的普通民众认识和消费全谷物。

表1-3 不同国家的全谷物食品定义

地区/国家/时间	机构/标准	全谷物食品定义	其他限制/备注
美国 1999年/2003年	FDA WG health claim	总重量的51%及以上是全谷物	限制脂肪和胆固醇
美国 2005年10月	USDA/FSIS Interim Policy Guidance	总重量的51%及以上是全谷物，且每份含有8g及以上的全谷物	
美国 2005年1月	WGC 全谷物标识US版本	每份含有8g及以上的全谷物（basic stamp） 每份含有16g及以上的全谷物且所有谷物100%为全谷物（100% stamp）	
美国 2006年	WGC 全谷物标识 FSIS版本	每份含有8g及以上的全谷物，且至少所有谷物的51%以上为全谷物（basic stamp） 每份含有16g及以上的全谷物且所有谷物100%为全谷物（100% stamp）	

续表

地区/国家/时间	机构/标准	全谷物食品定义	其他限制/备注
英国 2007年11月	IGD 英国全谷物指导报告	对于包装食品，如果要标明“全谷物”，如表述“含有全谷物”或在包装和品牌上标注“全谷物”，IGD工作组建议每份食品应该包含一个最低水平的8g全谷物（基于最终批量装载比例）	呼吁人们关注全谷物食品上包含有全谷物含量的定量成分声明（QUID）
加拿大 2007年12月	WGC 全谷物标识CA版本	每份最少8g的全谷物（基本标识） 每份至少16g的全谷物，所有原料均为全谷物（100%加拿大标识）	
美国 2007年4月	IOM 学校食品国家标准（竞争性食品报告）	要求食物必须是（或包含一份）水果、蔬菜或全谷物，但没有明确定义“一份”	限制脂肪、糖、热量和钠
美国 2007年12月	USDA/FNS WIC暂行规定	一般来说，全谷物必须是第一种配料，食品必须符合FDA的全谷物健康声称（即总重量的51%是全谷物）	只有某些谷物产品合格；大米、大麦、干小麦和燕麦中不得添加糖、盐或油；早餐麦片的糖限制和铁含量的要求
美国 2008年	USDA/FNS 更健康的美国学校挑战	对于大多数全谷物食品来说，全谷物必须是第一配料，或者所有全谷物加起来的重量必须大于任何其他成分的重量。如果产品中所有全谷物的总重量超过任何其他谷物配料的重量，该产品就符合标准	必须符合《儿童营养计划食品购买指南》中的谷物/面包的分量要求（大多数情况下至少含14.75g谷物）
丹麦 2008年	DTU Fuldkorn（全谷物）报告	面粉和谷物必须是100%全谷物。对于面包、薄脆饼干、早餐麦片、意大利面和面条，至少51%的干重量必须是全谷物（即面包占总重量的35%，其他类别占总重量的55%）	只有这里列出的食物可以被称为全谷物，所以没有全谷物饼干、蛋糕、华夫饼等
美国 2009年	IOM 学校膳食：健康儿童的基石报告	呼吁学校提供“富含全谷物”食品，要合格，一种食品必须符合下列条件之一：a. 每份至少含有8g全谷物；b. 符合FDA全谷物健康声称（全谷物占总重量的51%）；c. 将全谷物作为非混合餐食（如面包等谷物类产品）中含量最多的食品原料，或作为混合餐食（如比萨、玉米狗）中含量最多的食品原料	必须符合《儿童营养计划食品购买指南》中提供的谷物/面包的分量要求（在大多数情况下，至少含14.75g谷物）
德国		食品必须含有一定比例的全谷物才能使用全谷物的名称 小麦和黑麦面包：90%全谷物 意大利面：100%全谷物	
瑞典（1989年）、丹麦（2009年）及挪威（2009年）		以干基计算，每类食品中全谷物原料含量与总谷物原料含量的比例不低于一定的百分比，其中面粉、谷物粉和谷物为100%，薄脆饼干、麦片粥和意大利通心粉为50%，面包、三明治和卷饼为25%，比萨饼、波兰饺子和其他风味派为15%	
荷兰	NBC	面包只有在100%是全谷物的情况下才能被合法地称为全谷物食品。其他食品没有法律规定，但通常的做法是“使用50%规则”，如果产品中至少有一半是全谷物，就称其为全谷物食品	像20%、30%、50%或80%的全麦面包包装是不被使用的
美国 2012年1月	USDA-FNS “富含全谷物”的定义	食品必须符合下列条件之一：a. 每份至少含有8g全谷物；b. 符合FDA全谷物健康声称（全谷物占总重量的51%）；c. 将全谷物作为非混合餐食（如面包等谷物类食品）中含量最多的食品原料，或作为混合餐食（如比萨、玉米狗）中含量最多的食品原料。本质上，至少50%的谷物必须是全谷物	还必须满足FNS对一份的定义

续表

地区/国家/时间	机构/标准	全谷物食品定义	其他限制/备注
美国 2013 年 5 月	AACCI 全谷物产品的特性	每 30g 全谷物食品中必须含有 8g 或更多的全谷物	
澳大利亚 2013 年 7 月	GLNC	GLNC 发布了《全谷物成分含量声明实施规范》，指导澳大利亚和新西兰使用全谷物成分声明。一份全谷物成分含量声明的最低要求是每份含有 8g 全谷物	
美国 2014 年 3 月	USDA/FSIS 最终规定	一般来说，全谷物必须是第一种配料，食品必须符合《FDA 全谷物健康声称》。选择包括：100%全麦面包、糙米、干小麦、燕麦、全大麦、全麦意大利面、全麦薄饼和全玉米薄饼（如果全玉米不可用，则选择 masa 玉米饼）。全谷物早餐麦片需要将全谷物作为主要配料	只有某些谷物产品合格：大米、大麦、干小麦或燕麦片中不允许添加糖、盐或油；早餐谷物的糖限制和铁含量的要求
美国 2016 年 4 月	USDA/CACFP 最终规定	这一最终规定更新了《儿童和成人护理食品计划》的膳食模式要求，并要求每天至少一份谷物，必须满足 FNS 对“富含全谷物”的定义（2012 年制定）	
欧盟 2017 年 7 月	HGF 全谷物产品的拟议定义	全谷物食品是指在干重的基础上，由至少 30%的全谷物配料和比精制谷物配料更多的全谷物配料制成的产品	
东南亚		印度尼西亚和新加坡都要求在产品上标明“全谷物”的百分比。印度尼西亚对“全谷物”标签产品的最低含量要求为 25%，而马来西亚目前正在起草有关全谷物标签的法规	

USDA. United States Department of Agriculture，美国农业部；USDA-FNS. United States Department of Agriculture—Food and Nutrition Services，美国农业部食物与营养服务局；IOM. Institute of Medicine，美国医学研究所；NBC. Nederlands Bakkerij Centrum，荷兰烘焙食品中心；IGD. Institute of Grocery Distribution，英国食品批发协会；GLNC. Grains and Legumes Nutrition Council，澳大利亚谷物和豆类营养委员会；FSIS. Food Safety and Inspection Service，美国食品安全检验局；CACFP. Child and Adult Care Food Program，美国儿童与成人护理食品计划；WIC. Special Supplemental Nutrition Program for Women，Infants，and Children，女性、孕妇及儿童特殊补充营养计划

三、全球全谷物食品定义的方向与进展

全谷物食品定义的核心点在于某一种全谷物食品中全谷物原料的含量。从营养价值的角度而言，全谷物原料含量越高越好，但全谷物原料含量的多少，还会影响产品的口感及成型工艺等。因此，如何在保证食品制作工艺可行、口感可以被消费者所接受的基础上提高全谷物食品中全谷物原料的含量是全谷物食品发展的重要目标。东西方饮食文化与膳食结构的差异，决定了东西方全谷物食品在种类与制作工艺上存在差别，这也是制定一个全球统一的全谷物食品定义标准的难点所在。

2020 年 4 月，国际全谷物工作组的全谷物倡议提出了一个全谷物食品定义的草案，其初步核心要义如下。

（1）全谷物食品的定义以及在包装正面标注有“全谷物食品”时，根据干重计算，全谷物食品应含有至少 50%的全谷物配料。

（2）产品包装正面标注含有“全谷物”，则要求根据干重计算，全谷物食品应含有至少 25%的全谷物配料。

以下备注适用于上述两条。

（1）及（2）中的“全谷物配料”的定义应符合全谷物倡议发布的“全谷物作为食品配料”的定义（http://www.wholegraininitiative.org/）。

某一食品或配料的干重是其总重量减去水分后的重量。全谷物的含量是所有全谷物成分的干重占食品总干重的百分比。

为确保所有全谷物食品生产企业的公平竞争，以及方便消费者比较产品之间的差异，我们强烈建议在包装正面的标签上标明产品中全谷物的百分比。

如果要求在产品中增加全谷物的比例，则以各个国家的规定和定义为准。对于一些存在下述情形的国家：已有全谷物食品定义、但产品使用“全谷物食品”标签的最低全谷物含量要求不足 50%，我们强烈建议采用该定义，以提高饮食质量和改善公众健康。

涉及其他营养素、配料或健康饮食标准许可水平的标准由各个国家当局负责。我们强烈支持全谷物食品的标签只与被认为是健康的食物联系起来。

在全球范围内，一个标准化的全谷物食品定义，将有助于增强消费者对健康食品标签的信心，并为食品制造商提供明确的产品配方和标签指引。

一个全球统一的全谷物食品定义对整个全谷物产业的发展非常重要。问题是，各个国家的饮食文化、食品制作方式与工艺、食品种类、消费者对全谷物食品的认知与接受能力均不同。因此，作为全球统一的全谷物食品定义的要求不宜过高，应该给各个国家留存空间余地，各个国家可以把全球全谷物食品的定义作为最低的标准或门槛，然后根据实际确定各自的全谷物食品定义。因此，全谷物食品定义的建立需要充分考虑饮食习惯、食品种类等因素，这样才能给全谷物食品创新以更大的空间，从而满足消费者对全谷物食品发展的多样性需求。同样的，全谷物配料的含量不同，其产品的消费者接受性差别很大。我国的全谷物食品的花色品种显著多于西方国家。对不同种类的全谷物食品而言，要满足消费者的可接受程度，其合适的全谷物配料的添加量是不同的。当然，也有一种观点，即从长远发展来看，我们需要制定一个更有雄心的、目标更高的全谷物食品定义。

参 考 文 献

蔡万进. 1996. 秦国粮食经济研究. 呼和浩特: 内蒙古人民出版社: 8-15.

陈正行, 庞乾林, 张小惠. 2015. 稻文化的再思考(10): 古今科技——碾米: 从石碾米到机械碾米和全程自动化碾米. 中国稻米, 21(2): 35-39.

国家市场监督管理总局与中国国家标准化管理委员会. 2018. 中华人民共和国国家标准 玉米. GB 1353—2018.

洪光住. 1984. 中国食品科技史稿(上册). 北京: 中国商业出版社: 56-67.

李则选. 2005. 谈我国制粉技术开始第三次创新中的三大进展. 面粉通讯, 3: 3-6.

林燕, 李高申. 2016. 黄帝内经素问白话解. 北京: 中国医药科技出版社.

陆福兴. 2011. 粮食准公共产品属性与国家农业政策. 粮食科技与经济, 36(4): 11-13.

谭斌, 谭洪卓, 刘明, 等. 2009a. 我国全谷物食品发展的必要性与挑战. 粮食与食品工业, 16(4): 4-8.

谭斌, 谭洪卓, 刘明, 等. 2009b. 全谷物食品的国内外发展现状与趋势. 中国食物与营养, 9: 4-7.

谭斌, 谭洪卓, 刘明, 等. 2010. 粮食(全谷物)的营养与健康. 中国粮油学报, 25(4): 100-107.

王春芳. 2009. 清末至抗战前安徽稻米加工业述论. 安徽大学学报(哲学社会科学版), 33(4): 152-156.
王学泰. 2010. 中国饮食文化简史. 上海: 中华书局上海古籍出版社: 47-53.
徐海荣. 2014a. 中国饮食史. 卷一. 杭州: 杭州出版社: 202-215.
徐海荣. 2014b. 中国饮食史. 卷二. 杭州: 杭州出版社: 260-267.
徐海荣. 2014c. 中国饮食史. 卷三. 杭州: 杭州出版社: 4-20.
徐海荣. 2014d. 中国饮食史. 卷四. 杭州: 杭州出版社: 60-63.
徐海荣. 2014e. 中国饮食史. 卷五. 杭州: 杭州出版社: 35-42.
徐海荣. 2014f. 中国饮食史. 卷六. 杭州: 杭州出版社: 31-37.
徐新吾, 杨淦, 袁叔慎. 1987. 中国近代面粉工业历史概况与特点. 上海社会科学院学术季刊, 7(2): 60-65.
余德晃. 1988. 广东文史资料. 卷五十六. 广州: 广东人民出版社: 30-34.
张豪, 武文斌. 2016. 中国近代面粉厂的发展历史. 粮食加工, 41(4): 4-9.
中华人民共和国国务院新闻办公室. 2019. 《中国的粮食安全》白皮书.
左旭初. 2015. 历史上由上海首创的品牌(一). 上海商业, 5: 65-66.
AACCI. Proposed Definition of Whole Grain as Food Ingredient. https://www.cerealsgrains.org/initiatives/definitions/Pages/HarmonizedWGFoodIngredientDefinition.aspx[2020-4-17].
Alastair B R, van der Jan-Willem K, Roberto K, et al. 2017. Perspective: A Definition for Whole-Grain Food Products-Recommendations from the HEALTHGRAIN Forum. Adv Nutr, 8: 525-531.
Fenster C. 2003. White food sorghum in the American diet. US Grains Council 43rd Board of Delegates' Meeting, July 2003, Minneapolis, MN.
Whole Grain Council. Definition of A Whole Grain. https://wholegrainscouncil.org/definition-whole-grain[2020-3-10].
Whole Grain Council. Existing Standards for Whole Grains. https://wholegrainscouncil.org/whole-grains-101/whats-whole-grain-refined-grain/existing-standards-whole-grains[2020-3-10].

第二章　全谷物与健康膳食及可持续膳食

食物是我们人类赖以生存的必需品。膳食经历了从解决温饱问题，到追求美味可口，再到健康的美味或美味的健康的认知与发展历程。随着人类对食物需求量的不断增加，对自然资源的消耗与破坏也日趋严重。饮食与环境和人类健康息息相关。尤其是在近年来世界范围内极端气候频发的背景下，食物与环境的关系逐步引起世界的关注。收入的增加和城市化正在推动全球饮食结构的转变，传统饮食被高添加糖、高脂和高肉类饮食所取代。预计到 2050 年，从粮食生产到全球土地清理，全球农业温室气体排放量将增加 80%，而高糖、高脂和高肉类饮食将是一个主要的来源。此外，人们膳食习惯上的改变大大增加了 2 型糖尿病、冠心病和其他慢性非传染性疾病的发病率。如果能广泛采用对健康有益的替代饮食，可以减少全球农业温室气体排放，减少土地开垦和由此导致的物种灭绝，并有助于预防与饮食有关的慢性非传染性疾病。饮食-环境-健康三者间环环相扣，如何在这三难困境中优化实施膳食解决方案是一个全球性的挑战，同时也是一个机遇，对环境和公共卫生改善将具有重大意义（Tilman and Clark，2014）。因此，人们逐渐认识到，改变膳食习惯是实现若干可持续发展目标的重要步骤，是在全球范围内养活不断增长的世界人口的一个重要解决方案。同样，谷物作为人类能量与蛋白质的主要食物来源，如何实现更加科学健康、更加可持续的利用与消费方式变得非常重要。

第一节　全谷物与健康膳食

一、“五谷为养”的中华民族古老的膳食营养智慧与贡献

我国现存最早的医学专著《黄帝内经·素问》的脏气法时论篇中写道：“毒药攻邪，五谷为养，五果为助，五畜为益，五菜为充，气味合而服之，以补精益气。”意为药物可以用来攻逐病邪，五谷可用来充养五脏之气，五果辅助五谷营养人体，五畜可以用来补益身体，五菜可以补充食物营养中的不足，各种气味调和食用，可以补精益气，有益健康。这是我们祖先的伟大智慧，反映的是一个以五谷为基础的养生体系与营养构架。数千年后，它仍然是我们现代营养科学理论的一个重要基础。这也充分说明了在我国古代，人们就充分认识到了五谷在养生中的重要基础性作用。作为一个历史悠久的农业大国，中国和粮食的渊源颇深，也孕育了自己的粮食文化。战国时期，我们的祖先就以粮食作物为主食，统称为“五谷”或“六谷”，但解释不同。一说是黍（黄米）、稷（小米）、麦（大麦、小麦）、菽（豆）、麻（麻子），一说是黍、稷、麦、菽、稻。笼统地来说，五谷指的就是几种主要的粮食作物。中国人“吃饭”的对象是饭（主食）和菜（副食）。主食又可以分为粒食和粉食两大类。粒食中有米饭（大米饭、小米饭等）和粥两种，粉

食包括面条类、饼类、馒头类、糕类和粉类等。中国人以“吃饭”而不以“吃菜”作为进餐的代称，就源于这沿袭数千年的以谷物为主的膳食结构。

二、全谷物健康促进作用的国际科学共识

在过去的100多年中，大多数谷物食品，如面粉，主要来自谷物籽粒中的胚乳部分，也就是去除了外层种皮和胚部分的淀粉质胚乳内核。而这两个被去除的部分包含谷物中大部分的膳食纤维、微量营养素和生物活性物质等，全谷物面粉中这些物质的含量是精制面粉的数倍，全麦粉与精制面粉、糙米与精米的部分营养素的比较见图2-1和图2-2。全世界的消费者对健康膳食越来越感兴趣，并因此重新发现了以全谷物为基础的食品的价值。食品工业也正在开发越来越多与健康有益相关的食品，包括膳食纤维和全谷物含量高的食品。全谷物已经成为健康膳食的重要组成部分与发展方向。

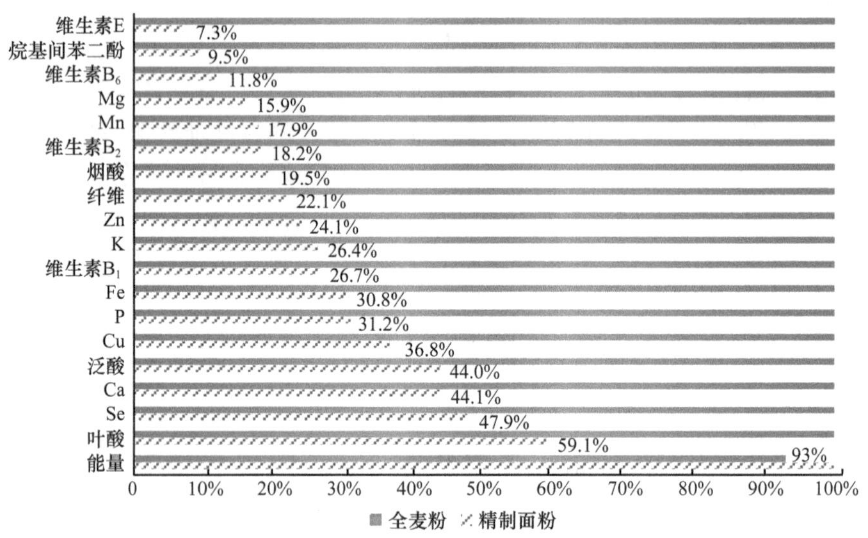

图2-1 精制面粉的营养素损失情况

数据来源：美国农业部国家标准营养数据库，第17版，2004年；烷基间苯二酚的数据来自国家粮食和物资储备局科学研究院粮食加工团队

（一）从碳水化合物数量到其种类与质量的转变

市面上有多种不同的饮食，从低碳水化合物到高碳水化合物，再到介于两者之间的任何一种。近年来，碳水化合物对人体健康的影响争议很大，甚至有人对碳水化合物有着极大的偏见，担心吃碳水化合物容易长胖。但是哪种饮食模式与长寿有关呢？科学家正在寻找答案。期刊*Lancet Public Health*报道了一项研究，研究人员对美国15 428名成年人进行了25年的跟踪调查，分析了他们的饮食习惯和健康状况。死亡率最低的“最佳点”是碳水化合物占热量50%～55%的膳食，尤其是那些含有大量植物性食物的饮食，如全谷物面包、坚果、蔬菜和花生酱等；另外，含有大量肉类的低碳水化合物饮食与较高的死亡率有关（Seidelmann et al.，2018）。*Science*的一篇报道总结了宏量营养素和慢性疾病关系的研究进展，几十年来，饮食建议的前提是，高脂肪摄入会导致肥胖、糖尿病、

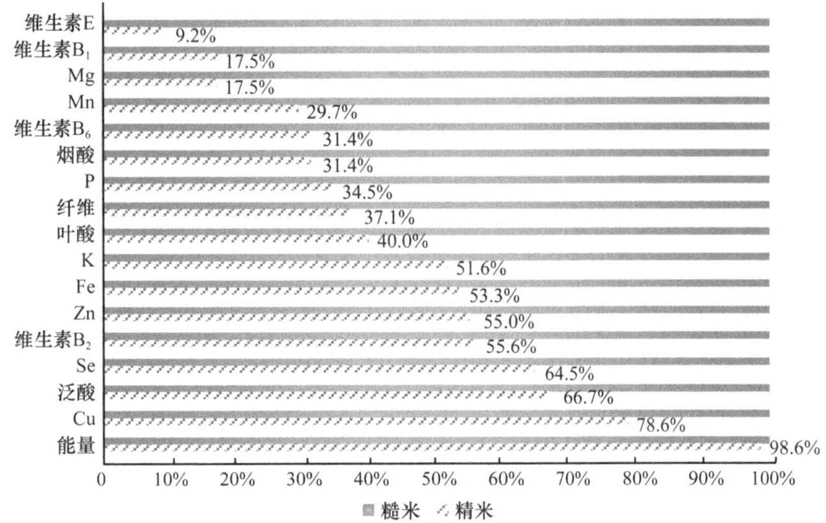

图 2-2　精米的营养素损失情况

数据来源：美国农业部国家标准营养数据库，第 17 版，2004 年

心脏病，甚至癌症。最近，有关加工过的碳水化合物对新陈代谢有不利影响的证据，使人们对低碳水化合物和高脂肪生酮饮食的兴趣重新燃起。然而，一些人认为，饮食中脂肪和碳水化合物的相对数量与健康关系不大，应该把重点放在摄入哪一种特定的脂肪或碳水化合物来源上，专家一致认为，碳水化合物的质量（全谷物和低血糖生成指数的食物，而不是精制谷物和糖）和脂肪的质量（不饱和脂肪，而不是反式脂肪和饱和脂肪）比饮食中碳水化合物或脂肪的数量要重要得多（Ludwig et al.，2018）。发表在 *Nature* 上的一篇论文中介绍，鱼油或维生素 D_3 补充剂不太可能对心血管疾病或癌症的初级预防有显著益处；相反，目前的证据表明多种膳食模式在心血管疾病基本预防中的好处，尤其是地中海膳食。与适量摄入碳水化合物相比，低碳水化合物摄入（40%以下的热量）和高碳水化合物摄入（70%以上的热量）都与死亡率增加有关。低碳水化合物膳食对健康的影响取决于宏量营养素的食物来源。关于低脂肪或低碳水化合物膳食在心血管疾病预防中的有效性的争论在很大程度上是没有意义的，除非对脂肪或碳水化合物的食物来源有明确定义（Hu，2019）。由此可以看出，摄取的碳水化合物的种类很重要，我们在讨论膳食碳水化合物对健康的利弊时，不仅要考虑膳食碳水化合物的摄入量，还要考虑其种类来源，即是精制碳水化合物还是全谷物。发表于 *Nature* 的另一项研究表明，相比数量，食物中碳水化合物的质量对主要健康指标的影响更大，经常食用富含膳食纤维和全谷物食品的人死亡率较低，心血管疾病、2 型糖尿病和结直肠癌的发病率也较低（Riccardi and Costabile，2019）。此外，在研究低脂和低碳水化合物饮食与死亡率的关系时，将碳水化合物和脂肪的质量与类型结合起来是至关重要的（Shan et al.，2020）。

（二）从谷物膳食纤维到全谷物整体健康效应的转变

全谷物是最受欢迎的膳食纤维食物来源之一，全谷物和膳食纤维对整体健康都很重要。发表在 *Lancet* 的一篇研究报告中，研究人员分析了包括 4635 名参与者的 200 多项研究（185 项前瞻性研究和 58 项临床试验）的 1.35 亿人年的数据，以更好地了解膳食纤维、全谷物和血糖生成指数与疾病预防的关系。结果表明，比较最高膳食纤维摄入者与最低膳食纤维摄入者，全因和心血管疾病相关死亡率、冠心病发病率、脑卒中发病率和死亡率、2 型糖尿病和结直肠癌的发病率均降低了 15%～30%。当每日膳食纤维摄入量为 25～29g 时，与一系列关键结果相关的风险降低最大。摄入全谷物也有类似的结果。剂量-反应曲线表明，更高的膳食纤维摄入量可以为预防心血管疾病、2 型糖尿病、结直肠癌提供更大的益处（图 2-3）。在全谷物摄入方面也观察到了类似的结果（图 2-4）。在比较以低的血糖生成指数或负荷为特征的饮食的效果时，观察数据发现风险降低幅度较小或没有降低（图 2-5）（Reynolds et al.，2019）。*Nature* 上一项评估谷物消费量与死亡率之间关系的大规模前瞻性研究得出结论，膳食纤维仅是全谷物中的一个具有潜在保护作用的组成部分，但这种仅针对膳食纤维的研究并不完全符合植物生物学与人类生物学，可能会分散对影响慢性疾病的其他重要因素的关注，比如全谷物及其生物活性物质（Jacobs，2015）。因此，我们对全谷物健康促进作用的认识不能仅仅停留在维生素、矿物元素及膳食纤维的层面，全谷物中含量丰富的生物活性物质也是一个不容忽视的部分。

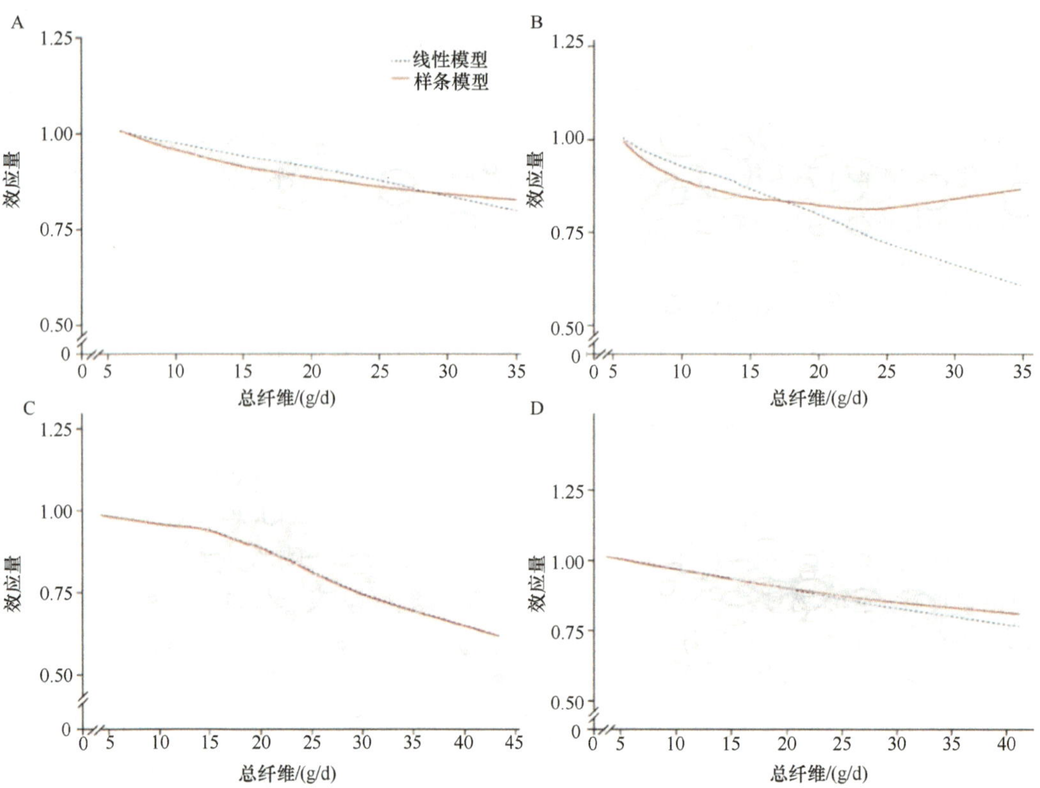

图 2-3　基于前瞻性研究的数据，总膳食纤维与关键临床结果之间的剂量-反应关系

A. 总死亡率，1130 万人年死亡 68 183 人，假设线性关系，每天多摄入 8g 膳食纤维，风险比为 0.93（95% CI 0.90～0.95）；B. 冠心病发病率，250 万人年死亡 6449 人，假设线性关系，每天多摄入 8g 膳食纤维，风险比为 0.81（0.73～0.90）；C. 2 型糖尿病，320 万人年死亡 22 450 人，假设线性关系，每天多摄入 8g 膳食纤维，风险比为 0.85（0.82～0.89）；D. 结直肠癌，2090 万人年死亡 20 009 人，假设线性关系，每天多摄入 8g 膳食纤维，风险比为 0.92（0.89～0.95）

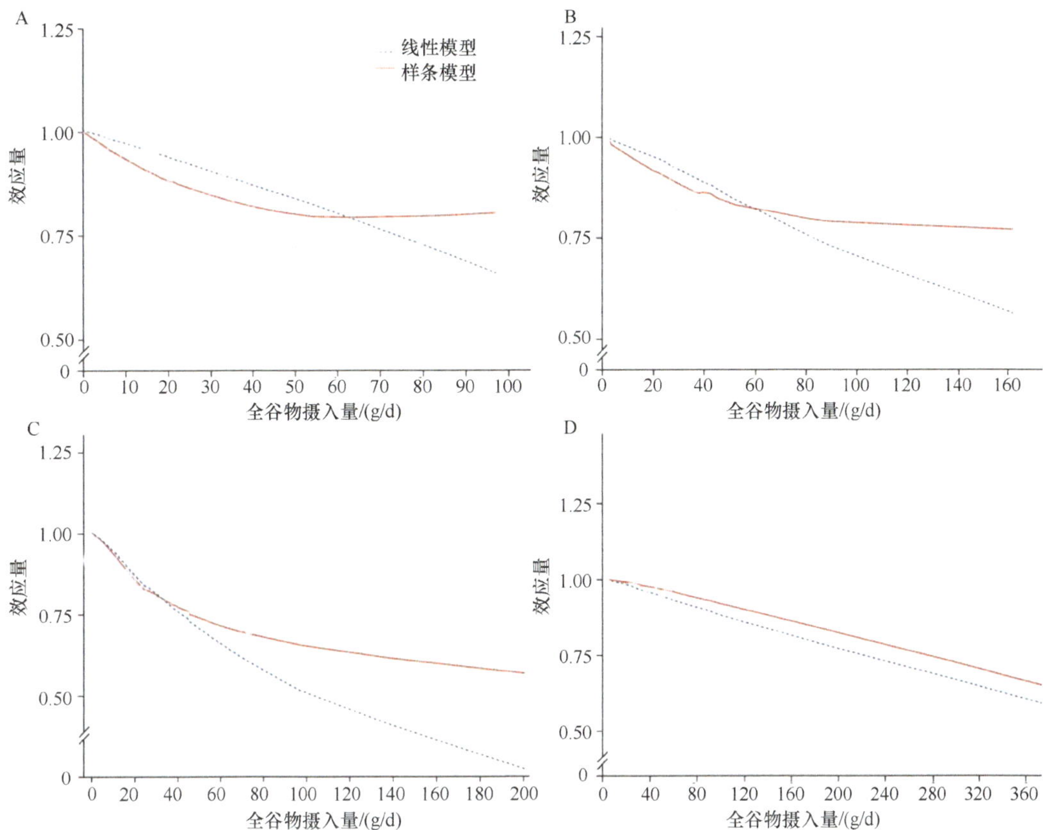

图 2-4　基于前瞻性研究的数据，全谷物摄入量和关键临床结果之间的剂量-反应关系

A. 总死亡率，820 万人年死亡 88 347 人，假设线性关系，每天多摄入 15g 全谷物的风险比为 0.94（95% CI 0.92～0.95）；B. 冠心病发病率，240 万人年死亡 6587 人，假设线性关系，每天多摄入 15g 全谷物，风险比为 0.93（0.89～0.98）；C. 2 型糖尿病，350 万人年死亡 13 147 人，假设线性关系，每天多摄入 15g 全谷物，风险比为 0.88（0.81～0.95）；D. 结直肠癌，570 万人年死亡 6056 人，假设线性关系，每天多摄入 15g 全谷物，风险比为 0.97（0.95～0.99）

同样发表在 *Lancet* 上的一项基于 2017 全球疾病负担研究的分析文章调查了全球 195 个国家主要食物及营养素的摄入情况并定量探讨了其对慢性非传染性疾病发病率和死亡率的影响，结果见图 2-6。在 2017 年，约 1100 万的死亡人数和 2.55 亿残疾调整寿命年（DALY）①是由膳食危险因素带来的，其中全谷物摄入量不足（导致死亡人数达 300 万、DALY 达 8200 万）、钠元素摄入量过高（导致死亡人数超过 300 万，DALY 为 7000 万）和水果摄入量不足（导致死亡人数达 200 万，DALY 为 6500 万）分列导致死亡和 DALY 的膳食危险因素的前三位（GBD 2017 Diet Collaborators，2019）。由此可见，全谷物摄入量不足是导致慢性疾病死亡与失能残疾的第一大膳食危险因素。

① 残疾调整寿命年（diability adjusted life year，DALY）是指从发病到死亡所损失的全部健康寿命年，包括因早死所致的寿命损失年和疾病所致残疾引起的健康寿命损失年两部分。DALY 是生命数量和生命质量以时间为单位的综合度量

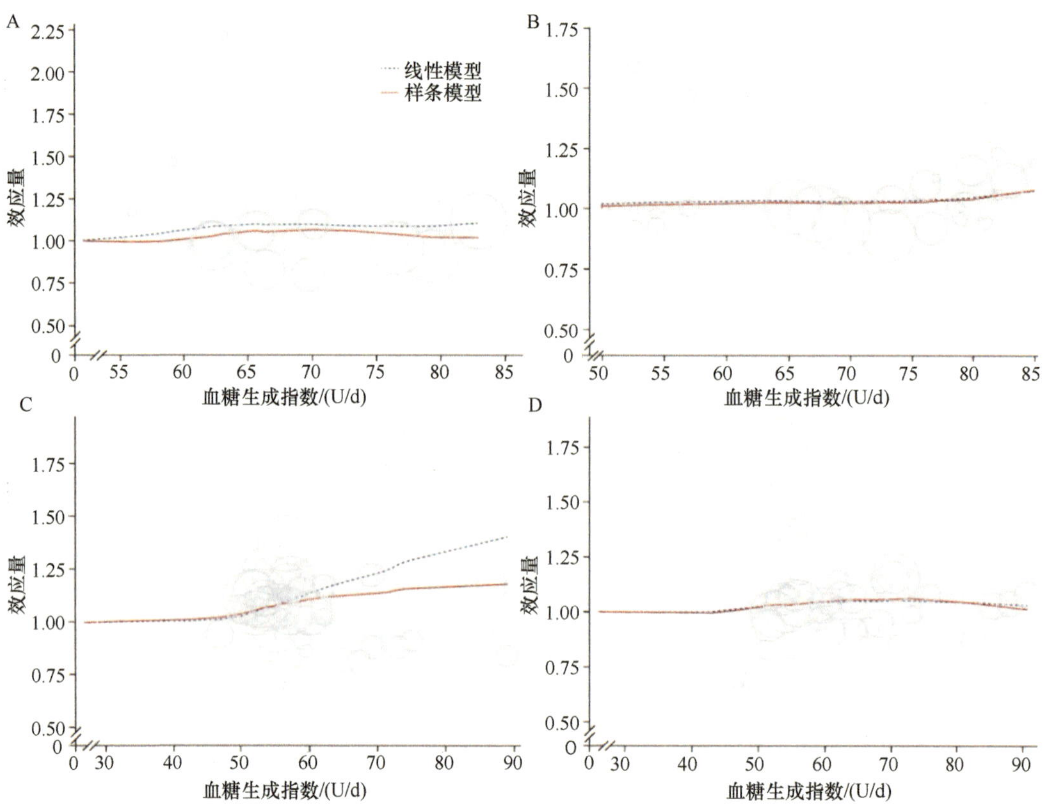

图 2-5 基于前瞻性研究数据的饮食血糖生成指数和关键临床结果之间的剂量-反应关系

A. 总死亡率，60 万人年死亡 7699 人，假设线性关系，每天每增加 10U，观察到 1.16（0.90～1.49）的风险比；B. 冠心病发病率，240 万人年死亡 7240 人，假设线性关系，每天每增加 10U，风险比为 1.09（0.94～1.27）；C. 2 型糖尿病，490 万人年死亡 31 780 人，假设线性关系，每天每增加 10U，风险比为 1.10（1.00～1.20）；D. 结直肠癌，650 万人年死亡 10 390 人，假设线性关系，每天每增加 10U，观察到 1.05（1.00～1.10）的风险比

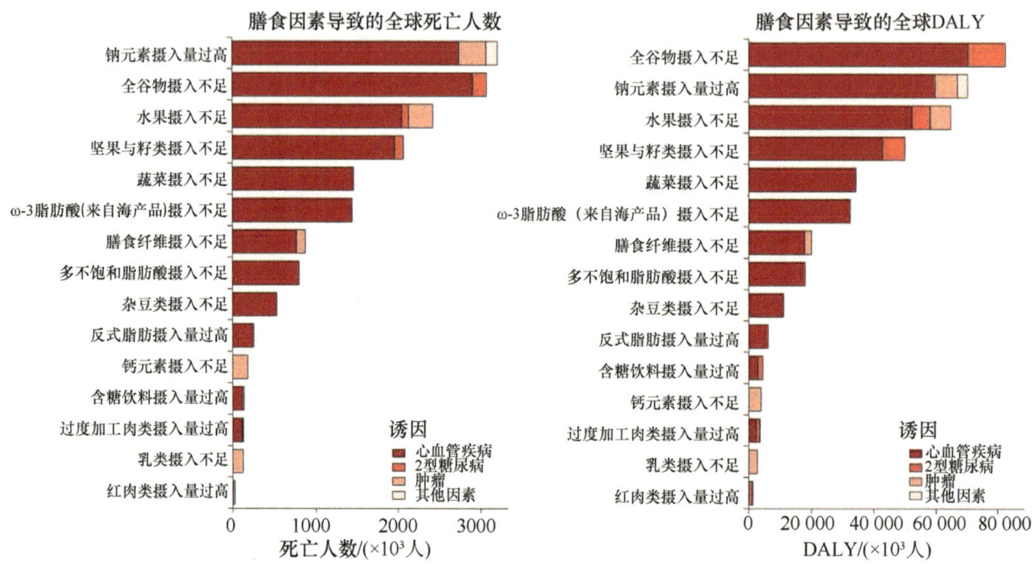

图 2-6 个人膳食因素导致的全球死亡人数、DALY

近年来，有关全谷物健康益处的研究报告越来越多，总体包括降低心脏病、脑卒中、2型糖尿病、结直肠癌及全因死亡的风险（Bradbury et al.，2020；Neuenschwander et al.，2019；Seah et al.，2019）。此外，还有越来越多的文献报道了全谷物的很多其他健康益处，包括更低的体质量指数（BMI）和更少的肥胖、降低患乳腺癌的风险、更健康的肠道微生物群、降低低密度脂蛋白——“坏”胆固醇、减少炎症、延缓衰老过程中的认知能力下降、降低患肝癌的风险、降低绝经妇女的失眠率、改善年轻人抑郁症、降低患阿尔茨海默病的风险等（Gangwisch et al.，2020；Foscolou et al.，2019；Francis et al.，2019；Yang et al.，2019；Kikuchi et al.，2018；Zhao et al.，2018；Gong et al.，2018；Sangaramoorthy，2018；Morris et al.，2015；Goletzke et al.，2014）。由此可见，增加全谷物的摄入可以有效降低慢性疾病的风险已经成为国际学术界的科学共识。

Fardet（2010）对全谷物健康益处的可能机制进行了综述，具体可能机制见图2-7。胰岛素抵抗是代谢综合征病因的关键特征。除了对β细胞功能和胰岛素敏感性的有害影响外，目前发现心血管疾病的发病机制与促炎性细胞因子有关。据推测，一系列的全谷物成分可以调节低度炎症，这些成分包括膳食纤维复合物和相关的生物活性物质，如甲基供体、抗氧化物质和微量矿物元素。这些成分可能直接影响抗氧化活性和抗炎状态，也可能通过结肠发酵后形成的代谢产物间接影响抗氧化活性和抗炎状态。对于甲基供体、甜菜碱和叶酸等物质，其潜在的保护作用是降低维生素B复杂代谢途径中的同型半胱氨酸浓度，而同型半胱氨酸是公认的冠心病风险因子。某些全谷物食品可以降低餐后血糖水平或抑制胰岛素反应，也可能有助于增加全谷物膳食的代谢益处。此外，富含全谷物的膳食也可能增强饱腹感，进而有助于保持体重，这得益于其较低的能量密度。

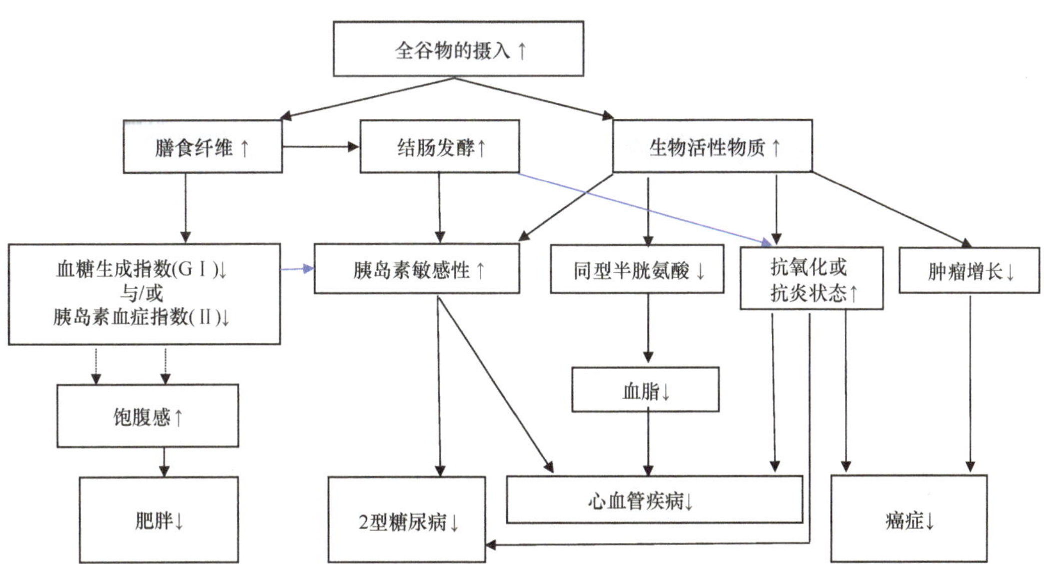

图2-7　目前公认的全谷物对主要慢性疾病的保护性作用的可能机制（Inger et al.，2012；Fardet，2010）

（三）维也纳全谷物宣言

当前，大多数国家的居民的全谷物摄入量仍然远低于有利于公众健康的推荐水平。

为实现增加全谷物摄入量的目标，不能仅靠少数的利益相关方，还需要食品产业链各相关方的共同努力。基于这个目标，2017 年，在维也纳召开的第六届国际全谷物峰会期间，来自 35 个国家的 200 多位知名专家及相关方领导共同发起了维也纳全谷物宣言（ICC，2017），以共同促进全谷物消费目标的实现，为全人类谋求健康和幸福的生活，其主要目标与行动要点见表 2-1。这份宣言表达了全世界谷物科学家致力于促进全谷物消费的共识。

表 2-1　维也纳全谷物宣言的主要目标与行动要点

主要目标	行动计划
1. 定义 就全谷物（原配料）及全谷物食品的定义达成全球共识	（1）成立全球工作组，由重要的谷物科技团队和不同国家与地区的专家组成，以健康谷物联盟（HGF）已有的定义为工作起点，完善确定全谷物（原配料）的定义 （2）一旦如下的全谷物摄入推荐量达成全球共识，将按类似的模式开展全谷物食品定义的相关工作
2. 推荐摄入量 基于健康与经济研究，就全谷物摄入推荐量达成共识	（1）形成全谷物推荐摄入量的健康证明具体文件 （2）评价该推荐摄入量对医疗费用和生产率及其他因素的经济性影响 （3）向全球政策制定者发布推荐摄入量及其对经济影响的报告
3. 可持续发展 就全谷物对可持续膳食和地球健康的贡献达成共识	（1）基于世界人口增长及气候变化，形成关于全谷物膳食在碳排放方面的优势报告
4. 推广及教育 建立工作组伙伴关系，共同致力于在全球范围内增加全谷物消费，发布权威性全谷物声明，开展全谷物运动	（1）创建“如何做”工作组，建立公共及私立的伙伴关系（包括 WHO、FAO、营养类非营利机构、相关疾病协会、政府等），并探讨如何实现最佳的合作模式 （2）制作全谷物案例宣传册，并根据实际情况，借助全谷物热门问题及趋势（如结合当地文化）来增强其影响力

三、全谷物与健康膳食

近年来，在世界各地，人们的饮食习惯正逐渐向西式饮食靠拢，多食用精制碳水化合物、添加糖、脂肪和动物性食品，而豆类、蔬菜、粗粮和膳食纤维的消耗量正在下降。这种融合与变化主要与以下几个全球趋势有关。第一，收入增加与对动物性食品、植物油和添加糖的需求增加。第二，日益增长的城市化（也与收入增加有关）使人们更容易进入超市、餐馆、快餐连锁店，享用它们提供的食品，包括肉类、奶制品、加工食品和饮料等。第三，技术进步、商业和经济变化以及政府政策正在改变从农田到餐桌的整个食物链。跨国农业综合企业、食品制造商、零售商和食品服务公司越来越多地影响到种植什么和人们吃什么，这一趋势正在从高收入国家蔓延到中等收入和低收入国家。这些趋势与久坐的生活方式相结合，对人体的营养和健康状况产生影响，包括身高、体重和慢性非传染性疾病的患病率等。与饮食相关的慢性非传染性疾病包括高血压、2 型糖尿病、心血管疾病和某些癌症（Ranganathan et al.，2016）。这一现象引起了世界各国对健康膳食模式的反思。

（一）从单一营养物质或食物到健康膳食模式

美国农业部《2015—2020 美国居民膳食指南》的一个重要变化就是从孤立地关注单个营养物质或食物转变到对健康膳食模式的关注，即如何为个人和人群带来持久健康（疾病预防）。所谓健康膳食模式，首先所有的食物和饮料的热量都要在适当的水平内。

一个健康的膳食模式包括：各种蔬菜（深绿色、红色和橙色等）；水果（尤其是水果全果）；谷物（谷物中至少一半应是全谷物）；无脂或低脂乳制品（包括牛奶、酸奶、奶酪和/或强化大豆饮料）；多种蛋白质食物（包括海鲜、瘦肉、家禽、鸡蛋、豆类、坚果和豆制品）；油。健康的膳食模式应该限制饱和脂肪、反式脂肪以及糖和钠的添加量。每天从添加糖中获取的热量应该低于 10%；每天从饱和脂肪中摄入的热量应低于 10%；每天摄入的钠应低于 2300mg；如果饮酒，应适量且仅限达到法定饮酒年龄的成年人。该指南中明确指出：健康膳食包括全谷物，限制精制谷物和用精制谷物制成的产品的摄入，特别是那些饱和脂肪、糖和/或钠含量高的，如饼干、蛋糕和一些零食。该指南推荐的谷物摄入量为：2000cal①的膳食模式下，每天 6oz②（盎司），且至少一半的量应该是全谷物。该指南中还提到一个预防高血压的膳食方法——DASH。DASH 以蔬菜、水果、低脂乳制品、全谷物、家禽、鱼类、豆类和坚果为主，甜食、含糖饮料和红肉的摄入量较低。它的饱和脂肪含量低，富含钾、钙、镁以及膳食纤维和蛋白质。它的钠含量也低于典型的美国膳食。

根据目前的证据，美国农业部《2015—2020 美国居民膳食指南》建议：地中海膳食是降低慢性病和过早死亡风险的健康膳食模式之一。其他推荐的健康膳食模式包括 DASH 模式、健康素食模式和健康美国膳食模式（表 2-2）。这些膳食模式可以根据个人的文化、膳食偏好和健康状况进行调整（Hu，2019）。

表 2-2 预防心血管疾病的推荐膳食模式

膳食模式	特点
健康美国膳食	•根据美国农业部针对美国人的膳食指南的建议 •所有水果（尤其是全果）和各种蔬菜（包括深绿色、红色/橙色、豆类、淀粉类和其他） •适量的牛奶，其中大部分是低脂或无脂的 •至少一半的谷物是全谷物 •蛋白质来源包括海鲜、瘦肉、家禽、鸡蛋、大豆制品、坚果等 •限制饱和脂肪、钠和添加糖
高血压控制膳食（DASH）	•根据 DASH 试验中用于降低血压的膳食模式 •大量的水果和蔬菜 •经常食用豆类、全谷物、坚果等 •增加无脂或低脂乳制品的消费，减少全脂乳制品 •食用家禽和鱼类，而不是红肉和加工肉类 •限制含糖食品和饮料 •减少钠的消耗
健康素食	•改编自膳食干预试验，测试素食膳食的效果，以降低心脏代谢疾病风险 •与健康美国膳食模式相比，增加大豆（豆腐和其他加工大豆产品）、杂豆、坚果和全谷类 •不含肉类、海鲜或家禽 •乳制品和鸡蛋包含在适度范围内 •如果乳制品被植物性乳制品替代，人们可以成为素食者
地中海膳食	•基于观察研究和临床试验，证明传统地中海膳食模式的健康益处 •橄榄油是烹饪脂肪的主要来源 •较低的红肉和加工肉类与糖果摄入量 •富含植物性食物（如新鲜水果、蔬菜、坚果、豆类和全谷物） •适度食用鱼、家禽和乳制品（主要是酸奶和奶酪） •葡萄酒通常适度食用，并随餐饮用

① 1cal=4.184J
② 1oz=28.349 523g

（二）从“膳食-健康”到“膳食-健康-环境”

食物生产对环境有很大的影响，其温室气体排放量占全球温室气体排放总量的25%。生物多样性受到农业用地、水资源利用、营养流失和渔业的严重影响。在农业部门中，畜牧业对环境的影响最大，而且随着世界各地的传统饮食被肉类、精制糖和脂肪含量更高的饮食迅速取代，这种影响正在加剧。随着饮食与环境之间联系的科学基础越来越强，出现了全球饮食改变可能有助于缓解气候变化的观点。作为回应，人们发起了倡导无肉日的活动，如美国和英国的“无肉星期一”，德国和比利时的“素食星期四”。在 *Nature* 上发表的一篇论文显示，饮食调整不仅能减少温室气体排放和农业用地，还能大大降低个人健康风险（Tilman and Clark，2014）。该项研究的主要创新之处在于，它总结了饮食对健康及环境影响的强有力的经验证据。为了研究饮食与健康之间的关系，作者收集了 18 篇论文的数据，包括 8 组研究对象和 1000 万人的观察数据，将参考饮食（包括所有食物组）与 3 种替代饮食进行比较，包括地中海饮食（富含蔬菜、水果和海鲜，但包括其他食物）、鱼素饮食（包括鱼，但几乎不吃肉）、素食（包括奶制品和鸡蛋，但几乎不吃肉或鱼）。他们的综述发现，与参考饮食相比，这些替代饮食的几个负面健康指标都有显著降低，包括 2 型糖尿病发病率（16%～41%，取决于饮食）、癌症发病率（7%～13%）、心脏病死亡率（20%～26%）和总死亡率（0～18%）。这些影响与这样一个事实有关，即替代饮食包含更多的全谷物、水果、蔬菜和坚果，较少的“空”卡路里（含有能量但几乎没有其他营养价值的产品，如酒类和糖）和较少的肉类（Stehfest，2014）。

（三）全谷物是健康膳食的重要组成部分

在美国农业部《2015—2020 美国居民膳食指南》中提出的最新的膳食模式、DASH 膳食模式、健康素食模式和地中海膳食模式这 4 种健康膳食模式中均把全谷物作为强调的内容。近年来，植物基膳食（plant-based diet）备受关注。植物基膳食可以定义为以新鲜或最低限度加工的植物性食品为主，并减少肉类、鸡蛋和乳制品消费的膳食模式。与以肉类为中心的饮食相比，它涉及各种谷物（包括全谷物）、水果、蔬菜、豆类和坚果消费量的增加。一项研究表明，以随机挑选的 415 个维多利亚成年人为研究对象，大多数受访者认为食用植物基膳食对健康有益，可以看出，植物基膳食受到越来越多的关注与认同。采用植物基膳食的主要障碍是缺乏关于植物基膳食的知识信息，超过 1/4 的障碍因素存在性别、年龄和教育差异。例如，与受过大学教育和较年轻的受访者相比，未受过大学教育的受访者和老年人不太愿意改变他们目前的饮食习惯（Lea et al.，2006）。

《中国居民膳食指南（2016）》（图 2-8）中也明确指出：每天摄入谷薯类 250～400g，其中全谷物和杂豆 50～150g，薯类 50～100g。这是在我国的居民膳食指南中首次明确把全谷物作为我国居民膳食推荐的重要组成部分。

（四）全谷物与医疗成本

众所周知，健康均衡的饮食有助于预防多种慢性疾病，所以健康饮食也能降低医疗

盐 <6g
油 25~30g
奶及奶制品 300g
大豆及坚果类 25~30g
畜禽肉 40~75g
水产品 40~75g
蛋类 40~50g
蔬菜类 300~500g
水果类 200~350g
谷薯类 250~400g
全谷物和杂豆 50~150g
薯类 50~100g
水 1500~1700mL
每天运动6000步

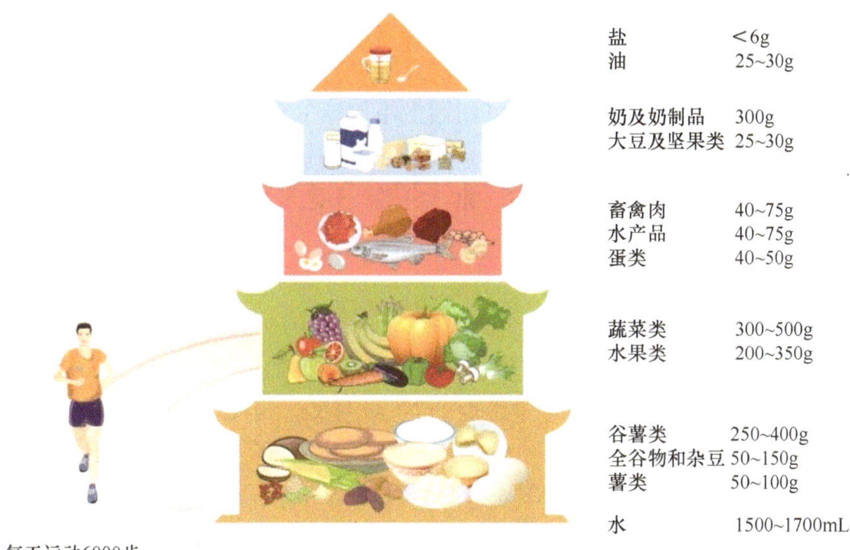

图 2-8　中国居民平衡膳食宝塔

图片来源：中国营养学会，2016

成本就不足为奇了。不良饮食是全球范围健康状况不佳的主要危险因素之一，并导致高达 45%的心脏代谢疾病（CMD）死亡率（Micha et al.，2017；Murray et al.，2013；Lim et al.，2012）。大多数 CMD 死亡是由于冠心病（CHD）、脑卒中和 2 型糖尿病，这些疾病除了对健康造成影响外，还造成了巨大的经济负担。以美国为例，大约一半的美国成年人患有一种或多种慢性非传染性疾病，约 2/3 超重或肥胖（USDA and HHS，2015）。2010 年，美国 20 岁以上人群心血管疾病（包括高血压和各种形式的冠心病）患病率为 35%，预计 40%的人口在其有生之年会被诊断出癌症（SEER NCI，2014）。2012 年，美国成年人糖尿病患病率为 9%（CDC，2012，2014）。非传染性慢性疾病是造成美国医疗费用增加的重要因素，2014 年，美国慢性非传染性疾病医疗费用几乎达到 3 万亿美元，占美国 2016 年医疗费用总额的 18%（CMS，2016）。采取健康的生活方式，包括健康的饮食，可以在很大程度上预防慢性非传染性疾病（WCRF/AICR，2007；WHO/FAO，2003）。有研究表明，美国 35～85 岁人群中，单就心脏代谢疾病而言，不健康饮食导致的年人均医疗费用估计为 301 美元（Jardim et al.，2019）。具体来说，以下是食用不足的情况下导致的每人每年的心脏疾病医疗费用：坚果和种仁为 81 美元，海鲜 ω-3 脂肪酸为 76 美元，蔬菜和豆类为 60 美元，水果为 57 美元，全谷物为 45 美元（Jardim et al.，2019）。

由此可见，以健康的饮食来滋养人类和地球，可节省下来的费用相当可观。有研究表明，如果在标准的美国饮食中减少红肉和加工肉类以及精制谷物，转而食用更多的豆类、全谷物、水果和蔬菜，可以减少 20%～40%患心脏病、结直肠癌和 2 型糖尿病的风险，每年可节省 770 亿～930 亿美元的医疗费用。这些变化还可以减少 222～826kg 二氧化碳等温室气体的排放，相当于美国总统气候行动计划目标的 6%～23%（Elinor et al.，2017）。

过去，许多公共卫生运动的重点是强调水果和蔬菜的摄入，但也许更明智的做法是将重点扩大到全谷物、坚果和种仁。另外有一项研究得出了类似的结论，研究人员根据饮食建议分析了加拿大人的饮食习惯，然后计算出不符合特定饮食指南的疾病负担。结果发现，每年 138 亿美元的医疗费用可归因于不健康的饮食，这比没有得到足够的锻炼所带来的经济负担（93 亿美元）还要多。此外，他们还发现，全谷物摄入不足、坚果和种仁摄入不足是造成这一成本的两大因素，各为 33 亿美元（Lieffers et al.，2018）。

（五）“推动全谷物发展、助力健康中国”战略

近年来，全球非传染性疾病总体呈高发态势。2016 年，全球慢性非传染性疾病（non-communicable chronic disease，NCD）死亡人数约为 4100 万，占总死亡人数（5700 万）的 71.9%。大多数的死亡由 4 个主要的 NCD 导致，即心脑血管疾病（1790 万，占 NCD 死亡的 44%）、癌症（900 万，占 NCD 死亡的 22%）、慢性呼吸道疾病（380 万，占 NCD 死亡的 9%）、糖尿病（160 万，占 NCD 死亡的 4%）。2016 年，30～70 岁男性的 NCD 死亡风险（22%）比同样年龄阶段女性（15%）的高。低收入与中低收入国家的成年人面临的 NCD 死亡风险分别为 21%与 23%，接近高收入国家（12%）的 2 倍。从全球来看，30～70 岁成年人由于上述 4 个主要 NCD 之一导致的死亡风险，从 2000 年的 22%下降到 2016 年的 18%。目前，全球营养不平衡与肥胖问题在不断恶化。2017 年，营养不良人口的数量估计已经达到 8.21 亿人左右，相当于世界总人口的 1/9。儿童超重影响了 3800 多万人，其中非洲和亚洲 5 岁以下的超重儿童数量分别占全球总量的 25%和 46%。在全球，妇女贫血的病例在增加，育龄妇女中有 1/3 患有贫血。成年人的肥胖问题正在恶化，世界上每 8 个成年人中就有 1 个以上（即 6.72 亿多人）患有肥胖症。营养不良、超重和肥胖等问题在许多国家并存。肥胖问题在北美最为严重，并且令人担忧的是，即使是肥胖率最低的非洲和亚洲，其肥胖率也在上升。此外，超重和肥胖正在增加罹患 2 型糖尿病、高血压、心脏病和某些癌症等 NCD 的风险（FAO，2018）。

我国 NCD 呈高发态势，NCD 是严重威胁我国居民健康的一类疾病。近年来，我国糖尿病、高血压、恶性肿瘤、心脑血管疾病等 NCD 患病率大幅上升。据推算，我国心脑血管疾病现有患病人数为 2.9 亿，其中脑卒中 1300 万，冠状动脉粥样硬化性心脏病（冠心病）1100 万，肺源性心脏病 500 万，心力衰竭 450 万，风湿性心脏病 250 万，先天性心脏病 200 万（马丽媛等，2019）。数据显示，2016 年我国居民死亡总数为 967.0 万，其中心血管疾病 397.5 万，占比 41.1%，为我国居民的首要死因。缺血性心脏病、缺血性脑卒中和出血性脑卒中是最重要的 3 类心血管疾病，2016 年死亡人数分别为 172.3 万、72.9 万和 106.1 万，合计占心血管疾病总死亡人数的 88.3%（李镒冲等，2019）。这相当于我国每天因心血管疾病死亡 10 890 人，每 10s 就有 1 人死于心血管疾病。因此，心血管疾病已经成为我国居民生命健康的“头号杀手”。高血压、糖尿病、血脂异常、超重和肥胖等是脑卒中发病的重要危险因素。目前，我国高血压患者达到 2.6 亿人，糖尿病患者有 1 亿多人。2012 年，我国 18 岁及以上居民高血压患病率为 25.2%，糖尿病患病率为 9.7%，高胆固醇血症患病率为 4.9%，肥胖率为 11.9%，超重率更是高达 30.1%。随着我国社会经济的高速发展，目前我国正经历着快速的工业化、城镇化和老龄化进程，随之而来的是人群行为生活方式、生态环境以及疾病谱的改变。自 20 世纪末，心血管

疾病已然成为我国居民的首要死因。NCD 的死亡人数占总死亡人数的 86.6%，造成的疾病负担已占总疾病负担的 70%以上，已成为影响国家经济社会发展的重大公共卫生问题。慢性非传染性疾病防控已成为影响健康中国建设和社会经济发展的重要因素。

依据联合国可持续发展目标（sustainable development goal，SDG），到 2030 年要将 NCD 死亡减少 1/3。这要求我们加速采取行动来减少导致 NCD 死亡的关键因素，包括吸烟、空气污染、不健康的膳食及饮酒，并加强运动。在这些措施中，健康膳食是一个非常重要的因素。

2016 年 10 月 25 日，中共中央、国务院发布了《“健康中国 2030”规划纲要》，明确提出：“预防为主、关口前移，推行健康生活方式，减少疾病发生，促进资源下沉，实现可负担、可持续的发展。”其中的健康生活方式中，一项重要的内容就是健康膳食。“让百姓吃出健康，让军人吃出战斗力，让孩子吃出未来”，已经成为我国食品科技与食品产业面临的一项重大使命和挑战。因此，大力发展全谷物食品，增加全谷物的消费，推行以全谷物逐步代替精制谷物的膳食模式与健康生活方式，对健康中国的实施具有非常重要的战略意义。

第二节　全谷物与可持续膳食

世界各地，因为不同的地域气候特征，造就了世界多样化的食物种类和膳食模式，也形成了世界多样化的饮食文化。任何一个国家和民族的饮食与饮食文化，包括饮食的种类、加工技艺、以饮食为基础的思想与哲学、饮食科学、饮食艺术等。其实，世界各地的这种饮食差异折射的是一个地域的幸运程度，有人把这种天然形成的膳食称为“幸运的膳食（lucky diet）”。中国有句俗话叫“靠山吃山，靠水吃水”，在一定程度上反映的就是这个含义。随着社会经济发展与全球化发展，世界膳食发生了极大的变化，正如前面所述的，我们的膳食中加工食品所占的比重越来越大，精制碳水化合物、添加糖、脂肪和动物性食品消费大幅增加，豆类、蔬菜、粗粮和膳食纤维的消耗量正在下降，这种日益趋同的膳食模式将会或已经带来了很多的健康问题或隐患。因此，“健康膳食（healthy diet）”已经成为全世界膳食发展的关键。

膳食不仅关系到人类健康，还与环境息息相关。膳食系统是气候变化、土地利用变化、淡水资源耗竭以及通过过量的氮、磷输入导致污染水和陆地生态系统的主要因素。有研究表明，在 2010～2050 年，由于预期的人口和收入水平的变化，在缺乏技术变革和专用的缓解措施的情况下，膳食系统的环境影响可以增加 50%～90%，达到的水平超出了满足人类安全操作空间的地球界限。因此，膳食解决方案的实施与膳食-环境-健康三难困境息息相关。如何通过向更健康、以植物为基础的膳食转变，改进技术和管理、减少食品损失和浪费等各种方式来减少膳食（粮食）系统对环境的影响，是一个全球性的挑战和机遇，对环境和公共卫生具有重大意义。但没有一种单一的措施足以同时使这些影响保持在地球可承受的界限范围之内，需要协同结合各种措施，以充分减轻预期环境压力的增加（Springmann et al.，2018）。因此，关于我们未来膳食模式的选择与发展，“可持续”成为一个重要因素。采用对健康有益的替代膳食，以减少全球农业温室气体排放、减少土地砍伐和由此导致的物种灭绝并有助于预防这类与膳食有关的慢性非传染性疾病，就称为“可持续膳食（sustainable diet）”。

一、食物可持续发展的全球挑战

（一）海平面上升与全球气候变暖对粮食生产产生的影响

1880～2012 年，全球平均气温升高了 0.85℃，导致全球变暖，冰雪融化，海平面上升（平均升高 19cm）。2015 年的《巴黎协定》（*The Paris Agreement*），各国承诺将全球变暖升幅控制在比工业化前高出 2℃以下——尽可能接近 1.5℃（UN，2015）。最近的研究表明，在未来的几个世纪里，南极洲有可能造成海平面上升 15m 左右（Whitehouse et al.，2019）。2018 年，联合国秘书长 António Guiterres 发言时提到“不能制定气候行动计划将是一种‘自杀行为’”。世界资源研究所（World Resources Institute，WRI）指出，气候变暖趋势对全球小麦、玉米和水稻生产产生了不利影响，部分原因是极端降雨的变化。气候变暖已经减缓了大多数小麦种植地的产量增长。环境温度每上升 1℃，全球小麦产量估计下降 6%（Asseng et al.，2015）。

（二）温室气体排放

食物的生产（包括农作物生产和畜牧业养殖）对环境产生严重的影响，在其生长、加工、运输、储藏等生产链中会排放大量的温室气体，约占全球温室气体排放量的 25%。动物性食物的温室气体排放量远高于植物性食物，如大多数谷物、水果、蔬菜和豆类。研究表明，反刍动物肉类（如牛肉、羊肉）每产 1g 蛋白质的温室气体排放量是豆类的 250 倍，这是因为反刍动物对饲料的转化率低，而且反刍动物在生长过程中释放强效的温室气体——甲烷。农业生产中，化肥的大量使用加剧了一氧化二氮的排放。此外，食物从田间生产到餐桌消费过程中的损失和浪费也增加了温室气体的排放。

（三）不断拥挤的地球与增长的食品需求

随着全球人口从 2010 年的 70 亿增长到 2050 年预计的 98 亿，以及发展中国家的居民收入增长，全球总体食物需求将增长 50%以上，对动物性食物的需求将增长近 70%。由此产生的对食物、饲料和能源的需求将对自然资源造成前所未有的压力，但今天世界上仍有 7.95 亿人遭受饥饿（FAO et al.，2015）。农业已经占用了世界上几乎一半的植被用地，农业和相关的土地使用变化每年产生的温室气体排放量占全球温室气体排放总量的 1/4。因此，如何让世界的食物可持续，是人类共同面临的问题。要实现这些目标，需要在 2050 年前消除三大“缺口”：一是粮食缺口——到 2050 年，食品生产产量与所必需的数量应满足可能的需求，WRI 估计这一缺口为 7400 万亿 cal，比 2010 年的产量多 56%；二是土地缺口——如果作物和牧草产量按照过去的增长率继续增长，在 2010 年全球农业土地面积和 2050 年需求之间存在巨大缺口，估计这一差距为 5.93 亿 hm^2，几乎是印度面积的两倍；三是温室气体减排的差距——到 2050 年，WRI 估计农业和土地利用变化所产生的年度温室气体排放量为 150 亿 t 二氧化碳当量，而要完成把全球变暖控制在 2℃以下的目标，农业温室气体排放量则不应超过 40 亿 t 二氧化碳当量，这种差距约为 110 亿 t 二氧化碳当量。WRI（2018）还提出了各种可能的应对措施，其中包括：减少对食品和其他农产品的需求增长（减少本应供人类食用的食物在农场和餐桌之间的损失与浪费；转向更健康、更可持续的饮食，特别是通过减少反刍动物的肉类消费来改变膳食结构，以更好的营养方式来减小这 3 个方面的差距）；在不扩大农业用地的情况下增加粮食产量；保护和恢复自然生态系统，限制农业用地迁移；增加鱼肉供应；减少农业生产产生的温室气体排放等。

（四）全球食物损失与浪费严重

食物浪费造成环境污染和资源耗竭，是全球食物系统效率相当低的表现。每年，全世界所有生产的食物，大约 1/3（按重量）或 1/4（按卡路里）在田间到餐桌的过程中被损失或浪费（图 2-9）。在全球范围内，目前评估粮食损失和废物产生的范围是每人每年 194～389kg；食品损失和浪费导致近 1 万亿美元的经济损失，给一些发展中国家的食品安全造成威胁；造成农业土地和水资源浪费，并造成大约 1/4 的农业温室气体排放（WRI，2018）。减少食物浪费并避免由此造成的经济损失，是实现诸如水和能源等自然资源可持续利用目标的一项重点工作（Vittuari et al.，2016；FAO，2013；Kummu et al.，2012；Cuéllar and Webber，2010）。依据联合国可持续发展目标，各国承诺到 2030 年将零售和消费者产生的人均食品浪费减半，并减少食品供应链上的食品浪费。

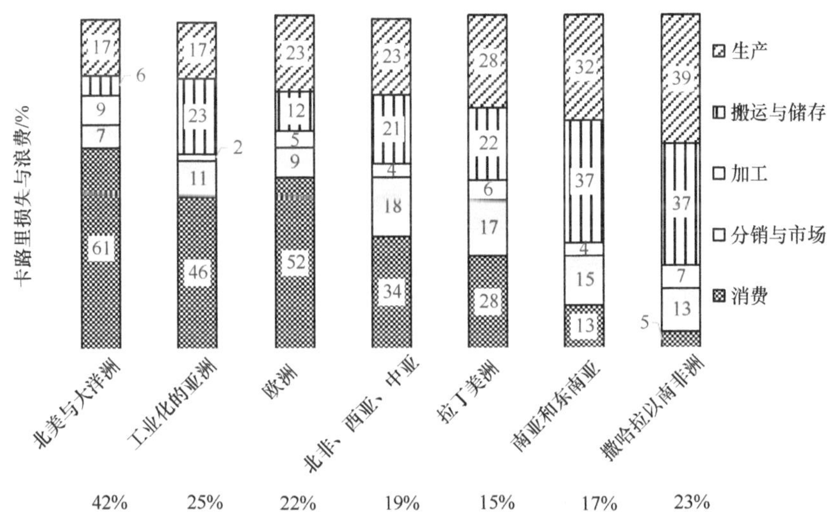

图 2-9　粮食损失和浪费主要发生在发达国家的近消费端和发展中国家的近生产端

数据来源：WRI，2018；FAO，2011

二、全谷物与可持续膳食

全球人口不断增长，总体粮食需求量也随之增加，我们选择的食物结构与空气（如碳排放）、水、土壤及多样化生态系统的健康息息相关。此外，城市化及工业化水平的不断提高，破坏了自然生态系统，人类活动与环境之间的动态平衡受到了严峻的挑战。

近年来，随着国际社会对可持续发展的关注，食物与可持续发展的联系更加密切。可持续膳食是可持续发展理念在膳食领域的具体表现和应用，世界环境与发展委员会（World Commision on Environment and Development，WCED）在《我们共同的未来》中将可持续发展定义为："能满足当代人的需要，又不对后代人满足其需要的能力构成危害的发展"。将膳食与可持续发展理念相结合，"可持续膳食"可描述为：以素食为主的、多样化的膳食结构，既满足当代人的营养与健康需求，又不损害后代人的膳食需求，同时可减少温室气体的排放，保护生态环境和自然资源的膳食模式。

（一）全谷物的粮食节约或增产效应

新中国成立以来，我国粮食生产不断跨越新台阶（图 2-10）。从粮食总产量来看，可以分为以下几个阶段：1949～1966 年是产量跨越 2 亿 t 阶段，1966～1978 年是产量跨越 3 亿 t 阶段，1978～1984 年是产量跨越 4 亿 t 阶段，1984～1996 年是产量跨越 5 亿 t 阶段，1996 年至今是我国粮食产量跨越 6 亿 t 的阶段。从品种结构看，变动较大，不同阶段拉动增产的作物品种不同。20 世纪 90 年代，稻谷增产能力较强，是我国粮食增产的主要拉动力。从 2015 年开始至今，作为主粮的稻谷、小麦的产量基本趋于平稳，并有微弱下降的趋势。玉米后来居上，总产量在 2011 年超过稻谷，成为第一大粮食作物，也成为粮食十连增和粮食产量成功跨越 6 亿 t 的主要动力。

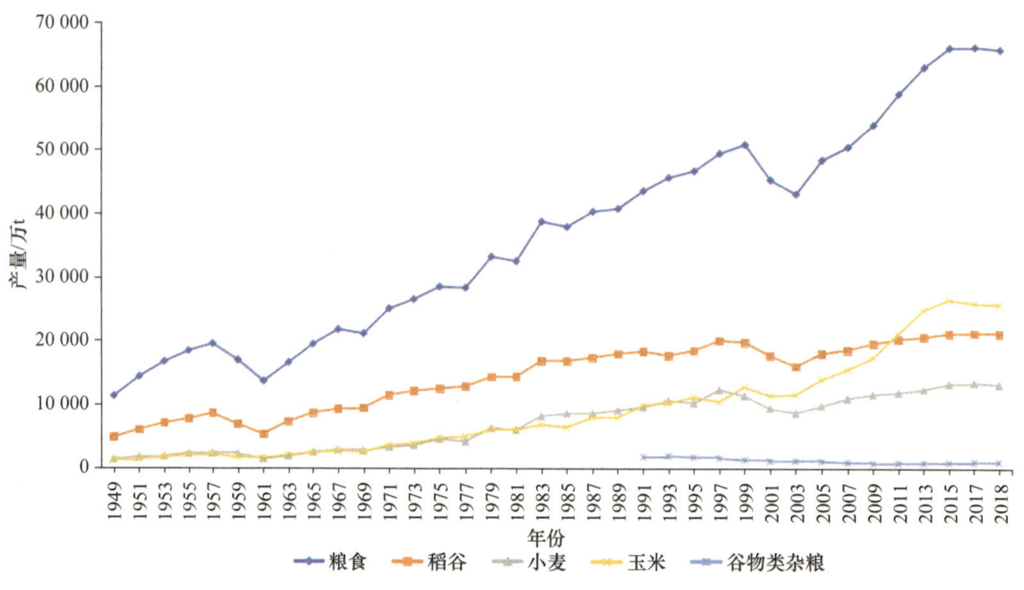

图 2-10 我国粮食、稻谷、小麦、玉米及谷物类杂粮产量变化图（1949～2018 年）

数据来源：国家统计局，2020

从播种面积来看，波动中略有上升（图 2-11）。第一个阶段是在 1949～1999 年，粮食播种面积相对稳定，一直在 10 885 万～13 633 万 hm^2 之间波动。第二个阶段是 1999～2003 年，粮食播种面积出现了较为明显的下滑，至 2003 年跌落到 9941 万 hm^2。第三个阶段为 2003 年至今，播种面积在经历了 2003 年的最低点后，受粮食生产支持政策、粮食价格升高和需求拉动的刺激，粮食播种面积开始缓慢平稳上升，2014 年达到了 11 745.5 万 hm^2。但是 2014～2018 年，基本保持平稳，并稍有下降趋势，2018 年我国粮食播种面积为 11 703.8 万 hm^2。从结构上看，玉米播种面积于 2002 年超过小麦，2007 年超过稻谷。而作为主粮的稻谷和小麦 2014～2018 年播种面积均有所下降。

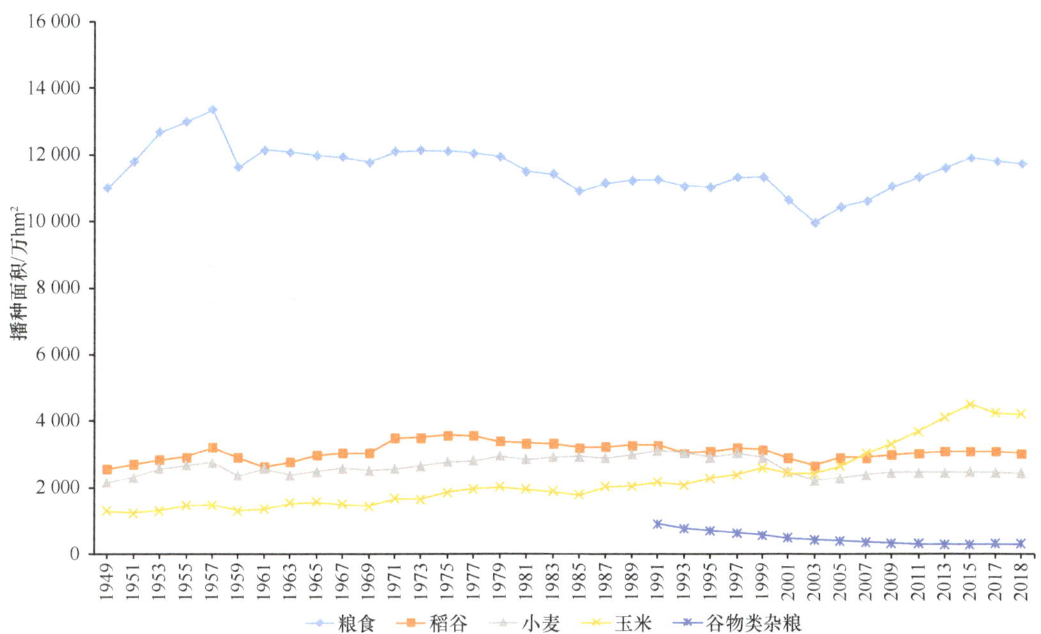

图 2-11 我国粮食、稻谷、小麦、玉米及谷物类杂粮播种面积变化图（1949～2018 年）

数据来源：国家统计局，2020

从单产来看，粮食单产水平稳步提升（图 2-12）。第一，我国粮食的平均单产增长趋势明显，2018 年粮食单产达到 5621.17kg/hm^2，为 1949 年的 5.46 倍。第二，我国粮食单产增速放缓，短期内难以出现大幅度的提高。2014～2018 年，年均增速分别为 1.97%、–0.25%、1.23%和 0.25%，增速呈现明显下滑趋向。2014～2018 年，稻谷、小麦、玉米单产的 5 年总体增速分别为 3.13%、3.30%及 5.08%。

综合上面的分析来看，稻谷与小麦作为我国的主粮，产量、播种面积近年基本趋于平稳，并稍有下降趋势，单产的增速也明显放缓。从总体上看，我国粮食消费需求呈刚性增长，利用效率不高和浪费现象并存，结构性矛盾不断加剧，极端气候频发，耕地与水资源紧缺，种植成本不断增加，国际市场影响加剧。此外，近年来，全球范围内的“黑天鹅”事件频发，如 2019 年草地贪夜蛾入侵我国 20 多个省份；2019 年以来由新冠病毒（COVID-19）导致的新冠肺炎疫情全球大流行，并引发多国宣布停止或限制粮食出口；2020 年蝗灾在东非地区暴发并席卷亚欧非数十个国家等，这也会给世界粮食安全造成不同程度的影响。因此，受各种因素的叠加影响，我国粮食供求长期偏紧的态势不会改变。

大力发展全谷物是提高粮食资源可食化利用率、节约粮食资源的一个重要路径。以 2017 年为例进行初步的测算，当年我国年处理小麦 10 181.0 万 t，生产各类小麦粉 7504.7 万 t，平均出粉率为 73.7%。大力发展全麦粉的生产，按照 98%的出粉率计算，小麦粉的产量

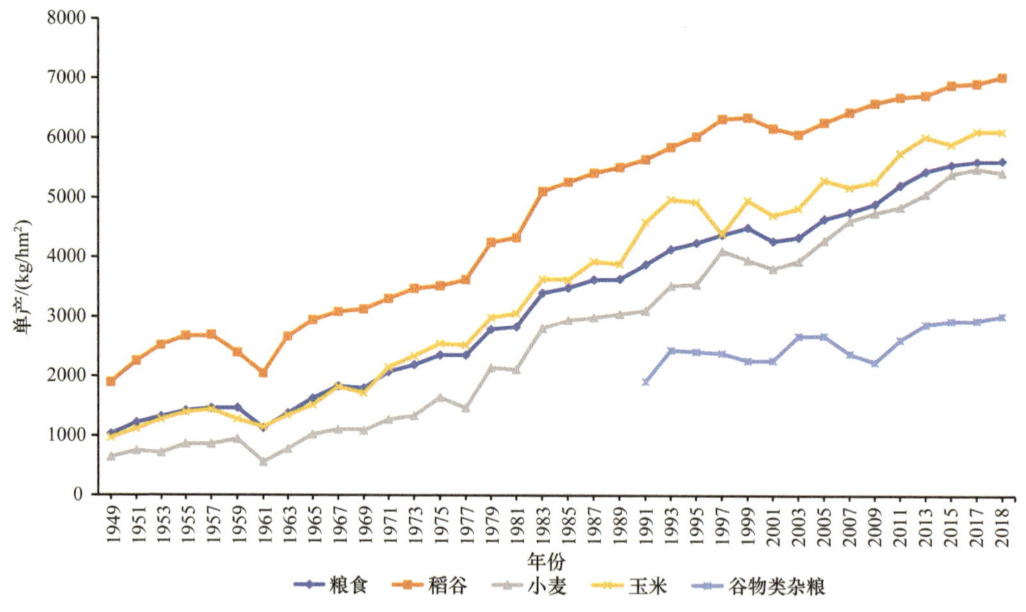

图 2-12 我国粮食、稻谷、小麦、玉米及谷物类杂粮单产变化图（1949～2018 年）

数据来源：国家统计局，2020

可以达到 9977.4 万 t，即小麦粉产量可以增加 2472.7 万 t。当然，要实现所有的小麦粉以全麦粉形式消费，现阶段基本是不可能的；如果按照一半的小麦加工成全麦粉，则小麦粉的产量可以达到 8739 万 t，即小麦粉的产量可以增加 1234.3 万 t，相当于增加 3421 万亩①良田。当年处理稻谷 10 430.8 万 t，糙米产量为 8239 万 t，大米产量为 6792.1 万 t（不含二次加工）。以稻谷为基础计算，平均出米率为 65.1%，以糙米为基础计算，则出米率为 82.4%。若按照一半的稻谷加工成糙米直接消费，食用大米的产量可以达到 7515 万 t，相当于食用大米的产量可以增加 722.9 万 t，相当于增加 1547 万亩良田。总之，如果目前我国的稻谷与小麦按照一半加工成全谷物，总体相当于增加了 1959 万 t 的口粮，相当于增加了近 5000 万亩的良田（2019 年我国粮食播种总面积为 17.4 亿亩）。因此，大力发展全谷物是提高我国粮食资源可食化利用率、实施节粮减损的一条有效路径，也是实施我国“藏粮于地、藏粮于技”战略的一个重要举措。

（二）全谷物的水资源节约效应

食品的生产伴随着自然资源的消耗，其中水资源消耗是最大的因素之一。不同来源的食品，其水资源消耗情况有很大的差异。动物性食品消耗的水资源远高于植物性食品。世界农业生产总水足迹的 29%与动物性食品的生产有关；全球动物性食品生产的水足迹的 1/3 与肉牛有关。一些植物性食品与动物性食品的水足迹见表 2-3。从总体上看，每吨动物性食品的水足迹要大于每吨植物性食品的水足迹，全球平均每吨植物性食品的水足迹从低到高依次为糖料作物（约 200m^3/t）、蔬菜（约 300m^3/t）、杂豆（约 4000m^3/t）、坚果（约 9000m^3/t）。动物性食品的水足迹从低到高依次为牛奶（约 1000m^3/t）、蛋类（约

① 1 亩≈666.7m^2

3300m³/t）、牛肉（约 15 400m³/t）。另外，从热量的角度来看，动物性食品的水足迹比植物性食品的水足迹要大，任何动物性食品的水足迹都大于同等营养价值的植物性食品的水足迹。生产 1kcal 牛肉需要 10.19L 水，相比之下，1kcal 水果只需要 2.09L 水，1kcal 蔬菜只需要 1.34L 水，1kcal 谷物只需要 0.51L 水。而 1kcal 牛肉的平均水足迹约为谷物类和淀粉块茎的 20 倍，牛奶、蛋类和鸡肉每克蛋白质的水足迹是杂豆的 1.5～1.8 倍。对于牛肉来说，每克蛋白质的水足迹约为杂豆的 5.9 倍。黄油每克脂肪的水足迹相对较小，甚至低于油料作物，但所有其他动物性食品每克脂肪的水足迹都比油料作物大。一般的结论是，从淡水资源的角度来看，通过植物性食品获取热量、蛋白质和脂肪比动物性食品有效。但是需要注意的是，不同的食品中蛋白质和脂肪的种类是不同的。与素食饮食相比，以肉类为主的饮食具有更大的水足迹。以美国的饮食结构对水足迹的影响为例，肉类占美国人均食品水足迹的 37%。用等量的植物性食品，如杂豆和坚果，取代所有的肉类，将使普通美国公民的食物相关的水足迹减少 30%（Mekonnen and Hoek，2012）。因此，以全谷物为特色的植物基膳食被普遍认为是可持续的。

表 2-3　部分植物性食品和动物性食品的水足迹

食物类别	水足迹/（m³/t）				营养含量			单位营养价值的水足迹		
	绿	蓝	灰	总	热量/（kcal/kg）	蛋白质/（g/kg）	脂肪/（g/kg）	热量/（L/kcal）	蛋白质/（L/g）	脂肪/（L/g）
糖料作物	130	52	15	197	285	0.0	0.0	0.69	0.0	0.0
蔬菜	194	43	85	322	240	12	2.1	1.34	26	154
淀粉块茎	327	16	43	386	827	13	1.7	0.47	31	226
水果	726	147	89	962	460	5.3	2.8	2.09	180	348
谷物	1 232	228	184	1 644	3 208	80	15	0.51	21	112
油料作物	2 023	220	121	2 364	2 908	146	209	0.81	16	11
杂豆	3 180	141	734	4 055	3 412	215	23	1.19	19	180
坚果	7 016	1 367	680	9 063	2 500	65	193	3.63	139	47
牛奶	863	86	72	1 021	560	33	31	1.82	31	33
蛋类	2 592	244	429	3 265	1 425	111	100	2.29	29	33
鸡肉	3 545	313	467	4 325	1 440	127	100	3.00	34	43
黄油	4 695	465	393	5 553	7 692	0.0	872	0.72	0.0	6
猪肉	4 907	459	622	5 988	2 786	105	259	2.15	57	23
羊肉	8 253	457	53	8 763	2 059	139	163	4.25	63	54
牛肉	14 414	550	451	15 415	1 513	138	101	10.19	112	153

数据来源：Mekonnen and Hoek，2012

饲料转化效率不高是造成动物性食品相对于植物性食品水足迹较大的主要原因。来自工业系统的动物性食品通常比来自放牧或混合系统的动物性食品消耗和污染更多的地表水资源。全球肉类消费的增长和动物生产系统的集约化将在未来几十年给全球淡水资源带来更大的压力。研究表明，从淡水的角度来看，放牧系统的动物性食品比工业系统的动物性食品有更小的蓝色和灰色的水足迹，而通过植物性食品获得的热量、蛋白质和脂肪比动物性食品更节水（Mekonnen and Hoek，2012）。

（三）全谷物土地保护及温室气体减排效应

随着城市化发展和产业结构调整，可耕地面积大幅减少，土地资源被破坏及浪费情况较严重；随着全球一体化的发展，食品的进出口贸易越来越大，而食品在运输过程中势必会造成大量的能源消耗。如何用有限的资源生产足够的食品来维持人类的发展是一个迫切需要解决的问题。WRI 预计，2010～2050 年，动物性食品的消费量将增加 68%，反刍动物肉类（牛、羊和山羊的肉类）的消费量将增加 88%。这些趋势是粮食、土地和温室气体减排差距的主要形成因素。对于每一种食物所产生的热量，动物性食品，尤其是反刍动物肉类，需要比植物性食物多很多倍的饲料和土地投入，并排放更多的温室气体（图 2-13）。

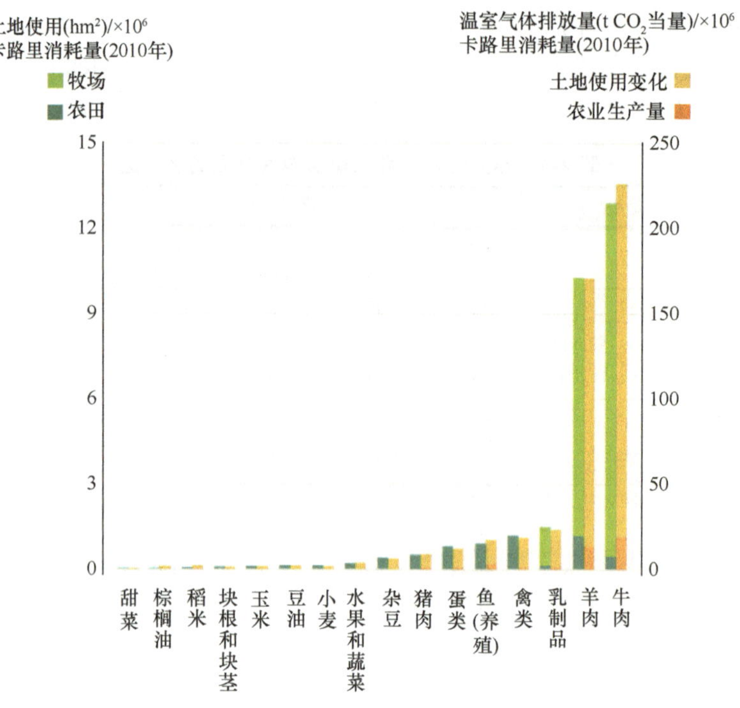

图 2-13　动物性食品比植物性食品更消耗资源

数据为全球均值。根据联合国粮食及农业组织 2017 年报道的全球食用食物种类的平均卡路里和蛋白质含量，将成吨的收获产品转换为卡路里和蛋白质的数量。动物性食品的指标包括生产饲料的资源利用。“鱼”包括所有以水生动物为基础的食物。估算是基于对额外的农业用地使用和每额外消耗 100 万卡路里的排放量的初步分析。根据欧盟估计生物燃料土地使用变化所造成的排放的方法，土地使用变化的影响将在 20 年内摊销，然后以年度影响显示。对牛肉生产的土地利用和温室气体排放的估计是基于专用牛肉生产，而不是乳制品的副产品牛肉。全球农业资源报告的乳制品数据低于其他一些模型，因为全球农业资源报告假定乳制品系统生产的牛肉取代了专用牛肉生产系统生产的牛肉

数据来源：GlobAgri-WRR 模型

可持续膳食对食品安全保障及世界生态系统的保护非常重要，也受到越来越多的关注。全谷物食品非常适合作为可持续膳食推广。以植物为主的饮食，包括全谷物，对环境的影响比目前欧洲国家的饮食要小。比较不同食品对二氧化碳排放的影响，全谷物食品相对于动物性食品和大多数蔬菜较小（Kramer et al.，2018；Margaret et al.，2015），见表 2-4。

表 2-4　全谷物和其他食品的碳足迹

食品（即食）	每千克产品的 CO_2 当量/kg	水分含量/%	每千克产品的 CO_2 当量/kg（干基）
牛肉	46.7	74.4	180
奶酪	9.2	39.3	15
猪肉	7.7	52.0	16
鸡肉	5.1	52.0	11
三文鱼	3.9	64.2	11
鸡蛋	3.3	76.2	14
鲱鱼	2.0	65.0	5.7
番茄	1.7	95.4	37
腰果	1.6	2.9	1.7
牛奶，半脱脂牛奶	1.2	89.4	11
薄脆饼干	1.0	6	1.1
白面包	1.0	37.3	1.6
黑麦面包	0.9	46.2	1.7
全麦面包	0.9	38.8	1.5
胡萝卜	0.7	90.4	7.3
马铃薯	0.7	78.0	3.2
早餐谷物（全谷物）	0.7	11.0	0.79
苹果	0.5	85.8	3.52

数据来源：Kramer et al.，2018；Margaret et al.，2015

伴随着国家的城市化和收入水平超过脱贫标准，膳食往往变得更加多样化和“西方化”，即倾向摄入高糖、高脂肪、精制碳水化合物、肉类和奶制品。虽然肉类和奶制品的适度消费为人们提供了重要的营养需求，但全球动物性食品消费的大幅增长既没有必要，也不健康。植物蛋白可以很容易地满足平衡膳食中的蛋白质需求，包含足够的热量（WRI，2018）。同时，“西方化”的膳食结构大大增加了 2 型糖尿病、冠心病和其他降低全球预期寿命的慢性非传染性疾病的发病率。

（四）健康的可持续膳食模式

在过去的 50 年里，全球食物生产和饮食模式发生了巨大的变化，主要聚焦提高粮食产量和改进生产方法有助于减少饥饿、改善预期寿命、降低婴幼儿死亡率和减少全球贫困。然而，全球范围内，由于快速城市化、收入增加和营养食品的供应不足等，膳食不断向高热量、高动物性食品及过度加工等不健康的模式方向发展，这种转变不仅增加了肥胖和与饮食有关的慢性非传染性疾病的负担，而且助长了环境退化。人类食物系统的健康可持续发展成为 21 世纪最大的健康和环境挑战之一。近几十年来，国际社会通过“千年发展目标”、“可持续发展目标”和“营养问题行动十年”等全球议程，采取了减少饥饿和改善营养的措施。然而，随着超重、肥胖和慢性非传染性疾病的流行，大规模营养不良仍然存在。低膳食质量导致营养不足、体重超重和肥胖，并导致持续的微量营养素缺乏。全球超过 8.2 亿人营养不良，1.51 亿儿童发育不良，5100 万儿童消瘦，20

多亿人微量营养素缺乏。与此同时，与高热量、不健康饮食有关的疾病的患病率正在增加，在过去30年中，有21亿成年人超重或肥胖，全球糖尿病患病率几乎翻了一番。全球范围内，不健康的饮食带来的疾病负担是最大的，其发病率和死亡率比不安全的行为、酗酒、吸毒和吸烟的总和还要高。由于全球大部分人口营养不足（即营养不良、营养过剩和营养失调），世界膳食结构急需改变。

食物生产是全球环境变化的最大原因。农业占全球土地的40%，食物生产造成的气体排放量占全球温室气体排放量的近30%，占淡水消耗量的70%。自然生态系统向农田和牧场的转变是导致物种濒临灭绝的最大原因。氮和磷的过度使用与滥用会导致水体富营养化和湖泊及海岸带的水污染。食物生产造成的环境负担也包括海洋系统，大约60%的世界鱼类资源被完全捕捞，30%以上被过度捕捞。此外，迅速扩大的水产养殖业可能对海岸栖息地、淡水和陆地系统（与直接用于水产养殖和饲料生产的地区有关）产生不利影响。我们面临的挑战是，到2050年，要用健康和可持续的饮食养活大约100亿人，故食物生产环境承受越来越大的压力。因此，对我们的食物生产与消费方式进行重新评估已经成为全球可持续发展的紧迫任务。

Lancet 杂志的饮食委员会概述了一种健康、可持续的饮食。该委员会汇集了来自人类健康、农业、政治科学和环境可持续性等各个领域的杰出科学家，着手研究健康饮食的组成部分以及饮食与环境健康之间的联系。通过广泛大量的文献总结分析，研究人员提出了一种定量描述的通用的基于2500kcal能量摄入的健康参考饮食（据估计，全球人均能量摄入量为每天 2370kcal），这种健康的参考饮食主要包括全谷物、蔬菜、水果、豆类、坚果和不饱和油，包括少量或适量的海产品和家禽，不含或含少量红肉、加工肉类、糖、精制谷物和淀粉类蔬菜（表2-5）。研究人员认为，从目前的饮食结构向健康饮食结构的转变，每年可以避免约1100万人死亡（减少20%左右），并且可以在不进一步破坏环境的情况下，可持续地为不断增长的人口生产足够的食物（Willett et al.，2019）。

表2-5　每天2500kcal的健康参考饮食

食物	宏量营养素摄入量（可能的范围）/（g/d）	热量摄取/（kcal/d）
全谷物		
稻米、小麦及其他	232（谷物提供0～60%的能量）	811
块茎类或淀粉类蔬菜		
马铃薯与木薯	50（0～100）	39
蔬菜		
总量	300（200～600）	
深绿色蔬菜	100	23
红色和橙色蔬菜	100	30
其他	100	25
水果		
总量	200（100～300）	126
乳制品		
全脂牛奶或其他，如奶酪	250（0～500）	153

续表

食物	宏量营养素摄入量（可能的范围）/（g/d）	热量摄取/（kcal/d）
蛋白质		
牛肉与羊肉	7（0～14）	15
猪肉	7（0～14）	15
鸡肉与其他家禽类	29（0～58）	62
蛋	13（0～25）	19
鱼	28（0～100）	40
豆类		
干豆、杂豆	50（0～100）	172
豆制品	25（0～50）	112
花生	25（0～75）	142
坚果	25	149
添加脂类		
棕榈油	6.8（0～6.8）	60
不饱和油	40（20～80）	354
乳脂（含在牛奶中）	0	0
猪油或牛脂	5（0～5）	36
添加糖		
所有的甜味剂	31（0～31）	120

注：对于个人来说，保持健康体重的最佳能量摄入取决于身体比例和体育活动的水平。加工食品，如部分氢化的油、精制谷物、盐和防腐剂的添加，会对健康产生重大影响，但本表未对此加以说明。小麦、稻米、干豆和杂豆是干的、生的。谷物数量与搭配可以变化，以保持等热量的摄入。牛肉和羊肉可与猪肉替换，反之亦然。鸡和其他家禽可与鸡蛋、鱼或植物蛋白源进行替换。豆类、花生、坚果和大豆是可以互换的。海产品由鱼和贝类（如贻贝和虾）组成，来自捕捞和养殖。虽然海产品是一个高度多样化的品类，包括动物和植物，但本报告的重点仅仅是动物。不饱和脂肪是由橄榄油、大豆油、菜籽油、葵花籽油和花生油各占20%。当猪或牛被食用时，一些猪油或牛脂是可选的

（五）推动全谷物发展、践行可持续膳食

人类面临的一个主要问题是，我们的人口数量在增长，但用于农业的土地和淡水供应却没有增长。气候变化引起的干旱和其他非生物胁迫还加剧了这一问题。我国水资源总量丰富（世界第六），但人均占有量低（第110位，世界人均占有量的1/4）且分布不均。我国粮食供给将长期处于一种紧平衡状态。事实上，我国用占全球9%的耕地、6%的淡水资源养活了世界近20%的人口。

近年来，各种不可预测的极端气候频发，需要增加抗逆性作物的种植，以确保在胁迫条件下的产量稳定，并尽量减少作物生产对环境的影响（Zhang et al.，2018）。我国杂粮主要分布在中西部地区，多为生态条件相对较差的高寒山区、干旱和半干旱地区，同时也是我国水土流失最严重的地区。西北干旱地区是我国水资源短缺最严重的地区之一，人均和地均水资源占有量分别约为全国人均水平的68%和27%。在所有谷物作物中，谷子的需水量最低，最能忍受极端的高温和干旱。荞麦、燕麦等杂粮大都属于耐旱型作物。另外，杂粮的另一个优势是，它们较少依赖与加速气候变化有关的化学肥料。通过轮作多种谷物作物，而不是像种植普通谷物那样单一栽培，农业能够

回馈土壤，而不是耗尽土壤。杂粮在种植业结构调整中具有不可替代性。倘若我们不能生产出自己需要的食物，那么即使是最好的膳食建议对我们也没有多大用处。这在气候变化的不确定性越来越大的情况下，在每个盘子里放入杂粮等全谷物比以往任何时候都显得更加重要。

党的十八大以来，以习近平同志为核心的党中央把粮食安全作为治国理政的头等大事，提出了“确保谷物基本自给、口粮绝对安全”的新粮食安全观。《中国的粮食安全》白皮书（2019 年 10 月）指出，中国立足本国国情、粮情，贯彻创新、协调、绿色、开放、共享的新发展理念，落实高质量发展要求，实施新时期国家粮食安全战略，走出了一条中国特色粮食安全之路。由此可以看出，我国粮食安全的概念已经得到不断延伸与发展。在高质量发展理念的指导下，粮食安全的内涵从数量安全，逐步发展延伸到质量安全、营养安全、生态安全及主权与产业安全的“五位一体”粮食安全新理念。因此，如何实现粮食资源可食化利用的最大化，粮食资源功能活性组分损失的最少化，粮食污染物与危害物去除的高效化，粮食产业链及加工副产物资源利用的最优化，粮食资源利用的多元化、高值化与调控动态化等都已成为我国粮食安全保障的重要内容。

加强我国全谷物食品的研究开发与推广，按照我国居民膳食指南的推荐，增加糙米制品、全麦制品及杂粮制品等全谷物食品的消费，推行健康膳食与可持续膳食模式，对我国农业与食品产业的可持续发展具有重要的战略意义。

参考文献

国家统计局. 2020. 年度数据. https://data.stats.gov.cn/easyquery.htm?cn=C01. [2020-3-15].

李镒冲, 刘世炜, 曾新颖, 等. 2019. 1990～2016 年中国及省级行政区心血管病疾病负担报告. 中国循环杂志, 34(8): 729-740.

马丽媛, 吴亚哲, 陈伟伟. 2019.《中国心血管病报告 2018》要点介绍. 中华高血压杂志, 27(8): 712-716.

中国营养学会. 2016. 中国居民平衡膳食宝塔(2016). https://www.cnsoc.org/nplaceDetail/6519102027.html [2020-5-20].

Asseng S, Ewert F, Martre P, et al. 2015. Rising temperatures reduce global wheat production. Nature Climate Change, 5: 143-147.

Bradbury K E, Murphy N, Key T J. 2020. Diet and colorectal cancer in UK Biobank: a prospective study. Int J Epidemiol, 49(1): 246-258.

CDC. 2012. Diabetes fast facts. http://www.cdc.gov/diabetes/basics/quick-facts.html[2020-3-20].

CDC. 2014. National Diabetes Statistics Report: estimates of diabetes and its burden in the United States. U.S. Department of Health and Human Services. http://www.cdc.gov/diabetes/pubs/statsreport14.htm [2014-6-24].

CMS. 2016. National Health Expenditure Tables. https://www.cms.gov/Research-Statistics-Data-and-Systems/Statistics-Trends-and-Reports/NationalHealthExpendData/Downloads/Tables.zip[2016-8-25].

Corrado S, Sala S. 2018. Food waste accounting along global and European food supply chains: state of the art and outlook. Waste Management, 79: 120-131.

Cuéllar A D, Webber M E. 2010. Wasted food, wasted energy: the embedded energy in food waste in the United States. Environ Sci Technol, 44(16): 6464-6469.

De Lange W, Nahman A. 2015. Costs of food waste in South Africa: incorporating inedible food waste. Waste Management, 40: 167-172.

Delvina G. 2018. Whole grains and the heart-evidence paper. https://assets.heartfoundation.org.nz/documents/

nutrition/whole-grains-evidence-paper.pdf?1625644130[2020-1-18].

Elinor H, Quentin G, Peter S, et al. 2017. A healthier US diet could reduce greenhouse gas emissions from both the food and health care systems. Climatic Change, 142(1-2): 199-212.

Estruch R, Ros E, Salas-Salvadó J, et al. 2013. Primary prevention of cardiovascular disease with a Mediterranean diet supplemented with extra-virgin olive oil or nuts. New Engl J Med, 368(14): 1279-1290.

FAO. 2011. Global Food Losses and Food Waste: Extent, Causes, and Prevention. Rome, Italy.

FAO. 2013. Food Wastage Footprint. Impacts on Natural Resources. Summary Report. Rome, Italy.

FAO. 2014. Food Wastage Footprint: Full Cost-Accounting. Rome, Italy.

FAO. 2018. The State of Food and Agriculture. http://www.fao.org/publications/sofa/2016.[2020-3-18].

FAO, IFAD, WFP. 2015. The State of Food Insecurity in the World: Meeting the 2015 International Hunger Targets: Taking Stock of Uneven Progress. Rome, Italy.

Fardet A. 2010. New hypotheses for the health-protective mechanisms of whole-grain cereals: what is beyond fibre? Nutr Res Rev, 23(1): 65-134.

Food and Agriculture Organization of the United Nations. 2011. Global Food Losses and Food Waste-Extent, Causes and Prevention.

Foscolou A, D'Cunha N M, Naumovski N, et al. 2019. The association between whole grain products consumption and successful aging: a combined analysis of MEDIS and ATTICA epidemiological studies. Nutrients, 11(6): 63-66.

Francis H M, Stevenson R J, Chambers J R, et al. 2019. A brief diet intervention can reduce symptoms of depression in young adults: a randomised controlled trial. PLoS One, 14(10): e0222768.

Gangwisch J E, Hale L, St-Onge M P, et al. 2020. High glycemic index and glycemic load diets as risk factors for insomnia: analyses from the Women's Health Initiative. Am J Clin Nutr, 111(2): 429-439.

GBD 2017 Diet Collaborators. 2019. Health effects of dietary risks in 195 countries, 1990-2017: a systematic analysis for the global burden of disease study 2017. Lancet, 393: 1958-1972.

Goletzke J, Buyken A E, Joslowski G, et al. 2014. Increased intake of carbohydrates from sources with a higher glycemic index and lower consumption of whole grains during puberty are prospectively associated with higher IL-6 concentrations in younger adulthood among healthy individuals. J Nutr, 144(10): 1586-1593.

Gong L X, Cao W Y, Chi H L, et al. 2018. Whole cereal grains and potential health effects: involvement of the gut microbiota. Food Res Int, 103: 84-102.

Hu F B. 2019. Nutrient supplementation no substitute for healthy diets. Nat Rev Cardiol, 16(2): 77-79.

ICC. 2017. Vienna whole grain declaration. https://icc.or.at/index.php?option=com_content & view=article & id=115 & catid=2.[2020-3-30].

Inger B, Ostman E, Kristensen M. 2012. Cereal grains for nutrition and health benefits: overview of results from *in vitro*, animal and human studies in the HEALTHGRAIN project. Trends Food Sci Tech, 25: 87-100.

Jacobs Jr D R. 2015. The whole cereal grain is more informative than cereal fibre. Nat Rev Endocrinol, 11: 389-390.

Jardim T V, Mozaffarian D, Abrahams-Gessel S, et al. 2019. Cardiometabolic disease costs associated with suboptimal diet in the United States: a cost analysis based on a microsimulation model. PLoS Med, 16(12): 1-15.

Kikuchi Y, Nozaki S, Makita M, et al. 2018. Effects of whole grain wheat bread on visceral fat obesity in Japanese subjects: a randomized double-blind study. Plant Foods Hum Nutr, 73(3): 161-165.

Kramer G F H, Martinez E V, Espinoza-Orias N D, et al. 2018. Comparing the performance of bread and breakfast cereals, dairy, and meat in nutritionally balanced and sustainable diets. Front Nutr, 5: 51-59.

Kummu M, de Moel H, Porkka M, et al. 2012. Lost food, wasted resources: global food supply chain losses and their impacts on fresh water, cropland, and fertiliser use. Sci Total Environ, 438: 477-489.

Lea E J, Crawford D, Worsley A. 2006. Public views of the benefits and barriers to the consumption of a plant-based diet. Eur J Clin Nutr, 60: 828-837.

Lieffers J R L, Ekwaru J P, Ohinmaa A, et al. 2018. The economic burden of not meeting food recommendations in Canada: the cost of doing nothing. PLoS One, 13(4): e0196333.

Lim S S, Vos T, Flaxman A D, et al. 2012. A comparative risk assessment of burden of disease and injury attributable to 67 risk factors and risk factor clusters in 21 regions, 1990-2010: a systematic analysis for the Global Burden of Disease Study 2010. Lancet, 380 (9859): 2224-2260.

Ludwig D S, Willett W C, Volek J S, et al. 2018. Dietary fat: From foe to friend? Science, 362(6416): 764-770.

Manson J E, Cook N R, Christen W. 2018. Vitamin D supplements and prevention of cancer and cardiovascular disease. N Engl J Med, 380(1): 33-44.

Manson J E, Nancy R, Lee M B, et al. 2019. Marine n-3 fatty acids and prevention of cardiovascular disease and cancer. N Engl J Med, 380(1): 23-32.

Margaret A D, Jonathan R E, Katherine A B, et al. 2015. National healthcare safety network report, data summary for 2013, device-associated module. Am J Infect Control, 43(3): 206-221.

Mekonnen M M, Hoek A Y. 2012. A global assessment of the water footprint of farm animal products. Ecosystems, 15(3): 401-415.

Menna F D, Dietershagen J, Loubiere M. 2018. Life cycle costing of food waste: a review of methodological approaches. Waste Management, 73: 1-13.

Micha R, Peñalvo J L, Cudhea F, et al. 2017. Association between dietary factors and mortality from heart disease, stroke, and type 2 diabetes in the United States. JAMA, 317(9): 912-924.

Morris M C, Tangney C C, Wang Y, et al. 2015. MIND diet associated with reduced incidence of Alzheimer's disease. Alzheimer's & Dementia, 11(9): 1007-1014.

Murray C J, Atkinson C, Bhalla K, et al. 2013. The state of US health, 1990-2010: burden of diseases, injuries, and risk factors. JAMA, 310(6): 591-608.

Neuenschwander M, Ballon A, Weber K S, et al. 2019. Role of diet in type 2 diabetes incidence: umbrella review of meta-analyses of prospective observational studies. BMJ, 366: 12368.

Pan A, Lin X, Hemler E, et al. 2018. Diet and cardiovascular disease: advances and challenges in population-based studies. Cell Metabolism, 27(3): 489-496.

Ranganathan J, Vennard D, Waite R, et al. 2016. Shifting diets for a sustainable food future. Working papers.

Reynolds A, Mann J, Winter N, et al. 2019. Carbohydrate quality and human health: a series of systematic reviews and meta-analyses. Lancet, 393(10170): 434-445.

Riccardi G, Costabile G. 2019. Carbohydrate quality is key for a healthy and sustainable diet. Nat Rev Endocrinol, 15(5): 257-258.

Sangaramoorthy M, Koo J, John E M. 2018. Intake of bean fiber, beans, and grains and reduced risk of hormone receptor-negative breast cancer: the San Francisco Bay area breast cancer study. Cancer Medicine, 7(5): 2131-2144.

Seah J Y H, Koh W P, Yuan J M, et al. 2019. Rice intake and risk of type 2 diabetes: the Singapore Chinese health study. Eur J Nutr, 58(8): 3349-3360.

SEER NCI. 2014. Cancer Statistics. NCI. http://seer.cancer.gov/[2014-4-22].

Seidelmann S B, Claggett B, Cheng S, et al. 2018. Dietary carbohydrate intake and mortality: a prospective cohort study and meta-analysis. Lancet Public Health, 3: 419-428.

Shan Z, Guo Y, Hu F B, et al. 2020. Association of low-carbohydrate and low-fat diets. with mortality among US adults. JAMA Intern Med. https: //www.ncbi.nlm.nih.gov/pubmed/31961383[2020-3-20].

Springmann M, Clark M, Mason-D'Croz D, et al. 2018. Options for keeping the food system within environmental limits. Nature, 562(7728): 519-525.

Stehfest E. 2014. Food choices for health and planet. Nature, 515(7528): 501-502.

Tarver T. 2014. Heart disease and stroke statistics—2014 update: a report from the American Heart Association. Circulation, 129(3): 28-292.

Tilman D, Clark M. 2014. Global diets link environmental sustainability and human health. Nature, 515(7528): 518-522.

UN. 2015. World Population Prospects: The 2015 Revision, Key Findings and Advance Tables. https://

www.unfpa.org/gender-biased-sex-selection. [2020-3-20].
USDA, HHS. 2015. Scientific report of the 2015 Dietary Guidelines Advisory Committee. USDA, HHS, Washington, D.C.
van der Jan-Willem K. 2015. Grain Products: Short and long-term benefits for health and wellbeing. The HEEALTHGRAIN forum session at the 12th European nutrition congress. Berlin, Germany.
Vittuari M, De Menna F, Pagani M. 2016. The hidden burden of food waste: the double energy waste in Italy. Energies, 9: 660.
WCRF/AICR. 2007. Food, nutrition, physical activity, and the prevention of cancer: a global perspective. AICR, Washington, D.C.
Whitehouse P L, Gomez N, King M A, et al. 2019. Solid Earth change and the evolution of the Antarctic Ice Sheet. Nature Communications, 10(503): 1-14.
WHO/FAO. 2003. Diet, nutrition, and the prevention of chronic disease. Report of 164 a joint WHO/FAO Expert Consultation. Geneva, Switzerland.
Willett W, Rockström J, Loken B, et al. 2019. Food in the Anthropocene: the EAT-Lancet Commission on healthy diets from sustainable food systems. Lancet, 393(10170): 447-492.
WRI. 2018. Creating a Sustainable Food Future: A Menu of Solutions to Feed Nearly 10 Billion People by 2050. Synthesis Report: 1-96.
Yang W, Ma Y, Liu Y, et al. 2019. Association of intake of whole grains and dietary fiber with risk of hepatocellular carcinoma in US adults. JAMA Oncology, 5(6): 879-886.
Zhang H, Li Y Y, Zhu J K. 2018. Developing naturally stress-resistant crops for a sustainable agriculture. Nature Plants, 4: 989-996.
Zhao L P, Zhang F, Ding X Y, et al. 2018. Gut bacteria selectively promoted by dietary fibers alleviate type 2 diabetes. Science, 359(6380): 1151-1156.

第三章　全谷物与慢性代谢性疾病

从 20 世纪中后期至今，大量研究表明全谷物膳食有利于控制体重、降低体质量指数，减小超重和肥胖的可能性；改善餐后血糖反应、提高机体胰岛素敏感性，降低 2 型糖尿病的患病风险；改善脂质代谢、降低胆固醇水平，抑制动脉粥样硬化的形成，进而减少心血管疾病的发生；降低部分代谢相关的癌症的患病率等（图 3-1）。在有效提供机体所需能量的前提下，全谷物和全谷物食品在营养健康方面的作用远远优于精制谷物食品，这一点已逐步达成国际共识。但目前，全谷物以及谷物膳食纤维的摄入情况与膳食推荐摄入量还存在很大差距，这与消费者认知与喜好、市场关注与选择情况有很大关系。从另一个层面来看，加强全谷物与慢性代谢性疾病预防和干预控制关系及其作用机制的科学研究，有益于为兼具美味与营养的全谷物食品的创制和生产提供理论基础、为统一的全谷物营养健康声称的制定和评估提供科学依据、为消费者对相关产品和烹饪方式的选择提供有效信息，是提高市场对全谷物食品的兴趣与接受度，促进全谷物食品的研发、

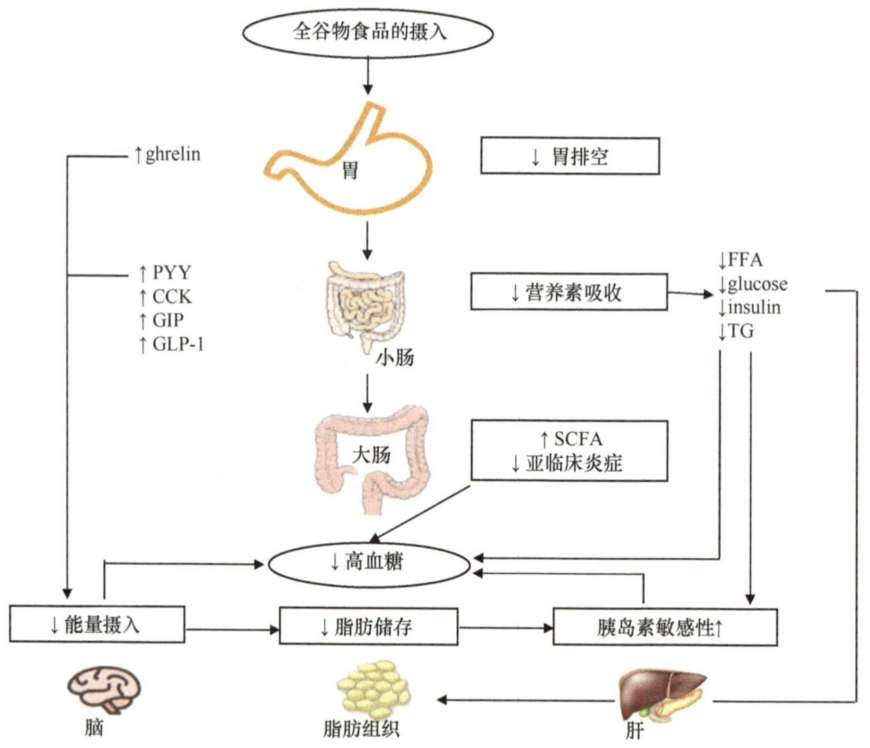

图 3-1　全谷物（食品）摄入与机体代谢循环

ghrelin. 胃促生长素；PYY. peptide tyrosine-tyrosine，酪酪肽；CCK. cholecystokinin，胆囊收缩素；GIP. gastric inhibitory polypeptide，抑胃肽；GLP-1. glucagon-like peptide-1，胰高血糖素样肽-1；FFA. free fatty acid，游离脂肪酸；glucose. 葡萄糖；insulin. 胰岛素；TG. triglyceride，甘油三酯；SCFA. short-chain fatty acid，短链脂肪酸

生产与消费的重要支撑。全谷物及全谷物食品对机体消化、吸收和代谢过程的影响是复杂的。全谷物中富含的膳食纤维、维生素、矿物元素以及植物多酚等小分子活性物质可能直接发挥作用；同时，全谷物作为一个独特的“营养素组合包”，营养素之间存在复合与（或）相互作用。不同加工或烹饪方式对全谷物营养素组成结构的影响都与其功能作用的表征密切相关（谭斌等，2010）。当前科研领域对于全谷物与慢性代谢性疾病的研究主要从流行病学研究、临床干预评价、动物实验及体外模拟试验表征几个层面展开。流行病学调查为全谷物及其制品可以降低慢性疾病的发病率以及病死率提供证据；试验性干预研究用于进一步明确其因果关系并确定全谷物营养物质的生物有效性以及剂量-反应关系；通过动物实验和体外模拟试验可以从分子生物学角度寻找全谷物对于慢性疾病调控的效应靶点，探讨其可能的作用机制。

第一节　膳食模式与代谢综合征

代谢综合征（metabolic syndrome，MS）是伴随着经济快速发展、城市化、能量过剩、肥胖、不健康的生活习惯等在全球范围内出现，且不断升级的重大公共卫生问题。较健康人群而言，患有代谢综合征可使 2 型糖尿病的患病风险增加 5 倍，可加速动脉粥样硬化的发生和发展，使与之相关的心血管疾病患病风险增加 2 倍（Alberti et al.，2009）。在心血管疾病患病人群中，同时患有代谢综合征可使其脑卒中的患病风险增加 2～4 倍，心梗的患病风险增加 3～4 倍，死亡风险增加 2 倍（Alberti et al.，2005）。代谢综合征的影响因素很多，包括性别、年龄、遗传因素、环境因素、膳食因素以及生活方式等。不健康的膳食是诱发代谢综合征的主要因素之一，同时，科学合理的膳食也是预防、干预控制代谢综合征发生和发展的重要途径。本节主要综述膳食模式对代谢综合征防控作用的流行病学与临床干预证据，探讨了全谷物和全谷物食品在其中可能产生的重要影响。

一、代谢综合征

（一）代谢综合征及其判定标准

代谢综合征可以视为一组能够直接增加糖尿病和心血管疾病患病风险的生理、生化、临床与代谢因素，且这种综合因素的致病风险高于上述任何一个单一因素的致病风险（Alberti et al.，2009；Reilly，2003）。代谢综合征的发病机制非常复杂，目前尚未得到清晰、全面的阐释，相关致病因素包括胰岛素抵抗、2 型糖尿病或者糖耐量受损、高血压、血脂异常和中心性肥胖等（Grundy et al.，2004），其中中心性肥胖和胰岛素抵抗是被公认的最重要的致病因素（宋秀霞和纪立农，2005）。

对于代谢综合征的判定方法有多种分类（表 3-1）。世界卫生组织（World Health Organization，WHO）在 1998 年提出了第一个以胰岛素抵抗（insulin resistance，IR）或高血糖为中心的工作定义并在相关领域内获得高度认可，但该定义中包含的尿白蛋白等指标并非临床上的常规检测指标，因此实际应用受限。美国在 2001 年提出《国家胆固醇教育计划指南》（National Cholesterol Education Program，NCEP），其中关于成年人高胆固醇血

表 3-1 代谢综合征的判定标准比较

机构（年份）	判定标准						
	基础指标	体重	甘油三酯	HDL-C	血压	血糖	其他
WHO（1998）	糖调节减损（IGT/IFG）或糖尿病和（或）胰岛素抵抗，并有其他 5 项中 2 项及以上	WHR：男＞0.90，女＞0.85；或 BMI：＞$30kg/m^2$	≥1.7mmol/L	男＜0.91mmol/L，女＜1.0mmol/L	≥140/90mmHg①	—	尿白蛋白排泄率：≥20mg/min；清蛋白/肌酐≥30mg/g
EGIR（1999）	胰岛素抵抗并有其他 5 项中 2 项及以上	WC：男≥94cm，女≥80cm	＞2.0mmol/L 或已治疗	＜1.0mmol/L 或已治疗	≥140/90mmHg 或已治疗	空腹血糖：＞6.1mmol/L	
NCEP-ATP Ⅲ（2001）	具有其他 5 项中 3 项及以上	WC：男＞102cm，女＞88cm	≥1.7mmol/L	男＜1.0mmol/L，女＜1.3mmol/L	≥130/85mmHg	≥6.1mmol/L	
ACE & AACE（2003）	具有其他 5 项中 3 项及以上	BMI：≥$25kg/m^2$	≥1.69mmol/L	男＜1.04mmol/L，女＜1.29mmol/L	—	2h PG：＞7.8mmol/L；空腹血糖：110～126mg/dL	2 型糖尿病、高血压或心血管疾病家族史、多囊卵巢综合征、久坐的生活方式、老年或心血管疾病高危种族
CDS（2004）	具有其他 4 项中 3 项及以上	BMI：≥$25kg/m^2$	≥1.7mmol/L	男＜0.9mmol/L，女＜1.0mmol/L	≥140/90mmHg 或（及）确诊高血压病正在治疗者	空腹血糖：≥6.1mmol/L；2h PG：≥7.8mmol/L 或（及）确诊糖尿病正在治疗者	
IDF（2005）	以腰围为中心性肥胖判定指标，同时具有其他 4 项指标中的任何 2 项	华人及南亚人：男＞90cm，女＞80cm；日本人：男＞85cm，女＞80cm；欧洲人：男＞94cm，女＞80cm；美国人：男＞102cm，女＞88cm	＞1.70mmol/L 或已接受相应治疗	男＜0.9mmol/L，女＜1.3mmol/L 或已接受相应治疗	收缩压≥130mmHg 或舒张压≥85mm Hg 或已接受相应治疗或此前已诊断高血压	空腹血糖：≥5.6mmol/L 或已接受相应治疗或此前已诊断 2 型糖尿病	

① $1mmHg=1.333\ 22\times10^2Pa$

续表

机构（年份）	判定标准						
	基础指标	体重	甘油三酯	HDL-C	血压	血糖	其他
NCEP-ATP Ⅲ（2005 修订）	具有其他 5 项中 3 项及以上	WC：男＞102cm（华人男性为 90cm），女＞88cm（华人女性为 80cm）	≥1.7mmol/L 或 150mg/dL 或已接受药物治疗	男＜1.03mmol/L 或 40mg/dL，女＜1.3mmol/L 或 50mg/dL 或已接受药物治疗	收缩压≥130mmHg 或舒张压≥85mm Hg 或已接受药物治疗	空腹血糖：≥5.6mmol/L 或 100mg/dL 或已接受药物治疗	
JCDCG（2007）	具有其他 5 项中 3 项及以上	WC：男＞90cm，女＞85cm	≥1.7mmol/L 或已接受药物治疗	＜1.04mmol/L	≥130/85mmHg	空腹血糖：≥6.1mmol/L；2h PG：≥7.8mmol/L 或有糖尿病史	
IDF & AHA & NHLBI（2009）	具有其他 5 项中 3 项及以上	根据不同的种族和国家，采用不同的标准	≥1.70mmol/L 或已接受相应治疗	男＜1.0mmol/L，女＜1.3mmol/L 或已接受相应治疗	收缩压≥130mmHg 或舒张压≥85mm Hg 或已接受相应治疗或此前已诊断高血压	≥5.6mmol/L 或已接受相应治疗或此前已诊断 2 型糖尿病	
CDS（2013 修订）	具有其他 5 项中 3 项及以上	WC：男＞90cm，女＞85cm	≥1.7mmol/L 或已接受药物治疗	＜1.04mmol/L	≥130/85mmHg	空腹血糖：≥6.1mmol/L；2h PG：≥7.8mmol/L 和（或）已确诊为糖尿病病治疗	

注：IFG. impaired fasting glucose，空腹血糖受损；IGT. impaired glucose tolerance，糖耐量减低；HDL-C. high-density lipoprotein cholesterol，高密度脂蛋白胆固醇；WHR. waist-to-hip ratio，腰臀比指数；PG. postprandial glucose，餐后血糖；EGIR. European Group for the Study of Insulin Resistance，欧洲胰岛素抵抗研究组；ACE. The American College of Endocrinology，美国内分泌学院；AACE. American Association of Clinical Endocrinologists，美国临床内分泌医师协会；AHA. American Heart Association，美国心脏协会；NHLBI. National Heart, Lung, and Blood Institute，美国国家心肺血液研究所

症的检测、评价和治疗专家组第三次报告（Adult Treatment Panel Ⅲ，NCEP-ATP Ⅲ）中明确了代谢综合征的判定标准。该标准简单易行，在许多中外学者的研究中予以采用。美中不足的是，该标准中腹型肥胖指标——腰围（waist circumference，WC）的判定切割点不太适用于亚洲人、美籍的非洲人、南欧白种人等。2004 年，中华医学会糖尿病学分会（Chinese Diabetes Society，CDS）依据中国人的肥胖性特点，提出了适用于国人的代谢综合征判定标准，其中重点的变化是对肥胖的判定采用体质量指数（body mass index，BMI）分割点。国际糖尿病联盟（International Diabetes Federation，IDF）在 2005 年 4 月颁布了国际学术界第一个代谢综合征全球共识定义，该定义明确以中心性肥胖为判定核心、腰围作为中心性肥胖的判定指标（Alberti et al.，2009；宋秀霞和纪立农，2005）。该判定标准更加简便易行、适宜于临床应用，有利于更广泛的人群进行早期的预防和干预控制。2007 年，《中国成人血脂异常防治指南》制定联合委员会（Joint Committee for Developing Chinese Guidelines on Prevention and Treatment of Dyslipidemia in Adults，JCDCG）在 2004 年 CDS 标准的基础上，提出了 JCDCG 2007 标准。在《中国 2 型糖尿病防治指南（2013 版）》中，正式提出 MS-CDS 2013 标准（中华医学会糖尿病学分会，2014），该标准的进步之处是在大量循证医学证据的基础上对判定指标切割点的优化调整。

（二）代谢综合征的流行态势

全球范围内代谢综合征患病率的统计数据差异很大，部分贫困地区患病率小于 10%，有些地区则高达 84%，在发达国家总体呈高发态势，这与研究人群所在地区因素（地理位置、经济发展状况等）、环境因素（城市/乡村等）、人群构成因素（性别、年龄、种族、文化偏好等）以及研究所采用的代谢综合征的判定方法密切相关（Desroches and Lamarche，2007；Kolovou et al.，2007）。总的来说，IDF 采用代谢综合征全球共识定义估算，全球范围内约有 1/4 的成年人患有代谢综合征。《美国国家健康与营养调查》（National Health and Nutrition Examination Survey，NHANES）结果表明（采用 IDF 代谢综合征全球共识定义），从 1988～1994 年到 2007～2012 年，美国成年人代谢综合征患病率从 25.3%增长至 34.2%，涨幅超过 35%（Moore et al.，2017）。《中国居民营养与健康状况监测报告（2010—2013）》（采用 CDS 判定标准）显示，中国成年人代谢综合征的患病率为 11.0%，且有快速增长的趋势（何宇纳等，2017）。而一项基于 NCEP-ATP Ⅲ 判定标准的研究表明，我国 18 岁以上成年人代谢综合征患病率为 33.9%，估计中国约有 4.5 亿人患有代谢综合征（Lu et al.，2016）。总体上，我国成年人代谢综合征患病率呈上升趋势，已成为影响国民健康的公共卫生问题。

（三）代谢综合征的预防与干预控制

代谢综合征是一种慢性低度的炎症状态，是遗传等先天因素和环境、生活习惯、代谢等后天因素相互作用的结果（图 3-2）。长期处于代谢综合征状态会对机体造成系统性影响（Wong，2005）。胰岛素抵抗、中心性肥胖、动脉粥样硬化性血脂异常、内皮功能障碍、血压升高、高凝血状态和慢性氧化应激是构成代谢综合征的重要因素（Briones et al.，2012；

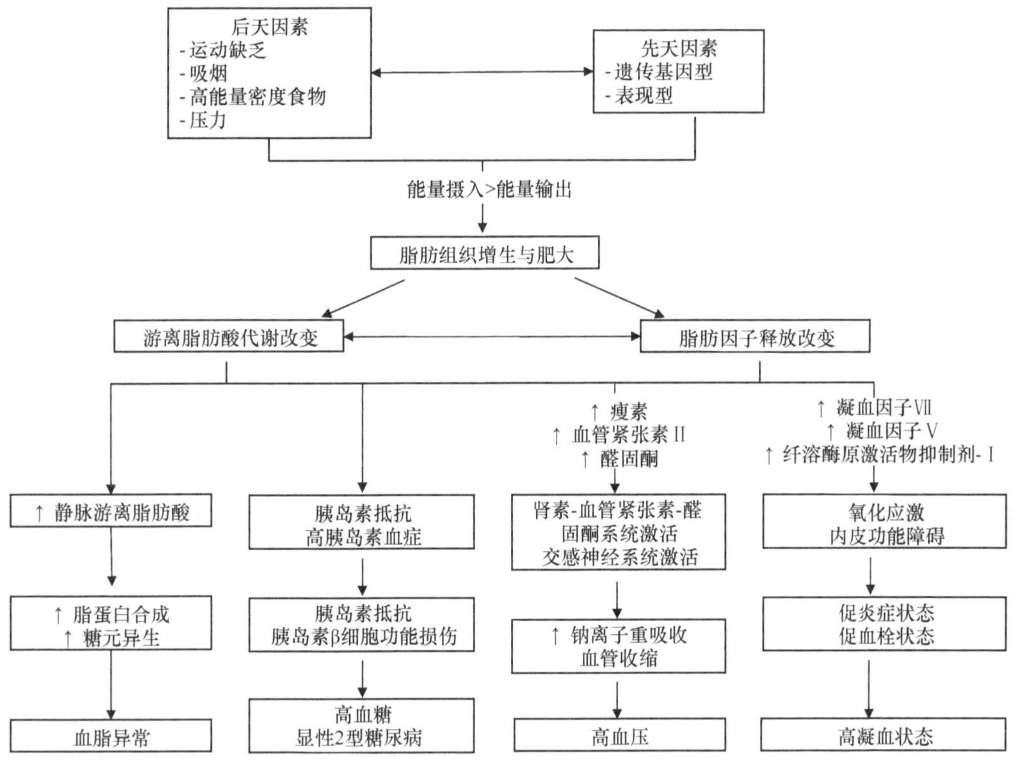

图 3-2　代谢综合征的产生路径

Eckel et al.，2005）。代谢综合征预防和干预控制的重点是通过改变生活方式来弱化那些可以被改变的潜在的致病危险因素，如肥胖、运动缺乏和高能量密度的膳食摄入等（Grundy et al.，2005）。其中，膳食是降低代谢综合征以及其他慢性代谢性疾病患病风险的重要途径。目前，除控制体重和总能量摄入外，通过膳食预防和改善代谢综合征的其他机制尚未得到明确证实，在最佳推荐膳食方面尚未取得共识。一些研究证据表明，日常膳食中适当降低饱和脂肪、反式脂肪、胆固醇、钠和单糖的摄入，增加膳食纤维等营养素的摄入，有益于代谢综合征的预防和控制（Dietary Guidelines Advisory Committee，2015；Martínez-González and Martín-Calvo，2013）。

二、膳食模式及其与代谢综合征的关系

日常生活中的膳食是由多种食物构成的复杂组合，膳食营养是各种食物以及营养组分间相互作用、关联和影响的共同结果。传统营养流行病学方法主要探讨食物或营养成分对健康的单一影响，无法全面反映膳食对健康的综合作用。因此，国内外学者基于现代营养流行病学方法，提出并建立了综合评价个体食物及营养素摄入状况的指标——膳食模式（dietary pattern）（李亚茹等，2018）。这一指标不仅综合了食物和食物营养组分的单一作用，还考虑到了食物与食物、营养组分与营养组分间的交互作用，囊括了日常饮食习惯和烹饪方式的内涵，能够更加全面的评价膳食对健康的影响。

（一）膳食模式的研究方法

目前应用于营养流行病学中的膳食模式研究方法主要有两种：一种是“评分法”，也被称为“先验法（priori）”；另一种是“数据驱动法”，也被称为“后验法（posteriori）”（廖章伊和张召锋，2019；张继国和张兵，2013；Hu，2002；Jacques and Tucker，2001）。

评分法是以现有的膳食指南或其他科学的饮食建议为基础，通过将个体的饮食与之比较进行评分，通常分为：①基于营养素的评分量表，包括膳食质量（dietary quality，DQ）和膳食炎症指数（dietary inflammatory index，DII）等；②基于食物组成的评分量表，如地中海膳食评分（Mediterranean diet score，MS）和健康食物指数（healthy food index，HFI）等；③基于营养素和食物组成的评分量表，包括膳食质量指数（diet quality index，DQI）、健康饮食指数（healthy eating index，HEI）和高血压控制膳食（dietary approaches to stop hypertension，DASH）等。

数据驱动法是以膳食调查数据为基础，运用统计方法来确定膳食模式的种类。常用的统计分析方法包括因子分析、聚类分析、降秩回归、偏最小二乘回归、潜在类别分析等。

（二）典型膳食模式

广义上的膳食模式又称为膳食结构，指一个国家、地区或个体日常膳食中各类食物的数量及所占比例，其形成与一个国家或地区人口、经济、文化传统、饮食习惯、食物来源与加工、食品流通与贸易以及科学普及和发展程度密不可分。因此，在没有科学设计和干预的情况下，各种膳食模式都有其优势与不足。西方膳食模式、东方膳食模式、日韩膳食模式和地中海膳食模式是目前最为典型的 4 种膳食结构。地中海膳食模式、高血压控制膳食和北欧膳食被公认为是较为健康、合理的膳食结构，近些年来备受关注和推崇，其膳食要素中均含有全谷物。平衡膳食是较为理想的膳食模式，能够满足人体的健康需求，也是各个国家制定其膳食指南的科学依据与基础。

1. 西方膳食模式

西方膳食模式（Western dietary pattern，WDP）常见于欧美、澳大利亚等经济发达的国家和地区，主要以动物性食物为主，粮谷类食物则摄入较少，能量的供应主要来自肉类中的脂肪和蛋白质。其特点是高热量、高蛋白质、高脂肪和低膳食纤维。WDP 模式下每人每天摄入的能量可能高达 3300～3500kcal，蛋白质 100g 以上，脂肪 130～150g。糖类的摄入量也非常高[可达 100g/（人·d）]，远超各国膳食指南对糖类的推荐量。其优点是蛋白质、矿物元素和维生素等营养素较为丰富，不易发生营养素缺乏的问题。WDP 的不足之处就在于容易导致营养过剩，诱发超重/肥胖、糖尿病、高血压、脂肪肝、冠心病等慢性代谢性疾病。

近年来，WDP 也可以是另一组英文的缩写，西化膳食模式（westernized dietary pattern，WDP），该膳食模式的特点类似于西方膳食模式，仅消耗少量的水果和蔬菜，以摄入富含盐、糖和饱和脂肪的肉类与加工食品为主，这种模式可能反映了社会经济发展、西式食品的供应以及西方文化的普及所产生的人群共性影响。

2. 东方膳食模式

东方膳食模式（Eastern dietary pattern，EDP）又称为发展中国家模式，多见于亚洲、非洲多数发展中国家，以植物基膳食为主，动物性食物为辅，食物大多不做精细加工。我国传统的膳食模式与EDP类似。EDP模式下，人均每日粮谷类摄入量为300～400g，植物性食物供能占9成左右，粗粮和蔬菜的摄入使膳食中含有丰富的膳食纤维。但不足之处在于，缺乏动物性食品，导致优质蛋白和脂肪摄入不足；乳制品摄入不足，容易导致钙缺乏。同时，EDP常见的烹饪方式复杂多样，食盐摄入量较高。

3. 日韩膳食模式

日韩膳食模式兼具东方膳食模式和西方膳食模式的优点，是一种较为均衡的膳食模式，以日本和韩国地区的膳食为代表。粮谷类食物（日摄入量300～400g）和动物性食物（日摄入量100～150g）的摄入比例较为均衡，海产品比较丰富，可占到动物性食物的一半。同时，日韩膳食的烹饪方式较为清淡，多具有少油、少盐的特点。其特点是以植物性食物供能为主，同时满足机体对各类营养素的需求（Lim et al.，2011）。

4. 地中海膳食模式

地中海膳食模式（Mediterranean dietary pattern，MDP）为意大利、希腊、法国、西班牙和葡萄牙等南欧地中海沿岸国家的传统膳食模式，其评价方法于20世纪50年代中期建立。MDP的特点是富含植物性食物，每日摄入全谷类、水果和蔬菜；富含来自橄榄和橄榄油的单不饱和脂肪酸；每日适量饮用乳制品；每周摄入鱼、家禽、坚果和豆类；每月适当食用红肉；习惯饮用葡萄酒。此外，MDP膳食加工程度低，新鲜度较高（Martínez-González et al.，2002）。

5. 高血压控制膳食

高血压控制膳食（DASH）是1997年由美国卫生和公共服务部（United States Department of Health and Human Service，HHS）、国立卫生研究院（National Institutes of Health，NIH）和NHLBI共同开展的一项大型高血压防治计划发展出来的预防高血压的膳食模式，其特点是摄入较多的水果、蔬菜、全谷类和乳制品（Fung et al.，2008）以维持足够的钾、镁和钙离子等的摄入，同时尽可能地减少膳食中富含饱和脂肪酸的动物性油脂的摄入。

6. 北欧膳食

北欧膳食（Nordic dietary，ND）是来自瑞典、挪威、芬兰和丹麦等北欧地区的传统膳食模式，其特点是摄入较多的水果、蔬菜、豆类、低脂乳制品、鱼类、燕麦、大麦和杏仁，日均膳食纤维摄入量较高，而膳食胆固醇和饱和脂肪酸摄入量较少（Adamsson et al.，2012，2011）。

（三）膳食模式与代谢综合征的关系

一些研究将具有一定健康特征的膳食模式归为谨慎/健康膳食模式（prudent/ healthy

dietary pattern），将一些被认为具有不健康特征的膳食模式定义为不健康/西方膳食模式（unhealthy/Western dietary pattern）。前者倾向于选择全谷物、水果、蔬菜、鱼和其他海鲜、豆类、家禽、橄榄油、坚果和脱脂/低脂乳制品，典型代表包括地中海膳食模式（MDP）、高血压控制膳食（DASH）、日韩膳食和北欧膳食（ND）；后者对于红肉类、加工肉类和家禽、精制谷物、糖果、甜点、快餐食品、含糖饮料的选择更加频繁。

很多流行病学研究、荟萃分析（meta-analysis）和随机对照试验（randomized controlled trial，RCT）证据均表明，不论采取哪一种代谢综合征判定方式，与对照组相比，MDP都能够降低罹患代谢综合征的风险。西班牙纳瓦拉大学（University of Navarra）开展的一项前瞻性队列研究证明，MDP与代谢综合征的累计发病率呈负相关（Tortosa et al.，2007）。坚持MDP有益于与高质量生活相关的身体机能的改善，包括身体素质、情绪以及对于健康的自我感知等方面（Landaeta-Diaz et al.，2013）；有益于降低血清甘油三酯（TG）、降低低密度脂蛋白胆固醇（LDL-C），降低人体糖化血红蛋白（GHb）水平、维持餐后血糖稳定（Carter et al.，2014；Paletas et al.，2010；Babio et al.，2009a，2009b）。一项RCT研究结果表明，MDP可通过减轻炎症反应改善代谢综合征。相较于一般的健康膳食模式（碳水化合物50%～60%，蛋白质15%～20%，总脂肪＜30%），MDP可以有效控制体重并降低C反应蛋白和白细胞介素-6（IL-6）、白细胞介素-7（IL-7）和白细胞介素-8（IL-8）水平，其原因可能是MDP中含有较多的膳食纤维、n-3系列脂肪酸和抗氧化成分（Babio et al.，2009a，2009b；Esposito et al.，2004）。另一项RCT研究表明，DASH可以改善代谢综合征所包含的各项指标，相比低能量摄入饮食对照组，对研究对象腰围和TG的降低效果更为显著（Lien et al.，2007；Azadbakht et al.，2005）。一项为期6周的调查随访研究（survey follow-up study）表明，相较于对照组，ND每日能量摄入较低且研究人群体重减轻显著，体重减轻后，研究对象体内总胆固醇（TC）和LDL-C水平显著降低（Uusitupa et al.，2013；Adamsson et al.，2011）。其原因可能是由于ND组摄入较低的膳食胆固醇和饱和脂肪，同时摄入较高的膳食纤维。在一项横断面研究中，日本膳食的高依从度体现在蛋白质、碳水化合物、膳食纤维、钠钾和维生素C摄入量较高，而脂肪尤其是饱和脂肪摄入量较低，同时，依从度和腰围、LDL-C等代谢危险因素水平呈负相关性（Nishimura et al.，2015）。另有3年随访调查结果表明，传统的日本膳食有助于降低血压（Niu et al.，2016）。

中国疾病预防控制中心（Chinese Center for Disease Control and Prevention，CDC）从1989年开始与美国北卡罗来纳大学教堂山分校（University of North Carolina at Chapel Hill，UNC）人口中心协作开展长期合作项目“中国健康与营养调查（China Health and Nutrition Survey，CHNS）”，并于1991年、1993年、1997年、2000年、2004年、2006年、2009年、2011年和2015年在同一人群中对个体、家庭和社区各方面的状况进行了随访研究，首轮调查对象约为4500多户（1.5万人）。CDC营养与健康所一项基于CHNS的中国成年居民膳食模式及其与代谢综合征关系的研究结果表明：我国成年居民的典型膳食模式包括传统南方模式、西化模式和高能高钠素食模式（基于主成分分析研究）。传统南方模式以米类及其制品、深色蔬菜、猪肉、鱼虾类为主要食物，类似于我国文献中总结归纳的“南方模式”、“日常模式”和“传统健康模式”，对代谢综合征有潜在保护作用，与男性腰围和中心性肥胖呈负相关。西化模式以速食食品、水果、精炼植物油、坚果、蛋类、鱼虾类、乳类、畜肉、小吃甜点为主要食物，类似于以往研究提出的“西方模式”、“西化/新富模式”，与男性腰围、中心性肥胖和女性高血脂（主要指 TG）正相关，可能成为代谢综合征的危险因素。高能高钠素食模式以精炼植物油、盐、高盐类调味品和浅色蔬菜为主要食物，类似于一些“素食模式”，其与女性血压（舒张压和收缩压）正相关，能够增大女性中心性肥胖、高血压的风险，可能是女性代谢综合征的危险因素（程茅伟，2017）。

国内外一些有关膳食模式与代谢综合征患病风险关系的研究证据见表 3-2。

三、全谷物与代谢综合征预防及干预控制

（一）流行病学研究

一项弗雷明汉子代调查研究（Framingham offspring study）探讨了碳水化合物相关膳食因素与代谢综合征患病率的关系。该研究共纳入 2834 名受试者，代谢综合征的判定依据为 NCEP-ATP Ⅲ。调查结果显示，谷物纤维的摄入量与代谢综合征的发病风险降低有关，谷物摄入量最高组（＞6.8g/d）发生代谢综合征的风险低于最低组（＜3.1g/d）。这种反向关系的意义在于全谷物纤维是代谢综合征的保护因素，全谷物纤维可以降低代谢综合征的发病风险。此外，通过内稳态模型评估得出，摄入全谷物和谷物纤维可以改善胰岛素抵抗（Mckeown et al.，2004）。一项有关 827 名德黑兰成人的横断面研究中，采用食物频率问卷进行调查研究，结果表明全谷物的摄入量与腹型肥胖、高血压、高甘油三酯血症、高血糖等代谢综合征的特征以及代谢综合征的发病风险呈负相关。然而，精细谷物的摄入量与高血压、高甘油三酯以及代谢综合征的发病风险呈正相关（Esmaillzadeh et al.，2005）。另一项有关美国成年人的前瞻性队列研究采用食物频率问卷记录受试者全谷物的摄入量，控制了性别、吸烟、年龄等影响慢性疾病死亡率的混杂因素后，发现摄入全谷物可以降低人群总死亡率以及慢性疾病的死亡风险，增加全谷物的摄入量可以预防慢性疾病（Wu et al.，2015）。

（二）临床干预研究

在一项有关全谷物对代谢综合征患者血胰岛素以及甘油三酯影响的随机对照试验中，将 61 名代谢综合征患者随机分为干预组和对照组，干预组给予全谷物饮食，对照组给予精制谷物饮食，干预 12 周后比较两组生化指标，结果显示，全谷物组与对照组相比，餐后血胰岛素和甘油三酯水平分别降低 29%和 43%，全谷物饮食对代谢综合征有改善作用（Giacco et al.，2014）。另一项干预试验中，将 50 名代谢综合征患者随机分为全谷物膳食干预组和精细谷物对照组并进行为期 12 周的临床试验，分别于干预前、干预 6 周、干预 12 周时对受试者的体成分、生化指标等进行测定并比较。结果显示，与对照组相比，全谷物膳食干预组的体重、BMI、体脂比、腹部脂肪百分比都有所降低，

表 3-2 膳食模式（DP）与代谢综合征（MS）

国家/文献引用	人群（人数）与基本要求	年龄	研究方法/统计分析方法	DP 评价方法（条目数）/MS 判定标准	健康 DP 与食物组分	不健康 DP 与食物组分
美国；Lutsey et al.，2008	中年人（9514）；排除 CVD、MS 患者及能量摄入不合理人群（女性＜500kcal/d 或＞3500kcal/d；男性＜800kcal/d 或＞4000kcal/d）	45～64	队列研究/9 年；采访/用药记录调查；PCA	FFQ（66）	十字花科蔬菜、根茎类蔬菜、水果（不含果汁）、其他蔬菜、鱼和其他海产品、禽肉、全谷物、番茄、豆类、低脂乳制品、酸奶、坚果、马铃薯	精制谷物/白面包/白米饭/其他面制品、加工肉类、油炸食品、红肉、甜点、苏打水和饮料、奶酪、糖果、冰激凌
美国；Deshmukh-Taskar et al.，2009	正常人群（995）；排除 MS 患者及能量摄入不合理人群（女性＜500kcal/d 或＞3500kcal/d；男性＜800kcal/d 或＞4000kcal/d）	19～39	横断面研究；数据调查；FA	FFQ（131）；NCEP-ATP III	全谷物、豆类、十字花科蔬菜、其他蔬菜、绿叶蔬菜、深黄色蔬菜、番茄、水果、100%果汁、低脂乳制品、家禽、低脂沙拉酱	精制谷物、炸薯条、高脂乳制品、奶酪、红肉、加工肉类、鸡蛋、甜点、饮料
美国；Noel et al.，2009	波士顿地区居民（1167）	45～75	横断面研究；采访；FA	FFQ（126）；NCEP-ATP III（2005 年修订版）	全谷物、蔬菜、家禽、柑橘类水果和果汁、冷谷物、热谷物、其他水果和果汁、低脂乳制品	红肉、加工肉类、薯条、披萨、鸡蛋、酒、其他谷物制品/意大利面、白米等精制谷物、油
美国；Kimokoti et al.，2012	成年女性（1146）；排除 CVD、DM、癌症、MS 患者	25～77	队列研究/7 年；CA	FFQ（145）/3 日食物记录/24h recall	蔬菜、水果、低脂牛奶、低脂食品、豆类、汤类	甜食、动物油脂、精制谷物、饮料
美国；Duffey et al.，2012	成年人（3728）；排除过粗 WC、高血压、低 HDL-C、高 TG 及 MS 人群	18～30	队列研究/20 年；采访/问卷调查；CA	自定义	水果、全谷物、牛奶、坚果	—
美国；Liu et al.，2013	成年人（1775）；排除 CVD、DM、高血压患者	21～94	横断面研究；采访/多探头计算机断层扫描	FFQ（158）；NCEP-ATP III（2005 年修订版）	冷谷物、乳制品、果汁、水果、热谷物、坚果	面包、鸡蛋、快餐、蛋黄酱和黄油、红肉、动物脂肪、加工肉类、白米饭和意大利面
瑞典；Berg et al.，2008	成年人（3542）	25～74	横断面研究；采访/健康检查；CA	FFQ（93）；NCEP-ATP III	—	软饮料、白面包、快餐、全脂牛奶、奶酪、牛肉、碳酸饮料、甜点
德国；Heidemann et al.，2011	成年人（4025）	18～79	横断面研究；数据调查；PCA	24h recall/3 日食物记录；NCEP-ATP III	红肉、鸡蛋、马铃薯、黄油、茶、蔬菜、根茎类蔬菜、绿叶类蔬菜、植物油、其他蔬菜、豆类、水果、鱼类、全谷物、禽肉、坚果、橄榄油、红酒	精制谷物、加工肉类、红肉、饮料、马铃薯、啤酒、蛋糕、黄油、蛋黄酱、动物脂肪
意大利；Leite and Nicolosi，2009	中年人（1052）；排除 DM 患者	40～47	横断面研究；采访；CA	FFQ（166）；NCEP-ATP III	蔬菜、豆类、水果	精制谷物食品（面包、米饭、意大利面）
希腊；Panagiotakos et al.，2007	成年人（3042）；排除 CVD 患者	18～87	横断面研究；采访/问卷调查；PCA	FFQ（156）；NCEP-ATP III	谷物、鱼类、青菜、豆类、水果、蔬菜	牛肉、猪肉、其他肉类、加工肉类、家禽、油炸马铃薯、水煮马铃薯
波兰；Suliga et al.，2015	成年人（2479）；排除 CVD、脑卒中、DM 和癌症患者	45～64	横断面研究；问卷采访；PCA	FFQ（31）；IDF	低脂牛奶、奶酪、酸奶、水果、蔬菜、全谷物	鸡蛋、红肉、腌肉、动物脂肪、油炸食品、植物油、蛋黄酱

续表

国家/文献引用	人群（人数）与基本要求	年龄	研究方法/统计分析方法	DP 评价方法（条目数）/MS 判定标准	健康 DP 与食物组分	不健康 DP 与食物组分
墨西哥；Denova-Gutierrez et al.，2010	成年人（524）；排除 DM、高血压、血脂异常、类风湿关节炎人群	20～70	横断面研究；数据调查；FA	FFQ（116）；NCEP-ATP III	蔬菜汁、马铃薯、新鲜水果、新鲜蔬菜、全谷物、豆类、海产品、乳制品	豆类、精制谷物、果汁、墨西哥玉米片、苏打水
澳大利亚；Bell et al.，2015	成年人（2415）	≥45	横断面研究；数据调查；FA	24h recall；自定义	全谷物、新鲜水果、低脂乳制品、豆类、不饱和油脂	添加糖、全脂乳制品、蛋糕、饼干、甜点、加工肉类、水果罐头、软饮料
伊朗；Esmaillzadeh et al.，2007	中年女性（486）	40～60	横断面研究；采访；PCA	FFQ（168）；NCEP-ATP III	鱼、家禽、黄油、乳制品、茶、水果、果汁、十字花科蔬菜、番茄、绿叶蔬菜、其他蔬菜、豆类、马铃薯、全麦	加工肉、红肉、鱼、鸡蛋、黄油、乳制品、咖啡、水果、果汁、其他蔬菜、薯条、马铃薯、精制谷物、披萨、零食、蛋黄酱、甜点、氢化脂肪、软饮料
伊朗；Amini et al.，2010	IGT 成年患者（425）	35～55	横断面研究数据调查；FA	FFQ（39）；NCEP-ATP III	蔬菜、动物肝脏、植物油、叶子、果汁、豌豆、大麦、鱼、坚果、蜂蜜、水果	氢化油脂、糖、黄油、苏打水、蛋黄酱、饼干、鸡蛋、意大利面
韩国；Kim and Jo，2011	成年人（9850）	≥19	横断面研究；数据调查；FA	24h recall；IDF/AHA	粗粮、坚果、蔬菜、鱼类和贝类、乳制品、植物油	白米饭、面条、饺子、酒、饮料类、加工肉类
韩国；Hong et al.，2012	DM 患者（406）	22～78	横断面研究；采访；PCA	24h recall/3 日食物记录；NCEP-ATP III	牛肉、水果、乳制品、米糕、坚果	精制谷物、拉面、韩国传统饮食（豆酱、米饭、洋葱与蒜、辣白菜、海带、鱼、红辣椒等）、蔬菜、猪肉
日本；Arisawa et al.，2014	成年人（513）；排除 DM 患者	35～70	横断面研究；问卷调查/健康检查；PCA	FFQ（46）；NCEP-ATP III	牛奶、味增汤、豆腐、黄豆、豆豉、鸡蛋、鸡肉、牛肉、火腿、香肠、培根、鱼类、贝类、虾蟹类、马铃薯、南瓜、根茎类蔬菜、有色蔬菜、其他蔬菜、蘑菇、水果、坚果、绿茶	精白米饭、白面包、拉面、禽肉、红肉、蛋黄酱、鱼卵、油炸食品、西式糖果、甜点
中国；He et al.，2015	成年人（2196）	≥18	横断面研究；国家普查；问卷调查；FA	24h recall/3 日食物记录；NCEP-ATP III	谷物、蔬菜、畜禽肉、乳制品、水果、海产品、粗粮、豆类	精制谷物、蔬菜、畜禽肉、鸡蛋、海产品
中国；程茅伟，2017	成年人（4493）	18～75	横断面研究/队列研究/3 年；国家普查；PCA/RRR	24h recall/3 日食物记录；CDS/CDS（2013 年修订版）/NCEP-ATP III（2005 年修订版）	米类及其制品（南方地区）、深色蔬菜、猪肉、鱼虾类	白面制品、酒类、速食食品、精炼植物油

注：CVD. cardiovascular disease，心血管疾病；DM. diabetes mellitus，糖尿病；IGT. impaired glucose tolerance，糖耐量减低；NCEP-ATP III. National Cholesterol Education Program -Adult Treatment Panel III，美国国家胆固醇教育计划指南关于成年人高胆固醇血症的检测、评价和治疗专家组第三次报告；IDF. International Diabetes Federation，国际糖尿病联盟；FFQ. food frequency questionnaire，食物频率问卷；24h recall. 24-hour recall method，24h 膳食回想法；FA. factor analysis，因子分析；CA. cluster analysis，聚类分析；PCA. principal component analysis，主成分分析；RRR. reduced rank regression，降秩回归；WC. waist circumference，腰围；TG. triglyceride，甘油三酯；HDL-C. high-density lipoprotein cholesterol，高密度脂蛋白胆固醇

且该组的血糖及 HDL-C 等指标都较精制谷物组低；全谷物膳食干预组血浆样本中烷基间苯二酚（全麦类全谷物食品生物标志物）的含量有所升高，而精制谷物组并未发生变化，表明用全谷物代替精制谷物可以改善代谢综合征患者的症状，全谷物可以预防代谢综合征的发生（Harris et al.，2014）。全谷物对代谢综合征及胰岛素抵抗、胰岛素敏感性影响的研究证据见表 3-3。

表 3-3　全谷物对代谢综合征（MS）及胰岛素抵抗（IR）、胰岛素敏感性（IS）的影响

文献引用	研究类型	研究时长/周	样本选择/报告 T2DM 病例	干预/剂量	WG 干预组预后指标
Pereira et al.，2002	RCT	6	平均 41.6 岁高胰岛素血症患者 11 人，BMI＞30.2kg/m^2	全谷物食品（全麦、糙米、黑麦、玉米、燕麦、大麦等：386g/d）vs.精制谷物食品	↑IS（EHCT）
Juntunen et al.，2003	RCT	8	平均 59 岁健康女性 20 人，BMI＞28kg/m^2	高纤维黑麦面包（208g/d）vs.白面包	=IS（FSIGT）
McIntosh et al.，2003	RCT	4	40～65 岁健康女性 28 人，BMI＞30kg/m^2	全谷物黑麦食品（230g/d）vs.全谷物小麦食品（230g/d）vs.低纤维膳食	=IS（HOMA）
Andersson et al.，2007	RCT	6	平均 59 岁 MS 患者 30 人，BMI＞28.3kg/m^2	全谷物食品（全麦、糙米、黑麦、玉米、燕麦、大麦等：112g/d）vs.精制谷物食品	=IS（EHCT）
Katcher et al.，2008	RCT	12	平均 46 岁 MS 患者 47 人，BMI＞36kg/m^2	全谷物食品（全麦、糙米、黑麦、玉米、燕麦等：218g/d）vs.精制谷物食品	=IS（ISI/OGTT）
Giacco et al.，2010	RCT	3	平均 55 岁健康人群 15 人，BMI＞27kg/m^2	全麦食品（283g/d）vs.精制谷物食品	=IS（HOMA）
Brownlee et al.，2010	RCT	16	平均 46 岁健康人群 216 人，BMI＞30kg/m^2	全谷物食品（全麦、糙米、燕麦等：120g/d）vs. 全谷物食品（全麦、糙米、燕麦等：60g/d）vs.精制谷物食品	=IS（QUICKI）
Giacco et al.，2013	RCT	12	40～65 岁 MS 患者 133 人，BMI＞31.4kg/m^2	全谷物食品（全麦、黑麦：232g/d）vs.精制谷物食品	=IS（FSIGT）
He et al.，2016	荟萃分析	8	平均 53 岁超重或 T2DM 患者 298 人，BMI＞26kg/m^2	全谷物燕麦食品（20～136g/d）vs.精制谷物食品	↑IS（HOMA）
Malin et al.，2018	RCT	8	59 岁 T2DM 患者 287 人，BMI＞27kg/m^2	全谷物食品（全麦、糙米、燕麦等：90g/d）vs.精制谷物食品	↑IS（同位素示踪 OGTT）

注：T2DM. type II diabetes mellitus，2 型糖尿病；HOMA. homeostatic model assessment，稳态模型评估；EHCT. euglycemic hyperinsulinemic clamp test，正常血糖高胰岛素钳夹试验；FSIGT. frequently sampled intravenous glucose tolerance test，静脉单次取样葡萄糖耐量试验；ISI. insulin sensitivity index，胰岛素敏感指数；OGTT. oral glucose tolerance test，口服葡萄糖耐量试验；QUICKI. quantitative insulin sensitivity check index，定量胰岛素敏感性检测指数；“=”指无变化，“↑”指显著改善

（三）全谷物对代谢综合征的可能防控机制

龚凌霄（2013）研究了青稞全谷物对代谢综合征大鼠模型的影响。以高脂高糖饮食使大鼠产生代谢综合征，并研究了青稞全谷物在代谢综合征中的调控机制。结果表明，与精制小麦粉相比，青稞全谷物粉可控制大鼠体重的增长，并能有效地调节大鼠的糖脂代谢，提高胰岛素反应敏感性。梁润平（2018）比较评价了碾磨精度以及蒸煮、挤压等不同加工方式对糙米制品基本成分、酚类物质和膳食纤维含量及性质变化的影响，探究了糙米制品对饲用高脂高糖膳食诱导代谢综合征大鼠糖脂代谢和胰岛素抵抗的影响，并

初步讨论其可能的机制。结果表明糙米制品的抗氧化活性、酚类物质的含量及膳食纤维的油脂吸附能力均高于精白米饭。糙米挤压速食粥、糙米米线与米饭类制品相比，酚类物质和可溶性膳食纤维含量较高，且其膳食纤维具有较强的油脂吸附能力和自由基清除能力。长期摄入高脂高糖饲料会导致大鼠脂代谢紊乱、体重和内脏脂肪含量增加，食欲下降，出现胰岛素抵抗、血脂代谢异常和脂肪肝等症状。不同加工方式获得的糙米制品可以不同程度地改善高脂高糖饲料造成的大鼠糖脂代谢紊乱和胰岛素抵抗的状态。糙米挤压速食粥、糙米米线与糙米饭相比可以明显改善大鼠糖脂代谢紊乱、胰岛素抵抗及脂肪肝状态，而精白米饭不具有改善作用。糙米制品可能通过减少大鼠炎症反应，降低其氧化应激水平和抵抗素水平并提高脂联素水平来调节其糖脂代谢并改善其胰岛素抵抗状态。

通过摄入全谷物，增加膳食纤维和生物活性物质的摄入量可能是降低代谢综合征发病率的原因之一。全谷物膳食纤维具有其自身不易粉碎、不易咀嚼以及能量密度较低的特性，可以通过增加机体的饱腹感来降低食物的摄入量。此外，全谷物膳食纤维也可能通过调节胃肠激素如胰高血糖素样肽-1（glucagon-like peptide-1，GLP-1）、瘦素（leptin）、生长素释放肽（growth hormone-releasing peptide，GHRP）、胆囊收缩素（cholecystokinin，CCK）等来发挥其生物学效应，这些激素具有调节机体的饱腹感以及维持机体血葡萄糖水平的作用。全谷物膳食纤维通过对胃肠激素的调节可增加肠腔黏度、减缓胃排空速度、减少宏量营养素（产能营养素）的吸收，从而降低餐后血糖，减少胰岛素分泌（Seal，2013；De and Bloom，2012）。此外，结肠中的微生物菌群可以将不能被消化吸收的膳食纤维和抗性淀粉转化为短链脂肪酸，增加体内游离脂肪酸含量，间接地抑制肝糖原分解，减少血葡萄糖的产生，提高外周胰岛素的反应敏感性，加快血糖的降解速度。可溶性膳食纤维通过促进胆汁和胆固醇排泄从而降低血液总胆固醇浓度，其降解产物短链脂肪酸还可以抑制胆固醇的合成（Zhong et al.，2015）。

全谷物食品中富含的生物活性物质可与膳食纤维发挥协同的生理学作用来维持机体代谢平衡。例如，通过改变谷胱甘肽合成酶（glutathione synthetase）的活性并调节谷胱甘肽（glutathione）自由基清除系统来改善血液的抗氧化能力；同时，通过降低 C 反应蛋白（C-reactive protein，CRP）和 IL-6 来发挥抗炎作用；此外，它也能够对多数的脂质中间体进行调控，增强血管反应性和血管内皮功能（Lefevre and Jonnalagadda，2012）。改善脂质代谢的重要机制之一是酚类物质可抑制脂质合成相关的酶类，并抑制转录因子的表达、阻断脂质合成的途径、减少脂肪的合成；另外，植物中的酚类物质也能调节脂质代谢，改变相关基因的表达，促进脂质氧化、分解和转化，从而改善脂质代谢（童鑫，2016）。全谷物中的酚类化合物可以通过增加胰岛素分泌来改善高血糖状态，并可以抑制葡萄糖-6-磷酸酶（glucose-6-phosphatase）和磷酸烯醇丙酮酸羧化激酶（phosphoenolpyruvate carboxykinase）的生物活性从而降低血葡萄糖水平（Kim et al.，2016）。全谷物食品中的植物甾醇和胆固醇有相似的生物结构，但侧链基团不同。植物甾醇会同酯化酶结合从而抑制胆固醇与酯化酶的结合、降低机体对胆固醇的吸收，也可以增强胆固醇异生作用或在肝中抑止胆固醇的生成、降低血胆固醇的含量。摄入足量的植物甾醇可以使血清总胆固醇（TC）和 LDL-C 浓度下降。同时，全谷物食品中的生物活性物质还可以调节人体血压并下调机体血浆同型半胱氨酸含量，从而降低罹患代谢综合征的风险（梁润平等，2017）。

第二节　全谷物与肥胖

超重（overweight）和肥胖（obesity）是指可损害机体健康的异常或过量脂肪累积。肥胖是一种由遗传和环境等多种因素引起的慢性代谢性疾病，与饮食习惯和生活方式密切相关，被认为在很大程度上可以预防。世界卫生组织（WHO）数据显示全球1/3的人口面临超重和肥胖的危机，全球成年人肥胖发病率最高是在埃及，约为35%，青少年肥胖率最高是在美国，大约为13%；肥胖成年人口数量较多的是美国和中国，分别达到7940万人和5730万人，肥胖儿童人口数量较多的是中国和印度，分别达到1530万人和1440万人（WHO，2020；Gregg and Shaw，2017）。"高能量密度"的饮食结构是当前全球超重和肥胖呈高发态势的主要诱因之一。全谷物保留了整颗谷物籽粒的重要组成部分——胚乳、胚与麸皮，除淀粉质胚乳外，还富含丰富的蛋白质、膳食纤维、生物活性物质等营养组分，是一种良好的"高营养密度、低能量密度"的膳食选择。WHO指出"增加水果、蔬菜以及豆类、全谷类和坚果的摄入量"是个体水平预防超重与肥胖的最具可行性的选择之一，此外还包括"限制来自总脂肪和糖的能量摄入"和"定期进行身体活动"等。

一、肥胖及其影响因素

（一）肥胖的类型与特点

肥胖是营养物质摄入过多、过剩或机体代谢改变而导致体内脂肪堆积和一定程度明显超重的最为常见的复杂慢性疾病，其根本原因在于机体能量摄入与消耗之间的不平衡。体质量指数（BMI）是身体质量（kg）与身高的平方（m^2）之比。WHO对超重与肥胖的分类以BMI为指标，主要以西方人群的研究数据为制定依据。其中，成年人BMI≥25kg/m^2时为超重，BMI≥30kg/m^2时为肥胖，对儿童超重和肥胖的分类会考虑年龄因素。为了在我国人群中防治超重和肥胖，中国肥胖问题工作组数据汇总分析协作组（2002）对我国成年人超重和肥胖的界限建议是BMI＜18.5kg/m^2时为体重过低，18.5～23.9kg/m^2为体重正常，24～27.9kg/m^2为超重，≥28 kg/m^2为肥胖；采用腰围（WC）作为腹部脂肪蓄积的衡量指标，并确定了界限值。最为常见的肥胖类型是单纯性肥胖，由遗传因素和/或营养过剩引起，具有体内脂肪细胞体积增大、体脂率异常增高和脂肪在身体局部过度沉积等典型特征。根据体内脂肪堆积的部位不同，肥胖可分为均匀性肥胖和向心性肥胖。均匀性肥胖也称为全身性肥胖（generalized obesity），是指脂肪在皮下均匀分布的一类肥胖；向心性肥胖也称为腹型肥胖（abdominal obesity），患者体内脂肪大量堆积于腹部皮下组织和腹腔内（包括内脏周围、大网膜、肠系膜等）。大量研究证据表明，与前者相比，向心性肥胖与代谢调节异常有关（Alberti et al.，2009），更易引起其他慢性代谢性疾病。

超重和肥胖的危害性在于直接或间接地导致其他相关并发症的发生，严重威胁着人体健康。其与2型糖尿病、高脂血症、高血压、心血管疾病、非酒精性脂肪性肝病、肾病、痴呆和癌症等许多慢性疾病及其并发症发生风险的增加密切相关，是冠心病和缺血性脑卒中的独立危险因素；肥胖的持续时间对危险因素具有潜在的累积效应，是2型糖尿病、心血管疾病甚至死亡的独立危险因素。据WHO的统计，全球有25%～30%的癌症发病与肥胖有关，欧洲成人2型糖尿病患者中的80%及高血压患者中的55%被认为与超重和肥胖有关。《中国2型糖尿病防治指南（2017年版）》中指出，超重和肥胖人群糖尿病患病率显著增加，肥胖人群糖尿病患病率升高了2倍；2013年按照BMI分层显示，BMI＜25kg/m^{2}的人糖尿病患病率为7.8%，BMI 25～30kg/m^{2}的人患病率为15.4%，BMI≥30kg/m^{2}的人患病率为21.2%。研究表明，正常情况下BMI处于20～25时死亡风险最低，死亡风险会随着BMI向变大和变小两个方向的变化而逐渐增大。儿童期肥胖会使成年期肥胖、早逝和残疾出现的概率更大，同时，肥胖儿童还可能伴随呼吸困难、骨折风险升高、高血压、心血管疾病的早期征兆、胰岛素耐受及心理影响等问题。

（二）肥胖的流行态势

肥胖最初被认为只是美国和欧洲几个发达国家所面临的问题，然而近几十年来已迅速发展为全球性公共卫生焦点问题，在发展中国家的蔓延尤为迅速。依据WHO所做的全球估计数据，在1975～2016年，全球肥胖流行率增长近3倍，其中男性的肥胖率从3.2%增加至10.8%、女性的肥胖率从6.4%增加至14.9%，如不加以控制，预计到2025年，全球男性肥胖率将达到18%、女性肥胖率将超过21%；5～19岁儿童和青少年的超重与肥胖流行率从1975年的4%大幅上升到2016年的18%以上（男孩和女孩的比例上升情况类似）。2016年，全球有逾19亿、占比约为39%的18岁及以上成年人超重，男性成年人中超重人群占比约为39%、女性约为40%；有超过6.5亿，占比约为13%的成年人肥胖，其中男性成年人中肥胖人群占比约为11%、女性约为15%；有超过3.4亿5～19岁儿童和青少年超重或肥胖；全球人口较多的国家中，死于超重和肥胖的人数已大于死于体重不足的人数（WHO，2020）。美国是受肥胖症困扰最严重的国家，其超重和肥胖问题在过去50年几乎没有缓解，目前超重（BMI 25～30kg/m^2）或肥胖（BMI≥30kg/m^2）的人群是正常体重人群的两倍，“极端肥胖”（BMI≥40kg/m^2）人群的比例上升了350%。进入21世纪后，美国人超重和肥胖的上升趋势已趋于平稳，但已显示出不同种族/族裔和/或社会经济地位人群间的差异，如2011～2012年，西班牙裔和非西班牙裔黑人的肥胖率分别为43%和48%（Ogden et al.，2014）。我国作为最大的发展中国家，近年来超重和肥胖人群数量呈爆发式的增长态势。国际范围内的研究表明，我国肥胖人数已超过美国成为全球之首，严重肥胖人口也仅次于美国，高居全球第二位，国民健康形势严峻。《中国居民营养与慢性病状况报告（2015年）》中指出，我国成人超重率为30.1%、肥胖率为11.9%，较2002年分别上升7.3%和4.8%，国民肥胖问题凸显；一项抽样调查研究表明我国成年男性的超重/肥胖率高于女性（李剑虹等，2014）。

（三）肥胖的影响因素

超重与肥胖的产生主要是能量摄入与消耗之间不平衡的结果，长期处于能量过剩和正能量平衡的状态会导致 BMI 增大。这种能量不平衡与持续增加富含脂肪和糖的高能量食品摄入和长期久坐、缺少运动等个人因素直接相关。在体重控制和减肥方面，膳食总热量限制依然是目前最常见、最受欢迎的方法。另一焦点则在于关注膳食质量和膳食模式在其中发挥的作用（Wadden et al.，2012）。与脂肪可以被机体直接储存不同，过量摄入的碳水化合物经代谢后会生成乙酰辅酶 A，后者是脂肪酸合成的直接原料；同时，高血糖负荷所导致的胰岛素水平升高也会上调与脂质合成相关的基因的表达。碳水化合物的组成与结构、加工精度、存在形式均可导致其代谢途径的差异，进而对超重和肥胖的发生带来不同影响（林旭等，2017）。阿特金斯饮食是由美国学者 Atkins 博士提出的，主要适用于超重或肥胖群体，是一种典型的基于低碳水化合物、低脂饮食的体重控制策略，其减脂效果显著，但有研究指出此类低碳水化合物饮食（low carbohydrate diet）可能引发生酮效应，酮体水平的提高和水盐平衡状态的改变会给胰岛素代谢、肾、肝乃至肠道带来负担（Chowdhury et al.，2014；Atkins，2003）。从长期效果来看，高血糖生成指数（GI）膳食会导致机体餐后血糖水平迅速升高，刺激胰岛素分泌以对抗高血糖水平，同时抑制脂肪氧化，促进脂肪储存。与之相反的是低 GI 膳食（富含全谷物），虽然也存在较多的碳水化合物摄入，但有益于降低身体脂肪存量，并降低心血管疾病的风险（McMillan-Price et al.，2006）。地中海膳食对超重、肥胖及其相关代谢疾病的改善方面已取得较多研究证据，在长期体重管理中具有一定优势（Schwarzfuchs et al.，2012；Esposito et al.，2010）。富含全谷物、蔬果的“健康”膳食可有效维持体重，减轻与中年老龄化相关的体重增加。有研究表明，中年时期平均 4 年的体重增加量与马铃薯、糖精饮料、加工和未加工的红肉摄入量增加呈密切正相关，与蔬菜、水果、全谷物、坚果和酸奶的摄入量增加呈负相关（Mozaffarian et al.，2011a）。

WHO 指出，饮食及身体活动模式的变化通常是由发展引起的环境及社会变化以及卫生、农业、交通、城市规划、环境、食品加工、供应、市场及教育等部门缺乏支持性政策共同造成的结果（WHO，2020）。自 20 世纪初，高收入国家就出现了经济增长、便宜但营养不全面食物的种类丰富与数量增加、工业化、机械化运输以及城市化等与“致肥胖”相关的环境和社会变化，随着时间的推移，这些变化带来的作用在中等和低等收入国家也日趋严峻。当然，在“致肥胖”环境及社会发展因素相似的情况下，遗传因素（如遗传史、家族史、种族差异等）以及社会文化因素也会影响超重与肥胖的发生风险。因此，从宏观角度上来讲，在超重与肥胖影响因素的认知方面，当前人们面对的最大挑战并不在于危险因素的数量，也不完全在于这些危险因素对于风险的独立影响，而是这些因素间如何相互作用、共同影响、进而产生“全球性肥胖”的流行（秘迎君，2017）。

二、全谷物与肥胖的流行病学及临床研究进展

（一）全谷物与超重和肥胖的预防及控制

大量证据表明，全谷物的摄入量与 BMI 的增加成反比（Steffen et al.，2003；Mckeown et al.，2002），与超重和肥胖的患病风险成反比（表 3-4）。一项分别针对 2000 余名男性

表 3-4　全谷物与超重/肥胖

作者/年份/国家	研究类型	跟踪时长	样本选择/样本量	研究方法	研究内容	研究结论
Liu et al.，2003，美国	队列研究	12 年	女性 74 091 人，年龄 38～63 岁	问卷调查	全谷物摄入量与肥胖患病风险	每天增加全谷物摄入量的女性比其他女性平均体重减少 1.5kg 左右
Jensen et al.，2004，美国	队列研究	8 年	男性 27 082 人，年龄 40～75 岁	问卷调查	全谷物摄入量与男性体重增加及肥胖患病风险之间的关系	全谷物摄入量的增加与长期体重增加和肥胖患病风险呈负相关；从所有食物中摄入全谷物的总量达 40g/d，体重总增加量减少 0.49kg
Bazzano et al.，2005，美国	队列研究	8～13 年	男性 17 881 人，年龄 40～84 岁	问卷调查	全谷物或精制谷物制成的早餐谷物摄入量与超重和肥胖患病风险之间的关系	BMI 和体重增加与早餐谷物摄入量呈负相关，每天摄入 1 份早餐谷物的人群超重的患病风险分别降低 22%（8 年）和 12%（13 年）
van de Vijver et al.，2009，荷兰	横断面研究	1 年	男性 2 078 人，女性 2 159 人，年龄 55～69 岁	问卷调查	全谷物摄入量与 BMI 及超重或肥胖患病风险之间的关系	男性和女性人群中，全谷物的摄入量与 BMI 成反比，与超重和肥胖的患病风险成反比；男性比女性关联性更强，每多摄入 1g 全谷物（干重），肥胖的患病风险分别降低 10%（男性）和 4%（女性）
Steffen et al.，2003，美国	队列研究	2 年	男性 155 人，女性 130 人；年龄平均 13～15 岁	问卷调查	在青少年群体中，全谷物摄入与胰岛素敏感性及 BMI 的关系	青少年全谷物摄入量的增加与较低的 BMI 和胰岛素敏感性有关
Montonen et al.，2013，德国	队列研究	4 年	男性 10 904 人，年龄 40～65 岁；女性 16 644 人，年龄 35～65 岁	问卷调查	全麦面包与血浆中葡萄糖代谢、氧化应激、炎症和肥胖的影响关系及相关生物标志物研究	全麦面包的高摄入量与较低的肥胖患病风险有关
Quatela et al.，2017，澳大利亚	队列研究	12 年	女性 4 143 人，年龄 50～55 岁	问卷调查	早餐谷物的摄入与肥胖患病风险的关系	燕麦片和全麦麦片的摄入与肥胖症患病的减少有关
Melanson et al.，2006，美国	临床研究	24 周	134 人，平均年龄 42 岁	随机交叉试验	不同的体重管理计划对超重和肥胖人群的影响	富含纤维的全谷物膳食有助于体重降低
Maki et al.，2010，美国	临床研究	12 周	男性 31 人，女性 113 人，年龄 20～65 岁	随机平行对照试验	全谷物即食燕麦能否降低 LDL-C 水平并降低其他导致心血管疾病的危险因素	食用全谷物即食燕麦对空腹血脂水平和腰围有良好的控制作用
Kazemzadeh et al.，2014，伊朗	临床研究	14 周	女性 40 人（超重或肥胖），年龄 18～50 岁	对照交叉试验	糙米/精白米对超重或肥胖女性的炎症标志物高敏 C 反应蛋白（hs-CRP）及心血管疾病危险因素的影响关系	糙米饮食可显著减轻体重，减小腰围、臀围和 BMI，降低舒张压和 hs-CRP，有助于弱化心血管疾病的危险因素

和女性为期一年的横断面研究显示，在全谷物摄入量与体重变化方面，男性的关联性比女性更强，每多摄入 1g 全谷物（干重），男性肥胖的患病风险可降低 10%而女性为 4%（van de Vijver et al.，2009）。全谷物摄入量的增加与长期体重变化存在一种“剂量-反应”关系（Jensen et al.，2004）。一项针对 74 091 位女性为期 12 年的健康研究报告表明，每天保持一定全谷物摄入量的女性比其他女性平均体重减少 1.5kg 左右（Liu et al.，2003）。一项在青少年群体中进行的调查发现全谷物摄入量的增加与较低的 BMI 和胰岛素敏感性有关，平均年龄为 13 岁和 15 岁的两组青少年群体在经过两年的调查研究后发现，排除年龄、性别、种族和能量摄入等影响后，平均 BMI 为 23.6kg/m^2，而每天食用半份至

一份[①]全谷物的人群 BMI 为 22.6kg/m^2，每天食用一份及以上全谷物的人群 BMI 为 21.9kg/m^2（Steffen et al.，2003）。

（二）谷物膳食纤维与肥胖和血脂指标异常的预防及控制

研究表明谷类纤维摄入量与体重和 BMI 之间存在显著的负相关关系，部分前瞻性研究证据见表 3-5。

表 3-5　谷物膳食纤维与超重/肥胖

作者/时间/国家	研究类型	跟踪时长/年	样本选择/样本量	研究方法	研究内容	研究结论
McKeown et al.，2009，美国	队列研究	2	男性 177 人，女性 257 人，年龄 60～80 岁	问卷调查	不同来源的膳食纤维与老年人体内脂肪之间的关系	增加全谷物来源的膳食纤维的摄入量与老年人体内总脂肪百分比及躯干脂肪百分比的降低有关
van de Vijver et al.，2009，荷兰	横断面研究	1	男性 2 078 人，女性 2 159 人，年龄 55～69 岁	问卷调查	谷物纤维摄入量与 BMI 及超重或肥胖患病风险之间的关系	谷物膳食纤维摄入量与男性 BMI 成反比
Lairon et al.，2005，法国	横断面研究	8	男性 2 532 人（40～60 岁），女性 3 429 人（35～60 岁）	问卷调查	不同来源膳食纤维的摄入与胰岛素水平、体重增加等的关系	谷物纤维的摄入可降低体重增加的风险
Jensen et al.，2004，英国	队列研究	8	男性 27 082 人，年龄 40～75 岁	问卷调查	全谷物摄入量与男性体重增加及肥胖患病风险之间的关系	谷物纤维摄入量的增加与长期体重增加呈负相关；从所有食物中摄入全谷物麸皮的总量达 20g/d，体重总增加量减少 0.36kg
Liu et al.，2003，美国	队列研究	4	女性 74 091 人，年龄 38～63 岁	问卷调查	全谷物及膳食纤维摄入与体重变化间的关系	体重增加与高谷物纤维摄入量呈负相关

膳食纤维摄入水平的提高，对改善由超重、肥胖和高脂血症等慢性疾病所引发的脂质代谢紊乱、保持健康机体脂质代谢稳态具有重要意义。膳食中碳水化合物含量高而膳食纤维含量低可能引起血甘油三酯水平异常升高，这是由于脂蛋白脂肪酶活性的提高需要足够的血浆胰岛素水平，而血糖控制不佳易导致胰岛素分泌异常（Krauss，2004；Park and Kim，2000）。全谷物和膳食纤维含量高的膳食可显著降低空腹血甘油三酯值；对于健康人群和糖尿病患者来说，相较于“高碳水化合物+低纤维（HCLF）”饮食，“高碳水化合物+高纤维（HCHF）”饮食可使血甘油三酯水平显著降低（Anderson，1986）。全谷物的摄入对血脂蛋白异常具有缓解作用，其原因可能与全谷物中富含的膳食纤维密切相关。常见的脂蛋白异常模式包括空腹血清甘油三酯值升高、HDL-C值降低并失去其原有功能以及LDL的分子颗粒变小并更加密集等（Anderson，2012；Licinio et al.，2004）。例如，全谷物的降胆固醇作用已被研究多年，食用燕麦粥可以显著降低血清LDL-C（Davy et al.，2002），而不管是以全谷物形态摄入燕麦，或是以分离提纯的功能性组分β-葡聚糖方式摄入，每天摄入 3.0～6.0g的β-葡聚糖都能显著降低血清LDL-C（向雪松等，2019；Charlton et al.，2012）。

① 一份谷物：指一片面包，或 1/2 块英式玛芬蛋糕、面包圈或牛角包，或一个小面包圈、饼干或玛芬蛋糕，或 1/2 杯煮熟的谷物，如米饭或意大利面（Cleveland et al.，2000）

增加谷物膳食纤维的摄入比例可有效改善糖尿病患者脂质代谢。韩国一项为期 6 周的临床干预研究比较评价了不同纤维含量的稻米对 11 名健康受试者和 10 名肥胖受试者的体质量、脂肪因子浓度和糖脂代谢的影响。结果发现肥胖受试者 BMI 由（26.9±0.5）kg/m^2 显著降低至（26.0±0.6）kg/m^2（$P<0.001$），健康受试者的体质量也显著下降；两组受试者的血清甘油三酯、总胆固醇和 LDL-C 与初始水平相比均发生显著下降（Lee et al.，2006）。对 40～64 岁的糖尿病合并脂质代谢紊乱患者的一项为期 12 周的临床膳食干预研究发现，摄入富含膳食纤维的研磨糙米的患者体重和腰围分别平均降低 2.4kg 和 3.1cm，其血液中 LDL-C、甘油三酯水平均极显著降低（$P<0.01$）（Araki et al.，2017）。

三、全谷物对肥胖作用的可能机制

（一）全谷物及谷物膳食纤维的饱腹及促进肠道排空作用

全谷物中的膳食纤维可通过增加食物黏性，对消化酶形成机械屏障，减慢胃排空时间，增加饱腹感。全谷物食品具有较低的血糖生成指数（GI）（Jenkins et al.，1988）。有短期研究表明，与低血糖生成指数（GI）食物相比，高 GI 食物易在摄食后较短时间内产生饱腹感降低、饥饿感增加以及自愿进食量增加等现象（白钰等，2016；Ludwig，2002；Roberts et al.，2002）。在 12 周内，相较于高 GI 膳食，坚持低 GI 膳食的伴有肥胖的高胰岛素血症女性群体体重降低更多；对男性而言，坚持 5 周的低 GI 膳食即可起到控制体重的作用（Bouche et al.，2002；Slabber et al.，1994）。尽管相关研究多为短期发现，但这一机制可能在健康人群长期保持正常体重和体脂方面发挥作用。

此外，便秘是肥胖发生的危险因素之一，肥胖患者也较容易发生便秘（Ghoshal et al.，2014），如能改善肥胖患者的便秘症状，将有助于预防和控制肥胖。膳食纤维具有良好的保留水分的作用，可刺激肠道运动、减少食物在结肠的通过时间，增加排便次数、增加粪便中的水分从而增加粪便质量。因此，摄入膳食纤维能有效预防和改善便秘，从而可能降低肥胖发生的风险。

（二）全谷物及谷物膳食纤维对能量代谢的影响

全谷物及谷物膳食纤维可延缓淀粉的消化与吸收。食物进入消化道后，谷物中的可溶性膳食纤维在胃部会吸水膨胀并形成黏性较好的液体，增加胃肠内食糜的体积，延迟胃的排空。一般，可溶性膳食纤维的黏性程度与其分子量成反比。谷物膳食纤维可以阻碍消化酶与肠道内容物的混合，减少其与小肠黏膜接触的面积，阻碍或限制大量营养素的吸收；同时降低脂肪和胆固醇的小肠吸收率。谷物对血脂和血胆固醇的影响作用与其膳食纤维的组成结构及理化性质密切相关，如燕麦的降胆固醇作用主要与其含有的β-葡聚糖有关，且随着β-葡聚糖分子量的增大而降低（Lazaridou and Biliaderis，2007）。不溶性膳食纤维则可以刺激肠道蠕动，加速食物残渣的排出，缩短肠道对营养物质的消化吸收过程。

（三）谷物膳食纤维对脂代谢的调节

谷物膳食纤维可通过延缓淀粉的消化与吸收，降低葡萄糖和胰岛素反应，这有利于脂肪的氧化和分解，降低脂肪的储存（Slavin et al.，1999）。近年来发现，抑胃肽（GIP）是营养过剩导致肥胖的一个关键激素，谷物中的阿拉伯木聚糖（arabinoxylan，AX）可以通过抑胃肽受体（GIP receptor，GIPR）抑制 GIP 信号转导通路，降低 GIP 的分泌及其活性，对脂肪细胞的合成代谢产生作用，进而调控脂肪细胞的分化及脂代谢。Hosoda 等（2017）喂食高脂和高 AX 的小鼠模型证明，与对照组相比，喂食 AX 的小鼠体重减轻、GIP 应答降低、脂肪氧化升高、静态能量消耗（resting energy expenditure，REE）升高，这是由于喂食 AX 后 GIP 水平降低导致的餐后脂肪酸氧化的增加。血浆中有活性的 GIP 被二肽基肽酶-4（DPP-4）降解，形成末端为 NH_2 的代谢产物——GIP(3-42)。GIPR 在各种代谢器官中都有表达，但 GIP(3-42)是 GIPR 的拮抗剂，可大大减少 GIP 的生物学功效。GIP 的合成与释放还会受到营养素吸收速率的影响，尤其是葡萄糖和脂肪的吸收速率，而谷物中的 AX 会减慢胃排空的速度，导致葡萄糖吸收延迟，进而减少 GIP 的分泌。所以，AX 通过影响 GIP/GIPR 信号活性以及减慢胃排空的速度，减少 GIP 的分泌、降低 GIP 的活性，间接抑制脂肪酸氧化，进而干预控制肥胖。

肠道菌群与人体的互利共生关系对机体健康十分重要，谷物膳食纤维可通过肠道微生态途径影响脂质代谢（王晨等，2019）。研究发现摄入质量分数为 5%的麦麸低聚木糖能够显著改善高脂饮食诱导的大鼠体重和血脂问题（Wang et al.，2011）。其可能的机制一方面是谷物中的膳食纤维均能够促进双歧杆菌和乳杆菌等益生菌的增殖，抑制肠杆菌、肠球菌、产气荚膜梭菌等有害菌，进而改变受体肠道菌群组成，通过其代谢产物调节脂质代谢；膳食纤维摄入量的增加伴随着其促进有益菌生长效果的增强（孙元琳等，2012；Bjerrum et al.，2005）。另一方面是谷物膳食纤维可通过肠道菌群调节肠道短链脂肪酸（SCFA）水平，影响机体脂质代谢稳态。SCFA 被结肠黏膜上皮细胞吸收后转运至肝和脂肪组织，可参与胆固醇、甘油三酯及脂肪酸的关键代谢过程，还可促进脂肪细胞分泌瘦素。瘦素是一类典型的代谢激素，能够促使机体减少摄食、增加能量释放，抑制脂肪细胞的合成。研究发现燕麦纤维和全麦麦麸纤维能显著增加小鼠脂肪组织中瘦素受体蛋白的表达，提高促进瘦素信号转导的蛋白表达水平，如 Janus 激酶 2（Janus kinase 2，JAK2）和信号转导及转录活化因子 3（signal transducers and activators of transcription 3，STAT3）等；也能降低抑制瘦素信号转导的细胞因子信号转导抑制因子-3（suppressors of cytokine signaling-3，SOCS3）的表达水平；通过改善高脂饮食诱导的小鼠瘦素抵抗和敏感性调节机体脂质代谢（Zhang et al.，2016）。

（四）谷物膳食纤维对炎症反应的调节

谷物膳食纤维能够通过 SCFA 调节肠道菌群紊乱，缓解由肥胖、2 型糖尿病等脂质代谢紊乱导致的慢性低度炎症反应（Cani et al.，2012）。例如，燕麦 β-葡聚糖能抑制小鼠腹腔注射脂多糖引起的非酒精性肝炎，可能的原因是燕麦 β-葡聚糖能增加小鼠血浆中胰高血糖素样肽-2（glucagon-like peptide-2，GLP-2）的含量，而 GLP-2 能增强肠道上皮的增殖、降低肠道的通透性、减少脂多糖的吸收（Jesenak et al.，2014）。

第三节　全谷物与糖尿病

21 世纪初，糖尿病（diabetes mellitus，DM）在全球范围内迅速蔓延，范围触及各个年龄段、性别和种族。国际糖尿病联盟（International Diabetes Federation，IDF）统计数据显示，2017 年全球 20～79 岁糖尿病患者总数为 4.25 亿，占该年龄段人口总数的 8.8%。其中，中国（1.14 亿人）、印度（7290 万人）和美国（3020 万人）糖尿病患者人数位居世界前三位。预计 2045 年全球糖尿病患者将再增加 2 亿，达到 6.29 亿（Cho et al.，2018；Fendler et al.，2012；Edwards，2010）。2017 年全球约有 400 万 20～79 岁人群因糖尿病死亡，占该年龄段死亡总数的 10.7%，死亡人数高于传染性疾病导致死亡人数的总和。糖尿病在全世界的流行及其对人类健康的严重威胁，也造成了沉重的经济负担，使人们越来越重视糖尿病的早期预防和对现有病例的强化治疗。糖尿病不利于机体健康，其自身就是一种严重的慢性疾病，此外还可能诱发其他疾病，包括心血管疾病、脑卒中、高血压、肾脏疾病、血脂异常、失明、神经损伤、胃肠道疾病以及抑郁症等。糖尿病是心血管疾病的独立危险因素，与非糖尿病人群相比，糖尿病患者发生心血管疾病的风险增加 2～4 倍；空腹血糖和餐后血糖升高，即使未达到糖尿病诊断标准，心血管疾病的患病风险也会显著增加（《中国 2 型糖尿病防治指南（2017 版）》）。2016 年全球疾病负担（global burden of disease，GBD）研究结果指出，血糖增高，体质量指数（BMI）增高，全谷物摄入不足，坚果类摄入不足和蔬菜、水果摄入不足是导致糖尿病的前五位危险因素（GBD 2016 Risk Factors Collaborators，2017）。而依据美国全谷物理事会（Whole Grains Council，WGC）资料数据，摄入全谷物可将 2 型糖尿病的患病风险降低 21%～30%。本节综述了全谷物对糖尿病预防和干预控制作用的流行病学与临床干预证据，并探讨了全谷物和全谷物食品对糖尿病产生影响的可能机制。需要说明的是，血糖控制是 2 型糖尿病干预控制的重点目标，此外，超重/肥胖、代谢综合征/胰岛素抵抗也是 2 型糖尿病早期预防和干预的主要危险因素。全谷物与代谢综合征/胰岛素抵抗、全谷物与超重/肥胖的预防与干预研究进展在本章第一节和第二节中已分别探讨，本节重点关注全谷物对 2 型糖尿病及血糖控制这个主要危险因素的影响作用。

一、糖尿病及其影响因素

（一）糖尿病

糖尿病是一组以高血糖为特征的代谢性疾病。高血糖是由于胰岛素分泌缺陷或其生物作用受损，或两者兼有引起。2 型糖尿病（type 2 diabetes mellitus，T2DM）又称为成人发病型糖尿病，多在 35～40 岁及之后发病，是最常见的糖尿病类型，占糖尿病患者人数的 90%以上（Shah et al.，2015）。糖尿病是长期存在的高血糖导致各种组织（特别是眼、肾、心脏、血管、神经）的慢性损害与功能障碍。

（二）糖尿病在我国的流行态势

21世纪以来世界各国的糖尿病患病人数均呈上升趋势，发展中国家的增长速度更快（Shaw et al.，2010），我国糖尿病患者总数约占世界糖尿病患者总数的1/4（侯清涛等，2016）。流行病学研究显示，1980年我国糖尿病患病率约为0.67%（Martinovic and Zdravkovic，1981），至1994年约为2.3%（Pan et al.，1997），2008年增长至9.7%（约0.92亿人）（Yang et al.，2010）。2013年中国成人慢性病及其危险因素调查数据显示，我国约1/10的成年人患有糖尿病，糖尿病患者总数约为1.1亿，成年人2型糖尿病患病率为11.6%、糖尿病前期的患病率为50.1%。1990～2016年，我国糖尿病死亡和伤残的绝对数量显著增加，因糖尿病造成的死亡人数占总死亡人数的比例从0.84%上升至1.47%，其中以15～49岁男性和大于70岁老年人群死亡率增长最快，糖尿病已经成为导致我国居民死亡的第五位疾病（中国疾病预防控制中心，2016）。

糖尿病在我国有明显的人群和地域差异。在地区分布方面，总体随着地区经济水平的提升而增高，北方高于南方，东部城市地区患病率最高，城市高于农村（分别为12.0%和8.9%）。从人群分布来看，男性高于女性（分别为11.1%和9.6%），老年人的患病率一直较高，年轻人群中糖尿病前期患者越来越多。一项对不同民族间糖尿病患病情况的研究结果指出，相比汉族（14.7%）和满族（15%），藏族（4.3%）、回族（10.6%）、壮族（12.0%）的糖尿病患病率较低（侯清涛等，2016；曾新颖等，2015；Zhou et al.，2015；中国疾病预防控制中心，2012）。

（三）糖尿病的影响因素

糖尿病与遗传基因、社会经济状况、生活方式以及医疗卫生水平等多种因素密切相关。诱发2型糖尿病患病的风险因子大体可分为两种：一种是不可改变和控制的客观因素，如家族史、年龄及种族（Murtaugh et al.，2003）；另一种是可以进行人为调控的主观因素，包括肥胖、中心性肥胖、食物的选择以及久坐不动的生活方式等（Anderson et al.，2003；Fung et al.，2002；Meyer et al.，2000）。

血糖、BMI、吸烟和身体活动量是糖尿病的4个主要危险因素，其中血糖对糖尿病死亡影响最大，其次为BMI。在糖尿病的许多发病风险因子中，胰岛素抵抗、胰岛β细胞功能减退和炎症都已被证明是非常重要的，这也是2型糖尿病发展过程中主要的病理生理环节。超重和肥胖与2型糖尿病患病之间存在着直接相关关系（Franz et al.，2015；Gregg et al.，2012），我国糖尿病患病率的快速增加就可能与超重和肥胖率的快速增加密切相关（Hu and Jia，2018）。另有研究表明，相比欧洲人群，中国人群在较低的BMI水平就容易罹患2型糖尿病（Abdullah et al.，2010）。大量研究结果表明对膳食因素进行干预能够减少糖尿病患病风险，降低机体血糖水平。2019年5月，*Diabetes Care* 发布了2019年美国《成年人糖尿病或糖尿病前期营养治疗共识报告》（*Nutrition Therapy for Adults with Diabetes or Prediabetes*：*A Consensus Report*，以下简称“共识”），主要内容就包括营养干预的有效性、宏量营养素、膳食模式、能量平衡及体重管理、甜味剂、饮酒、微量营养素和营养管理在预防管理糖尿病及其并发症中的地位（Evert et al.，2019）。共识推荐膳食纤维摄入量至少应满足《2015—2020 美国居民膳食指南》对普通大众的推荐，即不低于 14g/1000kcal，并且这些膳食纤维应该尽量来自蔬菜、豆类、水果及全谷物。与膳食补充剂相比，蔬果和全谷物的摄入会带来更多的健康因素，如微量元素、生物活性物质等，这也与我国《中国居民膳食指南（2016)》推荐一致。共识指出，在糖尿病的管理中，不论何种膳食模式，只要包含了多种食物及不同组别食物，均是可以接受的；在没有研究证明某种膳食模式更有利于糖尿病管理之前，主要强调的是食物的选择，如增加非淀粉类蔬菜的摄入，尽量减少摄入添加糖及精制谷物，最大限度地选择新鲜完整的食物取代深度加工的食物等。该共识涉及的膳食模式见表 3-6。

表 3-6 2019 年美国《成年人糖尿病或糖尿病前期营养治疗共识报告》涉及的膳食模式

膳食模式	食物要素	已报道的可能益处
美国居民膳食指南	强调来自不同组别的蔬菜、水果、谷物（一半以上为全谷物）、低脂乳制品、多种蛋白质食物。限制饱和脂肪及反式脂肪、添加糖及盐分	作为其他饮食的参考，在本次共识中不作评价
地中海膳食	强调以植物为基础的食物、鱼类等海产品，橄榄油作为主要食用油，乳制品适量或少量、每周少于 4 个鸡蛋、低频率红肉、适量或少量葡萄酒，几乎无浓缩的糖分和蜂蜜	降低糖尿病风险、$HbA1_c$、甘油三酯、主要心血管风险
素食/严格素食主义者膳食	以植物为主，蛋奶素食及严格素食主义	降低糖尿病风险、$HbA1_c$、体重、LDL 和非 HDL 胆固醇
低脂膳食	强调蔬菜、水果、淀粉类食物、瘦肉、低脂乳制品，≤30%的能量来自脂肪，≤10%的能量来自饱和脂肪酸	降低糖尿病风险、体重
极低脂膳食	强调蔬菜、水果、豆类、谷物、脱脂乳制品、蛋白质，70%～77%的能量来自碳水化合物（包含 30～60g 膳食纤维），10%的能量来自脂肪，13%～20%的能量来自蛋白质	降低体重、血压
低碳水化合物膳食	强调低碳水化合物蔬菜，来自动物、植物以及牛油果的脂肪，蛋白质来自多种食物种类，限制碳水化合物食物，26%～45%的能量来自碳水化合物	降低 $HbA1_c$、体重、血压，升高 HDL，降低甘油三酯
极低碳水化合物膳食	进一步限制碳水化合物食物，<26%的能量来自碳水化合物	降低 $HbA1_c$、体重、血压，升高 HDL，降低甘油三酯
DASH	强调蔬菜、水果、低脂乳制品、全谷物、禽类、鱼类、坚果，减少饱和脂肪摄入，减少盐分摄入	降低糖尿病风险、体重、血压
复古膳食/旧石器膳食	强调理论上远古时期的食物，如瘦肉、鱼类、贝类、蔬菜、鸡蛋、坚果、浆果等，避免谷物、乳制品、盐分、精致脂肪和糖类	混合结果，无总结性证据

注：DASH. dietary approaches to stop hypertension，高血压控制膳食；HDL. high-density lipoprotein，高密度脂蛋白；LDL. low-density lipoprotein，低密度脂蛋白；$HbA1_c$. glycosylated hemoglobin，糖化血红蛋白

二、全谷物与糖尿病的流行病学及临床研究进展

（一）全谷物与 2 型糖尿病的预防及控制

1. 流行病学研究

很多流行病学研究证据表明全谷物对 2 型糖尿病的预防与控制有积极意义（Seal and

Brownlee，2015）。三项荟萃分析（meta-analysis）结果表明经常食用全谷物与 2 型糖尿病患病风险的降低呈正相关（Aune et al.，2013；Ye et al.，2012；Priebe et al.，2008）。这三项荟萃分析中纳入的大多数研究将早餐谷物等谷物食品区分为全谷物组和精制谷物组，用以计算每日全谷物的摄入量。在排除体育活动、BMI、腰臀比、吸烟、饮酒和能量摄入等干扰因素后，习惯性的全谷物摄入与较低的 2 型糖尿病发病率之间的关系依然显著。有 10 多项前瞻性研究结果表明，平均每日摄入 27～30g 全谷物可明显降低 2 型糖尿病的患病风险（Priebe et al.，2008）。丹麦癌症协会（The Danish Cancer Society）研究中心一项研究结果发现，摄入全谷物食品能够有效抑制 2 型糖尿病的发生，每天吃 1 份（16g）全麦食品能够使 2 型糖尿病的患病风险下降 11%（Kyrø et al.，2018）。而队列研究的"剂量-反应"荟萃分析（Aune et al.，2013）结果表明，每天分 2～3 次共摄入 60～90g 全谷物时，2 型糖尿病的患病率最高可降低 32%，同时，摄入更多的全谷物未显示出与患病风险的进一步降低有关。一些队列研究证据表明，全谷物食品的摄入对空腹血糖水平以及糖耐量测试/餐后血糖水平的控制有重要意义，几项横断面研究也得到了相似的结论（Sahyoun et al.，2006；McKeown et al.，2002）。利用全麦或黑麦中含有的烷基间苯二酚作为生物标志物，发现习惯性的全谷物摄入与较低的 2 型糖尿病患病率和糖调节受损（impaired glucose regulation，IGR）有关；习惯性地摄入黑麦面包等全谷物食品可以减少糖调节受损情况的发生（Sun et al.，2017；Savolainen et al.，2017；Biskup et al.，2016；Wirström et al.，2013）。

目前流行病学研究已开始尝试探讨不同的全谷物种类（如全麦、糙米、发芽糙米、荞麦、燕麦等）、不同的全谷物食品（如面包、早餐谷物、糙米饭等）与 2 型糖尿病预防和控制之间的关联。但相关研究还较少，无法形成概括性结论，仍需进一步深入研究。此项工作尚未全面开展的原因是消费者对于全谷物食品的喜好和选择不同，个体间差异巨大（Micha et al.，2015）。一般，北欧国家食用全谷物面包较多（Johnsen et al.，2015），美国则是全谷物面包和早餐谷物较为常见（Jacobs et al.，1999），在一些非洲国家，糙米、玉米和高粱较为常见（Muhihi et al.，2013），而在亚洲，糙米目前是消费量最大的全谷物来源（Zhang et al.，2011），对于全麦及荞麦等杂粮的消费近些年有所增加。

国内外一些有关全谷物与 2 型糖尿病患病风险关系的研究证据见表 3-7。

2. 临床干预研究

血糖控制是 2 型糖尿病干预控制的最重要目标，以预防糖尿病的大血管、微血管并发症。短期来看，一些研究已证实相较于精制谷物食品，许多全麦、燕麦、糙米、大麦、黑麦食品的餐后血糖和胰岛素反应都明显降低（表 3-8）。还有的研究关注了不同的全谷物品种对 2 型糖尿病患者血糖控制情况的中长期干预作用（表 3-9）。一项研究表明糖尿病患者坚持每天摄入 100g 全谷物燕麦食品，一个月后与对照组相比，餐后血糖水平可显著降低，胰岛素敏感性显著提高，同时 TC 和 LDL-C 也显著降低。在后续为期一年的随访调查发现，全谷物燕麦干预组患者体重有所降低（Li et al.，2016）。一项对于 14 项随机对照试验（RCT）和 2 项非对照观察研究的荟萃分析结果表明，与精制谷物食品对照饮食相比，2 型糖尿病患者定期摄入全谷物燕麦食品（50～100g/d，持续 1～4 周）可显著降低 $HbA1_c$ 和空腹血糖水平（Hou et al.，2015）。

表 3-7　全谷物与 2 型糖尿病（T2DM）的流行病学研究证据

国家/文献引用	研究类型	研究时长/年	样本选择/报告T2DM 病例	研究方法	研究内容	结论
美国；Meyer et al.，2000	队列研究	6	老年健康女性 35 988 人；报告病例 1 141 例	问卷调查/随访	WG 摄入与 T2DM 患病风险的负相关关系	每周平均摄入 2 份（约 60g）WG 的女性 T2DM 患病率较每周仅食用 1 份（约 30g）的低 21%
美国；Liu et al.，2000a	队列研究	10	38～63 岁女性 75 521 人，排除 DM 和 CVD 患者；报告病例 1 879 例	FFQ/随访	WG、RFG 摄入量与 T2DM 患病风险的关系	每周平均摄入 21 份 WG 的女性 T2DM 患病率比每周摄入不到 1 份的低 27%；用 WG 代替 RFG 可降低 T2DM 患病风险
美国；Fung et al.，2002	队列研究	12	男性 42 898 人，排除 DM 和 CVD 患者；报告病例 1 197 例	FFQ/随访	WG、RFG 摄入量与 T2DM 患病风险的关系	每周平均摄入 22 份 WG 的男性 T2DM 患病率比每周仅使用 2.8 份的低 30%；建议使用 WG 代替 RFG
美国；Parker et al.，2013	队列研究	4	50～79 岁健康女性 72 215 人；报告病例 3 465 例	问卷调查	WG 摄入量与 T2DM 发病率的关系	WG 摄入可降低 T2DM 的发病率
芬兰；Montonen et al.，2003	队列研究	6	40～69 岁，男性 2 286 人，女性 2 030 人，排除 DM 患者；报告病例男性 54 例，女性 102 例	问卷调查/随访	WG 摄入量与 T2DM 患病风险的关系	芬兰人摄入的 WG 比美国人多，前者每天摄入大约 10 份（302g），T2DM 患病风险比少于 3 份（79g）的低 35%

注：WG. whole grain，全谷物；RFG. refined grain，精制谷物；T2DM. type 2 diabetes mellitus，2 型糖尿病；FFQ. food frequency questionnaire，食物频率问卷

表 3-8　全谷物食品与餐后血糖调节

国家/文献引用	研究类型	研究时长	样本选择/报告T2DM 病例	干预/剂量	WG 干预组预后指标
芬兰和意大利；Lappi et al.，2013	RCT	4 年	38～65 岁健康人群 21 人，BMI＞$28kg/m^2$	黑麦面包（180～300g/d）vs.白面包	↓餐后血糖 AUC
意大利；Giacco et al.，2014	RCT	12 年	平均 56 岁 MS 患者 54 人，BMI 为 19～$30kg/m^2$	全谷物食品（小麦、黑麦、燕麦和大麦：268g/d）vs.精制谷物食品	=餐后血糖 AUC
意大利；Marventano et al.，2017	荟萃分析	每餐后	平均 50 岁健康人群 377 人，BMI＞$28kg/m^2$	全谷物食品（黑麦、燕麦和大麦）vs.精制谷物食品	↓餐后血糖 AUC
中国；Hou et al.，2015	荟萃分析	1～4 周	60 岁 T2DM 患者 306 人	全谷物燕麦食品（50～100g/d）vs.精制谷物食品	↓餐后血糖 AUC
中国；Li et al.，2016	RCT	48 周	59 岁 T2DM 患者 287 人，BMI＞$27kg/m^2$	全谷物燕麦食品（100g/d）vs.全谷物燕麦食品（50g/d）vs.日常膳食	↓餐后血糖 AUC

注：AUC. area under the curve，曲线下面积；“=”指无显著变化，“↓”指显著降低

目前针对全谷物和全谷物食品对 2 型糖尿病患者血糖控制的临床干预研究尚未形成统一结论。因干扰因素及不可控因素过多，大多已开展的研究在方法学和试验开展的角度方面仍存在较大局限性，同时多品类、大样本量、长时间的临床干预研究较少。因此全谷物食品替代精制谷物食品是否可以在 2 型糖尿病及其并发症干预控制方面产生显著的健康益处，仍需要更多的研究证据予以支撑。

表 3-9 全谷物与 2 型糖尿病（T2DM）患者血糖、胰岛素及糖化血红蛋白（$HbA1_c$）等指标的临床干预研究证据

国家/文献引用	研究类型	研究时长	样本选择/报告 T2DM 病例	干预/剂量	WG 干预组预后指标
中国；Hou et al.，2015	荟萃分析	1～4 周	60 岁 T2DM 患者 306 人	全谷物燕麦食品（50～100g/d）vs.精制谷物食品	↓血糖水平 =胰岛素水平 ↓$HbA1_c$ =HOMA-IR
中国；Shen et al.，2016	荟萃分析	3～8 周	61 岁 T2DM 患者 350 人，BMI＞28kg/m^2	全谷物燕麦食品（2.5～5g/d）vs.精制谷物食品	↓血糖水平 =胰岛素水平 ↓$HbA1_c$
中国；Li et al.，2016	RCT	48 周	59 岁 T2DM 患者 287 人，BMI＞27kg/m^2	全谷物燕麦食品（100g/d）vs.全谷物燕麦食品（50g/d）vs.日常膳食	↓血糖水平 ↓胰岛素水平 ↓$HbA1_c$

注：IR. insulin resistance，胰岛素抵抗；HOMA. homeostatic model assessment，稳态模型评估；“=”指无显著变化，“↓”指显著降低

（二）谷物膳食纤维与 2 型糖尿病的预防及控制

从 20 世纪 70 年代科学家提出谷物膳食纤维对心血管疾病的保护效应更佳（相较于总膳食纤维和其他类型的膳食纤维）至今，越来越多的证据表明谷物膳食纤维对冠心病、脑卒中和 2 型糖尿病均具有保护作用，而全谷物就是谷物膳食纤维的最佳来源（Liu et al.，2003，2000a；Morris et al.，1977）。从多项前瞻性队列研究的结果来看，平均每日摄入 28～37g 谷物膳食纤维，可明显降低 2 型糖尿病的患病风险；与平均摄入量最低的人群相比，谷物膳食纤维摄入量最高的人群患有 2 型糖尿病的相对风险降低约 30%（Schulze et al.，2004；Hodge et al.，2004；Meyer et al.，2000）。对 43 000 余名男性 6 年的随访调查研究表明，平均每天摄入 10.2g 谷物膳食纤维的男性患 2 型糖尿病的风险比每天仅摄入 2.5g 的男性降低约 30%。对于 65 000 余名女性长达 6 年的随访调查研究结果显示，平均每天摄入 7.5g 谷物膳食纤维的女性患 2 型糖尿病的风险比每天摄入 2g 的女性低 28%（Salmeron et al.，1997）。统计数据表明，芬兰人的膳食纤维摄入量较其他国家而言更高，平均值大概能比其他国家高出 11～31g/d。这样的差异伴随着芬兰人糖尿病的患病风险大幅降低，仅约有 0.39（P=0.01），而其他国家则高达 0.6～0.7（Montonen et al.，2003）。

一项对于 180 名 2 型糖尿病患者的干预研究表明，多食用不溶性膳食纤维（两年内每天两次摄入不溶性燕麦纤维）可通过影响血糖水平和其他代谢参数，预防和干预 2 型糖尿病。这对部分人群非常有效，如对于空腹血糖值高的人群而言，多食用不溶性膳食纤维可以改善血糖耐受能力；对于超重/肥胖人群而言，多食用不溶性膳食纤维可以降低体内炎症水平（Kabisch et al.，2019；Weickert and Pfeiffer，2018）。一项为期 3 个月的研究评估了 2 型糖尿病患者基于高纤维面包和早餐谷物（每天摄入 19g 谷物膳食纤维）的膳食，以低纤维膳食作为对照组。结果表明，以高纤维谷物食品作为基础膳食并未显著改善患者表征血糖控制的血常规指标。而另一项对 RCT 进行的荟萃分析结果显示高膳食纤维对 2 型糖尿病患者血糖控制有积极影响，随着膳食纤维摄入量的增加，尤其是

可溶性膳食纤维的增加，可显著改善这些患者的血糖控制情况（Silva et al.，2013；Jenkins et al.，2002）。

《中国 2 型糖尿病防治指南（2017 版）》指出：豆类、富含纤维的谷物类（每份食物≥5g 纤维）、水果、蔬菜和全谷物食物均为膳食纤维的良好来源；提高膳食纤维摄入对健康有益；建议糖尿病患者膳食纤维达到每日推荐摄入量，即 10～14g/1000kcal。

三、全谷物对糖尿病作用的可能机制

（一）谷物膳食纤维对机体葡萄糖稳态的保护作用

全谷物中的许多营养组分都能够通过调节机体糖代谢进而对2型糖尿病的预防和干预控制产生影响，其中对于膳食纤维的研究是最多的。全谷物是良好的膳食纤维来源（含量为 9～17g/100g 干重），多为不溶性膳食纤维，如纤维素、半纤维素和木质素等；也有一些可溶性膳食纤维，如 β-葡聚糖、阿拉伯木聚糖和戊聚糖等。不同谷物中膳食纤维的组成差异较大，如 β-葡聚糖的含量在玉米中仅约为 0.1g/100g（以干重计，后同），在大麦中可达 4.1g/100g；阿拉伯木聚糖在玉米中的含量约为 4.7g/100g，在燕麦中的含量可比玉米多 1 倍以上（达 9.7g/100g）；纤维素在黑麦中的含量较低（1.4g/100g），在燕麦中的含量则高达 8.2g/100g；木质素的含量在玉米中为 1.1g/100g，而在燕麦中达到 6.6g/100g（Kdnudsen，2014）。

全谷物对于2型糖尿病的影响机制可能与谷物膳食纤维对机体葡萄糖稳态的改善作用有关。与长期保障机体葡萄糖稳态、改善血糖水平有关的要素包括减少能量和营养素过量摄入、降低脂肪储存、改善肝胰岛素敏感性、减少亚临床炎症等。谷物纤维可延缓营养素（如葡萄糖、游离脂肪酸等）在肠道的吸收速率，减低胰岛素需求、刺激脂肪氧化，帮助降低体内的脂肪存储。

膳食纤维在体重调节中发挥着重要作用。与精制谷物相比，全谷物中的膳食纤维可降低其能量密度，较低的能量摄入可在减少体内脂肪的同时增强胰岛素敏感性。同时，因外部皮层对全谷物胚乳的包裹保护作用，全谷物食品中的淀粉颗粒尺寸普遍相对较大、结构较为完整，摄入食物时需要较多的咀嚼次数，而这与口部感官刺激和饱腹感直接相关，可减少食物摄入（Wanders et al.，2011；Westerterp-Plantenga，2004）。膳食纤维（尤其是可溶黏性多糖）能增加胃部饱胀感、刺激饱腹感信号（如生长激素释放肽、酪酪肽、胆囊收缩素、抑胃肽、胰高血糖素样肽等），使体重控制和能量稳态相关调节激素水平上升，助益于葡萄糖控制。有研究表明，在不影响膳食整体能量平衡的前提下，与普通意大利面相比，食用全麦制作的意大利面（后简称“全麦意面”）后，受试人员的饥饿感（–23%，P=0.004）和食欲（–16%，P=0.04）均有所减弱，而饱腹感增强（+13%，P=0.08）（Costabile et al.，2018；Bodnaruc at al.，2016；McRorie，2015；Sanchez et al.，2012）；其中食欲的强弱与血浆中的多肽（酪酪肽）水平有关（P<0.03）。类似的，在对健康人群进行为期 3 天的临床干预后发现，摄入全谷物大麦食品可使受试人员肠道激素水平和胰岛素敏感指数（insulin sensitivity index）上升（Nilsson et al.，2015）。谷物膳食纤维中的不同多糖组分对餐后血糖反应以及饱腹感的影响不同。研究表明，

与白面包相比，富含燕麦 β-葡聚糖（可溶黏性多糖）的白面包与全谷物黑麦面包对于降低餐后血糖反应的作用相似，但含有小麦阿拉伯木聚糖（非黏性多糖）的白面包对降低餐后血糖反应的作用不显著。在饱腹感方面，β-葡聚糖和阿拉伯木聚糖均可增强白面包摄入后的饱腹感，其带来的饱腹感强度与全谷物黑麦面包类似（Hartvigsen et al.，2014a，2014b）。

可溶性膳食纤维和不可溶性膳食纤维都可以对葡萄糖代谢产生影响。二者均可减少消化吸收过程中 α-淀粉酶与淀粉颗粒的接触，同时减缓葡萄糖的扩散。可溶性膳食纤维（黏性纤维）还通过延缓胃排空和小肠转送时间来调节餐后血糖反应，刺激参与葡萄糖代谢的肠道激素分泌（Bozzetto et al.，2018）。食品结构对餐后血糖代谢的影响也非常大，主要体现在调节营养素消化速率（营养素与消化酶的接触是否充分）和在小肠中的吸收速率方面。

（二）全谷物生物活性物质及微量元素对机体炎症反应的调节作用

全身性或局部的慢性低度炎症可通过间接干预体内胰岛素敏感性影响 2 型糖尿病的发生和发展，与细胞因子在体内异常的浓度有关。细胞因子干扰胰岛素在细胞内的信号转导，最终产生胰岛素抵抗。炎症细胞因子是参与炎症反应的各种细胞因子。在 2 型糖尿病发生和发展过程中涉及的炎症细胞因子主要包括肿瘤坏死因子 α（TNF-α）、白细胞介素-6（IL-6）、C 反应蛋白（CRP）和纤溶酶原激活物抑制剂-1（PAI-1）等。

全谷物中含有的生物活性物质（如多酚类化合物、植物甾醇、甜菜碱和类胡萝卜素等）有益于提高胰岛素敏感性，并通过降低氧化应激、炎症因子转录和亚临床炎症来抑制 2 型糖尿病的发生和发展。研究发现以富含多酚的天然食品为基础的膳食可改善非糖尿病患者的葡萄糖耐量和胰岛素敏感性，并可降低餐后甘油三酯反应（Bozzetto et al.，2015）。

维生素和矿物元素也可在葡萄糖代谢中发挥作用，全谷物是二者的良好来源。全谷物食品中最具代表性的维生素是B族维生素，其可能有助于调节肝对葡萄糖的摄取（Via，2012）。全谷物中含有的镁有助于改善胰岛素敏感性、调节胰岛素介导的葡萄糖摄取；锌可能在胰岛素的信号转导过程中产生作用，并通过减少与细胞死亡有关的细胞因子产生和氧化应激来改善葡萄糖稳态（Barbagallo and Dominguez，2015；Heer and Egert，2015）。

（三）全谷物食品与肠道菌群介导的机体糖代谢

与健康人群相比，糖尿病患者常伴有中等程度的肠道微生态紊乱（Qin et al.，2012）。全谷物可调控大肠中肠道菌群的组成、保障膳食纤维的发酵降解和短链脂肪酸的生成，以增强肝部胰岛素敏感性、减少亚临床炎症的发生（图 3-3）。

肠道菌群被认为是膳食和代谢健康相互作用的一个重要决定因素，全谷物的摄入已被证明可影响肠道菌群的组成。长期摄入全麦、全谷物黑麦和全谷物大麦可减少结肠内与诱发内毒素血症、慢性低度炎症和胰岛素抵抗相关的菌种，如能够产生脂多糖和肽聚糖等分子的菌种（脂多糖和肽聚糖可诱发内毒素血症）等（Vetrani et al.，

2016；Vitaglione et al.，2015）。全谷物对肠道菌群中益生菌的数量具有调节作用，相比摄入精白米和基础饲料，摄入全谷物可以增加小鼠肠道中双歧杆菌和乳酸杆菌的数量（赵兰涛等，2013）。

与各种来源的膳食纤维一样，全谷物膳食纤维可以被肠道菌群发酵利用，并通过代谢路径给机体健康带来益处。机体的非脂肪组织过度暴露于高水平的血浆非酯化脂肪酸（non-esterified fatty acid，NEFA）将减少胰岛素介导的葡萄糖摄取，抑制葡萄糖转运至肌肉，刺激内源性葡萄糖生成，减少肝对胰岛素的清除，损伤葡萄糖刺激的胰岛素分泌功能。乙酸、丙酸和丁酸等短链脂肪酸（short-chain fatty acid，SCFA）是谷物纤维发酵后的主要产物，可通过降低影响胰岛素敏感性的血浆非酯化脂肪酸水平、增强肝内糖酵解、减少肝内葡萄糖的产生来降低血糖水平，进而影响糖代谢（Vetrani et al.，2016；Canfora et al.，2015）。

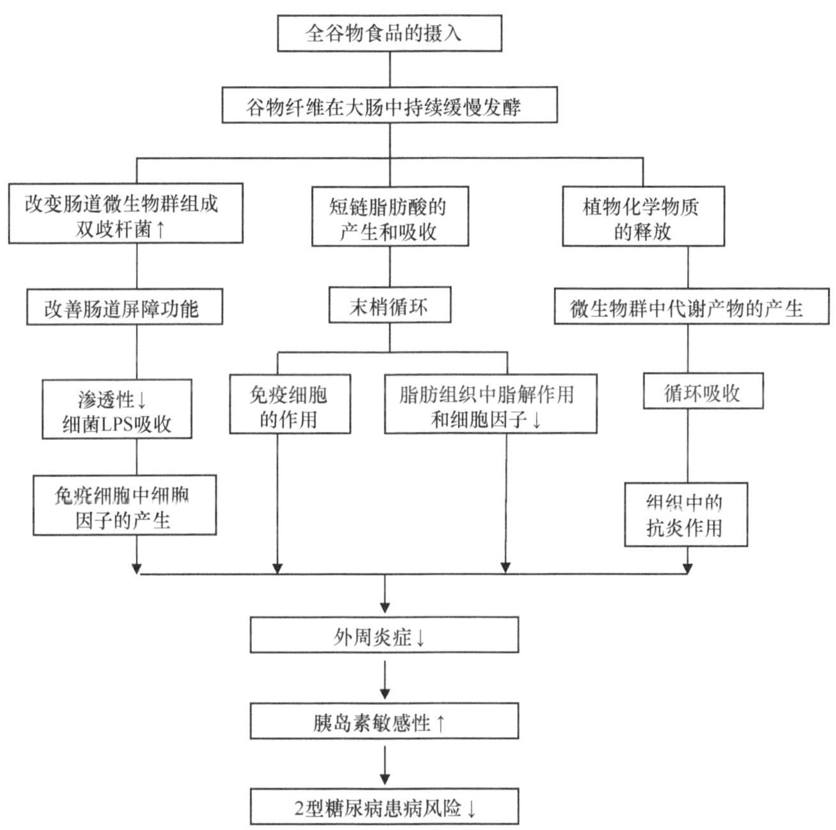

图 3-3　全谷物食品对大肠介导的胰岛素敏感性的影响（赵琳等，2014）

LPS 为脂多糖；↑为上升，↓为下降

第四节　全谷物与心血管疾病

心血管疾病（cardiovascular disease，CVD）是包括心脏和血管疾病、肺循环疾病和脑血管疾病在内的一组循环系统疾病，其中高血压（血压升高）、脑卒中和冠状动脉粥样硬化性心脏病（简称“冠心病”，又叫“缺血性心脏病”）对人类健康的危害日趋严重，是全球的头号致死病因。WHO 2012 年统计数据显示，全球总死亡人数中，心血管疾病的死亡人数约占 31%；其中，冠心病死亡人数占比约为 42%，脑卒中死亡人数占比约为 38%；3/4 以上的心血管疾病死亡发生在低收入和中等收入国家。大多数心血管疾病可通过减少不健康膳食和肥胖、增加身体活动、减少吸烟和酒精摄入等危险因素得到预防。20～30 年前学者发现植物基膳食可能降低冠心病的发病率，之后的大量流行病学研究证实了全谷物能够显著降低心血管疾病的发生风险。2008 年，美国食品药品监督管理局（FDA）认可了膳食纤维有益于健康的两种功效，其中的一项是低饱和脂肪酸、低胆固醇和高果蔬及高膳食纤维的饮食，将降低患冠心病的风险，这里的高膳食纤维指一天摄入 25～35g。谷物中的其他生物活性物质，如植酸、酚类化合物、皂苷等都有降低心血管疾病患病风险的功效。虽然当前还很难阐释清楚全谷物中哪些组分可对心血管疾病产生何种保护作用，但在流行病学研究中已观察到全谷物对于心血管疾病的保护作用优于单一的从全谷物中分离出来的营养物质或生物活性物质的保护作用。每天至少摄入 3 份（约 75g）全谷物有助于降低罹患心血管疾病的风险（Slavin，2007）。

一、全谷物与心血管疾病的流行病学研究证据

（一）全谷物与心血管疾病的预防

早在 20 世纪 70 年代的一项对 300 余名受试者持续了 10～20 年的跟踪调查表明谷物膳食纤维摄入的增加可降低冠心病的患病风险，之后有研究证实谷物膳食纤维的摄入与冠心病的患病风险呈负相关（Pereira et al.，2002；Morris et al.，1977）。不同来源的可溶性膳食纤维与总胆固醇的降低呈显著正相关（Brown et al.，1999）。一项针对全谷物摄入与美国艾奥瓦州绝经后妇女（34 492 人，55～69 岁）罹患心血管疾病关系的流行病学研究表明，全谷物食物的摄入与心血管疾病患病风险的降低呈中等程度关系（Jacobs et al.，1999）。研究采用食物频率调查问卷的方法来确定全谷物的平均摄入量，发现较多全谷物摄入量对心血管疾病患病风险的降低作用除因含有膳食纤维外还受到 15 个以上其他混杂变量的影响，说明除膳食纤维外，全谷物中还有其他成分可能降低心血管疾病的患病风险。对 7 项前瞻性队列研究进行的荟萃分析（meta-analysis）结果表明，在流行病学队列研究中全谷物与心血管疾病之间存在一致的负相关关系；较高的全谷物摄入量（2.5 份/d，约 62.5g/d）与较低的全谷物摄入量（0.2 份/d，约 5g/d）相比，心血管疾病患病风险降低 21%；对于心血管疾病的细分类别如冠心病和脑卒中的影响趋势与之类似；精制谷物膳食与心血管疾病风险降低无关（Mellen et al.，2008）。

全谷物及全谷物食品与心血管疾病的相关研究证据见表 3-10。

（二）全谷物、谷物膳食纤维与冠心病的预防

基于 7 项队列研究的荟萃分析显示，较高的全谷物摄入能使冠心病发病率明显降低 24%；另一项涵盖 12 项队列研究的荟萃分析表明有规律地摄入全谷物可以降低 26%患冠心病的概率（Mellen et al.，2008；Anderson et al.，2000）。在日本进行的对 58 730 名

表 3-10 全谷物/全谷物食品与心血管疾病

国家/参考文献	研究类型	试验时间	样本选择/样本量	研究方法	研究内容	结论
意大利；Sereni et al.，2017	对照交叉试验	6个月	男性32人，女性13人，年龄25～75岁	随机、双盲、交叉试验	评估用全谷物面包饮食替代现代面包饮食对心血管风险的影响	全谷物面包饮食可以有效降低导致心血管疾病的危险因素
中国；Chen et al.，2016	分析观察性研究	1年	男性446人，女性451人	数据提取与分析	全谷物消费与脑卒中风险之间的关系	食用全谷物与脑卒中的总风险无关。但全谷物消费与缺血性脑卒中风险的降低有关
美国；Kirwan et al.，2016	对照交叉试验	26周	男性6人，女性27人，年龄＜50岁	对照交叉试验	全谷物与精制谷物对超重或肥胖成年人的高血压和心血管疾病的相关介体（如血脂、脂联素、胆固醇）的影响	增加全谷物摄入量可能是控制高血压的有效方法，可降低心血管疾病的发病和死亡风险
丹麦；Helnæs et al.，2016	队列研究	4年	共54 871人，男性占47.2%，女性占52.8%，年龄50～64岁	调查问卷	全谷物摄入量以及不同谷物与心肌梗死之间的关系	全谷物摄入量与降低心肌梗死风险有关，其中全谷物黑麦和燕麦的表现可能尤为显著
瑞典；Tektonidis et al.，2015	队列研究	10年	女性32 921人，年龄48～83岁	调查问卷	研究地中海饮食（全谷物摄入量高）与心肌梗死（MI）、心力衰竭和脑卒中的关系	地中海饮食（全谷物摄入量高）与降低心肌梗死（MI）、心力衰竭和缺血性脑卒中的风险有关
美国；Wang et al.，2014	横断面研究	3年	4 284人，年龄45岁以下	调查问卷	评估他汀类药物的使用和全谷物摄入量之间的相互作用与成年人血脂水平的关系	较高的全谷物摄入量结合使用他汀类药物与更健康的脂蛋白谱相关
西班牙；Buil-Cosiales et al.，2014	观察性研究	6年	7 216人，男性年龄55～75岁，女性年龄60～75岁（心血管疾病高风险人群）	调查问卷	全谷物、水果、蔬菜饮食对地中海地区心血管疾病高风险人群的健康干预效果	全谷物、水果、蔬菜的摄入与心血管疾病高风险人群的总体死亡率的降低有关
意大利；Giacco et al. 2014	对照交叉试验	12周	共61人，年龄40～65岁	平行分组设计方法	评估以全谷物或精制谷物为基础的饮食进行为期12周的干预对代谢综合征患者餐后葡萄糖、胰岛素和脂质代谢的影响	全谷物饮食减少了餐后胰岛素和甘油三酯的反应。这一发现可能对2型糖尿病和心血管疾病有影响
美国；Sahyoun et al.，2006	队列研究	14～15年	535人，67%女性；33%男性，60～98岁	3日食物记录	全谷物摄入与心血管疾病死亡率的关系	全谷物的摄入量与心血管疾病的死亡率呈负相关关系，应鼓励老年人和年轻人增加每日全谷物的摄入量（≥3份/d，约75g/d）
美国；Jensen et al.，2004	队列研究	14年	42 850人，男性，40～75岁	调查问卷	全谷物摄入与心血管疾病患病风险的关系	全谷物膳食与心血管疾病患病风险间存在一致的反比关系
美国；Steffen et al.，2003	队列研究	11年	11 940人，56%女性；44%男性，年龄45～64岁	随访；调查问卷	全谷物摄入与心血管疾病、脑卒中患病风险的关系	全谷物和水果、蔬菜的摄入对降低心血管疾病的总死亡率和冠心病的患病风险有益，与脑卒中患病风险的关系不显著
美国；Liu et al.，2003	队列研究	6年	86 190人，男性，年龄40～84岁	调查问卷	全谷物早餐摄入与心血管疾病、冠心病、脑卒中死亡率的关系	血管疾病、冠心病、脑卒中的总死亡率和特异性死亡率均与全谷物早餐摄入呈负相关，与精制谷物早餐摄入无关
美国；Jacobs et al.，2001	队列研究	14年	33 838人，男性女性各一半，年龄35～56岁	调查问卷	全谷物摄入与心血管疾病、冠心病死亡率的关系	与习惯摄入白面包的人群相比，习惯摄入全麦面包的人群吸烟的概率较小，更积极运动；血清胆固醇和收缩压更低，摄入总脂肪和饱和脂肪酸比例更低
美国；Liu et al.，1999	队列研究	10年/12年	75 521人，女性，年龄38～63岁	随访；调查问卷	全谷物摄入与冠心病、脑卒中患病风险的关系	增加全谷物摄入与降低冠心病风险相关
美国；Jabobs et al.，1999	队列研究	9年	34 492人，绝经女性，年龄55～69岁	随访；调查问卷	全谷物摄入与心血管疾病、冠心病、脑卒中死亡率的关系	全谷物摄入与降低心血管疾病风险间存在中等程度的相关性

本国男性和女性（40～79 岁）长达 14 年的随访研究发现，男性人群中，可溶性膳食纤维摄入量最高的人群冠心病发病率可明显降低 29%（相较于可溶性膳食纤维摄入量最低的人群）；不溶性膳食纤维摄入量最高的人群冠心病发病率明显降低 52%（相较于不溶性膳食纤维摄入量最低的人群）；两种膳食纤维对女性冠心病发病率的降低水平分别为 28%和 52%（Eshak et al.，2010）。对 1900～1920 年出生的 1373 名男性跟踪随访 40 余年后发现，每增加 10g 膳食纤维的摄入能使冠心病的死亡率显著降低 17%，但这种联系随着年龄的增长而逐渐减弱（Streppel et al.，2008）。美国艾奥瓦州妇女研究协会对 34 492 位 55～69 岁的妇女进行研究发现，冠心病的相关风险会随全谷物摄入量的增加而降低；同时，随着全谷物和膳食纤维的摄入增加，血压水平也会有所下降，对适当的高血压恢复调节具有一定价值（Jacobs et al.，1999）。

（三）全谷物与脑卒中的预防

对涉及 24.7 万余人的 6 项大型前瞻性研究进行荟萃分析发现，食用全谷物最多的人患脑卒中的风险比食用全谷物最少的人低 14%，较高的全谷物摄入量与脑卒中的患病风险呈负相关（Fang et al.，2015）。对涉及 13 万多人的 4 项队列研究进行荟萃分析同样发现大量的全谷物摄入能够明显使局部缺血性脑卒中发生率下降 26%（Anderson et al.，2000）。一项对 2656 名 50～69 岁的芬兰男性抽烟人群进行的长达 13.6 年的跟踪随访发现，全谷物的摄入与脑卒中的发生风险呈现明显负相关（发病率可降低 13%）。另一项涵盖 7 项队列研究的荟萃分析发现，较高的谷物膳食纤维摄入能使脑卒中发生风险降低 17%。高达 80%的脑卒中是可以预防的，因此通过食物来预防脑卒中是一个重要的研究领域。

当前对于全谷物或全谷物中膳食纤维、生物活性物质等和心血管疾病、冠心病、脑卒中等的流行病学研究结论已达成共识，但尚不能清晰地阐释其量效关系。这种量效关系需要用临床随机对照试验来进行明确，而目前相关研究很少，只有个别研究发现燕麦、大麦等全谷物中 β-葡聚糖等可溶性膳食纤维对冠心病的风险因子具有调节作用，如低密度脂蛋白胆固醇（LDL-C）、非高密度脂蛋白胆固醇（non-HDL-C）、载脂蛋白 B（apolipoprotein B，ApoB）等（Ho et al.，2016）。因此相关问题仍需要大量的临床随机对照研究予以支撑。

二、全谷物对心血管疾病作用的可能机制

全谷物可通过影响机体葡萄糖稳态、脂质和脂蛋白、内皮功能等机制来影响心血管疾病的患病风险。其对心血管疾病的预防作用主要体现在膳食纤维、多酚及植物甾醇等生物活性物质对心血管疾病危险因素的影响上。这些危险因素包括糖尿病、血脂异常、高血压、肥胖、胰岛素敏感性和 C 反应蛋白水平等。

（一）全谷物对血糖稳态及 2 型糖尿病的调节作用

糖尿病是心血管疾病的独立危险因素，与非糖尿病人群相比，糖尿病患者发生心血管疾病的风险增加 2～4 倍（《中国 2 型糖尿病防治指南（2017 版）》）；机体的胰岛素敏

感性和血糖水平是影响心血管健康的重要因素，因此维护血糖稳态、对2型糖尿病进行防控是预防和改善心血管疾病的路径之一。全谷物及膳食纤维、生物活性物质等谷物活性营养素的摄入与胰岛素抵抗、代谢综合征、2型糖尿病患病风险呈负相关，增加全谷物摄入可改善胰岛素敏感性或胰岛β细胞功能。全谷物对机体葡萄糖稳态的正向影响可能与全谷物中膳食纤维、抗性淀粉、低聚糖与淀粉等碳水化合物在消化吸收过程中的相互作用直接相关；多酚等谷物生物活性物质、镁等矿物元素也是决定碳水化合物消化和吸收的关键物理因素。

（二）全谷物、谷物膳食纤维对血脂的调节作用

血胆固醇和血脂水平是反映心血管疾病及其患病风险的关键指标，血液中总胆固醇（TC）和低密度脂蛋白胆固醇（LDL-C）水平的升高都是导致心血管疾病的风险因子。全谷物的摄入与TC和LDL-C水平的降低有关，也可调节胰岛素抵抗导致的脂代谢紊乱（表现为甘油三酯和LDL-C水平的升高）；说明全谷物可通过作用于低密度脂蛋白（数量和尺寸大小）、高密度脂蛋白和甘油三酯等多种脂代谢中介物在整体上减少导致动脉粥样硬化的血脂异常（Sahyoun et al.，2006；Davy et al.，2002）。

血胆固醇水平与膳食纤维的来源和摄入量关系十分密切。可溶性膳食纤维（如燕麦β-葡聚糖）的摄入与血液中LDL-C水平呈负相关关系。一项针对772名具有较高心血管疾病发生风险的受试人群的研究表明，相较于低脂饮食，可溶性膳食纤维摄入较高的地中海饮食组LDL-C降低很明显；在111名高胆固醇血症的中老年女性受试人群中，每人每天10g的燕麦摄入能使受试者血清TC、LDL-C等水平相对于干预前明显下降，而对照组没有该效果（张坚等，2010；Estruch et al.，2009）。其可能机制是膳食纤维能够吸附肠腔内的胆汁酸从而减少胆汁酸重吸收量，增加粪便排泄、阻断胆汁酸肠肝循环，调节可用于低密度脂蛋白合成的胆固醇量和肝内的低密度脂蛋白受体，以减少胆固醇吸收、改善肝脂质代谢病、增加血胆固醇的清除能力等（Fernandez et al.，2001；Brown et al.，1999）。

此外，全谷物中的植物甾醇等生物活性物质可通过与胆固醇竞争在小肠中的吸收，降低血LDL-C水平（Slavin，2003；Hallikainen et al.，2000）。

（三）全谷物对血压的调节

高血压是冠心病、脑卒中等心血管疾病的重要危险因素，补充全谷物摄入可降低收缩压和舒张压的水平（Tighe et al.，2010）。一项针对51 529名男性长达18年的跟踪调查队列研究发现，全谷物摄入能明显降低高血压的发病率；麦麸摄入量最高的人群高血压的发生风险显著降低15%（相对于摄入量最低的人群）（Flint et al.，2009）。

（四）全谷物对C反应蛋白的调节

动脉粥样硬化是绝大部分心血管疾病发生的基础，慢性炎症反应在动脉粥样硬化的形成过程中起着非常重要的作用。炎症反应发生的标志指标包括白细胞计数、淋巴细胞计数、纤维蛋白原、白细胞介素以及C反应蛋白等，其中，C反应蛋白水平可作为晚期

心血管疾病的预报因子。不管是否有心血管疾病史，C 反应蛋白升高都伴随着心血管疾病发生风险和死亡率的提高。流行病学研究显示，高膳食纤维的摄入可使 C 反应蛋白水平显著降低 37%（相较于最低的膳食纤维摄入），30g/d 的膳食纤维摄入能够降低 C 反应蛋白的水平（Wannamethee et al.，2009；King et al.，2007；Ma et al.，2006）。对于增加膳食纤维的摄入可降低 C 反应蛋白的机制目前尚不清楚，可能与酶类介导的血管上皮细胞氧化及炎症反应有关（郑钜圣等，2011）。膳食纤维可通过提高机体对氧化应激的防御能力发挥抗炎作用；也可能通过改变肠道细菌，减少小肠内炎症相关介质的产生，减少白细胞介素 6（IL-6）等的释放，降低肝产生的 C 反应蛋白，继而使血 C 反应蛋白水平降低。

第五节　全谷物与结直肠癌症及其他

癌症自 20 世纪开始便是一个日趋严重的公共卫生问题，是仅次于心血管疾病的第二大类死亡原因。澳大利亚统计局 1995 年国家营养调查数据显示，每 10 万人中有 350 名女性和 430 名男性被诊断为癌症，其中乳腺癌和前列腺癌分别占女性和男性病例总数的 1/4 左右，其次是结直肠癌（colorectal cancer，CRC），约占 14%，肺癌和黑色素瘤次之，分别约占 12.2%和 10%，女性肺癌的患病率较男性来说稍低一些。WHO 统计数据显示，2018 年澳大利亚和新西兰地区癌症的患病风险依然为全球最高，美国次之。肺癌和结直肠癌是全球癌症死亡的主要原因，约占因癌症死亡总人数的 20%。美国癌症研究所（American Institute for Cancer Research，AICR）与 WHO 国际癌症研究机构（International Agency for Research on Cancer，IARC）2018 年公布数据显示，CRC 在目前全球男性中癌症患病率为第三位，女性癌症患病率中排第二位，2018 年全球新增 CRC 病例超过 180 万例，预计到 2030 年全球 CRC 负担将增加 60%。近年来，我国 CRC 的发病率和死亡率急剧增长（陈万青等，2018）。流行病学研究表明，我国 CRC 发病率从 20 世纪 80 年代初的每 10 万人中有 7 人，增长至 2015 年的每 10 万人中有 28.2 人，其中北京（43.12/10 万人）、上海（60.41/10 万人）和广州（42.35/10 万人）的比例更高（郑荣寿等，2019；鲍萍萍等，2019；刘华章和林国桢，2018；王苹等，2017）。

一、结直肠癌等癌症发生与发展的影响因素

癌症的发生与发展与多种因素的相互作用有关，包括遗传因素、环境因素、生活习惯以及精神心理因素等。目前，对于癌症发生与发展的具体原因还不十分明确。WHO 指出一些癌症的发生与发展可能与环境因素相关，如因恶劣的社会环境（缺乏良好的卫生、食物保存环境等）诱发的口腔癌、食管癌和胃癌等。还有许多癌症的发病是由不健康的生活方式导致的，其中，不合理膳食（占比 35%，后同）、吸烟（30%）和饮酒（10%）是诱发癌症的主要因素。CRC 的发病率与日益趋向西方膳食模式以及普遍提高的生活水平直接密切相关。此外，摄入的食物种类对生殖系统癌症的发生风险也具有重要影响，包括在 50 岁及以上男性中更易发生前列腺癌和女性的乳腺癌、卵巢癌等。

IARC 将 CRC 发病率和死亡率趋势分成了 3 种模式：①发病率和死亡率同时增加，多发生在近 10 年发展较快的转型期国家，这些国家的人类发展指数（human development index，HDI）处于中-高排位，包括俄罗斯、中国和巴西等；②发病率增加伴死亡率下降，多发生在 HDI 非常高的发达国家，包括加拿大、英国、丹麦和新加坡等；③发病率和死亡率同时下降，多发生在 HDI 最高的发达国家，这些国家的发达程度处于全球最高水平，包括美国、日本和法国（Arnold et al.，2017）。在欠发达经济转型的国家中，大量摄入红肉、油炸食品、甜食、酒类以及精制谷物等饮食习惯、不健康的生活方式、缺乏运动锻炼、人口老龄化、农村城市化、污染严重等因素，是 CRC 发病率和死亡率呈上升趋势的重要原因（Vuik et al.，2019；Wolf et al.，2018；Doubeni et al.，2018；Arnold et al.，2017；GBD 2015 Risk Factors Collaborators，2016）。研究表明，CRC 的发生率与人均动物性饱和脂肪和蛋白质的摄入量呈正相关关系。动物脂肪、肉类摄入的增多与谷物膳食纤维的减少可导致肠道菌群及肠道微环境的改变，影响 DNA 甲基化，抑制抑癌基因启动子甲基化后的表达，使其丧失抑制癌症的功能，从而促进 CRC 的发生与发展（Bray et al.，2018；Yan et al.，2017；Yu et al.，2017；Mima et al.，2016）。具核梭杆菌（*Fusobacterium nucleatum*）被认为在 CRC 的发展过程中起到非常重要的作用，并可能是 CRC 化疗抵抗的原因之一。

全谷物是膳食纤维的良好来源，可为机体提供丰富的不溶性膳食纤维和可溶性膳食纤维。Burkitt 在 1970 年就提出了膳食纤维对于 CRC 的重要作用，他指出，CRC 在非洲的低发病率与该地区全谷物（如玉米和高粱等）和谷物膳食纤维的较高消费有关。2008 年，FDA 认可了膳食纤维对癌症的重要作用：包括富含膳食纤维的谷物食品，以及果蔬有助于降低结肠癌、小肠癌、口腔癌、前列腺癌和乳腺癌的发生率。一些学者认为，全谷物和全谷物食品曾一度广泛出现在第三世界国家和发达国家的历史当中。而在当今社会，虽然超市的货架上也有全麦面包等产品供人们选择，但是由于现代多元化生活方式和食物选择的稀释作用，全谷物以及谷物膳食纤维对机体无法产生立竿见影的影响，因此现阶段暂时未能获得人们更加广泛的认知与兴趣。

二、全谷物对癌症的预防作用

（一）全谷物对结直肠癌（CRC）的预防作用

越来越多的研究证据表明全谷物对 CRC 具有显著的预防作用（表 3-11）。2017 年，国际碳水化合物质量联盟（International Carbohydrate Quality Consortium，ICQC）会议上形成的全谷物科学共识（2017 ICQC Scientific Consensus on Whole Grains）中指出，摄入富含谷物膳食纤维的全谷物食品可使 CRC 患病风险降低 34%，摄入膳食纤维含量较高的谷物种类或提高谷物膳食纤维的摄入对 CRC 的预防均有所助益。一项纳入了 8 项队列研究、9169 例 CRC 患者的荟萃分析结果表明，相比摄入低剂量的全谷物，摄入高剂量的全谷物时 CRC 发病的相对风险较低，男性与女性组别无异质性（唐宇君等，2019）。一项对 137 000 名个体饮食进行长达 10 年追踪，并对 1000 份 CRC 肿瘤样本进行具核梭杆菌检测的研究也佐证了这一结论（Mehta et al.，2017）。

表 3-11 全谷物对 CRC 预防作用的研究证据

国家/参考文献	研究类型	试验年份	样本选择/样本量	研究方法	研究内容	结论
美国；McCullough et al.，2003	队列研究	1992～1997	男性 62 609 人，女性 70 554 人；年龄 50～74 岁；男性病例 298 例，女性病例 210 例	调查问卷	全谷物、水果、蔬菜、膳食纤维与 CRC 患病风险	非常低的植物性食物摄入量可能增加风险
美国；Wu et al.，2004	队列研究	1986～1998	男性 51 129 人；年龄 51.5 岁，54.3 岁，55.7 岁；病例 561 例	调查问卷	谨慎/健康膳食模式和不健康/西方膳食模式与 CRC 和腺瘤患病风险	不健康/西方膳食模式与 CRC 和腺瘤患病风险中度正相关
丹麦；Larsson et al.，2005	队列研究	1987～2002	女性 61 433 人；年龄 40～76 岁；病例 805 例	调查问卷	全谷物消费与 CRC 患病风险	大量摄入全谷物可降低女性结肠癌患病风险
美国；Schatzkin et al.，2007	队列研究	1995～2000	男性 291 988 人，女性 197 623 人；年龄 50～71 岁；病例 2 974 例	调查问卷	膳食纤维和全谷物食品摄入量与 CRC 患病风险	总膳食纤维摄入量与 CRC 无关，谷物膳食纤维与 CRC 患病风险降低相关，全谷物对直肠癌的影响比结肠癌更显著
丹麦；Egeberg et al.，2010	队列研究	1993～1997	160 725 人；年龄 50～64 岁；男性病例 413 例，女性病例 331 例	调查问卷	全谷物消费与 CRC 患病风险	较高的全谷物摄入量与较低的男性 CRC 患病相关
挪威，丹麦，瑞典；Kyrø et al.，2013	队列研究	1991～2002	10 800 人；年龄 30～64 岁；病例 1 123 例	调查问卷	不同种类全谷物（小麦、黑麦、燕麦等）摄入与 CRC 患病风险	较多的全麦摄入与较低的 CRC 发病率相关
美国；Mehta et al.，2017	队列研究	1980～2012	女性 121 700 人，年龄 30～55 岁；男性 51 529 人，年龄 40～75 岁	调查问卷	富含全谷物和膳食纤维的饮食与 CRC 患病风险	富含全谷物和膳食纤维的饮食降低具核酸杆菌阳性的 CRC 患病风险

（二）全谷物对其他癌症的预防作用

谨慎/健康膳食模式对癌症的预防具有显著作用，这在全球范围内的许多地方都有报道，如北欧瑞典的乡村、印度北部、希腊和意大利南部等。研究表明，MDP 可使癌症的患病率降低 24%（Gallus et al.，2004；Trichopoulou et al.，2003）。在许多较为健康的膳食模式中，全谷物的保护作用非常突出，与之相反的是精制谷物的摄入可能与较高的患病风险相关（表 3-12）。食用全谷物、蔬菜、水果、鱼、橄榄和其他不饱和脂肪可以降低患上皮癌的风险，口腔癌、喉癌和食管癌的相对风险约为 0.3，胃癌和结肠癌的相对风险约为 0.5（La Vecchia et al.，2003a，2003b）。乳腺癌和前列腺癌受激素因素的影响明显，有证据表明饮食因素也可影响其表达，如脂肪摄入与纤维摄入。

（三）谷物膳食纤维对癌症的预防作用

研究表明，全谷物对癌症的预防作用主要得益于其中富含的谷物膳食纤维。谷物膳食纤维已被多方面证明对多种癌症的不同发展阶段都有作用。

1. 谷物膳食纤维对结直肠癌（CRC）的预防作用

Bingham 等（2003）对 519 978 例研究对象进行 6 年的随访研究发现，研究人群共发生 1065 例 CRC，通过对饮食结构进行分析，证明了膳食纤维的摄入量与 CRC 呈负相关，每天摄入 35g 以上的纤维素可使 CRC 的发生率降低 40%。一项欧洲的大型流行病

表 3-12　全谷物与其他癌症

国家/参考文献	研究类型	试验时间	样本选择/样本量	研究方法	研究内容	结论
丹麦；Aarestrup et al.，2012	前瞻性研究	1993～1997 年	女性 29 875 人，年龄 50～64 岁	调查问卷	摄入全谷物或膳食纤维与子宫内膜癌发病率之间的关系	摄入全谷物或膳食纤维与子宫内膜癌的发病率之间没有明确的关联
荷兰；Brandt and Schulpen，2017	前瞻性研究	1986～2007 年	女性 62 573 人，年龄 55～69 岁	调查问卷	以全谷物为主的地中海饮食与乳腺癌风险之间的关系	地中海饮食可降低乳腺癌的患病风险
美国；Yang et al.，2015	前瞻性研究	—	非转移性前列腺癌患者 926 人	调查问卷	谨慎的饮食方式（全谷物摄入量高）与前列腺癌死亡率的关系	谨慎的饮食方式（全谷物摄入量高）与较低的前列腺癌全因死亡率相关
挪威，瑞典，丹麦；Johnsen et al.，2015	随机交叉设计	1992～1998 年	120 010 人（来自挪威、瑞典、丹麦），年龄 30～64 岁	调查问卷	全谷物饮食与斯堪的纳维亚人群健康的研究	长期的全谷物饮食降低死亡率，全谷物摄入量越高，癌症死亡率越低
美国；Farvid et al.，2016	前瞻性队列研究	1991～1998 年	女性 44 263 人，33～52 岁	调查问卷	青春期和成年早期纤维摄入量与乳腺癌风险的关系	较高的纤维摄入量可降低乳腺癌风险，并表明青春期和成年早期的纤维摄入量可能特别重要
美国；Daniel et al.，2013	随机交叉试验	9 年	491 841 人（男性 293 248 人；女性 198 593 人）	调查问卷	膳食摄入量和膳食纤维来源与肾细胞癌风险的关系	摄入富含膳食纤维的植物性食物（如全谷物）明显降低肾细胞癌的患病风险

学研究也表明，膳食纤维的摄入与 CRC 的发病呈负相关关系（Murphy et al.，2012）。多个欧美医学中心进行了 CRC 筛查试验，通过对 33 971 例无结直肠息肉者和 3591 例远端结肠或直肠腺瘤样息肉者的研究发现，来源于谷物的膳食纤维可降低发生远端结肠腺瘤的风险（Peters et al.，2003）。

2. 谷物膳食纤维对消化道癌症的预防作用

大量流行病学研究表明消化道癌症最大的影响因素是环境而非自身基因，膳食纤维的摄入与消化道癌症的发生呈负相关，也有部分研究显示谷物膳食纤维对各种消化道癌症都有一定的抑制效果（Lahmann et al.，2014）。对 1367 人进行连续 5 年的观察研究发现，来源于各种蔬菜、水果和谷物中的膳食纤维能有效降低胰腺癌的发生率，膳食纤维的摄入量与胰腺癌的发生率成反比（Jansen and Robinson，2011）。一项包含 271 例口腔癌、327 例咽喉癌和 304 例食管癌的干预试验说明较高膳食纤维的摄入量对这 3 种消化道癌症具有保护作用。

3. 谷物膳食纤维对生殖系统癌症的预防作用

膳食纤维的摄入量与乳腺癌的发生率成反比，水果、蔬菜、谷物中的可溶性膳食纤维都对乳腺癌的预防具有积极作用，可以显著降低 ER（–）型乳腺癌风险。一项包含 3313 名男性受试人群膳食纤维细分类别（包括谷物、蔬菜、水果和豆类）摄入量的观察研究表明，前列腺癌的发生率与总膳食纤维摄入量、不溶性膳食纤维摄入量均成反比，但在本研究中前列腺癌的发生与可溶性纤维的摄入量相关性不显著。膳食纤维对前列腺癌的影响存在争论，如有报道称全麦摄入量与前列腺癌的发生率无显著关系（Deschasaux et al.，2014）。目前，膳食纤维对乳腺癌及子宫内膜癌的影响结论较为一致，对前列腺癌的影响还需要进一步研究。

三、全谷物对癌症预防作用的可能机制

（一）谷物膳食纤维与胃肠道蠕动排空、胆固醇及激素

全谷物中的不溶性膳食纤维能增大肠道内容物体积，减小致癌物浓度；可溶性膳食纤维能够加快胃肠道排空，防止便秘的发生，减少致癌物在胃肠道的吸收时间；还有一些可溶性膳食纤维能结合致癌物分子，减少消化道中细菌排出的毒素，这些因素共同作用能减少肠道对致癌物的吸收（Jacobs，1986）。

谷物膳食纤维可结合胆汁酸和胆固醇，减少人体对二者的吸收、增大排泄量。有研究表明血液中较低的胆固醇和胆汁酸水平与较低的前列腺癌患病率有关；适当降低血液胆固醇浓度有利于降低血液黏稠度，利于排毒，此外还能保护肝的健康，有利于降低肝癌风险。雌激素过高会促进乳腺癌细胞的生长，膳食纤维可以与甾体激素结合，增大雌酮和雌二醇以及睾酮随粪便的排泄，从而调节性激素水平，对乳腺癌细胞生长产生影响。膳食纤维能在一定程度上维持泌尿 2-羟基雌酚酮与 16α-羟基雌酚酮间的含量平衡，并使二者的比例处于较低水平，能防止乳腺癌发病。子宫内膜癌、宫颈癌、前列腺癌等生殖系统癌症与乳腺癌类似，都被发现与性激素水平相关（Chang et al.，2015；Anderson，2012）。

（二）谷物膳食纤维与肥胖及炎症反应

大量的研究已经证实肥胖与许多癌症的发生有密切联系。增加膳食中膳食纤维的比例能减少碳水化合物和脂肪的摄入，有益于控制体重，间接地预防癌症的发生（Bardou et al.，2013；Kant and Hull，2011）。癌细胞的增长过程伴随着大量、快速的有丝分裂，胰岛素是促进有丝分裂的因子，因此高胰岛素水平可能促进癌症的发展（Na and Myung，2012）。全谷物中膳食纤维的存在能降低、延缓碳水化合物的消化吸收，从而降低胰岛素水平，间接抑制癌症的发展。

许多胃肠道癌症都由慢性炎症转化而来，而膳食纤维可通过影响机体的免疫系统产生抗癌作用。研究发现，葡聚糖微颗粒可以激活树突细胞 dectin-1 受体，增加糖皮质激素诱导的肿瘤坏死因子受体相关配体（glucocorticoid induced TNF receptor ligand，GITRL）的表达，同时 T 细胞通过 GITRL 通路增殖，延缓肿瘤的进展（Tian et al.，2012）。β-葡聚糖能作用于 dectin-1、CR3 和 TLR-2/6 等几个免疫受体，引起巨噬细胞、中性粒细胞、单核白细胞、自然杀伤细胞和树突细胞等免疫细胞作用，助益于杀伤癌细胞（Chan et al.，2009）。

（三）谷物膳食纤维与肠道菌群

不溶性膳食纤维在肠道内易被菌群发酵产生短链脂肪酸（SCFA），SCFA 很早就被发现具有促进肠道上皮细胞增生和腺体发育的作用。较高浓度的 SCFA（尤其是丁酸）能使结肠癌细胞发生凋亡，提高丁酸浓度，能在受损的肠上皮表面增殖细胞，通过增加

细胞凋亡监测，从而降低肿瘤发生的风险（Cruz-Bravo et al.，2014；Toden et al.，2014）。

（四）谷物膳食纤维对癌细胞周期和细胞凋亡的影响

采用氧化偶氮甲烷诱导小鼠结肠癌模型，发现大米副产物能阻止癌细胞扩散与转移，诱导小鼠结肠癌细胞凋亡，且呈剂量依赖性关系（Tan et al.，2014）。让小鼠饮用燕麦葡聚糖溶液 10 天，静脉注射接种黑色素瘤细胞，14 天后处死取肺部作观察，发现葡聚糖组肺癌发生率较低，同时巨噬细胞增长较多；说明燕麦葡聚糖能有效阻止肺癌细胞的生长和转移，其原因可能是燕麦葡聚糖激活了巨噬细胞及杀伤细胞的抗肿瘤作用（Murphy et al.，2004）。另外，近年来针对谷物膳食纤维对白血病、骨胶质瘤等癌症的作用研究也有所开展，但尚需进一步验证。β-葡聚糖能随剂量引起结肠癌细胞 SNU-C4 的凋亡，下调 *Bcl-2* 基因表达，上调 Bax 和 Caspase-3 表达。在白血病细胞 HUT-78 中，阿拉伯木聚糖能提高蛋白酶 Caspase-3、Caspase-8 和 Caspase-9 的表达且降低 *Bcl-2* 的表达。改性的阿拉伯木聚糖也能引起抗 CD95 抗体的改变，促使坏死因子 α（TNF-α）和干扰素 γ（IFN-γ）分泌，通过调控 Caspase 和 *Bcl-2* 的表达，引起癌细胞凋亡。综上所述，谷物膳食纤维可通过影响 Caspase 家族、死亡受体，以及 *Bcl* 基因家族引起癌细胞凋亡（罗非君和聂莹，2015；Kim et al.，2009）。

（五）谷物膳食纤维抑制癌变信号通路的活化

丝裂原活化蛋白激酶（mitogen-activated protein kinase，MAPK）通路与细胞癌变密切相关。米糠中改性的阿拉伯木聚糖能抑制肝癌小鼠 NF-κB 的活化，下调 MAPK（JNK）的活性，使细胞中 TLR4 和 CD14 mRNA 表达受到抑制。MAPK 通路的调控是膳食纤维抗癌的一条重要信号通路，β-葡聚糖对卵巢癌细胞的凋亡效应可以被 MAPK 信号通路的抑制剂 SB203580 完全阻断。Wnt 信号通路的异常活化与结直肠癌变密切相关，采用免疫组织化学分析 β-连环蛋白和环氧化酶的表达，发现注射人米副产物（高膳食纤维含量）的大鼠 β-连环蛋白和环氧化酶的表达明显降低，说明全谷物膳食纤维能抑制 Wnt 信号通路的异常活化（Zheng et al.，2012；Kobayashi et al.，2005）。

结语

2003 年，WHO 关于《膳食、营养和慢性疾病的预防》（*Diet，Nutrition and the Prevention of Chronic Diseases*）报告中指出全谷物、水果和蔬菜是膳食纤维的良好来源，全谷物可能是预防心脑血管疾病的保护性因素。美国全谷物理事会（WGC）统计数据显示，美国全谷物的平均日消费量还不到 1 份，每天坚持摄入全谷物的居民人数可能不超过全美人口的 10%；约有 30%的美国成年人没有日常摄入全谷物的习惯，在摄入全谷物的人群中约有 97%的日摄入量低于美国的推荐标准，平均日摄入量仅约 13g。世界卫生组织推荐每天膳食纤维摄入量为 20～35g，其中水溶性膳食纤维占 25%～30%，其余的是不溶性膳食纤维。但是中国居民的膳食纤维摄入量远未达标。2016 年《中国居民膳食纤维摄入白皮书》显示：中国居民目前人均膳食纤维摄入量约为 11g/d，能达到推荐摄入量（25g/d）的人群不足 5%。把全谷物从农田带上居民的餐桌，填补全谷物的消费缺口需要政府、学界（科研与教育领域）和产业界（农业与工业）的通力合作。

近年来，有关全谷物食品与慢性代谢性疾病防控关系的流行病学与临床干预研究证据不断增加，摄入全谷物对机体健康作用的机制阐述不断深入，有效推动了膳食建议“增加全谷物摄入”国际共识的达成和全谷物食品消费在居民生活中的常态化。在科学研究方面，欧盟在 2005～2010 年开展了“健康谷物（HEALTHGRAIN）”项目，旨在研究欧洲常见谷物中膳食纤维、低聚糖和小分子活性物质等保护性组分，探究其营养和健康效益，通过增加全谷物中保护性成分的摄入，改善欧洲人群的健康状况，降低代谢综合征的患病率。澳大利亚成立了谷物食品合作研究中心（Grain Foods CRC），以为政府、学术界和产业界提供交流与合作平台，并协助开发基于消费者需求的健康全谷物食品。在科普宣贯方面，美国在其《2015—2020 美国居民膳食指南》（*Dietary Guidelines for Americans*，2015—2020）中延续了对全谷物摄入量的建议。我国则在 2016 年发布的《中国居民膳食指南》中首次明确了全谷物的推荐量，即建议中国居民每日摄入谷薯及杂豆类 250～400g，其中全谷物和杂豆类 50～150g。在全谷物的消费与认知方面，统计数据显示，美国成年人每日全谷物摄入量占谷物摄入总量的比例从 2005/2006 年的 12.6%上升至 2015/2016 年的 15.9%，涨幅约 26%，其中，2013～2016 年的比例超过 16%（Whole Grains Council，2019）。美国儿童每日全谷物摄入量占谷物摄入总量的比例从 2005/2006 年的7.6%增长至2013/2014年的13.48%。国际食品信息理事会（International Food Information Council，IFIC）《2019 年饮食健康报告》（*2019 Food and Health Survey*）指出，在美国，超过 80%的消费者认为全谷物有益健康，相对的，少于 50%的消费者认为精制谷物对健康有益。同时，年龄较大的消费者（50 岁及以上）比年轻消费者（18～49 岁）更愿意尝试摄入更多的全谷物和膳食纤维。总体而言，全谷物和膳食纤维是消费者最希望摄入的食物和从食物中获取的营养素。

目前，国内外有大量的流行病学研究证据证实全谷物和全谷物食品的营养健康作用，但仍存在一些问题和限制，如相关流行病学研究往往存在许多干扰因素，一些人群除了坚持摄入全谷物之外还有其他的健康习惯（习惯多吃水果和蔬菜、少食红肉和脂肪、吸烟少、运动多等），导致研究结果的问题针对性较差；既往研究数据分析得到的研究结论已不能很好地反映居民现代动态变化的膳食与健康的关系，因此，应在后续研究中注意如何从多因素中梳理出全谷物本身对健康作用的贡献。同时，针对全谷物摄入对肥胖、糖尿病和心血管疾病等慢性代谢性疾病长期影响的临床数据非常少。政策制定者、相关生产从业人员和消费者不仅需要对“全谷物对健康有益”这一概念有所认知，还需要其能够干预和控制相关慢性代谢性疾病的可靠证据。此外，除了国内外常见的小麦、稻谷和燕麦等，还有必要对其他全谷物的生物活性组分加以研究，以便为食品加工和膳食提供更加丰富多样的选择。基于此，未来全谷物与全谷物食品营养健康方面的研究可能仍将围绕：①增加全谷物摄入与慢性代谢性疾病防控的长效关系；②全谷物（食品）的品类、谷物膳食纤维及其他生物活性物质等对慢性代谢性疾病发生、发展的影响作用评价与机制；③全谷物中生物活性组分的鉴定、表征与生物有效性；④单一/多种全谷物营养组分生物有效性的剂量-反应关系；⑤全谷物生物标志物、效应标志物和易感标志物；⑥单一/多种全谷物营养组分营养健康作用机制；⑦单一/多种全谷物营养组分在加工过程中的变化及调控规律；⑧食物结构对全谷物食品感官及其消化、吸收特性的影响等领域展开和深入。

参考文献

白钰, 吕全胜, 马晓丽. 2016. 高膳食纤维低血糖生成指数饮食对 2 型糖尿病患者肠道菌群和血糖的影响研究. 中国全科医学, 19(20): 2469-2472.

鲍萍萍, 吴春晓, 张敏璐, 等. 2019. 2015 年上海市恶性肿瘤流行特征分析. 中国癌症杂志, 29(2): 81-99.

秘迎君. 2017. 中国九省成人超重、肥胖的患病率及其与全死因死亡风险的关联研究. 石家庄: 河北医科大学博士学位论文.

陈万青, 李贺, 孙可欣, 等. 2018. 2014 年中国恶性肿瘤发病和死亡分析. 中华肿瘤杂志, 40(1): 5-13.

程茅伟. 2017. 中国成年居民膳食模式及与代谢综合征关系的研究(2006—2009). 北京: 中国疾病预防控制中心博士学位论文.

龚凌霄. 2013. 青稞全谷物及其防治代谢综合征的作用研究. 杭州: 浙江大学博士学位论文.

何宇纳, 赵文华, 赵丽云, 等. 2017. 中国 2010—2012 年成年人代谢综合征流行特征. 中华流行病学杂志, 38: 212-215.

侯清涛, 李芸, 李舍予, 等. 2016. 全球糖尿病负担现状. 中国糖尿病杂志, 24(1): 92-96.

李剑虹, 王丽敏, 黄正京, 等. 2014. 中国成年人体重指数与心血管危险因素关系的研究. 中华流行病学杂志, 35(9): 977-980.

李亚茹, 赵丽云, 丁钢强. 2018. 膳食模式与代谢综合征. 营养学报, 40(5): 424-427.

梁润平. 2018. 糙米制品对饲用高脂高糖大鼠糖脂代谢及胰岛素抵抗的影响研究. 太原: 山西医科大学硕士学位论文.

梁润平, 翟小童, 张文青, 等. 2017. 全谷物对代谢综合征调控效应的研究进展. 中国食物与营养, 23(11): 59-62.

廖章伊, 张召锋. 2019. 先验法膳食模式评分量表的研究进展. 卫生研究, 48(2): 334-339.

林旭, 刘鑫, 黎怀星, 等. 2017. 肥胖的膳食控制策略. 内科理论与实践, 12(4): 245-254.

刘华章, 林国桢. 2018. 2017—2018 广州市肿瘤登记年报. 广州: 羊城晚报出版社: 23-27.

罗非君, 聂莹. 2015. 膳食纤维抗癌作用及其分子机理的研究进展. 食品与生物技术学报, 34(12): 1233-1238.

宋秀霞, 纪立农. 2005. 国际糖尿病联盟代谢综合征全球共识定义. 中华糖尿病杂志, 13(3): 178-180.

孙元琳, 陕方, 赵立平. 2012. 谷物膳食纤维: 戊聚糖与肠道菌群调节研究进展. 食品科学, 33(9): 326-330.

谭斌, 谭洪卓, 刘明, 等. 2010. 粮食(全谷物)的营养与健康. 中国粮油学报, 25(4): 100-107.

唐宇君, 王斌, 张晓峰. 2019. 全谷物摄入量与结直肠癌发病风险的 meta 分析. 宁波: 达能营养中心第二十二届学术会议: 68-75.

童鑫. 2016. 全谷物糙米酚类物质调节脂质代谢作用及其机制. 广州: 华南农业大学硕士学位论文.

王晨, 钟赛意, 邹宇晓. 2019. 膳食纤维经肠道微生态途径调节脂质代谢作用的研究进展. 食品科学, 40(3): 338-347.

王苹, 王晶, 李刚, 等. 2017. 2015 年北京市居民恶性肿瘤死亡分析. 首都公共卫生, 11(1): 17-19.

向雪松, 孙建琴, 叶梦瑶, 等. 2019. 燕麦对血胆固醇边缘性升高人群血脂水平的影响: 一项随机对照研究. 营养学报, 41(3): 242-247.

曾新颖, 周脉耕, 李镒冲, 等. 2015. 1990 年和 2010 年中国糖尿病的疾病负担研究. 中国慢性病预防与控制, 23(12): 904-907.
张继国, 张兵. 2013. 膳食模式研究方法的进展. 卫生研究, 42(4): 698-700.
张坚, 李丽祥, 宋鹏坤, 等. 2010. 燕麦对高胆固醇血症中老年妇女血脂水平的影响. 中国食物与营养, 4: 64-68.
赵兰涛, 程李琳, 张晖, 等. 2013. 不同谷物对小鼠肠道菌群的影响. 粮食与食品工业, 20(5): 51-55.
赵琳, 李宗军, 吴硕, 等. 2014. 全谷物对II型糖尿病干预机理的研究进展. 粮油食品科技, 22(4): 34-37.
郑钜圣, 韩冬, 寿天星. 2011. 膳食纤维与心血管疾病. 浙江预防医学, 23(10): 24-27.
郑荣寿, 孙可欣, 张思维, 等. 2019. 2015 年中国恶性肿瘤流行情况分析. 中华肿瘤杂志, 41(1): 19-28.
中国成人血脂异常防治指南制订联合委员会. 2007. 中国成人血脂异常防治指南. 中华心血管病杂志, 35(5): 390-419.
中国肥胖问题工作组数据汇总分析协作组. 2002. 我国成人体重指数和腰围对相关疾病危险因素异常的预测价值: 适宜体重指数和腰围切点的研究. 中华流行病学杂志, 23(1): 5-10.
中国疾病预防控制中心. 2012. 中国慢性病及其危险因素监测报告 2010. 北京: 军事医学科学出版社.
中国疾病预防控制中心. 2016. 中国死因监测数据集 2016. 北京: 中国科学技术出版社.
中华医学会糖尿病学分会. 2014. 中国 2 型糖尿病防治指南(2013 年版). 中华糖尿病杂志, 6(7): 447-498.
中华医学会糖尿病学分会代谢综合征研究协作组. 2004. 中华医学会糖尿病学分会关于代谢综合征的建议. 中华糖尿病杂志, 12(3): 156-161.
Aarestrup J, Kyrø C, Christensen J, et al. 2012. Whole grain, dietary fiber, and incidence of endometrial cancer in a danish cohort study. Nutr Cancer, 64 (8): 1160-1168.
Abdullah A, Peeters A, De Courten M, et al. 2010. The magnitude of association between overweight and obesity and the risk of diabetes a meta-analysis of prospective cohort studies. Diabetes Res Clin Pract, 89(3): 309-319.
Adamsson V, Reumark A, Cederholm T, et al. 2012. What is a healthy Nordic diet? Foods and nutrients in the NORDIET study. Food Nutr Res, 56: 81-89.
Adamsson V, Reumark A, Fredriksson I B, et al. 2011. Effects of a healthy Nordic diet on cardiovascular risk factors in hypercholesterolaemia subjects: a randomized controlled trial (NORDIET). J Intern Med, 269: 150-159.
Alberti G, Eckel R H, Grundy S M, et al. 2009. Harmonizing the metabolic syndrome: A joint interim statement of the International Diabetes Federation Task Force on Epidemiology and Prevention; National Heart, Lung, and Blood Institute; American Heart Association; World Heart Federation; International Atherosclerosis Society; and International Association for the Study of Obesity. Circulation, 120: 1640-1645.
Alberti G, Zimmet P, Shaw J. 2005. The metabolic syndrome—A new worldwide definition. Lancet, 366: 1059-1062.
Amini M, Esmaillzadeh A, Shafaeizadeh S. 2010. Relationship between major dietary patterns and metabolic syndrome among individuals with impaired glucose tolerance. Nutrition, 26: 986-992.
Anderson J C. 2012. Editorial: body mass index and colorectal adenomas. Am J Gastroenterol, 107(8): 1187-1188.
Anderson J W, Hanna T J, Peng X J, et al. 2000. Whole grain foods and heart disease risk. J Am Coll Nutr, 19(3): 291-299.
Anderson J W. 1986. Fiber and health: an overview. Am J Gastroenterol, 81(10): 892-897.
Anderson R T, Marrero D, Skovlund S E, et al. 2003. Self-reported compliance with insulin injection therapy in subjects with type 1 and 2 diabetes. Diabetologia, 46: A275.
Andersson A, Tengblad S, Karlström B, et al. 2007. Whole grain foods do not affect insulin sensitivity or markers of lipid peroxidation and inflammation in healthy, moderately overweight subjects. J Nutr, 137: 1401-1407.
Araki R, Ushio R, Fujie K, et al. 2017. Effect of partially-abraded brown rice consumption on body weight and the indicators of glucose and lipid metabolism in pre-diabetic adults: a randomized controlled trial.

Clinical Nutrition ESPEN, 19: 9-15.

Arisawa K, Uemura H, Yamaguchi M, et al. 2014. Associations of dietary patterns with metabolic syndrome and insulin resistance: a cross-sectional study in a Japanese population. J Med Invest, 61(34): 333-344.

Arnold M, Sierra M S, Laversanne M, et al. 2017. Global patterns and trends in colorectal cancer incidence and mortality. Gut, 66(4): 683-691.

Atkins R D. 2004. Dr. Atkins' New Diet Revolution. New York: Harper-Collins Publishers.

Aune D, Norat T, Romundstad P, et al. 2013. Whole grain and refined grain consumption and the risk of type 2 diabetes: a systematic review and dose-response meta-analysis of cohort studies. Eur J Epidemiol, 28: 845-858.

Azadbakht L, Mirmiran P, Esmaillzadeh A, et al. 2005. Beneficial effects of a dietary approaches to stop hypertension eating plan on features of the metabolic syndrome. Diabetes Care, 28: 2823-2831.

Babio N, Bullo M, Basora J, et al. 2009a. Adherence to the Mediterranean diet and risk of metabolic syndrome and its components. Nutr Metab Cardiovasc Dis, 19(8): 563-570.

Babio N, Bullo M, Salas-Salvado J. 2009b. Mediterranean diet and metabolic syndrome: the evidence. Public Health Nutr, 12: 1607-1617.

Bakken T, Braaten T, Olsen A, et al. 2016. Consumption of whole-grain bread and risk of colorectal cancer among Norwegian Women (the NOWAC Study). Nutrients, 8(1): 40.

Barbagallo M, Dominguez L J. 2015. Diabetes and dementia. Int J Diabetes Clin Res, 2(4): 38.

Bardou M, Barkun A, Martel M. 2013. Republished: obesity and colorectal cancer. Postgrad Med J, 9(1055): 519-533.

Bazzano L A, Song Y, Bubes V, et al. 2005. Dietary intake of whole and refined grain breakfast cereals and weight gain in men. Obes Res, 13: 1952-1960.

Bell L K, Edwards S, Grieger J A. 2015. The relationship between dietary patterns and metabolic health in a representative sample of adult Australians. Nutrients, 7: 6491-6505.

Berg C M, Lappas G, Strandhagen E, et al. 2008. Food patterns and cardiovascular disease risk factors: the Swedish INTERGENE research program. Am J Clin Nutr, 88: 289-297.

Bingham S A, Day N E, Luben R, et al. 2003. Dietary fibre in food and protection against colorectal cancer in the European Prospective Investigation into Cancer and Nutrition (EP-IC): an observational study. Lancet, 361(9368): 1496-1501.

Biskup I, Kyrø C, Marklund M, et al. 2016. Plasma alkylresorcinols, biomarkers of whole-grain wheat and rye intake, and risk of type 2 diabetes in Scandinavian men and women. Am J Clin Nutr, 104: 88-96.

Bjerrum L, Pedersen K, Engberg R M. 2005. The influence of whole wheat feeding on salmonella infection and gut flora composition in broilers. Avian Diseases, 49(1): 9-15.

Bodnaruc A M, Prud'homme D, Blanchet R, et al. 2016. Nutritional modulation of endogenous glucagon-like peptide-1 secretion: a review. Nutrition and Metabolism, 13: 92.

Bouche C, Rizkalla S W, Luo J, et al. 2002. Five-week, low-glycemic index diet decreases total fat mass and improves plasma lipid profile in moderately overweight nondiabetic men. Diabetes Care, 25: 822-828.

Bozzetto L, Annuzzi G, Pacini G, et al. 2015. Polyphenol-rich diets improve glucose metabolism in people at high cardiometabolic risk: a controlled randomized intervention trial. Diabetologia, 58: 1551-1560.

Bozzetto L, Annuzzi G, Ragucci M, et al. 2016. Insulin resistance, postprandial GLP-1 and adaptive immunity are the main predictors of NAFLD in a homogeneous population at high cardiovascular risk. Nutr Metab Cardiovasc Dis, 26: 623-629.

Bozzetto L, Costabile G, Della Pepa G, et al. 2018. Dietary fibre as a unifying remedy for the whole spectrum of obesity-associated cardiovascular risk. Nutrients, 10: 943.

Brandt P A V D, Schulpen M. 2017. Mediterranean diet adherence and risk of postmenopausal breast cancer: results of a cohort study and meta-analysis. Int J Cancer, 140(10): 2220-2231.

Bray F, Ferlay J, Soerjomataram I, et al. 2018. Global cancer statistics 2018: GLOBOCAN estimates of incidence and mortality worldwide for 36 cancers in 185 countries. CA Cancer J Clin, 68(6): 394-424.

Briones A M, Nguyen D C A, Callera G E, et al. 2012. Adipocytes produce aldosterone through calcineurin-dependent signaling pathways: implications in diabetes mellitus-associated obesity and vascular dysfunction. Hypertension, 59: 1069-1078.

Brown L, Rosner B, Willett W W, et al. 1999. Cholesterol-lowering effects of dietary fiber: a meta-analysis. Am J Clin Nutr, 69(1): 30-42.

Brownlee I A, Moore C, Chatfield M, et al. 2010. Markers of cardiovascular risk are not changed by increased whole grain intake: The WHOLE heart study, a randomised, controlled dietary intervention. Br J Nutr, 104: 125-134.

Buil-Cosiales P, Zazpe I, Toledo E, et al. 2014. Fiber intake and all-cause mortality in the Prevencion con Dieta Mediterranea (PREDIMED) study. Am J Clin Nutr, 100: 1498-1507.

Canfora E E, Jocken J W, Blaak E E. 2015. Short-chain fatty acids in control of body weight and insulin sensitivity. Nat Rev Endocrinol, 11: 577-591.

Cani P D, Osto M, Geurts L, et al. 2012. Involvement of gut microbiota in the development of low-grade inflammation and type 2 diabetes associated with obesity. Gut Microbes, 3(4): 279-288.

Carter P, Achana F, Troughton J, et al. 2014. A Mediterranean diet improves $HbA1_c$ but not fasting blood glucose compared to alternative dietary strategies: a network meta-analysis. J Hum Nutr Diet, 27: 280-297.

Chan G C, Chan W K, Sze D M. 2009. The effects of beta-glucan on human immune and cancer cells. J Hematol Oncol, (2): 25-28.

Chang H Y, Keyes K M, Mok Y, et al. 2015. Depression as a risk factor for overall and hormone-related cancer: the Korean cancer prevention study. J Affect Disord, 173: 1-8.

Charlton K E, Tapsell L C, Batterham M J, et al. 2012. Effect of 6 weeks' consumption of beta-glucan-rich oat products on cholesterol levels in mildly hypercholesterolaemic overweight adults. Br J Nutr, 107: 1037-1047.

Chen J G, Huang Q F, Shi W, et al. 2016. Meta-analysis of the association between whole and refined grain consumption and stroke risk based on prospective cohort studies. Asia Pac J Public Health, 28(7): 563-575.

Cho N H, Shaw J E, Karuranga S, et al. 2018. IDF Diabetes Atlas: global estimates of diabetes prevalence for 2017 and projections for 2045. Diabetes Res Clin Pract, 138: 271-281.

Chowdhury R, Warnakula S, Kunutsor S, et al. 2014. Association of dietary, circulating, and supplement fatty acids with coronary risk: a systematic review and meta-analysis. Ann Intern Med, 160(6): 398-406.

Cleveland L E, Moshfegh A J, Albertson A M, et al. 2000. Dietary intake of whole grains. J Am Coll Nutr, 19(3): 331S-338S.

Costabile G, Della Pepa G, Bozzetto L, et al. 2015. Urine 8-isoprostane in relation to adiposity and insulin resistance in individuals at high cardiometabolic risk. Metab Syndr Relat Disord, 13: 187-191.

Costabile G, Griffo E, Cipriano P, et al. 2018. Subjective satiety and plasma PYY concentration after wholemeal pasta. Appetite, 125: 172-181.

Cruz-Bravo R K, Guevara-González R G, Ramos-Gomez M, et al. 2014. The fermented non-digestible fraction of common bean (*Phaseolus vulgaris* L.) triggers cell cycle arrest and apoptosis in human colon adenocarcinoma cells. Genes Nutr, 9 (1): 359.

Daniel C R, Park Y, Chow W H, et al. 2013. Intake of fiber and fiber-rich plant foods is associated with a lower risk of renal cell carcinoma in a large US cohort. Am J Clin Nutr, 97: 1036-1043.

Davy B M, Davy K P, Ho R C, et al. 2002. High-fiber oat cereal compared with wheat cereal con-sumption favorably alters LDL-cholesterol subclass and particle numbers in middle-aged and older men. Am J Clin Nutr, 76(2): 351-358.

De Angelis M, Montemurno E, Vannini L, et al. 2015. Effect of whole-grain barley on the human fecal microbiota and metabolome. Appl Environ Microbiol, 81: 7945-7956.

De S A, Bloom S R. 2012. Gut hormones and appetite control: a focus on PYY and GLP-1 as therapeutic targets in obesity. Gut Liver, 6(1): 10-20.

Denova-Gutierrez E, Castanon S, Talavera J O, et al. 2010. Dietary patterns are associated with metabolic syndrome in an urban Mexican population. J Nutr, 140: 1855-1863.

Deschasaux M, Pouchieu C, His M, et al. 2014. Dietary total and insoluble fiber intakes are inversely associated with prostate cancer risk. J Nutr, 144(4): 504-514.

Deshmukh-Taskar P R, Neil C E O, Nicklas T, et al. 2009. Dietary patterns associated with metabolic syndrome, sociodemographic and lifestyle factors in young adults: the Bogalusa Heart Study. Public Health Nutrition, 12: 2493-2503.

Desroches S, Lamarche B. 2007. The evolving definitions and increasing prevalence of the metabolic syndrome. Appl Physiol Nutr Metab, 32(1): 23-32.

Develaraja S, Reddy A, Yadav M, et al. 2016. Whole grains in amelioration of metabolic derangements. J Nutr Food Sci, 4(4): 1-11.

Dietary Guidelines Advisory Committee. 2015. Scientific Report of the 2015 Dietary Guidelines Advisory Committee. http: //health.gov [2020-3-8].

Doubeni C A, Corley D A, Quinn V P, et al. 2018. Effectiveness of screening colonoscopy in reducing the risk of death from right and left colon cancer: a large community-based study. Gut, 67(2): 291-298.

Duffey K J, Steffen L M, Van Horn L, et al. 2012. Dietary patterns matter: diet beverages and cardiometabolic risks in the longitudinal Coronary Artery Risk Development in Young Adults (CARDIA) Study. Am J Clin Nutr, 95: 909-915.

Duraković Z. 2013. Dietary patterns in adults from an Adriatic Island of Croatia and their associations with metabolic syndrome and its components. Coll Antropol, 37: 335-342.

Eckel R H, Grundy S M, Zimmet P Z. 2005. The metabolic syndrome. Lancet, 365: 1415-1428.

Edwards C M B. 2010. International textbook of diabetes mellitus. Diabetic Med, 22(10): 1460.

Egeberg R, Olsen A, Loft S, et al. 2010. Intake of wholegrain products and risk of colorectal cancers in the diet, cancer and health cohort study. Br J Cancer, 103(5): 730-734.

Eshak E S, Iso H, Date C, et al. 2010. Dietary fiber intake is associated with reduced risk of mortality from cardiovascular disease among Japanese men and women. J Nutr, 140(8): 1445-1453.

Esmaillzadeh A, Kimiagar M, Mehrabi Y, et al. 2007. Dietary patterns, insulin resistance, and prevalence of the metabolic syndrome in women. Am J Clin Nutr, 85: 910-918.

Esmaillzadeh A, Mirmiran P, Azizi F. 2005. Whole-grain consumption and the metabolic syndrome: a favorable association in Tehranian adults. Eur J Clin Nutr, 59(59): 353-362.

Esposito K, Kastorini C M, Panagiotakos D, et al. 2010. Mediterranean diet and weight loss: meta-analysis of randomized controlled trials. Metab Syndr Relat Disord, 9(1): 1-12.

Esposito K, Marfella R, Ciotola M, et al. 2004. Effect of a Mediterranean-style diet on endothelial dysfunction and markers of vascular inflammation in the metabolic syndrome: a randomized trial. JAMA, 292: 1440-1446.

Estruch R, Martines-Gonzalez M A, Corella D, et al. 2009. Effects of dietary fibre intake on risk factors for cardiovascular disease in subjects at high risk. J Epidemiol Community Health, 63(7): 582-588.

Evert A B, Dennison M, Gardner C D, et al. 2019. Nutrition therapy for adults with diabetes or prediabetes: a consensus report. Diabetes Care, 42(5): 731-754.

Fang L Q, Li W, Zhang W, et al. 2015. Association between whole grain intake and stroke risk: evidence from a meta-analysis. Int J Clin Exp Med, 8(9): 16978-16983.

Farvid M S, Eliassen A H, Cho E, et al. 2016. Dietary fiber intake in young adults and breast cancer risk. Pediatrics, 137(3): e20151226.

FDA. 2008. Health claims: fiber-containing grain products, fruits and vegetables and cancer. Code of Federal Regulations. Silver Spring: Food and Drug Administration: 2.

Fendler W, Borowiec M, Baranowska-Jazwiecka A, et al. 2012. Prevalence of monogenic diabetes amongst Polish children after a nationwide genetic screening campaign. Diabetologia, 55(10): 2631-2635.

Fernandez M L. 2001. Soluble fiber and non-digestible carbohydrate effects on plasma lipids and cardiovascular risk. Curr Opin Lipidol, 12(1): 35-40.

Flint A J, Hu F B, Glynn R J, et al. 2009. Whole grains and incident hypertension in men. Am J Clin Nutr, 90(3): 493-498.

Franz M J, Boucher J L, Rutten-Ramos S, et al. 2015. Lifestyle weight-loss intervention outcomes in overweight and obese adults with type 2 diabetes: a systematic review and meta-analysis of randomized

clinical trials. J Acad Nutr Diet, 115(9): 1447-1463.
Fung T T, Chiuve S E, Mccullough M L, et al. 2008. Adherence to a DASH-style diet and risk of coronary heart disease and stroke in women. Arch Intern Med, 168(7): 713.
Fung T T, Hu F B, Pereira M A, et al. 2002. Whole-grain intake and the risk of type 2 diabetes: a prospective study in men. Am J Clin Nutr, 76: 535-540.
Fung T T, Hu F B, Wu K, et al. 2010. The Mediterranean and dietary approaches to stop hypertension (DASH) diets and colorectal cancer. Am J Clin Nutr, 92(6): 1429-1435.
Gallus S, Bosetti C, La Vecchia C, 2004. Mediterranean diet and cancer risk. Eur J Cancer Prev, 13: 447-452.
GBD 2015 Risk Factors Collaborators. 2016. Global, regional, and national comparative risk assessment of 79 behavioural, environmental and occupational, and metabolic risks or clusters of risks, 1990-2015: a systematic analysis for the Global Burden of Disease Study 2015. Lancet, 388(10053): 1659-1724.
GBD 2016 Risk Factors Collaborators. 2017. Global, regional, and national comparative risk assessment of 84 behavioral, environmental and occupation, and metabolic risks or clusters of risks, 1990-2016: a systematic analysis for the Global Burden of Disease Study 2016. Lancet, 390(10100): 1345-1422.
Ghoshal U C, Srivastava D, Misra A. 2014. Sa1378 reduction of breath methane using rifaximin shortens colon transit time and improves constipation: a randomized double-blind placebo controlled trial. Gastroenterology, 148(4): S308-S309.
Giacco R, Clemente G, Cipriano D, et al. 2010. Effects of the regular consumption of wholemeal wheat foods on cardiovascular risk factors in healthy people. Nutr Metab Cardiovasc Dis, 20: 186-194.
Giacco R, Costabile G, Della P G, et al. 2014. A whole-grain cereal-based diet lowers postprandial plasma insulin and tri-glyceride levels in individuals with metabolic syndrome. Nutr Metab Cadiovasc Dis, 24(8): 837-844.
Giacco R, Lappi J, Costabile G, et al. 2013. Effects of rye and whole wheat versus refined cereal foods on metabolic risk factors: a randomised controlled two-centre intervention study. Clin Nutr, 32: 941-949.
Gregg E W, Chen H Y, Wagenknecht L E, et al. 2012. Association of an intensive lifestyle intervention with remission of type 2 diabetes. JAMA, 308(23): 2489-2496.
Gregg E W, Shaw J E. 2017. Global health effects of overweight and obesity. N Engl J Med, 377(1): 80.
Grundy S M, Brewer H B, Cleeman J I, et al. 2004. Definition of metabolic syndrome: report of the National Heart, Lung, and Blood Institute/American Heart Association conference on scientific issues related to definition. Arterioscler Thromb Vasc Biol, 24: 13-18.
Grundy S M, Cleeman J I, Daniels S R, et al. 2005. Diagnosis and management of the metabolic syndrome: an American Heart Association/National Heart, Lung, and Blood Institute scientific statement: executive summary. Cardiol Rev, 4: 198-203.
Hallikainen M A, Sarkkinen E S, Gylling H, et al. 2000. Comparison of the effects of plant sterol ester and plant stanol ester-enriched margarines in lowering serum cholesterol concentrations in hypercholesterolaemic subjects on a low-fat diet. Eur J Clin Nutr, 54(9): 715-725.
Harris J K, West S G, Vanden Heuvel J P, et al. 2014. Effects of whole and refined grains in a weight-loss diet on markers of metabolic syndrome in individuals with increased waist circumference: a randomized controlled-feeding trial. Am J Clin Nutr, 100(2): 577-586.
Hartvigsen M L, Gregersen S, Lærke H N, et al. 2014a. Effects of concentrated arabinoxylan and β-glucan compared with refined wheat and whole grain rye on glucose and appetite in subjects with the metabolic syndrome: a randomized study. Eur J Clin Nutr, 1: 84-90.
Hartvigsen M L, Lærke H N, Overgaard A, et al. 2014b. Postprandial effects of test meals including concentrated arabinoxylan and whole grain rye in subjects with the metabolic syndrome: a randomised study. Eur J Clin Nutr, 5: 567-574.
He D H, Yang M, Zhang R H, et al. 2015. Dietary patterns associated metabolic syndrome in Chinese adults. Biomed Environ Sci, 28: 370-373.
He L X, Zhao J, Huang Y S, et al. 2016. The difference between oats and beta-glucan extract intake in the management of $HbA1_c$, fasting glucose and insulin sensitivity: a meta-analysis of randomized controlled trials. Food Funct, 7: 1413-1428.

Heer M, Egert S. 2015. Nutrients other than carbohydrates: their effects on glucose homeostasis in humans. Diabetes Metab Res Rev, 31: 14-35.

Heidemann C, Scheidt-Nave C, Richter A, et al. 2011. Dietary patterns are associated with cardiometabolic risk factors in a representative study population of German adults. Br J Nutr, 106: 1253-1262.

Helnæs A, Kyrø C, Andersen I, et al. 2016. Intake of whole grains is associated with lower risk of myocardial infarction: the danish diet, cancer and health cohort. Am J Clin Nutr, 103: 999-1007.

Ho H V T, Sievenpiper J L, Zurbau A. 2016. A systematic review and meta-analysis of randomized controlled trials of the effect of barley β-glucan on LDL-C, non-HDL-C and apoB for cardiovascular disease risk reduction. Eur J Clin Nutr, 70(11): 1340.

Hodge A, English D R, O'Dea K, et al. 2004. Glycemic index and dietary fiber and the risk of type 2 diabetes. Diabetes Care, 27: 2701-2706.

Hong S, Song Y, Lee K H, et al. 2012. A fruit and dairy dietary pattern is associated with a reduced risk of metabolic syndrome. Metabolism, 61: 883-890.

Hosoda Y, Okahara F, Mori T, et al. 2017. Dietary steamed wheat bran increase postprandial fat oxidation in association with a reduced blood glucose-dependent insulinotropic polypeptide response in mice. Food Nutr Res, 61(1): 1361778.

Hou Q T, Li Y, Li L, et al. 2015. The metabolic effects of oats intake in patients with type 2 diabetes: a systematic review and meta-analysis. Nutrients, 7: 10369-10387.

Hu C, Jia W P. 2018. Diabetes in China: epidemiology and genetic risk factors and their clinical utility in personalized medication. Diabetes, 67(1): 3-11.

Hu F B. 2002. Dietary pattern analysis: a new direction in nutritional epidemiology. Curr Opin Lipidol, 13: 3-9.

Imam M U, Ishaka A, Ooi D J, et al. 2014. Germinated brown rice regulates hepatic cholesterol metabolism and cardiovascular disease risk in hypercholesterolaemic rats. J Funct Foods, 8(1): 193-203.

International Food Information Council. 2019. 2019 food & Health Survey. http://foodinsight.org/interest-in-sustainability-plant-based-diets-among-trends-in-ific-foundation-2019-food-and-health-survey/ [2020-5-20].

Jacobs D R, Meyer H E, Solvoll K. 2001. Reduced mortality among whole grain bread eaters in men and women in the Norwegian County Study. Eur J Clin Nutr, 55(2): 137-143.

Jacobs D R, Meyer K A, Kushi L H, et al. 1999. Is whole grain intake associated with reduced total and cause-specific death rates in older women? The Iowa Women's Health Study. Am J Public Health, 89: 322-329.

Jacobs L R. 1986. Modification of experimental colon carcinogenesis by dietary fibers. Adv Exp Med Biol, 206: 105-118.

Jacques P F, Tucker K L. 2001. Are dietary patterns useful for understanding the role of diet in chronic disease? Am J Clin Nutr, 73: 1-2.

Jansen R J, Robinson D P. 2011. Fruit and vegetable consumption is inversely associated with having pancreatic cancer. Cancer Causes Control, 12: 1613-1625.

Jenkins D J, Wesson V, Wolever T M, et al. 1988. Wholemeal versus wholegrain breads: proportion of whole or cracked grain and the glycaemic response. BMJ, 297: 958-960.

Jenkins D, Kendall C W, Augustin L S, et al. 2002. Effect of wheat bran on glycemic control and risk factors for cardiovascular disease in type 2 diabetes. Diabetes Care, 25: 1522-1528.

Jensen M K, Koh-Banerjee P, Hu F B, et al. 2004. Intakes of whole grains, bran, and germ and the risk of coronary heart disease in men. Am J Clin Nutr, 80(6): 1492-1499.

Jesenak M, Hrubisko M, Majtan J, et al. 2014. Anti-allergic effect of pleuran (β-glucan from *Pleurotus ostreatus*) in children with recurrent respiratory tract infections. Phytotherapy Research, 28(3): 471-474.

Johnsen N F, Frederiksen K, Christensen J, et al. 2015. Whole-grain products and whole-grain types are associated with lower all-cause and cause-specific mortality in the Scandinavian HELGA cohort. Br J Nutr, 114: 608-623.

Juntunen K S, Laaksonen D E, Poutanen K S, et al. 2003. High-fiber rye bread and insulin secretion and sensitivity in healthy postmenopausal women. Am J Clin Nutr, 77(2): 385-391.

Kabisch S, Meyer N M T, Honsek C, et al. 2019. Obesity does not modulate the glycometabolic benefit of insoluble cereal fibre in subjects with prediabetes-A stratified post hoc analysis of the optimal fibre trial (OptiFiT). Nutrients, 11(2726): Open Access.

Kant P, Hull M. 2011. Excess body weight and obesity—the link with gastrointestinal and hepatobiliary cancer. Nat Rev Gastroenterol Hepatol, 8(4): 224-238.

Katcher H I, Legro R S, Kunselman A R, et al. 2008. The effects of a whole grain enriched hypocaloric diet on cardiovascular disease risk factors in men and women with metabolic syndrome. Am J Clin Nutr, 87: 79-90.

Kazemzadeh M, Safavi S M, Nematollahi S, et al. 2014. Effect of brown rice consumption on inflammatory marker and cardiovascular risk factors among overweight and obese non-menopausal female adults. International Journal of Preventive Medicine, 5(4): 478-488.

Knudsen K E. 2014. Fiber and nonstarch polysaccharide content and variation in common crops used in broiler diets. Poult Sci, 9: 2380-2393.

Kelly D, Yang L Y, Pei Z H. 2018. Gut microbiota, fusobacteria, and colorectal cancer. Diseases, 6(4): 109.

Kim J, Jo I. 2011. Grains, vegetables, and fish dietary pattern is inversely associated with the risk of metabolic syndrome in South Korean adults. J Am Diet Assoc, 111: 1141-1149.

Kim M J, Hong S Y, Kim S K, et al. 2009. β-glucan enhanced apoptosis in human colon cancer cells SNU-C4. Nutr Res Pract, 3(3): 180-184.

Kim Y, Keogh J B, Clifton P M. 2016. Polyphenols and glycemic control. Nutrients, 8(1): 1-27.

Kimokoti R W, Gona P, Zhu L, et al. 2012. Dietary patterns of women are associated with incident abdominal obesity but not metabolic syndrome. J Nutr, 142: 1720-1727.

King D E E, Egan B M, Woolson R F, et al. 2007. Effect of a high-fiber diet vs a fiber-supplemented diet on C-reactive protein level. Arch Intern Med, 167(5): 502-506.

Kirwan J P, Malin S K, Scelsi A R, et al. 2016. A whole-grain diet reduces cardiovascular risk factors in overweight and obese adults: a randomized controlled trial. J Nutr, 146(11): 2244-2251.

Kobayashi H, Yoshida R, Kanada Y, et al. 2005. Suppressing effects of daily oral supplementation of bata-glucan extracted from *Agaricus blazei* Murill on spontaneous and peritoneal disseminated metastasis in mouse mode. J Cancer Res Clin, 131: 527-538.

Koh-Banerjee P, Franz M, Sampson L, et al. 2004. Changes in whole-grain, bran, and cereal fiber consumption in relation to 8-y weight gain among men. Am J Clin Nutr, 80: 1237-1245.

Kolovou G D, Anagnostopoulou K K, Salpea K D, et al. 2007. The prevalence of metabolic syndrome in various populations. Am J Med Sci, 333: 362-371.

Krauss R M. 2004. Lipids and lipoproteins in patients with type 2 diabetes. Diabetes Care, 27(6): 1496-1504.

Kyrø C, Skeie G, Loft S, et al. 2013. Intake of whole grains from different cereal and food sources and incidence of colorectal cancer in the Scandinavian HELGA cohort. Cancer Causes and Control, 24(7): 1363-1374.

Kyrø C, Tjønneland A, Overvad K, et al. 2018. Higher whole-grain intake is associated with lower risk of type 2 diabetes among middle-aged men and women: the danish diet, cancer, and health cohort. J Nutr, 148(9): 1434-1444.

La Vecchia C, Chatenoud L, Negri E, et al. 2003b. Session: whole cereal grains, fibre and human cancer - Wholegrain cereals and cancer in Italy. P Nutr Soc, 62(1): 45-49.

La Vecchia C, Franceschi S, Levi F. 2003a. Epidemiological research on cancer with a focus on Europe. Eur J Cancer Prev, 12(1): 5-14.

Lahmann P H, Ibiebele T, Webb P M, et al. 2014. A case-control study of glycemic index, glycemic load and dietary fiber intake and risk of adenocarcinomas and squamous cell carcinomas of the esophagus: the Australian cancer study. BMC Cancer, 14(1): 877.

Lairon D, Arnault N, Bertrais S, et al. 2005. Dietary fiber intake and risk factors for cardiovascular disease in French adults. Am J Clin Nutr, 82: 1185-1194.

Landaeta-Diaz L, Fernandez J M, Da Silva-Grigoletto M, et al. 2013. Mediterranean diet, moderate-to-high intensity training, and health-related quality of life in adults with metabolic syndrome. Eur J Prev Cardiol, 20(4): 555-564.

Lappi J, Salojarvi J, Kolehmainen M, et al. 2013. Intake of whole-grain and fiber-rich rye bread versus refined wheat bread does not differentiate intestinal microbiota composition in finnish adults with metabolic syndrome. J Nutr, 143(5): 648-655.

Larsson S C, Giovannucci E, Bergkvist L, et al. 2005. Whole grain consumption and risk of colorectal cancer: a population-based cohort of 60000 women. Br J Cancer, 92(9): 1803-1807.

Lazaridou A, Biliaderis C G. 2007. Molecular aspects of cereal β-glucan functionality: physical properties, technological applications and physiological effects. J Cereal Sci, 46: 101-118.

Lee K W, Song K E, Lee H S, et al. 2006. The effects of Goami No.2 rice, a natural fiber-rich rice, on body weight and lipid metabolism. Obesity, 14(3): 423-430.

Lefevre M, Jonnalagadda S. 2012. Effect of whole grains on markers of subclinical inflammation. Nutr Rev, 70(7): 387-396.

Leite M L C, Nicolosi A. 2009. Dietary patterns and metabolic syndrome factors in a non-diabetic Italian population. Public Health Nutr, 12: 1494-1503.

Li Q, Holford T R, Zhang Y W, et al. 2013. Dietary fiber intake and risk of breast cancer by menopausal and estrogen receptor status. Eur J Nutr, 52(1): 217-223.

Li X, Cai X X, Ma X T, et al. 2016. Short- and long-term effects of wholegrain oat intake on weight management and glucolipid metabolism in overweight type-2 diabetics: a randomized control trial. Nutrients, 8: 549.

Licinio J, Caglayan S, Ozata M, et al. 2004. Phenotypic effects of leptin replacement on morbid obesity, diabetes mellitus, hypogonadism, and behavior in leptin-deficient adults. PNAS, 101(13): 4531-4536.

Lien L F, Brown A J, Ard J D, et al. 2007. Effects of PREMIER lifestyle modifications on participants with and without the metabolic syndrome. Hypertension, 50(4): 609-616.

Lim S, Shin H, Song J H, et al. 2011. Increasing prevalence of metabolic syndrome in Korea: The Korean National Health and Nutrition Examination Survey for 1998-2007. Diabetes Care, 34: 1323-1328.

Liu J K, Hickson D A, Musani S K, et al. 2013. Dietary patterns, abdominal visceral adipose tissue, and cardiometabolic risk factors in African Americans: the Jackson heart study. Obesity, 21: 644-651.

Liu S M. 2003. Whole-grain foods, dietary fiber, and type 2 diabetes: searching for a kernel of truth. Am J Clin Nutr, 77: 527-529.

Liu S M, Manson J E, Stampfer M J, et al. 2000a. A prospective study of whole grain intake and risk of type 2 diabetes mellitus in U.S. women. Am J Public Health Nations Health, 90: 1409-1415.

Liu S M, Sesso H D, Manson J E, et al. 2003. Is intake of breakfast cereals related to total and cause-specific mortality in men? Am J Clin Nutr, 77(3): 594-599.

Liu S M, Stampfer M J, Hu F B, et al. 1999. Whole-grain consumption and risk of coronary heart disease: results from the Nurses' Health Study. Am J Clin Nutr, 70(3): 412-419.

Liu S, Manson J E, Stampfer M J, et al. 2000b. Whole grain consumption and risk of ischemic stroke in women: a prospective study. JAMA, 284: 1534-1540.

Lu J L, Wang L M, Li M, et al. 2016. Metabolic syndrome among adults in China-The 2010 China Noncommunicable Disease Surveillance. J Clin Endocrinol Metab, 2016-2477.

Ludwig D S. 2002. The glycemic index: physiological mechanisms relating to obesity, diabetes, and cardiovascular disease. JAMA, 287: 2414-2423.

Lutsey P L, Steffen L M, Stevens J. 2008. Dietary intake and the development of the metabolic syndrome: the atherosclerosis risk in communities study. Circulation, 117: 754-761.

Ma Y S, Griffith J A, Chasan-Taber L, et al. 2006. Association between dietary fiber and serum C-reactive protein. Am J Clin Nutr, 83(4): 760-766.

Maki K C, Beiseigel J M, Jonnalagadda S S, et al. 2010. Whole-grain ready-to-eat oat cereal, as part of a dietary program for weight loss, reduces low-density lipoprotein cholesterol in adults with overweight and obesity more than a dietary program including low-fiber control foods. J Am Diet Assoc, 110(2): 205-214.

Malin S K, Kullman E L, Scelsi A R. 2018. A whole-grain diet reduces peripheral insulin resistance and improves glucose kinetics in obese adults: a randomized-controlled trial. Metabolism, 82: 111-117.

Martínez-González M A, Fernández-Jarne E, Serrano-Martínez M, et al. 2002. Mediterranean diet and reduction in the risk of a first acute myocardial infarction: an operational healthy dietary score. Eur J Nutr, 41(4): 153.

Martínez-González M Á, Martín-Calvo N. 2013. The major European dietary patterns and metabolic syndrome. Rev Endocr Metab Dis, 14: 265-271.

Martinovic A B, Zdravkovic A. 1981. A mass survey of diabetes mellitus in a population of 300000 in 14 provinces and municipalities in China. Zhonghua Neike Zazhi, 20(11): 678-683.

Marventano S, Vetrani C, Vitale M, et al. 2017. Whole grain intake and glycaemic control in healthy subjects: a systematic review and meta-analysis of randomized controlled trials. Nutrients, 19: 9.

McCullough M L, Robertson A S, Chao A. 2003. A prospective study of whole grains, fruits, vegetables and colon cancer risk. Cancer Causes and Control, 14: 959-970.

McIntosh G H, Noakes M, Royle P J, et al. 2003. Whole grain rye and wheat foods and markers of bowel health in overweight middle aged men. Am J Clin Nutr, 77: 967-974.

McKeown N M, Meigs J B, Liu S M, et al. 2002. Whole-grain intake is favorably associated with metabolic risk factors for type 2 diabetes and cardiovascular disease in the Framingham offspring study. Am J Clin Nutr, 76: 390-398.

McKeown N M, Meigs J B, Liu S M, et al. 2004. Carbohydrate nutrition, insulin resistance and the prevalence of the metabolic syndrome in the Framingham offspring Cohort. Diabetes Care, 27(2): 538-546.

McKeown N M, Yoshida M, Shea M K, et al. 2009. Whole-grain intake and cereal fiber are associated with lower abdominal adiposity in older adults. J Nutr, 139(10): 1950-1955.

McMillan-Price J, Petocz P, Atkinson F, et al. 2006. Comparison of 4 diets of varying glycemic load on weight loss and cardiovascular risk reduction in overweight and obese young adults. Arch Intern Med, 166: 1466-1475.

McRorie J W. 2015. Evidence-based approach to fiber supplements and clinically meaningful health benefits, What to look for and how to recommend an effective fiber therapy. Nutrition Today, 50: 82-89.

Mehta R S, Nishihara R, Cao Y, et al. 2017. Association of dietary patterns with risk of colorectal cancer subtypes classified by *Fusobacterium nucleatum* in tumor tissue. JAMA Oncology, 3(7): 921-927.

Melanson K J, Angelopoulos T J, Nguyen V T, et al. 2006. Consumption of whole-grain cereals during weight loss: effects on dietary quality, dietary fiber, magnesium, vitamin B-6, and obesity. J Am Diet Assoc, 106(9): 1380-1388.

Mellen P B, Walsh T F, Herrington D M. 2008. Whole grain intake and cardiovascular disease: a meta-analysis. Nutr Metab Cardiovasc Dis, 18: 283-290.

Meyer K A, Kushi L H, Jacobs D R. 2000. Carbohydrates, dietary fiber, and incidence of type 2 diabetes in older women. Am J Clin Nutr, 71: 921-930.

Micha R, Khatibzadeh S, Shi P, et al. 2015. Global, regional and national consumption of major food groups in 1990 and 2010: a systematic analysis including 266 country-specific nutrition surveys worldwide. BMJ Open, 5: e008705.

Mima K, Nishihara R, Qian Z R, et al. 2016. Fusobacterium nucleatum in colorectal carcinoma tissue and patient prognosis. Gut, 65(12): 1973-1980.

Montonen J, Boeing H, Fritsche A, et al. 2013. Consumption of red meat and whole-grain bread in relation to biomarkers of obesity, inflammation, glucose metabolism and oxidative stress. Eur J Nutr, 52(1): 337-345.

Montonen J, Knekt P, Jarvinen R, et al. 2003. Whole-grain and fiber intake and the incidence of type 2 diabetes. Am J Clin Nutr, 77: 622-629.

Moore J X, Chaudhary N, Akinyemiju T. 2017. Metabolic syndrome prevalence by race/ethnicity and sex in the united states, national health and nutrition examination survey, 1988-2012. Prev Chronic Dis, 14: 24.

Morris J N, Marr J W, Clayton D G. 1977. Diet and heart: a postscript. Br Med J, 2: 1307-1314.

Mozaffarian D, Appel L J, Van Horn L. 2011b. Components of a cardio protective diet: new insights. Circulation, 123: 2870-2891.

Mozaffarian D, Hao T, Rimm E B, et al. 2011a. Changes in diet and lifestyle and long-term weight gain in women and men. N Engl J Med, 364(25): 2392-2404.

Muhihi A, Gimbi D, Njelekela M, et al. 2013. Consumption and acceptability of whole grain staples for lowering markers of diabetes risk among overweight and obese Tanzanian adults. Globalization and Health, 9: 26.

Murphy E A, Davis J M, Brown A S, et al. 2004. Effects of moderate exercise and oat β-glucan on lung tumor metastases and macrophage antitumor cytotoxicity. J Appl Physiol, 97(3): 955-959.

Murphy N, Norat T, Ferrari P, et al. 2012. Dietary fiber intake and risks of cancers of the colon and rectum in the European prospective investigation into cancer and nutrition (EPIC). PLoS One, 7(6): 39361.

Murtaugh M A, Jacobs D R, Jacob B, et al. 2003. Epidemiological support for the protection of whole grains against diabetes. P Nutr Soc, 62(1): 143-149.

Na S Y, Myung S J. 2012. Obesity and colorectal cancer. Korean J Gastroenterol, 59(1): 16-26.

Nilsson A C, Johansson-Boll E V, Björck I M. 2015. Increased gut hormones and insulin sensitivity index following a 3-d intervention with a barley kernel-based product: a randomised cross-over study in healthy middle-aged subjects. Br J Nutr, 114: 899-907.

Nishimura T, Murakami K, Livingstone M B, et al. 2015. Adherence to the food-based Japanese dietary guidelines in relation to metabolic risk factors in young Japanese women. Br J Nutr, 114(4): 645-653.

Niu K J, Momma H, Kobayashi Y, et al. 2016. The traditional Japanese dietary pattern and longitudinal changes in cardiovascular disease risk factors in apparently healthy Japanese adult. Eur J Nutr, 55(1): 267-279.

Noel S E, Newby P K, Ordovas J M, et al. 2009. A traditional rice and beans pattern is associated with metabolic syndrome in Puerto Rican older adults. J Nutr, 139: 1360-1367.

Ogden C L, Carroll M D, Kit B K, et al. 2014. Prevalence of childhood and adult obesity in the United States, 2011-2012. JAMA, 311(8): 806-814.

Paletas K, Athanasiadou E, Sarigianni M, et al. 2010. The protective role of the Mediterranean diet on the prevalence of metabolic syndrome in a population of greek obese subjects. J Am Coll Nutr, 29(1): 41-45.

Pan X R, Yang W Y, Li G W, et al. 1997. Prevalence of Diabetes and Its Risk Factors in China. Chin J Intern Med, 20(11): 1664-1669.

Panagiotakos D B, Pitsavos C, Skoumas Y, et al. 2007. The association between food patterns and the metabolic syndrome using principal components analysis: the ATTICA Study. J Am Diet Assoc, 107: 979-987.

Park M K, Kim D K. 2000. The effect of micronized fenofibrate on the plasma levels of glycated LDL-C, Lp(a) and insulin resistance in patients with type 2 diabetes mellitus. J Korean Diabetes Assoc, 24(6): 678-688.

Parker E D, Liu S, Van Horn L, et al. 2013. The association of whole grain consumption with incident type 2 diabetes: the Women's Health Initiative Observational Study. Ann Epidemiol, 23(6): 321-327.

Pereira M A, Jacobs D R, Pins J J. 2002. Effect of whole grains on insulin sensitivity in overweight hyperinsulinemic adults. Am J Clin Nutr, 75: 848-855.

Peters U, Sinha R, Chatterjee N, et al. 2003. Dietary fibre and colorectal adenoma in a colorectal cancer early detection programme. Lancet, 361(9368): 1491-1495.

Priebe M G, van Binsbergen J J, de Vos R, et al. 2008. Whole grain foods for the prevention of type 2 diabetes mellitus. Cochrane Database Syst Rev, 23: 60-61.

Qin J J, Li Y R, Cai Z M, et al. 2012. A metagenome-wide association study of gut microbiota in type 2 diabetes. Nature, 490(7418): 55-60.

Quatela A, Callister R, Patterson A J, et al. 2017. Breakfast cereal consumption and obesity risk amongst the mid-age cohort of the Australian longitudinal study on women's health. Healthcare, 5(3): 49-60.

Reilly M P. 2003. The metabolic syndrome: More than the sum of its parts? Circulation, 108: 1546-1551.

Roberts S, McCrory M, Saltzman E. 2002. The influence of dietary composition on energy intake and body weight. J Am Coll Nutr, 21: 140-145.

Sahyoun N R, Jacques P F, Zhang X L, et al. 2006. Whole grain intake is inversely associated with the metabolic syndrome and mortality in older adults. Am J Clin Nutr, 83: 124-131.

Salmeron J, Ascherio A, Rimm E B, et al. 1997. Dietary fiber, glycemic load, and risk of NIDDM in men. Diabetes Care, 20: 545-550.

Sanchez D, Miguel M, Aleixandre A. 2012. Dietary fiber, gut peptides, and adipocytokines. J Med Food, 15: 223-230.

Savolainen O, Lind M V, Bergström G, et al. 2017. Biomarkers of food intake and nutrient status are associated with glucose tolerance status and development of type 2 diabetes in older Swedish women. Am J Clin Nutr, 106: 1302-1310.

Schatzkin A, Mouw T, Park Y, et al. 2007. Dietary fiber and whole-grain consumption in relation to colorectal cancer in the NIH-AARP Diet and Health Study. Am J Clin Nutr, 85(5): 1353-1360.

Schulze M B, Liu S, Rimm E B, et al. 2004. Glycemic index, glycemic load, and dietary fiber intake and incidence of type 2 diabetes in younger and middle-aged women. Am J Clin Nutr, 80: 348-356.

Schwarzfuchs D, Golan R, Shai I. 2012. Four-year follow-up after two-year dietary interventions. N Engl J Med, 367(14): 1373-1374.

Seal C J. 2013. Whole Grains. Encyclopedia of Human Nutrition. 3rd ed. Kidlington: Elsevier Limited: 422-430.

Seal C J, Brownlee I A. 2015. Whole-grain foods and chronic disease: evidence from epidemiological and intervention studies. Proc Nutr Soc, 74: 313-319.

Sereni A, Cesari F, Gori A M, et al. 2017. Cardiovascular benefits from ancient grain bread consumption: findings from a double-blinded randomized crossover intervention trial. Int J Food Sci Nutr, 68(1): 97-103.

Shah A D, Langenberg C, Rapsomaniki E, et al. 2015. Type 2 diabetes and incidence of cardiovascular disease: a cohort study in 1.9 million people. Lancet Diabetes and Endocrinology, 385(2): 105-113.

Shaw J E, Sicree R A, Zimmet P Z. 2010. Global estimate of the prevalence of diabetes for 2010 and 2030. Diabetes Res Clin Pract, 87(1): 0-14.

Shen X L, Zhao T, Zhou Y Z, et al. 2016. Effect of oat β-glucan intake on glycaemic control and insulin sensitivity of diabetic patients: a meta-analysis of randomized controlled trials. Nutrients, 8: 39.

Silva F M, Kramer C K. de Almeida J C, et al. 2013. Fiber intake and glycemic control in patients with type 2 diabetes mellitus: a systematic review with meta-analysis of randomized controlled trials. Nutr Rev, 71: 790-801.

Slabber M, Barnard H C, Kuyl J M, et al. 1994. Effects of a low-insulin-response, energy-restricted diet on weight loss and plasma insulin concentrations in hyperinsulinemic obese females. Am J Clin Nutr, 60: 48-53.

Slavin J. 2003. Why whole grains are protective: biological mechanisms. Proc Nutr Soc, 62(1): 129-134.

Slavin J. 2007. Whole Grains and Cardiovascular Disease. *In*: Marquart L, Jacobs Jr D R, Mclntosh G H, et al. Whole Grains and Health. Oxford: Blackwell Publishing: 59.

Slavin J, Martini M C, Jacobs D R, et al. 1999. Plausible mechanisms for the protectiveness of whole grains. Am J Clin Nutr, 70: 459S-463S.

Steffen L M, Jacobs D R, Stevens J, et al. 2003. Associations of whole-grain, refined grain, and fruit and vegetable consumption with risks of all-cause mortality and incident coronary artery disease and ischemic stroke: the Atherosclerosis Risk in Communities (ARIC) Study. Am J Clin Nutr, 78: 383-390.

Streppel M T, Ocké M C, Boshuizen H C, et al. 2008. Dietary fiber intake in relation to coronary heart disease and all-cause mortality over 40 y: the Zutphen Study. Am J Clin Nutr, 88(4): 1119-1125.

Suliga E, Kozieł D, Cieśla E. et al. 2015. Association between dietary patterns and metabolic syndrome in individuals with normal weight: a cross-sectional study. Nutr J, 14: 55.

Sun T P, Rong Y, Hu X L, et al. 2017. Plasma alkylresorcinol metabolite, a biomarker of whole-grain wheat and rye intake, and risk of type 2 diabetes and impaired glucose regulation in a Chinese population. Diabetes Care, 41(3): dc171570.

Tan B L, Esa N M, Rahman H S, et al. 2014. Brewers' rice induces apoptosis in azoxymethane-induced colon carcinogenesis in rats via suppression of cell proliferation and the Wnt signaling pathway. Br J Nutr, 112: 19-30.

Tektonidis T G, Åkesson A, Gigante B, et al. 2015. A Mediterranean diet and risk of myocardial infarction, heart failure and stroke: a population-based cohort study. Atherosclerosis, 243(1): 93-98.

Tian J, Ma J, Ma K, et al. 2012. Up-regulation of GITRL on dendritic cells by WGP improves anti-tumor immunity in murine Lewis lung carcinoma. PLoS One, 7(10): e46936.

Tighe P, Duthie G, Vaughan N, et al. 2010. Effect of increased consumption of whole grain foods on blood pressure and other cardiovascular risk markers in healthy middle-aged persons: a randomized controlled trial. Am J Clin Nutr, 92(4): 733-740.

Toden S, Lockett T J, Scherer B L, et al. 2014. Butyrylated starch affects colorectal cancer markers beneficially and dose-dependently in genotoxin-treated rats. Cancer Biol Ther, 5(11): 1515-1526.

Tortosa A, Bes-Rastrollo M, Sanchez-Villegas A, et al. 2007. Mediterranean diet inversely associated with the incidence of metabolic syndrome: the SUN prospective cohort. Diabetes Care, 30(11): 2957-2959.

Trichopoulou A, Costacou T, Bamia C. 2003. Adherence to a Mediterranean diet and survival in a Greek population. N Eng J Med, 348: 2599-2608.

US Food and Drug Administration. 1997. FDA final rule for federal labeling: health claims: oats and coronary heart disease. Federal Register, 62(15): 3584e601.

USA. 2001. Executive summary of the third report of The National Cholesterol Education Program (NCEP) Expert Panel on detection, evaluation, and treatment of high blood cholesterol in adults (Adult Treatment Panel III). JAMA, 285: 2486-2497.

Uusitupa M, Hermansen K, Savolainen M J. 2013. Effects of an isocaloric healthy Nordic diet on insulin sensitivity, lipid profile and inflammation markers in metabolic syndrome-a randomized study (SYSDIET). J Intern Med, 274: 52-66.

van de Vijver L P L, van de Bosch L M C, van den Brandt P A, et al. 2009. Whole-grain consumption, dietary fibre intake and body mass index in the Netherlands cohort study. Eur J Clin Nutr, 63: 31-38.

Vetrani C, Costabile G, Luongo D, et al. 2016. Effects of whole-grain cereal foods on plasma short chain fatty acid concentrations in individuals with the metabolic syndrome. Nutrition, 32: 217-221.

Via M. 2012. The malnutrition of obesity: Micronutrient deficiencies that promote diabetes. ISRN Endocrinol, 5: 103472.

Vitaglione P, Mennella I, Ferracane R, et al. 2015. Whole-grain wheat consumption reduces inflammation in a randomized controlled trial on overweight and obese subjects with unhealthy dietary and lifestyle behaviors: role of polyphenols bound to cereal dietary fiber. Am J Clin Nutr, 101: 251-261.

Vuik F E, Nieuwenburg S A, Bardou M, et al. 2019. Increasing incidence of colorectal cancer in young adults in Europe over the last 25 years. Gut, 68: 1820-1826.

Wanders A J, van den Borne J J G C, de Graaf C, et al. 2011. Effects of dietary fibre on subjective appetite, energy intake and body weight: a systematic review of randomized controlled trials. Obes Rev, 12: 724-739.

Wadden T A, Webb V L, Moran C H, et al. 2012. Lifestyle modification for obesity. Circulation, 125(9): 1157-1170.

Wang H F, Lichtenstein A H, Lamon-Fava S, et al. 2014. Association between statin use and serum cholesterol concentrations is modified by whole-grain consumption: NHANES 2003-2006. Am J Clin Nutr, 100(4): 1149-1157.

Wang J, Cao Y P, Wang C T, et al. 2011. Wheat bran xylooligosaccharides improve blood lipid metabolism and antioxidant status in rats fed a high-fat diet. Carbohyd Polym, 86(3): 1192-1197.

Wannamethee S G, Whincup P H, Thomas M C, et al. 2009. Association between dietary fiber and inflammation, hepatic function and risk of type 2 diabetes in older men. Diabetes Care, 32(10): 1823-1825.

Weickert M O, Pfeiffer A. 2018. Impact of dietary fiber consumption on insulin resistance and the prevention of type 2 diabetes. J Nutr, 148(1): 7-12.

Westerterp-Plantenga M S. 2004. Effects of energy density of daily food intake on long-term energy intake. Physiol Behav, 81: 765-771.

WHO. 2007. Obesity: preventing and managing the global epidemic. http://www.who.int [2020-3-10].

WHO. 2020. Obesity and overweight. https://www.who.int/news-room/fact-sheets/detail/obesity-and-overweight [2020-4-26].

Whole Grains Council. 2019. Whole Grain Statistics. https://www.wholegrainscouncil.org [2020-3-12].

Wirström T, Hilding A, Gu H F, et al. 2013. Consumption of whole grain reduces risk of deteriorating glucose tolerance, including progression to prediabetes. Am J Clin Nutr, 97: 179-187.

Wolf A M D, Fontham E T H, Church T R, et al. 2018. Colorectal cancer screening for average-risk adults: 2018 guideline update from the American Cancer Society. CA Cancer J Clin, 68(4): 250-281.

Wong N D. 2005. Intensified screening and treatment of the metabolic syndrome for cardiovascular risk reduction. Preventive Cardiology, 8: 47-54.

Wu H Y, Flint A J, Qi Q B, et al. 2015. Association between dietary whole grain intake and risk of mortality: two large prospective studies in US men and women. JAMA Intern Med, 175(3): 373-384.

Wu K N, Hu F B, Fuchs C, et al. 2004. Dietary patterns and risk of colon cancer and adenoma in a cohort of men (United States). Cancer Causes and Control, 15(9): 853-862.

Yan X B, Liu L G, Li H, et al. 2017. Clinical significance of Fusobacterium nucleatum, epithelial-mesenchymal transition, and cancer stem cell markers in stage III/IV colorectal cancer patients. Onco Targets Ther, 10: 5031-5046.

Yang M, Kenfield S A, Blarigan E L V, et al. 2015. Dietary patterns after prostate cancer diagnosis in relation to disease-specific and total mortality. Cancer Prev Res, 8(6): 545-551.

Yang W Y, Lu J M, Weng J P, et al. 2010. Prevalence of diabetes among men and women in China. N Engl J Med, 362(12): 1090.

Ye E Q, Chacko S A, Chou E L, et al. 2012. Greater whole-grain intake is associated with lower risk of type 2 diabetes, cardiovascular disease, and weight gain. J Nutr, 142: 1304-1313.

Yu T C, Guo F F, Yu Y N, et al. 2017. Fusobacterium nucleatum promotes chemoresistance to colorectal cancer by modulating autophagy. Cell, 170(3): 548-563.

Zhang G, Pan A, Zong G, et al. 2011. Substituting white rice with brown rice for 16 weeks does not substantially affect metabolic risk factors in middle-aged Chinese men and women with diabetes or a high risk for diabetes. J Nutr, 141: 1685-1690.

Zhang R, Jiao J, Zhang W, et al. 2016. Effects of cereal fiber on leptin resistance and sensitivity in C57BL/6J mice fed a high-fat/cholesterol diet. Food & Nutrition Research, 60(1): 31690.

Zheng S, Sugita S, Hirai S, et al. 2012. Protective effect of low molecular fraction of MGN-3, a modified arabinoxylan from rice bran, on acute liver injury by inhibition of NF-κB and JNK/MAPK expression. Int Immunopharmacol, 14(4): 764-769.

Zhong Y D, Marungruang N, Fåk F, et al. 2015. Effects of two whole-grain barley varieties on caecal SCFA, gut microbiota and plasma inflammatory markers in rats consuming low-and high-fat diets. Br J Nutr, 113(10): 1-13.

Zhou M, Thomas A B, Bi Y, et al. 2015. Geographical variation in diabetes prevalence and detection in China: multilevel spatial analysis of 98058 adults. Diabetes Care, 38(1): 72-81.

第四章　全谷物原料及其籽粒解剖学结构组成特性

选择合适的全谷物原料是全谷物食品营养加工的第一个重要环节。不同谷物的籽粒结构具有其独特的组成特性，种植地域、气候环境以及种植方式等因素均可能对谷物籽粒结构及其组成特性产生影响，导致其自身品质特性的差异以及在加工过程中表现出的加工适宜性的不同。全谷物食品研发创制的关键问题之一，就是以加工终产品的目标特性要求来选择合适的全谷物原料。

按照谷物的种植面积、产量及植物学特性，我国典型的全谷物原料可以分为大宗谷物、禾谷类杂粮及假谷物类杂粮三大类。其中，大宗谷物主要包括稻谷、小麦和玉米，禾谷类杂粮主要包括燕麦、谷子、薏苡、高粱、大麦和青稞等。假谷物（pseudocereal），是指那些在植物学上不属于禾谷类植物，但其种子或果实的加工性质与禾谷类的种子或果实相同或相近的一类植物的统称（Alvarez-Jubete et al.，2010a），常见的假谷物包括荞麦、藜麦和籽粒苋（Mir et al.，2018）。在我国，荞麦和藜麦是两个重要的假谷物品种，籽粒苋的种植和食用目前还较少。

优质原料保障是发展全谷物食品产业的重要基础之一。对各种全谷物原料从种类、种植区域分布、解剖学籽粒结构及其组成特性、加工适宜性等方面进行全方位的了解和认识，不仅有利于全谷物食品开发的原料选择，为全谷物食品加工的工艺设计、质量保证和品质升级提供科学依据，还有益于最大限度地利用全谷物原料资源，满足人们对健康饮食生活的需要，促进全谷物食品产业的快速发展。

第一节　大宗谷物及其籽粒解剖学结构组成特性

一、稻谷及其籽粒解剖学结构组成特性

（一）种类与种植区域分布

1. 种类

（1）普通稻谷

人们常规食用的一般是普通稻谷，按其生长期、收获期、粒形和粒质分为早籼稻谷、晚籼稻谷、粳稻谷、籼糯稻谷、粳糯稻谷 5 类（GB 1350—2009《稻谷》）。籼稻谷籽粒细而长，呈长椭圆形或细长形，米粒强度小，耐压性能差；加工时容易产生碎米，出米率较低；米饭胀性较大，黏性较小。粳稻谷是非糯性稻的果实，糙米一般呈椭圆形或卵圆形，籽粒短而阔，较厚，米粒强度大，耐压性能好；加工时不易产生碎米，出米率较高；米饭胀性较小，黏性较大。根据粒质和收获季节的不同，籼稻谷分为早籼稻谷和晚籼稻谷两类。早籼稻谷生长期较短，收获期较早，一般米粒腹白较大，角质部分较少。

晚籼稻谷生长期较长，收获期较晚，一般米粒腹白较小或无腹白，角质部分较多。籼糯稻谷的糙米一般呈长椭圆形或细长形，米粒呈乳白色，不透明或半透明状，黏性大。粳糯稻谷的糙米一般呈椭圆形，米粒呈乳白色，不透明或半透明状，黏性大。

（2）特种稻谷

特种稻谷通常包括色稻谷、香稻谷和加工专用稻谷 3 类，其品种数量约占水稻种质资源的 10%（张建明等，2002）。色稻谷因其糙米皮层富含不同类型的花色素苷而呈现不同的颜色。色稻谷包括红米、褐米、紫米和黑米等，其中，红米和黑米通常以全谷物形式食用。红米包括籼米、粳米、粘米和糯米类型，米粒表皮呈红色或淡红色，胚乳呈白色或透明状。黑米主要分为籼、粳、水、陆、糯与非糯类型，多为糯米类型（应存山和钟代彬，1996）。香米因其糙米皮层含有 2-乙酰-1-吡咯啉的羰酰基化合物，使其在蒸煮过程中挥发出特殊的香气，类似爆米花的味道（陈长利和申岳正，1994）。香米品种较多，类型齐全，主要包括黑香糯、紫香糯、红香糯、白香糯、黑香粳、紫香粳、红香粳、白香粳、黑香粘、紫香粘、红香粘、白香粘等（仲维功等，1999）。加工专用稻谷是指用于稻谷深加工、具有特定指标的水稻，主要有软米、酒米、药米和饲料米等。

2. 种植区域分布

受生态环境及稻谷种植条件需求的影响，我国稻谷种植呈现显著的区域特征。我国稻谷种植大体上可划分为南北两大稻区：按秦岭—淮河一线分界，长江流域的主要省（自治区、直辖市）如上海、江苏、浙江、安徽、湖南、湖北、江西、四川、贵州、云南、广东、广西、福建等，以及陕西和河南南部为中国南方稻区，以种植籼稻为主，籼粳并存；北京、天津、山西、内蒙古、山东、河南中部和北部、黑龙江、吉林、辽宁、陕西中部和北部、宁夏、甘肃、新疆等为中国北方稻区，基本上种植粳稻。长江流域和东北三江平原是最主要的产区。

相比常规普通稻谷，我国特种稻谷的种植规模较小。黑米及紫米主要分布于云南、贵州、福建、广西、广东、四川、陕西、湖南、江苏等地（陈长利和申岳正，1994），一些特色品种包括云南景谷县的接骨糯，耿马县的香紫糯、毫相干，景洪市的大粒、早紫糯；贵州的惠水黑糯、屯里黑糯；广西的东兰墨米、容县黑糯；广东的韶关黑糯；福建的云霄紫米；湖南的湘西黑糯；陕西的洋县黑米；以及江苏的常熟鸭血糯等。红米主要分布于云南、贵州、河南、广西、江苏、福建、江西、湖南、陕西、山西等地，特色的品种有贵州的剑河红米、江西井冈红米以及云南元阳梯田红米等（郑兴飞等，2019）。

（二）解剖学籽粒结构与组成特性

稻谷主要由 16%～21%的稻壳和 79%～84%的糙米构成。糙米由 1%～2%的果皮、4%～6%的糊粉层和种皮、2%～3%的胚和 89%～94%的淀粉质胚乳构成（图 4-1）（Delcour and Hoseney，2010a）。通常所说的米糠是糙米的外层部分，是糙米中主要营养物质的聚集区。米糠层（皮层）由果皮、种皮、珠心层、糊粉层等几部分构成，其三维模型见图 4-2。我们日常吃到的精白米是以淀粉、蛋白质等成分为主的胚乳部分，在加工精白米的过程中，富含营养素的米糠层和胚常被作为副产物用于加工饲料（Arendt and Zannini，2013）。

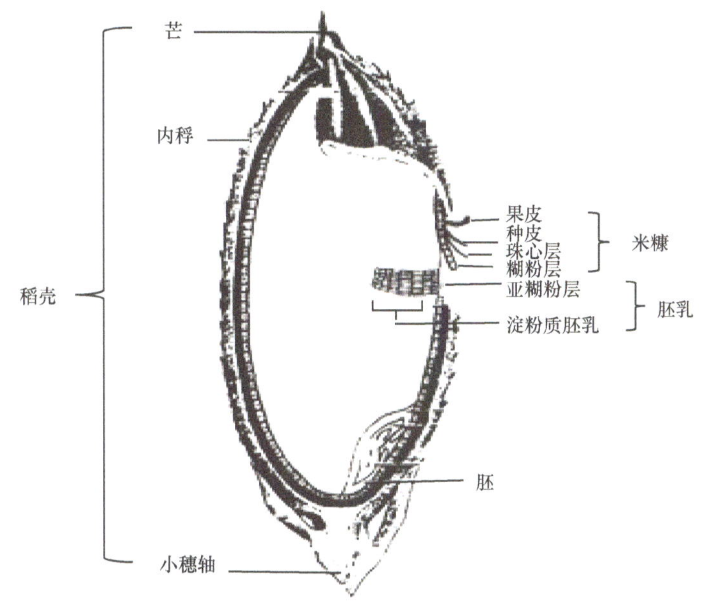

图 4-1　稻谷籽粒切面结构（Juliano and Tuaño，2004）

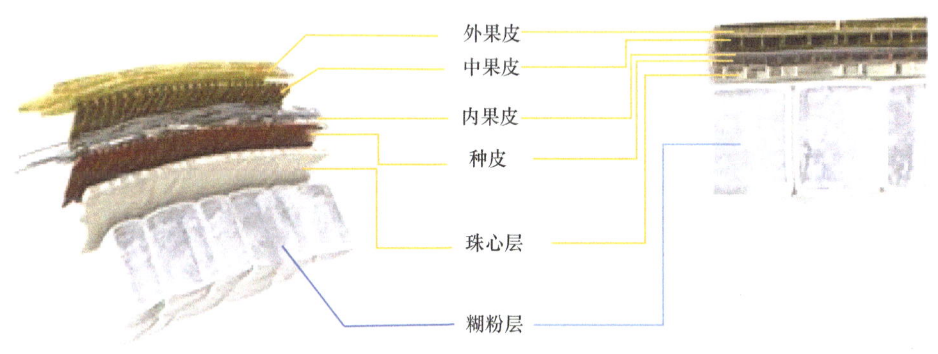

图 4-2　米糠层的三维模型（谭斌等，2012）

1. 稻壳

成熟的稻谷以带壳的谷粒收割，糙米被坚硬的硅质外壳（稻壳）包裹覆盖（Juliano，2007；Juliano and Aldama，1937）。稻壳由内稃、外稃、小穗轴和芒四部分组成。稻壳细胞高度木质化、易碎，对糙米有保护作用，其厚薄和质量与稻谷的类型、品种、栽培及生长条件、成熟及饱满程度等因素有关。外稃和内稃由 4 个结构层组成：①由高度硅化的细胞组成的外表皮，其外表面呈弯曲状，被一层厚的角质层所覆盖，其中有毛状体；②厚壁组织或皮下纤维，两层或三层细胞，具有木质化的细胞壁；③压碎的、海绵状的薄壁细胞，轮廓呈细长的波浪状或短的四边形；④一般由等直径细胞组成的内表皮

（Juliano and Aldama，1937）。外稃有 5 个明显的但发育不良的维管束，内稃有 3 个。

2. 果皮、种皮和珠心层

稻米颖果本身是单种子果实，果皮与种子融合，由种皮、珠心层、胚乳和胚组成。果皮是成熟的子房壁，在颖果发育过程中退化，由几层大约 10mm 厚的破碎细胞组成，在背侧有一个维管束。果皮的外表面有起伏的外观和较薄的角质层。紧邻果皮的是一层被压碎的细胞，即种皮或被盖。种皮有一层厚的角质层（约 0.5mm），位于破碎细胞的内侧，它对应于内珠被的内层。有色稻米中的色素通常存在于果皮或种皮中，因此在碾磨过程中色素保留率因其品种不同而具有差异性。与种皮角质层相邻的是另一层厚角质层（约 0.8mm），即压碎的珠心层细胞。成熟水稻的珠心层约 2.5mm 厚（包括角质层），种皮与珠心角质层之间的结合较弱，二者易于在加工过程中分离（Bechtel and Pomeranz，1980，1977；Juliano and Aldama，1937）。

3. 糊粉层

糊粉层位于胚乳的最外层（三倍体组织），由 1～7 个细胞层组成，在形态与功能上均不同于淀粉质胚乳。不同品种稻谷的糊粉层厚度不同，粗粒、短粒的水稻比细粒、长粒的水稻细胞层多。糊粉层与淀粉质胚乳的底层细胞和大部分的胚紧密结合，有两种典型的糊粉层细胞被报道：①糊粉细胞在淀粉质胚乳周围，呈立方体状，细胞间密集排列。这里有两种明显的存储结构：糊粉粒（蛋白体或糊粉蛋白）和脂质体（球粒）。糊粉粒为膜质，含有球状体，为 1～3μm 的植酸贮藏体，在密度为 1.25～1.35g/mL 的介质中制备的球状体是直径为 2～3μm 的球形颗粒。脂质体由双层膜结合，却不受典型双层膜的束缚，是均匀的，在颗粒受到机械损伤后能够彼此融合，其独特之处在于内陷形成的胞质小泡和小管。②糊粉细胞在胚周围环绕，被称为修饰糊粉层，它与其他糊粉细胞的显著不同之处在于细胞质密度较小、呈长方形，脂质体较少且较小，缺乏糊粉颗粒，囊泡较多并有丝束（Zheng et al.，2017；Bechtel and Pomeranz，1977；Tanaka et al.，1973；Hoshikawa，1967）。

4. 胚

稻谷的胚很小，位于谷物基部的腹侧。它的侧面有一层糊粉层以及果皮、种皮和珠心层的纤维细胞残余。胚由内子叶（又名盾片）、胚芽、胚轴、胚根四部分组成。子叶中含有富含球蛋白的颗粒，类似糊粉粒。内子叶与胚乳邻接的一面，有一层显著的长方形上皮细胞，称为吸收层。种子发芽时，此层细胞分泌酶类到胚乳中，将胚乳中储藏的养分降解，再通过维管束输送到胚的生长部位以供发育。

5. 胚乳

淀粉质胚乳分为两个区域：①亚糊粉层，即位于糊粉层正下方的两个最外层细胞；②由其余淀粉质胚乳组成的中心区域。淀粉质胚乳由薄壁细胞组成，横切面上通常呈放射状伸长，充满复合淀粉颗粒和一些蛋白体。向着扁平侧或外侧的细胞呈多边形，稍长[长宽比（L/W）= 0.7～1.4]。从腹侧延伸至背侧的细胞在背侧方向大幅度伸长（L/W=0.2～

1.0)，一般来说，长粒稻比中粒稻或短粒稻的辐射维度短。一个由小细胞组成的中心核呈等径形状，大小为（45×50）μm～（80×105）μm，相当于 2250～8400μm^2 的细胞面积。不同品种的胚乳颗粒一般在背面半径有 12～22 个细胞，在腹面半径有 10～18 个细胞，在侧面半径有 10～17 个细胞，在纵轴上有 103～256 个细胞。其细胞内容物主要是多边形复合淀粉颗粒（直径 3～9μm)，位于蛋白体的小腔中。亚糊粉层的淀粉粒较小，但富含蛋白体和脂质体。亚糊粉层中存在 3 种膜结合蛋白体，但在成熟稻米的中部仅发现一种。两个区域共有的球形蛋白体，直径为 1～2μm，呈同心环和/或放射状，有电子致密中心，易受胃蛋白酶水解，仅可部分被碱性蛋白酶（链霉蛋白酶）消化。亚糊粉层区的小球形蛋白体直径为 0.5～0.75μm，呈同心环和/或放射状，可被胃蛋白酶和链霉蛋白酶完全消化。亚糊粉层区的第三种蛋白体是结晶的，它们呈晶格状、圆形，由小的角状成分组成，直径为 2～3.5μm，可被胃蛋白酶完全清除（Bechtel and Juliano，1980；Bechtel and Pomeranz，1978；Del Rosario et al.，1968；Hoshikawa，1968；Nagato and Kono，1963；Little and Dawson，1960）。

一些非糯水稻的胚乳中存在白垩质部分。当白垩质区域延伸到胚乳中心和腹侧边缘时，称为核白。腹侧胚乳中间的不透明区域称为白腹或腹白。背部有一条长长的白色条纹，称为白背。白垩质是由该地区淀粉颗粒松散堆积所致。扫描电镜（scanning electron microscope，SEM）证实，淀粉粒在非蜡质胚乳的白垩区是松散的、球状的、简单的。在“易碎”的大米中，许多颗粒在一个或多个面上都很圆（Evers and Juliano，1976）。成熟期高温容易造成粳稻籽粒出现白垩质（Ishimaru et al.，2009）。糯米的胚乳呈不透明状。组织化学研究表明，淀粉颗粒是复合的，排列紧密，但腹侧除外（Zheng et al.，2017；Evers and Juliano，1976；Del Rosario et al.，1968）。SEM 表明，糯米淀粉在单粒淀粉颗粒的内表面有微孔，在复合颗粒的外表面有空穴，而在非糯米胚乳中则没有这些微孔（Juliano and Tuaño，2004）。

（三）籽粒营养组分与含量分布

稻谷籽粒各结构中营养组分的含量受品种、环境条件及其加工工艺的影响，且常常差异较大。碳水化合物、蛋白质和脂质是稻谷中最主要的 3 种营养成分。相比其他谷物，稻谷的蛋白质含量较低，仅有 7%，但是稻谷蛋白质中的赖氨酸含量却是最高的（Juliano，2003）。稻壳中淀粉、蛋白质和脂肪含量较低，但纤维素、木质素、阿拉伯木聚糖和矿物元素含量较高。米糠的各种营养组分达到了一个很好的平衡，其中蛋白质含量为 13.2%～17.3%（干基重）、脂肪含量为 17.0%～22.9%（干基重）、碳水化合物含量为 16.1%（干基重）、膳食纤维为 27.6%～33.3%（干基重），同时还富含对人体有益的多种维生素和矿物元素。淀粉质胚乳中含有最高含量的碳水化合物和最低含量的脂肪。胚中富含脂肪（19.3%～23.8%，干基重）和蛋白质（17.7%～23.9%，干基重）（Pomeranz and Ory，1982）。糙米中含有丰富的维生素，特别是 B 族维生素，主要存在于盾片部位。矿物元素主要富集在谷壳和米糠部分，但是由于米糠中植酸的存在，矿物元素与植酸和蛋白质形成复合物而降低了它们的生物利用度（Juliano，2003）。糙米中各营养组分含量见表 4-1。

表 4-1 糙米的营养组成（每 100g）

组分	含量范围	组分	含量范围
水分/g	14.0	铁/mg	0.2～5.2
能量/kcal	363～385	锌/mg	0.6～2.8
粗蛋白质/g	7.1～8.3	碳水化合物/g	73～87
粗脂肪/g	1.6～2.8	总膳食纤维/g	2.9～4.0
粗纤维/g	0.6～1.0	可溶性膳食纤维/g	2.0
灰分/g	1.0～1.5	糖/g	1.9
钙/mg	10～50	其他/mg	6.5～10.4
磷/mg	170～430		

数据来源：Champagne et al.，2004

1. 碳水化合物

淀粉是稻谷中含量最高的碳水化合物，一般占糙米干重的 72%～82%，占精白米的 90%左右（Bao，2019）。稻谷淀粉颗粒是已知谷物中最小的，直径为 3～8μm，它们在形状上呈角状，并聚集成复合颗粒。稻谷淀粉不仅无味、颗粒小、均匀细腻，而且具有独特的理化特性，如直链淀粉与支链淀粉的比例范围大、具有低敏感性、可消化性，淀粉糊的冻融稳定性高、耐酸性强等。不同品种的稻谷其淀粉含量差异较大，一般籼稻淀粉含量较低，粳稻淀粉含量较高。同一品种不同产地的稻谷淀粉含量差异不显著。稻谷淀粉主要由直链淀粉、支链淀粉和其他微量成分组成，直链淀粉和支链淀粉占淀粉颗粒干重的 98%～99%（Amagliani et al.，2016），两者的比例因来源不同而不同。其中，直链淀粉的含量通常为 0～35%，大部分是支链淀粉（Donald，2004）。淀粉中的微量成分，包括脂质、蛋白质和矿物元素等，存在于淀粉颗粒的表面或者内部。稻谷淀粉中直链、支链淀粉含量因品种类型不同有着明显的差异。籼稻品种直链淀粉含量较高，粳稻品种则较低，糯稻品种几乎不含直链淀粉（含量小于 2%）。稻谷中两种淀粉含量的差异是目前理论上鉴别籼、粳、糯最重要的指标之一。淀粉性质（总淀粉含量、直链淀粉含量、淀粉颗粒结构等）可以显著影响米制品品质。直链淀粉与蒸煮过程中米饭的体积膨胀和吸水性直接相关（Li and Gilbert，2018），直链淀粉含量高时，米饭体积膨胀较大，但容易煮干、不易冷却；直链淀粉含量低时，米饭比较软黏。直链淀粉含量为 21.0%～25.0%时，加工的鲜湿米粉柔软顺滑、口感较好（高晓旭等，2015）。使用直链淀粉含量较高的糙米粉制作糙米面包时，烘烤后的面包不易发生变形，外观和比容良好（Puncha-Arnon and Uttapap，2013）。

膳食纤维也是稻谷中重要的碳水化合物之一。相比其他谷物，稻谷的膳食纤维含量较低，一般为 3%～4%，且其含量受稻谷品种的影响较大。已有研究发现，有色稻谷中的膳食纤维含量要高于普通稻谷。稻谷籽粒中的膳食纤维含量分布呈不均匀状态，米糠中的膳食纤维含量可达到 17%～29%，占稻谷总膳食纤维含量的 70%（Champagne et al.，2004）。因此，与精白米相比，糙米中膳食纤维含量是精白米中的 2～4 倍。

2. 蛋白质

蛋白质是稻谷中仅次于淀粉的第二大营养组分，也是影响稻谷品质的一个重要因素。稻谷的蛋白质含量为4.3%～18.2%，平均含量在9%左右（Gomez，1979），其含量受稻谷品种、生态环境和栽培技术的影响较为明显。稻谷蛋白质在稻谷籽粒的胚乳和胚内沿着淀粉粒细胞壁积聚且呈颗粒状，称为蛋白体，蛋白体是稻谷蛋白质在籽粒组织中的主要存在形式。稻谷蛋白体在籽粒内的分布是不均匀的，一般胚多于胚乳，糊粉层与亚糊粉层多于胚乳。米糠层中稻谷蛋白质含量为13.3%～17.4%，糊粉层中约为11.7%，胚是稻谷中蛋白质含量最高的部位，为17.3%～26.4%（Amagliani et al.，2017）。

稻谷蛋白质根据其溶解性的不同分为清蛋白、球蛋白、醇溶蛋白和谷蛋白4种类型。清蛋白和球蛋白主要集中在皮层、糊粉层和胚等组织中，在稻谷最外层比例最高，醇溶谷蛋白则相对分布比较均匀，谷蛋白主要富集在淀粉质胚乳中。在稻谷的砻谷、碾米和精制过程中，皮层和大部分糊粉层以及部分胚和少量的胚乳将被去除，这些组织中的蛋白也将一同被去除。清蛋白、球蛋白、谷蛋白和醇溶蛋白分别占糙米总蛋白的5%～10%、7%～17%、75%～81%和3%～6%，占精米总蛋白的4%～6%、6%～13%、79%～83%和2%～7%，占米糠总蛋白的24%～43%、13%～36%、22%～45%和1%～5%（Amagliani et al.，2017）。与其他谷物蛋白质含量相比，稻谷的蛋白质含量较低，糙米是蛋白质含量最低的一种全谷物原料。但稻谷蛋白质易被人体消化吸收，生物利用度、蛋白质利用率、可消化率（93%）和蛋白质效率比（2.02%～2.04%）等均较小麦和玉米高，生物学价值高达75，真正可消化的蛋白质达99.7%。稻谷蛋白质氨基酸中赖氨酸含量（约4%）略高于其他谷物，但仍是第一限制氨基酸（Day，2013）。

3. 脂质

在众多谷物中，稻谷的脂质含量较低，约占谷物总重的2.2%（Childs，2004）。稻谷脂质分为淀粉脂类和非淀粉脂类。淀粉脂类主要是单酰基脂类与直链淀粉的复合体，这种脂类需要使淀粉粒发生破裂才能提取出来。非淀粉脂类是指用一般极性溶剂在室温下就可以提取出来的脂质。糙米中非淀粉类脂类物质含量最高的是麸皮部位（39%～41%），其次是胚（14%～18%）、亚糊粉层（12%～14%）和内层胚乳（12%～19%）（Choudhury and Juliano，1980）。精米中的淀粉脂类含量为0.5%～1%，包含脂肪酸和磷脂类的单酰基酯。稻谷中的类脂物质主要包括蜡和磷脂，蜡主要存在于皮层脂肪（米糠油）中，含量为米糠油的3%～9%；磷脂占稻谷全脂的3%～12%。稻谷中的脂质分布极不均匀，主要集中于米糠和胚中，胚乳中的脂质从外到内逐渐递减。亚油酸是糙米中的主要脂肪酸，平均占38%，其次是油酸（35%）和棕榈酸（23%）（Mano et al.，1999）。

4. 维生素

根据不同的加工精度，稻谷可加工成糙米和精米，糙米中含有的维生素物质非常丰富，不同的维生素具有不同的生理功能（Ghosh et al.，2019）。糙米含有丰富的B族维生素，如硫胺素（VB_1）、核黄素（VB_2）、烟酸（VB_3）、泛酸（VB_5）、吡哆醇（VB_6）、生物素（VB_7）、叶酸（VB_9）和α-生育酚（VE）等，但是不含有维生素A、D和C（Juliano and Bechtel，1985；Kennedy et al.，1975）。糙米通过去除米糠层以及亚糊粉层、胚和胚乳的一小部分，被进一步加工成精白米。精白米被广泛接受，因为它满足了顾客的偏好，如轻、软、易消化、更好的食用特性、比糙米更短的烹饪时间等。然而，碾磨过程去除的营养物质主要存在于稻谷的外层，因此降低了精白米的营养质量。相比糙米，精白米中的营养成分含量大大降低：B 族维生素 VB_1 降低了 68%～82%，VB_2 降低了约 57%，烟酸降低了 64%～79%，泛酸降低了 51%～86%，吡哆醇降低了 43%～86%，生物素降低了约 86%，叶酸降低了 60%～86%，α-生育酚降低了约 82%，脂肪降低了 77%～82%，蛋白质降低了 10%～16%，谷物纤维降低了 63%～78%（Dexter，1998；Luh，1991）。

5. 矿物元素

稻谷中的矿物元素含量为 1.0%～1.5%（Childs，2004），从外层米糠到内层胚乳逐渐递减，米糠中含有总量 51%的矿物元素。在稻谷中主要的宏量矿物元素是磷（P）、钾（K）、钙（Ca）、镁（Mg）、硫（S）和硅（Si），微量元素是钠（Na）、铜（Cu）、铁（Fe）、锰（Mn）、锌（Zn）和氯（Cl）。在米糠中，90%矿物元素主要以植酸钙镁磷酸盐的形式存在。Wang 等（2011）检测了植酸和 6 种矿物元素，研究了稻谷中镁、钙、锰、铁、锌和硒（Se）在不同馏分中的分布情况，并探讨了碾磨程度对这些成分在碾磨过程中损失的影响。研究发现大部分矿物元素和植酸存在于稻谷最外层部位中（麸皮和外胚乳部分），只有少量积累在籽粒的核心胚乳部分。一般来说，稻谷中的矿物元素含量遵循镁＞钙＞锰＞锌＞铁＞硒的顺序。磷、镁、钙、锰和铁主要分布在水稻籽粒的外层，相比之下，锌和硒在水稻颖果中分布较为均匀。碾磨对矿物元素含量有很大的影响，可通过碾磨以调整、改善米粉的矿物元素组成（Wang et al.，2011）。与精白米相比，糙米中铬（Cr）、铜、钾、镁、锰、钠、磷和锌的平均含量显著增加。

6. 生物活性物质

稻谷中的生物活性物质大量存在于皮层部分，包括谷维素、γ-氨基丁酸、谷胱甘肽、生育酚、多酚、花青素等多种组分。其中，谷维素、γ-氨基丁酸、谷胱甘肽是稻谷特色的生物活性物质组分。这些组分已被报道具有显著的抗氧化、抗炎等多种生理活性，从而引起了人们的广泛关注（Shao and Bao，2015）。谷维素是十几种甾醇阿魏酸酯组成的一类化合物，可从米糠中浓缩提取出来。谷维素含量在稻谷的不同部位分布不同，其中米糠（3174.2～3176.4mg/kg）＞全籽粒（413.3～473.3mg/kg）＞稻壳（102.4～323.2mg/kg）＞胚乳（49.1～231.8mg/kg）（Piebiep and Henrique，2014）。稻谷的胚和种皮中富含 γ-氨基丁酸，稻谷经浸泡发芽处理，γ-氨基丁酸含量将成倍增加，应用这一原理开发的发芽糙米（活性糙米）产品对预防高血压、改善睡眠有良好作用。谷胱甘肽是糙米中重要的生物活性物质之一，为含巯基的小分子肽类物质，属于功能性活性肽，含量约为 3.64mg/100g。研究显示，一些生物活性物质是热不稳定的，在高热处理过程中经常丢失，造成一定量的损失，从而降低它们的生理活性功能。

（四）全谷物糙米加工适宜性

将稻谷去壳，保留胚、糠层和胚乳部分，即得到我们常食用的全谷物糙米。将其进一步加工，去掉胚和糠层即为我们平时吃的精白米。相比较而言，糙米营养成分相对齐全，营养价值远远高于精白米（表 4-2）。

表 4-2　糙米和精白米的营养成分比较（每 100g）

常规组分	糙米	精米	矿物元素	糙米	精米	维生素	糙米	精米
能量/kcal	370	365	Fe/mg	1.5	0.8	VB_1/mg	0.40	0.07
纤维/g	3.5	1.3	Mg/mg	143	25	VB_2/mg	0.09	0.05
			P/mg	333	115	烟酸/mg	5.1	1.6
			K/mg	223	115	泛酸/mg	1.5	1.0
			Zn/mg	2.0	1.1	VB_6/mg	0.51	0.16
			Cu/mg	0.28	0.22	叶酸/μg	20	8
			Mn/mg	3.7	1.1	VE/mg	1.2	0.11
			Se/μg	23.4	15.1			

数据来源：USDA，2004

1. 传统糙米食品

传统的糙米食品主要包括糙米饭、糙米粥、糙米甜醅等。传统的糙米蒸煮方法是将糙米浸泡于水中 5h 以上使其外皮松软，经淘洗后，再加热煮制较长时间直至熟透。糙米皮层的主要组分是非淀粉多糖，包括粗纤维素、半纤维素与戊聚糖等。复合多酚类聚合物木质素与纤维素结合形成坚硬的结构，木聚糖通过共价键与木质素结合，通过非共价键与纤维素相互作用形成米糠层的防护结构。果皮的表面还有一层蜡质膜，这层蜡质膜将阻止水分进入米粒内（谭斌等，2012）。上述因素造成了糙米口感粗糙，难以煮熟等缺陷。尽管这些结构物质是安全的，但是当摄入量较大时容易导致胃疼，尤其是小孩和老人。随着技术的进步和消费者需求的提升，表面微缝技术、低温等离子体技术以及微爆技术等物理加工技术手段的应用可改善或破坏糙米表层结构、促进和增加糙米在浸泡时的吸水性，从而缩短蒸煮时间，提升其食用品质。另一个较为常用且有效的方法是糙米发芽技术。糙米经发芽处理后，其生物体内的大量活性酶由结合态转变为游离态，经过一系列的酶促反应，使得糙米的营养成分显著提升，也使其更易煮熟。发芽糙米不仅可以直接蒸煮食用，也可作为糙米食品的原料使用。发芽糙米产品在日本、我国台湾市场上已很普遍，目前在我国大陆市场上也逐渐丰富起来。此外，酒酿是我国南方一种传统的米发酵食品，又叫醪糟、糯米酒、酒糟，是将糯米或大米蒸熟后加入酒曲发酵制成的一种特殊食品，因其营养价值丰富、风味俱佳而备受人们喜爱。曾庆华等（2019）利用发芽糙米在传统糯米甜酒酿的基础上研发了一种具有发芽糙米独特香气的甜酒酿。

2. 新兴糙米食品

新兴糙米食品主要包括以糙米或糙米粉为主要原料加工而成的各种即食类或速食

类产品等。当前利用糙米开发的方便休闲食品种类已较为丰富，主要包括挤压糙米速食粥、糙米粉、早餐谷物、糙米面包、糙米饼干、糙米卷、糙米饮料、糙米婴幼儿食品等多种产品。在我国，糙米方便休闲食品的研发创制虽然也取得了一定的成绩，但产业化仍处于初级发展阶段。研究发现，原料种类和糙米中的直链淀粉含量是影响糙米主食产品品质的关键因素。直链淀粉含量在19%左右时，糙米面包和糙米米粉具有较好的感官与质构品质（李莎莎，2016）。挤压粳糙米速食粥总体品质要好于挤压籼糙米速食粥，直链淀粉/支链淀粉（直支比）越高的糙米，其挤压速食粥品质越差（岳崇慧，2016）。

糙米食品产业虽然得到了一定的发展，但未来要成为主流的餐桌食品，还存在很多制约因素，如糙米的色泽暗黄、风味较差、口感粗糙、蒸煮时间长、食用不方便、不易消化等。此外，糙米胚中的脂肪酶活性，导致其易氧化酸败、不耐储藏、货架期短。因此，为促进糙米全谷物食品的发展，还需从稻米品种改良、加工工艺优化、加工新技术开发、糙米食品的营养健康机制等多方面开展深入细致的研究。

二、小麦及其籽粒解剖学结构组成特性

（一）种类与种植区域分布

1. 种类

小麦是小麦属植物的统称，是一种在世界各地广泛种植的禾本科植物。按照大的种群分类，小麦分为普通小麦和硬粒小麦（杜伦小麦）。从遗传学角度来讲，普通小麦是六倍体，具有42条染色体；而硬粒小麦是四倍体，具有28条染色体。世界各地种植的小麦以普通小麦为主，据统计，普通小麦产量占到世界小麦总产量的92%以上。普通小麦又可按皮色、粒质和播种季节进行分类。按照小麦籽粒皮色的不同，可将小麦分为红皮小麦和白皮小麦，简称为红麦和白麦。红皮小麦籽粒的表皮为深红色或红褐色；白皮小麦籽粒的表皮为白色或黄白色。红白小麦混在一起的称为混合小麦。按照籽粒粒质的不同，可将小麦分为硬质小麦和软质小麦，简称为硬麦和软麦。硬麦的胚乳结构紧密，呈半透明状，亦称为角质或玻璃质；软麦的胚乳结构疏松，呈石膏状，亦称为粉质。按照播种季节的不同，可将小麦分为春小麦和冬小麦。春小麦是指春季播种，当年夏或秋两季收割的小麦；冬小麦是指秋、冬两季播种，第二年夏季收割的小麦。

我国商品小麦分为5类：①硬质白小麦，指种皮为白色或黄白色的麦粒不低于90%、硬度指数不低于60的小麦；②软质白小麦，指种皮为白色或黄白色的麦粒不低于90%、硬度指数不高于45的小麦；③硬质红小麦，指种皮为深红色或红褐色的麦粒不低于90%、硬度指数不低于60的小麦；④软质红小麦，指种皮为深红色或红褐色的麦粒不低于90%、硬度指数不高于45的小麦；⑤混合小麦，指不符合前4类规定的小麦（GB 1351—2008《小麦》）。

2. 种植区域分布

我国各地都有小麦种植，其中冬小麦面积约占小麦总面积的90%。冬小麦按产区一般将其分为北方冬小麦和南方冬小麦两大类。北方冬小麦白麦较多，多为半硬质，皮薄，

面筋质含量高，含杂少，品质较好，因而出粉率较高，粉色好，其主要产区是河南、河北、山东、山西、陕西以及苏北、皖北等地，占我国小麦总产量的65%以上。南方冬小麦一般为红麦，质软，皮厚，面筋质的质量和数量都比北方冬小麦差，含杂也较多，特别是含荞子（草籽）多，因此出粉率比北方冬小麦低，占全国小麦产量的20%～25%。春小麦播种面积约占小麦总播种面积的10%，主要分布在长城以北的黑龙江、内蒙古、甘肃、新疆、宁夏、青海等地，产量占全国小麦总产量的15%左右。此类小麦含有机杂质较多，一般为红麦，皮较厚，籽粒大，多为硬质，面筋质含量高，但品质不如北方冬小麦（孙小龙，2015）。

（二）解剖学籽粒结构与组成特性

小麦籽粒为不带内外稃的颖果，粒形为椭圆形，其长度一般为 4～10mm，主要由胚、胚乳和麸皮三部分组成，平均为 30～40mg（Delcour and Hoseney，2010a），其横、纵切面图见图 4-3。麦粒大小随栽培品种及其在麦穗上的位置不同而呈现较大的差异。麦粒顶端生有茸毛，下部为麦胚，胚的长度为籽粒长度的 1/4～1/3。麦粒有胚的一面为背面，背面呈圆形隆起。腹部较平，中间有一条纵向腹沟，腹沟几乎和整个麦粒一样长，深度接近麦粒中心。腹沟不仅影响小麦磨粉的出粉率，同时也为昆虫、微生物和灰尘提供了潜藏的场所，影响小麦的食用安全性。

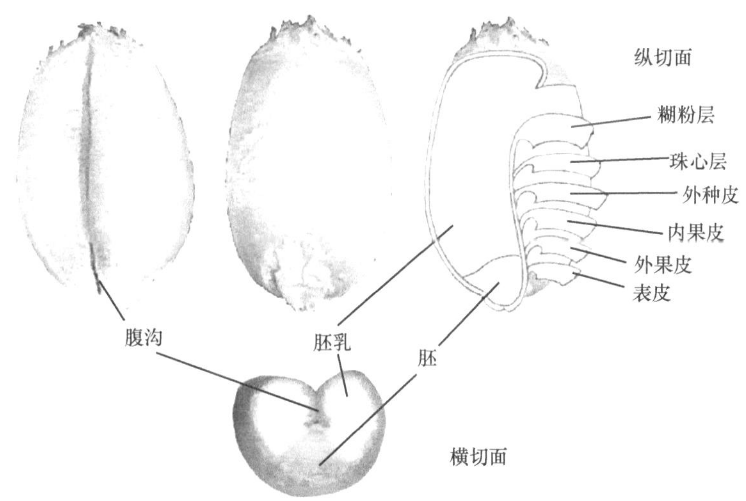

图 4-3　小麦籽粒的纵切面及横切面结构图（Campbell，2007）

1. 麸皮

麸皮占籽粒重量的 14%～16%，通常含有 12%的水分、13%～18%的蛋白质、3.5%的脂肪和 56%的碳水化合物（Apprich et al.，2014）。从组织学结构上来看，麸皮由糊粉层、珠心层、外种皮与内、外果皮组成（Prückler et al.，2014）。内层果皮与外层果皮占 4%～5%，主要含有支链结构丰富的阿拉伯木聚糖（约 46%）、纤维素（约 25%）、木质素和二聚体的阿魏酸（约 2.5mg/g）交联多糖（Barron et al.，2007；Harris et al.，2005）。

外种皮占 1%左右，烷基间苯二酚（alkylresorcinol，AR）主要分布于此（Landberg et al.，2008）。烷基间苯二酚是一种具有双亲性的特殊酚类类脂，具有多种生理活性，近年来以该物质作为全麦食品生物标志物的潜在可行性引起了学界极大关注。

小麦糊粉层亦称外胚乳，位于小麦籽粒种皮和胚乳之间，是小麦籽粒皮层的最内层细胞，小麦、黑麦、燕麦、玉米与高粱通常由一层细胞组成，而大米与大麦常为 3 层。虽然在解剖学上糊粉层是胚乳的一部分，但通常认为糊粉层是麸皮的最内层。糊粉层占小麦颗粒的 7%～9%和麸皮部分的 45%～50%，其营养成分含量占小麦总营养的 60%～70%（表 4-3）。主要含有可溶性膳食纤维与不溶性膳食纤维、阿拉伯木聚糖、β-葡聚糖、蛋白质、抗氧化成分、维生素 E、B 族维生素、矿物元素、植酸与酶等组分，糊粉层中的酚类物质大多与阿拉伯木聚糖高度酯化，以结合态存在，少量以共轭或游离形式存在（Rosa et al.，2013）。糊粉层部分是降低胆固醇和维系正常肠道菌群的主要贡献者。

表 4-3　小麦籽粒、麸皮及糊粉层中主要膳食纤维及生物活性物质的含量比较（每 100g）

营养组分	小麦籽粒	麸皮	糊粉层
阿拉伯木聚糖/g	6.5	22～30	24.3
β-葡聚糖/g	0.7	2.2～2.6	3.9
木质素/g	1.9	5.6	—
纤维素/g	2.1	6.5～9.9	3.0
阿魏酸单体/g	0.02～0.21	0.5～0.7	0.66～0.82
阿魏酸二聚体/g	0.01	0.8～1.0	0.03～0.1
芥子酸/g	0.06	0.02	0.03
对香豆酸/g	0.00	0.01	0.02
黄酮/μg	37	28	8
木酚素/μg	0.2～0.7	5	7
植酸/g	0.90	4.20	15.20
矿物元素/g	1.1	3.4	12.0
烷基间苯二酚/g	0.07	0.27	0.17
甜菜碱/g	0.02	0.87	1.50
维生素/g	0.01	0.04	0.03

数据来源：Rosa-Sibakov et al.，2015

相比精白小麦粉产品，虽然全麦粉食品由于麸皮的存在，其营养价值大大提升，但也给制粉和食品加工业带来了特有的挑战。例如，传统的制粉技术虽然已很成熟，但是不适合全麦粉的加工。同时，全麦粉含有多种活性酶、脂质和抗氧化活性物质等，这些组分都会对终产品品质和储藏性质造成显著影响（Doblado-Maldonado et al.，2012）。

2. 胚乳

胚乳占籽粒重量的 80%～85%，由胚乳细胞构成，细胞极小，细胞膜很薄，内含淀粉（约 75%）和蛋白质（10%～14%）。葡萄糖是胚乳中主要的单糖（96%），同时还含有少量的阿拉伯木聚糖（2%）（Gebruers et al.，2008；Barron et al.，2007）。谷物发芽时首先利用胚乳的营养直到形成绿叶后开始进行光合作用。根据胚乳细胞内淀粉颗粒和蛋白质基质充填的紧密程度不同，胚乳分为角质胚乳和粉质胚乳，即硬质麦粒和软质麦粒。角质胚乳细胞内的淀粉颗粒之间被蛋白质所充实，胚乳结构紧密、颜色较深，断面呈透明状；软质胚乳细胞内淀粉颗粒及其细胞壁之间有空隙，蛋白质充塞不紧密，结构疏松，断面呈白色而不透明状。与麸皮和胚相比，胚乳仅含有少量的纤维、脂肪、维生素、矿物元素、色素及其他生物活性物质，这也是精加工面粉具有良好色泽、质构和口感等的原因。

3. 胚

小麦胚通过角质鳞片与谷物的主体部分（胚乳）分开，是发芽与生长的器官，占小麦籽粒重量的2%～3%，含有小麦籽粒中大部分的脂肪及类脂质，蛋白质含量丰富且氨基酸组成合理。B族维生素和维生素E含量也很丰富，特别是维生素E的含量是谷物胚中最高的，其值可达500mg/kg（Delcour and Hoseney，2010b）。此外，胚中还含有多种酶类、矿物元素、蔗糖和棉子糖等。目前，对小麦胚已进行了大量的开发应用，但由于其稳定性差和抗营养因子的存在，仍有大量的挑战性工作需要开展，主要针对以下几个方面：①棉子糖不能被胰腺酶消化，而是由大肠的产气细菌代谢，因此容易造成肠胀气；②植酸会显著降低矿物元素的生物利用度；③麦胚凝集素是导致小肠和胰腺增生肥大的因素等（Boukid et al.，2018；Rizzello et al.，2010；Matucci et al.，2004；Febles et al.，2002）。

利用小麦经典的制粉分离工艺通常可以得到70%～75%精白面粉，这部分主要是由胚乳部分和少量的胚及皮层组成，其他部分称为麸皮部分，包含大量的皮层、胚及少量的胚乳。尽管麸皮仅占小麦籽粒组成的15%左右，但富含蛋白质、维生素、矿物元素与生物活性物质等，约可提供小麦籽粒除能量供给外营养价值的75%。基于目前的加工技术，生产的麸皮颗粒太大且一般微生物污染比较严重，限制了它们在食品中的应用，通常被当作低值的副产物用作饲料。全麦粉加工中，全麦粉可通过直接磨粉制得，或将传统制粉工艺中分离的各部分收集起来制备而得。有研究对小麦精白面粉、全麦粉、外层麸皮、糊粉层的抗氧化活性进行对比，发现其抗氧化能力依次增强，全麦粉生物活性物质的含量比精白面粉至少高2倍以上（Van der Kamp and Lupton，2013）。全麦粉中麸皮的颗粒细度、全麦粉的微生物污染和货架期等问题还有待进一步解决。

（三）籽粒营养组分与含量分布

小麦籽粒中含有碳水化合物、蛋白质、糖类、脂类、维生素、矿物元素等多种营养组分，它们含量的高低和平衡程度决定了其营养品质的优劣。小麦籽粒各部分营养组分的含量分布见表4-4。

1. 碳水化合物

碳水化合物是小麦籽粒中最主要的营养组分，约占麦粒重量的70%，其中绝大部分

表 4-4 小麦籽粒中各部分营养组分含量分布

小麦结构	籽粒中所占重量/%	小麦籽粒中营养组分的含量分布/%							
		碳水化合物				蛋白质	脂肪	维生素	矿物元素
		戊聚糖和半纤维素	纤维素	淀粉	糖				
表皮	3.8～4.2	43.1	35.2	14.1	7.6	—	5.1～5.8	15	7
果皮	5.0～8.9	—	—	—	—	2.5	0.7～1.0	—	—
种皮	0.2～1.1	—	—	—	—	1.5	0.2～0.5	—	—
糊粉层	6.0～9.0	—	—	—	—	14.2	6.0～9.9	—	61
胚乳	80.0～85.0	2.4	0.3	95.8	1.5	74.5	0.75～2.2	83	20
胚	2.0～3.0	15.3	16.8	31.5	36.4	3.0	11.3	2～3	12

数据来源：Arendt and Zannini，2013

是淀粉，此外还含有非淀粉多糖阿拉伯木聚糖、β-葡聚糖、纤维素和非多糖化合物木质素等纤维组分。

淀粉是小麦籽粒的主要贮藏物质，占籽粒干重的65%～70%，由直链淀粉和支链淀粉组成。小麦胚乳中直链淀粉占20%～25%、支链淀粉占75%～80%，糯性小麦中直链淀粉含量很低或没有（郭俊杰等，2014）。小麦淀粉的组成对面制食品特别是面条、馒头等的品质影响极大。直链淀粉含量高的小麦粉制成的面条食用品质差，韧性差、黏；而直链淀粉含量偏低或中等的小麦粉制成的面条品质好，有韧性、不黏；直链淀粉增多，面条的吸水力、硬度和弹性减小。淀粉的糊化温度、凝沉性、黏度及淀粉质等性状也会影响馒头、面条、面包等食品的外观品质和食用品质。小麦淀粉颗粒通常含有A型大淀粉颗粒和B型小淀粉颗粒，此外还有C型淀粉颗粒。A型淀粉颗粒呈透镜状，直径为15～40μm（平均直径约为20μm）；B型淀粉颗粒呈球形，直径为1～10μm（平均直径约为5μm）（Van der Borght et al.，2005）。一般来说，A型淀粉颗粒数目占胚乳总淀粉颗粒数目的3%，而其重量占胚乳淀粉总重量的70%；B型淀粉颗粒数目占胚乳总淀粉颗粒数目的90%以上，但其重量仅占胚乳淀粉总重量的25%～30%；C型淀粉颗粒直径小于5μm，淀粉颗粒数目占胚乳总淀粉颗粒数目的45.7%，重量占胚乳淀粉总重量的3.4%（Tomlinson and Denyer，2003）。不同粒型的小麦淀粉在化学组成和功能性质上也是有差异的。相比A型淀粉颗粒，B型淀粉颗粒中的直链淀粉含量低，B型淀粉颗粒初始凝胶化温度更高，但凝胶化焓较低，凝胶的硬度较大（Zeng et al.，2011；Van Hung and Morita，2005；Duffus and Murdoch，1979）。用含有B型淀粉颗粒较高的配粉做成的面包，与含A型淀粉颗粒较高的配粉做成的面包相比，前者体积较小且品质较差。

小麦是一种很好的膳食纤维来源，其纤维含量高于其他谷物30%～100%（Lafiandra et al.，2014；De Moura et al.，2009）。80%～85%的小麦纤维都来自小麦麸皮，其组分主要包括非淀粉多糖阿拉伯木聚糖、β-葡聚糖、纤维素和非多糖化合物木质素，这些都是细胞壁的组成成分（Sibakov et al.，2013）。小麦麸皮中大约95%的膳食纤维都是不溶性的（Cornell and Hoveling，1998）。不同品种的小麦中膳食纤维含量为11.5%～18.3%。阿拉伯木聚糖（araboxylan，AX）是小麦膳食纤维中最主要的组分，小麦籽粒的外层麸皮和内层胚乳中分布着不同含量的AX，整个小麦籽粒中AX的含量为4.8%～7.0%，胚乳中为 1.5%～3.0%，而麸皮中这一比例则高达 20.0%～25.0%，麸皮 AX 的含量占小麦膳食纤维总量的 29%左右（Gebruers et al.，2010，2008；Selvendran and Robertson，1990）。小麦 AX 通常分为水溶性 AX 和非水溶性 AX 两类。AX 的组成结构可影响其物理化学性质，如水溶性、黏度、胶凝性及吸水性等，进而对谷物制粉、发酵、烘焙等粮食食品加工产生非常显著的影响。AX 具有水溶性与不溶性膳食纤维所具有的重要营养功能，同时，AX 还可能与一些多酚类化合物结合，使其具有一定的抗氧化活性。

β-葡聚糖主要分布在小麦糊粉层，占细胞壁多糖鲜重的 23%左右（Barron et al.，2007）。小麦 β-葡聚糖相比其他谷物 β-葡聚糖具有更好的凝胶特性和较差的水溶性（Li et al.，2006）。纤维素是外果皮和中间层中含量非常丰富的细胞壁多糖，在谷物中的总含量约为 2%（干重），在精白面粉中，纤维素含量可低至 0.3%。木质素是一种胶，在成熟的植物细胞壁中把纤维素和半纤维素捆绑在一起。它是一种无定形的芳烃聚合物，由苯基丙烷亚基缩合而成。木质素本身结构复杂，准确地说，它不是一种化合物，而是一类完整的植物细胞壁材料。它对纤维水结合能力的贡献相对较小，可能与肠道内的胆汁酸和胆固醇结合。全麦中木质素的含量约为干物质的 2%（Knudsen，1997）。

2. 蛋白质

小麦蛋白质含量是小麦分类的重要指标之一，与其最终用途的产品质量密切相关。小麦籽粒中的蛋白质主要存在于胚乳部分，胚乳中的蛋白质含量为 12%左右（Belitz et al.，1999），主要分为面筋蛋白和非面筋蛋白两大类。根据 Osborne（1907）的分类方法，非面筋蛋白（占小麦籽粒总蛋白含量的 15%～20%）由清蛋白（albumin，溶于水和稀的盐溶液）和球蛋白（globulin，不溶于水而溶于稀的盐溶液）组成。面筋蛋白（占小麦籽粒总蛋白含量的 80%～85%）由麦醇溶蛋白（gliadin，溶于 70%～90%乙醇，由单聚体构成）和麦谷蛋白（glutenin，溶于稀酸、稀碱溶液，由多聚体以分子间二硫键连接而成）组成。面筋蛋白是小麦的储藏蛋白，不溶于水。在小麦粉加工过程中，面筋蛋白发挥了重要的作用（Field et al.，1983）。小麦与其他禾谷类作物最大的区别在于麦谷蛋白和麦醇溶蛋白可以形成面筋。与水的混合过程中，面筋蛋白可形成一个强大的、具有内聚性和黏弹性的网络结构，使面团具有很好的持气性和加工品质。麦谷蛋白吸水后赋予面团强度和弹性，而麦醇溶蛋白吸水后赋予面团黏性和延伸性。

大量实验研究表明，普通小麦蛋白质由 20 种氨基酸组成，其中常见的有 18 种。组成小麦蛋白质的氨基酸含量极不平衡，谷氨酸是主要氨基酸，其含量占籽粒蛋白质总量的 30%以上；赖氨酸为第一限制氨基酸，与其他禾谷类作物一样，在籽粒中含量很低，平均为 0.36%～0.40%（Mosse et al.，1985）。

3. 脂质

小麦籽粒中含有许多单独的脂质成分，大致可分为 3 类，分别为贮藏型甘油三酯、极性脂质（磷脂和糖脂）和游离脂肪酸（Gonzalez-Thuillier et al.，2015）。脂质作为小麦中的微量成分，占小麦籽粒总重的 2%～4%，其中 25%～30%在麦胚中，22%～33%在糊粉层中，40%～50%在胚乳中，少量分布于籽粒其他部分。小麦籽粒的脂质中有 64%～

67%的非极性脂、18%～21%的糖脂和6%～14%的磷脂（Hargin and Morrison，1980）。总量1/3左右的脂质分布于质量不足小麦籽粒总重4%的麦胚中，使其成为小麦籽粒中脂质含量最丰富的部分，但因内部含有活力很强的脂肪酶，使其易氧化酸败，因此在现代制粉工艺中一般要将麦胚除去。麦胚中富含丰富的不饱和脂肪酸，其中最主要的是亚油酸（C18：2），这是人体必需脂肪酸中最重要的一种，其含量在60%左右。饱和脂肪酸中棕榈酸（C16：0）含量为17%～24%，硬脂酸（C18：0）含量不足2%（Delcour and Hoseney，2010b）。脂质虽然是小麦的次要成分，但在决定小麦品质方面起着关键作用。通常，小麦中的极性脂质是一种优良的面包体积改进剂和混合耐力增强剂，同时也可增强干面条的抗断强度，而非极性脂质对于冷面团的表面硬度非常重要。

4. 维生素

小麦籽粒中的维生素分布于麦胚和糊粉层中，主要种类有B族维生素（包括维生素B_1、维生素B_2、维生素B_6、烟酸、泛酸等）和维生素E，维生素A的含量很少，几乎不含维生素C和维生素D。麦胚中维生素B_1含量为16～66μg/g，维生素B_2含量为4.3～4.9μg/g，分别约为大米的10倍和11倍（Amado and Arxigon，1992）。维生素E主要集中存在于麦胚中，且是全价维生素E（α体占60%；β体占35%），高者含量达到270～305μg/g，这是其他全谷物原料难以比拟的（Cakmakli et al.，1995）。烟酸和泛酸在糊粉层中的含量较多，分别为74.1μg/g、45.1μg/g（Sapirstein，2016）。

5. 矿物元素

小麦中含有钾、镁、钙、铁、锰、锌、铜、磷、硒等多种矿物元素，一部分以无机盐形式存在，另一部分则与有机化合物结合在一起。小麦籽粒中矿物元素的含量一般为1.5%～2.2%，在籽粒各部分分布很不均匀。糊粉层中的矿物元素含量占小麦籽粒中矿物元素总量的61%，其中以磷和钾的含量尤为突出，分别达1.39%和1.10%，而麦胚中矿物元素含量仅为总量的12%，但麦胚中锌、铁、锰、铜等微量元素与其他部分相比含量更高（Francesco et al.，2005）。

6. 生物活性物质

小麦中的生物活性物质较多，主要包括酚酸、类胡萝卜素、生育酚、烷基间苯二酚、叶酸和其他多种化合物，如甾醇类、甾醇阿魏酸酯、苯并噁嗪类和木脂素等（Luthria et al.，2015）。酚酸通常分为两大亚类：一类是羟基苯甲酸衍生物，包括香草酸、丁香酸、对羟基苯甲酸和没食子酸；另一类是羟基肉桂酸衍生物，包括阿魏酸、对香豆素、咖啡酸和芥子酸（Luthria and Liu，2013；Verma et al.，2009）。全麦中的酚酸含量为200～1200mg/g干重（Andersson et al.，2014）。阿魏酸是小麦中最主要的酚类物质，存在于植物细胞壁中，与多糖和木质素交联构成细胞壁的一部分，占小麦麸皮总量的0.4%～1.0%。在氧化条件下（存在能产生自由基的氧化物质条件下），阿魏酸可通过酯键与细胞壁木聚糖侧链上的阿拉伯糖残基C（O）-5位相连。阿魏酰基通过氧化酶的催化聚合作用在细胞壁多糖之间形成交联体（二聚阿魏酸或三聚阿魏酸），或者通过醚-酯键将木质素和多糖进行交联形成凝胶。这种凝胶（即阿拉伯木聚糖凝胶）会阻碍小麦面筋蛋白网状结构的形成，导致全麦面制品品质劣变。小麦中还含有少量的对羟基苯甲酸、香草酸、丁香酸、邻香豆素、对香豆素、水杨酸和芥子酸等酚酸类物质（Liyana-Pathirana and Shahidi，2006；Moore et al.，2005）。

烷基间苯二酚（AR）是在小麦、黑麦等麦类中发现的一类特殊的酚类类脂，具有两亲性，是 1,3-间苯二酚苯环 5 位被含奇数个碳原子的烷基取代的一类衍生物的总称。诸多谷物中，仅小麦、黑麦、黑小麦等麦类的麸皮部分含有大量的 AR，其胚乳中不含 AR。我国的小麦品种中，AR 总量为 438～1348μg/g，AR 在麦类的不同籽粒结构部位含量不同。麦类中 AR 烷基碳原子个数大多为 16～27，且其烷基链基本是饱和的。90%～95%的小麦 AR 烷基链的碳原子个数为 17～25（周厚德等，2008），其中 C21：0 含量最高（汪丽萍等，2012）。AR 能够被人体吸收，且人体血浆中的 AR 可以被定量化。当人们进食无麸皮的膳食时，则不能在血浆中检测到 AR。因此，有研究者提出将 AR 作为全麦食品及食用全麦食品的生物标志物。目前，AR 已作为全麦粉质量指标首次写入了我国《全麦粉》行业标准（LS/T 3244—2015）中。

全麦样品中总生育酚和生育三烯醇的浓度为 27.6～79.7μg/g（Lampi et al.，2008）。类胡萝卜素及其酯类物质是全麦中的呈色物质，颜色也是全麦粉最常用的品质指标之一。全麦中总类胡萝卜素的浓度为 0.8～2.17μg/g，其中最主要的是叶黄素和玉米黄质，含量分别为 0.5～1.44μg/g 和 0.2～0.39μg/g（Moore et al.，2005）。

（四）全麦粉的加工适宜性

全世界近 2/3 的小麦都用于食品加工，加工成面制品是其主要的食用方式，因此，以全麦粉为原料加工成的全麦食品是一种重要的全谷物食品。与精白面粉相比，全麦粉中含有更多的膳食纤维以及更加丰富的营养成分，如矿物元素、维生素、必需氨基酸等（表 4-5）。笔者团队也比较研究了不同加工精度小麦粉的营养品质指标（图 4-4），从研究结果明显看出，随着加工精度的提升，小麦籽粒的营养成分损失严重，全麦粉具有

表 4-5　全麦粉和精制面粉的营养成分比较（每 100g）

常规组分	全麦粉	精白面粉	矿物元素	全麦粉	精白面粉	维生素	全麦粉	精白面粉
能量/kcal	339	364	Ca/mg	34	15	VB_1/mg	0.45	0.12
纤维/g	12.2	2.7	Fe/mg	3.9	1.2	VB_2/mg	0.22	0.04
			Mg/mg	138	22	烟酸/mg	6.4	1.25
			P/mg	346	108	泛酸/mg	1.0	0.44
			K/mg	405	107	VB_6/mg	0.34	0.04
			Zn/mg	2.9	0.7	叶酸/μg	44	26
			Cu/mg	0.38	0.14	VE/mg	0.82	0.06
			Mn/mg	3.8	0.68			
			Se/μg	70.7	33.9			

数据来源：USDA，2004

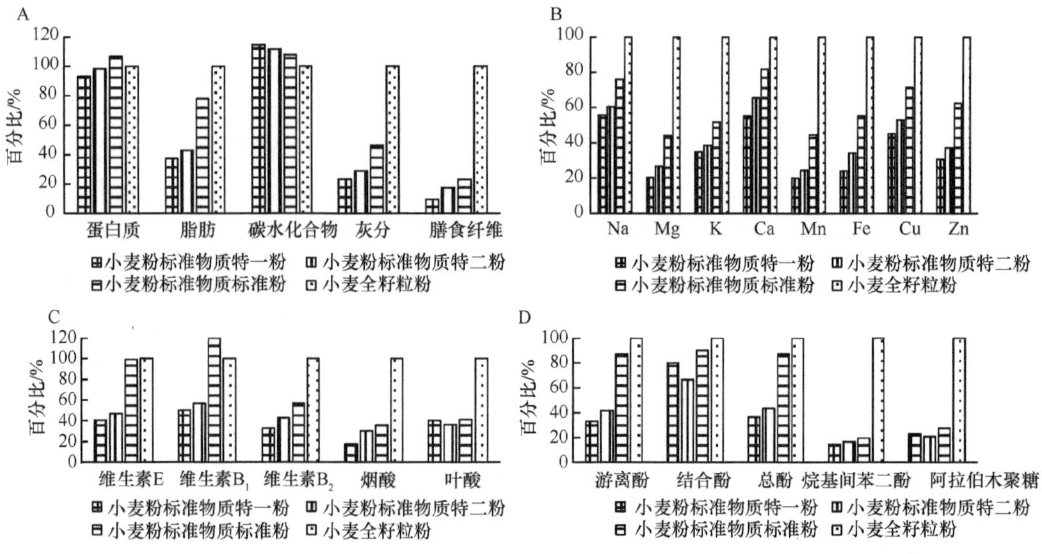

图 4-4 不同加工精度小麦粉中营养元素的含量比较

A. 不同加工精度小麦粉等级标准物质的宏观元素含量；B. 不同加工精度小麦粉等级标准物质的矿物元素含量；C. 不同加工精度小麦粉等级标准物质的维生素含量；D. 不同加工精度小麦粉等级标准物质的生物活性物质含量

更好的营养价值。相比质地细腻的普通面粉，麸皮的存在致使全麦粉色泽发暗、口感粗糙、适口性差，加工品质劣变。另外，由于麸皮和麦胚中脂肪含量较高、富含脂肪氧化酶和过氧化物酶等，也严重影响了全麦粉的储藏稳定性。这些都在很大程度上降低了消费者对于全麦粉的接受程度，进而也制约了全麦粉产业的发展。

针对制约全麦粉产业发展的系列瓶颈问题，近年来国内外从小麦原料选择、制粉工艺、麸皮粉碎方式和产品改良剂等多方面开展了研究工作。目前，全麦粉的制备方法主要为整粒研磨法和回填法，其中，回填法是主要的制备方法。利用传统制粉工艺先制备精白面粉，然后将分离出来的麸皮和麦胚部分经直接磨碎或稳定化处理后磨碎，按比例回填到精白面粉中混匀即得全麦粉。使用干燥热处理、蒸汽加热处理、微波处理和挤压膨化处理等技术可对麸皮和麦胚进行稳定化处理，钝化酶活性、延长全麦粉的货架期。采用超微粉碎技术、酶技术和生物发酵技术等可对适口性差的麸皮进行品质改良以提高产品的感官和食用品质（汪丽萍等，2013a）。全谷物原料的选择可对食品感官和食用品质产生影响，考虑到消费者对全谷物食品接受程度低的可能原因是全谷物食品的某些特色风味，国外学者研究了不同商品化红麦和白麦全粉制作食品的感官特性与消费者接受程度。结果发现，全麦产品的感官特性和消费者接受度受小麦的颜色、面粉中麸皮的颗粒细度以及制成的产品类型的影响。红麦面包和饼干更容易被消费者接受，大颗粒红麦麸皮面包比大颗粒白麦麸皮面包更容易被接受，细麸面包的口感更容易被消费者接受（Challacombe et al.，2011）。

国外对全麦食品的应用开发研究比较早，根据居民的饮食消费习惯，主要集中在焙烤加工方面，如全麦面包、麸皮面包、全麦饼干等，另外，市场上还有全麦麦片、全麦片粥和全麦片饮料等产品。我国的研究相对起步较晚，主要集中在全麦粉面制食品上，大部分以小麦粉为原料的蒸煮、烘焙和油炸面制食品都可以用全麦粉全部或部分替代制作。

1. 全麦粉焙烤食品

目前全麦粉的工业化应用多集中在面包和饼干等焙烤食品（徐同成等，2009）。在产品加工过程中，全麦粉可以部分或全部替代小麦粉。相比精白面粉，由于麸皮、胚芽组分的存在，全麦粉做成的面包和饼干不仅营养更丰富而且具有更浓郁的麦香味，但面包的感官品质随全麦粉添加量的增加呈下降趋势，全麦饼干的比容和断裂力都比正常饼干小。造成全麦食品感官品质劣化的主要原因是麸皮的加入降低了面筋的相对含量，同时，麸皮中的水不溶性阿拉伯木聚糖与面筋竞争性吸水，降低了面团的吸水性和持气性。研究表明，全麦面包、饼干原料中全麦粉的最佳添加比例为 51%～60%，最高不要超过 65%（李永平等，2014）。

2. 全麦粉蒸煮食品

根据我国居民的消费习惯，馒头、面条等蒸煮食品是我国面制品的主要消费形式，因此在我国，馒头、面条等蒸煮食品是全麦粉主要的加工应用领域之一。与全麦焙烤食品一样，麸皮的加入也显著引起了馒头、面条的加工和食用品质劣变。研究发现，随着麸皮颗粒细度的减小，全麦挂面表面光滑度增加、硬度变大，L^*降低、a^*值和 b^*值升高，麸皮颗粒细度对全麦挂面蒸煮品质的影响并不显著，麸皮颗粒细度≥80 目的全麦粉更适宜用于制作优质全麦挂面（田晓红等，2015）。同时，由于麸皮的存在，加工全麦挂面所需要的加水量一般比普通小麦粉挂面高 3%～7%。关于全麦馒头的阶段性研究结果表明，添加 51%全麦粉制作的全麦馒头更具嚼劲和浓郁的麦香味，100%全麦粉不适合制作口味良好的全麦馒头（汪丽萍等，2013b）。通过挤压稳定化处理后磨粉的麦麸粉，控制其颗粒细度为 100.55～289.50μm 时，其对全麦粉及全麦馒头品质的影响较小（刘艳香等，2013）。

3. 全麦粉油炸食品

油炸食品也是小麦粉加工应用的主要方向之一。以油条为例，油条是深受我国百姓喜爱的传统油炸面制品，但是由于其含油量较高，长期食用会增加人体负担，引发肥胖、高脂血症等一系列危害。考虑到全麦粉的营养健康功效，目前在油条加工中已开展了全麦粉的应用研究。以不添加全麦粉的面团为对照，100%全麦粉制备的油条色泽偏暗，质构紧密，硬度、黏附性和咀嚼性显著上升，弹性下降，比容下降了 37.2%。100%全麦粉做出的油条含油量比普通面粉制成的油条降低 42.6%（李玲等，2016）。大粒度麦麸油条感官评定中的各项指标得分均高于小粒度麦麸油条，但抗氧化活性反之。研究还发现，麦麸的加入增加了油条的风味物质，使其具有更浓郁的麦香味。全麦粉的添加量，麸皮的磨粉方式、麸皮的颗粒细度、面团的醒发时间及面饼厚度都是全麦油条制作的关键影响因素（陈红等，2019）。

三、玉米及其籽粒解剖学结构组成特性

（一）种类与种植区域分布

1. 种类

玉米是禾本科玉蜀黍属一年生草本植物。玉米的分类方法很多，通常有根据玉米的颜色、玉米籽粒形态与胚乳结构、玉米生育期、玉米成分和玉米用途等的分类方式（石国彦，2016）。

1）按玉米的颜色可分为黄玉米、白玉米、黑玉米、紫红玉米和杂色玉米 5 类。

2）按玉米籽粒形态和胚乳结构，可将玉米分为马齿型玉米、硬粒型玉米、半马齿型玉米、粉质型玉米、糯质型玉米、甜质型玉米、爆裂型玉米和有稃型玉米。马齿型玉米籽粒较大，呈扁平的长方形，胚乳的两侧是角质胚乳，中央和顶部是粉质胚乳，成熟时顶部粉质淀粉干燥失水很快，干燥后籽粒顶部凹陷呈马齿型，因此而得名。颜色多为黄、白色，少数呈紫色或红色。马齿型玉米是世界也是我国种植最多的玉米品种，但其适口性较差，多用于制作淀粉、乙醇或饲料等。硬粒型玉米籽粒较小，籽粒多为方圆形，顶部及四周胚乳都是角质，仅中心近胚部分为粉质，故外表半透明、有光泽、坚硬饱满，粒色多为黄色，间或有白、红、紫等色，籽粒品质好，是我国长期以来栽培较多的类型，主要作食粮用。半马齿型玉米是介于上述二者之间的杂交品种，品质较马齿型好，也是我国栽培较多的品种。粉质型玉米是世界上最古老的玉米品种之一，由于胚乳完全由软淀粉组成，几乎没有坚硬的玻璃状物质，很容易磨碎，干燥后籽粒会均匀收缩，通常作为淀粉原料，在我国栽培较少。糯质型玉米的胚乳淀粉都由支链淀粉组成，淀粉黏软细柔，适口性好，有特殊的香味，宜于鲜食和制作糕点。甜质型玉米胚乳中含有较多的水溶性多糖、脂肪和蛋白质，淀粉多是角质淀粉，且含量较低，广泛应用于鲜食或做成速冻玉米产品（García-Lara et al.，2019；Kiesselbach，1949）。爆裂型玉米籽粒较小，籽粒圆形，胚乳几乎全为角质。爆裂型玉米是爆米花的专用品种，我国的种植量较少。有稃型玉米被较长的稃壳包裹而得名，籽粒坚硬，是一种原始的类型，我国少种。

3）按玉米生育期，即玉米从播种到成熟的时间，可分为早熟、中熟和晚熟 3 类品种。

4）按玉米成分和用途，可分为普通玉米和特种玉米两大类。特种玉米是相对于普通玉米而言的，具有不同于普通玉米的籽粒形态、食用品质和加工特性等，主要包括甜玉米、糯玉米、爆裂玉米、高油玉米、优质蛋白玉米、高蛋白玉米等。

5）按播种期，分为春玉米、夏玉米、秋玉米和冬玉米。

2. 种植区域分布

玉米起源于美洲大陆，原产地是墨西哥或中美洲。哥伦布发现新大陆后，把玉米带到了西班牙，随着世界航海业的发展，玉米逐渐传到了世界各地，成为世界上分布最广的作物之一，从北纬 58°到南纬 35°～40°的地区均有大量栽培。我国玉米的栽培历史有 470 多年，分布很广，南自北纬 18°的海南岛，北至北纬 53°的黑龙江省的黑河以北，东

起台湾和沿海省份，西到新疆及青藏高原，都有一定的种植面积。玉米种植形式多样，东北、华北北部有春玉米，黄淮海有夏玉米，长江流域有秋玉米，在海南及广西可以播种冬玉米。我国是利用玉米杂交种最成功的国家之一，除边远地区外，都已采用了杂交种。随着高产、抗逆的优良玉米杂交种不断选育成功与推广，水利设施的不断完善，化肥、农药施用水平的提高，以及养殖业、加工业大量需求的拉动，我国的玉米种植面积迅速扩大，产量急剧增长。2016 年国家统计局的资料显示，我国玉米的播种面积在 5.5 亿亩以上，年产量达到 2 亿 t 以上，位居三大粮食作物榜首，在世界上仅次于美国。

（二）解剖学籽粒结构与组成特性

所有谷物中玉米的籽粒最大。臼齿形（顶陷）玉米籽粒平均大小为 250～300mg，厚 4mm、宽 8mm、长 12mm。玉米籽粒由胚乳、胚、果皮和基部组成，其玉米籽粒纵切面结构见图 4-5。籽粒的最外层为种皮或果皮，玉米色素主要分布于此。果皮是母体组织，位于籽粒最外层，是转化后的子房壁，它覆盖着籽粒，为内部提供保护。果皮的整个部分由纤维素管状死细胞构成，占籽粒干重的 5%～6%。不同玉米品种果皮厚度有所差别，一般为 25～140μm（Darrah et al.，2003）。果皮含有粗纤维，主要包括半纤维素、纤维素和木质素碎片，其中半纤维素片段在粗纤维中含量最高。

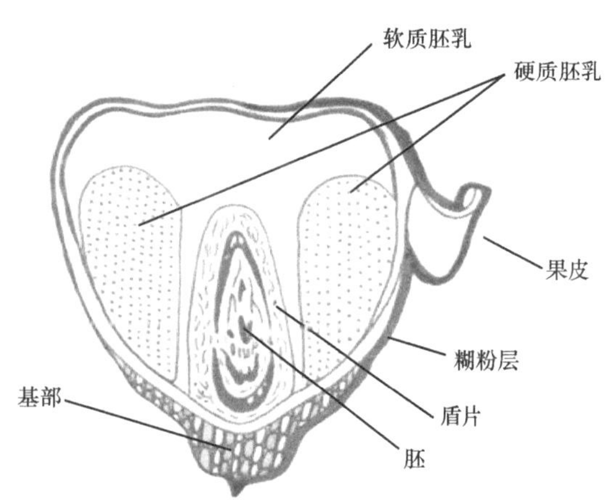

图 4-5　玉米籽粒纵切面结构图（Arendt and Zannini，2013）

糊粉层位于胚乳和胚的外侧，富含矿物元素和高品质的蛋白质。这些蛋白质不能被消化酶消化，除非糊粉层细胞被磨碎破坏后，蛋白质才能释放出来。

玉米胚乳占全籽粒干重的 82%～84%，含有 86%～89%干重的淀粉和 7%～10%干重的蛋白质。胚乳主要由蛋白质基质包埋的淀粉粒和细小蛋白颗粒组成。玉米的胚乳可分为硬质胚乳和软质胚乳（Singh et al.，2011）。软质胚乳含淀粉量多、蛋白质少，白色不透明，比较分散。硬质胚乳淀粉量少、蛋白质较多，呈黄色半透明状，质地比较坚硬。不同品种的玉米，其两种胚乳含量比例也不一样。

玉米胚整体呈三棱尖形，下圆、中间宽、上尖，靠种皮的一侧是平面，在胚乳内的是菱形两面。胚约占玉米籽粒干重的 11%，相比其他谷物，所占比例较高。胚中约含有整个籽粒脂肪含量的 83%，糖含量的 70%，矿物元素含量的 78%，蛋白质含量的 26%及多种维生素（Eckhoff，2004；Watson，2003）。

（三）籽粒营养组分与含量分布

玉米是一种营养全面的粮食作物，富含淀粉、水溶性多糖和糖醇类物质等碳水化合物、脂肪、蛋白质，以及可降低血液胆固醇的谷胱甘肽、亚油酸等，同时还富含维生素、矿物元素、人体必需的氨基酸、多糖等生物活性物质，其主要营养成分含量见表 4-6。

表 4-6 玉米的营养成分含量表

营养成分	含量范围（每 100g）	营养成分	含量范围（每 100g）
水分/g	7～23	纤维/g	8.3～11.9
淀粉/g	61～78	戊聚糖/g	5.8～6.6
蛋白质/g	6～12	纤维素和木质素/g	3.3～4.3
脂肪/g	3.1～5.7	糖/g	1.0～3.0
灰分/g	1.1～3.9	总类胡萝卜素/mg	0.5～4.0

数据来源：Watson，2003

1. 碳水化合物

淀粉是玉米碳水化合物的主要组成部分（占籽粒干重的 72%），主要集中在胚乳中（Watson，2003）。玉米胚乳中的淀粉粒储存在一个被称为“淀粉体”的细胞器中，淀粉体约占总胚乳干重的 87.6%。与其他谷物一样，淀粉颗粒主要由支链淀粉和直链淀粉组成。普通玉米天然原淀粉中，直链淀粉含量一般为 15%～25%，支链淀粉含量一般为 75%～85%（Watson，2003）。玉米淀粉一般分为 3 类，即普通型、高直链淀粉型与蜡质型。通常普通型玉米淀粉含有 75%的支链淀粉与 25%的直链淀粉，高直链淀粉型玉米含有至少 35%的直链淀粉（有的可达 50%～70%），蜡质型玉米淀粉含有 99%的支链淀粉。

玉米淀粉具有纯度高（可达 99.5%）、提取率高（可达 93%～96%）的特点，其物理性质受直链淀粉和支链淀粉含量与组成结构的影响。玉米淀粉的平均糊化温度通常为 67～68℃（Mendez-Montealvo et al.，2006），但也有报道认为其糊化温度为 71.9～78.8℃（Dong et al.，2008）。玉米淀粉的高糊化温度可能是由于支链淀粉分子中长链所占比例较大（Yuan et al.，1993）。高直链淀粉型玉米淀粉糊化温度较高，可用来形成凝胶和膜。相比之下，蜡质淀粉颗粒的糊化温度较低，容易被动物淀粉酶消化（Boyer and Shannon，2003）。

玉米中还含有抗性淀粉，约为 2%干物质重（Rendon-Villalobos et al.，2002），由于其在小肠中不易被消化，被归类为膳食纤维。抗性淀粉到达大肠时可被细菌发酵，增加短链脂肪酸产量，降低粪便 pH，同时还可增加粪便体积，降低血糖水平并缩短肠道运输时间（Brites et al.，2011；Bello-Pérez and Paredes-López，2009；Kim et al.，2003；Hoebler et al.，1999；Jenkins et al.，1998；Phillips et al.，1995）。此外，来自玉米的抗性淀粉已被证明可以降低大鼠的血清胆固醇（De Deckere et al.，1992）。

玉米膳食纤维最重要的来源是麸皮和玉米基部（Boyer and Shannon，2003）。玉米麸皮的主要成分为70%半纤维素、23%纤维素和0.1%木质素（Sandstead et al.，1978）。玉米麸皮的总纤维素、纤维素和半纤维素含量高于小麦麸皮和水稻糠层，但是木质素含量要低得多（Wang and Liu，2000）。用玉米麸皮代替面粉（20%）制成的蛋糕，在质地、口味和整体可接受性方面都获得了令人满意的感官评分。此外，玉米麸皮持水能力较高，在低热量产品中提供了重要的功能特性（Burge and Duensing，1989）。

2. 蛋白质

玉米的蛋白质多以离散的蛋白体和间质蛋白体的形式存在，其含量较低，平均为10.47%，在玉米籽粒各部位的含量分别是胚乳占73.1%、胚占23.9%、皮层占2.2%、尖鞘占0.8%。根据Osborne（1907）的分类方法，玉米蛋白质也分为玉米醇溶蛋白、清蛋白（即白蛋白）、球蛋白、谷蛋白。正常的玉米胚乳蛋白中，清蛋白占3%、球蛋白占3%、醇溶蛋白和谷蛋白各占60%和34%。胚蛋白中则是清蛋白占优势，占胚蛋白质的60%以上，醇溶蛋白只占5%～10%（Landry，1983）。相比其他谷物蛋白质，玉米蛋白质存在三方面的不足：一是氨基酸结构比例严重失衡，蛋白质效价很低；二是醇溶蛋白是玉米的主要蛋白质；三是蛋白质的水溶性较差。

正如上面提到的，玉米的氨基酸平衡性较差，其支链氨基酸和中性氨基酸的含量相当高，而赖氨酸、甲硫氨酸、色氨酸等必需氨基酸的含量却偏低（陈列芹和李云捷，2009）。玉米籽粒中粗蛋白质与大部分氨基酸呈线性关系，但苏氨酸或异亮氨酸除外（Sriperm et al.，2010）。

3. 脂质

玉米中的脂质几乎完全集中在胚角质鳞片的细胞中（76%～83%），其次是糊粉层（13%～15%）、胚乳（1%～11%）、果皮（1%～2%）、顶帽（1%）（Tan and Morrison，1979）。普通玉米脂肪中含软脂酸12%、硬脂酸2%、油酸24%、亚油酸61%、亚麻酸＜1%。玉米油是由玉米胚加工制得的植物油脂，主要由不饱和脂肪酸组成，具有较高的稳定性，是一种营养价值较高的食用油（任军等，2006）。

4. 维生素

玉米中的维生素含量非常高，为稻谷、小麦的5～10倍，特别是脂溶性维生素A和E，以及水溶性维生素B_1和B_6，但是缺乏维生素C和维生素B_{12}（Nuss and Tanumihardjo，2010）。玉米籽粒的维生素含量受品种、栽培措施和/或谷物加工的影响。水溶性维生素主要分布在胚乳和胚中，特别是糊粉层。玉米中的烟酸是以结合态形式存在的，除非经过适当处理，否则在生物学上对人类是不可用的。对玉米进行热、高压等处理可使烟酸水解，提高其生物利用度，防止糙皮病的发生。玉米籽粒中大部分的类胡萝卜素集中在籽粒的硬胚乳中，只有少量的类胡萝卜素存在于胚中。维生素E作为一种生育酚，是玉米籽粒中主要的脂溶性维生素，只存在于玉米胚中，含量为0.3～0.7mg/100g（White，2003）。维生素B_3在胚乳中约含80%，种皮中含4%，胚中为2%。与小麦相比，玉米的

维生素 B_1 含量略低，泛酸、叶酸和胆碱的含量约为小麦的一半（Loy and Wright，2003）。

5. 矿物元素

玉米矿物元素含量为 1.0 %～1.3%，近 80%存在于胚中，而胚乳中的含量不到 1%。磷（以植酸盐的形式）（0.29%干基）、钾（0.37%干基）和镁（0.14%干基）是玉米中最常见的矿物元素，占玉米籽粒总矿物元素含量的 85%（Watson，2003）。同大多数谷物一样，玉米中钙（0.03%干基）和铁（30μg/g）的含量也很低（Bohn et al.，2008），另外还含有痕量的铜、硒和碘（I）元素。

6. 生物活性物质

玉米含有丰富的生物活性物质，包括多酚、类黄酮、类胡萝卜素等，它们可与水果、蔬菜和其他全麦食品中的物质相互补充（Sheng et al.，2018）。与许多其他谷物产品一样，玉米中的生物活性物质也主要分布在麸皮中。不同类型玉米的生物活性物质各不相同。

黄酮类化合物和阿魏酸是玉米总酚类物质的重要组成部分，它们与总抗氧化活性直接相关。不同玉米种类中黄酮含量差别较大。作为常食用的玉米品种，黄玉米中的总黄酮含量大约是（1.68±0.17）μmol 儿茶酸当量/g，其中 90%左右以结合态形式存在（Adom and Liu，2002）。花青素是玉米中主要的水溶性黄酮类物质之一，玉米籽粒从紫到粉的颜色呈现取决于 pH 和花青素浓度。玉米的果皮中含有最高水平的花青素（高达 50%），糊粉层中的含量稍少（Luna-Vital et al.，2017）。玉米中含量最高的酚酸是阿魏酸，它主要通过酯键与纤维素、木质素和前体蛋白等细胞壁结构成分结合，以结合态形式存在。玉米中阿魏酸的含量为（906.13±90.09）μmol/100g 左右，其中结合态形式占 98%以上（Adom and Liu，2002）。

类胡萝卜素主要集中在黄色和红色玉米中，含量为 0.09～72μg/g（White，2003），被人体吸收后能转化为维生素 A。玉米黄质和叶黄素是玉米胚乳中两种重要的生物活性物质，二者属于天然胡萝卜素。大量研究证明，叶黄素和玉米黄质在保护视力，预防心血管疾病、癌症、黄斑变性等方面起着重要的作用。由于人体无法自身合成玉米黄质，必须通过食物或补充剂获得，因此近年来围绕玉米黄质的研究是科学热点之一。玉米籽粒中玉米黄质的含量为 0.35～4.03mg/kg，糯玉米远低于普通玉米，白玉米低于黄玉米，紫玉米介于白玉米和黄玉米之间，同一粒色不同粒型间的玉米黄质含量差异不显著。

玉米油中含有丰富的植物甾醇，含量高达 5.13～9.79g/kg，其中 56%～60%以甾醇酯的形式存在。粗玉米油的植物甾醇含量（8.09～15.57g/kg）高于精制油（7.15～9.52g/kg）。玉米籽粒中胚部分含油量最高（24.2%～30.7%），胚乳和果皮部分含油量仅为 0.4%～1.2%。谷甾醇是玉米中主要的植物甾醇，占从玉米中提取的所有植物甾醇的 77%～87%，其次是樟脑甾醇，占 13%～23%（Sheng et al.，2018）。

研究发现，热处理、巴氏杀菌、发酵和冷冻等谷物加工技术都有利于结合态生物活性物质的释放，使玉米的抗氧化活性增加 44%以上，从而提升其营养价值（Dewanto et al.，2002）。

（四）玉米的全谷物食品加工适宜性

由于自身多样化的功能特性，玉米是一种较为流行和大量使用的全谷物原料，可以粒食，也可以粉食。玉米能够通过烤、煮、炸、磨粉、发酵等多种加工方式应用于许多传统食品中，包括面包、玉米饼、粥、蛋糕、休闲食品、早餐食品和酒精饮料等。

1. 鲜食玉米棒与玉米粒食产品

玉米的食用方式很多，粒食是一种最普遍的食用方式，如传统的鲜食玉米等。随着食品工业化的发展，鲜食玉米速冻产品、玉米速冻粒、甜玉米罐头、速冻果蔬、玉米重组米、玉米粥等新产品也在市场中逐步占有一席之地。爆米花作为一种全谷物食品，是世界大部分地区最受消费者欢迎的零食之一（Soylu and Tekkanat，2007）。Grandjean 等（2008）认为爆米花可能是一种健康的零食，可以替代高能量、低营养的零食，潜在地提高营养摄入。

2. 玉米粉食产品

在我国传统食品中，玉米粉可以做成玉米饼、玉米面发糕、玉米糊、玉米汁、窝窝头等。玉米作为一种营养功能全面的谷物原料，在传统面包、面条等大宗主食品中的应用也越来越广泛。玉米粉不含有面筋蛋白，在面包、面条等制品的加工过程中，对玉米粉做适当的物理改性处理，可使这些产品中玉米粉的添加量在 10%～90%之间灵活选择（谭斌等，2011）。

3. 玉米饮品

饮品是玉米食品加工领域的一大亮点，不仅保留了充足的膳食纤维，而且具备清甜的玉米香气及食用方便等优点，受到广大消费者的喜爱。我国玉米饮料加工中使用了多种玉米，包括甜玉米、常规玉米和糯玉米。玉米饮品主要包括玉米汁饮料和酒精饮品，其中玉米汁饮料根据原料特性、加工方式等的不同，又可分为纯玉米原汁饮料、物理改性加工饮料和复合型玉米汁饮料。纯玉米原汁饮料主要是以不同特性玉米为原料，选用现代酶工程技术制得的玉米饮料，产品感官品质好、口味独特、口感劲爽，有很好的稳定性和悬浮性。使用焙烤的方式不但有助于原料中各种养分的溶出，还有助于产品口味的改善和加强。由于玉米粒大，淀粉含量高，按照传统的方法进行提取制成的玉米汁口感较差，而将玉米焙烤后经浸泡、打浆、浸提、过滤等方式进行加工，不但出汁率高，且拥有特有的烤玉米香味。利用膨化处理玉米制作玉米汁可以缩短制作周期，提高生产效率，降低能源消耗。另外，将玉米与果蔬、乳制品、茶等复配制成的各种复合饮料也深受广大消费者的青睐，市场前景良好（马先红等，2019）。

近年来，玉米的品质和产量都有了大幅度的改善与增长，它还具有较高的营养品质、独特的风味口感以及较为简便的加工特性，可广泛应用于许多食品品类，是全谷物食品未来发展的一种重要的谷物原料。

第二节　禾谷类杂粮及其籽粒解剖学结构组成特性

一、燕麦及其籽粒解剖学结构组成特性

（一）种类与种植区域分布

1. 种类

燕麦品种的分类方法较多，按植物学分类约有25个种或亚种，其中包括了六倍体种（$2n=6x=42$）的普通栽培燕麦、裸燕麦，四倍体种（$2n=4x=28$）的细燕麦、摩洛哥燕麦，以及二倍体种（$2n=2x=14$）的长颖燕麦、裸粒短燕麦（张新军等，2011）。通常按照外稃性状可将燕麦分为皮燕麦（带稃）和裸燕麦（无稃，又称莜麦）两种，世界各国栽培的燕麦以皮燕麦为主，我国主要种植裸燕麦，是裸燕麦的发源地（章海燕等，2009）。

2. 种植区域分布

我国有着悠久的燕麦种植历史，受经济、文化、科学技术、品种、生态条件等限制，我国不同地区裸燕麦的年产量相差悬殊，最高产量为 6000kg/hm^2，全国常年平均产量为 975～1125kg/hm^2。我国 70%以上的燕麦集中种植在以下 3 个区域：一是内蒙古的土默特川平原和山西省的大同盆地，属于华北早熟地区；二是新疆、甘肃、青海、陕西、宁夏、内蒙古、晋西北高原及太行山、吕梁地区、河北坝上地区、北京燕山山区和黑龙江大小兴安岭，属于北方中、晚熟地区；三是西南晚熟地区，主要分布在云南、贵州、四川的高山和平坝区，集中于山区、高原和北部高寒冷凉地带。主要产地为内蒙古、青海、山西、河北、吉林、甘肃等低温干旱地区。

（二）解剖学籽粒结构与组成特性

燕麦的果实为颖果，除裸燕麦外，燕麦的籽粒都有内稃包围，但二者并不粘连。外稃和内稃形成籽粒壳，即谷壳。谷壳占整个籽粒重量的30%～40%，主要由纤维素和半纤维素组成（Welch，1995），并带有少量的木质素和酚类物质。未经加工的燕麦壳有硅酸盐颗粒，会刺激口腔、食道和胃肠道。因此，燕麦在食用或作为原料使用前要脱壳。燕麦籽粒质地较软，脂肪分布于整个籽粒，这使其碾磨过程比小麦和玉米更加困难。为了防止氧化，常在加工前对燕麦进行水热处理。燕麦籽粒比小麦和大麦籽粒显得更为修长及苗条，其颖果外观与小麦、大麦具有相似性。

燕麦颖果由麸皮、胚乳、胚三部分组成，其结构见图 4-6。燕麦胚占籽粒重量的 3%左右，皮层为 38%～40%，淀粉质胚乳占 58%～60%（Lásztity，1998）。淀粉质胚乳是燕麦籽粒最主要的组成部分（Youngs，1972）。麸皮层由果皮、种皮、珠心层、糊粉层和亚糊粉层组成。燕麦胚由子叶、胚芽、胚根等几部分组成。

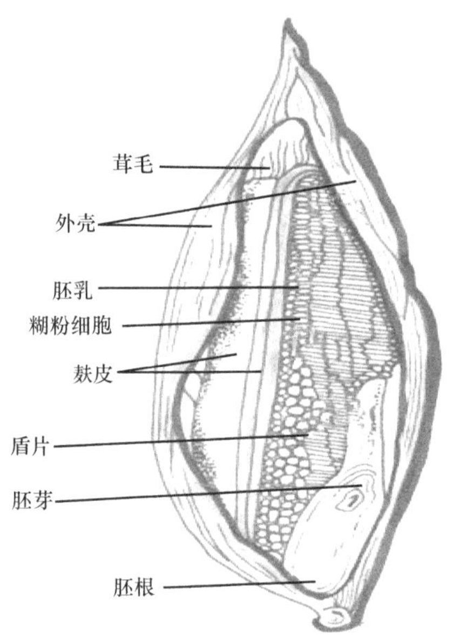

图 4-6　燕麦籽粒纵切面结构图（Butt et al.，2008）

燕麦麸皮是燕麦籽粒的最外层，可以食用，通过碾磨、筛分等工艺加工而成。经过分离的燕麦麸得率不超过 50%。和燕麦片一样，燕麦麸含有 B 族复合维生素、蛋白质、脂肪、矿物元素和有益心脏健康的可溶性纤维 β-葡聚糖。燕麦麸约含有 17.1%的蛋白质，67.9%的淀粉类碳水化合物，8.6%的脂肪，15%～22%的膳食纤维（至少 1/3 的膳食纤维为可溶性纤维），还含有烟酸 1.3mg/100g、镁 171mg/100g、铁 6.4mg/100g、铜 0.17mg/100g、钾 441mg/100g 和不足 0.5mg/100g 的生育酚（Marlett，1993；Anonymous，1989；Saunders，1985）。

淀粉质胚乳是成熟燕麦籽粒中最主要的细胞器官，是蛋白质、淀粉、脂质和 β-葡聚糖的主要储存位置。大部分的蛋白质、脂质和 β-葡聚糖在淀粉胚乳的周边地区被发现，而淀粉在谷粒的核心地区占主导地位（Miller and Fulcher，2011）。燕麦胚乳蛋白呈圆形、菱形等不规则形状，直径为 0.3～5.0μm（Bechtel and Pomeranz，1981）。在淀粉质胚乳中，可以检测到两种类型的淀粉颗粒，包括简单淀粉颗粒和由几个简单淀粉颗粒组成的复合淀粉颗粒。

（三）籽粒营养组分与含量分布

燕麦是一种“食疗兼备”作物，是禾谷类中营养价值最高的作物之一。与其他粮食作物相比，燕麦中蛋白质和脂肪含量最高（表 4-7）。

1. 碳水化合物

淀粉是燕麦仁（oat kernel）的主要成分，作为燕麦深加工产品，可用于食品和非食品加工（Zhu，2017），其性质在很大程度上决定了产品的质量（Doehlert et al.，2013）。燕麦籽粒中淀粉的含量为 30.9%～32.3%，直链淀粉含量占总淀粉含量的 10.6%～24.5%。燕麦淀粉颗粒表面光滑，无明显裂缝，呈多角形或不规则形状，颗粒较小，直径为 3.8～

表 4-7 燕麦与其他谷物的营养成分比较（每 100g）

营养组分	燕麦	糙米	大麦	玉米	黑麦	高粱	小麦粉
水分/g	14.0	14.0	14.0	14.0	14.0	14.0	14.0
能量/kJ	1542	1497	1412	1465	1360	1352	1372
粗蛋白质/g	16.0	7.4	10.3	9.0	10.0	10.4	12.7
总脂/g	6.5	3.1	1.6	4.6	1.6	3.4	2.4
灰分/g	1.6	1.2	1.2	1.2	1.5	1.4	1.5
碳水化合物/g	62.8	73.5	72.9	71.2	73.0	70.8	69.3
总膳食纤维/g	10.0	3.5	9.9	7.0	14.5	16.6	10.3
糖/g	0.9	0.6	0.8	2.0	0.9	2.5	0.4

数据来源：USDA，2016

10.5μm，平均直径为 7.0～7.8μm，尺寸与大米淀粉相近，可形成稳定又富有延伸性的凝胶体。燕麦淀粉脂肪含量较高，为 0.85%～1.31%；溶胀能力较差，比其他淀粉更易糊化，糊化温度为 56.0～74.0℃；与玉米淀粉和小麦淀粉相比，燕麦淀粉不易老化（Zimonja and Svihus，2009）。同时，燕麦淀粉能使食品呈致密、滑润和奶油状结构。

燕麦籽粒含有大量的非淀粉多糖（占籽粒干重的 10.2%～12.1%，后同），是膳食纤维的主要成分，可再细分为水溶性（4.1%～4.9%）和水不溶性（6.0%～7.1%）两部分（Manthey et al.，1999）。可溶性膳食纤维主要包括 β-葡聚糖和阿拉伯木聚糖，以及胶、黏液、果胶、半纤维素等其他非淀粉多糖；不溶性膳食纤维主要含有木质素（能吸收胆汁酸的亲脂酚醛聚合物）和纤维素、半纤维素等非淀粉多糖。燕麦膳食纤维与籽粒中具有抗氧化活性的其他生物活性物质结合形成的膳食纤维复合物能有效降低罹患心血管疾病和某些癌症的风险（Butt et al.，2008）。

相比其他谷物，燕麦 β-葡聚糖的含量较高、更易溶解，其溶解率高达 88%，高于大麦（69%）、玉米粉（67%）、全谷物小麦（40%）和全谷物黑麦（40%）（Englyst et al.，1989）。燕麦中 β-葡聚糖的含量为 2～8g/100g，受基因型和环境的影响（Welch，1995）。高含量 β-葡聚糖燕麦中，β-葡聚糖主要分布在淀粉质胚乳中，而低含量 β-葡聚糖燕麦中，β-葡聚糖主要分布在亚糊粉层中（Miller et al.，1995）。燕麦 β-葡聚糖是 D-葡萄糖以 β-1,4 和 β-1,3 糖苷键连接而成的线型多糖，这两种糖苷键的比例约为 7∶3。其中，85%以上的 β-葡聚糖分子中每隔 2～3 个 β-1,4 糖苷键有一个 β-1,3 糖苷键存在，但还有 15%是由长链 β-1,4 糖苷键间隔一个 β-1,3 糖苷键所组成，其长度可能含有 4 个、5 个或 8 个葡萄糖残基。这些化学结构与其物理化学性质是密切相关的，如溶解性、黏度和对人体胆固醇代谢的潜在影响。近年来，越来越多的研究表明 β-葡聚糖能显著降低血清中胆固醇和低密度脂蛋白的含量，具有控制血糖和提高机体免疫功能的作用。

2. 蛋白质

燕麦蛋白质总量高达 12%～18%，是普通小米粉、大米的 1.6～2.3 倍（曹辉等，2009），主要含有球蛋白、谷蛋白、清蛋白和醇溶蛋白。燕麦蛋白质含有 18 种氨基酸且氨基酸组成平衡，具备人体必需的 8 种氨基酸，特别是含有大米等食品中缺少的赖氨酸（路长喜等，2008）。燕麦必需氨基酸在谷类粮食中平衡性最好且比例稳定，配比接近 FAO/WHO 推荐的营养模式。

3. 脂质

燕麦中脂肪物质主要集中在麸皮和胚乳中，含量达 5%～10%，由甘油三酯、磷脂、糖脂和甾醇组成，其中 80%为不饱和脂肪酸（宋雪梅等，2007）。饱和脂肪酸、单不饱和脂肪酸、多不饱和脂肪酸的比例为 0.5∶1∶1，接近中国营养学会推荐的脂肪酸比例要求（中国居民成人膳食脂肪摄入量应占总能量的 20%～30%，其中饱和脂肪酸＜10%、单不饱和脂肪酸为 10%、多不饱和脂肪酸为 10%）。

4. 维生素

与其他谷物相比，燕麦含有大量的维生素 B_1 和泛酸（Matz，1991；Youngs and Forsberg，1987），维生素 E、维生素 B_2 和叶酸的含量也相对较高（Welch，2005）。

5. 矿物元素

燕麦的矿物元素含量为 2%～3%，类似于其他谷物，其组分主要包括磷、钾、钙和镁。燕麦还含有丰富的锌和锰，前者有益于促进伤口愈合，后者可间接预防骨质疏松。燕麦中硒含量位居谷物之首，是大米的 34.8 倍，是小麦粉的 3.7 倍、玉米的 7.9 倍，硒具有增强免疫力、防癌、抗癌、抗衰老等作用（胡新中，2005）。

6. 生物活性物质

燕麦的健康益处与其含有的多种生物活性物质是密不可分的，如生育酚、酚酸和甾醇等（Martínez-Villaluenga and Peñas，2017）。燕麦中的生育酚含量为 16～94mg/kg，由一个极性的二乙酰醇环与异戊二烯衍生的烃链相连构成。它们是强自由基清除剂，也显示出抑制某些癌细胞增殖的能力（Redaelli et al.，2016）。燕麦甾醇（447mg/kg）的种类主要有 β-谷甾醇、Δ5 和 Δ7 燕麦甾醇（Piironen et al.，2002）。酚酸，特别是阿魏酸（250mg/kg），是燕麦中主要的酚类化合物，主要通过酯或醚键与细胞壁成分结合，以结合态存在（Mattila et al.，2005）。燕麦蒽酰胺是燕麦特有的一种低分子量可溶性酚类物质，主要分布于燕麦颖果的麸皮和亚糊粉层部位，浓度可达 300mg/kg 以上，是燕麦籽粒中主要的酚类抗氧化活性物质的代表，目前的研究证明其还具有抗炎性、抗恶性细胞增生和抗刺激性，这可能有助于预防冠心病、结肠癌和皮肤过敏（Pellegrini et al.，2016；Fu et al.，2015）。

（四）燕麦的全谷物食品加工适宜性

近年来，随着人们对燕麦营养健康价值认识的逐渐深入，燕麦在食品领域的应用越来越广泛，燕麦已成为一种重要的全谷物食品资源。市场上已有的燕麦制品种类繁多，包括燕麦粥、燕麦片、燕麦粉，以及含有燕麦的面包、饼干、牛奶、饮料、早餐谷物及婴儿食品等，不同制品的制备工艺、作用及用途均有所不同。

1. 我国传统燕麦食品

燕麦在我国北方又称为莜麦，属于裸燕麦，加工制成的面粉称为莜面。在山西、内蒙古、河北坝上张北和康保等地区，莜面食品有着悠久的饮食文化历史。莜面食品通常采用剥皮的莜麦加工制作，有莜面饸饹、莜面窝窝（栲栳栳）、莜面鱼鱼等。从生莜麦到做出能吃的莜面食品要经历三次生三次熟的过程，即所谓的“三生三熟”：将莜麦磨成粉，须先将麦粒炒熟，此为“一生一熟”；将炒熟的麦粒磨成莜面粉，即为“二生”，在莜面粉加工和面时，需要开水和面，这就是“二熟”；和好的面加工成饸饹、鱼鱼和窝窝就又成了生的了，此为“三生”，蒸熟能吃的成品即为“三熟”。虽然传统的莜面食品加工工艺复杂，但是深受老百姓的喜爱，随着科技的进步，传统手工工艺也逐渐向工业化的方向发展。

2. 燕麦片和早餐谷物

燕麦片是欧美等国家最常见的全谷物燕麦食品，保留了整粒燕麦固有的营养和风味特性，主要用于热的早餐燕麦食品制作，类型包括普通、速食和即食 3 种类型。相比普通燕麦片，速食燕麦片片薄，因此加工时间短、吸收水分更多、食用方便。速食燕麦片的烹饪可通过加热水或冷水来实现，加热水制作时麦片质构呈颗粒状，而加冷水加热后麦片质构呈奶油状（Lapveteläinen and Rannikko，2000）。食品科学家基于传统燕麦片的生产技术，结合营养科学证据以及市场需求，对燕麦片的优化升级也提出了一些改进方法，例如，用发芽燕麦制成的早餐谷物具有良好的质构和感官特性，在 23℃条件下可保存长达 12 个月而不产生任何品质劣变（Kince et al.，2017）。

即食燕麦早餐谷物主要采用挤压膨化技术生产，全燕麦粉和燕麦麸皮是生产即食早餐谷物常用的原料，产品密度低，热量低，但纤维和蛋白质含量高（Han et al.，2008）。在某些情况下，燕麦与玉米等其他谷物混合复配还能够强化产品的营养价值（Webster，2011）。由于燕麦易氧化哈败，因此挤压时间、干燥方法和产品最终水分含量均可能影响产品的稳定性。

3. 燕麦饮品

以燕麦和其他谷物为原料，利用生物酶和发酵技术生产高质量的功能性食品及饮料是燕麦食品加工的一个重大应用领域。目前，市场上已推出了多种燕麦谷物饮料、花色乳制品和含乳饮品。燕麦是一种可行的益生菌培养载体，含有活乳酸菌的发酵燕麦汤适用于调节肠内营养和改善肠道健康（Ouwehand et al.，2004；Marklinder and Lonner，1992）。

4. 燕麦焙烤食品

典型的焙烤食品包括面包、饼干和蛋糕等，面包作为一种主食品，是燕麦加工应用的重点对象。在制作面包的时候，燕麦粉含量的增加会使面团体积减小、强度降低，但是面团会变得更加耐揉、吃起来更加有嚼劲，同时燕麦的天然香气也增加了食用的愉悦感（孟蕾，2018）。通常面包制作中加入的燕麦粉约为 15%，在这个比例下，面包的口感、大小都最为适宜（郑策，2017）。燕麦的保水性是其特有的，这就使得燕麦面包比其他面包的保鲜效果更好（Flander et al.，2007）。同时，燕麦中的抗氧化活性物质有益于面包中脂肪的稳定。

5. 燕麦蒸煮食品

近年来，利用燕麦全粉部分替代小麦粉在我国传统的馒头、面条等蒸煮面制主食品加工中的应用越来越广泛。在燕麦馒头的加工过程中，燕麦全粉的替代比例小于20%时，混合粉仍具有较好的加工特性，而更高含量燕麦全粉的加入将会导致馒头的比容和弹性显著降低，硬度明显增大（王杰琼等，2016）。燕麦全粉的颗粒细度对馒头感官品质、质构特性及内部纹理结构均具有较大影响。使用经过超微粉碎处理后的燕麦全粉加工制成的馒头，其适口性得到改善；馒头中燕麦超微全粉的添加量最高以10%为宜（程晶晶等，2017）。在燕麦面条的加工制作中，当燕麦全粉含量为30%时，面条的感官评分最高（牛巧娟，2014）。采用蒸制、挤压膨化和滚筒干燥等技术对燕麦进行预糊化处理可改善挂面品质，有研究结果表明，采用蒸制燕麦粉制备的燕麦挂面品质最佳（徐斌等，2019）。另外，通过添加食品添加剂[食盐、黄原胶、花生蛋白、谷朊粉和谷氨酰胺转氨酶（TG酶）]也可改善燕麦面条的品质（牛巧娟，2014）。

燕麦食用历史悠久、适用产品类型较广，随着消费者对燕麦营养组分和功能特性认识的逐渐深入、对健康食品消费需求的逐步提升，以及食品加工技术的发展和推广，未来燕麦全谷物食品具有广阔的市场和开发前景。

二、谷子及其籽粒解剖学结构组成特性

（一）种类与种植区域分布

1. 种类

谷子又称粟，属于禾本科狗尾草属。全球范围内有6000余种谷子，其外观颜色差异很大，可从白色过渡为淡黄色或红色甚至灰色。珍珠粟是出现年代较早、栽培量最大的谷子种类，在印度和部分非洲地区尤为常见。常见的谷子种类还包括黍稷、粟和龙爪稷等，其中粟为我国主要栽培的种类。还有一些种植较少的品种，如细柄黍、鸭嶋草和食用稗等。带壳的谷子为假果粒，谷子脱壳后的产物粒径较小，多为卵圆形或圆形，因此得名小米。小米的品种很多，按米粒的性质可分为糯性小米和粳性小米两类；按谷壳的颜色可分为黄色、白色、褐色等多种，其中红色、灰色者多为糯性小米；白色、黄色、褐色、青色者多为粳性小米。一般来说，谷壳色浅者皮薄，出米率高、米质好；而谷壳色深者皮厚，出米率低、米质差。我国著名品种有山西沁县黄小米、山东章丘龙山小米、山东金乡金米、河北蔚县桃花米等（冯俊霞，2019）。

2. 种植区域分布

谷子种植起源于我国黄河流域，据记载至今已有8700多年的栽培历史（Lu et al.，

2009）。据 FAO 数据统计，2018 年全球谷子总产量为 3356 万 t，印度是谷子产量最高的国家，达 910 万 t，中国产量排第九。谷子在我国分布广泛，据统计，包括北京、天津、山西、陕西、内蒙古、黑龙江等在内的全国 67%的省份均有种植，大部分区域集中在北纬 30°～48°、东经 108°～130°的地区，且多为一些干旱、半干旱地区。根据中国农村统计年鉴数据，2017 年我国谷子播种面积为 861×10^3hm^2，其中排名前三的地区为内蒙古、山西、河北，播种面积分别为 234.4×10^3hm^2、199.2×10^3hm^2、127.2×10^3hm^2，约占全国谷子种植总面积的 65%。根据我国各地谷子的种植条件、品种类型等因素划分了 4 个产区，即东北春谷区、华北平原夏谷区、内蒙古高原春谷区以及黄河中上游黄土高原春夏谷区。

（二）解剖学籽粒结构与组成特性

谷子是一种单子叶植物，籽粒带壳，呈卵形，壳为其内、外稃，去掉内、外稃的颖果即为小米。小米背面凸起，腹面扁平。胚位于背面的基部、长形，其长度超过籽粒的一半。腹面基部有圆形深色斑，称为脐。主要的解剖学结构由果皮、种皮（或皮）、糊粉层、胚和胚乳构成（图 4-7）。薄的果皮松散地附着在胚乳上，很容易脱落，留下种皮来保护内胚乳。外种皮只有一层，其厚度为 0.2～0.4μm。糊粉层完全包围胚乳和胚芽，糊粉细胞与蛋白质结合，长度为 25～50μm，为独特的圆球体。与其他谷物相比，小米胚较小，胚乳与胚的比例为 11∶1～12∶1。胚乳中的淀粉颗粒大小为 1.3～13.5μm、平均直径为 4～5μm，主要有角状颗粒和在粉质区的球形颗粒两种。扫描电镜结果显示，由于胚乳的致密包裹，许多淀粉大颗粒可在其表面显示出凹痕。小米蛋白质主要以蛋白体的形式附着在淀粉颗粒上，部分球状蛋白嵌在无定形基质蛋白中。蛋白质多集中在胚乳的外周细胞内，越往里分布越分散、越少（Kumari and Thayumanavan，1998；Yanez et al.，1991；Lorenz，1977；Jones et al.，1970）。

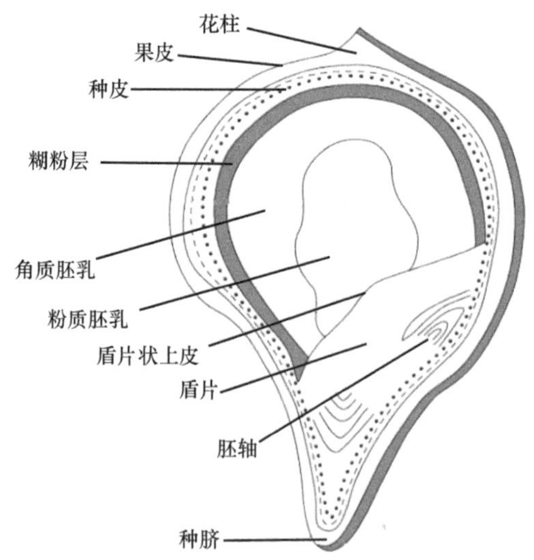

图 4-7　小米籽粒纵切面结构图（Arendt and Zannini，2013）

（三）籽粒营养组分与含量分布

小米营养丰富，主要含有碳水化合物、蛋白质、脂肪、维生素、矿物元素等，各种营养素比例适宜，是良好的食品营养源。

1. 碳水化合物

小米中碳水化合物含量低于稻谷、小麦和玉米，占小米总重的63%～70%，其中还原糖占0.46%～0.69%、淀粉占56%～61%、纤维素占0.7%～1.8%、戊糖占5.5%～7.2%，是糖尿病患者的理想食物。小米淀粉中直链淀粉较多，约含27.2%，抗性淀粉含量约为2.9%（Wankhede et al.，1979）。小米淀粉颗粒为近圆的多角形，外形类似大米淀粉，颗粒直径一般大于0.25μm，平均直径为6.8～11.8μm。小米淀粉凝胶稳定性好、持水力强、膨胀力强、糊化温度高、热焓变化大，但透明度低、冻融稳定性和热稳定性较差，易回生。小米中膳食纤维含量较高，为8.9%～12.5%，是大米的2.5倍（Ferriola and Stone，1998）。

2. 蛋白质

小米蛋白质主要以蛋白体的形式存在，直径为 1～1.5μm，主要分布于胚和胚乳细胞中，为低过敏性蛋白，其含量与小麦全粉相近，非蛋白氮占总氮量的12.5%，消化率约为83.4%，生物价约为57，高于其他禾谷类，属于高质量蛋白，特别适宜于孕产妇和婴幼儿食用（王丽霞等，2007）。小米蛋白是很好的甲硫氨酸来源，含有17种氨基酸，其中包括8种人体必需的氨基酸，必需氨基酸指数为76.22。除赖氨酸含量偏低外，其他7种必需氨基酸的含量均比大米、小麦粉和玉米高，色氨酸（平均达1.31mg/g）和甲硫氨酸的含量尤为丰富，其他7种氨基酸的比例均符合WHO 的推荐模式（于天颖和郭东升，2005）。

3. 脂质

小米脂肪含量高于大米和小麦粉，不同品种小米全谷物中总脂含量为 4.1%～9.0%（干重计），其中 3.8%～5.6%为游离脂类、0.6%～2.5%为结合脂类、0.9%为结构脂类（Gabrovska et al.，2002；Lorenz and Hwang，1986）。由于大多数脂质位于角质鳞片中，当去皮和/或去胚处理后，脂质含量显著降低（Serna-Saldivar and Rooney，1995）。小米脂肪酸结构合理，主要的脂肪酸有亚油酸（含量占总脂肪酸含量的70.01%，后同）、油酸（13.39%）、亚麻酸（1.96%）、棕榈酸（8.34%）、硬脂酸（4.38%）、花生四烯酸（1.72%），不饱和脂肪酸总含量高达85.54%（刘发敏等，1997）。

4. 维生素

小米中含有多种维生素，主要包括维生素A，维生素B_1、B_2和维生素E等。除维生素B_{12}外，小米是所有B族维生素的良好来源，维生素B_1含量位居所有粮食之首。B族维生素主要集中在小米的糊粉层和胚芽中，通过脱皮去除这些组织将减少B族维生素的含量，而发芽和发酵可增加B族维生素的含量和可用性（Serna-Saldivar and Rooney，

1995）。一般粮食中不含有的胡萝卜素，在每 100g 小米中的含量达 0.12mg。小米的维生素 E 含量也相对较高，大约为 43.48μg/g（王海滨和夏建新，2010）。

5. 矿物元素

小米中的硒、镁、锌、钾的含量分别为 1.2μg/g、231μg/g、172μg/g、2490μg/g，其中硒以有机硒的形式存在；与大米相比，小米中的钾、铁、磷含量较高（蒋林时等，2004；刘立行和杜维贞，2000）。

6. 生物活性物质

小米籽粒中含有丰富的多酚类抗氧化活性物质，这些物质主要位于籽粒的外皮层，在胚乳中也可检出（Mattila et al.，2005；Hahn and Rooney，1986；McDonough et al.，1986）。小米多酚类物质含量为 0.3%～3%，多与糖和甾醇类物质以结合态形式存在，其中阿魏酸是主要的结合酚酸。常见的酚酸类型有阿魏酸、对香豆酸和肉桂酸，有很强的抗氧化活性，具有降血糖、降胆固醇及预防溃疡等生理功效（Mattila et al.，2005）。谷子中的黄酮类物质主要是菊花黄酮，包括芹菜素、木犀草素、荭草素、麦黄酮和牡荆素等。

（四）小米的全谷物食品加工适宜性

长期以来，小米作为一种传统的主食品在世界范围内广为流行，特别是在亚洲和非洲。目前，小米的主要消费区域位于中国的北方、印度、非洲和俄罗斯南部。全球小米产量的 80%左右都用于人类食品原料，如稀粥、蒸制食品、蛋糕、发酵和非发酵面包、休闲食品、酒精饮料和非酒精饮料等。

1. 传统小米食品

全球以小米为原料的传统食品和饮料，其制作方法差异很大，常见的含有小米的食品包括面包、蒸制品、煮制品、饮料和零食（Rooney and McDonough，1987）。我国小米多用于煮粥，在北方尤为常见，北方许多妇女在生育后，都有用小米加红糖来调养身体的传统。小米粥营养价值丰富，有“代参汤”的美称。这主要是因为与大米相比，小米中 Fe、维生素 B_1 和 B_2、纤维素含量均较高，其中 Fe 有助于妇女产后滋阴养血、调养体质。小米可单独熬煮，亦可添加大枣、红豆、红薯、莲子、百合等，熬成风味各异的营养粥。另外，小米还可磨成粉，制作窝窝头、发糕等传统风味食品。

2. 新兴小米食品

随着人们对保健功能食品的认识和接受度的逐步提高，国内外以小米为基料的各种新型主食品、饮料制品逐步增多，主要有小米速食粥、小米方便米饭、小米速食营养粉、小米发酵饮料、小米面包、小米饼干、小米挤压方便食品、小米面条和小米馒头等。Onyango 等（2005）将玉米和小米浆与柠檬酸或乳酸混合进行发酵，对发酵后的混合物进行挤压膨化，研制出纤维和单宁含量较低的儿童营养断奶食品。

卢健鸣等（2002）利用双螺杆挤压膨化机加工小米营养方便粥，经正交实验选择出小米与多种辅料的最佳组合，与原料小米相比，所制产品蛋白质含量和质量大幅度提高，富含维生素和矿物质等多种营养素，调溶性、复水性及口感等感官质量高。田晓红等（2014）通过对小米粉进行挤压预糊化处理，使小米挂面中小米的添加量达到 60%以上。

虽然小米在习惯上多以精加工谷物形式食用，但全谷物小米在膳食纤维、维生素、矿物元素及生物活性物质含量和健康益处等各方面都具有显著的优势。结合现代食品加工技术与传统加工方法，全谷物小米传统食品与新兴食品将有广阔的市场前景。

三、薏苡及其籽粒解剖学结构组成特性

（一）种类与种植区域分布

1. 种类

薏苡为禾本科薏苡属一年生或多年生草本植物，其籽实、根、茎、叶均可为人类所利用，是玉米的近亲（Corke et al.，2016）。《中国植物志》根据薏苡植株生长特征以及植物形态，将我国的薏苡属分为 2 种 4 变种。2 种为薏苡与水生薏苡，4 变种分别为薏苡（原变种）、窄果薏苡、小珠薏苡及薏米。薏苡仁是薏苡的种仁，又名六谷米、药玉米、珍珠米、菩提子等，俗称薏米、苡仁等，具有重要的食用和药用价值（周闲容，2013）。

2. 种植区域分布

薏苡主要种植在菲律宾、缅甸、中国、日本、斯里兰卡以及泰国等亚洲国家和地区，部分非洲、美洲国家亦有少量种植或逸生。我国薏苡种质资源分布广泛。中国农业科学院品种资源研究所在 1985～1995 年对全国薏苡种质资源进行了调查收集、整理，发现除青海和宁夏外，几乎所有其他各省（区）均有种植。中国农业科学院作物科学研究所国家种质库保存登记的薏苡种质有 284 份（高微微等，2006）。国内薏苡种植面积较大的省（区）主要是广西、贵州、云南、辽宁、福建、浙江、江苏、安徽、江西、河南、湖南、四川等，我国台湾地区也有较大的种植面积。我国薏苡常年种植面积约为 3.5 万 hm^2，年产量在 10 万 t 左右（周闲容，2013）。

（二）解剖学籽粒结构与组成特性

薏苡是带外壳的颖果，称为壳薏苡，加工脱壳后称为薏苡仁，俗称薏米。薏苡种子从外到内包含壳、外种皮、麸皮和胚乳四部分（图 4-8）。种仁呈宽卵形或椭圆形，长 4～8mm、宽 3～6mm，表面乳白色，偶有残存的淡棕色种皮；一端钝圆、另一端微凹，有淡棕色点状种脐；背面圆凸，腹面有一条较宽而深的纵沟；质坚实，断面白色、粉性；气微，味微甜。

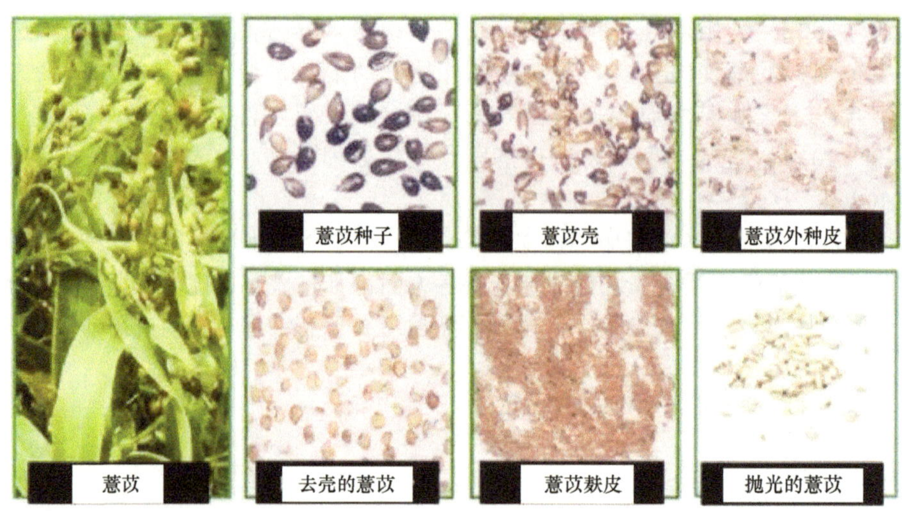

图 4-8 薏苡的植株、种子及各组成部分（Kuo et al.，2012）

（三）籽粒营养组分与含量分布

薏苡仁中含有蛋白质、脂肪、淀粉、氨基酸、粗纤维、矿物元素、维生素等多种营养成分，是我国居民喜爱的杂粮之一。其碳水化合物含量达 79.2%、蛋白质含量最高可达 18.84%、脂肪含量达 4%～6%，此外，还富含 B 族维生素、Ca、Fe、膳食纤维等营养成分。其蛋白质中含有人体必需的 8 种氨基酸，是一种营养较为平衡的谷物（Zhu，2017）。

1. 碳水化合物

淀粉是薏苡中的主要碳水化合物，其含量约为 70%（干基）（Corke et al.，2016）。薏苡淀粉颗粒表面光滑，大多呈椭圆形或截头椭圆形、多边形和不规则形状（Liu et al.，2016），大小为 3～14μm，相对密度为 1.376g/mL，正常薏苡仁（7 个基因型）的直链淀粉含量为 15.9%～26.4%；蜡质基因型（5 个基因型）直链淀粉含量较低（Liu et al.，2016），显著低于玉米淀粉和马铃薯淀粉。薏苡淀粉在常温下的溶解度较低，糊化温度为 67.0～71.6℃，透光率为 39.6%，具有较强的冻融稳定性，凝沉速度较慢，强酸或碱性条件下可减缓其凝沉速度，而中性条件促进其回生。淀粉糊的热稳定性低于玉米而高于马铃薯，冷黏度稳定性均高于玉米和马铃薯。

膳食纤维主要包括非淀粉多糖和低聚糖。对经抛光的薏苡仁样品进行近红外（NIR）分析得到其膳食纤维含量为 1.3%～3%（Liu et al.，2015a）。非淀粉多糖的分子量大小和单糖组成取决于薏苡品种及提取方法。用 NaOH（0.5mol/L）溶液提取两种薏苡种子（黑壳和白壳）中的阿拉伯木聚糖（Apirattananusorn et al.，2008），结果显示黑壳薏苡的阿拉伯木聚糖分子量是 741kDa，而白壳薏苡的阿拉伯木聚糖分子量是 1449kDa，阿拉伯糖与木糖的比例约为 1.25，表明是一种高度取代的模式。另外采用 0.3mol/L 的 NaOH 液提取薏苡多糖（Yao et al.，2015），分子量分别为 94.2kDa 和 82.3kDa，各单糖比例也明显不同。薏苡仁热水提取物中含有低聚果糖，含量为

25%（Manosroi et al.，2014）。

2. 蛋白质

薏苡蛋白质含量为 12.2%～16.7%（Liu et al.，2015b），主要成分是醇溶蛋白，占总蛋白含量的 79%左右。在薏苡蛋白质中共检测到 15 种氨基酸，其中谷氨酸含量最高（占 2.86%～4.80%）、亮氨酸占 1.63%～2.83%、赖氨酸占 0.28%～0.34%，甲硫氨酸含量最低。

3. 脂质

薏苡脂质含量为 5.1%～9.4%，比大多数普通谷物都要高得多（Liu et al.，2015b）。薏苡仁中主要的脂肪酸，有油酸（38%～51%）、亚油酸（30%～38%）、棕榈酸（14%～18%）和硬脂酸（2%～3%）（Xi et al.，2016）。

4. 维生素

薏苡中含有多种维生素，主要包括维生素 B_1、维生素 B_2 和维生素 E，每 100g 薏苡中含维生素 B_1 0.21mg、维生素 B_2 0.16mg、维生素 E 0.3mg，此外还含有 γ-生育酚和 γ-生育三烯酚（Choi et al.，2007）。

5. 矿物元素

薏苡中含有多种矿物元素，磷、钾、镁和硫是其中主要的 4 种，含量分别为 3790～5227mg/kg、2325～4205mg/kg、1428～2235mg/kg、1504～1841mg/kg（Liu et al.，2015b）。

6. 生物活性物质

薏苡中除上述营养素外，还含有甾醇类、生物碱类、木脂素类、酚类等多种化合物。目前报道的薏苡中甾醇类化合物主要有阿魏酰豆甾醇、阿魏酰菜籽甾醇，以及 α-、β-、γ-谷甾醇及豆甾醇，而生物碱类主要包括四氢哈尔明碱的衍生物。这些营养元素影响着薏苡抗肿瘤、免疫调节、降血糖和血钙、降压、抗病毒及抑制胰蛋白酶、诱发排卵等作用的发挥。

薏苡仁含有药用价值很高的薏苡仁酯、薏苡多糖、薏苡素以及特有的三萜类化合物等多种活性成分。

薏苡仁酯类是首先被发现具有抗肿瘤功能的活性成分，其中，在临床上得到普遍应用的康莱特注射液的有效成分就是从薏苡仁中提取得到的酯类物质。

薏苡仁多糖是薏苡仁中含量最丰富的功能成分，是薏苡仁药理活性发挥的重要物质基础。薏苡仁中的多糖类化合物有薏苡多糖 A、B、C，中性葡聚糖 1～7，以及酸性多糖 CA_{21} 和 CA_{22} 等，其单糖组成主要为阿拉伯糖、鼠李糖、甘露糖、半乳糖和葡萄糖。国内外相关研究表明，薏苡多糖可通过抗氧化作用，保护胰岛 β 细胞免遭自由基的损伤并抑制血清脂质过氧化反应，改善糖尿病的免疫功能；同时，薏苡多糖还可通过提高葡萄糖激酶活性，促进组织对葡萄糖的利用，改善脂糖代谢紊乱。

薏苡素又称薏苡酰胺，最早是日本学者小山鹰二与大和正利于 1955 年从薏苡根中分离得到的。薏苡素具有镇静、消炎、抑制多突触反应、降温解热、降低血糖浓度、缓解肌肉松弛以及抗惊厥、抗血栓等多种药理作用。

三萜类化合物是薏苡仁特有的活性成分，从薏苡仁中分离得到了软木三萜酮和异乔木萜醇两个三萜类化合物。三萜类化合物具有良好的免疫、降糖、降血脂、护肝功能、抗病毒、抗肿瘤等作用。

（四）薏苡全谷物食品加工适宜性

薏苡是一种很理想的药食同源食品，我国自古就把薏苡作为健身滋补品，如传统的“食疗粥”和“八宝粥”。薏苡初加工产品薏苡仁，是我国主要的出口农产品之一。每年都有来自贵州、广西、云南等地上千吨的薏苡出口日本、韩国、新加坡等国家和地区（敖文等，2008）。随着对薏苡食用价值、药用价值的深入认识，薏苡在方便食品、饮料等食品领域得到了越来越多的应用。

1. 薏苡方便食品

薏苡方便食品包括薏苡粉、薏苡烘焙食品、薏苡面条和爆薏仁糖等。薏苡富含淀粉，其中90%以上是支链淀粉，导致薏苡糊化度和浸提率较低，制品冲调性差，严重制约了薏苡的开发利用。一般采用挤压膨化处理或酶解处理制成薏苡粉，水溶性成分可提高到73%～78%。可作为固体饮料的赋形剂，替代部分蔗糖用量（40%～50%），从而降低产品甜度和节约成本（陈建白，1999）。经膨化处理的薏苡粉可用于制作饼干、蛋糕、面包等烘焙食品以及薏苡面条等蒸煮类食品。薏苡属于无面筋谷物，且其直链淀粉含量较低，在制作薏苡烘焙食品时一般将一定量的薏苡粉与高筋小麦粉混合加工，以保证产品的外形和口感，但薏米粉的添加量并不是很高。李紫云（2013）研究了未挤压/挤压薏苡-大米混合粉添加对薏苡挂面品质的影响，在相同混合粉添加量下，添加挤压处理混合粉的挂面品质要优于添加未挤压混合粉的挂面品质。1∶1未挤压/挤压薏苡-大米混合粉制作挂面时，薏苡添加量为50%时产品品质最佳。薏苡用爆米花机爆成薏苡花后制成的爆薏苡糖是一种较好的薏苡全谷物零食。

2. 薏苡饮料

薏苡饮料主要有薏苡茶、薏苡水、薏苡固体饮料以及薏苡乳酸饮料等。在日本，80%的薏苡都加工成薏苡茶（邓素芳等，2016）。薏苡茶是将未脱壳的薏苡或未碾白的薏仁经炒制后，冲水饮用；或者将薏苡粉膨化物经烘烤后适当调配也可作为茶饮用。例如，在焙炒、粉碎后的薏苡中添加5%～8%的干姜粉，可制成兼具薏苡香气和生姜辛辣味的干姜薏苡保健茶，该茶不仅含有薏苡的丰富营养，还具有生姜的健胃功能（王南舟，1987）。此外，还可以将薏苡与其他原料搭配制成复合饮料。薏苡固体饮料就是一种将薏苡粉酶解后的浓缩物与其他原料混合造粒制成的固体冲剂。

薏苡含有丰富的生物活性物质和营养组分，薏苡全谷物食品的应用和开发将有利于更好地利用其营养健康价值，满足人们的消费需求。

四、高粱及其籽粒解剖学结构组成特性

（一）种类与种植区域分布

1. 种类

高粱品种多样，主要有 4 种分类方法。①按籽粒颜色分有白高粱、黄高粱和红高粱。中国的高粱品种以黄高粱较多，其籽粒中单宁含量较低，适口性好且含有较多的胡萝卜素，营养价值较高。红高粱耐旱、耐盐碱，因此多在旱坡地和盐碱地上种植，其籽粒中单宁含量较多，食用品质较差。白高粱籽粒中单宁含量较低，食用品质好。②按淀粉分子结构分为粳高粱和糯高粱。③按生育期长短分有早熟种、中熟种和晚熟种。④按原产地分有中国高粱、印度高粱、南非高粱、北非高粱、西非高粱、中非高粱、亨加得高粱和达索高粱。

2. 种植区域分布

高粱主要种植在干旱、少雨、气候恶劣、土壤瘠薄的地区，全球分布在热带干旱和半干旱地区的较多，温带和寒带地区也有种植。目前，高粱的栽培种植不仅在北美、亚洲稳步发展，而且在大洋洲、欧洲、南美等地区也逐渐兴起。在非洲，由于干旱和饥饿，高粱更受重视，被誉为“救命之谷”。高粱是我国最早栽培的禾谷类作物之一，在我国有着约 5000 年的栽培历史，曾经几乎遍布整个中国。高粱以其高产、多抗（抗旱、抗盐碱、抗涝、耐瘠薄）及多用途的特性，在我国粮食生产和保证粮食安全等方面起到了重要作用。目前，我国高粱产区主要分布在吉林、辽宁、黑龙江，其次是内蒙古、山西、四川、河北、甘肃，我国南方的安徽、湖南、湖北、贵州等省也有一定的种植面积，年种植总面积超过 133 万 hm^2。

（二）解剖学籽粒结构与组成特性

高粱籽粒通常为 4mm 长、2mm 宽、2.5mm 厚，单粒重 25～35mg。从解剖学角度看，高粱籽粒分为 3 个部分：种皮部分，也称之为麸皮，占籽粒重量的 7.3%～9.3%；胚乳部分，是种子的最主要部分，含有大量淀粉与一些蛋白质，占籽粒总重量的 80%～84%；胚，占籽粒总重量的 7.8%～12.1%（图 4-9）。每部分的比例与品种和栽培条件有关（Rooney，1973）。

高粱种皮分为“四层”，最外层部分包括上皮与下皮，上皮通常为色素部分；中间部分的厚度取决于品种；内种皮由窄而长的细胞组成，是制粉工艺中种皮从种子其他部分分离的部位；第四层（部分）位于内种皮与胚乳之间，有的品种有，有的则没有。外种皮由管状细胞组成，且含有单宁酸。其剖面图见图 4-10（Awika and Rooney，2004）。

高粱胚乳含有明显的两层。第一层是糊粉层，为含有厚壁的方形细胞，细胞内有大量的蛋白质、灰分与脂肪；第二层是胚乳的外围组织，由几层细胞组成，含有蛋白质和少量淀粉。在紧密的蛋白层之下是角质与粉质的胚乳细胞，主要含有淀粉。胚由两部分组成：胚轴与角质鳞片，其中胚轴是一个新植物之源，角质鳞片是胚的贮藏组织，含有大量的脂肪、蛋白质、酶与微量元素（Ragaee and Abdel-Aal，2006；Malleshi et al.，2004；Patil et al.，2003）。

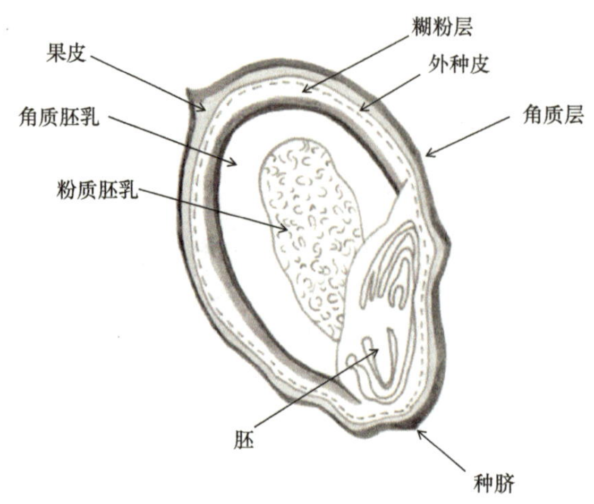

图 4-9　高粱籽粒纵切面结构图（Rooney，1973）

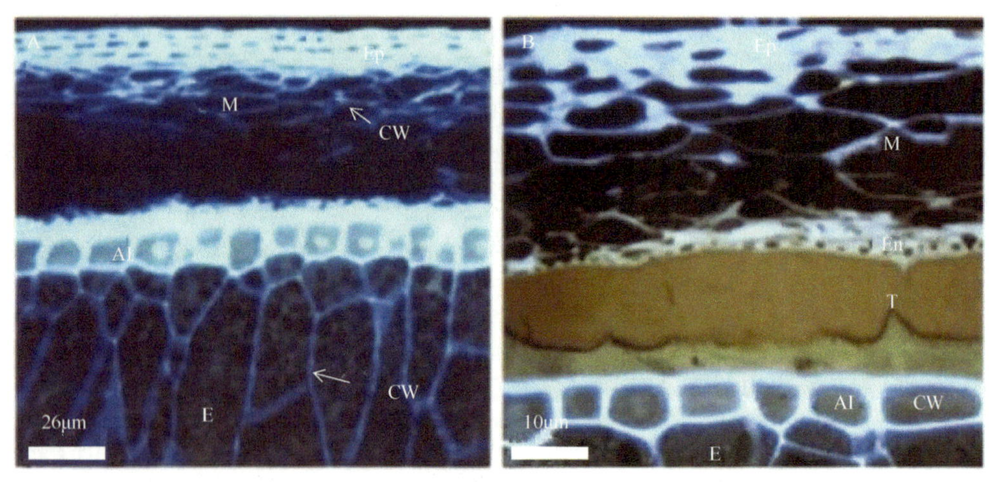

图 4-10　高粱种皮的荧光截面图（Awika and Rooney，2004）

A. 无单宁酸高粱；B. 含单宁酸高粱；AI. 糊粉层；CW. 细胞壁；E. 胚乳；En. 内种皮；Ep. 外种皮；M. 中种皮；T. 有颜色的种皮

（三）籽粒营养组分与含量分布

高粱的营养成分受环境条件（种植条件）和基因类型（品种）的影响很大，其种皮（麸皮）部分主要富含纤维与蜡质，胚部分主要富含粗蛋白质、脂类与灰分，胚乳部分则主要富含淀粉、蛋白质与少量脂类、纤维（表 4-8）。淀粉是高粱中含量最高的组分，其次是蛋白质、脂类、纤维、灰分与蜡质。高粱的营养素组成与玉米非常相似，但脂肪含量比玉米低，淀粉与蛋白质比玉米高，主要分布于胚乳中。高粱籽粒含有约 0.3%的蜡质作为籽粒表面的保护层，这些蜡质中含有一些价值颇高的组分，主要包括植物甾醇类与二十八烷醇等。

表 4-8　高粱谷粒及其解剖学组成部分的化学组成　　（%）

组分	全谷物	胚乳	胚	种皮
全谷粒（去壳）	100	84.2	10.1	6.0
范围	100	81.7～86.5	8.0～10.9	4.3～8.7
蛋白质	11.6	12.3	18.9	6.7
范围	8.1～16.8	8.7～13.0	17.8～19.2	5.2～7.6
占总蛋白质比例	100	80	14.9	4.0
脂类	3.4	0.6	28.1	4.9
范围	1.4～6.2	0.4～0.8	26.9～30.6	3.7～6.0
占总脂肪比例	100	13.2	76.2	10.6
纤维	2.7	0.72	5.0	22.88
范围	0.4～7.3	—	—	—
占总纤维比例	100	30.2	16.4	53.4
灰分	2.2	0.4	10.4	2.0
范围	1.2～7.1	0.3～0.4	—	—
占总灰分比例	100	20.6	68.6	10.8
淀粉	79.5	82.5	13.4	34.6
范围	65.3～81.0	81.3～83.0	—	—
占总淀粉比例	100	94.4	1.8	3.8

数据来源：Hubbard et al.，1950

1. 碳水化合物

高粱作为一种谷物，最主要的组分是淀粉，含量为 65.3%～81%，平均值为 79.5%。一般的，具完整规则胚乳的高粱淀粉中 70%～80%为支链淀粉，20%～30%为直链淀粉。此外，部分高粱品种中，直链淀粉含量很低，支链淀粉含量可接近 100%（Pacheco- Chavez et al.，2004）。

高粱淀粉的糊化温度（71～80℃）比玉米淀粉（62～76℃）和小麦淀粉（58～64℃）高。蜡质高粱淀粉的糊化温度比普通高粱淀粉高，且具有蒸煮速度快、蒸煮稳定性差、峰值黏度高、面糊透明度高、水结合能力强、不易形成凝胶与易回生等特性。高粱淀粉的蒸煮特性取决于其直链淀粉与支链淀粉之间的比例，并决定了不同高粱品种的加工适应性。例如，蜡质高粱基本上是由支链淀粉组成的，由于其较高的糊化温度、较低的峰值黏度与回生特性，非常适合于制备稠粥；相反，普通高粱淀粉或高直链淀粉含量的高粱具有较低的糊化温度与较高的峰值黏度和回生值，因此非常适合于制备高品质非发酵面包。

高粱籽粒中，从角质胚乳分离得到的淀粉比粉质胚乳淀粉的颗粒小、直链淀粉含量低、结晶性高、糊化温度高、内部黏度大。高粱淀粉的膨胀能力与溶解特性对其蒸煮品质具有显著影响。高粱淀粉在 50～70℃的膨胀率与溶解性比小麦淀粉低，但是在 75～90℃条件下结果正好相反。与小麦淀粉和玉米淀粉相比，高粱淀粉在 70～90℃条件下具有更低的持水能力与更高的膨胀能力。同时，高粱淀粉比玉米淀粉具有更低的面糊起始糊化温度，达到最大黏度时的温度低，有更高的峰值黏度与冷黏度及稍高的回生值。

尽管高粱籽粒的化学组成和结构与玉米非常相似，但高粱籽粒淀粉跟玉米淀粉相比，无味、色浅，且具有与大米相似的功能特性，这使得高粱淀粉比玉米淀粉在食品工业中的应用更加广泛（Landry and Moureaux，1980）。高粱的水不溶性纤维含量高，水溶性纤维含量相对较低。高粱比其他谷物消化相对较慢，更具有饱腹感，因此非常适合糖尿病患者食用和作为减肥食品（Shin et al.，2004）。其原因可能是高粱胚乳的淀粉颗粒周围含有一定量的蛋白质，从而使淀粉更加难以溶解（Dykes and Rooney，2006）；高粱醇溶谷蛋白的含量比其他谷物高，从而影响其加工特性与消化性。此外，高粱较慢的消化特性还可能与缩合单宁及其他组分之间的相互结合作用有关。

2. 蛋白质

蛋白质是高粱含量居第二的组分，基因型与环境条件对其含量变化具有很大的影响。Landry 和 Moureaux（1980）将高粱蛋白根据其溶解性与分子量特性分为 5 个部分：第一部分由清蛋白与球蛋白组成，第二部分与第三部分由高粱醇溶谷蛋白组成，最后的第四与第五部分由谷蛋白组成。

在高粱籽粒中，不同部位的蛋白质含量与种类不同。高粱胚乳中的蛋白质占籽粒总蛋白质的 80%，胚中为 15%～16%，种皮中为 3%～4%。胚中主要是清蛋白与球蛋白。醇溶蛋白（贮藏蛋白）与谷蛋白主要位于淀粉质胚乳的蛋白体与蛋白基质中，醇溶蛋白是高粱中含量最高的蛋白质部分，占胚乳中蛋白质总量的约 80%，占整个高粱谷物蛋白质含量的 70%。高粱醇溶蛋白与玉米醇溶蛋白在电泳淌度、醇溶解性与结构方面非常相似。近年来，Shull 等（1991）将高粱醇溶蛋白分为 α-高粱醇溶蛋白、β-高粱醇溶蛋白及 γ-高粱醇溶蛋白。α-高粱醇溶蛋白具有较高的分子量，溶于 40%～90%的叔丁醇；β-高粱醇溶蛋白具有较低的分子量，可以采用 10%～60%的叔丁醇提取；而 γ-高粱醇溶蛋白具有最高的分子量，溶于 10%～80%的叔丁醇与 2-巯基乙醇（还原剂）的混合物中。高粱醇溶蛋白对其结构与营养特性具有显著的影响，通常硬质胚乳高粱含有大量的醇溶蛋白尤其是 γ-高粱醇溶蛋白。由于其结构与溶解性的差别，高粱醇溶蛋白在体内与体外的消化性显著不同，从而对高粱蛋白质的消化性具有显著影响。高粱蛋白质的消化性取决于胚乳的类型、单宁酸的含量与蒸煮条件。单宁酸可与高粱蛋白质形成不溶性复合物从而降低其消化性。

3. 脂质

高粱的脂质含量为 1.4%～6.2%，平均值为 3.4%。胚的脂质含量达 28.1%，占高粱籽粒总脂量的 76.2%，是含脂量最高的部位。种皮的脂质含量为 4.9%，占籽粒脂质总量的 10.6%，该部分脂质主要为蜡质形式。高粱的粗脂含量部分是高粱蜡，其特性与巴西棕榈蜡相似。

全谷物脂通常可以分为三类：极性脂（磷脂、糖脂）、非极性脂（甘油三酯）与不可皂化脂（植物甾醇类、类胡萝卜素类与生育酚类）。高粱中非极性或中性脂含量最丰富，占 93.2%，其次是极性脂（5.9%），第三是不可皂化脂（0.9%）。高粱与玉米具有相似的脂质分布。高粱的脂肪酸组成也与玉米相似，其中亚油酸占 49%，油酸占 31%，棕榈酸占 14.3%，亚麻酸占 2.7%，硬脂酸占 2.1%（Hoseney et al.，1981）。高粱胚中不饱和脂肪酸含量最高，游离脂肪酸含量最低；反之，高粱胚乳部分的不饱和脂肪酸含量最低，而游离脂肪酸含量最高（Carr et al.，2005）。

4. 维生素

高粱是脂溶性维生素和除维生素 B_{12} 外 B 族维生素的重要来源（Waniska et al.，2004；Gazzaz et al.，1989）。高粱中维生素 B_1、维生素 B_2 和烟酸的浓度与玉米相当。有些黄高粱品种含有可以转化为维生素 A 的 β-胡萝卜素（Dendy，1995）。在高粱胚中还发现了可检测到的其他脂溶性维生素，即维生素 D、维生素 E 和维生素 K。高粱不是维生素 C 的来源（Dendy，1995）。

5. 矿物元素

高粱中含有多种矿物元素，包括钙、钾、镁、钠、磷、硫和硅，其中磷是含量最丰富的元素（Kent and Evens，1994）。矿物元素的生物利用度与植酸结合的比例呈负相关。高粱矿物元素主要分布在果皮、糊粉层和胚中，因此，与其他精加工谷物一样，精加工高粱也造成了矿物元素的损失。

6. 生物活性物质

高粱中含有多种生物活性物质，包括酚类化合物、植物甾醇与高级烷醇。高粱中的酚类化合物主要包括两大类：酚酸类化合物与类黄酮类化合物（Dykes and Rooney，2006）。酚酸类化合物是苯甲酸或苯乙烯的衍生物，而类黄酮化合物主要包括单宁酸与花青素。高粱植物甾醇的组成与玉米中的甾醇类相似，主要含有游离甾醇与其脂肪酸酯（Althwaba et al.，2015）。

高级烷醇占高粱蜡质的 19%～46%，每 100g 高粱籽粒含有 38～92mg 高级烷醇，以游离形式的二十八烷醇与三十烷醇含量最丰富。高级烷醇降低血液胆固醇的能力可以与 statin（为目前最流行也是最贵且有潜在副作用的药物）媲美。高粱高级烷醇作为天然、安全、有效的 statin 药物替代物具有非常重要的意义。

尽管高粱含有多种类、高含量的生物活性物质，但是将高粱作为一个功能保健食品的研究远远滞后于其他产品。因此，目前将高粱组分应用于食品以改善营养品质的研究非常有限。随着人们对谷物中生物活性物质生理功能及高粱本身特性的研究更加深入，高粱具有极大的应用潜力（谭斌，2007）。

（四）高粱的全谷物食品加工适宜性

世界上约有 42%的高粱用于人类食用，48%的高粱用于动物饲料，其余用于酿造或其他用途（谭斌，2007）。高粱很少像大米一样被直接煮食，一般需要加工后食用，如做成粥、非发酵面包、甜饼、蛋糕和发酵饮料等。籽粒小且多角质的高粱也可直接煮熟食用。

1. 传统高粱食品

自古以来高粱就作为主食为人类所食用，世界各地有各种不同形式的传统高粱食品。在印度和非洲等国家及地区，高粱常常被加工成一种传统粥类食品（porridge），搭配合适的酱汁、牛奶等来食用。西非等地区将高粱做成一种类似于米饭的蒸煮食物，非常受当地老百姓的喜爱（张若辰等，2013）。焙烤食品也是非常受欢迎的世界各国传统食品。在苏丹、埃塞俄比亚等地区，高粱被用来制作发酵面包；在印度和中美洲，用高粱制作的非发酵类面饼食物是非常流行的（Arendt and Zannini，2013）。我国传统的高粱食品很多，包括米饭、米粥、窝头、饺子、发糕、年糕、炒面、面条等（邹剑秋等，2002）。

2. 新兴高粱食品

随着科学技术的发展以及消费者需求的增长，人们不再仅仅满足于传统的高粱食品，越来越多的高粱新兴食品受到消费者的喜爱。高粱被用来生产饼干、麦片和各种休闲零食。已有的研究表明，用高粱做的饼干坚硬、易碎、有沙砾感并呈粉状。脆性问题是缺乏面筋导致的，而沙砾的质地很可能是由于硬的、边缘锋利的胚乳颗粒或麸皮，也可能是烘烤时高粱淀粉凝胶化温度过高，使一些淀粉颗粒没有凝胶化的结果。通过添加适当的改良剂和使用不同的加工技术处理（如挤压加工），可以改善饼干的食用品质特性（Taylor and Belton，2002）。Leon-Chapa（1999）发现高达50%的高粱可以代替小麦而不影响饼干的可接受性，此外高粱中破损淀粉含量越高，饼干的质量就越好。根据中国人的饮食习惯，高粱在挂面、馒头等蒸煮食品中的应用也越来越广泛，同样受面筋蛋白缺乏的影响，挂面、馒头也需将高粱粉与小麦面粉混合加工。将高粱粉进行适当的挤压预糊化处理，可提高其在挂面中的添加量（谭斌等，2011）。休闲食品也是高粱食品加工应用的一个主要方面，结合生物和物理加工技术手段可生产出高粱膨化食品，高粱锅巴、挤压虾条、雪米饼、饼干、速溶茶汤等多种休闲食品，不仅可满足人们的营养需求，同时也兼具快捷、方便和安全的特点。

高粱是一种古老的粮食作物，随着人们对其营养价值关注度的提升，其食品应用的范围将越来越广。

五、大麦及其籽粒解剖学结构组成特性

（一）种类与种植区域分布

1. 种类

大麦起源于中国、中东和埃塞俄比亚。从生物性状的角度，根据大麦穗形的不同，可分为六棱大麦、四棱大麦和二棱大麦，其中六棱大麦穗形紧密，麦粒小而整齐，籽粒蛋白质含量较高。根据大麦籽粒与稃壳粘连的紧密度，大麦可分为皮大麦和裸大麦，其中皮大麦既是饲料工业的原料也是啤酒酿造的主要原料。六棱皮大麦发芽整齐、淀粉酶活力高，特别适宜制作麦芽；六棱裸大麦主要用作粮食；二棱皮大麦淀粉含量高，适宜

制作麦芽，也是啤酒酿造业的优质原料（王勇生等，2014）。

2. 种植区域分布

大麦在世界禾谷类作物生产中占有比较重要的地位。世界大麦的生产主要分布在欧盟、俄罗斯、乌克兰、澳大利亚、土耳其、加拿大等国家（地区），这 6 个国家（地区）的总种植面积占全球大麦总种植面积的近 70%。

中国大麦的种植 1/3 分布在相对比较发达的农区，2/3 分布在较为落后的农牧结合区。目前国内种植面积在 100 万亩左右的仅有江苏、浙江、云南、河南、安徽和四川 6 个省。大麦种植分散、产业化程度低、成本价格缺乏国际竞争力、生产质量不稳定以及生产良种化率低等，仍然是中国大麦产业发展中存在的最突出的问题。

（二）解剖学籽粒结构与组成特性

大麦颗粒通常比小麦更大、更尖，颜色明亮，多呈浅黄色。受外壳、果皮和/或糊粉层中花青素水平的影响，大麦的颜色可以从淡黄色到紫色、蓝色和黑色（Baik and Ullrich，2008）。大麦籽粒纵切面结构见图 4-11，去除由外稃和内稃形成的外壳后其籽粒结构主要由果皮、种皮、糊粉层、胚乳和胚组成。大麦皮层包括果皮、种皮和糊粉层三部分。外壳和种皮主要由纤维素、半纤维素、木质素及木酚素等不溶性纤维构成，还含有少量的多酚、苦味物质和矿物元素等（Izydorczyk and Dexter，2004）。糊粉层包裹着整个胚乳，由富含蛋白质的细胞组成，这些细胞含有参与胚乳贮藏过程的酶，在发芽过程中对于胚乳降解酶表达起着关键调节作用。大麦胚乳占整个籽粒的 75%左右（Jadhav et al.，1998）。大麦胚占籽粒的 2.5%左右，位于背侧子叶的末端，通过一个薄层组织——盾片与胚乳分离（Izydorczyk and Dexter，2004）。

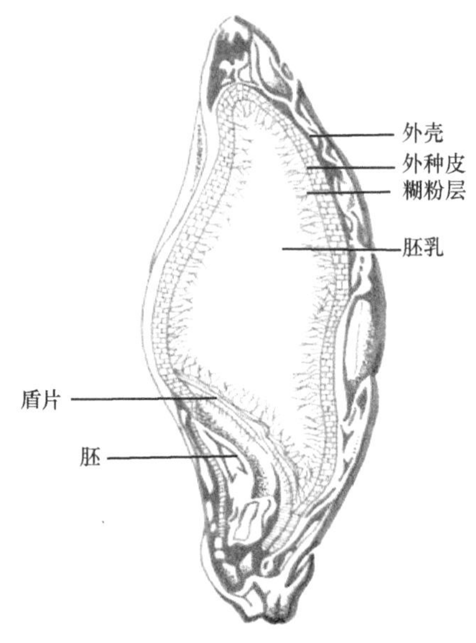

图 4-11　大麦籽粒纵切面结构图（Arendt and Zannini，2013）

（三）籽粒营养组分与含量分布

大麦营养丰富，与小麦、玉米的营养成分比较，大麦中蛋白质含量较高，还有丰富的膳食纤维、维生素及矿物元素，其营养组分综合指标符合现代人们对营养的要求。

1. 碳水化合物

大麦碳水化合物的组成一直是大麦品质及其与饲料、麦芽、啤酒品质关系研究的热点之一。淀粉是胚乳中含量最丰富的碳水化合物组分，约占总粒重的60%。淀粉由直链淀粉和支链淀粉两种聚合物组成，直链淀粉和支链淀粉均存在于大麦胚乳淀粉颗粒中。淀粉大颗粒 A 型，形状为圆形，含有 70%～80%支链淀粉。小的球形 B 型颗粒，含有 40%～80%直链淀粉（Evers et al.，1999）。淀粉糊化温度对于大麦芽品质和热水提取物起到了重要的作用。大麦淀粉的糊化温度为 55～65℃。

大麦中的非淀粉多糖有阿拉伯木聚糖、β-葡聚糖、纤维素、果聚糖和葡甘露聚糖，这些被称为大麦的膳食纤维。β-葡聚糖是大麦的总膳食纤维最重要的组分，大麦中通常含有 2～10g/100g（干基）的 β-葡聚糖，其含量受基因型和生长环境的影响较大。β-葡聚糖在大麦胚乳细胞壁中含量显著，占比为 75%，同时其在糊粉层组织细胞中也有可观的含量（26%）。胚乳细胞壁的 β-葡聚糖可以共价结合蛋白质，形成 10^4kDa 的大分子（Macdougall and Selvendran，2001）。

2. 蛋白质

大麦蛋白质含量波动较大，为 8%～18%，品种间差异很大。一般来说，裸大麦的蛋白质含量高于皮大麦，裸大麦平均为 13%，而皮大麦平均为 11%。与其他谷物比较，大麦蛋白质含量略低于小麦而明显高于玉米。就氨基酸组成来说，其赖氨酸、苯丙氨酸和精氨酸都高于玉米，因此与玉米比较，大麦蛋白质是比较优质的蛋白质（拾方坚等，1993）。

大麦蛋白质种类有清蛋白、球蛋白、谷蛋白、麦胶蛋白和非麦胶蛋白。大麦籽粒、麦芽、啤酒麦芽中富含氨基酸，目前已查明有 19 种。赖氨酸的含量很高，为 0.28%～0.75%、平均为 0.47%，明显高于小麦（0.30%～0.35%）、水稻（0.25%～0.30%）、玉米（0.25%～0.32%）和谷子（0.28%～0.33%）等作物（孙桂华等，2005）。

3. 脂质

与燕麦（占总粒重的 2%～18%，后同）（Frey and Holland，1999）和玉米（5%～22%）（Zheng et al.，2008）相比，大麦籽粒的脂质含量较低（2%～4%）。大麦籽粒主要解剖部位的脂质分布与小麦相似，约 30%的籽粒脂质集中在胚中，其余 70%位于胚乳中。亚油酸是大麦中主要的脂肪酸，总体含量均值为 52.4%～58.3%，其次是棕榈酸（21.4%～28.7%）、油酸（10.4%～16.9%）、亚麻酸（4.5%～7.3%）和硬脂酸（0.6%～1.8%），大麦籽粒中的脂肪酸组成与小麦籽粒中的脂肪酸组成相似，只是大麦籽粒中含有较多的亚麻酸（Welch，1978）。

4. 维生素

大麦籽粒富含维生素，集中存在于胚和糊粉层。大麦籽粒中维生素 B_1 含量为 2.1～6.7mg/kg、维生素 B_2 含量为 0.8～2.2mg/kg、维生素 B_6 含量为 3.1～4.4mg/kg、烟酸含量为 52.0～98.1mg/kg、泛酸含量为 2.9～6.2mg/kg。此外，还含有维生素 A、维生素 C、维生素 E、维生素 K 和叶酸、胆碱等（孙桂华等，2005）。

5. 矿物元素

大麦籽粒中含有铁、铜、钾、钙、磷、硒、锌等 20 多种微量元素。大麦中的钙、磷、铁、镁等矿物元素含量要明显高于大米和小麦粉，这些有利于幼儿和青少年成长发育，促进人体纤维蛋白溶解、血管扩张、抑制凝血酶的生成，并有利于降低血清胆固醇。

6. 生物活性物质

大麦籽粒中含有不同浓度的生物活性物质，通常由基因型或环境因素或两者之间的相互作用决定。大麦中的生物活性物质可能以游离或结合的形式存在，并可分为几个主要类别，包括酚酸、类黄酮、木脂素、醇类、植物甾醇和叶酸（Idehen et al.，2017）。

大麦中的酚类物质主要位于籽粒的外层，为苯甲酸和肉桂酸及其衍生物。大麦中总酚酸浓度为 604～1346μg/g（Abdel-Aal et al.，2012；Holtekjølen et al.，2006）。大麦中酚酸主要以结合态形式存在，游离态酚酸通常位于果皮的外侧，而结合态的酚酸则酯化为细胞壁成分，与木质素、纤维素、阿拉伯木聚糖、多糖和半纤维素结合。大麦中主要的游离酚酸是阿魏酸、香草酸、丁香酸和对香豆酸（Gamel and Abdel-Aal，2012）。大麦中发现的主要类黄酮包括黄烷醇、花青素和原花青素（类黄酮的多聚物）。一般情况下，大麦籽粒中黄酮类化合物的含量与颜色深度成正比，蓝色和紫色大麦籽粒中黄酮类化合物的含量在大麦品种中最高（Liu et al.，2013）。大麦是生育酚最好的谷物来源之一，因为它富含 8 种具有生物活性的生育酚单体（Moreau et al.，2007）。大麦的生育酚主要存在于胚部分，生育三烯醇主要存在于大麦籽粒的胚乳和果皮部分。虽然大麦的植物甾醇水平与其他主要谷物相比仅为中等水平，但依旧被认为是植物甾醇的良好来源（Frølich et al.，2013）。大麦籽粒通常含有游离和结合形式的植物甾醇，酯化为脂肪酸、酚酸、甾醇苷或酰化甾醇苷，不同品种和大麦籽粒的不同部位酯化程度不同（Liu and Moreau，2008）。叶酸在大麦中的分布也是不均匀的，籽粒外层的浓度高于胚乳周围（Belobrajdic and Bird，2013）。

（四）大麦的全谷物食品加工适宜性

大麦作为食物有着悠久的历史，经常被用来制作烘焙产品、意大利面、面条、面饼等。目前，在全球范围内，大部分生产的大麦被用于酿酒和饲料。由于缺乏面筋蛋白、多酚氧化酶活性高、黏稠、口感发硬以及纤维质外壳等因素，大大限制了大麦的食品用途。但是，大麦在一些国家和地区依然是人们不可或缺的口粮（Newman

C W and Newman R K，2006）。我国藏族人民食用的“糌粑”就是裸大麦（青稞）炒熟后磨粉制成的，是藏民的主要食粮。全大麦颗粒也被用于制作烤大麦和膨化大麦（Sharma and Gujral，2014a，2014b，2011；Mariotti et al.，2006）。近几十年来，大麦食品研究发展加速，人们对大麦食品的兴趣迅速增长，包括焙烤食品、早餐谷物、各种休闲食品和饮料等。

1. 传统大麦食品

传统的大麦食品包括大麦米、大麦片以及大麦粉加工制成的各种食品（Baik and Ullrich，2008）。大麦米可用珠形大麦米、糙大麦米或原料大麦加工而成。德国生产的大小不同的珠形大麦米主要用于做汤，加入调料还可制成膨化食品和速食早餐食品。在日本和朝鲜，大麦米常与大米混在一起食用，用作大米的代用品，可显著改善蒸煮后大米的黏稠度。大麦片作为一种即食早餐食品，可用来煮麦片粥，风味独特。许多烘焙食品，包括蛋糕、饼干、薄饼、面包和薄煎饼等，用部分大麦粉取代小麦粉加工面条，也是大麦食品应用的一个重要领域。Sinesio 等（2008）生产的意大利面含有高达 30%的大麦面粉，感官性能可接受。高达 40%的大麦粉可以很容易地添加到小麦粉中制作亚洲面条（Baik，2014）。大麦粉与小麦粉相比具有吸水率高、黏度大、面团筋力较差、稳定时间短的性质，因此严重限制了其在食品工业中的应用（任嘉嘉等，2009）。

2. 新兴大麦食品

饮品和休闲食品是新兴发展的大麦食品。大麦茶是大众喜爱的一种大麦饮品，经焙烤加工而成，冲泡后呈褐色，具有浓郁的香味。膨化食品是休闲食品的一个重要方向，目前多采用挤压膨化技术，全大麦粗粒常用于开发挤压食品。物料水分含量和挤压温度显著影响挤压产品的感官及质构特性。Wang 和 Klopfenstein（1993）开发了大麦与小麦、黑麦复合的挤出物。将大麦∶大米以 50∶50 的比例挤压生产的膨化食品，相比 100%大麦挤压产品具有更好的感官接受度（Berglund et al.，1994）。

以全大麦为原料开发的食品种类繁多，但由于面筋蛋白的缺乏，产品的发展受到限制，还需要进一步的深入研究，特别是在发酵食品产品开发方面。

六、青稞及其籽粒解剖学结构组成特性

（一）种类与种植区域分布

1. 种类

青稞是中国青藏高原地区对裸大麦的通称，是大麦的一个变种，属于禾本科一年生或越年生草本植物。裸大麦按其棱数来分，可分为二棱裸大麦、四棱裸大麦和六棱裸大麦，亦称米大麦、米麦、裸麦、裸大麦。我国以四棱裸大麦和六棱裸大麦为主，其中西藏主要栽培六棱裸大麦，而青海以四棱裸大麦为主。青稞按其颜色来分，又分为白青稞、花青稞、黑青稞、紫青稞等（臧靖巍等，2004）。青稞中直链淀粉含量为 0～45%，依据

直链淀粉在总淀粉中的比例不同，可将青稞淀粉分为 3 类：蜡质青稞淀粉（<2%），普通青稞淀粉（约 25%），高直链青稞淀粉（约 40%）（Macgregor and Fincher，1993）。

2. 种植区域分布

青稞耐贫瘠和高寒，是唯一在海拔 4500m 以上的局部高海拔高寒地带可以正常成熟的作物，现已成为青藏高原一年一熟的高寒河谷种植的标志性作物（刘廷辉，2003）。除西藏、青海外，青稞还生长于我国西北的甘肃等地。国外如印度、尼泊尔等地也有青稞栽培。生长期较短，一般为 100～130 天，比小麦早熟，能适应迟种早收。

（二）解剖学籽粒结构与组成特性

青稞同普通大麦结构一样，分为种皮、糊粉层、胚乳、胚。其中种皮主要由纤维素和半纤维素组成，胚中含有丰富的维生素和无机盐（臧靖巍，2005）。

（三）籽粒营养组分与含量分布

青稞营养物质丰富、营养构成合理，符合“三高两低”的饮食结构，即高蛋白、高纤维、高维生素和低脂肪、低糖。青稞还富含微量元素硒，具有抗癌的功能，可称得上是谷物中的佳品。青稞大多生长在高原地区的偏远山区和牧区，生长期一般不施用农药，病虫害的发生也较少。因此，青稞可称得上是高原地区真正绿色无污染的食品。

1. 碳水化合物

青稞中淀粉含量的平均值为 55.25%，变幅为 40.54%～67.68%，但是不同种植地区青稞淀粉的含量略有差别，如西藏青稞淀粉含量平均值为 55.97%，而青海青稞淀粉含量平均值为 51.15%。青稞淀粉大部分为近似圆形，少部分为椭圆形，而且大小比较均匀，极小颗粒淀粉的比例较小。它的颗粒平均粒径为 19.263μm，结晶结构属于 A 型。青稞淀粉颗粒轮廓非常清晰，偏光十字十分明显，脐点位于淀粉颗粒中央，绝大部分淀粉颗粒呈现垂直十字交叉，若干呈“X”型（臧靖巍，2005）。青稞淀粉成分独特，普遍含有 74%～78%的支链淀粉，有些蜡质淀粉品种中支链淀粉甚至高达或接近 100%（臧靖巍，2005）。

β-葡聚糖是青稞特征性的一类非淀粉多糖。目前已证实 β-葡聚糖具有降低血脂、降低胆固醇、改善胰岛素敏感性、调节免疫、抗癌以及抗感染等多种药理活性，其中研究最多的是其降血脂和降胆固醇的功效（张峰等，2003）。西藏青稞 β-葡聚糖平均含量（区间为 3.66%～8.62%，平均值为 5.25%）与最高含量均明显高于其他地方品种，是目前已知的世界上 β-葡聚糖含量最高的大麦类群（洛桑旦达和强小林，2001），在谷类作物中含量最高，远远高于皮大麦、小麦和燕麦。青稞由于富含重要生物活性物质 β-葡聚糖而备受国内外医学界和学术界的关注，美国、加拿大、澳大利亚等国已经把青稞列为新一代优秀功能性食品，制定并推行以 β-葡聚糖为主的裸大麦开发计划。

2. 蛋白质

西藏青稞籽粒粗蛋白质含量为7.68%～17.52%，平均含量为11.37%，低于燕麦和小麦，但高于水稻和玉米等谷类作物，其氨基酸含量均衡，人体必需的8种氨基酸齐全，特别是谷物中所缺乏的赖氨酸含量高达0.36g/100g（洛桑旦达和强小林，2001；王鹏珍等，1997）。通过研究青稞蛋白质的结构发现，青稞蛋白质颗粒完整，形状呈不规则球形；通过二硫键/巯基含量分析发现，青稞蛋白质中二硫键和游离巯基的含量低于小麦蛋白质中的二硫键和游离巯基。通过对青稞蛋白质的二级结构分析发现，青稞蛋白质有明显的酰胺Ⅰ区、酰胺Ⅱ区和酰胺Ⅲ区的特征吸收谱带，也存在典型的α-螺旋、β-折叠及β-转角的特征吸收峰；对圆二色谱的数据处理得到α-螺旋、β-折叠及β-转角的含量分别为18.15%、48.27%和36.47%（李涛，2010）。

3. 脂质

青稞粗脂肪含量平均为2.13%，比玉米和燕麦低，但高于小麦和水稻。其主要成分为亚油酸、油酸、棕榈酸和亚麻酸，其中不饱和脂肪酸含量超过77%。不饱和脂肪酸有调节血脂、清理血栓、免疫调节、改善关节炎症状、减轻疼痛等作用，在现在社会亚健康越来越多的情况下，得到人们越来越多的重视。

4. 维生素

青稞富含B族维生素、维生素C等，是B族维生素极好的来源（张峰等，2003）。

5. 矿物元素

有报道从青稞中测得铜、锌、锰、铁、钼、钾、钙、镁、磷等12种矿物元素，其中铁、锌、铜、钴、钼、硒、碘、铬为人体必需的微量元素。青稞含有的微量元素钙、磷、铁、铜、锌、锰、硒都高于玉米，其中铁的含量高于小麦、水稻（张峰等，2003）。青稞所含的一些微量元素（如钼、铬、锌等）与其呈现的不同色泽密切相关，如黑老鸦青稞为黑色、瓦蓝青稞为蓝色（扎桑拉姆，2006）。

6. 生物活性物质

已有大量的研究证明青稞中含有多种生物活性物质，如多酚类物质、植物甾醇等，对人体健康具有良好的功效。青稞中的多酚类物质包括阿魏酸、香草酸、咖啡酸、丁香酸、对香豆酸、花青素、奎宁、黄酮、黄酮醇、黄烷酮类和氨基酚类化合物，苯甲酸衍生物和肉桂酸衍生物是两类常见的酚酸化合物。青稞中的酚类物质以游离态、可溶性结合型和不溶性结合型3种形式存在，80%以上存在于麸皮和胚乳中。阿魏酸是其中研究最多的一个。90%以上的阿魏酸与细胞壁多糖以酯键连接，在青稞糊粉层、颖果皮和胚细胞壁中含量最为丰富，胚乳中的含量较少（龚凌霄，2013）。植物甾醇是另一类重要的生物活性物质。我国谷类食物中植物甾醇的平均含量为46.0mg/100g以上，其中小麦、紫米、薏仁米、荞麦米、青稞、小米、玉米等甾醇含量均在60mg/100g以上；主要种类有谷甾醇、谷甾烷醇、菜油甾醇、菜油甾烷醇、豆甾醇等，谷甾醇占总甾醇的50%以上

（韩军花等，2006）。

（四）青稞全谷物食品加工适宜性

青稞是藏族聚集区农牧民不可替代的主粮，也是藏族聚集区饲料加工业和酿造业等农产品加工业的重要原料。传统的青稞食品以加工工艺简单的糌粑、甜醅等为主。青稞还可以用于制作麦片粥、米花或磨粉制成糕点、面包、馍馍、面条、馒头等食品。

1. 传统青稞食品

糌粑是一种具有高原生态背景和文化特色的传统青稞主食，是由青稞经除杂、清洗、晾干、翻炒、磨粉等工艺制成的粉状食物，也称为青稞炒面，产地主要为西藏、青海、甘肃、四川、新疆等地。糌粑作为高原特色食品，具有热量高、营养丰富、酥软香甜、耐饥、易于保存和制作的特点，便于游牧民携带及食用，深受群众的喜爱（赵雯玮等，2017）。目前，糌粑已经实现了工业化生产，并出口到尼泊尔等国家。甜醅是利用青稞加工成的一种风味小吃，是将清洗干净的青稞煮熟后，沥出晾凉，加入甜醅曲，密封恒温发酵而成的，具有醇香、清凉、甘甜的特点。

2. 新兴青稞食品

近年来，随着青稞功能营养学研究的进展和食品加工业的发展，青稞食品的加工与利用呈现出多样化和系列化的趋势。现在市场上的青稞面制品主要有青稞挂面、青稞速食面、青稞馒头、青稞营养粉、青稞饼干、青稞蛋糕、青稞麦片等产品（党斌等，2009）。由于青稞中支链淀粉的含量较高，其冻融稳定性较好，在面制品加工过程中具有改良谷物制品品质的作用（郑学玲等，2011）。但青稞中不含面筋蛋白，导致形成面筋网络结构的能力较差，在面制品加工过程中，通常会采用挤压、焙烤等工艺将青稞粉进行预糊化处理以提高面制品中青稞粉的添加量，并改善产品品质（胡伟等，2019；张敏等，2016）。目前开发的青稞燕麦饮品茶、青稞矿泉水保健饮料、青稞酒渣饮料、青稞保健茶，均较完整地保留了青稞以及各种药用植物成分及功能价值，具有特殊的青稞香味，无咖啡因、低糖，特别适合不能饮含糖饮料的人群，是现代时尚的健康饮品（周智伟等，2018；吕远平等，2005）。

青稞正处在从区域性口粮向外销型营养保健食品转变的市场快速发展阶段，其营养健康功能迎合了广大消费者“杂粮热”的需求。因此，利用青稞的营养保健功能开发大众化和主食化产品是未来的发展趋势。

七、菰米及其籽粒解剖学结构组成特性

（一）种类与种植区域分布

菰为禾本科稻亚科稻族菰属多年生水生草本植物，别名茭草、孤草、蒿草、扁担草、神草等（郭伟等，2019），是一种古老的野生稻品种。全世界已知的菰米植物有 4 个种，

分别为分布于东亚地区的菰[*Zizania latifolia*（Griseb.）Turcz.]和分布于北美地区的水生菰（*Zizania aquatica* L.）、沼生菰（*Zizania palustris* L.）、德克萨斯菰（*Zizania texana* A. S. Hitchc.）（Zhang et al.，2009），其中研究最多的是沼生菰。全球菰米资源主产区是北美（美国与加拿大），产量约占 90%以上，其次是中国、日本和越南。菰米及其功能食品的加工是美国苏必利尔地区的主产业（金增辉，2016）。目前我国菰米种植主要在东北、华南、华北、华中、中南和西南部的湖泊沿岸浅水地带，呈片状分布，其中在淮河及长江中下游流域分布较多（郭伟等，2019）。

（二）解剖学籽粒结构与组成特性

菰米粒型较稻米细长、两端渐尖，皮层黑褐色、有光泽，胚乳呈白色，质脆（图 4-12），其果实由谷壳与颖果组成。菰的谷壳由外颖和内颖相互钩合，包裹颖果。谷壳呈淡褐色、淡灰色，纵向呈多条浅的脉纹，壳与颖果的结合较稻米疏松。脱壳后的颖果，即为菰米。菰米由皮层、胚与胚乳组成。菰米属于全谷物，具有很高的营养价值，不仅蛋白质丰富，而且富含必需氨基酸和不饱和脂肪酸（楚美俊，2019）。

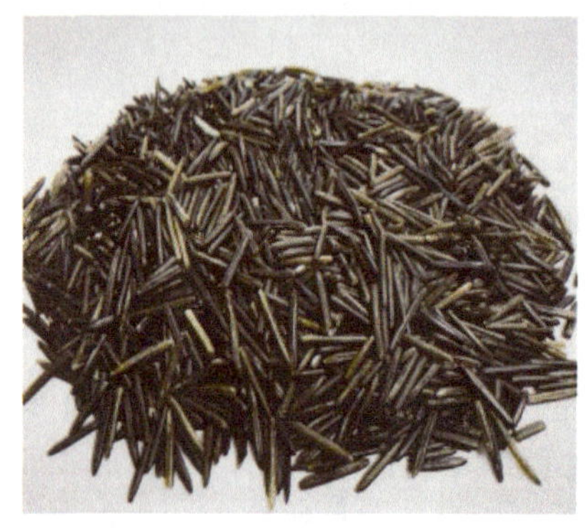
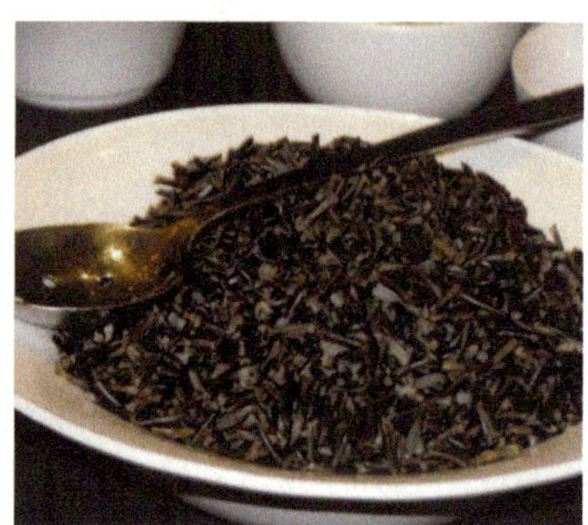

图 4-12　菰米

（三）籽粒营养组分与含量分布

菰米富含蛋白质、膳食纤维、矿物元素、维生素、抗氧化剂酚类物质等多种有益健康的功能性物质，并且脂肪含量较低（Surendiran et al.，2014）。与普通大米相比，菰米具有更高的营养组分含量（表 4-9）。

表 4-9　菰米与籼米的营养组分及生物活性物质含量比较（每 100g）

组分	菰米	籼米
蛋白质/g	13.30±1.38	6.15±1.06
脂肪/g	1.08±0.12	0.70±0.14
总碳水化合物/g	73.18±1.68	79.38±1.10
总膳食纤维/g	7.24±1.29	0.95±0.08
总矿物元素/g	1.30±0.04	0.68±0.01
钙/mg	23.74±0.47	7.15±0.46
镁/mg	114.74±7.21	36.50±1.67

续表

组分	菰米	籼米
磷/mg	291.20±37.64	99.53±5.06
钾/mg	218.47±11.06	77.33±1.11
钠/mg	4.48±0.87	2.85±0.66
铬/mg	0.12±0.03	0.03±0.01
铜/mg	0.22±0.13	0.12±0.02
铁/mg	2.80±0.27	1.17±0.21
锰/mg	1.34±0.11	1.02±0.11
锌/mg	2.40±0.20	1.73±0.06
黄酮/mg	352±3.12	6.61±0.07
皂苷/mg	354.11±22.70	27.00±0.013
花青素/mg	258.00±17.31	—
叶绿素/mg	108.40±2.41	—
植物甾醇/mg	71.28±8.12	13.47±3.40

数据来源：Jiang et al.，2016

1. 碳水化合物

菰米的碳水化合物包括淀粉、糖和其他碳水化合物，约占菰米总营养素的75%。菰米的总碳水化合物含量（72.3%～75.3%）略低于糙米（77.4%）和普通白米（80.5%），但高于燕麦（68.2%）、小麦（71.7%）和玉米（72.2%）（Anderson，1976）。菰米的含糖量为1.8%～2.7%，而精米的含糖量则为1%左右。根据品种不同，菰米的淀粉含量为60%～65%。菰米中淀粉的种类和品质不同于普通白米，与普通白米相比，菰米的快消化淀粉含量高，但慢消化淀粉和抗性淀粉含量少（Surendiran et al.，2013）。

一般情况下，菰米淀粉的膨胀力和水溶性指数（WSI）显著高于白米（Wang et al.，2002）和小麦（Hoover et al.，1996）。菰米的直链淀粉含量（18.0%～20.0%）与白米的直链淀粉含量（18.6%）相当接近，但菰米的略高（Wang et al.，2002）。Wang等（2002）和Hoover等（1996）研究表明，菰米淀粉凝胶化温度（64.0～67.4℃）低于白米（77.6℃）和糙米（79.0℃），这与Lorenz和Lund（1981）报道的菰米淀粉凝胶化温度（73℃）与糙米（75℃）相近但明显高于小麦淀粉（61℃）的结论存在差异。在室温和冷藏条件下储存数天的配料中，菰米淀粉的表现优于小麦淀粉（Lorenz and Lund，1981）。相对于稻米，菰米含有较低的血糖生成指数（Derek and Joanne，2014）。

根据美国农业部的数据，菰米中含有6.2%的天然膳食纤维，分别约是白米（1.3%）和糙米（3.5%）的4.8倍及1.8倍（USDA，2013）。目前，一种食物如果含有天然膳食纤维推荐量的10%（2.5g/份），就被认为是“良好的纤维来源”。如果含有推荐量的20%（5g/份），就被认为是“极好的纤维来源”。基于45g稻米的标准分量，菰米被认为是一个很好的膳食纤维来源（Timm and Slavin，2014）。

2. 蛋白质

菰米是一种无面筋谷物，适合乳糜泻患者食用。产自北美的菰米蛋白质含量（14.7%）较高，约为普通糙米的 2 倍（Anderson，1976）。菰米是优质蛋白质的来源，其蛋白质功效比值（2.75）高于精白面粉（0.6）、大米（2.18）和大豆（2.32），且必需氨基酸含量显著高于大米，其主要限制氨基酸是苏氨酸、赖氨酸和异亮氨酸，其中赖氨酸和苏氨酸分别是第一、第二限制氨基酸（翟成凯等，2000）。

3. 脂质

北美产菰米脂质含量为 0.7%～1.1%，中国菰米和日本菰米的脂质含量分别为 1.1% 和 1.4%（Przybylski et al.，2009；Aizawa et al.，2007；Zhai et al.，2001）。与精白米和糙米相比，菰米具有更优的脂肪酸组成和含量。菰米中必需脂肪酸的含量为 55.6%～66.5%，高于糙米的 36.9%～39.1%。菰米中 ω-3 脂肪酸的含量为 20%～31%，是糙米中含量的 18 倍（Przybylski et al.，2009）。菰米脂质中 ω-6 /ω-3 的显著降低已被证实对人体血脂具有有益的影响（Schaefer，2002）。Aizawa 等（2007）研究发现，日本菰米的甘油三酯中 60%为二亚油酸棕榈酸甘油酯（PLL）、棕榈酸亚油酸亚麻酸甘油酯（PLLn）、二亚油酸亚麻酸甘油酯（LLLn）、三亚油酸甘油酯（LLL）和油酸亚油酸亚麻酸甘油酯（OLLn），其中以 PLL、LLL 和 OLLn 为主。

4. 维生素

菰米是一种富含水溶性维生素的全谷物，如维生素 B_1、维生素 B_2 和烟酸。中国菰米中维生素 B_1 含量为 0.52～0.63mg/100g，北美菰米中维生素 B_1 含量为 0.36～0.50mg/100g，而精白稻米中只含有 0.12mg/100g（Zhai et al.，2001）。中国菰米和北美菰米的维生素 B_2 含量分别为 0.07～0.15mg/100g 和 0.20mg/100g，精白米维生素 B_2 浓度显著降低，为 0.05mg/100g。另外，菰米样品中的烟酸含量为 4.6～10.3mg/100g（Swain et al.，1978）。

北美菰米的维生素 E 总含量为 0.2mg/100g，中国菰米的维生素 E 总含量为 0.48mg/100g（Zhai et al.，2001）。菰米中已确认的维生素 E 化合物包括 α-，β-，γ-和 δ-生育酚以及 α-，β-，δ-生育三烯酚，未检出 γ-生育三烯酚。

5. 矿物元素

菰米的矿物元素组成与其他谷物一样，含有丰富的钙、镁、磷、钾、铁、钠和锌。相比较而言，菰米中镁、钾、磷、锌、铁的含量高于糙米和精白米（Anderson，1976）。中国菰米和北美菰米中矿物元素含量相似。最丰富的矿物元素是磷，中国菰米和北美菰米中的含量为 290～340mg/100g（Zhai et al.，2001）。

6. 生物活性物质

菰米除富含淀粉、蛋白质、膳食纤维等大分子物质和各种氨基酸、维生素、矿物元素等外，还含有对人类健康非常重要的酚类成分（总含量是大米的 10～15 倍）（Qiu et al.，

2009），它们主要存在于种皮和胚中。酚类成分主要包括酚酸和类黄酮化合物等。菰米中含有阿魏酸、芥子酸、对香豆酸、丁香酸、对羟基苯甲酸、对羟基苯甲醛、香草醛、阿魏酸二聚体、芥子酸二聚体，其中阿魏酸含量最高，其次是芥子酸（Qiu et al.，2010；Bunzel et al.，2002）。在对菰米膳食纤维中所含结合酚酸的研究中发现，阿魏酸含量最丰富；此外，从菰米膳食纤维中分离得到了 5 个阿魏酸阿拉伯木聚糖类和 1 个阿魏酸四糖化合物（Bunzel et al.，2002）。菰米中比较有特征性的一类黄酮成分是原花青素类。

根据文献报道，菰米中还含有谷维素类成分。其中环阿屯醇阿魏酸酯含量最为丰富，此外环阿屯醇咖啡酸酯、环阿屯醇肉桂酸酯、菜油甾醇咖啡酸酯、菜油多醇肉桂酸酯也被发现（Aladedunye et al.，2013）。菰米被证实是植物甾醇类化合物的重要来源，从菰米中鉴定的主要成分有菜油甾醇（14%～52%）、β-谷甾醇（19%～33%）、Δ5-燕麦甾醇（5%～12%）、环阿屯醇（5%～12%）（Przybylski et al.，2009）。

（四）菰米的全谷物食品加工适宜性

菰米是一种药食同源的全谷物食物资源。菰米粒型较稻米细长、质脆、易折断，因此菰米较糙米难加工。菰米的初加工工艺流程包含原粮粗清、初清、去石、磁选、净粮等清洗除杂步骤，经脱壳、谷壳分离、选糙、精选等流程后得到食用菰米。

目前，菰米的食用方法较多。菰米可单独做米饭，亦可与大米一起蒸煮米饭食用。但菰米为全谷物食用，难以煮熟，且食用口感较差。菰米还可以与其他谷物或食材搭配磨成粉后调成米糊食用，但由于其粉体复水性差，米糊中有粉疙瘩而影响口感。采用滚筒干燥法，将菰米及其他配料混合，可加工成脆质疏松薄片体。脆质疏松薄片体有 2 种剂型：一种是普通米粉，另一种是预糊化粉体加工而成的片状物。菰米粉还可以作为食品配料，与小麦面粉等混合加工制成面包、馒头、面条等主食品及方便休闲食品。

第二节　假谷物类杂粮及其籽粒解剖学结构组成特性

一、荞麦及其籽粒解剖学结构组成特性

（一）种类与种植区域分布

1. 种类

荞麦在世界各地被广泛种植利用，是唯一作粮用的蓼科植物。尽管荞麦不属于水稻、小麦、玉米等禾本科大宗作物，但出于粮用目的，人们习惯把它归于禾谷类作物。荞麦又名三角麦、乌麦，生育期短、耐冷冻和瘠薄，是粮食作物中比较理想的填闲补种作物。全世界荞麦属约有 15 个种，在我国有 10 个种，包括 2 个变种，几乎占世界的 3/4。我国的荞麦属分种为：金荞麦、硬枝万年荞、抽葶野荞麦、甜荞（普通荞麦）、小野荞麦、线叶野荞麦、苦荞麦、细柄野荞麦、岩野荞麦、疏穗小野荞麦（变种）和齿翅野荞麦（变种）。最广泛种植的荞麦包括两个品种：普通荞麦（common buckwheat）和鞑靼荞麦（tartary buckwheat）。20 世纪 80 年代以来，中国科学家经过对荞麦起源、史实、栽培及利用的

研究认为，鞑靼荞麦冠名为苦荞，普通荞麦冠名为甜荞更为妥帖，且日渐被世人认同（惠丽娟，2008）。

2. 种植区域分布

荞麦是中国的小宗作物，栽培历史悠久，分布地域辽阔，凡有作物种植的地方都有荞麦种植，尤其是高纬度高海拔地区。中国是荞麦主要的生产国之一。近年来我国和世界荞麦种植面积及产量均呈现降低趋势。

我国荞麦主要分布于东北、华北、西北、西南地区。北方主要是甜荞产区，西南地区是苦荞产区。林汝法等（1991）根据荞麦生物学特性和当地自然条件、栽培条件和耕作制度将中国荞麦的栽培生态区域划分为 4 个区域：北方春荞麦区（春播），北方夏荞麦区（夏播），南方秋、冬荞麦区（秋、冬播），西南高原春、秋荞麦区（春、秋播）。甜荞种植分布广阔，种植面积随纬度增加而增加，随纬度降低而减少。苦荞分布区域多为高海拔贫瘠地区。我国苦荞栽培面积约为 30 万 hm^2，产量约为 30 万 t，均居世界第一位，占世界上苦荞总产量的 90%以上，主要分布在山西、云南、四川、贵州等省。其中，山西省常年苦荞播种面积约为 1.3 万 hm^2，主要分布在广灵、灵丘、左云、右玉、寿阳、和顺、左权、霍州、汾西等地（曹英花，2011）。

（二）解剖学籽粒结构与组成特性

荞麦被归类为所谓的假谷物，与普通谷类既有区别又有相似之处，主要的结构差异是荞麦为双子叶植物，而不是单子叶谷类植物。甜荞和苦荞在籽粒内部形态上无明显的特征性差异。荞麦籽粒基部较宽，纵切面呈三角形或三齿轮状（图 4-13），颜色可能是灰棕色或棕黑色，大小随品种而异。在籽粒的中心可以看到“S”形的胚芽和胚根，胚芽在种子种脐一端，胚根伸向和种脐相反的一端。荞麦的果皮很厚，具有坚硬的纤维状结构，主要由数层纤维细胞组成，种皮与果皮易分开（Wijngaard and Arednt，2006）。胚乳实质上是两枚肥大的由淀粉贮藏细胞构成的子叶，细胞的细胞壁很薄，只包含小淀

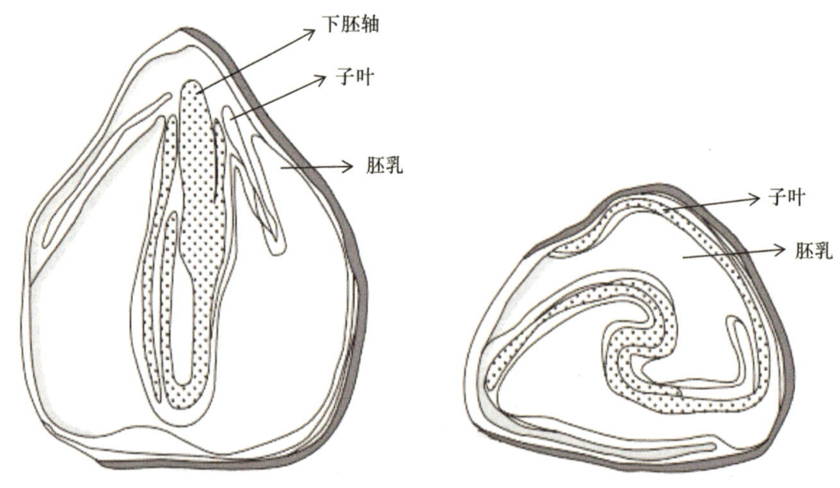

图 4-13　荞麦籽粒的纵切面图（Arendt and Zannini，2013）

粉颗粒，大小为 4～7μm（Steadman et al.，2001a）。荞麦有非淀粉糊层，位于种皮下方，与种皮结合不紧密，细胞呈扁平块状，质地疏松（Bonafaccia et al.，2003）。虽然荞麦作物的其他部分也可以用于人类消费和动物饲料，但目前主要还是针对荞麦籽粒的利用，荞麦籽粒通常被加工成面粉后用于食品制作加工。

（三）籽粒营养组分与含量分布

荞麦营养丰富，甜荞与苦荞不仅富含膳食纤维、维生素、微量元素以及高生物效价的蛋白质等营养元素，还富含芦丁、槲皮素等功能因子。日本学者研究报道，荞麦的营养效价指标为 80～92，远高于小麦和大米。相较甜荞而言，苦荞具有更高的营养和药用价值，所以在食品、药品界越来越受到重视，具有很好的发展前景。

1. 碳水化合物

荞麦淀粉主要存在于胚乳细胞中。受荞麦品种、环境条件以及淀粉提取方法所影响，荞麦籽粒中淀粉含量为 70%左右，淀粉粒大小比较均匀，形状比较一致，与大米淀粉相似（魏益民，1995）。苦荞中总淀粉（70.22%）、直链淀粉（22.32%）、抗性淀粉含量（17.66%）显著低于甜荞中的含量（73.69%、23.01%、18.69%）（$P<0.05$）（秦培友，2012）。荞麦淀粉颗粒为多边形，粒度大小为 2～14μm，平均大小为 6.5μm，尺寸稍大于大米淀粉而小于玉米淀粉颗粒。X 射线衍射分析荞麦淀粉为 A 型淀粉（Zheng et al.，1997）。天然荞麦淀粉的糊化温度与玉米、大米淀粉相似（75℃），但其糊化曲线不同于玉米、大米淀粉。玉米、大米淀粉在 95℃时出现峰值，在 95℃保温段下降，然后冷却回升；而荞麦淀粉在整个加热过程没有峰值和下降段，在 95℃保温段其黏度继续不断上升，这可能是由淀粉颗粒膨胀所致（Zheng et al.，1997）。与小麦淀粉相比，甜荞和苦荞淀粉的膨胀度明显要高一些，这可能与荞麦中淀粉的水溶性有关，荞麦淀粉大部分可溶于水（Li et al.，1997）。受淀粉小颗粒和高直链淀粉含量影响，荞麦淀粉更易受 α-淀粉酶作用，消化性较高（Qian et al.，1998）。

荞麦籽粒中总的膳食纤维含量与其他谷类作物相似，为 3.4%～5.2%，其中有 20%～30%是可溶性膳食纤维。不同荞麦品种籽粒中总膳食纤维含量差异较大，主要受籽粒大小、栽培条件和栽培品种差异的影响，籽粒较小的荞麦胚乳部分比例少，种皮部分比例大，从而导致小粒荞麦含有更多的膳食纤维（Steadman et al.，2001b；Lee et al.，1992）。此外，荞麦中纤维不含有植酸。

2. 蛋白质

荞麦蛋白质是理想的膳食蛋白来源（Karlubik et al.，1997），蛋白质评分与鸡蛋蛋白质相比是 78∶83。与小麦蛋白质相比，荞麦蛋白质中清蛋白和球蛋白的含量高，而醇溶蛋白和谷蛋白的含量低（Aubrecht and Biacs，2001；Ikeda and Asami，2000）。苦荞中水溶性清蛋白和盐溶性球蛋白占蛋白总量的 50%以上，与豆类蛋白组成相似（辛力等，1999）。

从氨基酸组成来看，荞麦的氨基酸组成比例较为适宜。荞麦蛋白质富含 18 种氨基酸，赖氨酸含量高于其他谷物，与大豆中赖氨酸含量相当；其中人体所需的 8 种必需氨基酸组成合理，配比符合或超过联合国粮食及农业组织和世界卫生组织（FAO/WHO）

对食品蛋白质中必需氨基酸含量规定的指标。甜荞的蛋白质效价评分为 63 分，苦荞为 55 分，显著高于大米（49 分）、小麦（38 分）和玉米（40 分）。荞麦蛋白质中富含赖氨酸和精氨酸，而赖氨酸是其他谷类蛋白质的第一限制氨基酸；荞麦蛋白质中苏氨酸和甲硫氨酸含量较低，而这两种氨基酸在其他谷物蛋白质中含量相当丰富，使得荞麦蛋白质与其他谷类蛋白质之间有很强的互补性，搭配食用可改善氨基酸不平衡的问题（赵刚，2010）。荞麦蛋白质另外一个特点是其在人体和动物体内消化率低。

Li 和 Zhang（2001）报道了荞麦蛋白质提取物在一些慢性病中具有很好的治疗作用，如糖尿病、高血压、高胆固醇和其他一些心脑血管疾病。Tomotake 等（2007）报道了苦荞蛋白质提取物能够改善小鼠体内胆固醇的代谢，具有降低小鼠体内过高胆固醇的作用。Guo 等（2007）从苦荞水提物中分离了一种具有抗肿瘤活性的蛋白——TBWSP31。Kayashita 等（1999）报道了荞麦蛋白质提取物具有通过降低小鼠体内雌二醇而延缓乳腺癌的作用。

3. 脂质

脱壳的荞麦籽粒中脂肪含量为 2.6%～3.2%，与大宗粮食作物相近，其中 81%～85%为中性脂肪，8%～11%为磷脂，3%～5%为糖脂类，从籽粒外层到中心，荞麦脂肪含量逐渐减少（Mazza，1988）。商业上的荞麦面粉主要来自荞麦中心的胚乳层部分，其脂肪含量为 1%，荞麦麸皮中脂肪含量为 11%（Krkoskova and Mrazova，2005）。甜荞籽粒中脂肪含量为 2.88%，其中麸皮中脂肪含量为 7.2%，荞麦面粉中脂肪含量为 2.34%；苦荞籽粒中脂肪含量为 2.81%，其中麸皮中脂肪含量为 7.35%，荞麦面粉中脂肪含量为 2.45%（Bonafaccia et al.，2003）。荞麦脂肪在常温下为固态，呈黄绿色。

荞麦的脂肪酸有 9 种（棕榈酸、硬脂酸、油酸、亚油酸、亚麻酸、花生酸、二十碳烯酸、山嵛酸、芥酸），其种类及含量因产地而异，主要为油酸和亚油酸，北方荞麦油酸和亚油酸约占总脂肪酸的 80%，四川荞麦油酸和亚油酸约占总脂肪酸的 75%（尹礼国等，2002）。由于含有约 80%不饱和脂肪酸和 40%以上的多元不饱和必需脂肪酸（亚油酸），在脂肪酸组成方面荞麦比其他谷类化合物更有营养价值（Steadman et al.，2001b）。食用荞麦使人体增加多不饱和脂肪酸，有助于降低血清胆固醇和抑制动脉血栓的形成，在预防动脉硬化和心肌梗死等心血管疾病方面具有良好的作用（王红育和李颖，2004）。

4. 维生素

荞麦含有丰富的维生素，包括维生素 B_1、B_2、B_6，维生素 C 以及维生素 P 等。苦荞中总 B 族维生素的含量比甜荞含量高，维生素 B_1、B_2、B_6 含量分别为 0.40mg/100g、0.2mg/100g 和 0.18mg/100g，其中维生素 B_1 含量高于大米，维生素 B_2 含量是玉米、大米的 2～10 倍（Fabjan et al.，2003）。苦荞麸皮中维生素 B 含量最高，含有维生素 B_6 日治疗剂量的约 6%。叶酸及维生素 B_{12} 一起可以有效降低血浆中同型半胱氨酸的含量，降低心瓣手术后再狭窄的发生率（Bonafaccia et al.，2003；Schnyder et al.，2001）。苦荞维生素中最独特的莫过于它含有其他禾谷类作物所没有的维生素 P，即芦丁，属于黄酮类物质，具有降血脂、降胆固醇、降低毛细血管渗透性及脆弱性以及抗菌、抗癌的作用，对预防和治疗高血压、心脑血管病有很好的疗效。荞麦维生素 E 中 γ-生育酚含量最多，其抗氧化能力强，对动脉硬化、心脏病、肝病等老年病有预防和治疗效果，对过氧化脂质所引起的疾病有一定疗效。

荞麦是 3 种可以分离纯化硫胺素结合蛋白（TBP）的作物种子之一。荞麦中的 TBP 是一个低聚体，含有由二硫键结合的多肽。在 SDS 电泳图上可以看出一条迁移的单带，分子量为 42～45kDa，取决于是否采用还原剂，其等电点为 5.3（Li and Zhang，2001；Rapalakozik and Kozik，1996）。荞麦籽粒中硫胺素结合蛋白与硫胺素 1∶1 结合。TBP 可以通过蛋白质与硫胺素之间形成复合物从而使其在储藏过程中具有良好稳定性，而当人体摄入这种复合物以后，又可以被蛋白酶消化从而释放出硫胺素。TBP 的这种特性可以用来改善硫胺素在加工过程中的稳定性，也可以用于那些硫胺素缺乏和自身机体不能存储硫胺素的人群（Watanabe et al.，1999）。

5. 矿物元素

荞麦中矿物元素含量十分丰富，主要有钾、锰、铁、钙、铜、锌、硒、钡、硼、碘、铂和钴等，这些矿物元素主要集中于荞麦种子的外层（Krkoskova and Mrazova，2005）。苦荞中镁元素和钾元素含量较高，均高于 100mg/kg，镁元素含量分别是大米和小麦粉的 3.5 倍和 4.4 倍；钾元素含量分别是大米、玉米粉和小麦粉的 2.3 倍、1.5 倍和 2 倍；铁元素含量是大米的 3～4 倍，小麦粉的 2 倍。同时，苦荞中 Cr^{3+}的含量也较丰富，约为 0.12mg/100g，Cr^{3+}是构成葡萄糖耐量因子（GTF）的重要物质，而 GTF 具有增强胰岛素功能、改善葡萄糖耐量以及降血糖的作用。另外，苦荞中还具有微量元素硒，可在人体内形成“金属-硒-蛋白”复合物，有助于调节人体免疫功能及排除体内有毒物质。

6. 生物活性物质

荞麦中含有多种生物活性物质，其中最主要的是黄酮类化合物、多酚类化合物，此外还有荞麦糖醇、D-手性肌醇、活性肽等活性成分。

荞麦属中研究较多的化学成分是黄酮类化合物，该类化合物是荞麦中最重要的生物活性物质之一，具有抗氧化、防治冠心病、降低胆固醇等多种保健功能。荞麦黄酮的含量与组成因品种与生长阶段不同而不同，不同的栽培生长环境条件也有一定的影响。总体来讲，苦荞籽粒中总黄酮含量为 3.05%，比甜荞籽粒高（0.095%～0.21%）。苦荞种子外层粉中总黄酮含量为 5.23%～7.43%，中层粉为 3.10%～4.13%，芯粉中含量为 0.47%～0.975%。荞麦植株中已鉴定出 6 种类黄酮物质，即芦丁、槲皮素、荭草素、牡荆碱、异牡荆素和异荭草素，但在荞麦籽粒中只发现有芦丁与异牡荆素，芦丁是荞麦籽粒中含量最高的类黄酮物质。

荞麦中另一类非常重要的化合物是多酚类化合物，苦荞中多酚含量显著高于甜荞。植物多酚是多羟基酚类化合物的总称，广泛存在于蔬菜、水果、谷物、豆类、茶等植物中，植物多酚具有多种生理活性，广泛应用于食品、医药、化妆品、日化用品和保健品等领域，是植物资源综合利用的对象。荞麦多酚主要以自由酚形式存在，苦荞粉与甜荞粉的自由酚占总酚比例分别为 96%、93%，苦荞麸与甜荞麸自由酚占总酚比例分别为 95%、88%。此外，荞麦抗氧化能力与多酚含量之间呈线性相关（$P>0.90$），苦荞麸抗氧化活性最强。

糖醇（fagopyritol）是种子中积累的 D-手性肌醇（D-chiro-inositol）的半乳糖衍生物。荞麦中现已发现有 6 种荞麦糖醇，被分为两个系列：荞麦糖醇 A_1、荞麦糖醇 A_2、荞麦糖醇 A_3、荞麦糖醇 B_1、荞麦糖醇 B_2、荞麦糖醇 B_3。荞麦糖醇主要存在于成熟荞麦的子叶和胚轴组织中，上述 6 种荞麦糖醇化合物中荞麦糖醇 B_1 含量最高。荞麦糖醇因其具有辅助治疗非胰岛素依赖型糖尿病（NIDDM）、多囊卵巢综合征（PCOS）和胰岛素反应紊乱作用而受到广泛研究。D-手性肌醇是一种具有降血糖作用的糖醇物质，是肌醇的差向异构体，可作为胰岛素的调节剂，增强胰岛素的活性，降低血压、血浆甘油三酯和血糖水平。

植物甾醇广泛存在于全荞麦籽粒中，但是其分布与含量在不同组织和不同生长部位存在显著差异（Li and Zhang，2001）。在胚与胚乳中含量最丰富的甾醇是 β-谷甾醇，占总甾醇含量的 70%。总甾醇在胚乳中的含量为 0～20mg，胚中为 0～4mg（干基）（Horbowicz and Obendorf，1992）。

（四）荞麦的全谷物食品加工适宜性

自古以来荞麦就是人们经常食用的谷物粮食，具有悠久的食用历史。近年来，人们对荞麦营养保健功能的认识逐渐加深，尤其是苦荞对糖尿病的防治和保健功能越来越得到认可，荞麦具有很好的食品开发利用前景。

1. 传统荞麦食品

甜荞在不同的国家有不同的食用方法。在日本，人们主要吃饺子和荞麦面。在欧洲和北美，荞麦粉通常与小麦粉混合，用来制作煎饼、饼干、面条、谷类食品，并被用作肉增量剂（Park et al.，2000）。在俄罗斯和波兰，荞麦粒和荞麦粉被用来做粥与汤。在东南亚，荞麦是许多山区的主食，被用于制作无发酵面包。在我国传统的烹饪制作中，荞麦去壳后，可制作米饭和粥食用，也可以磨成粉，制作面条、烙饼、饺子、馒头、碗托、荞麦粑粑、荞麦煎饼等。传统及具有风俗的苦荞食品主要有烙饼、凉粉、摊饼、发糕、灌肠等，这些产品大多为手工制作，口感风味地域性强，消费区域受限。

2. 新兴荞麦食品

科学技术的革新带动了荞麦食品产业的更快发展，尤其是苦荞食品。苦荞挂面、糕点、面包、蛋糕、饼干等烘焙制品，苦荞米线、非油炸方便面，苦荞营养粉等食品先后进入市场。由于荞麦属于无面筋谷物，在面制品加工中难以成型，在传统面条加工中添加量最高仅为 30%左右（蔡亭，2015）。通过对荞麦进行预糊化处理，其在挂面产品中的添加量可达到 50%以上（王盼，2016）。

另外，苦荞还被开发成各种饮料及调味品。苦荞饮品通常有苦荞酒、苦荞茶、苦荞酸奶、苦荞醋、苦荞酱油、苦荞油、苦荞清肺润喉饮料、苦荞祛暑饮料、苦荞冲剂、苦荞冰激凌等。其中，苦荞醋、苦荞酒等苦荞发酵食品可以改善食品风味并且有益于健康，不仅可满足消费者对营养和口感的需要，还有利于促进苦荞的加工利用。

荞麦富含蛋白质、膳食纤维等多种营养成分，尤其是苦荞，较高的黄酮类化合物赋予了苦荞重要的生理功能特点，使其成为开发功能性食品的适宜原料。众多的产品开发和实验研究已证明，荞麦产品，尤其是苦荞产品具有良好的降血糖功能。因此，随着科研技术的不断深入发展，荞麦的开发利用将会有更广阔的前景。

二、藜麦及其籽粒解剖学结构组成特性

（一）种类与种植区域分布

1. 种类

藜麦又称藜谷、南美藜、昆诺阿藜等，是藜科藜属一年生双子叶植物。藜麦原产于南美洲安第斯山区秘鲁和玻利维亚境内的“喀喀湖”沿岸。在安第斯山地区已有超过 7000 年的种植历史，是古代印加民族的主要传统粮食作物之一，古代印加人称之为“粮食之母”（任贵兴等，2015）。人工种植和野生藜麦共有 3000 多个品种或生态类型，根据对主产区农业生态条件的适应情况可分为五大类：谷地藜麦、高原藜麦、盐滩藜麦、低地藜麦和亚热带藜麦。另一种分类方法以藜麦的起源和用途分为改良型和商用藜麦两类。按籽粒品质又分为白色小籽实藜麦、甜藜麦和苦藜麦。

2. 种植区域分布

藜麦主要分布在南美洲的秘鲁、玻利维亚、厄瓜多尔和智利等国。20 世纪以来，欧洲的英国、法国、意大利和希腊，非洲的马里、摩洛哥和肯尼亚，北美洲的美国和加拿大，以及亚洲的印度、土耳其和中国等国家均开展了藜麦的引种和试种。20 世纪 80 年代末，我国在西藏地区进行了藜麦试种研究，然而直到 2008 年，藜麦才在山西省实现规模化种植。2013 年，山西省静乐县藜麦种植面积达到了 667hm^2，该县也因此获得了“中国藜麦之乡”的美誉。2014 年以来，全国多个省份开始较大面积种植藜麦，种植面积靠前的省份有山西、吉林、青海、甘肃以及河北等，总种植面积约为 3333hm^2（任贵兴等，2015）。

（二）解剖学籽粒结构与组成特性

藜麦籽粒呈圆锥形、圆柱形或椭圆形，直径为 1.5～4mm，大约 350 颗籽粒重 1g（Ruales and Nair，1993）。颜色多样，黑色多于红色或黄色，占主导地位，其次为白色。从外到内，藜麦籽粒由果皮、种皮、外胚乳等几部分组成（图 4-14）。藜麦果皮由两层细胞构成，外层细胞较大、呈乳头状，内层细胞不具有伸展性，富含皂苷，味微苦。在成熟的籽粒中，胚乳仅存在于种子的珠孔区，由一到两层细胞包裹在胚下胚轴根轴部位（Vega-Gálvez et al.，2010）。外胚乳富含淀粉，由均匀的、充满淀粉颗粒的薄壁细胞组成，其形状呈角状。在藜麦籽粒中，外胚乳、胚和胚乳是食物能量贮藏的 3 个区域，碳水化合物主要分布于外胚乳，而蛋白质、矿质营养元素和脂质主要存在于胚乳及胚。

（三）籽粒营养组分与含量分布

联合国粮食及农业组织（FAO）研究认为，藜麦是唯一一种单体植物即可满足人体

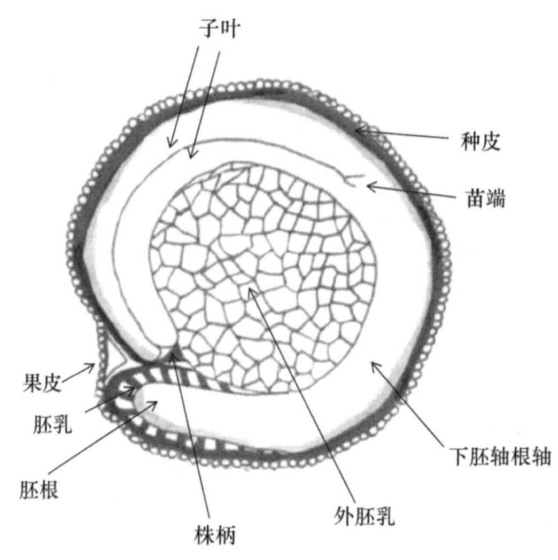

图 4-14 藜麦籽粒的纵切面结构图（Prego et al.，1998）

基本营养需求的食物，并正式推荐藜麦为最适宜人类的完美“全营养食品”，列入全球十大健康营养食品。藜麦的蛋白质、矿物元素、维生素等营养成分丰富而均衡，在所有的食物中名列前茅，在发达国家被称为“营养黄金”“超级谷物”“宇航食品”“未来食品”“素食之王”等。研究表明，藜麦蛋白质含量丰富、氨基酸均衡，含有丰富的膳食纤维、矿物元素和维生素，脂肪酸多为不饱和脂肪酸，且具有丰富的生物活性物质，是一种高蛋白、低热量、活性物质丰富的食物，适合老年人、儿童、学生、孕产妇、运动员、糖尿病患者和肠胃疾病患者等不同人群食用。藜麦的营养组分含量见表 4-10。

表 4-10 藜麦的营养组分含量（每 100g）

常规组分	含量范围	矿物元素	含量范围	维生素	含量	必需氨基酸	含量范围
能量/kcal	357～368	钙/mg	27.5～148.7	维生素 C/mg	4.0～16.4	组氨酸（His）/g	1.4～5.4
总蛋白质/g	13.1～16.7	铁/mg	1.4～16.7	维生素 E/mg	2.6～5.4	异亮氨酸（Ile）/g	0.8～7.4
总脂肪/g	5.5～7.4	镁/mg	26.0～502.0	维生素 B_1/mg	0.3～0.4	亮氨酸（Leu）/g	2.3～9.4
碳水化合物/g	59.9～74.7	磷/mg	140.0～530.0	维生素 B_2/mg	0.3～0.4	赖氨酸（Lys）/g	2.4～7.8
纤维/g	7.0～11.7	钾/mg	696.7～1475.0	维生素 B_3/mg	1.1～1.5	甲硫氨酸（Met）/g	0.3～9.1
灰分/g	2.7～3.8	钠/mg	11.0～31.0	维生素 B_6/mg	0.5	半胱氨酸（Cys）/g	0.1～2.7
		锌/mg	2.8～4.8	叶酸/mg	0.2	苯丙氨酸+酪氨酸（Phe+Tyr）/g	2.7～10.3
		铜/mg	1.0～9.5			苏氨酸（Thr）/g	2.1～8.9
						色氨酸（Trp）/g	0.6～1.9
						缬氨酸（Val）/g	0.8～6.1

数据来源：Vilcacundo and Hernandez-Ledesma，2017

1. 碳水化合物

淀粉是藜麦中最主要的碳水化合物，占干物质总量的 58.1%～64.2%，其中直链淀粉含量为 10%～21%，直链淀粉含量的不同主要受品种的影响（Araujo-Farro et al.，2010；

Lorenz and Coulter，1991）。藜麦淀粉颗粒较小，直径小于玉米（1～2μm）和小麦（2～40μm），X 射线衍射分析为 A 型（Watanabe et al.，2007）。淀粉小颗粒具有较高的凝胶化温度，为 57～64℃。藜麦淀粉的相对结晶度为 35%～43%（Watanabe et al.，2007），其与直链淀粉含量有很大的相关性。与小麦、大麦淀粉相比，藜麦淀粉具有较大的黏度和膨胀性、较高的吸水能力，即使在冻结和退化过程中也具有极好的稳定性（Tang et al.，2002）。Jan 等（2018）发现藜麦淀粉适用于需要改善结合性和降低易碎性的食品加工。藜麦分离淀粉的膨胀力与高度限制膨胀有关，这有利于面条和复合混合物等产品应用。此外，藜麦的升糖指数较低（Vega-Gálvez et al.，2010）。

藜麦中总膳食纤维含量为 7%～9.7%，与其他谷物接近，其中可溶性膳食纤维含量为 1.3%～6.1%。藜麦的含糖量约为 3%，主要含有麦芽糖、D-半乳糖和 D-核糖，此外还含有少量的果糖和葡萄糖（Abugoch James，2009）。

2. 蛋白质

藜麦中含有大量的优质蛋白，平均含量可达到 12%～23%，与其他谷物相比较高，与肉类及奶粉相当。藜麦中的蛋白质富含人体所必需的 8 种氨基酸，必需氨基酸含量高于一般谷物（如小麦、玉米等），尤其富含一般谷物中缺乏的赖氨酸且与 FAO 推荐的理想蛋白平衡相接近，蛋白质营养品质较高（王黎明等，2014）。藜麦的蛋白质主要由清蛋白和球蛋白组成（占总蛋白质的 44%～77%），醇溶蛋白和谷蛋白含量较低。对藜麦清蛋白和球蛋白进行分子结构的研究结果表明，两种蛋白由于二硫键的作用都具有较好的稳定性。此外，球蛋白含量较高，可致使其起泡性较低。对藜麦进行一定的加工处理可以提高其蛋白质功效值（魏爱春等，2015）。

3. 脂质

藜麦脂肪含量为 2%～10%（平均为 5%～7%），高于玉米（3%～4%）和其他谷物，低于大豆（约 19.0%）。藜麦含有大量的饱和和不饱和脂肪酸，其中，不饱和脂肪酸占总脂肪酸的 83%以上，其脂肪酸组成为：总饱和脂肪酸 19%～12.3%，主要是棕榈酸；总单不饱和脂肪酸 25%～28.7%，主要是油酸；总多不饱和脂肪酸 58.3%，主要是亚油酸（约 90%）。藜麦中还富含 α-和 γ-生育酚等天然抗氧化活性物质，它们维持了这些不饱和脂肪酸的稳定性（Navruz-Varli and Sanlier，2016）。

4. 维生素

藜麦中的维生素种类多且含量高，维生素 E、叶酸、胆碱、维生素 B_1、维生素 B_2、胡萝卜素等有机化合物极其丰富，能满足膳食中的维生素 A、E、B_6、B_1、B_2 和叶酸的需求。维生素 B_1 含量充足（0.68mg/100g），与其他谷类作物相似；烟酸（1.53mg/100g）含量比其他谷类作物低。藜麦中含有高浓度的维生素 B_6 和叶酸。据报道，100g 藜麦中的维生素 B_6 和叶酸水平可以满足成年人的日常需求，克奎奴亚藜中的维生素 B_2 可以满足 80%的儿童和 40%的成人的需要（Abugoch James，2009）。此外，藜麦也是维生素 E 的极佳来源，含量为 10.04mg/100g，高于其他谷物（Alvarez-Jubete et al.，2010b；Abugoch

James，2009）。藜麦维生素 C 水平为 0～63.0mg/100g（Navruz-Varli and Sanlier，2016）。

5. 矿物元素

藜麦的灰分含量（3.4%）高于大米（0.5%）、小麦（1.8%）和大多数其他谷物。因此，藜麦的矿物元素含量高于其他谷物，富含镁、锰、锌、铁、钙、钾、硒、铜、磷等矿物元素，平均为普通食物的 4 倍以上，高的甚至达到 11 倍。其中，与小麦（0.16%）和玉米（0.14%）相比，藜麦含有大约 0.26%的镁。藜麦中钙含量约为小麦的 2 倍、稻米和玉米的 5 倍以上。藜麦比传统谷物含有更多的铁，但种子中的皂苷和植酸对其生物利用度有一定的影响（Vega-Gálvez et al.，2010；Repo-Carrasco et al.，2003）。

6. 生物活性物质

藜麦中生物活性物质主要为皂苷类、植物甾醇类和植物蜕皮甾类（Graf et al.，2015a）。

藜麦皂苷主要存在于种皮。皂苷是由 1 个或多个糖链和 1 个三萜苷元或甾体糖苷构成的化合物，藜麦中的皂苷元主要有齐墩果酸、常春藤皂苷元、美商陆酸和脱氧美商陆酸。藜麦根据其皂苷含量可分为甜藜麦（＜0.11%）和苦藜麦（≥0.11%），甜藜麦皂苷含量为 0.02%～0.04%，苦藜麦为 0.47%～1.13%，比大豆和燕麦含量高，但低于青豆含量。皂苷是藜麦中主要的抗营养因子，但也具有一些生物活性，如镇痛、抗炎、抗菌、抗氧化和抗病毒等（Vega-Gálvez et al.，2010）。

藜麦中重要的植物甾醇成分有 β-谷甾醇、菜油甾醇、菜籽甾醇和豆甾醇（Villacrés et al.，2013）。有研究报道 β-谷甾醇（63.7mg/100g）、菜油甾醇（15.6mg/100g）和豆甾醇（3.2mg/100g）在藜麦中的含量都高于大麦、黑麦、小米和玉米（Ryan et al.，2007）。

蜕皮激素是一种多羟基化的类固醇激素，在哺乳动物中具有潜在的药理和代谢特性（Foucault et al.，2011；Dinan，2009）。在人们食用的植物中，藜麦种子是植物蜕皮激素含量最高的一种，为 138～570mg/g（Graf et al.，2015b）。

与普通谷物相比，藜麦中还富含黄酮类物质，而且含量特别高，为 36～73mg/100g，平均达到了 58mg/100g。其中，最重要的组分是黄酮醇，平均为 174mg/100g；槲皮素平均为 36mg/100g；山奈酚平均为 20mg/100g。

（四）藜麦的全谷物食品加工适宜性

藜麦属于易熟易消化谷物，有淡淡的坚果清香或人参香，口感独特。欧美国家非常青睐藜麦食品。在厄瓜多尔等国家，藜麦作为“学校早餐计划”的一部分，用于提高青少年的营养健康水平。秘鲁也在“andeanizing the school breakfast”中将藜麦作为主要组成部分。FAO 把藜麦定性为一种全营养食品，可为一些营养缺乏地区的妇女、儿童提供营养补充（王黎明等，2014）。我国对于藜麦食品的研究才刚刚起步。

1. 藜麦粒食制品

目前主要是将藜麦脱壳后直接制成藜麦米、藜麦片等形式食用，可用于熬粥或做米饭。藜麦有红、黄、白等多种颜色，不同颜色的藜麦营养品质各不相同，研究发现黑色藜麦中的酚类物质含量最高（申瑞玲等，2016）。

2. 藜麦粉食制品

藜麦磨成粉可用于加工面包、饼干等焙烤食品，亦可加工面条、馒头等蒸煮食品。国外对藜麦焙烤类食品（包括面包、饼干、蛋糕等）已进行了非常全面的研究。藜麦由于缺乏面筋蛋白，其添加量对面包质构和品质有着较大的影响。随着藜麦粉添加量的增加，面包硬度下降、感官品质先增加后降低，藜麦添加量为15%时，面包具有最优的感官品质（Zhang et al.，2017）。加工工序对于藜麦饼干的生理活性和感官品质也有较显著的影响（Jan et al.，2018）。Haghayegh 和 Ataye（2017）研究了藜麦粉、籽粒苋和荞麦混合粉制作无麸质曲奇饼干，发现利用混合粉制作的曲奇饼干营养价值高、感官品质好、市场接受性好。目前在面条制品的应用研究中，已开发了藜麦挂面、藜麦鲜湿面、藜麦方便面等。另外，可以将藜麦直接磨粉经开水冲泡或烹煮食用。

3. 藜麦休闲食品

随着对藜麦营养功能特性认识的逐步深入，藜麦也被加工成各种各样的休闲食品，以满足不同人群的消费需求。除制作各种藜麦饼干以外，藜麦还用于制作爆米花、即食代餐粥、蛋糕、奶昔等甜品和小吃。Brito 等（2014）将藜麦粉和藜麦片与玉米淀粉混合制备无面筋饼干，结果显示藜麦粉和藜麦片含量的增加加深了饼干的颜色。随着藜麦粉添加量的增加，饼干体积的增加不是很明显。优化的产品配方是30%的藜麦粉、25%的藜麦片和45%的玉米淀粉，产品含有丰富的膳食纤维、必需氨基酸、亚麻酸和矿物元素，同时保持了较好的感官品质。Rothschild 等（2015）研究发现，烘烤过的藜麦粉可以改善蛋糕的最终黏度、回生程度等糊化特性，而未烘烤过的藜麦粉具有更好的凝胶化特性，因此建议将两者混合得到更好的蛋糕质量。Diaz 等（2015）通过物理测量和感官评价研究了藜麦代替玉米淀粉制作挤压零食的效果，当藜麦含量＞20%时，挤压零食口感的酥脆性较差。

4. 藜麦饮品

藜麦可用于制作黄酒、酸奶等各种发酵制品，也可在焙炒后制成藜麦茶。藜麦作为一种添加原料，在藜麦奶茶、藜麦复合饮料、藜麦芽饮料等饮料产品中亦有广泛应用。在制备啤酒类饮品时发现，相比大麦原料，藜麦的发酵时间更长，且仅有44%的藜麦汁被发酵；同时，藜麦麦芽的蛋白质含量几乎是大麦和荞麦的两倍，且矿物元素含量（铁、铜、锌和锰）更高，这可能是导致藜麦饮品适口性得分较低的原因（Deželak et al.，2014）。

藜麦被评为21世纪最具安全性的食物之一。联合国大会将2013年定为“国际藜麦年”，旨在让世界关注藜麦的生物多样性和营养价值，以及其在提供粮食和营养安全、消除贫困等方面所能发挥的作用。因此，随着健康食品市场的迅速发展，我国对藜麦及其制品的需求量也将日益扩大。

三、籽粒苋及其籽粒解剖学结构组成特性

（一）种类与种植区域分布

1. 种类

籽粒苋是苋科苋属一年生草本植物的通称，籽粒苋籽实颗粒小，每穗可结 6 万粒，俗名千穗谷（涂书新等，2001）。据估计，苋科植物约有 87 种，其中绝大多数为野生植物，具有类似杂草的习性，如绿穗苋、反枝苋和白花苋。在栽培的谷物苋品种中，有尾穗苋、繁穗苋、紫苋和籽粒苋等。就营养和化学成分而言，籽粒苋被认为与谷类一样好（Akin-Idowu et al.，2016）。我国是苋的原产地之一，苋属植物资源丰富，有 3000 多年的栽培历史，而我国原产苋品种主要是蔬菜苋。自 1982 年以来，我国从美国明尼苏达州的 Rodale 有机农业研究中心引进 40 多种籽粒苋品种，经过在全国 20 多个省市 60 多个试点试种成功后，我国对籽粒苋的科研和生产得到了重大突破。目前我国经过筛选收集的籽粒苋优良品种已有 400 多个，1992～1995 年国内外收集到的 131 份籽粒苋种质资源已被编目到国家作物种质基因库中。

2. 种植区域分布

籽粒苋原产于热带的中美洲和南美洲，曾是印第安人的主要粮食作物。目前，在北美洲、南美洲、亚洲和非洲的许多国家都有种植，其中中国、印度、肯尼亚、尼泊尔和秘鲁等是最重要的籽粒苋生产国（Santiago et al.，2014）。籽粒苋在我国的种植区域很广，主要分布在江西、四川、云南、内蒙古、黑龙江、河北等地，在南方山地、黄土高原、黄淮海地区、沿海滩涂等地区也有一定的种植面积。

（二）籽粒解剖学结构与组成特性

籽粒苋颗粒较小，呈卵形，1000 粒籽粒苋种子重 0.5～1.2g，或 1g 重量能含有 850～1700 粒种子，一个穗上能有 50 000 多个苋粒。籽粒苋的颜色也很丰富，从奶油色、金色、粉色、黑色、棕色、黄色到白色都有（Saunders and Becker，1984）。从图 4-15 可以看出，籽粒苋种子结构由淀粉质外胚乳、两片子叶、胚和外种皮构成。籽粒苋胚围绕着位于中央的淀粉质外胚乳，内部主要充满淀粉颗粒。籽粒苋胚弯曲呈圆形，末端近接触并包围外胚乳。籽粒苋的胚较大，约占籽粒重的 25%（Valcárcel-Yamani et al.，2012），因此，籽粒苋含有更多的脂肪和蛋白质。

（三）籽粒营养组分与含量分布

籽粒苋富含蛋白质、脂肪、矿物元素和纤维素等，具有很高的营养价值，是人类天然的营养宝库。其蛋白质和脂肪含量比主要的谷物（玉米、稻米和小麦）高，淀粉含量低，籽粒苋和玉米、稻米、小麦的平均化学成分比较见表 4-11。

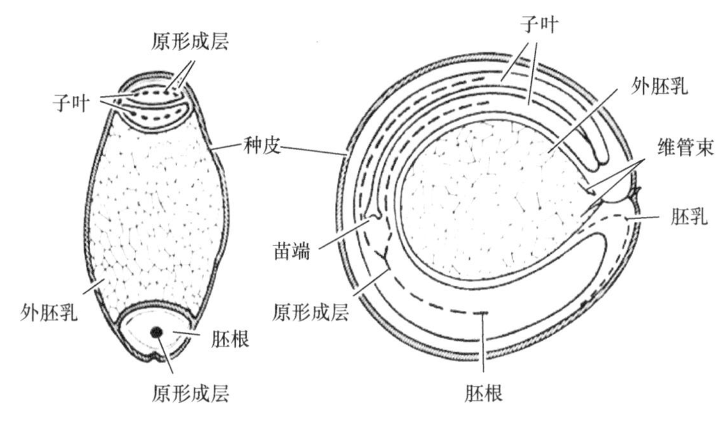

图 4-15　籽粒苋切面结构图（Irving et al.，1981）

表 4-11　籽粒苋与几种谷物的营养组分比较　　（%）

组分	籽粒苋 [a]	小麦	玉米	稻米
碳水化合物	59.2	66.9	67.7	75.4
粗蛋白质	16.6[b]	14.0[c]	10.3[d]	8.5[e]
脂肪	7.5	2.1	4.5	2.1
粗纤维	4.1	2.6	2.3	0.9
灰分	3.3	1.9	1.4	1.4
水分	9.6	12.5	13.8	11.7

数据来源：Cai et al.，2004

a 4 个籽粒苋样品的测定平均值；b. 粗蛋白质含量计算方式：N × 5.85；c. N × 5.7；d. N × 6.25；e. N × 6.25，N 为含量，其他数字为换算系数

1. 碳水化合物

淀粉是籽粒苋主要的碳水化合物，占干物质总量的 50%～60%，其中以支链淀粉为主，约占 76%，是一种很好的支链淀粉资源。直链淀粉含量较低，为 4.7%～12.5%（Chandla et al.，2017）。与其他谷物淀粉（小麦、玉米、大米等）颗粒相比，籽粒苋淀粉颗粒的粒径较小，直径为 1.182～1.431μm，小颗粒淀粉可以在较低温度（～74℃）下实现糊化（Villarreal et al.，2013；Singh et al.，2014）。同时，籽粒苋的淀粉颗粒表现出紧密堆积的、有角的和多边形的形状（Chandla et al.，2017）。使用差示扫描量热法进行的研究表明，不同品种籽粒苋的最大变性温度有所不同，为 56～75℃（Bello-Pérez and Paredes-López，2009）。

籽粒苋中的膳食纤维含量为 8.0%～20.6%（Alvarez-Jubete et al.，2010a；Berghofer and Schoenlechner，2002），黑色籽粒苋的膳食纤维含量相对较高（Schnetzler and Breene，1994）。作为一种双子叶植物，籽粒苋种子的细胞壁不含有阿拉伯木聚糖。籽粒苋纤维主要由果胶多糖和木葡聚糖组成，其含量取决于纤维组分。在不溶性组分中，果胶多糖和阿拉伯糖占主导地位（Wefers et al.，2015）。其中葡萄糖（20.1%）和木糖（10.4%）的比例较低。可溶性组分中木糖含量较高，占单糖组成的15.5%，说明木葡聚糖是主要的可溶性膳食纤维成分。La Mothe 等（2015）的研究证实了这些发现，他们在可溶性籽粒苋纤维中检测到22.0%的木糖和31.2%的葡萄糖。

2. 蛋白质

籽粒苋蛋白质含量相对较高，为12.5%～20%，略高于传统谷物（玉米8.9%～12.9%、小麦9.1%～14.0%，大米7.5%～8.7%）（Chávez-Jáuregui et al.，2000）。籽粒苋蛋白质不仅含量较高，而且含有较高水平的赖氨酸，以及足量的色氨酸和含硫氨基酸。籽粒苋蛋白质由约40%的清蛋白、20%的球蛋白、25%～30%的谷蛋白和2%～3%的醇溶谷蛋白组成（Venskutonis and Kraujalis，2013）。球蛋白和清蛋白是主要的蛋白质组分（Shevkani and Singh，2015）。许多研究结果表明，籽粒苋蛋白具有良好的乳化、起泡、胶凝等性能，以及良好的保水能力（Bolontrade et al.，2013；Silva-Sánchez et al.，2004）。籽粒苋蛋白质的平均等电点为4.5，但它们在pH接近中性时具有较低的溶解度。此外，籽粒苋蛋白还具有形成稳定乳化剂（水包油）的能力。

3. 脂质

大多数籽粒苋的脂肪含量为5.4%～9.0%，高于谷物中的脂质含量，低于大豆中的脂质含量。特别难得的是它的主要成分为不饱和脂肪酸，脂肪质量较好，其中人体所必需的亚油酸占不饱和脂肪酸的80%左右。在脂肪酸中，亚油酸（33.0%～55.9%）含量最高，其次是油酸（18.7%～38.9%）、棕榈酸（14.04%～26.0%）和硬脂酸（3.11%～4.47%）。亚麻酸的浓度较低（0.20%～1.97%）。饱和脂肪酸的比例为20.1%～30.9%（Venskutonis and Kraujalis，2013）。籽粒苋的脂质部分由三酰基甘油酯（80.3%～82.3%）、二酰基甘油酯、单酰基甘油酯、磷脂（9.1%～10.2%）、角鲨烯（4.8%～4.9%）、植物甾醇等组成（Ogrodowska et al.，2014；Gamel et al.，2005）。Gamel 等（2005）利用氢过氧化物稳定性测试，研究表明籽粒苋油比葵花籽油的氧化稳定性更高，根据这种结果可以利用籽粒苋开发具有更长保质期的健康产品。

4. 维生素

籽粒苋富含多种维生素，如维生素C、维生素B_2、胡萝卜素及维生素E等，它的维生素组成很平衡（Murakami et al.，2014），是维生素B_2、维生素C，尤其是叶酸和维生素E的良好来源（Gamel et al.，2005）。叶酸含量能达到小麦的2倍左右。维生素E以生育酚或生育三烯酚的形式存在于籽粒苋中，具有抗氧化作用，从而增加了籽粒苋油的稳定性。

5. 矿物元素

籽粒苋被推荐为矿物元素的良好来源，其中矿物元素含量为2.6%～4.4%。据测定，每百克干物质中无机物磷、钙、铁、钠、钾的含量分别为503mg、172mg、11.4mg、7.8mg和497mg，是精白米的7倍，面粉的20多倍，钙、磷和铁的含量要高于传统谷物。以美国食品与营养委员会（FNB）推荐的成人矿质营养需要量作为参照，每 100g 苋籽粉可提供人体每日所需镁的 71%、钙的 30%、磷的 25%、铁的 14.9%、锌的 27%和铜的 40%。

6. 生物活性物质

籽粒苋中主要的生物活性物质是酚类物质，其含量很丰富，主要有 3 种多酚类物质：芦丁、烟花苷和异槲皮素。芦丁含量最高达 4.0～10.1μg/g，烟花苷为 4.8～7.2μg/g，异槲皮素为 0.3～0.5μg/g。这些多酚类物质在肠道内由于 β-葡萄糖苷酶的存在迅速降解。皂苷也是籽粒苋中存在的一种重要的生物活性物质，但其浓度较低。籽粒苋中还含有 0.2%～0.6%的植酸。

（四）籽粒苋的全谷物食品加工适宜性

世界上许多国家很多传统食品都是由籽粒苋加工而成，如墨西哥的 alegria 和 atole，危地马拉的 alboroto，秘鲁的 bolos，喜马拉雅山的 Chapati，印度的 laddoos 和尼泊尔的 sattoo。这些籽粒苋食品至今仍在许多国家食用。籽粒苋可用来制作各种各样的零食，磨碎后用于烘焙产品，也用于做意大利面等面制食品。同时，籽粒苋也被用于制作早餐食品、婴儿/断奶食品配方和饮料。

1. 籽粒苋烘焙食品

目前将籽粒苋用于烘焙食品的开发应用越来越广泛，可用于功能性食品开发。虽然富含蛋白质的籽粒苋粉在食品工业中得到了广泛使用，但是，籽粒苋粉对混合粉的流变特性（峰值黏度、弱化度等）会产生负面影响。Mlakar 等（2009）的研究结果显示，在小麦粉或者全麦粉中添加籽粒苋粉（10%、20%、30%），降低了面团的延展性，产品的物理及感官性能也不如小麦粉产品。解决这一问题的一种方法是使用多种配料的组合，如籽粒苋粉、大米或小麦粉/淀粉混合物来改善面包的膨胀性、面包屑的硬度和感官评价，从而提高复合面包的可接受性（Capriles and Arêas，2014）。籽粒苋可制作苋饼干、苋酥饼、苋蛋卷、苋夹心饼干等苋食品，这些苋食品既保留了原食品的色香味，又增强了食品的营养价值，而且价格便宜，很受消费者的喜爱。

2. 籽粒苋蒸煮食品

籽粒苋粉作为一种食品配料，也用于意大利面、传统挂面等蒸煮食品的加工。Wesche-Ebeling 等（1996）开发了由小麦和籽粒苋制成的 Tagliatelle 面食，考察了不同配方的感官性能、蒸煮时间、蒸煮损失率和吸水率，结果表明，配方在蒸煮损失方面差异较大，但在蒸煮时间和吸水率方面差异不大。从感官角度看，含有籽粒苋的产品其含量高于 14%的情况下被逐渐拒绝。获得最佳接受度的产品配方如下：小麦粉占 85.2%，鸡蛋占 4.1%，籽粒苋粉占 10.7%。Sun 等（1995）的研究也得到了类似的结果。蔡红燕等（2020）研究发现，籽粒苋的添加对面条的粉质特性和糊化特性都有不同程度的影响，面团的形成时间在 10%的添加量时达到最佳。随着籽粒苋添加量的增加，挂面的蒸煮时间逐渐延长，蒸煮损失率上升；挂面质构特性在籽粒苋添加量为 10%时达到最大。籽粒苋的添加对感官评分影响不大，感官评分在10%时最高。综合考虑，籽粒苋的最佳添加量为10%。

3. 籽粒苋发酵食品

籽粒苋通过发酵可生产多种形式的产品，如乳酸菌发酵生产苋酸奶，制作酱油。籽粒苋酱油在东南亚使用广泛，比普通酱油还原糖含量高，香味浓郁，且氨基酸组成更加平衡。还可用于生产籽粒苋啤酒。

在美国、新西兰等发达国家，用籽粒苋加工生产的保健食品已经商业化，而在国内籽粒苋主要作为饲料用，将籽粒苋加工用于食品的开发研制尚处于起步阶段。籽粒苋良好的食品特性对于缓解我国十分紧张的蛋白质资源、丰富营养保健食品的种类、增加食品企业的经济效益具有非常广阔的应用前景。

参考文献

敖文, 高怀林, 李爱琼, 等. 2008. 薏苡的综合利用及栽培技术. 云南农业科技, 6: 36-37.
蔡红燕, 聂婷婷, 党长英, 等. 2020. 籽粒苋挂面品质研究与分析. 食品工业, 2: 29-32.
蔡亭. 2015. 苦荞加工方式对其多酚类活性成分的影响研究. 长沙: 中南林业科技大学硕士学位论文.
曹辉, 李蕾, 马海乐. 2009. 燕麦分离蛋白提取工艺研究. 安徽农业科学, 37(22): 10681-10683.
曹英花. 2011. 山西苦荞育种现状与发展对策. 大麦与谷类科学, 2: 51-52.
陈长利, 申岳正. 1994. 特种稻在我国的研究与开发. 中国稻米, 2: 32-33.
陈红, 杜瑞, 高瑞, 等. 2019. 全麦粉营养特性及其制品的研究进展. 河南科学, 37(10): 1607-1613.
陈列芹, 李云捷. 2009. 玉米蛋白的研究进展. 中国食物与营养, 5: 27-30.
陈建白. 1999. 薏米的开发利用. 云南热作科技, 2: 18-19.
程晶晶, 王军, 金茜雅, 等. 2017. 燕麦超微全粉对馒头品质的影响. 食品工业科技, 38(1): 116-120.
楚美俊. 2019. 中国菰米酚类成分及生物活性研究. 北京: 中国农业科学研究院烟草研究所博士后研究工作报告.
党斌, 杨希娟, 肖明, 等. 2009. 青稞加工利用综述. 青海农林科技, 1: 25-27, 77.
邓素芳, 林忠宁, 陆烝, 等. 2016. 薏苡产品开发与利用研究进展. 粮食与饲料工业, 6: 30-34.
冯俊霞. 2019. 谷子高产栽培技术. 河南农业, 1: 40.
高微微, 赵杨景, 何春年. 2006. 我国薏苡属植物种质资源研究概况. 中草药, 37(2): 293-295.
高晓旭, 佟立涛, 钟葵, 等. 2015. 鲜米粉加工专用原料的选择研究. 中国粮油学报, 30(2): 1-5.
龚凌霄. 2013. 青稞全谷物及其防治代谢综合征的作用研究. 杭州: 浙江大学博士学位论文.
郭俊杰, 孙海波, 吴宏, 等. 2014. 小麦淀粉回生研究进展. 食品工业科技, 2: 354-357, 363.
郭伟, 钟兰, 王直新. 2019. 菰(*Zizania latifolia*)研究及利用概况. 长江蔬菜, 24: 38-42.
韩军花, 冯妹元, 王国栋, 等. 2006. 常见谷类、豆类食物中植物甾醇含量分析. 营养学报, 28(5): 375-378.
胡伟, 刘静, 沈汪洋, 等. 2019. 挤压青稞馒头的制作及评价. 粮食与油脂, 32(12): 30-33.
胡新中. 2005. 燕麦食品加工及功能特性研究进展. 麦类作物学报, 25(5): 122-124.
惠丽娟. 2008. 荞麦及荞麦食品研究进展. 粮食加工, 33(3): 78-80.
蒋林时, 刘立行, 齐娜. 2004. 非完全消化-火焰原子吸收光谱法测定大米及小米中镁锌. 哈尔滨师范大学学报(自然科学版), 20(6): 82-84.
金增辉. 2016. 菰米的营养化学与开发利用. 粮食加工, 41(1): 58-61.

李玲, 王立, 钱海峰, 等. 2016. 全麦粉对油条面团和油条质量的影响. 现代食品科技, 32(1): 242-249.
李莎莎. 2016. 原料差异对糙米粉物化性质及其制品品质影响研究. 石家庄: 河北科技大学硕士学位论文.
李涛. 2010. 青稞蛋白质的提取及其特性研究. 郑州: 河南工业大学硕士学位论文.
李永平, 冯哲, 于丽微, 等. 2014. 全麦面包的制作及其品质研究. 粮食加工, 39(3): 69-71.
李紫云. 2013. 挤压改性小米和薏米粉的品质特性及应用研究. 重庆: 西南大学硕士研究生论文.
林汝法, 陶雍如, 李秀莲. 1991. 中国荞麦的生态特征与栽培生态区初步划分. 荞麦动态, 2: 1-10.
刘发敏, 喻尚其, 唐章林, 等. 1997. 我国小米脂肪酸含量研究. 西南农业大学学报, 19(4): 371-374.
刘立行, 杜维贞. 2000. 悬浮液进样-火焰原子发射光谱法测定米类粮食中的钾. 光谱学与光谱分析, 20(1): 74-75.
刘廷辉. 2003. 漫谈青稞. 种子世界, 10: 48-49.
刘艳香, 汪丽萍, 田晓红, 等. 2013. 稳定化全麦粉及其馒头加工品质评价研究. 粮油食品科技, 21(6): 1-5.
卢健鸣, 巫东堂, 杨春, 等. 2002. 小米挤压膨化加工营养方便粥的工艺研究. 农业工程学报, 18(3): 123-127.
路长喜, 周素梅, 王岸娜. 2008. 燕麦的营养与加工. 粮油加工, 1: 89-92.
吕远平, 熊茉君, 贾利蓉, 等. 2005. 青稞特性及在食品中的应用. 食品科学, 26(7): 266-270.
洛桑旦达, 强小林. 2001. 青稞特有营养成分分析与开发利用现状调查研究报告. 西藏科技, 8: 54, 55-64.
马先红, 刘晔, 李雪. 2019. 玉米饮品加工研究进展. 保鲜与加工, 19(1): 165-170.
孟蕾. 2018. 燕麦食品加工及功能特性研究进展分析. 食品安全导刊, 6: 119-120.
牛巧娟. 2014. 燕麦面条的制备与品质改良研究. 郑州: 河南工业大学硕士学位论文.
秦培友. 2012. 我国主要荞麦品种资源品质评价及加工处理对荞麦成分和活性的影响. 北京: 中国农业科学院博士学位论文.
任贵兴, 杨修仕, 么杨. 2015. 中国藜麦产业现状. 作物杂志, 5: 1-5.
任嘉嘉, 相海, 王强, 等. 2009. 大麦食品加工及功能特性研究进展. 粮油加工, 4: 99-102.
任军, 才卓, 张志军, 等. 2006. 玉米的营养品质及发展方向. 玉米科学, 14(2): 93-95, 100.
申瑞玲, 张文杰, 董吉林, 等. 2016. 藜麦的营养成分、健康促进作用及其在食品工业中的应用. 中国粮油学报, 31(9): 150-155.
石国彦. 2017. 食品原料学. 北京: 科学出版社.
拾方坚, 郭孝, 田玉山, 等. 1993. 中国裸大麦粗蛋白质、赖氨酸含量及其饲养效益初探. 草业科学, 10(5): 65-67.
宋雪梅, 祝霞, 蒋玉梅, 等. 2007. 超临界 CO_2 萃取燕麦油的技术研究及其脂肪酸分析. 食品工业科技, 28(5): 138-139, 142.
孙桂华, 崔天鸣, 付雪娇, 等. 2005. 特色杂粮营养成分及保健功能. 杂粮作物, 25(6): 399-402.
孙小龙. 2015. 小麦经济价值及栽培特性分析. 北京农业, 2: 27.
谭斌. 2007. 粒用高粱的特性及其在食品工业中开发利用前景. 粮食与饲料工业, 7: 16-19.
谭斌, 刘明, 田晓红, 等. 2011. 一种杂粮豆挂面的加工方法: 中国, ZL201110052334.X.
谭斌, 刘明, 吴娜娜, 等. 2012. 发展糙米全谷物食品改善国民健康状况. 食品与机械, 28(5): 2-5.
田晓红, 刘艳香, 汪丽萍, 等. 2015. 麸皮粗细度对全麦粉挂面品质的影响. 粮油食品科技, 23(5): 7-10.
田晓红, 汪丽萍, 谭斌, 等. 2014. 小米粉含量对小米小麦混合粉及其挂面品质特性的影响研究. 中国粮油学报, 29(8): 17-22.
涂书新, 郭智芬, 孙锦荷. 2001. 籽粒苋的资源与利用. 特种经济动植物, (1): 24-25.
汪丽萍, 刘艳香, 田晓红, 等. 2013b. 全麦馒头制作工艺研究. 粮油食品科技, 21(5): 12-15, 22.
汪丽萍, 谭斌, 刘明, 等. 2012. 中国小麦烷基间苯二酚含量、组成特性及其加工储藏稳定性研究. 北京:

第十四届国际谷物科技与面包大会暨国际油料与油脂发展论坛: 281-282.
汪丽萍, 吴飞鸣, 田晓红, 等. 2013a. 全麦粉的国内外研究进展. 粮食与食品工业, 20(4): 4-8.
王海滨, 夏建新. 2010. 小米的营养成分及产品研究开发进展. 粮食科技与经济, 35(4): 36-39.
王红育, 李颖. 2004. 荞麦的研究现状及应用前景. 食品科学, 25(10): 388-391.
王杰琼, 钱海峰, 王立, 等. 2016. 燕麦全粉对面团特性及馒头品质的影响. 食品与发酵工业, 42(3): 42-49.
王黎明, 马宁, 李颂, 等. 2014. 藜麦的营养价值及其应用前景. 食品工业科技, 35(1): 381-384, 389.
王丽霞, 孙海峰, 赵海云, 等. 2007. 山西小米资源开发利用的研究——小米营养蛋白粉的制备技术. 食品工业科技, 28(1): 173-175.
王南舟. 1987. 日本对薏米的开发和利用. 今日科技, 3: 8-9.
王盼. 2016. 挤压改性对苦荞挂面品质的影响及机理研究. 长沙: 湖南农业大学硕士学位论文.
王鹏珍, 牛忠海, 张世满, 等. 1997. 青稞原料营养成分浅析. 酿酒科技, 3: 30-31.
王勇生, 王博, 雷恒. 2014. 大麦的营养价值与提高其畜禽利用率的措施. 中国饲料, 4: 18-22.
魏爱春, 杨修仕, 么杨, 等. 2015. 藜麦营养功能成分及生物活性研究进展. 食品科学, 36(15): 272-276.
魏益民. 1995. 荞麦品质与加工. 西安: 世界图书出版公司.
辛力, 廖小军, 胡小松. 1999. 苦荞麦的营养价值、保健功能和加工工艺. 农牧产品开发, 5: 6-7.
徐斌, 孙伊琳, 刘淑一, 等. 2019. 预糊化处理对高含量燕麦挂面品质的影响. 现代食品科技, 35(6): 138, 139-144.
徐同成, 王文亮, 祝清俊, 等. 2009. 全麦食品的营养与保健功能研究进展. 中国食物与营养, 10: 55-57.
尹礼国, 钟耕, 刘雄, 等. 2002. 荞麦营养特性、生理功能和药用价值研究进展. 粮食与油脂, 5: 32-34.
应存山, 钟代彬. 1996. 中国特种稻米的主要类型与开发利用. 中国稻米, 1: 24-27.
于天颖, 郭东升. 2005. 荞麦、燕麦、小米的营养及其几种食品开发. 杂粮作物, 25(1): 58-59.
岳崇慧. 2016. 糙米粉食特性及其在挤压速食粥中的应用研究. 哈尔滨: 东北农业大学硕士学位论文.
臧靖巍. 2005. 青稞淀粉和蛋白质的化学组成及其工艺性质研究. 重庆: 西南农业大学硕士学位论文.
臧靖巍, 阚建全, 陈宗道, 等. 2004. 青稞的成分研究及其应用现状. 中国食品添加剂, 4: 43-46.
曾庆华, 郑焕芹, 孙小凡, 等. 2019. 发芽糙米和糯米甜酒酿的研制. 粮食与油脂, 32(8): 66-69.
扎桑拉姆. 2006. 浅析青稞原料主要营养成分与青稞产业的发展. 西藏科技, 10: 6-7, 55.
翟成凯, 张小强, 孙桂菊, 等. 2000. 中国菰米的营养成分及其蛋白质特性的研究. 卫生研究, 29(6): 375-378.
张峰, 杨勇, 赵国华, 等. 2003. 青稞 β-葡聚糖研究进展. 粮食与油脂, 12: 3-5.
张建明, 朴钟泽, 陆家安, 等. 2002. 中国特种稻的研究利用现状与前景. 上海农业学报, 18(增刊): 53-57.
张敏, 刘明, 谭斌, 等. 2016. 青稞挤压改性处理及青稞面条的试验研究. 食品科学技术学报, 34(2): 62-67.
张若辰, 梁艳, 宫丽华, 等. 2013. 高粱的应用现状. 山东轻工业学院学报(自然科学版), 27(4): 39-41.
张新军, 周海涛, 李天亮, 等. 2011. 燕麦野生资源的收集评价与利用. 河北农业科学, 15(1): 6-7, 10.
章海燕, 张晖, 王立, 等. 2009. 燕麦研究进展. 粮食与油脂, 8: 7-9.
赵刚. 2010. 荞麦加工与产品开发新技术. 北京: 科学出版社.
赵雯玮, 刘吉爱, 李姣, 等. 2017. 糌粑及其研究进展. 粮食与饲料工业, 3: 29-32, 44.
郑策. 2017. 燕麦食品加工及功能特性研究进展. 现代食品, 23: 5-7.
郑兴飞, 董华林, 高艳琼, 等. 2019. 我国红米资源研究进展与开发前景. 农业科技通讯, 6: 4-6.
郑学玲, 张玉玉, 张杰. 2011. 青稞淀粉理化特性的研究. 中国粮油学报, 26(4): 30-36.
仲维功, 陈志德, 杨杰, 等. 1999. 中国的特种稻米. 南京农专学报, 15(3): 30-35.
周厚德, 刘玉环, 李瑞贞, 等. 2008. 全麦中烷基间苯二酚的研究概述. 食品科学, 29(8): 680-684.
周闲容. 2013. 薏苡仁与小豆品质评价及膨化食品研发. 北京: 中国农业科学院硕士学位论文.

周智伟, 刘战民, 周选围. 2018. 青稞加工制品研究进展. 粮油食品科技, 26(5): 11-16.

邹剑秋, 朱凯, 张志鹏, 等. 2002. 国内外高粱深加工研究现状与发展前景. 杂粮作物, 22(5): 296-298.

Abdel-Aal E S M, Choo T M, Dhillon S, et al. 2012. Free and bound phenolic acids and total phenolics in black, blue, and yellow barley and their contribution to free radical scavenging capacity. Cereal Chem, 89(4): 198-204.

Abugoch James L E. 2009. Quinoa (*Chenopodium quinoa* Willd.): composition, chemistry, nutritional, and functional properties. Adv Food Nutr Res, 58(9): 1-31.

Adom K K, Liu R H. 2002. Antioxidant activity of grains. J Agric Food Chem, 50(21): 6182-6187.

Aizawa O, Saito Y, Nishi S, et al. 2007. Properties of the lipids and polyphenols in wild rice (*Zizania palustris* L.,) seeds. Research Bulletin of Obihiro University of Agriculture and Veterinary Medicine, 28: 28-34.

Akin-Idowu P E, Gbadegesin M A, Orkpeh U, et al. 2016. Characterization of grain amaranth (*Amaranthus* spp.) Germplasm in South West Nigeria using morphological, nutritional, and random amplified polymorphic DNA (RAPD) analysis. Resources, 5 (1): 6.

Aladedunye F, Przybylski R, Rudzinska M, et al. 2013. γ-Oryzanols of North American wild rice (*Zizania palzrstris*). J Am Oil Chem Soc, 90(8): 1101-1109.

Althwaba S, Carr T P, Weller C L, et al. 2015. Advances in grain sorghum and its co-products as a human health promoting dietary system. Food Res Int, 77(part 3): 349-359.

Alvarez-Jubete L, Arendt E K, Gallagher E. 2010a. Nutritive value of pseudocereals and their increasing use as functional gluten-free ingredients. Trends Food Sci Technol, 21(2): 106-113.

Alvarez-Jubete L, Wijngaard H, Arendt E K, et al. 2010b. Polyphenol composition and *in vitro* antioxidant activity of amaranth, quinoa buckwheat and wheat as affected by sprouting and baking. Food Chem, 119(2): 770-778.

Amado R, Arxigon E. 1992. Nutritive and Functional Properties of wheat germ. International Food Ingredients, (4): 30-34.

Amagliani L, O'Regan J, Kelly A L, et al. 2016. Chemistry, structure, functionality and applications of rice starch. J Cereal Sci, 70: 291-300.

Amagliani L, O'Regan J, Kelly A L, et al. 2017. The composition, extraction, functionality and applications of rice proteins: a review. Trends Food Sci Technol, 64: 1-12.

Anderson R A. 1976. Wild rice. nutritional review. Cereal Chem, 53(6): 949 955.

Andersson A A M, Dimberg L, Aman P, et al. 2014. Recent findings on certain bioactive components in whole grain wheat and rye. J Cereal Sci, 59(3): 294-311.

Anonymous. 1989. AACC committee adopts oat bran definition. Cereal Chem, 34: 1-24.

Apirattananusorn S, Tongta S, Cui S W, et al. 2008. Chemical, molecular, and structural characterization of alkali extractable nonstarch polysaccharides from job's rears. J Agric Food Chem, 56(18): 8549-8557.

Apprich S, Tirpanalan T, Hell J, et al. 2014. Wheat bran-based biorefinery 2: valorization of products. LWT-Food Sci Technol, 56(2): 222-231.

Araujo-Farro P C, Podadera G, Sobral P J A, et al. 2010. Development of films based on quinoa (*Chenopodium quinoa* Willdenow) starch. Carbohydr Polym, 81(4): 839-848.

Arendt E, Zannini E. 2013. Cereal Grains for the Food and Beverage Industries. Cambridge: Woodhead Publishing.

Aubrecht E, Biacs P A. 2001. Characterization of buckwheat grain proteins and its products. Acta Aliment, 30(1): 71-80.

Awika J M, Rooney L W. 2004. Sorghum phytochemicals and their potential impact on human health. Phytochemistry, 65(9): 1199-1221.

Baik B K. 2014. Processing of Barley Grain for Food and Feed. *In*: Shewry P R, Ullrich S E. Barley: Chemistry and Technology. 2nd ed. St Paul, MN: American Associate of Cereal Chemists International, Inc.: 233-268.

Baik B K, Ullrich S E. 2008. Barley for food: characteristics, improvement, and renewed interest. J Cereal Sci,

48(2): 233-242.

Bao J. 2019. Rice starch. *In*: Bao J. Rice. 4th ed. St Paul, MN: American Associate of Cereal Chemists International, Inc.: 55-108.

Barron C, Surget A, Rouau X. 2007. Relative amounts of tissues in mature wheat (*Triticum aestivum* L.) grain and their carbohydrate and phenolic acid composition. J Cereal Sci, 45(1): 88-96.

Bechtel D B, Juliano B O. 1980. Formation of protein bodies in the endosperm of rice (*Oryza sativa* L.): a re-investigation. Ann Bot, 45(5): 503-509.

Bechtel D B, Pomeranz Y. 1977. Ultrastructure of the mature ungerminated rice (*Oryza sativa*) caryopsis. The caryopsis coat and aleurone cells. Am J Bot, 64(8): 966-973.

Bechtel D B, Pomeranz Y. 1978. Ultrastructure of the mature ungerminated rice (*Oryza sativa*) caryopsis: The starchy endosperm. Am J Bot, 65(6): 684-691.

Bechtel D B, Pomeranz Y. 1980. The rice kernel. *In*: Pomeranz Y. Advances in Cereal Science and Technology Ⅲ. St Paul, MN: American Associate of Cereal Chemists International, Inc.: 73-113.

Bechtel D B, Pomeranz Y. 1981. Ultrastructure and cytochemistry of mature oat (*Avena sativa* L.) endosperm. The aleurone layer and starchy endosperm. Cereal Chem, 58: 61-69.

Belitz H D, Grosch W, Schieberle P. 1999. Food Chemistry. Berlin: Springer.

Bello-Pérez L A, Paredes-López O. 2009. Starches of some food crops, changes during processing and their nutraceutical potential. Food Eng Rev, 1(1): 50-65.

Belobrajdic D P, Bird A R. 2013. The potential role of phytochemicals in wholegrain cereals for the prevention of type-2 diabetes. Nutr J, 12(1): 62.

Berghofer E, Schoenlechner R. 2002. Grain Amaranth. *In*: Belton P S, Taylor J R N. Pseudocereals and Less Common Cereals. Grain Properties and Utilization Potential. Berlin, Heidelberg: Springer-Verlag: 219-253.

Berglund P T, Fastnaught C E, Holm E T. 1994. Physicochemical and sensory evaluation of extruded high-fiber barley cereals. Cereal Chem, 71(1): 91-95.

Bohn L, Meyer A S, Rasmussen S K. 2008. Phytate: impact on environment and human nutrition. A challenge for molecular breeding. J Zhejiang Univ-Sc B, 9(3): 165-191.

Bolontrade A J, Scilingo A A, Añón M C. 2013. Amaranth proteins foaming properties: adsorption kinetics and foam formation—part 1. Colloids Surf B, 105: 319-327.

Bonafaccia G, Marocchini M, Kreft I. 2003. Composition and technological properties of the flour and bran from common and tartary buckwheat. Food Chem, 80(1): 9-15.

Boukid F, Folloni S, Ranieri R, et al. 2018. A compendium of wheat germ: separation, stabilization and food applications. Trends Food Sci Technol, 78: 120-133.

Boyer C D, Shannon C J. 2003. Carbohydrates of the kernel. *In*: White P J, Johnson L A. Corn: Chemistry and Technology. 2nd ed. St Paul, MN: American Associate of Cereal Chemists International, Inc.

Brites C M, Trigo M J, Carrapiço B, et al. 2011. Maize and resistant starch enriched breads reduce postprandial glycemic responses in rat. Nutr Res, 31(4): 302-308.

Brito I L, De Souza E L, Felex S S S. 2014. Nutritional and sensory characteristics of gluten-free quinoa (*Chenopodium quinoa* Willd)-based cookies development using an experimental mixture design. J Food Sci Technol, 52(9): 5866-5873.

Bunzel M, Allerdings E, Sinwell V, et al. 2002. Cell wall hydroxycinnamates in wild rice (*Zizania aquatica* L.) insoluble dietary fibre. Eur Food Res Technol, 214(6): 482-488.

Burge R M, Duensing W J. 1989. Processing and dietary fiber ingredient applications of corn bran. Cereal Foods World, 34(7): 535-538.

Butt M S, Tahir-Nadeem M, Khan M K I, et al. 2008. Oat: unique among the cereals. Eur J Nutr, 47(2): 68-79.

Cai Y Z, Corke H, Wu H X. 2004. Amaranth. *In*: Wrigley C, Corke H, Walker C. Encyclopedia of Grain Science. Oxford: Elsevier.

Cakmakli V, Kose E, Kemahlioglu K. 1995. Effects of addiction of crude and stabilized wheat germ together with a mixture of improvers on dough and bread characteristics. Gida, (4): 243-248.

Campbell G M. 2007. Roller milling of wheat. Handbook of Powder Technology, 12: 383-419.

Capriles V D, Arêas J A G. 2014. Novel approaches in gluten - free breadmaking: interface between food science, nutrition, and health. Compr Rev Food Sci Food Saf, 13(5): 871-890.

Carr T P, Weller C L, Schlegel V L, et al. 2005. Grain sorghum lipid extract reduces cholesterol absorption and plasma non-HDL cholesterol concentration in hamsters. J Nutr, 135(9): 2236-2240.

Challacombe C A, Seetharaman K, Duizer L M. 2011. Sensory characteristics and consumer acceptance of bread and cracker products made from red or white wheat. J Food Sci, 76(5): 337-346.

Champagne E T, Wood D F, Juliano B O, et al. 2004. The rice grain and its gross composition. *In*: Champagne E T. Rice: Chemistry and technology. 3rd ed. St Paul, MN: American Associate of Cereal Chemists International, Inc.: 77-107.

Chandla N K, Saxena D C, Singh S. 2017. Processing and evaluation of heat moisture treated (HMT) amaranth starch noodles; An inclusive comparison with corn starch noodles. J Cereal Sci, 75: 306-313.

Chávez - Jáuregui R N, Silva M E M P, Arěas J A G. 2000. Extrusion cooking process for amaranth (*Amaranthus caudatus* L.). J Food Sci, 65 (6): 1009-1015.

Childs N W. 2004. Production and utilization of rice. *In*: Champagne E T. Rice: Chemistry and Technology. 3rd ed. St Paul, MN: American Associate of Cereal Chemists International, Inc.

Choi Y, Jeong H S, Lee J. 2007. Antioxidant activity of methanolic extracts from some grains consumed in Korea. Food Chem, 103: 130-138.

Choudhury N H, Juliano B O. 1980. Effect of amylose content on the lipids of mature rice grain. Phytochemistry, 19(7): 1385-1389.

Corke H, Huang Y, Li J S. 2016. Coix: Overview. *In*: Wrigley C W, Corke H, Seetharaman K, et al. Encyclopedia of Food Grains. 2nd ed. San Diego, CA: Academic Press: 184-189.

Cornell H J, Hoveling A W. 1998. Wheat: Chemistry and Utilization. Lancaster: Technomic Publishing Company Inc.

Darrah L L, Macmullen M D, Zuber M S. 2003. Breeding, genetics, and seed corn production. *In*: White P J, Johnson L A. Corn: Chemistry and Technology. 2nd ed. St Paul, MN: American Associate of Cereal Chemists International, Inc.

Day L. 2013. Proteins from land plants - potential resources for human nutrition and food security. Trends Food Sci Technol, 32: 25-42.

De Deckere E A, Kloots W J, Van Amelsvoort J M. 1992. Effects of a diet with resistant starch in the rat. Eur J Clin Nutr, 46 Suppl 2: S121-S122.

De Moura F F, Lewis K D, Falk M C. 2009. Applying the FDA definition of whole grains to the evidence for cardiovascular disease health claims. J Nutr, 139(11): 2220S-2226S.

Del Rosario A R, Briones V P, Vidal A J, et al. 1968. Composition and endosperm structure of developing and mature rice kernel. Cereal Chem, 45: 225-235.

Delcour A, Hoseney R C. 2010a. Structure of cereals. *In*: Delcour A, Hoseney C R. Principles of Cereal Science and Technology. St Paul, MN: American Associate of Cereal Chemists International, Inc.

Delcour J A, Hoseney R C. 2010b. Principles of Cereal Science and Technology. 3rd ed. St Paul, MN: American Associate of Cereal Chemists International, Inc.

Dendy D A V. 1995. Structure and chemistry of sorghum and the millets. *In*: Dendy D A V. Sorghum and the Millets: Chemistry and Technology. St Paul, MN: American Associate of Cereal Chemists International, Inc.

Derek A T , Joanne L S. 2014. Wild rice: both an ancient grain and a whole grain. Cereal Chem, 91(3): 207-210.

Dewanto V, Wu X, Liu R H. 2002. Processed sweet corn has higher antioxidant activity. J Agric Food Chem, 50(17): 4959-4964.

Dexter P B. 1998. Rice fortification for developing countries. OMNI/USAID (NO. 15).

Deželak M, Zarnkow M, Becker T, et al. 2014. Processing of bottom-fermented gluten-free beer-like beverages based on buckwheat and quinoa malt with chemical and sensory characterization. J Inst Brew, 120(4): 360-370.

Diaz J M R, Suuronen J P, Deegan K C, et al. 2015. Physical and sensory characteristics of corn-based extruded snacks containing amaranth, quinoa and kañiwa flour. LWT-Food Sci Technol, 64(2): 1047-1056.

Dinan L. 2009. The Karlson Lecture. Phytoecdysteroids: What use are they? Arch Insect Biochem Physiol, 72(3): 126-141.

Doblado-Maldonado A F, Pike O A, Sweley J C, et al. 2012. Key issues and challenges in whole wheat flour milling and storage. J Cereal Sci, 56(2): 119-126.

Doehlert D C, Simsek S, Thavarajah D, et al. 2013. Detailed composition analyses of diverse oat genotype kernels grown in different environments in North Dakota. Cereal Chem, 90(6): 572-578.

Donald A M. 2004. Understanding starch structure and functionality. *In*: Eliasson A C. Starch in food: Structure, function and applications. West Palm Beach, FL: CRC Press: 156-184.

Dong H Z, Hou H X, Liu C F, et al. 2008. Relationships between some physicochemical properties of starches from maize cultivars grown in East China. Starch, 60(6): 305-314.

Duffus C M, Murdoch S M. 1979. Variation in starch granule size distribution and amylose content during wheat endosperm development. Cereal Chem, 56: 427-429.

Dykes L, Rooney L W. 2006. Sorghum and millet phenols and antioxidants. J Cereal Sci, 44(3): 236-251.

Eckhoff S R. 2004. MAIZE | Wet milling. *In*: Wrigley C, Corke H, Walker C. Encyclopedia of Grain Science. Oxford: Elsevier.

Englyst H N, Bingham S A, Runswick S A, et al. 1989. Dietary fibre (non-starch polysaccharides) in cereal products. J Hum Nutr Diet, 2(4): 253-271.

Evers A D, Blakeney A B, O'Brien L. 1999. Cereal structure and composition. Aust J Agric Res, 50: 629-650.

Evers A D, Juliano B O. 1976. Varietal differences in surface ultrastructure of endosperm cells and starch granules of rice. Starke, 28: 160-166.

Fabjan N, Rode J, Kosir I J, et al. 2003. Tartary buckwheat (*Fagopyrum tataricum* Gaertn.) as a source of dietary rutin and quercitrin. J Agric Food Chem, 51(22): 6452-6455.

Febles C I, Arias A, Hardisson A, et al. 2002. Phytic acid level in wheat flours. J Cereal Sci, 36(1): 19-23.

Ferriola D, Stone M. 1998. Sweetener effects on flaked millet breakfast cereals. J Food Sci, 63(4): 726-729.

Field J M, Shewry P R, Burgess S R, et al. 1983.The presence of high molecular weight aggregates in the protein bodies of developing endosperms of wheat and other cereals. J Cereal Sci, 1: 33-41.

Flander L, Salmenkallio-Marttila M, Autio T S K, et al. 2007. Optimization of ingredients and baking process for improved wholemeal oat bread quality. LWT-Food Sci Technol, 40(5): 860-870.

Foucault A S, Mathé V, Lafont R, et al. 2011. Quinoa extract enriched in 20-hydroxyecdysone protects mice from diet-induced obesity and modulates adipokines expression. Obesity, 20(2): 270-277.

Francesco C, Andrea R, Emanuele M. 2005. Effects of processing on five selected metals in the durum wheat food chain. Microchem J, 79: 97-102.

Frey K J, Holland J B. 1999. Nine cycles of recurrent selection for increased groat-oil content in oat. Crop Sci, 39: 1636-1641.

Frølich W, Aman P, Tetens I. 2013. Whole grain foods and health-a Scandinavian perspective. Food Nutr Res, 57(1): 18503.

Fu J, Zhu Y, Yerke A, et al. 2015. Oat avenanthramides induce heme oxygenase-1 expression via Nrf2-mediated signaling in HK-2 cells. Mol Nutr Food Res, 59(12): 2471-2479.

Gabrovska D, Fiedlerova V, Holasova M, et al. 2002. The nutritional evaluation of underutilized cereals and buckwheat. Food Nutr Bull, 23(3 Suppl): 246-249.

Gamel T H, Abdel-Aal E S M. 2012. Phenolic acids and antioxidant properties of barley wholegrain and pearling fractions. Agric Food Sci, 21(2): 118-131.

Gamel T H, Linssen J P, Mesallem A S, et al. 2005. Effect of seed treatments on the chemical composition and properties of two amaranth species: Starch and protein. J Sci Food Agric, 85 (2): 319-327.

García-Lara S, Chuck-Hernandez C, Serna-Saldivar S O. 2019. Development and Structure of the Corn Kernel. *In*: Serna-Saldivar S O. Corn: Chemistry and Technology. 3rd ed. St Paul, MN: American

Associate of Cereal Chemists International, Inc.: 147-163.

Gazzaz S S, Rasco B A, Dong F M, et al. 1989. Effects of processing on the thiamin, riboflavin, and vitamin B_{12} content of fermented whole grain cereal products. J Food Process Preserv, 13: 321-334.

Gebruers K, Dornez E, Bedo Z. 2010. Environment and genotype effects on the content of dietary fiber and its components in wheat in the HEALTHGRAIN diversity screen. J Agric Food Chem, 58(17): 9353-9361.

Gebruers K, Dornez E, Boros D, et al. 2008. Variation in the content of dietary fiber and components thereof in wheats in the HEALTHGRAIN diversity screen. J Agric Food Chem, 56(21): 9740-9749.

Ghosh S, Datta K, Datta S K. 2019. Rice vitamins. *In*: Bao J. Rice. 4th ed. St Paul, MN: American Associate of Cereal Chemists International, Inc.: 195-220.

Gomez K A. 1979. Effect of environment on protein and amylose content of rice. *In*: IRRI. Chemical aspects of rice grain quality. Los Banos, Laguna: International Rice Research Institute: 56-68.

Gonzalez-Thuillier I, Salt L, Chope G A, et al. 2015. Distribution of lipids in the grain of wheat (cv. Hereward) determined by lipidomic analysis of milling and pearling fractions. J Agric Food Chem, 63(49): 10705-10716.

Graf B L, Rojas-Silva P, Rojo L E, et al. 2015a. Innovations in health value and functional food development of quinoa (*Chenopodium quinoa* Willd.). Compr Rev Food Sci Food Saf, 14(4): 431-445.

Graf B L, Rojo L E, Delatorre-Herrera J, et al. 2015b. Phytoecdysteroids and flavonoid glycosides among Chilean and commercial sources of *Chenopodium quinoa*: variation and correlation to physico-chemical characteristics. J Sci Food Agric, 96(2): 633-643.

Grandjean A C, Fulgoni Ⅲ V L, Reimers K J, et al. 2008. Popcorn consumption and dietary and physiological parameters of US children and adults: analysis of the National Health and Nutrition Examination Survey (NHANES) 1999-2002 dietary survey data. J Am Diet Assoc, 108(5): 853-856.

Guo X, Zhu K, Zhang H, et al. 2007. Purification and characterization of the antitumor protein from Chinese tartary buckwheat (*Fagopyrum tataricum* Gaertn.) water-soluble extracts. J Agric Food Chem, 55(17): 6958-6961.

Haghayegh G, Ataye S S. 2017. Enrichment of gluten free cookie by quinoa, amaranth and buckwheat flour as semi cereal. Iran J Food Sci Technol, 14(70): 47-56.

Hahn D H, Rooney L W. 1986. Effect of genotype on tannins and phenols of sorghum. Cereal Chem, 63: 4-8.

Han L, Huff H E, Hsieh F. 2008. Production of oat cakes from extruded pellets. Cereal Chem, 85(4): 522-529.

Hargin K D, Morrison W R. 1980. The distribution of acyl lipids in the germ, aleurone, starch and non- starch endosperm of four wheat varieties. J Sci Food Agric, 31: 877-888.

Harris P J, Chavan R R, Ferguson L R. 2005. Production and characterisation of two wheat-bran fractions: an aleurone-rich and a pericarp-rich fraction. Mol Nutr Food Res, 49(6): 536-545.

Hoebler C, Karinthi A, Chiron H, et al. 1999. Bioavailability of starch in bread rich in amylose: metabolic responses in healthy subjects and starch structure. Eur J Clin Nutr, 53(5): 360-366.

Holtekjølen A K, Kinitz C, Knutsen S H. 2006. Flavanol and bound phenolic acid contents in different barley varieties. J Agric Food Chem, 54(6): 2253-2260.

Hoover R, Sailaja Y, Sosulski F W. 1996. Characterization of starches from wild and long grain brown rice. Food Res Int, 29(2): 99-107.

Horbowicz M, Obendorf R L. 1992. Changes in sterols and fatty acids of buckwheat endosperm and embryo during seed development. J Agric Food Chem, 40(5): 745-750.

Hoseney R C, Varriano-Marston E, Dendy D A V. 1981. Sorghum and millets. *In*: Pomeranz Y. Advance in Cereal Sciences and Technology. Vol. 4. St Paul, MN: American Associate of Cereal Chemists International, Inc.: 71-144.

Hoshikawa K. 1967. Studies on the development of endosperm in rice. Ⅴ. The number of aleurone cell layers, its varietal difference and the influence of environmental factors. Nippon Sakumotsu Gakkai Kiji, 36: 221-227.

Hoshikawa K. 1968. Studies on the development of endosperm of rice. Ⅸ. Size and shape of endosperm and number of endosperm cells in foreign rice varieties. Nippon Sakumotsu Gakkai Kiji, 37: 87-96.

Hubbard J E, Hall H H, Earle F R. 1950. Composition of component parts of the sorghum kernel. Cereal Chem, 27: 415-420.

Idehen E, Tang Y, Sang S. 2017. Bioactive phytochemicals in barley. J Food Drug Anal, 25(1): 148-161.

Ikeda K, Asami Y. 2000. Mechanical characteristics of buckwheat noodles. Fagopyrum, 17: 67-72.

Irving D W, Betschart A A, Saunders R M. 1981. Morphological studies on *Amaranthus cruentus*. J Food Sci, 46: 1170-1174.

Ishimaru T, Horigane A K, Ida M, et al. 2009. Formation of grain chalkiness and changes in water distribution in developing rice caryopses grown under high-temperature stress. J Cereal Sci, 50(2): 166-174.

Izydorczyk M S, Dexter J E. 2004. Barley: Milling and Processing. *In*: Wrigley C, Corke H, Walker C. Encyclopedia of Grain Science. Oxford: Elsevier: 57-68.

Jadhav S J, Lutz S E, Ghorpade V M, et al. 1998. Barley: chemistry and value-added processing. Crit Rev Food Sci Nutr, 38: 123-171.

Jan K N, Panesar P S, Singh S. 2018. Optimization of antioxidant activity, textural and sensory characteristics of gluten-free cookies made from whole indian quinoa flour. LWT-Food Sci Technol, 93: 573-582.

Jenkins D J A, Vuksan V, Kendall C W C, et al. 1998. Physiological effects of resistant starches on fecal bulk, short chain fatty acids, blood lipids and glycemic index. J Am Coll Nutr, 17(6): 609-616.

Jiang M X, Zhai L J, Yang H, et al. 2016. Analysis of active components and proteomics of Chinese wild rice (*Zizania latifolia* (Griseb) Turcz) and Indica rice (Nagina22). J Med Food, 19(8): 798-804.

Jones R W, Beckwith A C, Khoo U, et al. 1970. Protein composition of proso millet. J Agric Food Chem, 18(1): 37-39.

Juliano B O, Bechtel D B. 1985. The rice grain and its gross composition. *In:* Juliano B O. Rice: Chemistry and Technology. 2nd ed. St Paul, MN: American Associate of Cereal Chemists International, Inc.: 17-57.

Juliano B O, Tuaño A P P. 2004. Gross structure and composition of the rice grain. *In*: Champagne E T. Rice: Chemistry and technology. 3rd ed. St Paul, MN: American Associate of Cereal Chemists International, Inc.: 31-53.

Juliano B O. 2003. Rice. *In*: Caballero B. Encyclopedia of Food Science and Nutrition. San Diego, CA: Academic Press: 4995-5001.

Juliano B O. 2007. Structure and gross composition of the rice grain. *In*: Juliano B O. Rice: Chemistry and quality. Muñoz, Nueva Ecija: Philippine Rice Research Institute: 21-45.

Juliano J B, Aldama M J. 1937. Morphology of *Oryza sativa* Linnaeus. Philippine Agriculturist, 26: 1-134.

Karlubik M, Michalik L, Urminska D, et al. 1997. Content of amino acids and the biological value of buckwheat grain proteins in comparison with other crops. Acta Zootech: 97-105.

Kayashita J, Shimaoka I, Nakajoh M, et al. 1999. Consumption of a buckwheat protein extract retards 7, 12-dimethylbenz[α] anthracene-induced mammary carcinogenesis in rats. Biosci Biotechnol Biochem, 63(10): 1837-1839.

Kennedy B M, Schelstraete M, Tamai K. 1975. Chemical, physical, and nutritional properties of high-protein flours and residual kernel from the over milling of uncoated milled rice. Ⅵ. Thiamine, riboflavin, niacin, and pyridoxine. Cereal Chem, 52: 182-188.

Kent N L, Evers A D. 1994. Cereal crops: economics, statistics and uses. *In*: Kent N L, Evers A D. Kent's technology of cereals: an Introduction for students of food science and agriculture. Oxford: Woodhead Publishing.

Kiesselbach T A. 1949. The structure and reproduction of corn. Research Bulletin of University of Nebraska College of Agriculture: 161.

Kim W K, Chung M I K, Kang N E, et al. 2003. Effect of resistant starch from corn or rice on glucose control, colonic events, and blood lipid concentrations in streptozotocin-induced diabetic rats. J Nutr Biochem, 14(3): 166-172.

Kince T, Galoburda R, Klava D, et al. 2017. Breakfast cereals with germinated cereal flakes: changes in selected physical, microbiological, and sensory characteristics during storage. Eur Food Res Technol, 243: 1497-1506.

Knudsen K E B. 1997. Carbohydrate and lignin contents of plant materials used in animal feeding. Anim Feed Sci Technol, 67: 319-338.

Krkoskova B, Mrazova Z. 2005. Prophylactic components of buckwheat. Food Res Int, 38(5): 561-568.

Kumari S K, Thayumanavan B. 1998. Characterization of starches of proso, foxtail, barnyard, kodo, and little millets. Plant Foods Hum Nutr, 53(1): 47-56.

Kuo C C, Chen H H, Chiang W. 2012. Adlay (薏苡 yì yǐ; "soft-shelled job's tears"; the seeds of *Coix lachryma-jobi* L. var. *ma-yuen* Stapf) is a potential cancer chemopreventive agent toward multistage carcinogenesis processes. Journal of Traditional and Complementary Medicine, 2(4): 267-275.

La Mothe L, Srichuwong S, Reuhs B, et al. 2015. Quinoa (*Chenopodium quinoa* W.) and amaranth (*Amaranthus caudatus* L.) provide dietary fibres high in pectic substances and xyloglucans. Food Chem, 167: 490-496.

Lafiandra D, Riccardi G, Shewry P R. 2014. Improving cereal grain carbohydrates for diet and health. J Cereal Sci, 59(3): 312-326.

Lampi A M, Nurmi T, Ollilainen V, et al. 2008. Tocopherols and tocotrienols in wheat genotypes in the HEALTHGRAIN Diversity Screen. J Agric Food Chem, 56(21): 9716-9721.

Landberg R, Kamal-Eldin A, Andersson A, et al. 2008. Alkylresorcinols as biomarkers of whole-grain wheat and rye intake: plasma concentration and intake estimated from dietary records. Am J Clin Nutr, 87(4): 832-838.

Landry J. 1983. Protein accumulation in maize grain. Abstract, (5): 314.

Landry J, Moureaux T. 1980. Distribution and amino acid composition of protein groups located in different histological parts of maize grain. J Agric Food Chem, 28(6): 1186-1191.

Lapveteläinen A, Rannikko H. 2000. Quantitative sensory profiling of cooked oatmeal. LWT-Food Sci Technol, 33(5): 374-379.

Lásztity R. 1998. Oat grain—a wonderful reservoir of natural nutrients and biologically active substances. Food Rev Int, 14(1): 99-119.

Lee S C, Prosky L, De Vries J W. 1992. Determination of total, soluble, and insoluble dietary fiber in foods enzymatic-gravimetric method, MES-TRIS buffer: collaborative study. J AOAC Int, 75: 395-416.

Leon-Chapa M. 1999. Methods to improve and measure texture of sorghum cookies. San Antonio, Texas: MS thesis, Texas A&M University, College Station, TX.

Li H, Gilbert R G. 2018. Starch molecular structure: the basis for an improved understanding of cooked rice texture. Carbohydr Polym, 195: 9-17.

Li S, Zhang Q H. 2001. Advances in the development of functional foods from buckwheat. Crit Rev Food Sci Nutr, 41(6): 451-464.

Li W, Cui S W, Kakuda Y. 2006. Extraction, fractionation, structural and physical characterization of wheat β-D-glucans. Carbohydr Polym, 63(3): 408-416.

Li W, Lin R, Corke H. 1997. Physicochemical properties of common and tartary buckwheat starch. Cereal Chem, 74(1): 79-82.

Little R R, Dawson E H. 1960. Histology and histochemistry of raw and cooked rice kernels. Food Research, 25: 611-622.

Liu K S, Moreau R A. 2008. Concentrations of functional lipids in abraded fractions of hulless barley and effect of storage. J Food Sci, 73(7): 569-576.

Liu X, Rong Y Z, Zhang X, et al. 2015a. Rapid determination of total dietary fiber and minerals in coix seed by near-infrared spectroscopy technology based on variable selection methods. Food Anal Method, 8(7): 1607-1617.

Liu X, Wu J H, Xu J H, et al. 2016. The impact of heat-moisture treatment on the molecular structure and physicochemical properties of coix seed starches. Starch-Stärke, 68(7-8): 662-674.

Liu X, Zhang X, Rong Y Z, et al. 2015b. Rapid determination of fat, protein and amino acid content in coix seed using near-infrared spectroscopy technique. Food Anal Method, 8(2): 334-342.

Liu Z, Liu Y, Pu Z, et al. 2013. Regulation, evolution, and functionality of flavonoids in cereal crops. Biotechnol Lett, 35(11): 1765-1780.

Liyana-Pathirana C M, Shahidi F. 2006. Importance of insoluble-bound phenolics to antioxidant properties of wheat. J Agric Food Chem, 54(4): 1256-1264.

Lorenz K. 1977. Proso and foxtail millets. LWT-Food Sci Technol, 10: 324-327.

Lorenz K, Coulter L. 1991. Quinoa flour in baked products. Plant Foods Hum Nutr, 41(3): 213-223.

Lorenz K, Hwang Y S. 1986. Lipids in proso millet (*Panicum miliaceum*) flours and brans. Cereal Chem, 63: 387-390.

Lorenz K, Lund D. 1981. Wild rice: the Indian's staple and the White man's delicacy. Crit Rev Food Sci Nutr, 15(3): 281-319.

Loy D D, Wright K. 2003. Nutritional properties and feeding value of corn and its by-products. *In*: White P J, Johnson L A. Corn: Chemistry and Technology. 2nd ed. St Paul, MN: American Associate of Cereal Chemists International, Inc.

Lu H, Zhang J, Liu K, et al. 2009. Earliest domestication of common millet (*Panicum miliaceum*) in East Asia extended to 10, 000 years ago. P Natl Acad Sci USA, 106(18): 7367-7372.

Luh B S. 1991. Rice Production. 2nd ed. New York: Van Nostrand Reinhold Company Inc.

Luna-Vital D, Li Q, West L, et al. 2017. Anthocyanin condensed forms do not affect color or chemical stability of purple corn pericarp extracts stored under different pHs. Food Chem, 232: 639-647.

Luthria D L, Liu K. 2013. Localization of phenolic acids and antioxidant activity in sorghum kernels. J Funct Foods, 5(4): 1751-1760.

Luthria D L, Lu Y, John K M M. 2015. Bioactive phytochemicals in wheat: extraction, analysis, processing, and functional properties. J Funct Foods, 18: 910-925.

Macdougall W A J, Selvendran R R. 2001. Chemistry, Architecture, and Composition of Dietary Fiber from Plant Cell Walls. Boca Raton, FL: CRC Press.

Macgregor A W, Fincher G B. 1993. Carbohydrates of the barley grain. *In*: MacGregor A W, Bhatty R S. Barley: Chemistry and Technology. St Paul, MN: American Associate of Cereal Chemists International, Inc.: 73-130.

Malleshi N G, Reddy P V, Klopfenstein C F. 2004. Milling trials of sorghum, pearl millet and finger millet in quadrumat junior mill and experimental roll stands and the nutrient composition of milling fractions. J Food Sci Technol, 41(6): 618-622.

Mano Y, Kawaminami K, Kojima M, et al. 1999. Comparative composition of brown rice lipids (lipid fractions) of indica and japonica rices. Biosci Biotechnol Biochem, 63(4): 619-626.

Manosroi J, Khositsuntiwong N, Manosroi A. 2014. Biological activities of fructooligosaccharide (FOS)-containing *Coix lachryma-jobi* Linn. extract. J Food Sci Technol, 51: 341-346.

Manthey F A, Hareland G A, Huseby D J. 1999. Soluble and insoluble dietary fiber content and composition in oat. Cereal Chem, 76(3): 417-420.

Mariotti M, Alamprese C, Pagani M A, et al. 2006. Effect of puffing on ultrastructure and physical characteristics of cereal grains and flours. J Cereal Sci, 43(1): 47-56.

Marklinder I, Lonner C. 1992. Fermentation properties of intestinal strains of Lactobacillus, of a sour dough and of a yoghurt starter culture in an oat-based nutritive solution. Food Microbiol, 9(3): 197-205.

Marlett J A. 1993. Comparisons of dietary fiber and selected nutrient compositions of oat and other grain fractions. *In*: Wood P J. Oat Bran. St. Paul, MN: American Associate of Cereal Chemists International, Inc.: 49-82.

Martínez-Villaluenga C, Peñas E. 2017. Health benefits of oat: current evidence and molecular mechanisms. Curr Opin Food Sci, 14: 26-31.

Mattila P, Pihlava J, Hellstrom J. 2005. Contents of phenolic acids, alkyl- and alkenylresorcinols, and avenanthramides in commercial grain products. J Agric Food Chem, 53(21): 8290-8295.

Matucci A, Veneri G, Pellegrina C D, et al. 2004. Temperature-dependent decay of wheat germ agglutinin activity and its implications for food processing and analysis. Food Control, 15(5): 391-395.

Matz S A. 1991. Oats. *In*: Matz S A. Chemistry and Technology of Cereals as Food and Feed. 2nd ed. New

York: Van Nostrand Reinhold Company Inc.

Mazza G. 1988. Lipid content and fatty acid composition of buckwheat seed. Cereal Chem, 65(2): 122-126.

Mcdonough C M, Rooney L W, Earp C F. 1986. Structural characteristics of *Eleusine coracana* (finger millet) using scanning electron and fluorescence microscopy. Food Microstructure, 5: 247-256.

Mendez-Montealvo G, Sanchez-Rivera M M, Paredes-Lopez O, et al. 2006. Thermal and rheological properties of nixtamalized maize starch. Int J Biol Macromol, 40(1): 59-63.

Miller S S, Fulcher R G, Sen A, et al. 1995. Oat endosperm cell walls. Ⅰ. Isolation, composition, and comparison with other tissues. Cereal Chem, 72(5): 421-427.

Miller S S, Fulcher R G. 2011. Microstructure and kernel of the oat kernel. *In*: Webster F H, Wood P J. Oats: Chemistry and Technology. 2nd ed. St Paul, MN: American Associate of Cereal Chemists International, Inc.: 157-217.

Mir N A, Riar C S, Singh S.2018. Nutritional constituents of pseudo cereals and their potential use in food systems: a review. Trends Food Sci Technol, 75: 170-180.

Mlakar, S G, Bavec M, Turinek M, et al. 2009. Rheological properties of dough made from grain amaranth-cereal composite flours based on wheat and spelt. Czech J Food Sci, 27 (5): 309-319.

Moore J, Hao Z, Zhou K, et al. 2005. Carotenoid, tocopherol, phenolic acid, and antioxidant properties of Maryland-grown soft wheat. J Agric Food Chem, 53(17): 6649-6657.

Moreau R A, Flores R A, Hicks K B. 2007. Composition of functional lipids in hulled and hulless barley in fractions obtained by scarification and in barley oil. Cereal Chem, 84(1): 1-5.

Mosse J, Huet J C, Baudet J. 1985. The amino acid composition of wheat grain as a function of nitrogen content. J Cereal Sci, 3: 115-130.

Murakami T, Yutani A, Yamano T, et al. 2014. Effects of popping on nutrient contents of amaranth seed. Plant Foods Hum Nutr, 69: 25-29.

Nagato K, Kono Y. 1963. On the grain texture of rice. I. Relation among hardness distribution, grain shape and structure of endosperm tissue of rice kernel. Nippon Sakumotsu Gakkai Kiji, 32: 181-189.

Navruz-Varli S, Sanlier N. 2016. Nutritional and health benefits of quinoa (*Chenopodium quinoa* Willd.). J Cereal Sci, 69: 371-376.

Newman C W, Newman R K. 2006. A brief history of barley foods. Cereal Foods World, 51(1): 4-7.

Nuss E T, Tanumihardjo S A. 2010. Maize: a paramount staple crop in the context of global nutrition. Compr Rev Food Sci Food Saf, 9(4): 417-436

Ogrodowska D, Zadernowski R, Czaplicki S, et al. 2014.Amaranth seeds and products–the source of bioactive compounds. Pol J Food Nutr Sci, 64(3): 165-170.

Onyango C, Noetzold H, Ziems A, et al. 2005. Digestibility and antinutrient properties of acidified and extruded maize-finger millet blend in the production of uji. LWT-Food Sci Technol, 38(7): 697-707.

Osborne T B. 1907. The protein of the wheat kernel. Washington: Publication of the Carnegie Institute.

Ouwehand A C, Kurvinen T, Rissanen P. 2004. Use of a probiotic Bifidobacterium in a dry food matrix, an in vivo study. Int J Food Microbiol, 95(1): 103-106.

Pacheco-Chavez R A, Carvalho J C M, Tavares L C, et al. 2004. Production of alpha-amylase and glucoamylase by a new isolate of *Trichoderma* sp. using sorghum starch as a carbon source. Eng Life Sci, 4(4): 369-372.

Park C H, Kim Y B, Choi Y S, et al. 2000. Rutin content in food products processed from groats, leaves, and flowers of buckwheat. Fagopyrum, 17: 63-66.

Patil U J, Dalvi U S, Chavan J K. 2003. Studies on the production of starch from mould infected discoloured sorghum. J Food Sci Technol, 40(1): 115-117.

Pellegrini G G, Morales C C, Wallace T C, et al. 2016. Avenanthramides prevent osteoblast and osteocyte apoptosis and induce osteoclast apoptosis in vitro in an Nrf2- independent manner. Nutrients, 8(7): 423.

Phillips J, Muir J G, Birkett A, et al. 1995. Effect of resistant starch on fecal bulk and fermentation-dependent events in humans. Am J Clin Nutr, 62(1): 121-130.

Piebiep G, Henrique T. 2014. Rice antioxidants: phenolic acids, flavonoids, anthocyanins, proanthocyanidins, tocopherols, tocotrienols, γ-oryzanol, and phytic acid. Food Sci Nutr, 2(2): 75-104.

Piironen V, Toivo J, Lampi A. 2002. Plant sterols in cereals and cereal products. Cereal Chem, 79(1): 148-154.

Pomeranz Y, Ory R L. 1982. Rice processing and utilization. *In*: Wolff I A. Handbook of Processing and Utilization in Agriculture. West Palm Beach, FL: CRC Press.

Prego I, Maldonado S, Otegui M. 1998. Seed structure and localization of reserves in *Chenopodium quinoa*. Ann Bot, 82(4): 481-488.

Prückler M, Siebenhandl-Ehn S, Apprich S, et al. 2014. Wheat bran-based biorefinery 1: Composition of wheat bran and strategies of functionalization. LWT-Food Sci Technol, 56(2): 211-221.

Przybylski R, Klensporf-Pawlik D, Anwar F, et al. 2009. Lipid components of North American wild rice (*Zizania palustris*). J Am Oil Chem Soc, 86(6): 553-559.

Puncha-Arnon S, Uttapap D. 2013. Rice starch vs. rice flour: differences in their properties when modified by heat-moisture treatment. Carbohydr Polym, 91(1): 85-91.

Qian J, Rayas-Duarte P, Grant L. 1998. Partial characterization of buckwheat (*Fagopyrum esculentum*) starch. Cereal Chem, 75(3): 365-373.

Qiu Y, Liu Q, Beta T. 2009. Antioxidant activity of commercial wild rice and identification of flavonoid compounds in active fractions. J Agric Food Chem, 57(16): 7543-7551.

Qiu Y, Liu Q, Beta T. 2010. Antioxidant properties of commercial wild rice and analysis of soluble and insoluble phenolic acids. Food Chem, 121(1): 140-147.

Ragaee S, Abdel-Aal E S M. 2006. Pasting properties of starch and protein in selected cereals and quality of their food products. Food Chem, 95(1): 9-18.

Rapalakozik M, Kozik A. 1996. Mechanism of ligand-protein interaction in plant seed thiamine-binding protein. Preliminary chemical identification of amino acid residues essential for thiamin binding to the buckwheat-seed protein. Biochemie, 78(2): 77-84.

Redaelli R, Dimberg L, Germeier C U, et al. 2016. Variability of tocopherols, tocotrienols and avenanthramides contents in European oat germplasm. Euphytica, 207(2): 273-292.

Rendon-Villalobos R, Bello-Pérez L A, Osorio-Díaz P, et al. 2002. Effect of storage time on in vitro digestibility and resistant starch content of nixtamal, masa, and tortilla. Cereal Chem, 79(3): 340-344.

Repo-Carrasco R, Espinoza C, Jacobsen S E. 2003. Nutritional value and use of the Andean crops quinoa (*Chenopodium quinoa*) and kaniwa (*Chenopodium pallidicaule*). Food Rev Int, 19(1-2): 179-189.

Rizzello C G, Nionelli L, Coda R, et al. 2010. Effect of sourdough fermentation on stabilisation, and chemical and nutritional characteristics of wheat germ. Food Chem, 119(3): 1079-1089.

Rooney L W. 1973. A review of the physical properties, composition, and structure of sorghum grain as related to utilization. *In*: Pomeranz Y. Industrial Use of Cereals. St. Paul, MN: American Associate of Cereal Chemists International, Inc.: 316-339.

Rooney L W, McDonough C M. 1987. Food quality and consumer acceptance of pearl millet. *In*: Witcombe J R, Beckerman S R. Pearl Millet: International workshop proceedings. Patancheru: ICRISAT: 43-61.

Rosa N N, Dufour C, Lullien-Pellerin V, et al. 2013. Exposure or release of ferulic acid from wheat aleurone: impact on its antioxidant capacity. Food Chem, 141(3): 2355-2362.

Rosa-Sibakov N, Poutanen K, Micard V. 2015. How does wheat grain, bran and aleurone structure impact their nutritional and technological properties? Trends Food Sci Technol, 41(2): 118-134.

Rothschild J, Rosentrater K A, Onwulata C, et al. 2015. Influence of quinoa roasting on sensory and physicochemical properties of allergen-free, gluten-free cakes. Int J Food Sci Technol, 50(8): 1873-1881.

Ruales J, Nair B M. 1993. Saponins, phytic acid, tannins and protease inhibitors in quinoa (*Chenopodium quinoa* Willd) seeds. Food Chem, 48(2): 137-143.

Ryan E, Galvin K, O'Connor T P, et al. 2007. Phytosterol, squalene, tocopherol content and fatty acid profile of selected seeds, grains, and legumes. Plant Foods Hum Nutr, 62(3): 85-91.

Sandstead H H, Muñoz J M, Jacob R A, et al. 1978. Influence of dietary fiber on trace element balance. Am J Clin Nutr, 31(10 Suppl): 180-184.

Santiago P D, Tenbergen K, Vélez-Jiménez E, et al. 2014. Functional attributes of amaranth. Austin Journal of Nutrition and Food Science, 2(1): 6.

Sapirstein H D. 2016. Bioactives in wheat bran. Reference Module in Food science.https://dx.doi.org/10.1016/B978-0-08-100596-5.00109-8[2020-3-20].

Saunders R M. 1985. Rice bran: Composition and potential food uses. Food Rev Int, 1(3): 465-495.

Saunders R M, Becker R. 1984. *Amaranthus*: a potential food and feed resource. *In*: Pomeranz Y. Advances in Cereal Science and Technology, vol. v1. St Paul, MN: American Association of Cereal Chemists: 357-396.

Schaefer E J. 2002. Lipoproteins, nutrition, and heart disease. Am J Clin Nutr, 75: 191-212.

Schnetzler K A, Breene W M. 1994. Food Uses and Amaranth Product Research: A Comprehensive Review. Boca Raton, FL: CRC Press.

Schnyder G, Roffy M, Pin R, et al. 2001. Decreased rate of coronary restenosis after lowering of plasma homocysteine levels. N Engl J Med, 345(22): 1593-1600.

Selvendran R R, Robertson J A. 1990. The chemistry of dietary fiber an holistic view of the cell wall matrix. Royal Society of Chemistry, Cambridge, UK.

Serna-saldivar S, Rooney L W. 1995. Structure and chemistry of sorghum and millets. *In*: Dendy D A V. Sorghum and the Millets: Chemistry and Technology. St Paul, MN: American Associate of Cereal Chemists International, Inc.

Shao Y, Bao J. 2015. Polyphenols in whole rice grain: genetic diversity and health benefits. Food Chem, 180: 86-97.

Sharma P, Gujral H S. 2011. Effect of sand roasting and microwave cooking on anti-oxidant activity of barley. Food Res Int, 44(1): 235-240.

Sharma P, Gujral H S. 2014a. Cookie making behavior of wheat-barley flour blends and effects on antioxidant properties. LWT-Food Sci Technol, 55(1): 301-307.

Sharma P, Gujral H S. 2014b. Antioxidant potential of wheat flour chapattis as affected by incorporating barley flour. LWT-Food Sci Technol, 56(1): 118-123.

Sheng S, Li T, Liu R H. 2018. Corn phytochemicals and their health benefits. Food Sci Hum Well, 7: 185-195.

Shevkani K, Singh N. 2015. Relationship between protein characteristics and film-forming properties of kidney bean, field pea and amaranth protein isolates. Int J Food Sci Technol, 50: 1033-1043.

Shin S I, Choi H J, Chung K M, et al. 2004. Slowly digestible starch from debranched waxy sorghum starch: preparation and properties. Cereal Chem, 81(3): 404-408.

Shull J M, Watterson J J, Kirleis A W. 1991. Proposed nomenclature for the alcohol-soluble proteins (kafirins) of Sorghum bicolor (L. Moench) based on molecular weight, solubility, and structure. J Agric Food Chem, 39(1): 83-87.

Sibakov J, Lehtinen P, Poutanen K. 2013. Cereal brans as dietary fibre ingredients. *In*: Delcour J A, Poutanen K. Fibre-rich and Wholegrain Foods. Cambridge: Woodhead Publishing: 170-192.

Silva-Sánchez C, González-Castañeda J, De León-Rodríguez A, et al. 2004. Functional and rheological properties of amaranth albumins extracted from two Mexican varieties. Plant Foods Hum Nutr, 59 (4): 169-174.

Sinesio F, Paoletti F, D'Egidio M G, et al. 2008 . Flavor and texture as critical sensory parameters of consumer acceptance of barley pasta. Cereal Foods World, 53(4): 206-213.

Singh N, Shevkani K, Kaur A, et al. 2014. Characteristics of starch obtained at different stages of purification during commercial wet milling of maize. Starch - Stärke, 66 (7-8): 668-677.

Singh N, Singh S, Shevkani K. 2011. Maize: composition, bioactive constituents, and unleavened bread. *In*: Preedy V R, Watson R R, Patel V B. Flour and Breads and Their Fortification in Health and Disease Prevention. San Diego, CA: Academic Press: 89-99.

Soylu S, Tekkanat A. 2007. Interactions amongst kernel properties and expansion volume in various popcorn genotypes. J Food Eng, 80(1): 336-341.

Sriperm N, Pesti G M, Tillman P B. 2010. The distribution of crude protein and amino acid content in maize grain and soybean meal. Anim Feed Sci Technol, 159(3-4): 131-137.

Steadman K J, Burgoon M S, Lewis B A, et al. 2001b. Buckwheat seed milling fractions: description, macronutrient composition and dietary fibre. J Cereal Sci, 33(3): 271-278.

Steadman K J, Fuller D J, Obendorf R L. 2001a. Purification and molecular structure of two digalactosyl D-*chiro*-inositols and two trigalactosyl D-*chiro*-inositols from buckwheat seeds. Carbohydr Res, 331(1): 19-25.

Sun H, Wiesenborn D, Rayasduarte P, et al. 1995. Bench-scale processing of amaranth seed for oil. J Am Oil Chem Soc, 72: 1551-1555.

Surendiran G, Alsaif M, Kapourchali F R, et al. 2014. Nutritional constituents and health benefits of wild rice (*Zizania* spp.). Nutr Rev, 72 (4): 227-236.

Surendiran G, Goh C Y, Le K, et al. 2013. Wild rice (*Zizania palustris* L.) prevents atherogenesis in LDL receptor knockout mice. Atherosclerosis, 230(2): 284-292.

Swain E W, Wang H L, Hesseltine C W. 1978. Note on vitamins and minerals of wild rice. Cereal Chem, 55: 412-414.

Tan S L, Morrison W R. 1979. The distribution of lipids in the germ, endosperm, pericarp and tip cap of amylomaize, LG-11 hybrid maize and waxy maize. J Am Oil Chem Soc, 56(4): 531-535.

Tanaka K, Yoshida T, Asada K, et al. 1973. Subcellular particles isolated from aleurone layer of rice seeds. Arch Biochem Biophys, 155(1): 136-143.

Tang H, Watanabe K, Mitsunaga T. 2002. Characterization of storage starches from quinoa, barley and adzuki seeds. Carbohydr Polym, 49(1): 13-22.

Taylor J R N, Belton S P. 2002. Sorghum. *In*: Taylor J R N, Belton S P. Pseudocereals and Less Common Cereals. Berlin: Springer.

Timm D A, Slavin J L. 2014. Wild rice: Both an ancient grain and a whole grain. Cereal Chem, 91(3): 207-210.

Tomlinson K, Denyer K. 2003. Starch synthesis in cereal grains. Adv Bot Res, 40(5): 1-61.

Tomotake H, Yamamoto N, Kitabayashi H, et al. 2007. Preparation of tartary buckwheat protein product and its improving effect on cholesterol metabolism in rats and mice fed cholesterol-enriched diet. J Food Sci, 72(7): 528-533.

USDA. 2004. USDA National Nutrient Database for Standard Reference, Release 17. U.S. Department of Agriculture, Agriculture Research Service.

USDA. 2013. USDA National Nutrient Database for Standard Reference, Release 26. U.S. Department of Agriculture, Agriculture Research Service.

USDA. 2016. Agricultural Research Service nutrient Database Laboratory USDA. *In*: National Nutrient Database for Standard Reference Release 28. USDA ARS, Beltsville, MD.

Valcárcel-Yamani B, Caetano S, Lannes S. 2012. Applications of quinoa (*Chenopodium quinoa* Willd.) and amaranth (*Amaranth* spp.) and their influence in the nutritional value of cereal based foods. Food and Public Health, 2: 265-275.

Van der Borght A, Goesaert H, Veraverbeke W S, et al. 2005. Fractionation of wheat and wheat flour into starch and gluten: overview of the main processes and the factors involved. J Cereal Sci, 41(3): 221-237.

Van der Kamp J W, Lupton J. 2013. Definitions, regulations and health claims associated with dietary fibre and wholegrain. *In*: Delcour J A, Poutanen K. Fibre-rich and Wholegrain Foods. Cambridge: Woodhead Publishing: 3-24.

Van Hung P, Morita N. 2005. Physicochemical properties of hydroxypropylated and cross-linked starches from A-type and B-type wheat starch granules. Carbohydr Polym, 59(2): 239-246.

Vega-Gálvez A, Miranda M, Vergara J, et al. 2010. Nutrition facts and functional potential of quinoa (*Chenopodium quinoa* Willd.), an ancient Andean grain: a review. J Sci Food Agric, 90(15): 2541-2547.

Venskutonis P R, Kraujalis P. 2013. Nutritional components of amaranth seeds and vegetables: a review on composition, properties, and uses. Compr Rev Food Sci Food Saf, 12: 381-412.

Verma B, Hucl P, Chibbar R N. 2009. Phenolic acid composition and antioxidant capacity of acid and alkali hydrolysed wheat bran fractions. Food Chem, 116(4): 947-954.

Vilcacundo R, Hernandez-Ledesma B. 2017. Nutritional and biological value of quinoa (*Chenopodium quinoa* Willd.). Curr Opin Food Sci, 14: 1-6.

Villacrés E, Pástor G, Quelal M B, et al. 2013. Effect of processing on the content of fatty acids, tocopherols and sterols in the oils of quinoa (*Chenopodium quinoa* Willd), lupine (*Lupinus mutablis* Sweet), amaranth (*Amaranthus caudatus* L.) and sangorache (*Amaranthus quitensis* L.). J Food Sci Technol, 2(4): 44-53.

Villarreal M E, Ribotta P D, Iturriaga L B. 2013. Comparing methods for extracting amaranthus starch and the properties of the isolated starches. LWT-Food Sci Technol, 51: 441-447.

Wang K M, Wu J G, Li G, et al. 2011. Distribution of phytic acid and mineral elements in three indica rice (*Oryza sativa* L.) cultivars. J Cereal Sci, 54(1): 116-121.

Wang L, Wang Y J, Porter R. 2002. Structures and physicochemical properties of six wild rice starches. J Agric Food Chem, 50(9): 2695-2699.

Wang S, Liu F. 2000. The preparation, property and application of a highly active corn dietary fiber. Food Sci, (7): 22-24.

Wang W M, Klopfenstein C F. 1993. Effect of twin-screw extrusion on the nutritional quality of wheat, barley, and oats. Cereal Chem, 70(6): 712-715.

Waniska R D, Rooney L W, Mcdonough C M. 2004. Sorghum utilization. *In*: Wrigley C, Corke H, Walker C E. Encyclopedia of Grain Science. Waltham, Massachusetts: Elsevier Academic Press.

Wankhede D B, Shehnaj A, Raghavendra R R. 1979. Carbohydrate composition of finger millet (*Eleusine coracana*) and foxtail millet (*Setaria italica*). Plant Foods Hum Nutr, 28(4): 293-303.

Watanabe K, Peng N L, Tang H, et al. 2007. Molecular structural characteristics of quinoa starch. Food Sci Technol Int Tokyo, 13(1): 73-76.

Watson S A. 2003. Description, development, structure, and composition of the corn kernel. *In*: White P J, Johnson L A. Corn: Chemistry and Technology. 2nd ed. St Paul, MN: American Associate of Cereal Chemists International, Inc.

Webster F H. 2011. Oat utilization: past, present, and future. *In*: Webster F H. Oats: Chemistry and Technology. 2nd ed. St Paul, MN: American Associate of Cereal Chemists International, Inc.: 347-361.

Wefers D, Tyl C E, Bunzel M. 2015. Neutral pectin side chains of amaranth (*Amaranthus hypochondriacus*) contain long, partially branched arabinans and short galactans, both with terminal arabinopyranoses. J Agric Food Chem, 63: 707-715.

Welch R W. 1978. Genotypic variation in oil and protein in barley grain. J Sci Food Agric, 29(11): 953-958.

Welch R W. 1995. The chemical composition of oats. *In*: Welch R W. Oat crop: Production and Utilization. London: Chapman & Hall: 279-320.

Welch R W. 2005. Cereal grains. *In*: Caballero B, Allen L, Prentice A. Encyclopedia of Human Nutrition. 2nd ed. San Diego, CA: Academic Press.

Wesche-Ebeling P, Argaiz-Jamet A, Bonilla-Lopez I, et al. 1996. Development of high quality pasta product using optimum levels of amaranth grain flour, wheat flour and dry egg. Institute of Food Technology Abstracts: 53.

White P J. 2003. Lipids of the kernel. *In*: White P J, Johnson L A. Corn: Chemistry and Technology. 2nd ed. St Paul, MN: American Associate of Cereal Chemists International, Inc.

Wijngaard H H, Arednt E K. 2006. Buckwheat. Cereal Chem, 83(4): 391-401.

Xi X J, Zhu Y G, Tong Y P, et al. 2016. Assessment of the genetic diversity of different Job's tears (*Coix lacryma-jobi* L.) accessions and the active composition and anticancer effect of its seed oil. PLos One, 11(4): e0153269.

Yanez G A, Walker C E, Nelson L A. 1991. Some chemical and physical properties of proso millet (*Panicum milliaceum*) starch. J Cereal Sci, 13(3): 299-305.

Yao Y, Zhu Y, Gao Y, et al. 2015. Effect of ultrasonic treatment on immunological activities of polysaccharides from adlay. Int J Biol Macromol, 80: 246-252.

Youngs V L. 1972. Protein distribution in the oat kernel. Cereal Chem, 49: 407-411.

Youngs V L, Forsberg R A. 1987. Oat. *In*: Olson R A, Frey K J. Nutritional quality of cereal grains. Madison, WI: American Society of Agronomy.

Yuan R C, Thompson D B, Boyer C D. 1993. Fine-structure of amylopectin in relation to gelatinization and retrogradation behavior of maize starches from three wx-containing genotypes in two inbred lines. Cereal Chem, 70: 81-89.

Zeng J, Li G, Gao H, et al. 2011. Comparison of A and B starch granules from three wheat varieties. Molecules, 16(12): 10570-10591.

Zhai C K, Lu C M, Zhang X Q, et al. 2001. Comparative study on nutritional value of Chinese and North American wild rice. J Food Compos Anal, 14(4): 371-382.

Zhang H, Cao P, Agellon L B, et al. 2009. Wild rice (*Zizania latifolia* (Griseb) Turcz) improves the serum lipid profile and antioxidant status of rats fed with a high fat/cholesterol diet. Br J Nutr, 102(12): 1723-1727.

Zhang Y, Wen B, Lu Y, et al. 2017. Effect of quinoa flour on the quality and texture of wheat dough and bread. Food Ferment Ind., 43(10): 197-202.

Zheng G H, Sosulski F W, Tyler R T. 1997. Wet-milling, composition and functional properties of starch and protein isolated from buckwheat groats. Food Res Int, 30(7): 493-502.

Zheng P, Allen W B, Roesler K, et al. 2008. A phenylalanine in DGAT is a key determinant of oil content and composition in maize. Nat Genet, 40(3): 367-372.

Zheng Y, Zeng D, Wei H, et al. 2017. Structure observation of rice endosperm tissues. Chinese Journal of Rice Science, 31(1): 91-98.

Zhu F. 2017. Structures, properties, modifications, and uses of oat starch. Food Chem, 229: 329-340.

Zimonja O, Svihus B. 2009. Effects of processing of wheat or oats starch on physical pellet quality and nutritional value for broilers. Anim Feed Sci Technol, 149(3-4): 287-297.

第五章　全谷物的生物活性物质

谷物是最重要的食物资源，因富含营养物质而得到广泛栽培。谷物食品是人体主要的能量、蛋白质、B 族维生素与矿物元素来源。在发展中国家，谷物提供了膳食中 2/3 的能量与蛋白质；在美国等西方发达国家这一比例略低，约可提供膳食中 1/4 的能量。在 20 世纪 80 年代以前，人类对谷物的营养认知一直停留在能量、蛋白质、维生素与膳食纤维的阶段；而在此之后，谷物中天然的生物活性物质及其健康益处不断受到关注。全谷物中富含各种生物活性物质，与精制谷物相比，这是全谷物一个独特的优势。全谷物中天然的生物活性物质的种类非常丰富，包括我们已经认知的很多化合物，还有受目前分析检测手段的局限而没有被认知的化合物。其中，膳食纤维、维生素以及酚类、植物甾醇和木脂素等生物活性物质均对人体健康有益。同时，全谷物中的营养组分和生物活性物质间具有协同增效作用。相较于单个营养素而言，全谷物这个“营养素包”更加有利于人体的营养健康（Piironen et al.，2009）。每一种谷物中含有的生物活性物质种类既有共性的部分，也有其特有的部分，差异性组成特性主要体现在生物活性物质的种类、含量与分布、结构与理化性质以及功能特性等方面。

第一节　全谷物膳食纤维

一、膳食纤维概述

膳食纤维既不能被胃肠道消化吸收，也不能产生能量，可溶性膳食纤维通过增加食糜体系的黏度减慢消化酶扩散、食物消化和营养吸收，因此在很长一段时间里被认为有一定的抗营养作用。在营养与健康成为人们普遍关注的话题之后，膳食纤维因其降低餐后血糖反应与胰岛素水平，影响机体胆固醇水平与脂代谢，具有益生元活性、抗氧化活性和抗癌等功效，成为国内外研究热点。目前，许多国家和组织公布了膳食纤维的推荐摄入量，详见表 5-1（Van der Kamp and Lupton，2013），我国的膳食纤维推荐摄入量为每天 25～35g。

表 5-1　一些国家及组织的成人膳食纤维推荐摄入量

	美国（IOM，2005 年）	北欧国家（NNR，2004 年）	世界卫生组织（WHO，2003 年）	荷兰（GR，2001 年，2006 年）	法国（AFSSA，2001 年）	德国、奥地利、瑞士（D-A-CH，2008 年）	英国（DoH，1991 年）	欧洲食品安全局（2010 年）
膳食纤维推荐摄入量/（g/d）	女性：25；男性：38	25～35	＞25[a]	30～40[b]	25～30	30	18[c]	＞25[d]

a. 来自全谷物、水果和蔬菜的总膳食纤维摄入量；b. 来自非富含分离和纯化膳食纤维的产品所摄入的膳食纤维总量；c. 非淀粉多糖摄入量；d. 摄入 25g/d 对于成年人的正常代谢来说是足够的。有证据表明，在膳食纤维摄入量＞25g/d 的情况下，摄入富含纤维的食物对健康有益。IOM：美国医学研究所；NNR：北欧营养建议书；WHO：世界卫生组织；AFSSA：法国食品标准局；D-A-CH：德语区域的统称；DoH：英国政府卫生部

（一）膳食纤维的定义、种类及分布

1. 膳食纤维的定义

1972 年，Trowell 发现膳食纤维的摄入与心脏病、肠道疾病的发生存在密切关系，并将不能被人体内源酶所消化的植物成分界定为膳食纤维。1976 年，Trowell 对膳食纤维做出更为明确的定义，将那些“不被人体消化吸收的多糖类碳水化合物和木质素”统称为膳食纤维（孙元琳和李文多，2012）。依照上述定义，膳食纤维是一类植物细胞壁物质，包括纤维素、半纤维素、果胶和木质素等成分。

由于膳食纤维所包含的组分复杂，并且随着现代科技和食品工业的高速发展出现的很多具有类似膳食纤维功能的食品成分，如抗性淀粉、低聚寡糖以及菊糖等，均不符合当前膳食纤维定义的范畴，使得膳食纤维的定义具有局限性。2000 年，美国分析化学家协会（Association of Official Analytical Chemists，AOAC）在关于膳食纤维与复合性碳水化合物的会议上，指出膳食纤维还应包括不能为人体内源酶所消化吸收的寡糖及抗性淀粉。2001 年，美国（国际）谷物化学师协会（American Association of Cereal Chemists，AACC）在先前研究学者对膳食纤维定义和认识的基础上，最终将膳食纤维（dietary fiber）定义为：可以完全或部分在大肠中发酵，但是不能被机体小肠消化酶消化和吸收的植物性碳水化合物，主要包括低聚糖和多糖，如半纤维素、纤维素、果胶、抗性淀粉、菊粉和树胶等，此外还包括木质素和相关的植物类物质，如皂苷、蜡质、角质和抗消化蛋白等，膳食纤维具有多种有益的生理活性，如润肠通便、降低血糖和胆固醇等。

2009 年，国际食品法典委员会（Codex Alimentarius Commission，CAC）将膳食纤维定义为：在食物中天然存在，也可从食品原料中通过物理、化学、酶促的方法获得或合成，不会被小肠内源酶水解的可食用碳水化合物的聚合物。通常认为，膳食纤维是指不能被人体胃肠道消化酶消化，但能被大肠内的某些微生物部分酵解和利用的碳水化合物及其相类似物质的总和，包括细胞壁多糖、低聚糖、木质素以及与之结合的相关物质。

非淀粉多糖（non-starch polysaccharide）是植物组织中除淀粉以外的所有复杂碳水化合物的统称，多为由若干单糖分子通过 β-糖苷键或/和 α-糖苷键连接而成的直链或支链多聚体结构。非淀粉多糖是膳食纤维的重要组成部分，从化学组成结构角度讲，植物膳食纤维常被等同于非淀粉多糖。

2. 膳食纤维的种类和分布

植物组织细胞壁、果肉与浆汁是天然膳食纤维的主要来源。根据不同的分类标准，膳食纤维有多种分类方式，根据其黏度、持水性等理化特性分类，或根据其是否能够被肠道菌群发酵降解和利用分类，膳食纤维的常见分类方法见表 5-2。

膳食纤维按照来源分类主要包括谷物纤维、豆类纤维、果蔬纤维、微生物纤维等天然纤维以及合成与半合成纤维。其中，谷物膳食纤维主要以小麦纤维、燕麦纤维、大麦纤维、黑麦纤维、玉米纤维和米糠纤维为代表。按照水溶性来分类，植物组分中的膳食纤维可分为不溶性膳食纤维（insoluble dietary fiber，IDF）和可溶性膳食纤维（soluble dietary fiber，SDF）两类，其分子构成与组成比例取决于植物的种类和所处生长时期。

表 5-2　膳食纤维的种类

分类方法	种类	包含膳食纤维的种类
来源	植物	纤维素、半纤维素、果胶、阿拉伯胶、半乳甘露聚糖
	动物	壳聚糖、胶原
	海藻多糖	海藻酸钠、卡拉胶、琼脂
	人工合成	羧甲基纤维素、甲基纤维素
水溶性	可溶性	植物细胞内的储存物质和分泌物，以及部分微生物多糖和合成类多糖，如果胶、瓜尔豆胶、海藻酸盐、葡聚糖、真菌多糖和功能性低聚糖等
	不溶性	纤维素、部分半纤维素、木质素
品质	普通	可溶性成分含量不超过 3%
	高品质	可溶性成分含量 10%以上，持水力≥7g/g，膨胀力≥10mL/g

不溶性膳食纤维包括纤维素、木质素和部分半纤维素，广泛存在于全谷物、豆类、坚果和蔬菜中；可溶性膳食纤维多包含半纤维素和果胶质多糖，可溶于温水或热水，并通过醇类溶剂再沉淀，水果、根茎类植物、豆类以及全谷物中的燕麦、大麦等都是可溶性膳食纤维的主要来源。

谷物源食物中膳食纤维含量与其种类及加工方式密切相关，米糠和麦麸中膳食纤维含量显著高于其在糙米、全麦当中的含量，一般可达 50%以上。以干重计算，蔬菜、豆类、水果中的膳食纤维含量一般高于谷物源食物。常见食物中膳食纤维的含量见表 5-3。所有植物性食品均含有可溶性和不溶性膳食纤维，但其含量则有很大差异。就谷物而言，小麦中的不溶性膳食纤维含量较高、可溶性膳食纤维含量相对较低，而燕麦和荞麦中的可溶性与不溶性膳食纤维的比例则比较均衡。

表 5-3　常见食物中的膳食纤维含量　　（单位：g/100g 干重）

食物名称	IDF	SDF	TDF
谷物源食物			
糙米	0.2～2.0	0.6～2.0	2.9～4.0
精白米	1.06	—	1.06
全麦	10.90	1.40	12.30
大麦	7.71	1.38	9.09
燕麦	8.48	2.90	11.38
荞麦	8.40	4.30	12.70
豆类			
豌豆	15.00	5.90	20.90
扁豆	20.00	0.53	20.53
水果类			
苹果（带皮）	9.39	4.09	13.48
桃（带皮）	9.11	7.75	16.86
橙（去皮）	6.42	8.82	15.24
香蕉（去皮）	4.54	2.18	6.72
葡萄（去皮）	1.97	1.32	3.29

注：IDF. insoluble dietary fiber，不溶性膳食纤维；SDF. soluble dietary fiber，可溶性膳食纤维；TDF. total dietary fiber，总膳食纤维

（二）膳食纤维的组成及结构特性

大部分豆类、瓜果类、蔬菜类植物属于双子叶植物，其膳食纤维由果胶、纤维素和半纤维素构成，3 个组分比例相差不大。小麦、水稻等多数谷物类作物属于单子叶植物，其膳食纤维富含以阿拉伯木聚糖为主的半纤维素和纤维素，果胶质含量＜10%。

1. 纤维素

纤维素是由 β-吡喃葡萄糖通过 β-1,4-糖苷键连接起来的高分子直链结构葡萄糖多聚体，天然存在的纤维素分子聚合度（degree of polymerization）一般大于 1000。

常温下，纤维素不溶于水、稀碱溶液和乙醇、乙醚、丙酮等有机溶剂。纤维素在水相环境下可发生有限溶胀，在消化道内可大量吸收水分，但人体胃肠道内没有纤维素酶，故纤维素无法被人体肠道菌群降解和利用。

2. 半纤维素

半纤维素多为杂多糖，一般由 2～4 种不同糖基构成，分布于主链和侧链上。构成主链的单糖包括木糖、甘露糖和半乳糖等，构成侧链的单糖主要包括阿拉伯糖、半乳糖和葡萄糖醛酸等。双子叶植物中，半纤维素多以木葡聚糖形式存在，部分侧链基团可被其他糖基取代。谷物等单子叶植物中多以木聚糖构成半纤维素的主链结构，侧链基团被阿拉伯糖或/和葡萄糖醛酸取代，成为阿拉伯木聚糖、葡萄糖醛酸木聚糖等。

半纤维素在水相体系中的溶解性与其主链和侧链结构有关，通常，支链越多，溶解性越好；在稀碱溶液中几乎可以完全溶解；弱酸性条件下易发生水解。由于侧链结构的存在，半纤维素主链聚合度一般较低，整体分子结构疏松，容易持水溶胀，并影响体系黏度。半纤维素中包含糖醛酸的羟基侧链，因此有结合和交换金属离子的作用，能够实现钙、铜、锌、铅等阳离子可逆交换。此外，半纤维素可在大肠内被肠道菌群发酵利用，具有益生元活性。

3. 果胶

果胶主要存在于植物细胞的胞间层，主链与侧链的连接关系一般有 3 种基本结构，分别是仅有 α-1,4-糖苷键连接的 D-半乳糖醛酸链的同型半乳糖醛酸聚糖，在 D-半乳糖醛酸主链基础上有葡萄糖、鼠李糖等侧链基团取代的Ⅱ型鼠李半乳糖醛酸聚糖，以及主链由半乳糖醛酸和鼠李糖基通过 α-1,2-糖苷键和 α-1,4-糖苷键交替连接，并同时可伴有侧链基团取代的Ⅰ型鼠李糖半乳糖醛酸聚糖，常见的侧链基团包括阿拉伯聚糖、半乳聚糖以及阿拉伯半乳聚糖等。果胶可溶于水，具有凝胶特性及与金属阳离子结合的能力，此外，还可以被人体肠道菌群完全代谢。

（三）膳食纤维的健康功能

临床医学研究表明，膳食纤维可以预防众多人体疾病，具有保持人体健康的显著功效，是优质的功能性食品。膳食纤维的摄入（主要是可溶性膳食纤维）有助于降低血浆胆固醇水平、调节血糖和使胰岛素正常化，因此可以降低糖尿病和心脑血管疾病的发病率，还可以明显抑制和缓解某些癌症的发生，如直肠癌、结肠癌和乳腺癌等（Maxwell et al.，2016；Prentice，2000）。此外，膳食纤维在大肠中可以部分或完全发酵的特性有利于维持肠道菌群的正常繁殖、保护肠道健康，并且可以预防便秘、防止憩室病的发生（Li et al.，2014；Isken et al.，2010）。

1. 膳食纤维与心血管疾病

膳食纤维可以降低血压，改善血脂和减少炎症，对人类心血管具有众多益处。关于膳食纤维降血压的作用机制已经有了多种假说，胰岛素耐受和高胰岛素血症是诱发高血压的主要原因（Ferrannini et al.，1987）。一方面，膳食纤维，包括可溶性膳食纤维和不溶性膳食纤维的摄入，可以通过调节胰岛素耐受性和胰岛素水平来控制血压（King et al.，2005；Qi et al.，2005）；另一方面，膳食纤维的不消化性等能够有效控制体重，减少由体重过高而诱发的高血压患病风险（Neter et al.，2003）。因此，饮食中添加膳食纤维可以通过调节胰岛素系统运行和控制体重而减少心血管疾病的发病率。

2. 膳食纤维与 2 型糖尿病

美国营养学会（American Dietetic Association，ADA）证实，与低纤维饮食相比，全谷物膳食（每日提供约 30～50g 纤维）可维持相对较低的血糖水平（Slavin，2005）。临床观察和流行病学研究数据表明，摄入膳食纤维可以改善胰岛素敏感性和葡萄糖耐量，预防和治疗 2 型糖尿病（Costacou and Mayer-Davis，2003）。在饮食中添加不溶性膳食纤维及全谷物食品可以明显降低血浆中的胰岛素浓度，并改善胰岛素的敏感程度（Erukainure et al.，2013；Brockman et al.，2012）。人体健康实验证实，谷物纤维摄入量最高的群体中，罹患糖尿病的风险相应降低 10%，蔬菜纤维摄入量最高的男性群体中，罹患糖尿病的风险降低 22%（Hopping et al.，2010）。

3. 膳食纤维与肠道健康

在发达国家，慢性便秘是成人和儿童常见的疾病。因膳食纤维组成结构中含有大量羟基、羧基等亲水基团，大多膳食纤维具有良好的持水力和膨胀力，特别是可溶性膳食纤维的持水重量可达其自身重量的十几倍甚至几十倍（Hopping et al.，2010）。膳食纤维也可以影响肠道激素或多肽类物质的分泌，如肠促胰酶肽和胰高血糖素样肽-1（GLP-1），可以影响胃排空并改变体内葡萄糖平衡（Lin et al.，2012；Cani et al.，2004）。膳食纤维的这些理化特性能够增加粪便的含水量，扩大其体积，增加排便量，加快胃、肠道排空速率，从而快速清除肠道垃圾，减少便秘。

近年来随着分子营养学的快速发展，肠道菌群与人体健康的关系逐步得到揭示，全谷物中膳食纤维、生物活性物质等营养物质亦可被肠道微生物利用，通过肠道微生物结构与代谢产物的变化对机体进行生理调节（Simpson and Campbell，2015）。此外，膳食纤维作为不能被人体直接利用的生物大分子，除在消化过程中对消化酶类的屏障作用外，对机体的影响很大一部分需要通过肠道微生物的介导转化来实现。

4. 膳食纤维与血脂异常

大量临床研究表明膳食纤维具有降低胆固醇的功效，尤其是可溶性膳食纤维（Erukainure et al.，2013；Kaczmarczyk et al.，2012；Isken et al.，2010；Galisteo et al.，2005）。例如，燕麦中的可溶性膳食纤维能够降低高胆固醇血症患者血液中的胆固醇浓度，尤其是血浆和肝中的低密度脂蛋白胆固醇的浓度（Adam et al.，2014）。膳食纤维通过结合胆汁酸和加速胆汁酸的排泄，减少体内胆固醇的含量。此外，膳食纤维降低血糖生成指数的功效也具有降低血浆脂质的作用（Adam et al.，2014）。也有研究表明，肠降血糖激素可以通过调节机体内的葡萄糖内平衡和增加机体的胰岛素敏感性来预防及改善高脂血症（Li et al.，2014；Adam et al.，2014）。

二、全谷物的阿拉伯木聚糖

阿拉伯木聚糖是全谷物膳食纤维中一种重要的功能性成分，存在于谷物的各种组织中，是禾本科植物细胞壁中主要的基质多糖。它们在纤维素微纤维的交联中发挥作用，在细胞壁结构内形成一个刚性网络，能够调节细胞的膨胀程度（Carpita，1996）。阿拉伯木聚糖含有戊糖，是由碳水化合物聚合而成的一类化合物，因此常被称为戊聚糖。1927年，Hoffman 和 Gortner 首次在小麦粉中鉴别出阿拉伯木聚糖（Hoffman and Gortner，1927）。阿拉伯木聚糖对谷物碾磨、酿造和面包制作等加工均具有显著的影响。另外，它分为可溶性和不溶性，具有各不相同的营养价值。由于其分子通常与酚类物质相连，因此具有一定的抗氧化活性（Katapodis et al.，2003）。阿拉伯木聚糖广泛存在于各种谷物中，是人类摄入膳食纤维的重要组成部分（Warrand et al.，2005；Faulds et al.，2004）。

（一）含量与分布

阿拉伯木聚糖广泛存在于小麦、大麦、燕麦、黑麦、水稻、高粱、玉米和小米等常见的谷物中，也存在于车前草、竹笋和黑麦草等一些其他植物中；亚麻籽中提取的可溶性胶浆中多糖的主要成分就是阿拉伯木聚糖，具有分子量大且种类繁多的特点（Warrand et al.，2005；Fischer et al.，2004；Izydorczyk and Biliaderis，1995）。在谷物中，阿拉伯木聚糖主要存在于淀粉质胚乳和糊粉层的细胞壁，以及麸皮组织和谷物的外壳中。由于种属的不同，特定组织中阿拉伯木聚糖的含量各不相同。例如，小麦和黑麦淀粉胚乳的细胞壁与糊粉层主要由阿拉伯木聚糖（60%～70%）构成，麸皮中阿拉伯木聚糖的总含量高于胚乳（Vinkx and Delcour，1996）；大麦的糊粉层细胞壁主要由阿拉伯木聚糖（60%～70%）构成，而淀粉胚乳细胞壁仅含有 20%～40%。阿拉伯木聚糖的分子结构也因其来源的特定组织不同而异。谷物的外层（外壳和麸皮）含有酸性阿拉伯木聚糖（葡萄糖醛酸阿拉伯木聚糖），这种阿拉伯木聚糖除了含有阿拉伯糖和木糖残基外，还含有葡萄糖醛酸。

谷物中阿拉伯木聚糖的含量取决于遗传和环境因素（Lempereur et al.，1997；Saastamoinen et al.，1989；Henry，1986）。黑麦的阿拉伯木聚糖含量最高，其次是小麦和大麦。研究表明，将小麦的 1B 染色体替换为黑麦的 1R 染色体（1B/1R 基因），可增加小麦中水溶性阿拉伯木聚糖的含量，但阿拉伯木聚糖总量不受影响（Selanere and

Andersson，2002）。黑麦可溶性阿拉伯木聚糖的含量受分散在整个基因组中许多因素的控制。2R、5R 和 6R 染色体上的相关基因决定阿拉伯木聚糖含量的增加，而 3R 染色体上的相关基因决定其含量的降低（Boros et al.，2002；Cyran et al.，1996）。此外，收获年份对丹麦种植的 7 个黑麦品种中的膳食纤维含量和组成具有显著影响，总阿拉伯木聚糖和可溶性阿拉伯木聚糖含量的年度差异（占总差异的 27%～55%）高于基因效应（占总差异的 14%～19%）（Hansen et al.，2003）。寒冷和潮湿的季节会导致黑麦籽粒变小，而阿拉伯木聚糖含量升高（Saastamoinen et al.，1989）。小麦中阿拉伯木聚糖的积累量与干旱条件呈正相关，植物暴露于紫外线下会增加阿拉伯木聚糖的交联度（Coles et al.，1997）。对连续超重力条件下生长的小麦胚鞘细胞壁中阿拉伯木聚糖含量和组成的研究发现，持续的超重力作用使每单位长度胚鞘的阿拉伯木聚糖含量增加，特别是酸性阿拉伯木聚糖（葡萄糖醛酸阿拉伯木聚糖）以及与阿魏酸交联的阿拉伯木聚糖含量明显增加（Wakabayashi et al.，2005）。

（二）结构与理化性质

阿拉伯木聚糖由线性（1→4）-β-D-吡喃木糖残基链组成，其中 α-L-阿拉伯呋喃糖残基作为侧支连接在该链上。阿拉伯糖残基可在 O-2、O-3 或同时在 O-2、O-3 位置连接到木糖单元，形成阿拉伯木聚糖分子结构中的 4 种结构元素：O-2 或 O-3 位置的木糖单取代、O-2、O-3 位置的木糖二取代和未取代（图 5-1）。这些结构元素的相对数量和分布

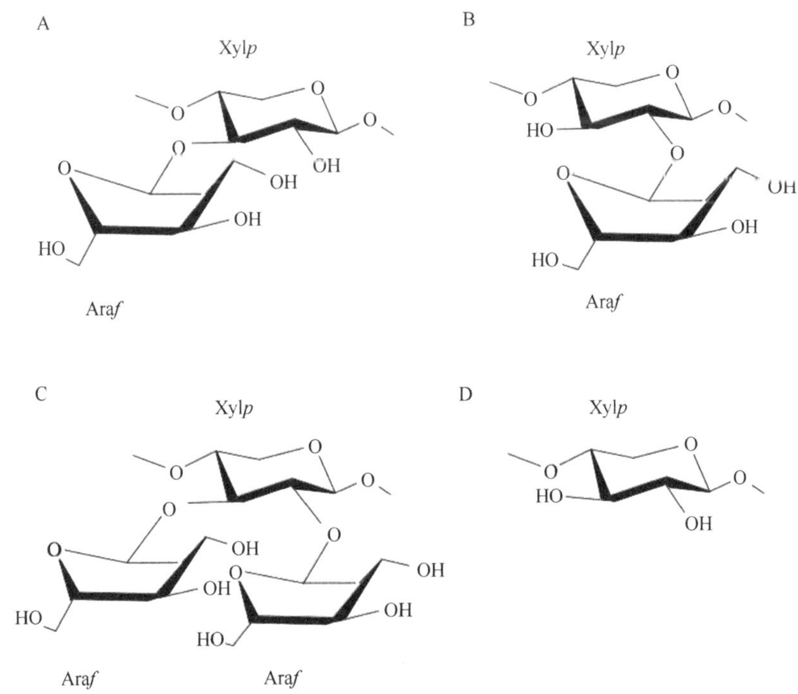

图 5-1 阿拉伯木聚糖中的结构要素（引自 Izydorczyk and Biliaderis，1995）

A. O-3 上木糖的单取代；B. O-2 上木糖的单取代；C. O-2、O-3 上木糖的双取代；D. 未取代

顺序取决于阿拉伯木聚糖的来源。阿拉伯木聚糖中的大多数阿拉伯呋喃糖残基以单体取代的形式存在，少量的寡聚侧链由 2 个或多个阿拉伯糖残基组成，这些残基通过 1→2、1→3 和 1→5 键连接（Izydorczyk and Biliaderis，1995）。水稻、高粱、小米和玉米阿拉伯木聚糖的分子结构比小麦、黑麦和大麦的更复杂，因为除了阿拉伯糖残基外，侧链还含有少量的木吡喃糖、半乳吡喃糖和 α-D-葡萄糖醛酸或 4-*O*-甲基-α-D-葡萄糖醛酸残基（图 5-2）（Shibuya et al.，1983）。大麦壳阿拉伯木聚糖上的葡萄糖醛酸残基约占 4%，小麦麸皮的阿拉伯木聚糖中也含有葡萄糖醛酸残基。小麦胚乳的可溶性阿拉伯木聚糖结构大致呈线性，约 15%的部分聚合物为支链，沿着主链随机分布且由 β-（1→4）连接的木糖残基组成（Subba Rao and Muralikrishna，2004；Adams et al.，2003；Nandini and Salimath，2001；Saulnier et al.，1995）。

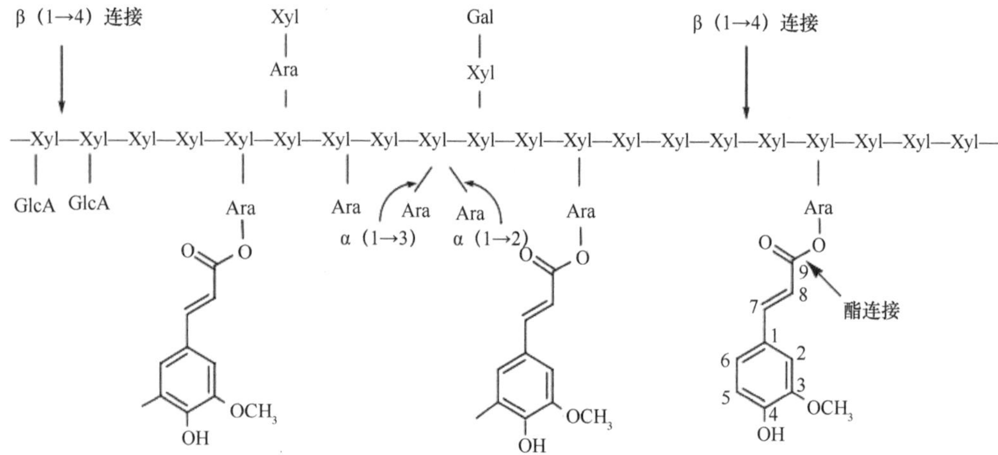

图 5-2 阿拉伯木聚糖的结构（引自 Izydorczyk and Biliaderis，1995）

阿拉伯木聚糖凝胶具有极高的吸水能力，并且不易受 pH 或电解质浓度变化的影响。这些特性以及凝胶的大孔结构（网孔大小为 200～400nm），使其在食品、化妆品和制药工业中被用作控制释放活性物质的基质方面具有很大的应用潜力。有研究证实，嵌入阿拉伯木聚糖凝胶网络中的蛋白质可防止酶水解。通过改变凝胶前的初始阿魏酸含量或聚合物浓度可以改变阿拉伯木聚糖凝胶的流变学特性，凝胶流变学特性的差异会影响其装载和释放不同摩尔质量蛋白质的能力，阿拉伯木聚糖凝胶的这种可能调节蛋白质释放的能力，对治疗性蛋白质的缓释具有非常重要的作用（Carvajal-Millan et al.，2005；Vansteenkiste et al.，2004）。

（三）功能特性

阿拉伯木聚糖作为膳食纤维的一部分，在人类胃肠道中具有许多生理效应。这些影响取决于复杂的阿拉伯木聚糖的分子和物理性质，以及它们在肠道中消化和发酵的部位、速率和程度。在大肠中，未消化的阿拉伯木聚糖可能会改变微生物菌群的组成，影响细菌酶的活性，以及细菌发酵的最终产物，对结肠健康产生影响。大量研究证实，阿拉伯木聚糖和各种低聚木糖有利于益生菌的生长，具有益生元特性（Crittenden et al.，

2002；Van Laere et al.，2000；Jaskari et al.，1998）。

除益生元特性外，阿拉伯木聚糖对脂质代谢和矿物元素吸收也具有有利影响。以玉米麸皮为原料，用碱性溶液提取的含有可溶性阿拉伯木聚糖的提取物饲喂大鼠，发现可溶性阿拉伯木聚糖有利于大鼠盲肠发酵、脂质代谢和矿物元素平衡（Lopez et al.，1999）。含有阿拉伯木聚糖的膳食可使儿童和成人的盲肠及盲肠壁增大，而盲肠壁增大能够诱导有益菌群显著增加（Gråsten et al.，2003；Hopkins et al.，2003）。

未发酵的阿拉伯木聚糖还可以吸收水分、增加粪便体积，使肠道内容物稀释，降低致癌物（如次级胆汁酸）的浓度。此外，粪便膨胀使其通过结肠的时间缩短，减少了接触刺激物或致癌物的时间。阿拉伯木聚糖的分子结构对发酵能力有重要影响，可最终决定其生理功能以及对各种肠道疾病的影响（Edwards et al.，2003）。

阿拉伯木聚糖对糖尿病也具有一定作用。研究发现，在早餐面包中添加富含阿拉伯木聚糖的纤维，可以显著降低健康人餐后血糖水平和胰岛素反应（Zunft et al.，2004）。目前对于阿拉伯木聚糖影响餐后葡萄糖水平的相关机制尚不清楚。推测可能是由于其黏度特性阻碍了食物的混合，减少了食物与小肠消化酶的接触机会，也就是说，阿拉伯木聚糖可以减缓胃排空速度、降低小肠运动，使葡萄糖吸收延迟。

阿拉伯木聚糖在人类饮食中的有益作用也与其共价结合的阿魏酸有关。近些年来的研究表明，阿魏酸具有很强的抗炎作用，并具有抗氧化、抑制脂质过氧化和低密度脂蛋白氧化及清除氧自由基的效果（Adam et al.，2002）。

三、全谷物的β-葡聚糖

β-葡聚糖是全谷物膳食纤维中另一种重要的功能性成分，它是同时含有（1→3）、（1→4）键的线性β-D-葡聚糖（β-葡聚糖），是重要谷物作物如大麦、燕麦、小麦、黑麦、高粱和稻米等胚乳细胞壁的主要成分。谷物β-葡聚糖是线性同多糖，由D-吡喃葡萄糖残基（Glcp）通过β-（1→3）和β-（1→4）连接形成。其结构特点是连续的由（1→4）键连接的连续的β-D-葡萄糖单元（如低聚纤维素片段），单元之间由（1→3）键间隔。大多数纤维素片段都是三聚体和四聚体，也有一些较长的纤维素低聚糖存在于聚合物链中（Izydorczyk et al.，1998；Wood et al.，1991；Phillip and Stone，1988；Vårum and Smidsrød，1988；Dais and Perlin，1982）。谷物中的β-葡聚糖因分子结构特点，如分子大小、三聚体与四聚体比率、长链聚合体的数量以及β-（1→3）/β-（1→4）连接的比例等的不同而各不相同。β-葡聚糖的分子特性是决定其理化性质，以及在胃肠道中生理功能的关键。

（一）含量与分布

大麦和燕麦是β-葡聚糖的主要来源。大麦籽粒中β-葡聚糖的总含量为籽粒重量的2.5%～11.3%，通常为4%～7%，某些基因型的大麦中β-葡聚糖含量高达13%～17%。燕麦中β-葡聚糖的含量也有很大的变化，为2.2%～7.8%。黑麦、小麦、三叶草、高粱和水稻中的β-葡聚糖含量比燕麦要低得多，分别为1.2%～2.9%、0.4%～1.4%、0.4%～1.2%、0.1%～1.0%和0.04%（Storsley et al.，2003；Niba and Hoffman，2003；Cavallero et al.，2002；Andersson et al.，1999；Glitsø and Knudsen，1999；Parkkonen et al.，1994；Autio et al.，1992；Saastamoinen et al.，1992a；Wood et al.，1991；Carr et al.，1990；Henry，1985；McClear and Glennie-Holmes，1985；Prentice et al.，1980）。

谷物中β-葡聚糖的含量受基因型和环境因素的影响，基因型被认为比环境条件更为重要，因为基因型决定了这些谷物中β-葡聚糖的最终含量（Jadhav et al.，1998；Cho and White，1993）。不同物种之间以及不同类群之间基于倍性的β-葡聚糖含量存在显著差异。野生大麦中β-葡聚糖含量可高达13.2%；饲用大麦和六棱大麦的β-葡聚糖含量可能略低于麦芽和其他二棱品种；一般来说，直链淀粉与支链淀粉比例特殊的大麦品种比比例正常的大麦品种具有更高的β-葡聚糖含量；糯大麦的β-葡聚糖含量显著高于非糯大麦，大麦中糯性和无壳两个隐性基因的结合使β-葡聚糖含量大幅度提高，是非糯大麦的1.5～2倍（Jadhav et al.，1998；Beer et al.，1997；Lee et al.，1997；Fastnaught et al.，1996；Vasanthan and Bhatty，1995；Miller et al.，1993）。

同一基因型内β-葡聚糖含量的差异归因于生长环境的影响。谷物成熟期间的水供应是影响β-葡聚糖水平的主要环境因素之一。收获前的干燥条件使β-葡聚糖水平升高，而潮湿条件则恰好相反，说明β-葡聚糖在防止谷物脱水方面具有一定的作用。此外，生长温度越高，大麦和燕麦籽粒中β-葡聚糖含量越高。β-葡聚糖含量与籽粒产量、生长时间和种子大小呈显著的正相关，但与蛋白质含量和壳聚糖含量呈显著的负相关。对大麦胚乳和糊粉细胞壁的成分分析结果表明，这些细胞群之间存在显著差异，胚乳细胞壁主要由β-葡聚糖构成（70%～75%），而糊粉层细胞壁中β-葡聚糖含量较少（只占26%）。燕麦β-葡聚糖与大麦β-葡聚糖一样，主要位于胚乳细胞壁，约占胚乳细胞壁的85%。高粱胚乳细胞壁β-葡聚糖含量为68%～72%。小麦和黑麦糊粉层及胚乳细胞壁的主要成分是阿拉伯木聚糖，小麦胚乳细胞壁中β-葡聚糖含量约为5%，糊粉层细胞壁中β-葡聚糖含量约为30%（Colleoni-Sirghie et al.，2004；Jadhav et al.，1998；Fastnaught et al.，1996；Miller et al.，1995；Etokakpan，1993；Saastamoinen et al.，1989；Fulcher，1986；Bacic and Stone，1981；Fincher，1975；Mares and Stone，1973）。

（二）结构与理化性质

β-葡聚糖的结构特征是决定其物理性质和功能的重要因素，包括其作为谷物食品和其他配方产品功能成分时人体产生的生理反应。这些特征包括β-（1→4）/β-（1→3）连接的比率，纤维素长链片段的含量，纤维三糖与纤维四糖单元比率，以及分子大小（Fulcher and Duke，2002）。

目前研究中报道的大麦、燕麦、小麦和黑麦中β-葡聚糖分子量分布范围分别为31×10^3～2700×10^3、35×10^3～3100×10^3、209×10^3～416×10^3，以及21×10^3～1100×10^3。利用激光散射探测器测定的β-葡聚糖的其他分子特征，如多分散指数（M_w/M_n）以及回转半径（R_g）分别为1.2～3.1和30～75（Wang et al.，2003，2002；Roubroeks et al.，2001，2000）。谷物中β-葡聚糖分子量的明显差异主要源于品种和环境（生长）因素、絮凝程度（取决于结构特点和溶剂质量）以及采用的分析方法（检测器、标准品）等（Colleoni-Sirghie et al.，2003；Izydorczyk et al.，2003；Wang et al.，2002；Beer et al.，

1997；Grimm et al.，1995；Vårum et al.，1992；Wood et al.，1991）。

（三）功能特性

β-葡聚糖的理化性质和生理功能具有较高的商业和营养价值。过去 20 年来，对β-葡聚糖的关注主要集中于其功能特性以及作为功能性、生物活性成分的应用等方面。谷物中的 β-葡聚糖具有降低人和动物血浆胆固醇、控制餐后血糖水平以及调节胰岛素反应等功能（Klopfenstein，1988）。此外，燕麦和大麦中的 β-葡聚糖对于降低冠心病患病风险也具有显著效果（Braaten et al.，1994，1991；Wood et al.，1994；Klopfenstein，1988）。

1. 调节胆固醇水平

中等程度高胆固醇水平的男性、女性人群，连续 5 周食用 2 种含有 β-葡聚糖的燕麦产品（Oatrim 1、Oatrim 10，其 β-葡聚糖的含量分别为 1%、10%），通过测定尿中丙二醛的含量评价燕麦产品对脂类过氧化的作用。结果表明食用 2 种 β-葡聚糖含量不同的燕麦产品能够显著减少人体内丙二醛的产生，抑制内源脂类的过氧化。

2. 预防心血管疾病

食用燕麦可减少罹患心血管疾病的风险。长期食用燕麦能够减少总胆固醇、低密度脂蛋白胆固醇、甘油三酯，特别对于高胆固醇、糖尿病人群效果明显。胆固醇水平减少 3%～10%即可使心血管疾病发生的风险降低 6%～18%。

全谷物的降血脂作用很大程度上也与 β-葡聚糖有关。摄入 β-葡聚糖促使胆酸随粪便排出，减少肝中胆酸的累积，激活胆固醇的生物合成（通过提高胆固醇 7α 水解酶活性），最终降低循环的低密度胆固醇水平。

3. 预防糖尿病

燕麦产品对血糖水平的调节功能主要归因于 β-葡聚糖。每天摄入燕麦 β-葡聚糖有利于糖尿病人群的血糖控制、降低空腹血浆葡萄糖和糖基化血红蛋白水平。β-葡聚糖降低血糖的机制主要是，β-葡聚糖的高黏性可延缓胃排空、抑制碳水化合物酶解、阻碍葡萄糖的扩散与吸收。β-葡聚糖还可通过减少小肠上皮细胞的葡萄糖运输体数量，从而抑制葡萄糖的运输。此外，燕麦的功能特性还与 β-葡聚糖和其他生物活性物质的相关作用有关，例如，燕麦淀粉有助于降低餐后血糖，可能是因为燕麦淀粉与 β-葡聚糖的连接作用改变了淀粉的微结构，减少了淀粉对水的利用率，从而延迟了淀粉的消化。

4. 预防肠道疾病

肠道疾病包括小肠、结肠、直肠等疾病，如肠易激综合征、结肠直肠癌、各种炎症紊乱（克罗恩病与溃疡性结肠炎）等。长期摄入燕麦、燕麦纤维对肠易激综合征、结直肠癌患者的健康有益处，对腺瘤和癌症可能也具有一定的效果，这些都与 β-葡聚糖具有较大关系。

5. 减肥功效

国家健康和营养调查（2001～2010 年）表明，2～18 岁的儿童、青少年食用燕麦后，可显著降低罹患中心性肥胖或腹型肥胖的风险。摄入燕麦减少体重主要归因于燕麦膳食纤维可减少能量摄入并增加饱腹感的作用，而多数证据表明，摄入燕麦的饱腹感效果主要源于燕麦 β-葡聚糖。燕麦 β-葡聚糖固有的黏度特性延缓胃肠排空，减少大分子营养物质的消化/吸收，最终抑制食物摄入并减轻体重。此外，胃中食物与肠道细胞的相互作用可增加饱腹感激素的释放，刺激与食欲调节有关肽类的释放。也有研究表明，燕麦 β-葡聚糖可通过作用于下丘脑-垂体轴而增加饱腹感。燕麦纤维、燕麦 β-葡聚糖可降低肥胖及与肥胖相关的肝细胞脂质毒性。研究发现，饲喂高脂食物啮齿动物的肝细胞和脂肪组织内脂肪积累减少的原因是，肝、附睾脂肪组织内的过氧化物酶体增殖物激活受体 α、γ 蛋白表达增加，而甾醇调节因子结合蛋白 1 的表达降低。

肥胖的发生与人体肠道菌群失调有关，燕麦产品可改变肠道微生物的组成、增加短链脂肪酸的浓度、减少高脂肪饮食诱导的老鼠肥胖以及代谢紊乱，燕麦的这些功能特性均可归因于其较高的 β-葡聚糖含量。近年来，亚基因组序列技术的快速发展使研究燕麦产品，特别是 β-葡聚糖诱导肠道微生物组成的变化成为可能。

6. 预防癌症

大麦及其制品具有与减少癌症有关的抗氧化、免疫调节生物活性，可能与大麦膳食纤维特别是 β-葡聚糖有关。发芽大麦食品（germinated barley food，GBF）原料的抗癌试验表明，GBF 约含 80%的半纤维素，除富含 β-葡聚糖外，还含有不溶性谷蛋白（富含谷氨酰胺）、促进人体健康的游离或结合态的生物活性物质，特别是酚酸。GBF 影响结肠癌发病的早期阶段，能够阻止具有高度增殖活性的上皮细胞转移；与对照饮食相比，摄入 GBF 促进乙酸的产生，增加了结肠中产生的短链脂肪酸的浓度，特别是丁酸；摄入 GBF 的 F344 大鼠的结肠黏膜产生的琥珀酸、β-连环素、β-儿茶素均显著减少，同时隐窝灶异常显著降低；与对照组相比，摄入 GBF 组的 slc5a8 活性、抑癌基因和溶质载体、盲肠 β-糖苷酶、热激蛋白 25（HSP25）阳性细胞数量均显著增加（$P<0.05$）。结肠癌发生被抑制的试验动物或人体产生的乙酸、丁酸、琥珀酸、HSP25 阳性细胞、β-连环素、异常隐窝灶和其他相关生物标志物的含量也显示相似的变化（Kim et al.，2016；Sena and Chandel，2012；Guilloteau et al.，2010；Kanauchi et al.，2008；Miyauchi et al.，2004；Gibson et al.，2004；Cheng and Lai，2003）。

小麦、大麦来源的膳食纤维对肿瘤发生、肿瘤细胞负载量、肿瘤标志物、二甲基诱导的肿瘤细胞的作用试验表明，大麦不溶性膳食纤维（主要为分子量较高的 β-葡聚糖）的抑制效果优于富含可溶性膳食纤维的商业化大麦和燕麦麸皮。饲喂大麦籽粒的大鼠具有最低的肿瘤发生率（70%）、肿瘤质量指数（1.20）和肿瘤负荷（13）（Mcintosh et al.，1993）。

体外、临床研究表明，燕麦生物活性化合物，特别是 β-葡聚糖，可作为阻止肿瘤生长的高效抑制剂（抗癌剂）。已经证实，燕麦 β-葡聚糖可预防 1,2-二甲基肼诱发的小鼠结肠癌，机制之一是，β-葡聚糖能够减少初级胆汁酸向次级胆汁酸（已知的致癌物）的转变。另外，燕麦 β-葡聚糖促进短链脂肪酸（short chain fatty acid，SCFA）的合成，SCFA 是肠道厌氧菌产生的抗癌化合物，促进肿瘤细胞凋亡。低分子量的燕麦 β-葡聚糖通过激活依赖于半胱氨酸蛋白酶的细胞凋亡途径，诱导皮肤癌细胞的凋亡。

7. 免疫调节特性

燕麦 β-葡聚糖具有免疫调节活性。小鼠、人体树突状细胞的研究结果表明，燕麦 β-葡聚糖能够激活 dectin-1 受体，引发细胞因子产生，进而诱导适应性免疫的发生。另外，燕麦 β-葡聚糖可调节 THP-1 巨噬细胞内各种与免疫有关的基因的表达，从而增加抗炎效果。燕麦 β-葡聚糖的分子结构、溶解性及分子特征是影响其免疫调节活性的关键因素。

第二节　大宗谷物中的生物活性物质

一、稻米中的生物活性物质

稻米属于禾本科粮食作物，全球一半以上人口以稻米为主食。稻米对人类营养具有重要作用，在亚洲，约 20 亿人口每日从稻米中获得 60%～70%的热量（Kushwaha，2016）。

水稻属于颖果，成熟后的稻谷带壳，稻壳不可食用，脱壳后的稻谷为糙米。糙米含有胚乳、胚和种皮。糙米经进一步碾米（去种皮、脱胚）成为大米。糙米含有种皮（6%～7%）、胚（2%～3%）、胚乳（90%）。稻米是酚类化合物、谷维素、生育酚、植物甾醇、角鲨烯、γ-氨基丁酸等生物活性物质的重要来源，具有减肥、保护心血管、抗糖尿病、抗高血压、降血脂等重要生物学功能（Choi et al.，2010）。稻米中生物活性物质通过促进抗氧化酶的合成、中和自由基等方式减少生物体的氧化压力，通过抑制 NF-κβ（核结合因子-κβ）活性减少促炎细胞因子的产生。流行病学研究表明，摄入糙米具有减少心血管疾病、2 型糖尿病、癌症等慢性疾病，减肥、抗高血压以及降血脂等重要生物学功能（Chen et al.，2010；Pandey and Rizvi，2009）。

（一）多酚类化合物

多酚是植物中广泛存在的化合物，在植物的生长、发育、抵抗病虫害、色素形成等方面具有重要的作用。植物来源的多酚类化合物在人体内具有抗氧化、中和人体产生的自由基、调节炎症代谢途径等作用。稻米多酚类化合物，特别是来源于有色稻米的多酚类化合物，具有潜在的预防与治疗肥胖以及肥胖相关疾病的功能。

1. 含量及分布

多酚类物质主要存在于稻米的米糠层。稻谷具有多层结构，其最外层称为稻壳，稻壳占稻谷质量的 16%～28%（Corke，2015）。去壳过程中，稻壳被脱除，暴露出稻壳内的米糠层。去壳后的稻谷称为全谷物糙米，由胚乳（白米）、米糠层组成。米糠层也是多层结构，由果皮、种皮、珠心、糊粉层等构成，占稻谷质量的 6%～7%（Chen et al.，1998）。

稻米中多酚类化合物的组成与含量受多种因素影响，如稻谷的品种（基因型）、气候、土壤、栽培管理等（Goufo and Trindade，2017）。酚类以可溶性、不溶性的形式存在于稻米中，浅色糙米中可溶性酚类占酚类总量的38%～66%；而红色、紫黑色稻米品种中的可溶性酚类约占酚类总量的81%（Adom and Liu，2002）。有色全谷物稻米、非有色全谷物稻米品种中的可溶性、不溶性酚类化合物的组成与含量见表5-4。

表5-4 有色全谷物稻米、非有色全谷物稻米品种中酚类物质的组成与含量（Adom and Liu，2002）

多酚类化合物	稻米品种	可溶性酚类	不溶性酚类
酚酸总量（mg/100g干重）	有色稻米	0.1～254	1.64～484
	非有色稻米	38.1～2470	2.53～401.6
类黄酮（mg儿茶酚/100g干重）	有色稻米	31～317	0.6～24
	非有色稻米	1.15～4680	1.66～337.0
花青素（mg C3G /100g干重）	有色稻米	2.0～3.26	—
	非有色稻米	0.33～245.36	—
原花青素（mg儿茶酸/100g干重）	有色稻米	5.02	—
	非有色稻米	5.04～202	—

注：有色稻米（黑稻米+紫稻米+红稻米），C3G为矢车菊素-3-葡萄糖苷；—表示未检测出

（1）酚酸

稻米中已分离鉴定的酚酸至少有29种，其中阿魏酸（56%～77%）、对香豆酸（8%～24%）、芥子酸（2%～12%）等含量较高（Goufo and Trindade，2017）。按照结构的差异性，酚酸大致上可分为羟基肉桂酸及其衍生物、羟基苯甲酸及其衍生物两大类，在稻米中的含量分别为61%～89%、12%～28%。按照溶解性的不同，酚酸分为可溶性与不溶性两类。不溶性酚酸分别占稻米米糠层中酚酸总量、全谷物稻米中酚酸总量的51%、61%。与同品种的精白稻米相比，糙米中阿魏酸、对香豆酸的含量较高，说明酚酸主要存在于稻米的米糠层（Butsat and Siriamornpun，2010）。

（2）花青素与原花青素

花青素是糖基化的糖苷类化合物，是有色稻米中的主要色素。红色稻米、紫色稻米的米糠层中原花青素的含量分别为18.64～7.06mg/g米糠、22.58～1.55mg/g米糠，两者的含量差异不显著（Goufo and Trindade，2014）。稻米中发现大约18种花青素，其中4种的含量已被确定，分别是C3G、芍药花色素-3-*O*-β-葡萄苷（P3G）、儿茶酸和表儿茶素（Goufo and Trindade，2014）。花青素的类型因稻米米糠层的色泽、稻米品种不同而变化：C3G（含量为51%～84%）和P3G（含量为6%～16%）是紫色与紫红色稻米中花青素的主要组分；儿茶酸、表儿茶素是存在于稻米米糠层（21～47mg/100g）和稻壳（2.0～2.74mg/100g）中的主要花青素（Shahidi and Ambigaipalan，2015）。

（3）类黄酮

除了花青素外，稻米中6种类黄酮的类型及含量（占稻米类黄酮总量）分别为：小麦黄素（77%）、木犀草素（14%）、芹菜黄素（6%）、槲皮素（3%）、异鼠李素（1%）、莰非醇（4,5,7-三羟黄酮醇）（＜1%）（Goufo and Trindade，2014；Deng et al.，2013）。研究还证实了稻米中存在其他类型的类黄酮，但这些类黄酮的种类与含量尚处于研

究之中。

2. 结构与理化性质

多酚类化合物的生物利用率是近年来酚类领域研究的热点，但关于人体代谢多酚的机制、多酚的绝对生物利用率、多酚治疗疾病效果的机制等的研究报道较少。多酚类化合物的吸收与代谢主要取决于其化学结构、糖基化/酰基化程度、分子量大小、聚合程度、溶解性等（Bravo，1998）。体外模拟消化试验表明，蒸煮并经消化后的稻米中酚酸总量比生糙米多 54.1%，且高于蒸煮但未消化的稻米及生米，蒸煮并经消化的糙米中阿魏酸含量比生糙米高 112.5%（Ti et al.，2015）。这些研究结果说明，蒸煮、消化过程能够增加稻米多酚的生物利用率，特别是蒸煮过程的热处理，可以弱化稻米细胞壁的组织结构，促使更多的结合态多酚被释放出来。

结合态多酚是酚类的主要组分，在胃、小肠等消化道中不易消化，进入大肠后可被大肠内的微生物利用，释放酚类；花青素在肠道处水解，C-3 糖苷键断裂产生酚酸与醛类；含甲氧基酚酸的衍生物，如丁香酸、香草酸，在肠道微生物的作用下可发生去甲基化作用。微生物引发的酚类物质化学键断裂可能导致产生的酚类的抗氧化性及其在肠道的吸收性发生变化；特别是含有甲基化的多酚代谢产物，在成年人的尿、血浆中保持花青素的基本结构，说明其仍保留抗氧化剂活性（Faria et al.，2014；Kay et al.，2005；Keppler and Humpf，2005；Adom and Liu，2002）。

3. 功能特性

（1）稻米多酚的抗氧化特性

稻米多酚具有较强的抗氧化活性，花青素等类黄酮的抗氧化性与其化学结构有关。花青素 B 环结构中 3′、4′位置的羟基化水平是决定其捕获自由基能力（抗氧化）的重要因素（Wang et al.，1997a）。黑色稻米多酚提取物可在分子水平上保护 DNA 超螺旋结构，防止被环境中的过氧化物自由基、羟基自由基剪切破坏（Hu et al.，2003）。在体外氧化试验体系中，黑色稻米多酚提取物能够抑制低密度脂蛋白的氧化，减少巨噬细胞中氮氧化物的产生，且不产生细胞毒性。

对红稻米、黑稻米、黑糯米等 21 个商业化稻米品种的抗氧化活性测定结果发现，黑糯米的抗氧化活性最强，具有在氢过氧化物诱导的环境中保护人体单核白细胞中DNA的作用。小鼠摄入黑米提取物，血浆中高密度脂蛋白、胆固醇增加，肝中过氧化物酶、过氧化氢酶的活力提高。黑米提取物还使 HepG2 细胞（人肝癌细胞）中过氧化物酶、过氧化氢酶的活性分别增加 161.6%、73.4%，这主要是由于黑米提取物中花青素可增加清除自由基酶的活力（Chiang et al.，2006）。高血脂兔子摄入糙米提取物后，过氧化物酶、谷胱甘肽过氧化物酶的活性分别增加 84.9%、43.3%（Esa et al.，2013）。高果糖诱发的大鼠在摄入黑米提取物 8 周后，血液中氧化的谷胱甘肽占总谷胱甘肽的比例显著减少，脂类过氧化物的水平显著降低，表明黑米提取物（特别是花青素）的抗氧化活性有助于减缓氧化压力（Guo et al.，2007a）。

黑米提取物能够恢复乙醇诱导的肝损伤大鼠中非酶抗氧化剂的水平。与对照组（非摄食黑米提取物的乙醇诱导的肝损伤大鼠）相比，摄食黑米提取物的大鼠血浆中谷胱甘肽的水平显著增加至 1.56mg/L（Hou et al.，2010）。双盲、随机性试验显示，冠心病人群每天摄入 10g 黑米提取物，连续 6 个月后，血浆抗氧化能力增加了 1～1.31 倍（Wang et al.，2007a）。

作为稻米中含量最高的酚酸，阿魏酸的抗氧化活性作用机制为：通过贡献其酚羟基的一个氢原子，增加抗氧化剂酶的活性、降低还原型辅酶Ⅱ氧化酶（NADPH-OX）等过氧化物酶的活性，还能减少细胞损害的氧化压力。链脲佐菌素在胰腺诱导大鼠糖尿病的动物模型试验结果表明，低水平的自由基有助于 β-胰岛细胞的增殖，促进胰岛素产生，进而引起血糖和糖化血红蛋白（$HbA1_c$）降低。阿魏酸通过减少胰岛素抵抗指数、葡萄糖-6-磷酸酶（G6Pase），增加胰岛素与葡萄糖激酶（GK），改善糖尿病、肥胖试验鼠的葡萄糖代谢（Naowaboot et al.，2016；Wang et al.，2015；Alam et al.，2013；Roy et al.，2013）。

（2）稻米多酚的心血管保护作用

短期、长期摄入阿魏酸的 SHRSP 大鼠（易卒自发性高血压大鼠）、自发性高血压（SHR）大鼠的血压均降低，其降血压机制与血管紧张素转化酶（ACE）相关（Ardiansyah et al.，2008）。阿魏酸钠盐能够抑制血小板聚集、预防血栓的形成（Wang et al.，2004），此外阿魏酸还具有血管舒张、体内诱导内皮型一氧化氮合酶（eNOS）、血管重塑等作用（Fukuda et al.，2015）。阿魏酸在心血管保护效果方面的动物实验与临床试验的研究结果见表 5-5。

（3）稻米多酚的抗炎特性

慢性炎症与肥胖及肥胖引发的疾病发生有密切联系（Kushwaha，2016），已有很多研究证实稻米多酚具有抗炎作用。肥胖大鼠摄入稻米米糠的多酚提取物后，脂肪组织中的炎症细胞因子（TNF-α、IL-6、iNOS）减少；此外，糙米提取物能够减少小鼠巨噬细胞产生 IL-1a、TNF-α 等促炎因子（Okai et al.，2009）。稻米米糠提取物可抑制激活状态的小神经胶质细胞前列腺素 E2 的释放，调控促炎细胞因子的产生（Bhatia et al.，2016），黑米中花青素 C3G 及其代谢产物（原儿茶酸及花色苷）能够减少卡拉胶诱发的 BALB/c 小鼠炎症调节因子的产生（Min et al.，2010）。另外，花青素 C3G 及其代谢产物还可抑制 RAW 264.7 细胞（小鼠单核巨噬细胞白血病细胞）中氮氧化物合成酶和环氧酶-2 基因的表达。花青素 C3G 及其代谢产物抑制抑制性卡巴蛋白 α（IκB-α）的磷酸化、核因子 NF-κβ 细胞（该蛋白家族可以选择性地结合在 β 细胞 κ-轻链增强子上从而调控许多基因的表达）、有丝分裂原激活的蛋白激酶（MAPK），这表明来源于稻米的多酚可在分子水平上调节发炎。红色稻米的麦黄素（类黄酮）可抑制 MAPK 代谢途径的信号级联（Shalini et al.，2015）。腹腔注射糙米、黑米米糠的提取物可降低发炎小鼠促炎生物标志物的水平（Choi et al.，2010）。摄入黑米麸皮的小鼠中 5-脂氧化酶（5-LOX）的合成受到抑制，说明黑米类黄酮能够抑制 5-脂氧化酶的表达，抑制中性白细胞侵入组织（Choi et al.，2010）。冲洗和蒸煮处理会使黑米多酚物质含量降低，导致自由基清除能力下降（Bhawamai et al.，2016）。蒸煮稻米具有与生米酚类物质相似的抗炎活性，说明蒸煮过程的热处理并没有影响其抗炎活性。

表 5-5　阿魏酸在心血管保护效果方面的动物实验与临床试验的研究结果

实验动物	摄入剂量	效果	参考文献
Wistar（STZ）大鼠	10～50mg/kg 体重	↓TC，TG，NEFA，葡萄糖，TBARS，IL-1β，TGF-β；↑Cat，SOD，GR	Fukuda et al.，2015；Ardiansyah et al.，2008；Wang et al.，2004
Wistar（CCl_4）大鼠	20mg/kg 体重	↓TC，TG，NEFA，脂肪肝	
Wistar（L-NAME）或 SHR 大鼠	50mg/kg 体重	↓LPO，HT，左心室重塑，AST，ALT，ALP；↑SOD，Cat，血管舒张，NO	
Sprague Dawley 大鼠	30～60mg/kg 体重或 0.5g/kg 食物	↓TC，LDL-C，TG，LPO，NEFAs，脂肪肝，HMG-CoA，FAS，SREBP-2，葡萄糖，HOMA-IR，HT，血管重塑，P47phox，TNF-α，AST，ALT，ALP，BW；↑HDL-C，NO，eNOS	
Sprague Dawley（STZ）大鼠	30～60mg/kg 体重	↓TC，TG，葡萄糖，CK，LDH，NO(*x*)，TBARS，ALT，AST；↑HDL-C，SOD，GSH，GST，HO-1	
SHR 大鼠	1～100mg/kg 体重	↓HT	
SHRSP 大鼠	9.5～10mg/kg 体重	↓TC，LDL-C，TG，葡萄糖，ACE，HT，Nox-1	
C57BL/6J 大鼠	5g/kg 食物	↓TC，TG，脂肪肝，FAS，TBARS，FAS，BW；↑HDL-C，Cat，GPx，PON1	
C57BL/KsJ 小鼠，纯合子	0.05g/kg 体重	↓TC，LDL-C，葡萄糖；↑胰岛素，糖苷原合成，GK	
ICR 小鼠	20～50mg/kg 体重	↓TC，TG，NEFA，脂肪肝，SREBP-1，FAS，葡萄糖，ACC，PEPCK，G6Pase，IR，瘦素蛋白	
		↑脂联素，CPT1A，PPAR-α	
ApoE–/–小鼠	0.2g/kg 食物	↓TC，ApoB，ApoB/ApoA-1，ACAT，动脉粥样硬化斑块，TBARS，WAT；↑SOD，Cat，GPx，GR，PON1	
仓鼠	5mg/kg 食物	↓TC，LPO，HDL-C	
兔子	0.2g/d	↓TG，粥样硬化斑块	
大鼠	0.000 01～30mmol/L	内皮依赖性/非依赖性血管舒张，↑Ach 反应，↓O_2^-	

注：ALT 为丙氨酸氨基转移酶；ApoA 为载脂蛋白 A；ApoB 为载脂蛋白 B；AST 为天冬氨酸转氨酶；BW 为体重；Cat 为过氧化氢酶；CK 为肌酸激酶；CPT1A 为肉毒碱棕榈酰转移酶 1A；eNOS 为内皮型一氧化氮合酶；FAS 为脂肪酸合成酶；G6Pase 为葡萄糖 6-磷酸酶；GK 为葡萄糖激酶；GPx 为谷胱甘肽过氧化物酶，GR 为谷胱甘肽还原酶；GSH 为谷胱甘肽；GST 为谷胱甘肽-*S*-转移酶；HDL-C 为高密度脂蛋白胆固醇；HMG-CoA 为 3-羟基-3-甲基戊二酰辅酶 A 还原酶；HO-1 为血红素加氧酶；HOMA-IR 为胰岛素抵抗的稳态模型评价；HT 为高血压；IL-1β 为 1β-白细胞介素；IR 为胰岛素抗性；LDH 为乳酸脱氢酶；LDL-C 为低密度脂蛋白胆固醇；LPO 为脂质氢过氧化物；NEFA 为非酯化脂肪酸；NF-κβ 为核因子 κβ；NO 为氮氧化物；NO(*x*)为氮氧化物中间物；Nox-1 为 NADPH 氧化酶；O_2^- 为超氧阴离子；P47phox 为中性粒细胞溶胶因子；PEPCK 为磷酸烯醇丙酮酸羧激酶；PON1 为对氧磷酶；PPAR 为过氧化物酶体增殖物激活受体；SOD 为超氧化物歧化酶；SREBP 为胆固醇调节因子结合蛋白；TBARS 为硫代巴比妥酸反应物；TC 为总胆固醇；TG 为甘油三酯；TGF-β 为 β-转移生长因子；TNF-α 为 α-肿瘤坏死因子；WAT 为白色脂肪组织；ApoE–/–（apolipoprotein E）为两个等位基因全部敲除小鼠，广泛用于高脂血症等动物模型；STZ 为链脲佐菌素（streptozotocin）；CCl_4 为四氯化碳；L-NAME 为 N-硝基-L-精氨酸甲酯；SHR 为自发性高血压大鼠（spontaneous hypertension rat）；SHRSP 为易卒自发性高血压大鼠（spontaneous hypertension rat-stroke prone strain）；Sprague Dawley 为美国 Sprague Dawley 农场用 Wistar 大鼠培育而成；ICR 小鼠为美国癌症研究所（Institute of Cancer Research）分送各国饲养实验，各国称之为 ICR 小鼠；Ach 为乙酰胆碱；ACAT 为酰基辅酶 A 胆固醇酰基转移酶；NEFAs 为非酯化脂肪酸

（4）稻米多酚的抗血脂异常特性

血脂异常指的是血液中脂类水平不正常的现象，通常与肥胖紧密相关。血脂状态的生物标志物包括总胆固醇、低密度脂蛋白、高密度脂蛋白、甘油三酯。伴随着肥胖增加的脂肪会引起总胆固醇、低密度脂蛋白、甘油三酯升高，致使血脂异常。体外试验研究表明，黑米提取物抑制关键脂肪转录因子、过氧化物酶体增殖物激活受体、CCAAT-增强子结合蛋白-γ、CCAAT-增强子结合蛋白-δ 的产生，使脂肪细胞的分化被抑制，进而

引起脂类在C3H101/2骨髓间质干细胞（MSC）的积累减少（Kim et al.，2016）。黑米提取物通过增强 mRNA 成骨特异性转录因子 2、碱性磷酸酶提高细胞内的钙沉积，促进MSC的生成。研究发现，黑米提取物含量最丰富的是C3G和P3G，具有抑制脂类积累、在脂肪细胞分化过程中诱导脂肪细胞转录因子生成的作用，花青素在前体（原）细胞中可作为脂肪细胞/成骨细胞轴的调节因子（Jang et al.，2015）。

黑米提取物中的花青素可减少血清中甘油三酯水平（可达 46%）、减轻啮齿动物体重（可达4.6%）（Yang et al.，2011；Xia et al.，2006）。摄入黑米提取物可增加与β-、ω-脂肪酸氧化相关的 mRNA 的表达，但即使在黑米提取物存在条件下脂肪氧化增加，血清中甘油三酯、总胆固醇的含量仍显著下降（Jang et al.，2012）。

临床医学研究发现，糖尿病前期超重人群，连续 12 周摄入糙米后体重减轻、脂代谢改善。摄入糙米米糠能够显著降低中等程度高血脂人群血清中的胆固醇、提高低密度脂蛋白与高密度脂蛋白的比率（Gerhardt and Gallo，1998）。糙米米糠的水提物可有效降低1型、2型糖尿病人群血清中葡萄糖、总胆固醇、低密度脂蛋白胆固醇和载脂蛋白B的含量（Qureshi et al.，2002）。大量研究表明，稻米米糠的健康功效是稻米中多种生物活性物质共同作用的结果，特别是阿魏酸、α-硫辛酸、芥子酸等酚类物质的自由基清除能力，可显著改善伴糖尿病诱发的糖化、氧化、骨质疏松、高血脂等多种病症。

（二）γ-谷维素

1. 含量与分布

γ-谷维素化合物是由阿魏酸（或咖啡酸）和三萜（甾醇或三萜醇）酯化形成的，也称为甾类阿魏酸。不同地区和季节种植的欧洲糙米品种中 γ-谷维素含量大致相同，为26～63mg/100g，此外，水稻籽粒成熟度对γ-谷维素水平没有显著影响（Miller and Engel，2006）。美国南部7个水稻品种中，γ-谷维素的含量为2510～6864mg/kg。粳稻和籼稻亚种相比，粳稻（246.3mg/kg）中γ-谷维素的平均含量均显著高于籼稻（190.1mg/kg）。发芽对稻米中γ-谷维素含量也具有显著影响。例如，糙米在发芽过程中γ-谷维素含量可增加0.8～1.5倍。此外，稻米的不同部位中γ-谷维素的含量也各不相同，米糠、米糠油和稻米油中γ-谷维素的含量见表5-6。

表5-6　米糠、米糠油和稻米油中γ-谷维素的含量

稻米相关产品	γ-谷维素	阿魏酸	生育三烯酚	参考文献
稻米米糠	1 270～7 100	—	17.1～170	Nantiyakul et al.，2012 Perez-Ternero et al.，2017
红外加热稻米米糠提取物	—	≈0	400.4±0	Nantiyakul et al.，2012
稻米米糠酶法提取物	3 490～8 950	351±5	16.52～170	Perez-Ternero et al.，2016
米糠油（冷榨油）	6 480～17 500	0.004±0	563～620	Kumagai et al.，2009 Nantiyakul et al.，2012 Pengkumsri et al.，2015
稻米油（热榨油）	6 230±310	—	520±30	Pengkumsri et al.，2015
稻米油（己烷提取）	18 490±1 520	—	1 110±60	Pengkumsri et al.，2015

注：—表示未检测

2. 结构与理化性质

γ-谷维素的分子结构见图 5-3。从结构上讲，附着在 C-4 上甲基的数量是植物甾醇和三萜醇类的主要区别：植物甾醇类在 C-4 上没有甲基或只有一个甲基（4-甲基固醇），而三萜醇类在四环系统中包含两个甲基。稻米中 γ-谷维素的主要组分是环木菠萝烯醇阿魏酸酯、24-亚甲基环木菠萝烷醇阿魏酸酯（Miller and Engel，2006）。

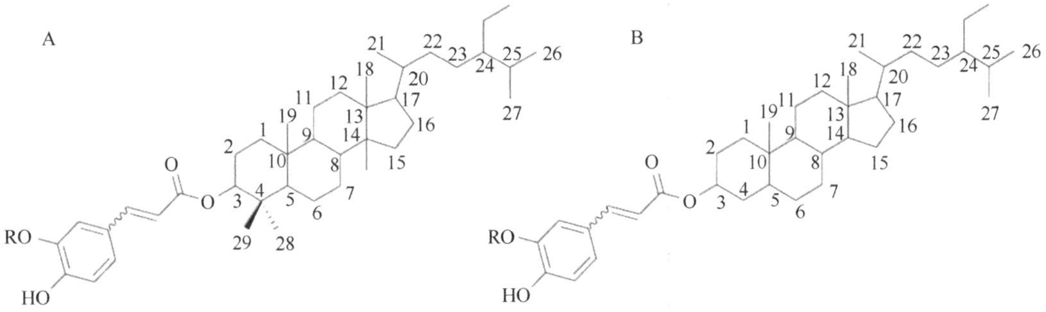

图 5-3 γ-谷维素的分子结构（Pengkumsri et al.，2015）

A. 三萜醇酯；B. 植物甾醇酯；R=Me，阿魏酸甾醇酯；R=H，咖啡酸甾醇酯

3. 功能特性

γ-谷维素在肠道发生水解产生阿魏酸、三萜醇类（或甾醇），水解产物被人体吸收而产生多种生理功能（Bhaskaragoud et al.，2016；Hallikainen et al.，2014）。

γ-谷维素水解产生的阿魏酸，被人体肝吸收后，通过抑制 HMG-CoA 还原酶（3-羟基-3-甲基戊二酸单酰辅酶 A 还原酶）来抑制胆固醇在肝中的合成（Wang et al.，2015）。动物实验研究结果表明，摄入阿魏酸和 γ-谷维素后，总胆固醇、游离脂肪酸、低密度脂蛋白胆固醇、甘油三酯减少，高密度脂蛋白胆固醇增加，脂代谢改善。由于 γ-谷维素在肠道、肝的双重降脂作用，比阿魏酸具有更好的降脂作用。动物实验结果表明，两个等位基因全部敲掉的动脉粥样硬化小鼠（ApoE–/–）体内，γ-谷维素可通过改善脂代谢，阻止粥样硬化斑块的发展（Kwon et al.，2010）。人体临床试验研究结果也表明，γ-谷维素具有改善脂代谢的作用（Sasaki et al.，1990；Ishihara，1984）。γ-谷维素的动物及人体试验结果见表 5-7。

表 5-7 γ-谷维素的动物及人体试验结果

试验动物	谷维素摄入剂量	效果	参考文献
Wistar 大鼠	2～20g/kg 食物	↓TC，LDL-C，VLDL-C，脂肪肝；↑HDL-C，粪便中胆固醇，胆汁流量，总胆汁释放量	Wang et al.，2015 Kwon et al.，2010 Sasaki et al.，1990 Ishihara，1984
Wistar（STZ）大鼠	50～100mg/kg 体重或 52.5g/kg 食物	↓LPO，葡萄糖，IR；↑SOD，GSH，脂代谢	
Wistar（Triton WR-1339）大鼠	50～100mg/kg 体重	↓TC，LDL-C，VLDL-C，TG，LPO，LDL-C/HDL-C；↑HDL-C，GSH	
Sprague Dawley 大鼠	0.1～10g/kg 体重	↓TC，LDL-C，TC/HDL-C，TG，NEFA，脂肪肝，FAS，SREBP-2，HMG-CoA，LDH，葡萄糖，IR，CRP，IL-6，ALT，AST，BW；↑HDL-C，脂联素	

续表

试验动物	谷维素摄入剂量	效果	参考文献
C57BL/6 J 小鼠	0.085～15mg，或 5g/kg 食物	↓TC，TG，脂肪肝，FAS，G6PDH，TBARS，NF-κB，BW，↑HDL-C，SOD，Cat，GPx，GR，PON1，粪便中胆固醇，脂联素	Wang et al.，2015 Kwon et al.，2010 Sasaki et al.，1990 Ishihara，1984
仓鼠	5～10g/kg 食物	↓TC，VLDL-C，TG，LPO，胆固醇吸收，粥样硬化斑块；↑HDL-C，粪便中胆固醇	
兔子	10g/kg 食物	↓巨噬细胞吸收胆固醇，OxLDL	
高血脂人群	300mg 谷维素	↓TC，LDL-C，ApoB，TG，LPO	

注：CRP 为 C 反应蛋白；G6PDH 为葡萄糖-6-磷酸酶；IL-6 为白细胞介素 6；OxLDL 为氧化低密度脂蛋白；VLDL-C 为极低密度脂蛋白胆固醇；C57BL/6 为 C57black6 实验小鼠；其余缩写同表 5-5

（三）三萜醇、甾醇

稻米米糠中的三萜醇、甾醇具有显著的降血脂作用。小鼠的实验研究结果表明，三萜醇、甾醇在肝中能够降低脂肪酸的合成，通过葡萄糖依赖性抑胃肽（GIP）和非依赖性 GIP 来降低体重（Okahara et al.，2016；Fukuoka et al.，2014）。仓鼠的实验结果表明，三萜醇、甾醇阻碍胆固醇在肠道的吸收，增加排泄的粪便中胆固醇的含量（Trautwein et al.，2002）。另外，研究还证实，稻米米糠中的三萜醇与甾醇能够降低餐后血糖水平，甾醇能够减少人体总胆固醇、低密度脂蛋白胆固醇的含量（Fukuoka et al.，2014；Vissers et al.，2000）。

甾醇、三萜醇作为 γ-谷维素的水解产物，可增加胆固醇的释放，其作用机制为植物甾醇、三萜醇通过物理化学作用影响肠道溶解态的胆固醇胶束，基底外侧甾醇输出 ATP 结合盒（ABC）-A 的活性增加（Brauner et al.，2012）。

（四）生育三烯酚

生育三烯酚属于维生素 E 家族成员，维生素 E 由 4 种生育酚和 4 种生育三烯酚组成。生育三烯酚在自然界中的裸麦、小麦胚、大麦等谷物、蔬菜中的含量很低，棕榈、大豆、稻米米糠中含有丰富的生育三烯酚（Adhikari et al.，2006）。结构上，生育三烯酚结构由环状的色原烷醇与脂肪族烃基侧链组成，生育三烯酚与生育酚不同之处在于生育三烯酚的侧链有 3 个双键，因而具有更高的抗氧化、抗炎活性，更易被吸收。生育三烯酚在体内可能转化为 α-生育酚。生育三烯酚保护心血管方面的动物和临床试验研究结果见表 5-8。

据报道，生育三烯酚具有抗氧化、保护心血管、降血脂、调节血糖、降血压等多种生理功能。生育三烯酚抗氧化作用的机制：直接中和活性氧基团、增加抗氧化酶的活性（Siddiqui et al.，2010）。生育三烯酚通过抑制 3-羟基-3-甲基戊二酰辅酶 A 还原酶（HMG-CoA）、脂肪酸合成酶、肉毒碱棕榈酰转移酶 1（CPT1）、胆固醇 7-α-羟化酶（CYP7A1）的活性，降低血液中胆固醇和脂类氧化，具有保护心血管的作用（Burdeos et al.，2012；Qureshi et al.，2000）。生育三烯酚的降脂机制还包括泛素化、HMG-CoA 的

表 5-8　生育三烯酚对预防心血管疾病的效果

试验动物与人体临床试验	摄入剂量	效果	参考文献
		临床前试验	
Wistar 大鼠	4～50mg/kg 体重	↓TC，LDL-C，VLDL-C，HMG-CoA，LPO，TBARS	Watkins et al.，1993；Minhajuddin et al.，2005
Wistar（STZ）大鼠	200～400mg/kg 体重	↓TC，LDL-C，VLDL-C，TG，LPO，葡萄糖，$HbA1_c$，NO(*x*)，TBARS，TGF-β；↑HDL-C，SOD，Cat，GPx，GR	Siddiqui et al.，2013
Sprague Dawley 大鼠	10mg/kg 体重	↓TC，LDL-C，HMG-CoA，GST	Iqbal et al.，2003
Fischer 334 大鼠	5～10mg/d	↓TC，TG，LPO，脂肪肝；↑CPT1，CYP7A1	Newaz et al.，2003
SHR 大鼠	15～150mg/kg 食物	↓LPO，HT；↑SOD，eNOS，NO，TAOC	
Long-Evans（OLETF）大鼠	0.5g/kg 食物	↓脂联素；↓脂肪肝，大鼠抵抗素	
C57BL/6J ApoE（+/–）小鼠	100mg/kg 食物	↓TC，LDL-C，粥样硬化斑块	
B6 LDLR–/– 小鼠	50g/kg 食物	↓TC，TG	
KKAy 小鼠	1g/kg 食物	↓LPO，↑GPx	
仓鼠	23～263mg/kg 体重	↓TC，LDL-C，ApoB，TG	
兔子	50～60mg/kg 体重	↓TC，LDL-C，TG，LPO，粥样硬化斑块，血管重塑	
鸡	1～50mg/kg 食物	↓TC，LDL-C，ApoB，TG，HMG-CoA，FAS，TXB2，PF4	
猪	50mg/kg 食物	↓TC，LDL-C，ApoB，TG，HMG-CoA，葡萄糖，TXB2，PF4；↑胰岛素	
		临床试验	
高胆固醇	25～200mg	↓TC，LDL-C，OxLDL，VLDL-C，ApoB，TG，TXB2，↑HDL-C/LDL-C	
中等程度的高胆固醇	500mg	↓TC，LDL-C，TG	
2 型糖尿病和高血脂	3mg/kg 体重	↓ TC，LDL-C	
健康	150～160mg	↓CRP，蛋白质羰基，AGE；↑HDL-C，HDL-C/TC，ApoA Ⅰ，ApoE，GPx	

注：AGE 为晚期糖基化终产物；ApoA Ⅰ为载脂蛋白 A Ⅰ；ApoB 为载脂蛋白 B；ApoE 为载脂蛋白 E；Cat 为过氧化氢酶；CPT1 为肉毒碱棕榈酰转移酶 1；CRP 为 C 反应蛋白；CYP7A1 为胆固醇 7-α-羟化酶；eNOS 为内皮型一氧化氮合酶；FAS 为脂肪酸合成酶；GPx 为谷胱甘肽过氧化物酶；GR 为谷胱甘肽合成酶；GST 为谷胱甘肽-*S*-转移酶；$HbA1_c$为糖化血红蛋白；HDL-C 为高密度脂蛋白胆固醇；HMG-CoA 为 3-羟基-3-甲基戊二酰辅酶 A 还原酶；HT 为高血压；LDL-C 为低高密度脂蛋白胆固醇；LPO 为脂质氢过氧化物；NO 为氮氧化物；NO(*x*)为氮氧化物中间物；OxLDL 为氧化低密度脂蛋白；PF4 为血小板因素 4；SOD 为超氧化物歧化酶；TAOC 为总抗氧化能力；TBARS 为硫代巴比妥酸反应物；TC 为总胆固醇；TG 为甘油三酯；TXB2 为血栓素 B2；VLDL-C 为极低密度脂蛋白胆固醇；TGF-β 为 β-转移生长因子

降解、胆固醇调节因子结合蛋白（SREBP）合成过程的阻断（Song and DeBose-Boyd，2006）。动物实验表明，稻米米糠中的生育三烯酚还具有改善血糖、促进胰岛素释放的作用（Siddiqui et al.，2013，2010；Newaz et al.，2003；Qureshi et al.，2001）。值得注意的是，α-生育酚不但不具有与生育三烯酚同样的降脂、抗氧化作用，还可抑制 Fischer 344 大鼠（摄入西方饮食）在 mRNA 转录水平上 CPT1A 和 CYP7A1 的表达（Shibata et al.，2016）。一些临床研究均表明，稻米米糠中的 α-生育酚能够改善人体脂代谢，具有预防、治疗高脂血症的作用（Ajuluchukwu et al.，2007；Baliarsingh et al.，2005）。

α-生育酚、生育三烯酚具有不同的生理功能，可能是由于生育三烯酚具有的不饱和侧链使其能够在细胞膜高效分布、进入富含饱和脂肪酸的组织，如大脑、肝等（Suzuki et al.，1993）。

二、小麦中的生物活性物质

小麦是一种世界性作物，在许多国家作为主食食用。绝大多数小麦是白色或红色颗粒，也存在一些其他小麦品种，如紫色和蓝色小麦粒等，但数量相对有限。小麦作为重要的食品原料，在日常生活中通常被磨成面粉，进而制成馒头、面包、面条、蛋糕等主食产品。

大量研究证实，全谷物中存在的独特生物活性物质，使其具有降低慢性疾病，包括2型糖尿病、心血管疾病和一些癌症等发病率的显著功效（Seo et al.，2015；Landberg et al.，2014；Tucker et al.，2014），全谷物食品在消费市场上已逐渐比精制谷类食品更受欢迎。全麦作为最容易推广的全谷物食品，受到越来越多的关注。因此，对小麦全籽粒中健康物质系统而全面的表征，对于农业育种和开发以及全谷物食品的加工和推广具有极为重要的意义。小麦中的生物活性物质主要包括以下几种：多酚类化合物、类胡萝卜素、生育酚、烷基间苯二酚和其他杂类化合物（甾醇、甾类阿魏酸、苯并噁嗪类）以及木脂素等（Chanson-Rollé et al.，2014；Piironen et al.，2009）。

（一）多酚类化合物

1. 含量分布

全麦产品中一般都含有麸皮、胚和胚乳等部分。生物活性物质在全麦中的分布不均匀，一般而言，胚和麸皮中通常含有较高浓度的生物活性物质。大量研究表明，多酚类化合物主要分布于小麦麸皮中，含量为1000～3000mg/kg（Bushuk et al.，2002；Abrol and Uprety，1971）。对于全麦粉而言，加工过程会对其多酚类化合物的含量产生显著影响，例如，小麦制粉流程中收集的4个不同部分：麦糠、麸皮、麸皮粉以及碾磨获得的最纯胚乳部分中多酚类化合物的含量各不相同，麸皮和麦糠中含量较高，约为4000mg/kg，麸皮粉中约为3000mg/kg，碾磨获得的最纯胚乳部分中酚类物质含量最低，不同小麦碾磨部分酚类化合物含量按照依次下降的顺序排列为麦糠＞麸皮＞麸皮粉＞碾磨获得的最纯胚乳部分（Beta et al.，2005）。

不同颜色小麦籽粒酚类物质含量也存在显著差异。紫色、红色、黄色和白色小麦籽粒在甲醇提取物中的总酚含量为77～226mg/100g，按照小麦籽粒颜色不同，多酚类化合物含量由高到低的顺序为紫色＞红色＞黄色＞白色（Lu et al.，2014）。将148个不同基因型的白小麦与24个不同基因型红小麦进行比较后发现，相比白小麦，红小麦的总酚和总黄酮的含量更高，分别达到14%和20%（Ma et al.，2014）。小麦中的多酚类化合物包括酚酸、黄酮、花青素和木脂素，小麦不同部位多酚类化合物的含量见表5-9。

表 5-9　小麦多酚类化合物的含量

含量	酚酸	黄酮	花青素	木脂素	参考文献
精制小麦粉	66.0～97.0g/g 干重			主要分布在小麦的麸皮部分，已从小麦麸皮中鉴定出不少于 6 种木脂素，总含量为 2774mg/100g。其中，丁香树脂醇是麸皮中最主要的木脂素，含量可达 1953mg/100g，其次是异落叶松脂、落叶松脂素、开环异落叶松树脂酚、松脂醇和罗汉松脂酚，含量分别为 297mg/100g、257mg/100g、142mg/100g、106mg/100g 和 9.4mg/100g	Abdel-Aal and Hucl，2003；Begum et al.，2004；Moore et al.，2005；Tsao，2007；Liu et al.，2010；Lu et al.，2014
全麦粉	627.8～745.6g/g 干重				
小麦麸皮	2774mg/100g 干重				
小麦籽粒	小麦籽粒中，阿魏酸是最主要的酚酸，含量高达 74～87mg/100g，约占总酚酸的 79%。香兰素酸、对香豆酸和芥子酸含量次之，约为 2mg/100g，咖啡酸含量最低（＜1mg/100g）	白小麦的总黄酮含量最低，仅为 9.6mg/100g	浅色小麦的总花青素含量均小于 1mg/100g		
有色小麦籽粒	紫色小麦中香兰素酸和阿魏酸含量较高，含量分别高于 2.58mg/100g 和 81.38mg/100g。红小麦和黄小麦籽粒中的对香豆酸含量高于其他小麦，白小麦籽粒中的香兰素酸、咖啡酸和对香豆酸含量与红小麦和黄小麦籽粒相当，但芥子酸含量明显较低（Liu et al.，2010）	紫小麦的黄酮含量最高，为 21.59～102.95mg/100g，黄小麦和红小麦的黄酮含量中等，分别为 13.44mg 和 10.72mg/100g	紫色小麦的花青素含量为 2.5～23.5mg/100g，而红色、黄色和白色小麦籽粒中花青素含量明显较低。因此，花青素可作为区别紫色小麦和其他有色小麦的主要成分		

2. 结构与理化性质

（1）酚酸

在谷物中，大多数酚酸以不溶性的酯化结合形态存在于细胞壁中，只有一小部分以游离酚酸存在。阿魏酸是小麦籽粒中最丰富的酚酸，分子结构见图 5-4。此外，小麦中还含有少量的对羟基苯甲酸、香兰素、丁香酸、邻香豆酸、对香豆酸、水杨酸和芥子酸（Moore et al.，2005）。

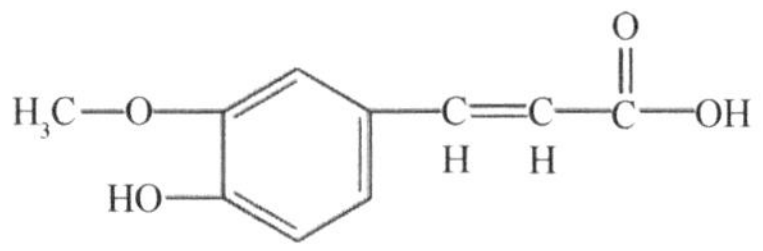

图 5-4　阿魏酸分子结构式

（2）花青素

花青素又称花色素，是广泛存在于植物中的水溶性色素，属于类黄酮类化合物。花青素的基本结构上有 8 个共轭双键，易溶于水、乙醇等极性溶剂，难溶于氯仿等非极性溶剂。花青素酰基化后在水中的溶解度增大，在一些特殊的小麦品种，如蓝色和紫色小麦籽粒，类黄酮的主要成分是花色苷。同其他多酚一样，已在红色、蓝色和紫色小麦麸皮中发现了大多数已知的花色苷，其中，蓝色和紫色小麦中主要的花色苷是矢车菊素和芍药苷，分子结构见图 5-5。蓝色小麦花色苷特殊的分子结构，使其在 pH 为 1 时仍然具有较好的热稳定性，但在较高的 pH（3～5）时则易缓慢降解，较高温度（65～95℃）下，蓝色小麦花色苷将会加速降解。此外，蓝色小麦及其提取物处于加热条件时，SO_2 能够使其稳定性增强（Abdel-Aal and Hucl，2003）。

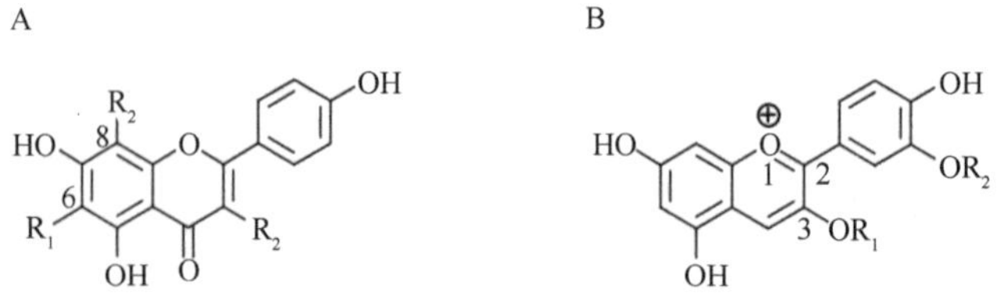

A

芹菜素-6C-阿拉伯糖苷-8C-葡萄糖苷：R_1=阿拉伯糖，R_2=葡萄糖
芹菜素-6C-葡萄糖苷-8C-阿拉伯糖苷：R_1=葡萄糖，R_2=阿拉伯糖
芹菜素-6C-阿拉伯糖苷-8C-半乳糖苷：R_1=阿拉伯糖，R_2=半乳糖
芹菜素-6C-半乳糖苷-8C-阿拉伯糖苷：R_1=半乳糖，R_2=阿拉伯糖

B

矢车菊素-3-葡萄糖苷：R_1=葡萄糖，R_2=H
矢车菊素-3-半乳糖苷：R_1=半乳糖，R_2=H
芍药素-3-葡萄糖苷：R_1=葡萄糖，R_2=Me

图 5-5　小麦中发现的主要类黄酮（Tsao，2007）

A. 黄酮醇（芹菜素-C-二糖苷）；B. 花色苷（矢车菊素-3-葡萄糖苷和芍药苷-3-葡萄糖苷）

（3）木脂素

木脂素是一种主要由两个对丙基苯酚氧化偶联而形成的天然化合物，大部分以游离状态存在，少部分与糖基结合存在于植物的木质部和树脂中。通常所说的木脂素为其二聚体，少数情况下指其三聚体和四聚体。小麦中 6 种常见木脂素结构如图 5-6 所示。

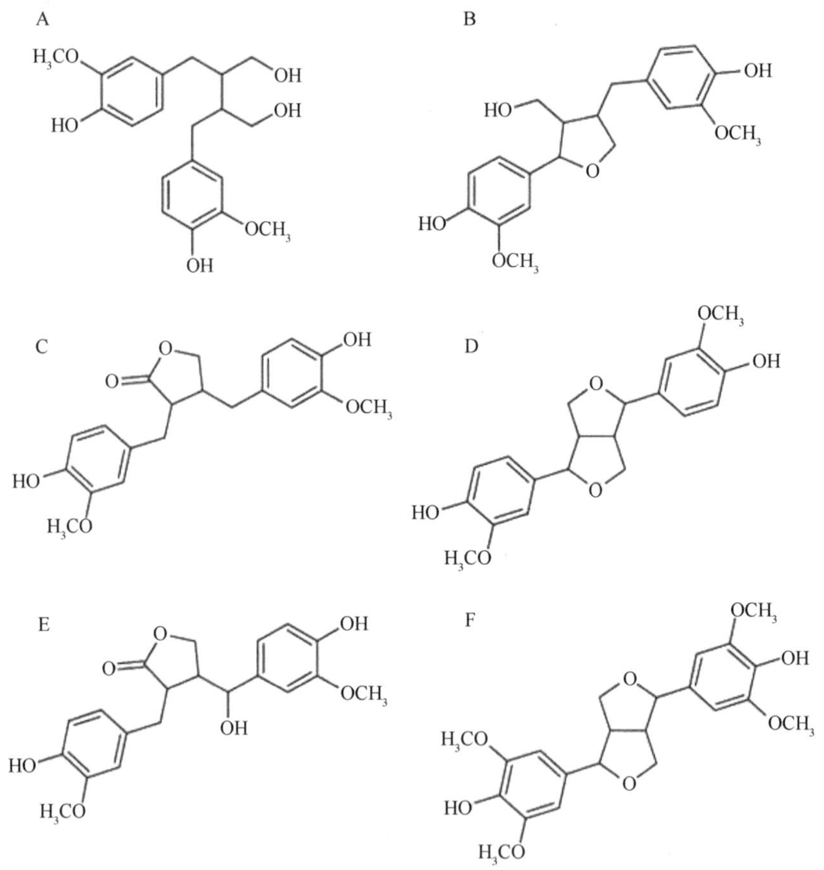

图 5-6　小麦中常见的 6 种木脂素（Tsao，2007）

A. 开环异落叶松脂素（SECO）；B. 落叶松脂素（LARI）；C. 罗汉松脂素（MATA）；D. 松脂素（PINO）；E. 羟罗汉脂素（HMR）；F. 丁香脂素（SYR）

3. 功能特性

小麦籽粒富含多酚类化合物，对于植物自身来说，酚酸如阿魏酸等是保护小麦籽粒的物理和化学屏障。因为多酚类化合物具有极为重要的抗氧化活性，可以防止自由基所造成的破坏，同时还因其辛辣微苦的味道为昆虫和动物所不喜，能够减少植物组织被害虫和动物食用。

（1）酚酸的功能特性

对于人体而言，小麦酚类物质能增强人体对各种疾病的抵抗力。麸皮不易被人体系统消化，而胃肠道酯酶（来自肠黏膜和微生物区系）有助于麸皮中阿魏酸和双阿魏酸的释放，肠中酚酸的释放能够显著降低人类患结肠癌的风险（Waston et al.，2014）。核因子 kappa B（NF-κB）是一种重要的核内转录因子，通过控制先天免疫过程、细胞凋亡、细胞增殖和细胞存活来调节促炎症基因。研究证实，NF-κB 活性的增加与几种人类癌症和慢性炎症性疾病有直接关系，而小麦酚酸（游离态和结合态）对 NF-κB 的活性具有显著的调节作用（Hole et al.，2012）。

另外，大量研究表明，食用精制阿魏酸对健康有许多潜在的益处。首先，当饮食中添加阿魏酸时，能够明显抑制 ApoE 型小鼠（严重动脉粥样硬化的小鼠动物模型）动脉中出现脂肪斑块。其次，与单用高脂饲料相比，在高脂饲料中添加阿魏酸可有效减缓小鼠体重增加的趋势，降低血浆和肝中胆固醇的浓度以及氧化应激程度。此外，饮食中添加阿魏酸（≥250mg/kg）还能够降低大鼠患结肠肿瘤的概率，说明阿魏酸也具有预防结肠癌的功能活性（Kwon et al.，2010；Son et al.，2010；Kawabata et al.，2000）。

（2）花青素的功能特性

花青素是一种生物类黄酮化合物，其最主要的生理功能是能够清除自由基，即具有较强的抗氧化能力。研究发现，花青素是迄今为止人类发现的最有效的天然抗氧化剂，同时也是很有效的自由基清除剂，其抗氧化的能力是生育酚的 50 倍，是抗坏血酸的 20 倍。另外，花青素能够有效抑制葡萄糖酶、淀粉酶的活性，在糖尿病的预防和治疗上具有明显效果。花青素对于体脂的积累具有一定的抑制作用，说明花青素可用于治疗肥胖以及由此而带来的其他疾病。此外，花青素对于许多类型的癌症具有一定的预防和治疗效果，如食管癌、皮肤癌、乳腺癌等，其机制是通过抑制分裂素活化蛋白激酶的活性，进而对肿瘤转移和生长起到抑制作用（Podsędek et al.，2017；Tsuda，2012；Hou et al.，2004）。

（3）木脂素的功能特性

木脂素具有抗前列腺癌和抗肿瘤活性，可用于治疗结直肠癌。高剂量摄入木脂素还可降低心血管疾病的风险（Landete，2012；Peterson et al.，2010）。

（二）类胡萝卜素

1. 含量与分布

类胡萝卜素是一类天然脂溶性物质的总称，广泛存在于细菌、真菌、藻类以及绿色植物中，在小麦中含量较高。全麦中总类胡萝卜素（carotenoid）的浓度为 0.8～2.17μg/g，叶黄素是小麦中含量最高的类胡萝卜素，其次是玉米黄质和 β-胡萝卜素。类胡萝卜素含量最高的是胚部分，其次是麸皮和胚乳部分。全麦中，叶黄素和玉米黄质含量分别为 0.5～1.44μg/g 和 0.2～0.39μg/g，此外在小麦中还检出了其他类胡萝卜素，如 β-隐黄质和 β-胡萝卜素，但浓度较低，含量分别为 0.01～0.13g/g 和 0.09～0.21μg/g（Moore et al.，2005）。

2. 结构与理化性质

类胡萝卜素是由 8 个异戊二烯作为基本基团构成的碳氢化合物及其氧化衍生物的总称。根据类胡萝卜素类聚异戊二烯骨架及其所含有的不同的羟基化、环氧化及酮类末端基团，通常可以分为两大类：①含有不饱和烃的碳氢类化合物——胡萝卜素；②胡萝卜素的氧化类衍生物——叶黄素。此外，还可以根据不同的化学特性进一步细分为 4 个亚族：①易溶于有机溶剂石油醚中的胡萝卜素（α-胡萝卜素、β-胡萝卜素、γ-胡萝卜素和番茄红素）；②非酸性氧衍生物的胡萝卜素醇（虾青素、叶黄素和玉米黄质）；③胡萝卜素醇的酯类（β-8′-胡萝卜酸酯）；④能溶于碱溶液的胡萝卜素酸（胭脂树脂、红酵母红素和藏红花素等）（曾坚，2016），分子结构见图 5-7。

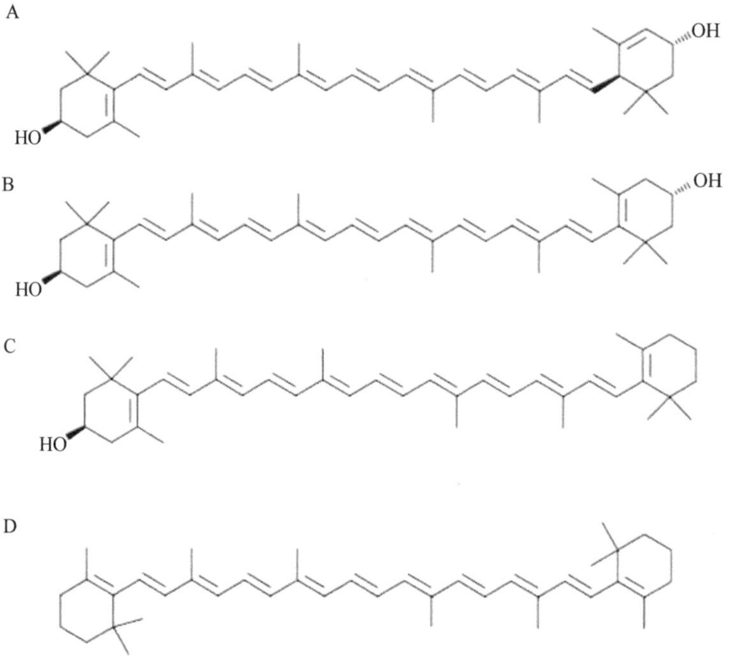

A

HO OH

B

HO OH

C

HO

D

图 5-7　小麦中常见的类胡萝卜素（Tsao，2007）

A. 叶黄素；B. 玉米黄质；C. β-隐黄素；D. β-胡萝卜素

不同类胡萝卜素具有不同的分子结构。目前自然界中发现的类胡萝卜素总计 600 多种。不同种类的类胡萝卜素由于所含共轭双键数量不同，其各自吸收光谱特性也不相同，从而在自然界呈现不同的颜色。全麦中，颜色是最常用的品质指标，是由类胡萝卜素及其酯化衍生物的存在而产生的。类胡萝卜素在光照、酸性、氧及高温条件下不稳定，容易降解。在一般温度（不太高）条件下，类胡萝卜素依旧保留大部分活性，但在持续高温加热条件下，会发生一系列物理化学反应，如氧化、分解、异构化以及环化等，从而失去绝大部分生物活性。

3. 功能特性

类胡萝卜素特殊的分子结构使其具有淬灭单线态氧和清除自由基的能力，因此类胡萝卜素是天然的抗氧化剂。从营养学角度讲，类胡萝卜素能够通过抑制胆固醇的生物合成，降低低密度脂蛋白胆固醇水平。类胡萝卜素还能通过在芳香环和/或共轭双键系统上结合铁来增加人体对铁的吸收。

（三）生育酚

生育酚（维生素 E）是一种脂溶性维生素，主要存在于小麦胚油中，麦胚是自然界中生育酚较为丰富的来源之一。全麦样品中总生育酚和生育三烯酚的浓度为 27.6～79.7μg/g（Lampi et al.，2008）。生育酚和生育三烯酚在小麦籽粒中的分布也不均匀，胚或胚乳外层生育酚含量较高，胚乳部分生育酚含量较低。小麦籽粒外层（包括果皮、种皮和糊粉层）和胚乳部分含有较高浓度的生育三烯醇（Piironen et al.，2009）。硬质小麦、软质小麦和意大利粗粒小麦籽粒中总生育酚含量差别不大，为 56.5～74.3μg/g，其中生育三烯酚含量占 66%～77%。此外，不同溶剂提取获得的生育酚含量也存在差异，例如，超临界流体、正己烷、氯仿/甲醇提取物中生育酚总量分别为 2179mg/100g、2154mg/100g、1874mg/100g（Ge et al.，2002）。

1. 结构与理化性质

维生素 E 包括 4 种生育酚和生育三烯酚，全麦谷物是维生素 E 的重要来源之一。生育酚具有饱和的植酸基侧链，而生育三烯酚具有含 3 个双键的异戊二烯基侧链。生育酚与类胡萝卜素相似，均具有较强的抗氧化性，可清除羟基自由基等，可中断一系列链式反应，与一些植物抗氧化剂具有协同增效作用。天然生育酚共有 8 种类型，即 α-、β-、γ-、δ-生育酚和 α-、β-、γ-、δ-生育三烯酚，分子结构见图 5-8 和图 5-9，软、硬小麦籽粒中都含有 α-，β-，δ-和 γ-生育酚（Moore et al.，2005）。

2. 功能特性

生育酚和生育三烯酚是天然存在的脂溶性成分，可保护生物膜免受氧化并保持免疫功能（Frank et al.，2012）。它们在减少各种退行性疾病（如心血管疾病、癌症、炎性疾病、神经系统疾病等）以及白内障方面具有潜在效用。

（四）烷基间苯二酚

1. 含量与分布

酚类脂质也称为烷基间苯二酚（AR），是由 Kozubek 和 Tyman（1995）首次在小麦中发现的一类特殊的酚类类脂，具有显著的两亲性（Kozubek and Tyman，1995）。全麦中烷基间苯二酚含量为 489～1429μg/g（Ross et al.，2003），主要分布于小麦麸皮中，碾

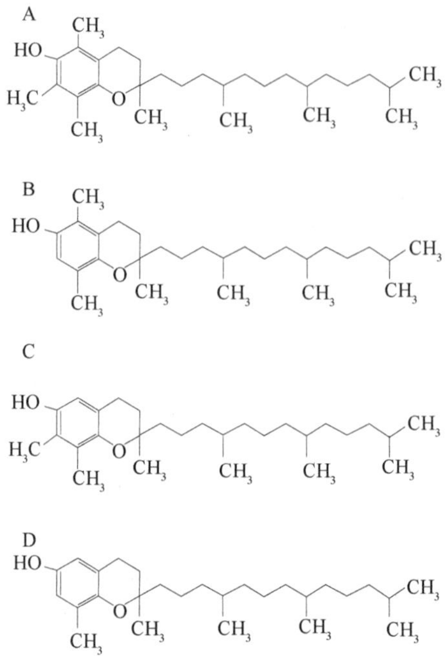

图 5-8　生育酚结构式（Moore et al.，2005）

A. α-生育酚；B. β-生育酚；C. γ-生育酚；D. δ-生育酚

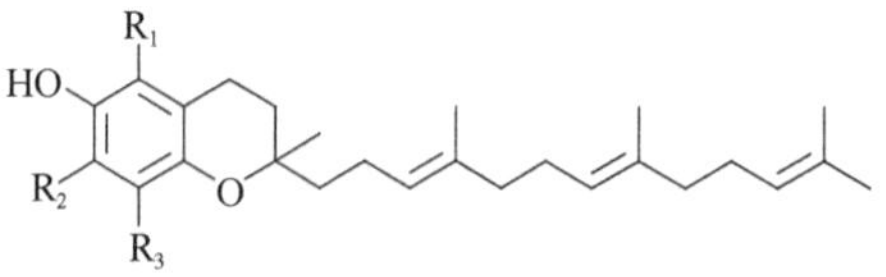

α- 生育三烯酚：$R_1=R_2=R_3=CH_3$
β- 生育三烯酚：$R_1=R_3=CH_3$；$R_2=H$
γ- 生育三烯酚：$R_1=H$；$R_2=R_3=CH_3$
δ- 生育三烯酚：$R_1=R_2=H$；$R_3=CH_3$

图 5-9　小麦及其制品中存在的生育三烯酚（Moore et al.，2005）

磨生产的精制面粉中绝大多数的烷基间苯二酚会损失。

2. 结构与理化性质

烷基间苯二酚的分子式为 1,3-二羟基-5-烷基苯，是苯环 C5 位氢被含奇数碳原子的长链烷基取代而生成的一类衍生物的总称。烷基间苯二酚的烷基链长短不一，某些烷基链上含有 1～3 个双键或酮基、羟基等取代基，且大都位于 8、11、14 位碳原子上，与含 18 个碳原子的不饱和脂肪酸非常相似（王宇飞，2018），分子结构见图 5-10。

除了存在直链脂肪烃侧链和单个酚环外，烷基间苯二酚在结构上与生育酚相似，烷基侧链可包含 13～27 个碳原子。已报道的小麦烷基间苯二酚主要有 5 种：5-*N*-烷基间苯二酚，5-烯基间苯二酚，5-氧代烷基间苯二酚，5-氧代烯基间苯二酚和 5-羟基烯基间苯二酚，其分子量见表 5-10。

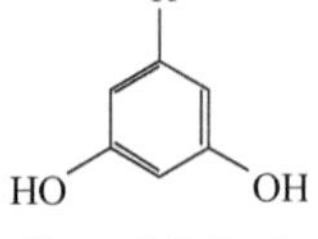

图 5-10　常见的烷基间苯二酚结构式（Luthria et al.，2015）

表 5-10　小麦中常见的烷基间苯二酚名称及分子量（Luthria et al.，2015）

R	AR 名称	简写	分子质量/Da
$C_{17}H_{35}$	5-*N*-烷基间苯二酚	AR C17:0	348
$C_{19}H_{39}$	5-烯基间苯二酚	AR C19:0	376
$C_{21}H_{43}$	5-氧代烷基间苯二酚	AR C21:0	404
$C_{23}H_{47}$	5-氧代烯基间苯二酚	AR C23:0	432
$C_{25}H_{51}$	5-羟基烯基间苯二酚	AR C25:0	460

3. 功能特性

烷基间苯二酚在短时间内能够被人体吸收且吸收量较大，可达 80%以上。研究发现，在食用小麦和黑麦的全麦产品后，人体血浆烷基间苯二酚水平能够立即达到微摩尔浓度。烷基间苯二酚具有多种功能特性。第一，烷基间苯二酚可作为氢供体，具有自由基清除能力，是理想的体外抗氧化源；第二，烷基间苯二酚的不同变体对人前列腺癌细胞（PC3）具有较高的细胞毒性，在治疗前列腺癌方面具有一定效果；第三，烷基间苯二酚具有酶抑制作用，能够抑制脂肪细胞的脂解；第四，烷基间苯二酚具有降低肝胆固醇、减少肝脂肪堆积和降低空腹血糖的作用，此外还具有降低胰岛素抵抗的作用（Landberg et al.，2014，2008；Kamal-Eldin et al.，2001）。

（五）叶酸

1. 含量与分布

四氢叶酸（tetrahydrofolate）及其衍生物统称为叶酸。叶酸在小麦各组织中分布不均匀，通常在籽粒的外层和胚中含量较高，麸皮中叶酸含量是籽粒总含量的两倍多（1600ng/g 干物质）。不同等级的小麦麸皮中的叶酸含量都很高，为 1820～4140ng/g，糊粉层中的叶酸含量约为 5150ng/g（Arcot et al.，2002；Fenech et al.，1999；Mullin and Jui，1986）。

小麦在食用前通常需要经过研磨、分离和分级等精制流程，精制后会对叶酸含量产生影响。当出粉率分别为 87%和 66%时，叶酸浓度分别降低到全麦面粉总量的 79%和 10%。Patring 等（2009）报道，瑞典和挪威全麦面粉中的叶酸含量为 220～530ng/g，但过筛后小麦粉中的叶酸含量仅为 46～220ng/g。

不同种类、不同地区的小麦中叶酸含量存在显著差异。软麦类的小麦粉中叶酸含量明显低于硬麦类小麦粉。例如，软麦麸皮中叶酸含量比硬麦麸皮中的叶酸含量高出约 50%。瑞典和挪威的全麦面粉叶酸含量分别为 220～430ng/g 和 380～530ng/g（Patring et al.，2009；Mullin and Jui，1986）。

2. 结构与理化性质

叶酸在自然界中有多种存在形式，其母体化合物是由蝶啶、对氨基苯甲酸和谷氨酸 3 种成分结合而成，分子结构见图 5-11。叶酸是一种水溶性维生素，亦称维生素 M，它是淡橙黄色结晶或薄片，分子式为 $C_{19}H_{19}N_7O_6$，相对分子质量为 441.4，熔点 250℃，溶于热稀盐酸和硫黄，略溶于乙酸、氢氧化钠及碳酸钾溶液，不溶于乙醇、丁醇、醚、丙酮、氯仿和苯溶液中。

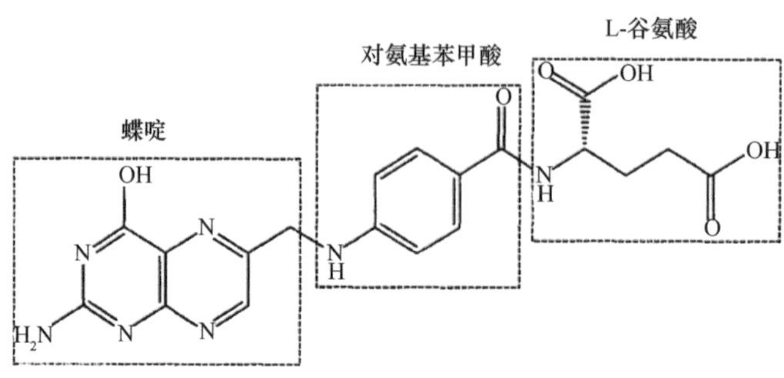

图 5-11　叶酸分子结构（Basset et al.，2005）

谷物中的大多数叶酸通常以甲酰和甲基衍生物的形式存在。小麦中的叶酸由几种不同形式的维生素 M 组成，它们的生物利用度几乎没有太大差异，但它们的稳定性可能会影响各自的生物活性（Gregory et al.，2005）。

3. 功能特性

全麦谷物是叶酸的良好来源，叶酸是一种 B 族维生素，对于核苷酸合成和一些反应（包括一碳单位的转移）都是必不可少的。大量研究发现，叶酸可以有效预防胎儿发育过程中的神经管缺陷，叶酸缺乏可导致巨幼细胞性贫血。此外，叶酸还可预防心血管疾病、脑卒中和某些癌症，包括大肠癌、胰腺癌和食管癌等（Czeizel and Dudás，1992；Wald et al.，1991）。许多国家制定了叶酸强化政策，如美国面粉的叶酸强化剂量为 140μg/100g、澳大利亚面粉强化剂量为 200μg/100g、加拿大面粉强化剂量为 150μg/100g 等，我国面粉叶酸强化剂量为 200μg/100g（王冰洁等，2008）。谷物产品是饮食中叶酸的主要来源，虽然食物来源的天然叶酸的生物利用度估算值各不相同（Vahteristo et al.，2002），但总体而言，谷物产品中的内源性叶酸很容易被生物利用，并且具有很高的生物效价。值得注意的是，摄入高剂量的合成叶酸可能促进肿瘤的发生，但是这种作用是否仅限于合成叶酸仍有待进一步研究（Mason，2009）。

（六）其他活性组分

小麦中还含有其他具有生物活性的物质，如苯并噁嗪类和植物甾醇类等。苯并噁嗪类化合物是一类有效的天然化合物，小麦中苯并噁嗪类化合物的总含量非常低，约为 5ng/g。小麦胚组分中苯并噁嗪类化合物的含量高于麸皮和胚乳，细麸皮中苯并噁嗪类化合物的含量低于前两者。苯并噁嗪类化合物可被小麦吸收并代谢，从而成为全谷类的生物标志物（Adhikari et al.，2013）。个别苯并噁嗪类化合物具有抗炎、抗过敏和抗癌作用（Poupaert et al.，2005）。

植物甾醇是类异戊二烯类化合物，主要以游离或酯化形式存在，在小麦中，一部分植物甾醇以阿魏酸酯的形式存在。小麦富含植物固醇，其中单个植物甾醇的浓度，如谷甾醇、樟脑甾醇、甾烷醇等的浓度分布差异很大。小麦中总固醇含量为 78.3mg/100g，其中 53%为谷甾醇，16%为樟脑甾醇，22%为甾烷醇，9%为其他植物固醇（Nyström et al.，2007）。植物甾醇主要积累在小麦籽粒的麸皮和胚中，而甾基阿魏酸主要存在于麸皮中（Nurmi et al.，2012）。小麦胚脂质中，植物甾醇含量高达 492mg/100g，主要为谷甾醇和甾烷醇。此外，不同季节生长的小麦甾醇含量也存在一定差异，例如，冬小麦全麦中植物甾醇的含量为 670～959g/g，春小麦全麦中植物甾醇的含量为 797～949g/g（Poupaert et al.，2005）。植物甾醇的主要功能是调节膜的流动性和渗透性，此外还能够通过降低肠道胆固醇的吸收率来降低血浆胆固醇水平（Cohn et al.，2010）。

三、玉米中的生物活性物质

小麦、玉米、水稻和大麦并称全球四大粮食作物，玉米作为全球第一大粮食作物，2018 年世界产量高达 10.4 亿吨，占全世界粮食总产量的 35%（Van Hung，2014）。玉米籽粒由种皮、胚乳、胚组成，基本的营养物质包括水分 11%～14%、碳水化合物 56%～74%、蛋白质 8%～11%、油脂和膳食纤维 2%～13%，还含有大量其他生物活性物质，如多酚类化合物、类胡萝卜素、维生素 E、植物甾醇等。玉米中的这些生物活性物质具有防止退化性疾病，如癌症、糖尿病、心血管疾病发生等健康功效（Dasgupta and Klein，2014）。

（一）多酚类化合物

1. 含量与分布

酚类是指分子结构具有一个或多个芳香环，芳香环上连接一个或多个羟基的化合物。酚类可分为酚酸、类黄酮、二苯乙烯类、香豆素、单宁。类黄酮和酚酸是玉米中的主要酚类化合物。

玉米中酚类含量高于稻米[（7.99±0.39）μmol/g]、燕麦[（6.53±0.19）μmol/g]、小麦[（5.56±0.17）μmol/g]等常见谷物（Adom and Liu，2002）。其总酚含量因品种不同而变化，为 243.8～320.1mg/100g 干重（以没食子酸计）。高类胡萝卜素含量的玉米中总酚含量最高，可达（320.1±7.6）mg/100g 干重（以没食子酸计），黄玉米中含量为（285.8±14.0）mg/100g 干重，绿玉米中为（266.2±0.7）mg/100g 干重，白玉米中为（260.7±6.1）mg/100g 干重，红玉米中为（243.8±4.6）mg/100g 干重，总酚含量依次递减（De la Parra et al.，2007）。

2. 结构与理化性质

玉米中常见的酚类化合物主要是酚酸和类黄酮，分子结构见图 5-12。

（1）酚酸

酚酸是玉米中生物活性物质的主要组分。根据结构，酚酸可分为羟基苯甲酸及其衍生物和对羟基肉桂酸（羟基苯丙烯基酸）及其衍生物两大类，结构见图 5-13。玉米中的羟基苯甲酸类酚酸包括香草酸、芥子酸等，羟基肉桂酸包括对香豆酸、阿魏酸、咖啡酸等。玉米酚酸具有酸、苦、涩的味道，阈值为 40～90ppm[①]。

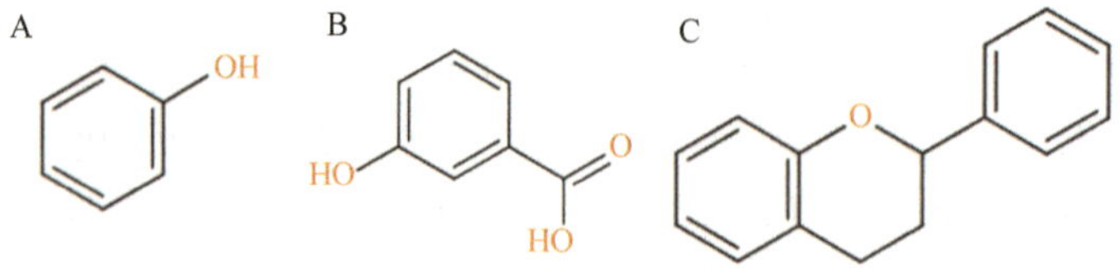

图 5-12　玉米中常见的酚类化合物（Adom and Liu，2002）
A. 酚；B. 酚酸；C. 类黄酮

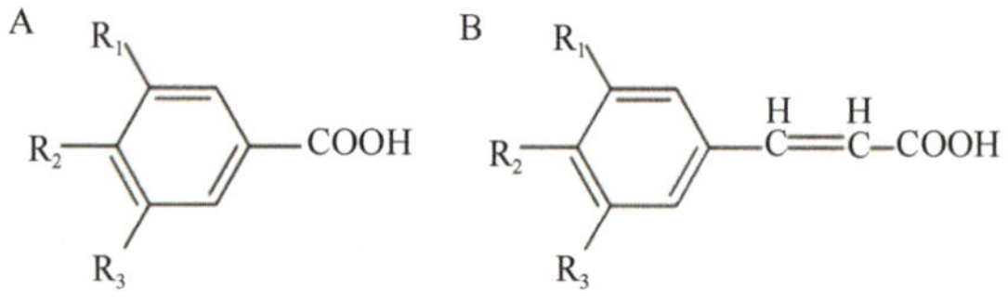

图 5-13　玉米中常见酚酸的结构（Adom and Liu，2002）
A. 羟基苯甲酸类酚酸；B. 羟基苯丙烯基酸类酚酸

黄玉米粉中酚酸含量为 309ppm，其主要由顺式阿魏酸、反式阿魏酸、对香豆酸、芥子酸等组成。玉米酚酸中含量最高的是阿魏酸，主要以结合态存在，并与细胞壁的组分，如纤维素、木质素、蛋白质等形成共价相连的酯键（Sosulski et al.，1982）。玉米中阿魏酸的总含量为（906.13±9.09）mol/100g，98.9%的阿魏酸以结合态存在，仅有 1%以可溶性结合物存在，剩余的 0.1%以游离态存在，也就是说，玉米中阿魏酸的结合态、可溶性结合物、自由态的比例为 98.9∶1∶0.1（Adom and Liu，2002）。

（2）类黄酮

类黄酮是玉米中种类最多的酚类化合物，其总体结构由 2 个芳香环（A 环、B 环）与含氧杂环（称为 C 环）组成。根据 C 环结构的不同，类黄酮分为黄醇、黄烷醇、花青素、异黄酮。

玉米中类黄酮的含量因品种不同而变化。经常食用的黄玉米品种中类黄酮的总含量为（1.68±0.17）mol/g（以儿茶酸计），多数以结合态存在，含量为（1.52±0.03）mol/g，少量以游离态存在，含量为（0.16 ± 0.004）mol/g（Adom and Liu，2002）。

花青素是玉米中的水溶性类黄酮，水溶液呈紫色或紫红色，颜色取决于溶液的 pH 和花青素的浓度。玉米种皮中含有大量的花青素，高达 50%，而糊粉层中花青素含量较低（Luna-Vital et al.，2017）。玉米籽粒的色泽可反映其花青素含量。例如，紫红色玉米籽粒中花青素含量最高，达 141.7mg/100g；蓝色玉米籽粒中花青素含量较低，仅为 62.7mg/100g。紫色玉米中的类黄酮包括花葵素-3-葡萄糖苷、矢车菊素-3-葡萄糖苷、飞燕草素-3-葡萄糖苷、芍药素-3-葡萄糖苷等（Ramos-Escudero et al.，2012），分子结构见图 5-14。

① 1ppm=1×10^{-6}，全书同

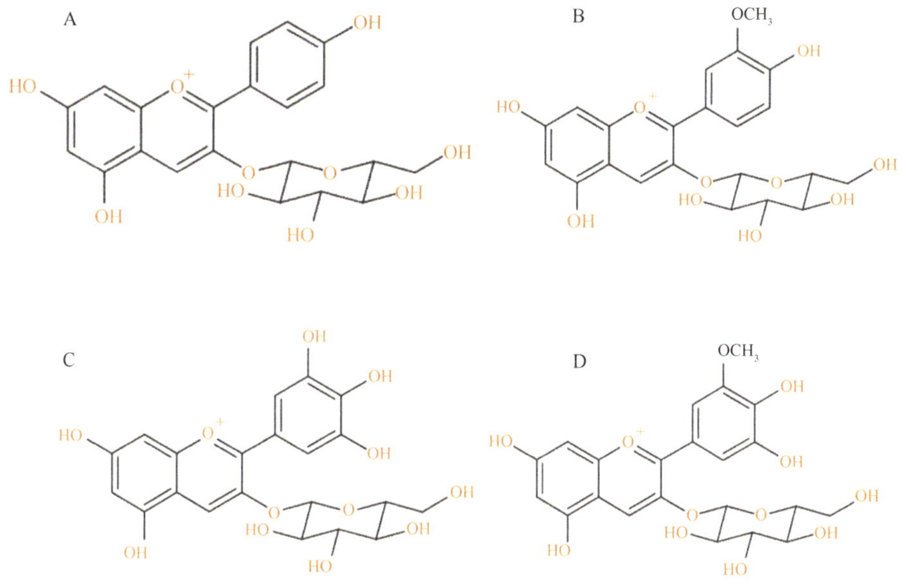

A　B　C　D

图 5-14　紫色玉米中常见的花青素结构

A. 花葵素-3-葡萄糖苷；B. 矢车菊素-3-葡萄糖苷；C. 飞燕草素-3-葡萄糖苷；D. 芍药素-3-葡萄糖苷

3. 功能特性

流行病学研究表明，摄入高含量的类黄酮能够减少心血管、糖尿病、癌症等疾病的发生风险；玉米花青素有益于消化道健康。剂量为 200mg/kg、连续 12 周的花青素饲喂动物实验结果表明，动物粪便中丁酸含量增加、体重降低为原来的 16.6%，因而花青素可减少肠癌的患病风险。玉米花青素抑制脂肪酸、甘油三酯合成的机制是通过抑制 mRNA 水平上相关酶的活性，减少甘油三酯在肝和白色脂肪中的积累。紫色玉米的花青素 3-*O*-β-D-葡萄糖苷具有多种促进人体健康的作用，如抗炎、抗氧化等（Tsuda，2012）。

（二）类胡萝卜素

1. 含量与分布

类胡萝卜素是天然色素，其色泽呈黄、橘黄、红色。目前，已从自然界中分离鉴定出 600 多种类胡萝卜素。其总体结构为异戊二烯在一端或两端环化形成含 40 碳的骨架。类胡萝卜素化学结构的中心部分长碳链含有共轭双键，大多数类胡萝卜素在自然界均以反式结构存在。类胡萝卜素是脂溶性化合物，人体吸收类胡萝卜素需要食物中含有 3～5g 油脂。均质和热处理等食品加工方式可以增加类胡萝卜素的生物利用率。

玉米中平均叶黄素含量（黄体素、玉米黄素、β-隐黄素之和）为 21.97μg/g，其中，黄体素为 15.54μg/g 玉米、玉米黄素为 5.84μg/g、β-隐黄素为 0.54μg/g（Moros et al.，2002）。

2. 结构与理化性质

已分离和鉴定的玉米中主要类胡萝卜素的分子结构见图 5-15。β-胡萝卜素、α-胡萝卜素、β-隐黄素是主要的维生素 A 原，在人体内可以转化为维生素 A，而叶黄素不能转化成维生素A。理论上，一分子的胡萝卜素通过肠道黏膜内的酶催化可以转化为两分子的维生素A；但实际上，维生素A原转化为维生素A的转化率较低。β-胡萝卜素、α-胡萝卜素的转化率可用体内试验维生素A的当量表示：1视黄醇当量（RE）= 1μg维生素A= 6μg β-胡萝卜素或12μg α-胡萝卜素。维生素A原可否转化为维生素A取决于人体维生素A的含量，如果人体内的含量超过人体的需要时，人体的调节机制可抑制维生素A的转化（Adom and Liu，2002）。

A

B

C

HO

D

OH

HO

E

OH

HO

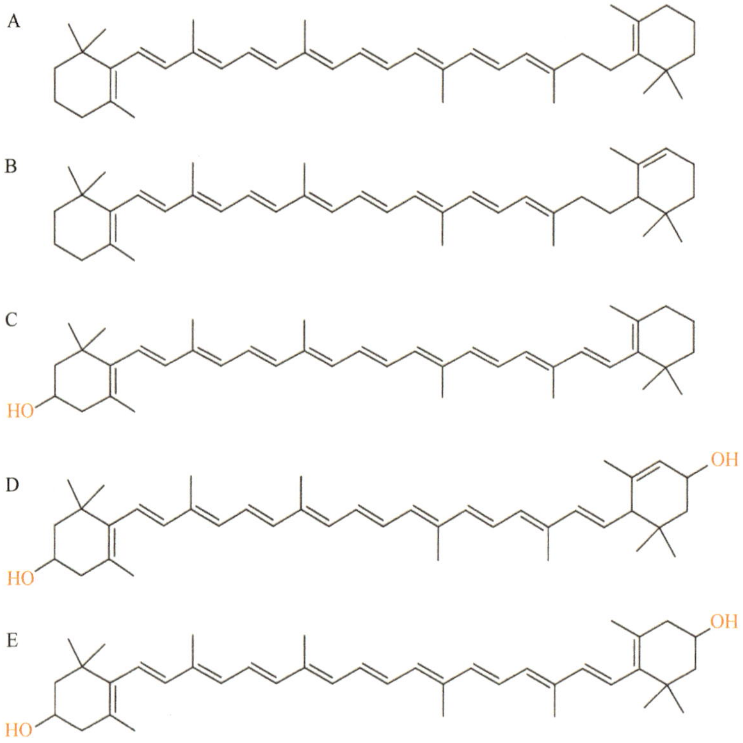

图 5-15 玉米中类胡萝卜素的结构（Adom and Liu，2002）

A. β-胡萝卜素；B. α-胡萝卜素；C. β-隐黄素；D. 叶黄素；E. 玉米黄素

3. 功能特性

类胡萝卜素具有吸收光、淬灭单线态氧的能力（Garavelli et al.，1998），其生理功能是作为维生素A原在体内产生维生素A，成为抗氧化剂捕获单线态氧自由基，因而促进人体健康。不同于类胡萝卜素，叶黄素（黄体素、玉米黄素）不能转化为维生素A。黄体素、玉米黄素可被选择性吸收进入人眼的黄斑区，吸收90%的蓝光（450～470nm），减少短波光到达眼中心部位引起的氧化损伤与压力。

（三）维生素E

1. 含量与分布

约95%的维生素E存在于玉米胚中（Grams and Blessin，1970）。维生素E家族由 8 个异构体组成，即生育酚（α-生育酚、β-生育酚、γ-生育酚、δ-生育酚）、生育三烯酚（α-生育三烯酚、β-生育三烯酚、γ-生育三烯酚、δ-生育三烯酚）（Liu and Zhu，2007），除了 β-生育三烯酚外，其他 7 种维生素 E 异构体均在玉米中发现。黄粒玉米中维生素 E 的总含量为 66.9mg/kg 干重，其中 α-生育酚 3.7mg/kg 干重、α-生育三烯酚 5.3mg/kg 干重、β-生育酚 0.2mg/kg 干重、γ-生育酚 45mg/kg 干重、γ-生育三烯酚 11.3mg/kg 干重、δ-生育酚 1.0mg/g 干重、δ-生育三烯酚 0.4mg/kg 干重（Panfili et al.，2003）。

2. 结构与理化性质

维生素 E 有两种主体结构（生育酚、生育三烯酚），两类维生素 E 的主体结构均由 6-羟基色团和异戊二烯侧链组成，分子结构见图 5-16。生育酚、生育三烯酚具有相似的化学结构，两者的主要区别在于叶绿醇侧链，生育酚的叶绿醇侧链化学键饱和，而生育三烯酚的侧链含有碳碳双键。

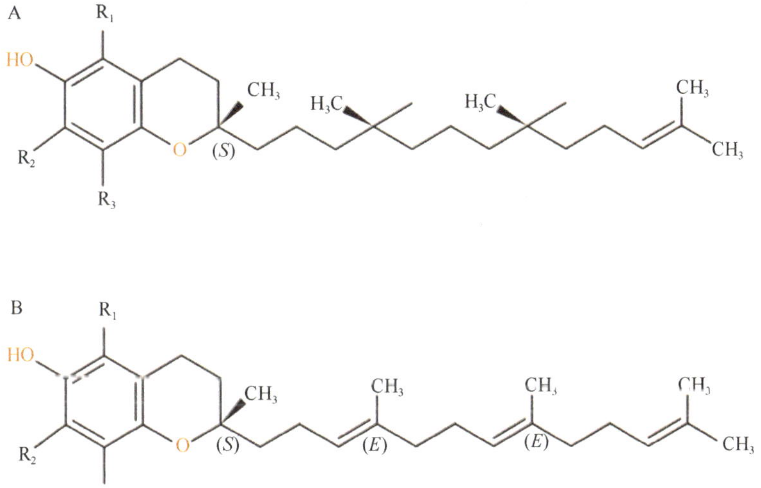

图 5-16　玉米中生育酚、生育三烯酚的结构（Adom and Liu，2002）

A. 生育酚；B. 生育三烯酚

3. 功能特性

人体中维生素 E 的主要功能是维持细胞膜的完整性和作为脂溶性抗氧化剂。与生育酚相比，生育三烯酚具有更强的预防癌症和心血管疾病的作用；还具有提高人体免疫力，修复 DNA 损伤等生物功能（Ramanathan et al.，2018；Wong et al.，2017；Ross and Savolainen，2014）。

（四）植物甾醇

1. 含量与分布

植物甾醇是植物细胞壁与细胞膜的必需成分，主要存在于玉米胚（油）中。玉米油中 56%～60%甾醇以甾醇酯形式存在，酯化甾醇在其他植物油脂中含量很低。大多数植物油的植物甾醇含量为 1～5g/kg，而玉米油中植物甾醇的含量为 5.13～9.79g/kg；粗玉米油中植物甾醇含量（8.09～15.57g/kg）高于精炼玉米油中植物甾醇的含量（7.15～9.52g/kg）(Piironen et al.，2000)。玉米胚含油量高（4.2%～30.7%），而胚乳、皮中含油量仅为 0.4%～1.2%。谷甾醇是玉米中的主要植物甾醇，占玉米植物甾醇的 77%～78%，菜油甾醇（13%～23%）次之，豆甾醇 δ-5-燕麦甾烯醇在玉米中含量很少，玉米胚乳中植物甾烷醇的含量最高。

2. 结构与理化性质

植物甾醇是甾醇、类固醇的统称，与胆固醇具有类似的主体结构，两者的不同之处在于侧链。玉米甾醇的结构见图 5-17。基于 C-4 位置甲基基团的数量，植物甾醇可分为 4 个亚类，包括 4-无甲基甾醇、4,4′-二甲基甾醇、4-甲基甾醇和谷甾醇（Nes，1987）。

3. 功能特性

摄入高含量的植物甾醇（1.6g/d）能够降低血清中低密度脂蛋白胆固醇和总胆固醇含量，而对高密度脂蛋白胆固醇含量无影响。其机制是植物甾醇与胆固醇在小肠内竞争参与胶束的形成，因而抑制胆固醇的吸收（Nissinen et al.，2002；Hendriks et al.，1999）。

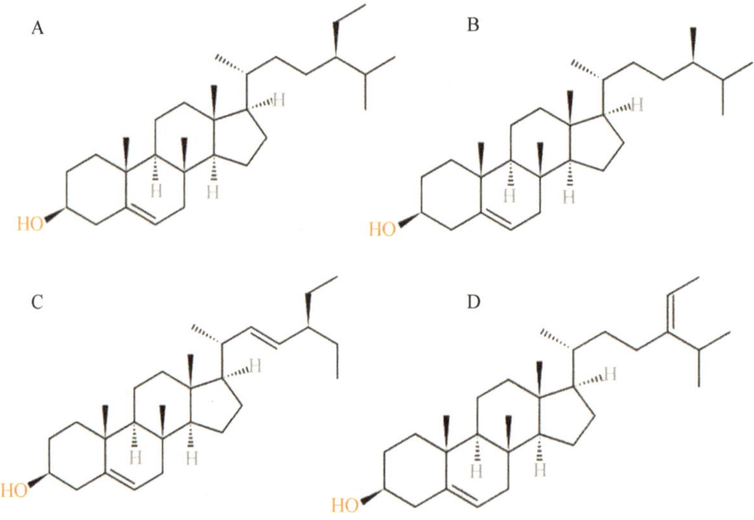

图 5-17　玉米甾醇的结构（Luthria and Liu，2015）

A. 4-无甲基甾醇；B. 4,4′-二甲基甾醇；C. 4-甲基甾醇；D. 谷甾醇

（五）其他生物活性化合物

除上述列举的生物活性物质外，玉米中还含有其他生物活性物质，如木脂素。木脂素（落叶松脂素、马台树脂醇、松脂素、开环异落叶松树脂酚）是全谷物中的生物活性物质，其具有抗癌、抗氧化等生物功能（Alphonse and Aluko，2015）。玉米中的开环异落叶松树脂酚、落叶松脂素的含量分别约为 12μg/100g 干重、11μg/100g 干重，不含有

马台树脂醇、松脂素（Durazzo et al.，2013）。

第三节　禾谷类杂粮中的生物活性物质

一、燕麦中的生物活性物质

植物性食物中存在的天然、微量，具有预防或减轻心血管疾病等慢性疾病的生物活性物质，称为植物化学物。燕麦（*Avena sativa* L.）是植物化学物的重要来源，主要包括β-葡聚糖、生育酚、甾醇、植酸、燕麦蒽酰胺等。近年来一些研究发现，燕麦中含有多种促进人体健康的生物活性物质，逐渐引起广泛关注。食用燕麦与减少血清中胆固醇、降低心血管疾病发生的风险，癌症、糖尿病、肠道紊乱等疾病的预防密切相关。

（一）多酚类化合物

1. 含量与分布

燕麦的酚酸主要包括咖啡酸、阿魏酸等，它们与甘油、长链脂肪醇、ω-羟基酸、二醇等缩合成酯，并以酯的形式存在于燕麦各组织中（Daniels and Martin，1968）。Sosulski 等（1982）首次开展燕麦多酚类化合物的定量研究，从去皮的燕麦（Harmon 品种）粉中提取出 3 种酚酸：可溶性酚酸、可溶性酚酸酯、不溶性结合态酚酸；燕麦中可溶性酚酸、可溶性酚酸酯、不溶性酚酸的含量分别为 8.7mg/kg、20.6mg/kg、57.7mg/kg。

2. 结构与理化性质

（1）酚酸

燕麦中的阿魏酸、香草酸、芥子酸、对香豆酸、对羟基苯甲酸等酚酸以可溶或不溶性结合态存在。通过碱水解、β-葡萄糖苷酶水解等方式可释放结合态的酚酸。结合态的酚酸分为可溶性的酚酸酯类和不溶性酯类（与多糖、蛋白质、细胞壁等结合）。其中，不溶性酚酸主要是阿魏酸，可溶性酚酸主要包括对羟基苯乙酸、原儿茶酸、丁香酸，此外还发现了 3 种新酚酸，即燕麦酚酸及其 3′-羟基、3′-甲氧基的衍生物，分子结构见图 5-18。

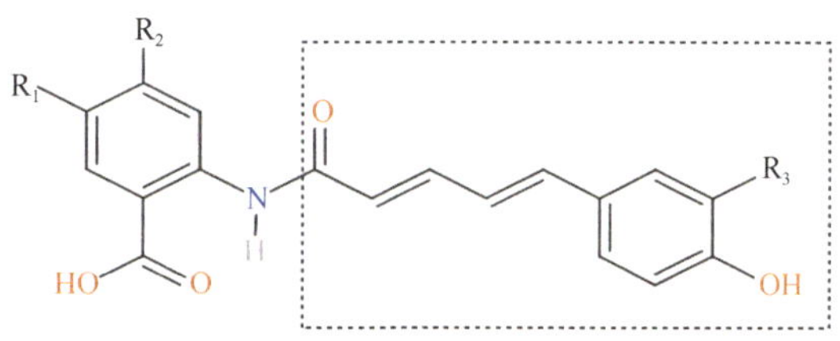

图 5-18　燕麦酚酸及其衍生物（虚线框内）与氨基苯甲酸相连（Peterson，2001）

（2）类黄酮

燕麦中含有芹菜素、木犀草素（3′,4′,5,7-四羟黄酮）、麦黄酮、槲皮素、莰非醇（4,5,7-

三羟黄酮醇）等黄酮类物质，还含有黄酮的糖苷衍生物，包括6-C-、8-C-葡萄糖基芹菜素，槲皮素-3-*O*-芸香糖苷，分子结构见图5-19。

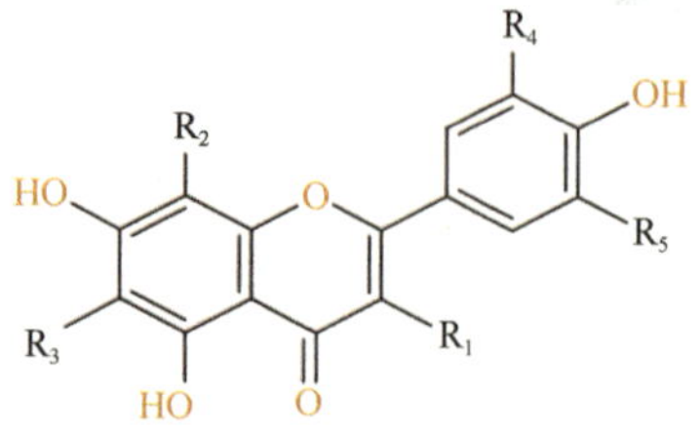

R_4 OH R_2 HO O R_5 R_3 R_1 HO O

图5-19　燕麦类黄酮的结构（Peterson，2001）

3. 功能特性

7个燕麦品种燕麦籽粒、燕麦种皮甲醇提取物的体外抗氧化活性试验表明，除Stormogul品种（皮色为紫红色，其燕麦种皮提取物的抗氧化活性高于其他品种2～3倍）外，燕麦籽粒比燕麦种皮具有较高的抗氧化活性，其抗氧化活性可能主要源于高浓度的酚酸。未加热和加热处理的燕麦籽粒甲醇提取物（主要为多酚类化合物）的抗氧化能力研究表明，未加热处理的燕麦种皮抗氧化活性最高，未加热处理的燕麦籽粒抗氧化活力也较高，而加热的麸皮、燕麦籽粒中的抗氧化活力较低。

（二）维生素E

1. 含量与分布

燕麦中生育酚主要是α-生育三烯酚，α-生育酚含量较少，也发现少量的β-生育酚。提取、分析生育酚相对简单，通常使用甲醇、氯仿/2-丙醇等有机溶剂从粉碎、干燥的谷物中提取（Barnes，1983）。燕麦生育酚总量受基因型和生长区域的显著影响，生长在美国3个地域、12个基因型的燕麦中生育酚总含量为19.0～33.0mg/kg，α-生育酚、α-生育三烯酚占生育酚总量的86%～91%（Peterson and Qureshi，1993）。燕麦中生育酚的总含量为15～48mg/kg（13个燕麦基因型，主要产于欧洲）（Lasztity et al.，1980）和18.6～18.8mg/kg（2个燕麦基因型，产于英国）（Barnes，1983）。几乎所有生育酚均分布于胚中，而大多数生育三烯酚分布于胚乳。生育酚在未经加工的燕麦中稳定性较好，在室温下可保存7个月；但在一些加工的燕麦产品中，如干燥的去壳燕麦片，存储1～2个月生育酚会发生显著降解（Peterson，1995）。

2. 结构与理化性质

植物生育酚中有8个生育酚具有维生素E的活性，其中包括4种生育酚和4种生育三烯酚，分子结构见图5-20。生育酚、生育三烯酚在结构上的区别在于母育酚中色满环（苯并二氧六环）上的甲基基团的数量与位置存在差异，母育酚结构上的差异性与其抗氧化等生物活性有关（David and Peterson，2001；Suarna et al.，1993）。

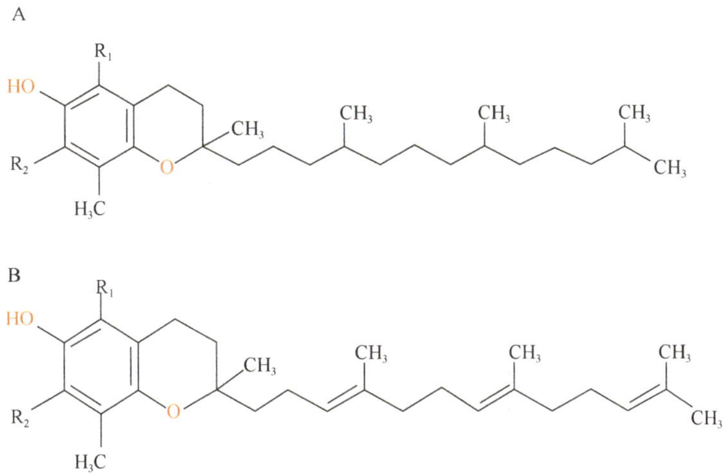

图 5-20　燕麦中生育酚的分子结构（David and Peterson，2001）

A. 生育酚；B. 生育三烯酚

3. 功能特性

高油脂含量的燕麦品种 Matilda（含油量 25%），相比其他燕麦品种的燕麦籽粒，表现出较高的体外抗氧化活性，这可能是 Matilda 品种的燕麦中生育酚含量较高所致。一些研究表明，燕麦在动物、人体内具有较高的体内抗氧化活性。利用 α-生育酚含量相同的燕麦和大麦喂养奶牛后发现，燕麦组奶牛的牛乳抗氧化活性更强，说明燕麦中的抗氧化剂成分相比大麦更多地转移至了牛乳中。

（三）蒽酰胺

1. 含量与分布

燕麦中含有一种燕麦生物碱，又称蒽酰胺，是燕麦的特有成分（Ratnasari et al.，2017）。蒽酰胺主要分布于燕麦籽粒中，10 个基因型燕麦中蒽酰胺 A1 的含量为 40～132mg/kg（Dimberg et al.，1993）。瑞士学者测定了 3 个燕麦品种的蒽酰胺组分 1、3、4 在燕麦仁中的含量，分别为 21～43mg 蒽酰胺 A1/kg、28～62mg 蒽酰胺 A3/kg、25～47mg 蒽酰胺 A4/kg（Dimberg et al.，1996）。

2. 结构与理化性质

利用高效液相色谱法（HPLC）从燕麦中提取分离出了蒽酰胺，并分析了燕麦 80% 乙醇提取物中蒽酰胺的分子结构，见图 5-21（Dimberg et al.，1993；Collins and Mullin，

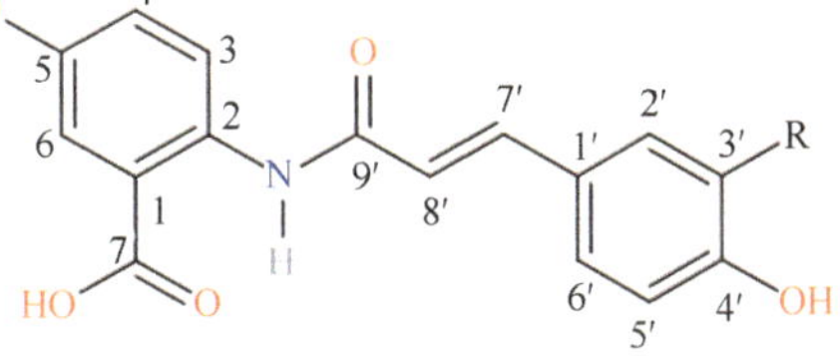

图 5-21　几种蒽酰胺的结构（David and Peterson，2001）

1988)。被确定的 2 个物质分别命名为蒽酰胺 A1、蒽酰胺 A2，分子式分别鉴定为 *N*-(4′-羟基-3′-甲氧基苯乙烯酰基)-5-羟基邻氨基苯甲酸、*N*-(4′-羟基-3′-甲氧基苯乙烯酰基)-5-羟基-4-甲氧基邻氨基苯甲酸（Dimberg et al.，1993）。

3. 功能特性

燕麦中的蒽酰胺具有抗炎、抗过敏、抗刺激、抗红斑和止痒活性、抗癌活性等功效（Pellegrini et al.，2016；Fu et al.，2015）。有研究表明，燕麦蒽酰胺溶液具有明显的抗组胺效果，对皮肤的瘙痒、红斑和水肿具有明显的效果。燕麦蒽酰胺对过敏性皮炎的抑制活性（抑制率为 83.9%）与氢化可的松相当（浓度为 0.1%氢化可的松抑制率为 83.1%），但没有类固醇激素的任何副作用；浓度为 30ppm 的燕麦蒽酰胺可使组胺产生剂 48/80 诱导的背部瘙痒小鼠在 30min 内挠痒的次数由 61 次减少至 27 次，下降了 55.7%；浓度为 0.45ppm 的燕麦蒽酰胺能够有效地减少红斑，可能是由于减少了自由基的产生和保护了 DNA 免受光损伤。此外，富含蒽酰胺的燕麦提取物可抑制多种大肠癌细胞的增殖，如 HT29、Caco-2、LS174T 和 HCT116，其原因可能是蒽酰胺抑制前列腺素 E2 的产生（Guo et al.，2007a）。

燕麦蒽酰胺具有多功能的抗炎活性的原因可能包括抑制与炎症发生直接相关的角化细胞核因子 NF-κB 降解，阻止细胞核因子 NF-κB 上 p65 蛋白亚基的磷酸化，从而阻断细胞炎症的发生过程；减少炎症免疫反应的发生和皮肤神经性皮炎的反应；抑制肿瘤坏死因子 TNF-α 诱导的 NF-κB 降解酶活性，减少炎症因子和导致特应性皮炎 IL-8 的释放（Yang et al.，2014；Guo et al.，2007a）。

（四）甾醇

燕麦中含有多种甾醇，其中的一些甾醇具有抗氧化活性。β-谷甾醇是燕麦中的主要甾醇之一，Δ5-、Δ7-燕麦甾醇的含量也较高（分子结构见图 5-22），这 3 种甾醇占燕麦中 14 种甾醇的 80%～85%。Δ5-燕麦甾醇具有抗氧化活性，分布于燕麦籽粒或全谷物中，含量为 1.08～1.95mg/g（Piironen et al.，2002；Dutta and Appelqvist，1996）。不同于其他种类的抗氧化剂，Δ5-燕麦甾醇在种皮中的含量很低。

（五）植酸

燕麦中植酸的含量受土壤中可利用的磷和其他环境因素的影响。美国 3 个生长地的 4 个燕麦品种中，4 年间燕麦植酸平均含量为 12.7mg/g（Shewry，2011），而分布于 4 个芬兰生长地域的 5 个燕麦品种中，2 年植酸平均含量为 5.6～8.7mg/g（Saastamoinen，1992a，1992b）。植酸能与人体必需的金属元素螯合，如 Zn、Fe、Mg、Ca 等，降低其吸收。发芽过程中植酸的含量大幅度减少。

二、大麦中的生物活性物质

大麦（*Hordeum vulgare* L.）在世界各地广泛种植，位列全球第四大粮食作物，据 FAO 统计，2015～2016 年全球大麦产量为 1.47 亿 t。大麦种类多样，根据化学组成可分

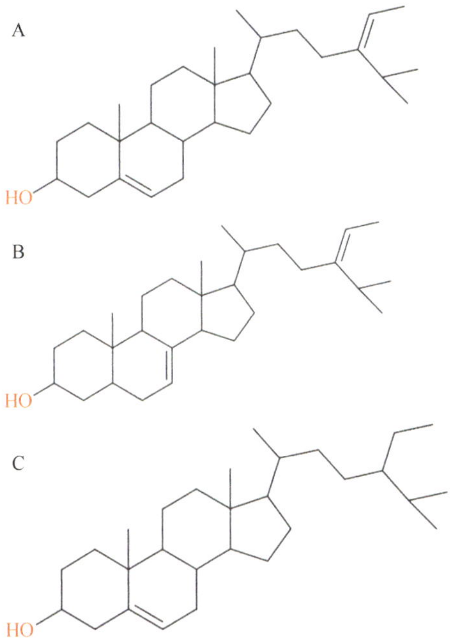

图 5-22 燕麦中常见的 3 种甾醇（Peterson，2001）

A. Δ5-燕麦甾醇；B. Δ7-燕麦甾醇；C. β-谷甾醇

为高赖氨酸、高直链淀粉、高支链大麦；根据壳的存在情况分为有壳（hulled barley）大麦和无壳（hullless 或 naked barley）大麦；根据麦粒颜色分为彩色大麦和普通大麦（Baik and Ullrich，2008）。有壳和无壳大麦均存在纤维质的壳，无壳大麦（裸大麦）的壳与大麦粒松散结合、易被脱壳，而有壳大麦的壳与麦粒紧密结合、很难脱壳。彩色大麦粒因含有花青素呈现黑色、绿色、蓝绿色和紫红色。

流行病学研究表明，经常食用大麦全麦可以降低患慢性疾病的风险。大麦中的生物活性物质包括多酚类化合物（酚酸、黄酮类、木脂素）、母育酚、植物甾醇和叶酸等（Agostini et al.，2015；Fogarasi et al.，2015；Thondre et al.，2011；Baik and Ullrich，2008）。这些生物活性物质具有很强的抗氧化、抗细胞增殖、降低胆固醇、免疫调节的能力，因而具有减少癌症、心血管疾病、高血压、胆结石、糖尿病和肥胖等多种疾病发生的风险（Seo et al.，2015；Sullivan et al.，2013；Annapurna，2011；Bays et al.，2011；Finn，2008；Behall et al.，2006）。

大麦中生物活性物质的含量通常由大麦基因型、环境因素或两者的相互作用决定（Malik，2012）。目前大麦生物活性物质对人体健康影响的临床研究仍然有限，有必要进一步研究大麦生物活性物质的健康功效及其分子机制，从而促进大麦作为功能性食品的开发应用。

（一）多酚类化合物

1. 含量与分布

（1）酚酸

大麦，尤其是带壳大麦，酚酸含量丰富。游离态酚酸通常位于大麦果皮的外部，而结合态的酚酸主要与细胞壁成分，如木质素、纤维素、阿拉伯木聚糖、多糖和半纤维素等共价结合（Tang et al.，2016）。大麦总酚酸的含量为604～1346μg/g，其中结合态的酚酸含量最高，其次是共轭态和游离态，含量分别为 4.6～23μg/g、86～198μg/g、133～523μg/g（Abdel-Aal et al.，2012；Holtekjølen et al.，2006；Bonoli et al.，2004）。游离态的酚酸主要为阿魏酸（FA，干物质的 27%）、香草酸（28%）、丁香酸（17%）和对香豆酸（22%）（Gamel and Abdel-Aal，2012）。

阿魏酸是大麦中含量最高的低分子量酚酸，在大麦籽粒中含量为 149～413μg/g，约占大麦中总酚酸的 68%；游离态、共轭态、结合态阿魏酸在不同大麦品种中的平均含量分别约为 2.7μg/g、33.21μg/g 和 235μg/g（Ward et al.，2008；Andersson et al.，2008）。对香豆酸是大麦中含量第二高的酚酸，为 15～374μg/g（Holtekjølen et al.，2006）。

（2）类黄酮

大麦中发现的类黄酮主要包括黄烷醇、花青素和原花青素（类黄酮的多聚体）。对127 个带壳和未带壳大麦品系的类黄酮含量测试后发现，类黄酮总量为 62.0～300.8μg/g（Kim et al.，2016），麸皮中类黄酮含量最高，而壳的部分不含有任何明显的类黄酮；带壳紫大麦（124.8μg/g）中总平均类黄酮含量显著高于去壳紫大麦（69.40μg/g）和普通大麦（48.50μg/g）。通常大麦籽粒中类黄酮含量与大麦籽粒的颜色深度成正比，蓝色和紫色大麦籽粒中黄酮类化合物含量最高（Liu et al.，2013；Yang et al.，2013）。

黄烷醇和花青素位于大麦籽粒果皮中，主要以糖苷类衍生物的形态存在，包括花青素-3-葡萄糖苷和飞燕草素-3-葡萄糖苷（Abdel-Aal et al.，2006）。单体、二聚体和三聚体黄烷醇占大麦总酚含量的 58%～68%，其中三聚体黄烷醇是大麦中含量最高的黄烷醇（Goupy et al.，1999）。对 10 个大麦品种（8 个大麦麦芽和 2 个无壳大麦品种）的原花青素含量测试后发现，大麦中的原花色素含量为 15.8～131.8μg/g（Kim et al.，2016）；未去壳大麦的原花色素含量（75.9μg/g）高于去壳大麦（56.29μg/g），蓝色和紫色大麦的原花色素含量（83.0 μg/g）明显高于黑大麦（55.3μg/g）。主要的大麦原花青素包括 2 个原花色素二聚体（prodelphinidin B3 和 procyanidin B3）和 4 个原花色素三聚体（procyanidin C2、prodelphinidin C2 和其他 2 个 prodelphinidin 异构体），其中原花青素 B3（90～197μg/g）占大麦中原花色素的大部分，而原花青素 C2（5～19μg/g）只有少量存在（Dvorakova et al.，2008）。

花青素是水溶性色素，是大麦中研究最多的黄酮类化合物。它们主要存在于大麦籽粒的果皮或糊粉层中，使籽粒呈现紫色或蓝色。大麦花青素包括花青素、花青素-3-葡萄糖苷、飞燕草素、盾叶蕨素和天竺葵苷（Mazza and Gao，2005）。紫粒大麦中最常见的花青素是花青素-3-葡萄糖苷（214.8μg/g），其次是芍药花素-3-葡萄糖苷和天竺葵素-3-葡萄糖苷，这 3 种花青素占大麦总花青素含量的 50%～70%。飞燕草素-3-葡萄糖苷是大麦中含量最高的花色苷，含量为 167.6μg/g，黑麦花色苷含量为 36.0μg/g。一般而言，紫粒和蓝粒大麦的花青素平均含量（320.5μg/g）高于黑粒大麦（49.0μg/g）。飞燕草素和氰化物存在于黄粒、蓝粒和黑粒大麦品种中，而天竺葵素存在于紫粒大麦中（Bellido and Beta，2009；Siebenhandl et al.，2007；Jende-Strid，1993）。

此外，带壳紫大麦、去壳紫大麦和普通大麦中儿茶素、杨梅素、槲皮素、总山柰酚等的含量也显著不同（Yang et al.，2013）。

（3）木脂素

大麦中的木脂素包括 7 羟基苦参油（541μg/100g，为主要木脂素）松脂醇（含量为 71μg/100g，后同）、间苯二酚（22μg/100g）、丁香脂醇（140μg/100g）、落叶松树脂醇（133μg/100g）、环松香油树脂（28μg/100g）、降钙素原蛋白（15μg/100g）和落叶松树脂醇及其衍生物（6.6μg /100g）（Smeds et al.，2007）。

2. 结构与理化性质

（1）酚酸

酚酸分为苯甲酸及其衍生物、苯丙烯酸及其衍生物两类，分子结构见图 5-23（Quinde-Axtell and Baik，2006；Holtekjølen et al.，2006；Bonoli et al.，2004）。大麦中酚酸的主要脱氢二聚体是（*Z*）-β-{4-[(*E*)-2-羧基乙烯基-2-甲氧基苯氧基]} -4-羟基-3-甲氧基肉桂酸-(8-*O*-4′-阿魏酸二聚体)、(*E*,*E*)-4,4′-二羟基-5,5′-二甲氧基-3′-肉桂酸-(5,5′-阿魏酸二聚体)、反式-5-[(*E*)-2-羧基乙烯基] -2-(4-羟基-3 甲氧基苯基)-7-甲氧基-2,3-二氢苯并呋喃-3 羧酸-(8,5′-阿魏酸二聚体，苯并呋喃形式)和(*E*,*E*)-4,4-二羟基-3,5′-二甲氧基-β，3′-二苄氨酸-(8,5′-阿魏酸二聚体开环)。在已鉴定的大麦酚酸脱氢二聚体中，主要的脱氢二聚体是 8-*O*-4′-阿魏酸二聚体（73～118μg/g 干重），其次是 5,5′-阿魏酸二聚体（26～47μg/g 干重）、8,5′-阿魏酸二聚体苯并呋喃形式（22～45μg/g 干重）和 8,5′-阿魏酸二聚体开放形式（10～23μg/g 干重）（Hernanz et al.，2001）。

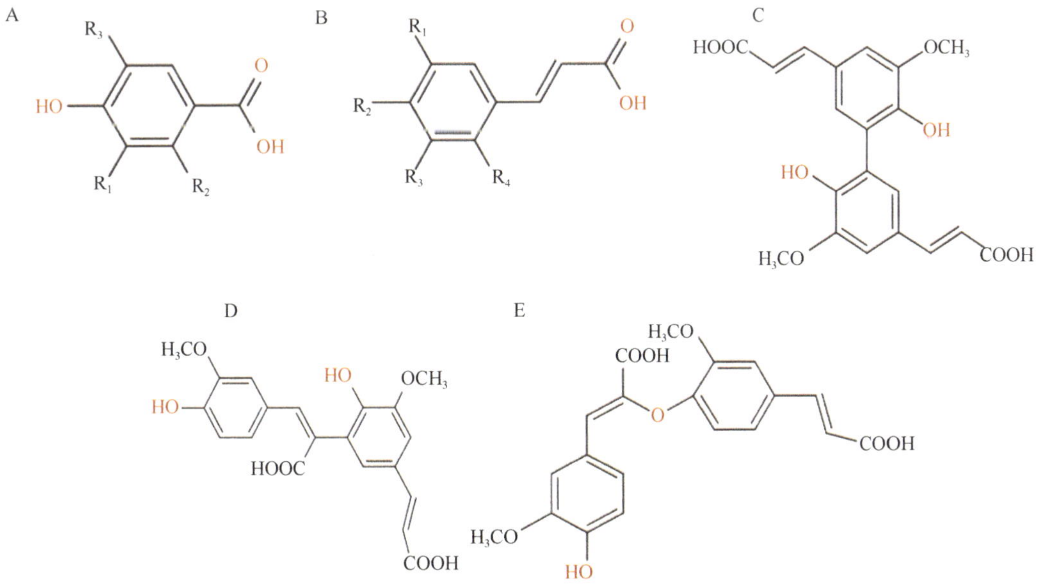

图 5-23　大麦中酚酸的结构（Idehen et al.，2017）

A. 苯甲酸；B. 苯丙烯酸；C. 5,5′-阿魏酸二聚体；D. 8,5′-阿魏酸二聚体；E. 8-*O*-4′-阿魏酸二聚体

（2）类黄酮

类黄酮（图 5-24）是一种具有 C6-C3-C6 骨架的植物化合物（2 个芳香环由 3 个碳

链连接）。类黄酮能够在“过度光照”的压力下提供对紫外线辐射的保护，被认为是吸收紫外线的化合物（Tossi et al.，2012；Agati et al.，2011；Bashandy et al.，2009）。

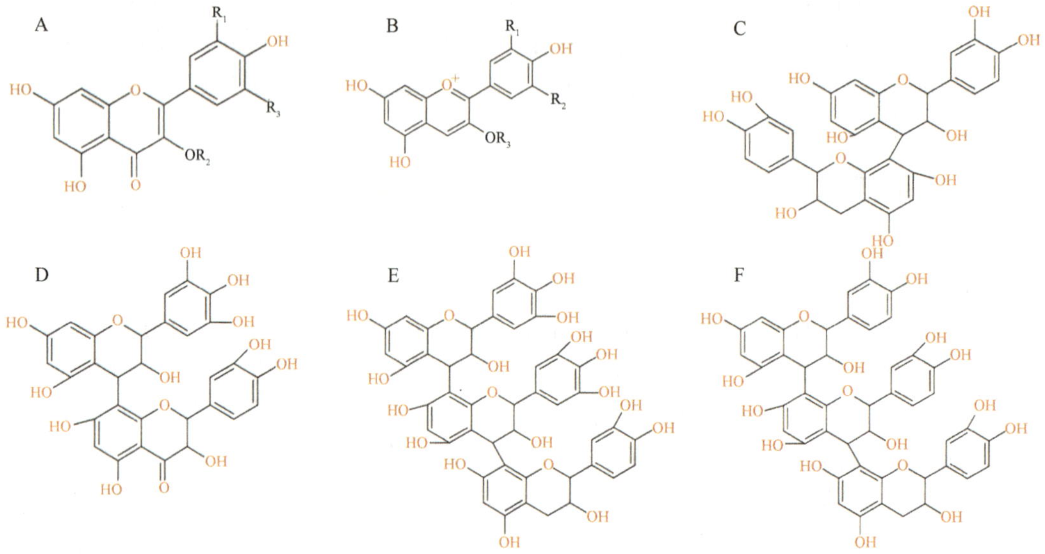

图 5-24　大麦类黄酮的结构（Idehen et al.，2017）

A. 黄烷醇；B. 花青素；C. 原矢车菊素 B3；D. 原天竺葵素 B3；E. 原天竺葵素 C2；F. 原矢车菊素 C2

（3）木脂素

木脂素（图 5-25）是植物中广泛分布、具有自然防御作用的多酚类物质。它们的结构和功能与 17β-雌二醇相似，具有植物雌激素的生物活性。

3. 功能特性

酚酸能够预防慢性疾病的部分原因是其存在不饱和的羧酸基团。大麦，尤其是带壳大麦，酚酸含量丰富，可作为具有抗自由基和抗增殖作用的天然抗氧化剂的来源（Pandey and Rizvi，2009；Zhao and Moghadasian，2008）。谷物中存在的类黄酮可以预防或缓解癌症、冠心病等多种疾病（Gani et al.，2012）。木脂素具有广泛的生物活性，如抗氧化、抗肿瘤、抗病毒、抗菌、杀虫、抑制真菌、抗雌激素、预防冠心病等（Rhee，2016；Prasad and Jadhav，2000）。

（1）预防心血管疾病

人们普遍认为高胆固醇水平是心血管疾病发生的一个重要危险因素，自由基和其他氧化剂在很大程度上导致与心血管疾病有关的大多数神经退行性疾病，如阿尔茨海默病和脑卒中（Daffu et al.，2013；Stampfer，2006；Brennan and Hazen，2003；Uchida，2000）。多酚具有清除自由基的能力，在调节心血管疾病中起着重要作用。从黑大麦中提取的多酚对超氧自由基、羟基自由基、2,2-二苯基-1-苦肼基自由基等具有较强的清除能力和抗氧化能力。每克体重给予 600mg 多酚提取物的小鼠，除了高密度脂蛋白胆固醇增加 17.80%外，总胆固醇（降低 23.33%，后同）、低密度脂蛋白胆固醇（26.29%）和动脉粥样硬化指数（38.70%）显著降低（Shen et al.，2016）。含 19.65mg/g 总多酚的大麦

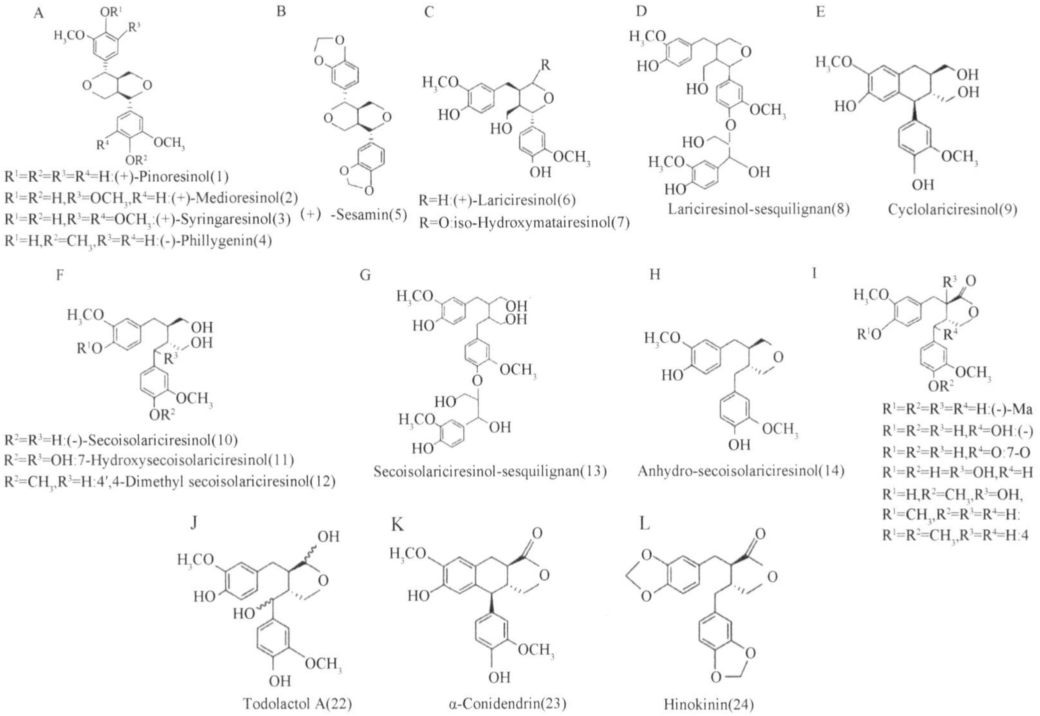

A
$R^1=R^2=R^3=R^4=H$:(+)-Pinoresinol(1)
$R^1=R^2=H,R^3=OCH_3,R^4=H$:(+)-Medioresinol(2)
$R^1=R^2=H,R^3=R^4=OCH_3$:(+)-Syringaresinol(3)
$R^1=H,R^2=CH_3,R^3=R^4=H$:(-)-Phillygenin(4)

B
(+) -Sesamin(5)

C
R=H:(+)-Lariciresinol(6)
R=O:iso-Hydroxymatairesinol(7)

D
Lariciresinol-sesquilignan(8)

E
Cyclolariciresinol(9)

F
$R^2=R^3=H$:(-)-Secoisolariciresinol(10)
$R^2=R^3=OH$:7-Hydroxysecoisolariciresinol(11)
$R^2=CH_3,R^3=H$:4′,4-Dimethyl secoisolariciresinol(12)

G
Secoisolariciresinol-sesquilignan(13)

H
Anhydro-secoisolariciresinol(14)

I
$R^1=R^2=R^3=R^4=H$:(-)-Ma
$R^1=R^2=R^3=H,R^4=OH$:(-)
$R^1=R^2=R^3=H,R^4=O$:7-O
$R^1=R^2=H=R^3=OH,R^4=H$
$R^1=H,R^2=CH_3,R^3=OH,$
$R^1=CH_3,R^2=R^3=R^4=H$:
$R^1=R^2=CH_3,R^3=R^4=H$:4

J
Todolactol A(22)

K
α-Conidendrin(23)

L
Hinokinin(24)

图 5-25 大麦木脂素的结构（Smeds et al.，2007）

芽提取物使小鼠体内总胆固醇和游离胆固醇浓度分别降低 24%和 18%。含有多酚的大麦芽提取物可调节腺苷一磷酸（AMP）激活的蛋白激酶，作为能量代谢的细胞传感器和胆固醇代谢的调节剂（Lee et al.，2015a）。

（2）预防糖尿病和肥胖

一些流行病学研究已经将食用大麦与减少糖尿病和肥胖症联系起来（Benkeblia and Thondre，2014）。众所周知，两种疾病的特征都是活性氧种类的增加和抗氧化剂防御效率的降低，也就是说导致胰岛素抵抗、β 细胞功能障碍、糖耐量减低以及最终糖尿病发生的主要致病因素之一是氧化应激。生物活性物质可通过降低氧化应激来预防肥胖症和糖尿病的发生及发展（Matsuda and Shimomura，2013；Okarter and Liu，2010；Evans et al.，2003；Mertens et al.，2003）。因此尽管缺乏关于大麦生物活性物质对糖尿病和肥胖症影响的直接研究证据，但大麦中存在的生物活性物质具有很高的抗氧化活性，可以缓解氧化应激，使其成为预防糖尿病和肥胖症发生与发展的高效天然手段（Salas-Salvadó et al.，2011；Hanhineva et al.，2010；Levitan et al.，2008）。对不同全谷物 80%甲醇提取物的抗氧化活性进行分级，得出抗氧化活性：大麦＞燕麦＞小麦＞黑麦。具有强氧化性质的大麦生物活性物质包括各种酚酸、类黄酮、植物甾醇和生育酚，其中，酚酸是赋予大麦抗氧化作用的最主要成分（Adom and Liu，2002）。大麦中的酚酸具有比儿茶素相似或更高的抗氧化活性，并且由于存在不饱和羧酸基团而与预防慢性疾病有关（Sidhu et al.，2007；Zielinski et al.，2001）。分析表明，大麦类黄酮、酚酸（尤其是阿魏酸）和生育酚（α-，β-，γ-）的抗氧化能力分别为 4.76、0.34 和 0.89（Goupy et al.，1999）。

此外，大麦生物活性物质还具有强大的抗炎作用，也是减轻糖尿病和肥胖风险的机制之一。

（3）预防癌症

多酚类化合物可以增强内皮功能，改善细胞信号转导，对肠道有保护作用（Fraga et al.，2010）。大麦中酚类化合物含量丰富，有抗氧化活性，是膳食中天然抗氧化剂的极好来源，具有抗自由基和抗增殖的潜力（Madhujith and Shahidi，2007）。研究表明，摄入 0.5mg/mL、0.05mg/mL 大麦酚类提取物（酚酸含量和抗氧化活性较高），可抑制 Caco-2 结肠癌的细胞增殖 29.3%～51.2%。大麦发酵产生一种新的紫红色的原花青素——单宁（称为大麦草精），其清除自由基活性随发酵时间延长而增加。此外，阿魏酸具有抑癌作用，如抑制大肠癌变等（Kumar and Pruthi，2014；Murakami et al.，2002；Kawabata et al.，2000）。

多酚类化合物的摄入还与某些慢性病风险的降低之间存在正相关关系，但酚类化合物的保护作用究竟是来自抗氧化活性还是其他机制尚不清楚。

（二）植物甾醇

1. 含量与分布

大麦籽粒通常以游离态或脂肪酸、酚酸等植物甾醇酯、甾基葡萄糖苷、酰化甾基葡萄糖苷等结合态的形式存在，不同品种和部位的大麦籽粒中植物甾醇的酯化程度不同（Liu and Moreau，2008）。大麦中甾醇含量为 820～1153μg/g（Andersson et al.，2008），以籽粒外层含量较高。谷甾醇是大麦中含量最丰富的甾醇类化合物，占总甾醇的 53%～61%；其次是菜油甾醇（14%～20%）；还包括芸苔甾醇、豆甾醇、δ5-燕麦甾醇、豆甾二烯醇和 δ7-燕麦甾醇等（Lampi et al.，2004）。全谷物大麦中单体甾醇的含量以 β-谷甾醇（4761μg/g）最高，其次是菜油甾醇（181μg/g）、豆甾醇（39μg/g）和 δ5-燕麦甾醇、δ7-燕麦甾醇、δ7-豆甾醇、豆甾烷醇等其他次要甾醇（86μg/g）（Lampi et al.，2004）。大麦中含有完全饱和的植物甾醇，但其含量一般低于不饱和甾醇。

大麦植物甾烷醇仅占大麦总植物甾醇的 1/3，主要包括丙烯雌甾醇和菜油甾醇（Andersson et al.，2008）。10 个大麦品种的植物甾烷醇含量为 10～30μg/g，不同品种大麦中油麦甾烷醇和谷甾醇含量分别为 11μg/g 和 5μg/g（Lampi et al.，2004）。

2. 结构与理化性质

大麦被认为是植物甾醇的良好来源（Frølich et al.，2013），分子结构见图 5-26。

3. 功能特性

植物甾醇是植物细胞膜的重要结构成分，其结构与胆固醇相似，但构型不同。摄入天然植物甾醇对降低血清胆固醇水平、预防心血管疾病、预防结肠癌有积极作用（Valsta et al.，2004；Hallikainen et al.，2000；Jones et al.，2000；Awad and Fink，2000；Hendriks et al.，1999；Miettinen et al.，1995；Rao and Janezic，1992）。

降低心血管疾病风险可通过限制胆固醇的摄入和/或使用他汀类药物降低血清胆固

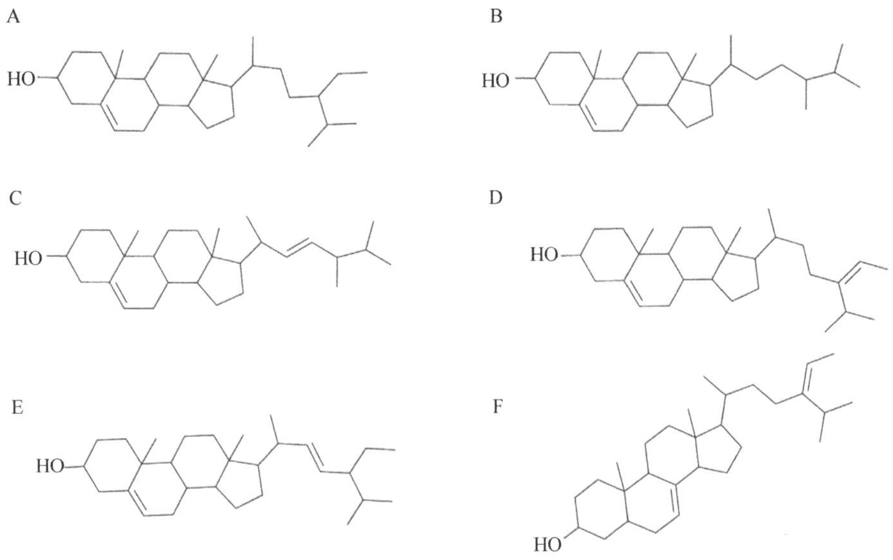

图 5-26　大麦植物甾醇的结构（Idehen et al.，2017）

A. β-谷甾醇；B. 菜油甾醇；C. 菜籽甾醇；D. δ5-燕麦甾醇；E. 豆甾醇；F. δ7-燕麦甾醇

醇来实现。大麦籽粒富含植物甾醇，对心血管健康有重要作用；同时，食用富含生物活性物质的大麦有助于减少对药物的依赖。大麦植物甾醇通过与胆固醇竞争肠腔内胶束的形成，抑制胆固醇的吸收，增加胆固醇的分泌和调节。在合理剂量为 15mL/d 的情况下，大麦油中的总脂肪甾醇含量（0.18～1.44g/15g）足以显著降低低密度脂蛋白胆固醇（LDL-C）水平（Moreau et al.，2007）。

（三）生育酚

1. 含量与分布

大麦是谷物中最好的生育酚来源之一，因其含有 8 种具有生物活性的异构体，且浓度高、分布均衡。全麦、大麦精粉中提取的油中的总植物甾醇和总生育三烯酚含量为 2911～6126μg/g，该含量比棕榈油（530μg/g）和米糠油（770μg/g）高出几倍（Moreau et al.，2007）。不同品种大麦全麦中的总生育酚含量为 40～151.1μg/g（Temelli et al.，2013）。在大麦全麦中，α-生育三烯酚是生育酚的异构体，约占总生育酚含量的 47.7%，其次是α-生育酚（17.7%～33.9%）、γ-生育三烯酚（10.4%～20.2%）、γ-生育酚（1.9%～9.2%）、β-生育三烯酚（2.9%～7.8%）和 δ-生育三烯酚（2.7%～6.7%）（Temelli et al.，2013）。大麦中生育三烯酚的平均含量为 70.6%～76.8%，说明大麦是谷物中生育三烯酚的最丰富来源之一（Moreau et al.，2007）。

大麦的大多数生育酚都位于其胚部分，而生育三烯酚则主要存在于大麦籽粒的胚乳和果皮部分。胚乳中分布着 95%的生育酚，而大麦的壳和胚中生育酚含量分别为 63%和 10%（Zielinski et al.，2001）。此外，去壳大麦比无壳大麦具有更多的生育酚含量。有壳大麦（53～61μg/g）中生育酚和 α-生育三烯酚含量高于无壳大麦（50.9～53.1μg/g）（Cavallero et al.，2004），这主要是因为生育酚主要分布于大麦壳。与其他品种大麦相比，无壳糯性大麦（Washonubet）中生育酚和α-生育三烯酚的含量较高，分别为67.6μg/g和42.1μg/g，说明大麦的基因型以及生长地域对生育酚含量产生影响（Ehrenbergerova et al.，2006）。

2. 结构与理化性质

大麦中发现的生育酚和生育三烯酚（统称为生育酚）分子结构见图5-27。

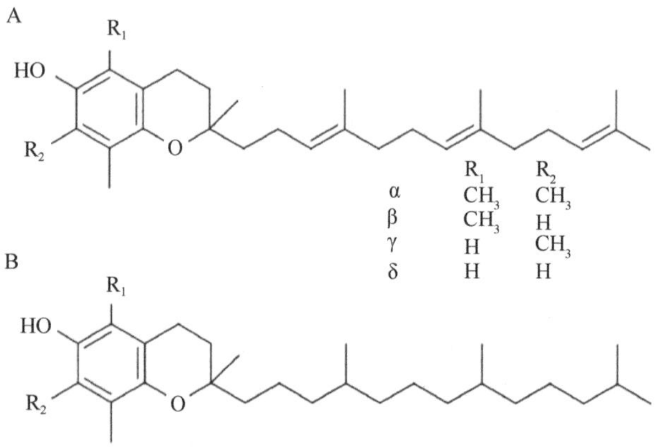

A

	R_1	R_2
α	CH_3	CH_3
β	CH_3	H
γ	H	CH_3
δ	H	H

B

图5-27 大麦中生育酚和生育三烯酚的结构（Idehen et al.，2017）

A. 生育三烯酚；B. 生育酚

3. 功能特性

生育酚因其抗氧化特性而闻名，特别是其在生物膜中抑制脂质过氧化的能力（Tang et al.，2015a，2015b，2014；Burton and Ingol，1989；Niki et al.，1985）。大麦除了具有抗氧化作用外，还具有抗癌、抑制癌症、诱导免疫系统、降低患心血管疾病的风险、促进细胞凋亡等作用（Suman et al.，2013；Nawawi，2012；Tiwari and Cummins，2009；Sen et al.，2007；Nesaretnam et al.，2007）。生育酚最引人注目的发现之一是它们清除动脉粥样硬化堵塞（狭窄）的能力，可降低脑卒中的风险（Upadhyay and Misra，2009）。

大麦中的生育三烯酚和生育酚是很强的抗氧化剂，对心血管健康极为重要。与小麦、大麦、大米、黑麦和燕麦等谷物相比，大麦含有最多的生育酚和植物甾醇（Belobrajdic and Bird，2013；Fardet，2010；Andersson et al.，2008）。生育酚能够降低人类的血清胆固醇（Wang et al.，1997b）。例如，动物肝中的生育三烯酚可作为胆固醇生物合成的抑制剂（Qureshi et al.，1986）。产生这种效果的机制是生育三烯酚抑制3-羟基-3-甲基戊二酰辅酶A还原酶（这是一种参与胆固醇合成的限速酶）的活性。在为期3周连续摄入0～20ppm大麦α-生育三烯酚后，胆固醇的生物合成得到明显控制，胆固醇水平降低约60%（Burger et al.，1986）。然而，关于大麦能够调节胆固醇水平的报道存在矛盾。例如，有研究数据显示，喂食以马铃薯淀粉为主食的大鼠，大麦油对血清总胆固醇并没有影响（Jadhav et al.，1998）。此外，也有研究称没有证据能够支持大麦油及其不可溶性成分有降低仓鼠模型胆固醇的效果（Wang et al.，1997b）。

（四）叶酸

1. 含量与分布

叶酸是人体必需的营养成分（维生素 B）。叶酸盐具有与叶酸相同的生物学活性，并参与许多代谢途径（Romano et al.，1995）。谷物被认为是叶酸盐的重要来源。叶酸在大麦籽粒中的分布不均匀，大麦籽粒外层叶酸含量高于胚乳（Belobrajdic and Bird，2013）。叶酸在麸皮和胚组织中积累（Edelmann et al.，2013）。不同基因型的大麦中叶酸总含量为 518～789ng/g 干重，高于小麦（323～774ng/g 干重）、燕麦（495～604ng/g 干重），与黑麦接近（574～775ng/g，n=10）（Andersson et al.，2008）。此外，不同品种大麦的叶酸含量差异不大。例如，5 个脱壳芬兰大麦品种的叶酸含量为 598～664ng/g 干重（Edelmann et al.，2013）。

2. 结构与理化性质

大麦叶酸的分子结构见图 5-28。大麦中的叶酸维生素包括 5-甲酰四氢叶酸、10-甲酰四氢叶酸、5-甲基四氢叶酸、5,10-亚甲酰四氢叶酸、5,10-甲基四氢叶酸。大麦中主要的叶酸为 5-甲酰四氢叶酸，平均占叶酸总量的 27%～42%，其次是 5-甲基四氢叶酸（Edelmann et al.，2013）。

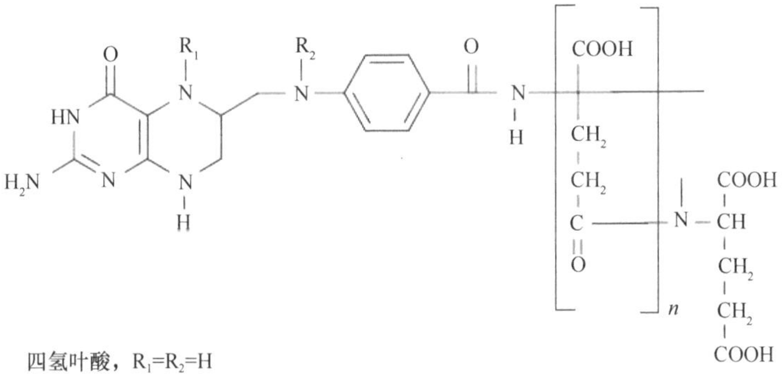

四氢叶酸，$R_1=R_2=H$
5-甲酰四氢叶酸，$R_1=CHO$，$R_2=H$
10-甲酰四氢叶酸，$R_1=H$，$R_2=CHO$
5-甲基四氢叶酸，$R_1=CH_3$，$R_2=O$
5,10-亚甲酰四氢叶酸，$R_1=R_2=—CH_2—$
5,10-甲基四氢叶酸，$R_1=R_2={}^{+}CH—$
n 的范围是1~8；
“—” 指R_1和R_2之间的连接

图 5-28　大麦叶酸的结构（Idehen et al.，2017）

3. 功能特性

叶酸与心血管健康有关，且在氨基酸代谢和 DNA 甲基化中也具有重要作用。此外，它可作为辅酶发挥作用，为人类核苷酸生物合成提供碳单位。人体中叶酸水平较低时，心血管疾病的患病风险相应增加（Santilli et al.，2016；Clarke et al.，2012）。因此，富含叶酸的大麦谷物是从饮食中获得叶酸的一种很好的天然方式，能够预防和减少心血管疾病的患病风险。

三、高粱中的生物活性物质

高粱为颖果（果皮与种皮融合，不能分离）。高粱由种皮、胚和胚乳组成，其含量分别为 6%、84%、10%（Hubbard and Rimington，1950）。果皮与种皮位于高粱籽粒的最外层，种皮内为单细胞层的糊粉层（胚乳的组分之一）。

高粱中富含多种生物活性物质，如单宁、酚酸、花青素、植物甾醇和高级烷醇等。这些生物活性物质对人体健康具有重要的作用。流行病学证据表明食用高粱可减少癌症发生的风险，动物实验研究也表明，高粱中生物活性物质可促进心血管健康。此外，高粱还具有预防心血管疾病、肥胖、癌症等功效，这是高粱中众多的生物活性物质共同作用的结果。

（一）多酚类化合物

1. 含量与分布

酚类化合物是一种次级代谢产物，对高粱的生长与色素形成非常重要，一方面赋予高粱抵御虫害、病原菌的防御功能，同时对食品品质具有显著影响。多酚类化合物总体可以分为酚酸、类黄酮两大类。酚酸是苯甲酸及其衍生物和肉桂酸及其衍生物的统称。类黄酮包括单宁和花青素两类，花青素与花色苷都属于类黄酮，是高粱种皮色素的主要成分。

酚类的结构上具有由一个或多个羟基取代的芳香环，其定量分析主要通过 HPLC。高粱中酚类的组成与含量受基因型和环境因素的影响。根据种皮的颜色与可提取的单宁含量，高粱可分为白高粱（检测不出单宁、花青素，可提取单宁含量极低）、红高粱（不含单宁，红色种皮，可提取酚类含量较高）、黑高粱（黑色种皮，花青素含量很高）和黄高粱（单宁含量较高）。

2. 结构与理化性质

（1）高粱酚酸

高粱中酚酸的含量与其他酚类化合物如花青素或单宁的含量并无关联。与其他谷物相比，高粱中的酚酸含量较高。不同品种高粱中酚酸的组成、各种酚酸的自由态和结合态含量等差异很大。自由态的酚酸主要存在于高粱颗粒的外层（种皮、糊粉层），结合态的酚酸则主要存在于植物细胞壁，高粱中结合态的阿魏酸含量为 24%～47%。

自然界植物中的酚酸可分为苯甲酸衍生物、苯乙烯酸衍生物两大类（图 5-29）。已经分离鉴定的高粱苯甲酸衍生物类酚酸主要包括：没食子酸、对羟基苯甲酸、香草酸、丁香酸、原儿茶酸（Waniska et al.，2004）。苯乙烯酸衍生物类酚酸含有 C6–C3 结构，主要包括香豆酸、咖啡酸、阿魏酸、芥子酸等，高粱中的主要酚酸是阿魏酸。

高粱酚酸具有较好的体外抗氧化特性，因此，高粱酚酸在促进人体健康中起重要作用。一些谷物的抗氧化活性与小麦、玉米、稻米、燕麦中结合态的阿魏酸含量呈显著的正相关，白高粱的抗氧化性主要来源于结合态的酚酸（Adom and Liu，2002）。

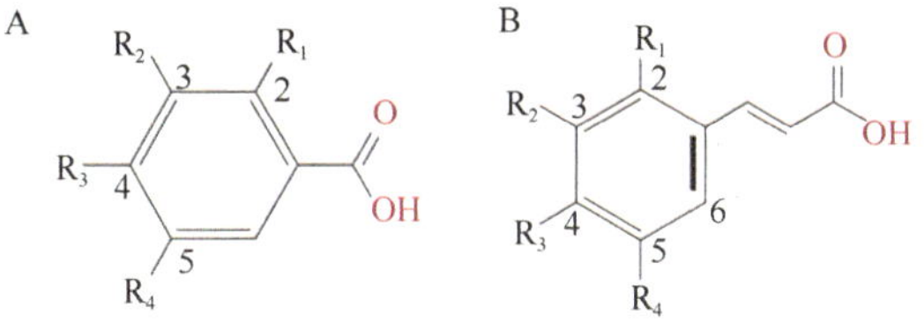

图 5-29　高粱中单体酚酸（Awika and Rooney，2004）

A. 苯甲酸衍生物；B. 苯乙烯酸衍生物

（2）花青素

花青素在植物中呈蓝、紫黑、红色。6 种常见的花青素是矢车菊色素、飞燕草苷元、锦葵（色）素、天竺葵色素、牵牛花色素、芍药花素。高粱种皮是花青素的重要来源，其含量为 4.0～9.8mg（以木犀草素计/g 谷物），明显高于水果和蔬菜（花青素含量仅为 0.2～10mg/g），此外，高粱种皮中花青素是高粱全谷物中酚酸含量的 3～4 倍（Awika and Rooney，2004）。黑高粱种皮内花青素含量较高，为 4.0～9.8mg/g 鲜重，可作为花青素的良好资源。

不同于常见的花青素，高粱花青素在 C 环的 C3 位置不含有羟基，因此被称为 3-脱氧花青素。高粱中常见的 3-脱氧花青素主要是芹菜素（呈黄色）、木犀草素（橘黄色）。HPLC 法测定的木犀草素、芹菜素占黑高粱、黄高粱品种中花青素总量的 36%～50%。芹菜素占红高粱品种中总花青素的 19%。此外，高粱中的 3-脱氧花青素还包括：芹菜素-5-葡萄糖苷、木犀草素-5-葡萄糖苷、5-甲氧基木犀草素、5-甲氧基木犀草素-7-葡萄糖苷、7-甲氧基芹菜素-5-葡萄糖苷、7-甲氧基芹菜素、5-甲氧基芹菜素、7-甲氧基木犀草素等。黑高粱中 3-脱氧花青素含量最高，其中，黑高粱的种皮是 3-脱氧花青素的最主要来源。

3-脱氧花青素分子结构式见图 5-30，主要存在于高粱的种皮中。高粱花青素的特有结构（C3 位羟基缺失），使其稳定性显著性增加。酸性条件下，3-脱氧花青素比水果、蔬菜、其他谷物中的花色素更稳定，表明在商业化天然色素资源中高粱花青素具有独特的优势。

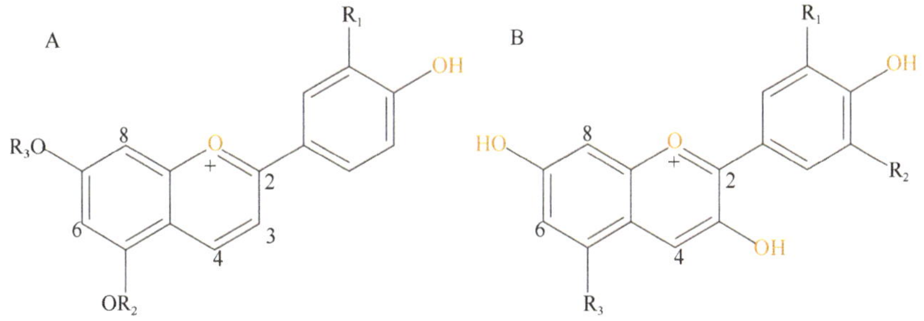

图 5-30　3-脱氧花青素（Awika and Rooney，2004）

A. R_1=H，R_2=H，R_3=H：芹菜素；R_1=H，R_2=Glc，R_3=H：芹菜素-5-葡萄糖苷；R_1=H，R_2=H，R_3=CH_3：7-甲氧基芹菜素；R_1=OH，R_2=H，R_3=H：木犀草素；R_1=OH，R_2= Glc，R_3=H：木犀草素-5-葡萄糖苷；R_1=OH，R_2= CH_3，R_3=H：5-甲氧基木犀草素。B. R_1=OH，R_2=H，花青素；R_1= R_2=H，花葵素；R_1= OCH_3，R_2=H，芍药色素；R_1=R_2= OCH_3，锦葵色素；R_1=R_2= OH，飞燕草素；R_1=OCH_3，R_2= OH，牵牛花色素

花青素有效定量的最大问题是缺乏合适的标准物质、有效的萃取溶剂与分离技术。酸性甲醇与丙酮水溶液是花青素萃取最适合的溶剂。在高粱花青素的萃取中，酸性甲醇比丙酮水溶液得到的花青素水平更高（Awika and Rooney，2004）。丙酮作为提取溶剂时会与花青素反应形成吡喃花色苷衍生物，见图 5-31。

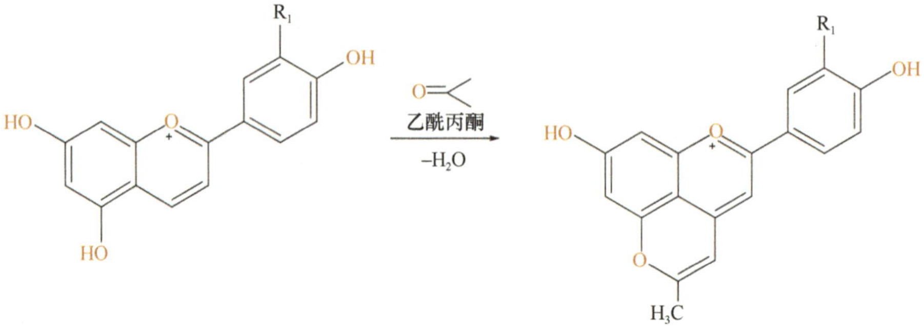

R1
OH
HO
O+
HO
O=
乙酰丙酮
$-H_2O$
R1
OH
HO
O+
O
H_3C

图 5-31　吡喃花色苷衍生物（Awika and Rooney，2004）

花青素对 pH 非常敏感，可与其他酚类物质聚合形成难以有效分离与鉴定的结构，然而，目前还无法证明正常分离的花青素是天然形式还是经溶剂改性的衍生物。

pH 梯度方法一直是花青素评价最常用的光谱学方法（Fuleki and Francis，1968），该方法快速、不需要昂贵的仪器设备，既可以评价单体花青素，也可以评价聚合体形式的花青素。HPLC 法也用于谷物花青素的分析（Abdel-Aal and Hucl，2003）。

3. 功能特性

（1）酚酸的抗氧化活性

因酚酸的分子量较小，比食物中的其他多酚类化合物更容易被吸收。果蔬中的酚酸以自由态的形式存在，容易被分离提取，而高粱中的多数酚酸以酯化的形式存在于细胞壁中。通常认为，高粱的这种结合态酚酸不可被吸收利用。然而，研究发现，人体肠道的酯酶（多数微生物产生）能够水解酯化的阿魏酸二聚体以及羟基丙烯酸酯，从麸皮中释放羟基肉桂酸类酚酸。这表明结合态的酚酸可被生物利用，促进人体健康。高粱中结合态的酚酸占酚酸总量的 85%以上（Waniska et al.，2004）。玉米、小麦、稻米、燕麦中 90%的阿魏酸（谷物中最常见的酚酸）以结合态的形式存在（Adom and Liu，2002）。

（2）花青素的抗氧化性

与其他类黄酮相比，花青素的吸收率低，但也有研究认为花青素具有显著的被吸收特性（Murkovic et al.，2000）。关于高粱中常见的 3-脱氧花青素的吸收特性尚未见研究报道。黑高粱及其麸皮的高抗氧化特性与花青素含量正相关。花青素对高粱的健康功效有较大贡献。例如，3-脱氧花青素具有强的淬灭脂类自由基的能力。已有研究证明，来源于水果的花青素具有保护心血管、抗炎、抗癌的功效，据此推测，高粱花青素具有相似的促进人体健康的功能特性，但仍需进一步证实（Murkovic et al.，2000）。

（二）单宁

作为一种多酚类化合物，由于高粱中单宁含量丰富，这里对单宁进行详细介绍。

1. 含量与分布

高粱单宁主要分布于果皮和外种皮中。高粱中单宁的结构复杂、多样，使得分离与鉴定单宁非常困难。随着人们对天然抗氧化剂的兴趣日益增加，准确表征高粱的聚黄烷醇（单宁）的结构对有效预测单宁的潜在健康与营养作用至关重要。了解聚黄烷醇（单宁）的结构与化学特性对其准确定量也非常必要。定量不同来源的单宁的难度在于缺乏标准物质。此外，有机溶剂选择、提取方法不同等也显著影响单宁的定量结果。单宁定量的方法总体上可以分为比色法（最常用）与色谱分析法（近年的）。比色法定量单宁通常缺乏特异性。HCl-香草醛法及其改进方法广泛应用于高粱单宁含量的测定（Steadman et al.，2001a；Price et al.，1980；Maxson and Rooney，1972）。此外，4-二甲基氨基肉桂醛（DMACA）法也常用于单宁含量的测定（Santos-Buelga and Scalbert，2000）。采用 HCl-香草醛法测得的高粱单宁的含量达 68mg/g。原料颗粒大小、溶剂种类、提取时间等也显著影响测得的单宁含量（Deshpande et al.，1986）。在样品制备、提取等过程中，应尽可能保持样品的组成稳定、不发生变化。

HPLC 在单宁分析方面显示出良好的应用前景。HPLC 定量分析单宁曾遇到的障碍是分离高分子量的聚黄烷醇（高粱单宁的主要形式）困难（Lazarus et al.，2001；Hammerstone et al.，1999；Rigaud et al.，1993；Price et al.，1980）。反向 HPLC 技术只能用于分离低分子量的单宁（最多三聚体）。Rigaud 等（1993）分析了四聚体的葡萄籽原花青素、五聚体的可可豆的原花青素，分离聚合度大于 5 的单宁时形成一个未分开的宽峰，导致无法进行定量。带荧光检测器的正向 HPLC 成功分离、定量可可豆及其他食品材料中聚合度（DP）最高达 10 的原花青素（Hammerstone et al.，2000，1999；Adamson et al.，1999），但是该方法不能分离 DP 大于 10 的单宁。通过这些方法，可以定量分析高粱、可可豆与一些水果的原花青素含量。

HPLC 分析的优势在于可以评价单宁总量中不同分子量（聚合度）单宁的分布，单宁的聚合度（链长）影响单宁的感官特性、抗氧化及其他特性（Rigaud et al.，1993；Tebib et al.，1997）。因此，了解原花青素（单宁）中不同分子量单宁的相对比例，有助于预测单宁作为功能性成分的总体有效性（Awika and Rooney，2004）。例如，高温挤压膨化可以显著增加高粱中低分子量单宁的含量（2～6 倍），从而有利于被直接吸收。

2. 结构与理化性质

高粱中的单宁几乎全部是缩合型单宁，没有发现单宁酸或可水解的单宁。高粱单宁主要是由黄烷-3-醇和/或黄烷-3,4-二醇聚合形成，分子结构见图 5-32。高粱中也存在由带有各种取代基的黄烷-4-醇聚合而成的糖基化与非糖基化的聚合单宁。高粱中发现由(–)-表儿茶酸作为分子链的延长单元、(+)-儿茶酚作为链末端单元的缩合物（单宁）。原花青素 B1 是高粱中最常见的二聚体（Awika and Rooney，2004），分子结构见图 5-33。色谱分析表明，表儿茶酸没食子酸盐是低分子量高粱单宁家族的成员（Awika and Rooney，2004）。

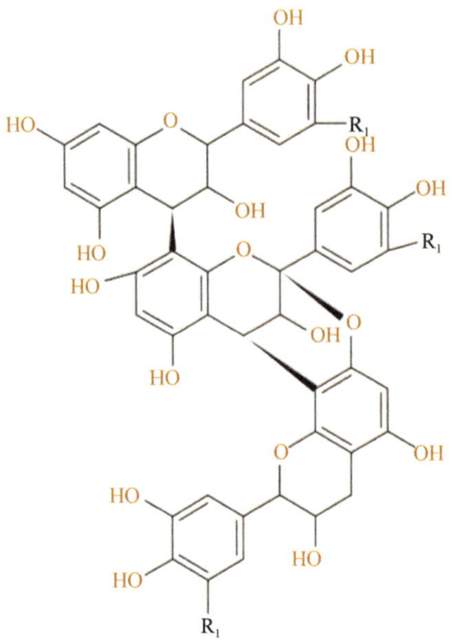

图 5-32　高粱中的聚黄烷醇（Awika and Rooney，2004）

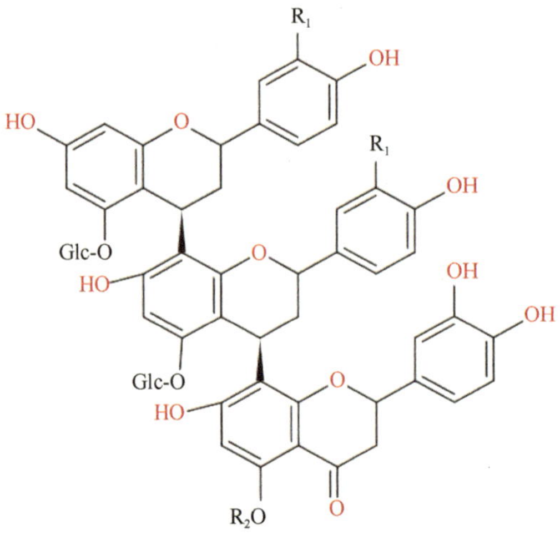

图 5-33　高粱中常见的原花青素 B1（Awika and Rooney，2004）

在高粱中还发现了以糖基化的木犀草素二聚体和三聚体作为扩展链的单元，或糖基化的作为链末端的单宁，以及以枇杷酰-*O*-β-葡萄糖苷为链末端单元、聚合度为 2～7 的单宁（Gujer et al.，1986）。高粱单宁聚合体中的原矢车菊素聚合体中含有较多的异构体，还有没食子儿茶素或表没食子儿茶素的羟基化形式。

3. 功能特性

（1）抗氧化特性

高粱单宁具有很强的体外抗氧化特性（Riedl and Hagerman，2001；Hagerman et al.，

1998）。天然抗氧化剂中，高分子量单宁体外抗氧化性最强（以摩尔计），这是由于单宁具有多芳香环结构，每个芳香环上均有羟基。单宁的分子量大、易与营养物质分子结合成不溶性复合物等特性，影响单宁在生物体内的抗氧化活性。研究表明，聚合度为 3 的原花青素能够被小肠细胞单层吸收（Deprez et al.，2001）。原花青素中黄酮分子之间的化学键在模拟胃肠道（pH 2）中不稳定，高分子量单宁降解成单体、二聚体单宁，可提高单宁的生物利用率（Spencer et al.，2000）。原花青素在人体的肠道内稳定存在、不被降解，因此，只有单体、二聚体的单宁才能被吸收利用（Rios et al.，2002）。然而，不被肠道吸收的单宁可被肠道微生物降解产生酚酸，从而提高单宁的生物利用率（Tapiero et al.，2002；Deprez et al.，2000）。

（2）预防心血管疾病

全谷物中的其他组分包括多酚类与纤维也在预防心血管疾病中起着积极作用。高粱对心血管疾病的有益作用不局限于其对胆固醇的影响。高粱酿酒的残留物（酒糟）抑制63%～97%的血红蛋白催化的鲻鱼中亚油酸的氧化，而大豆、稻米米糠的抑制率分别为13%、78%；此外，高粱酒糟显著降低冬季鱼的血黏度、保持鱼血红细胞膜的完整性，确保血液的正常流动，预防过氧化氢诱导的红细胞溶血等作用；预防红细胞溶血是由于高粱酒糟中的单宁及其他多酚类化合物的抗氧化活性（Lee and Pan，2003）。然而，目前还没有流行病学数据表明摄入含单宁的高粱与人的心血管疾病之间的关系（Higdon and Frei，2003）。

（3）减肥功效

高粱单宁可减少机体的热量摄入，对人和动物减肥有效。肥胖是西方国家日益突出的问题，而且与心血管疾病、糖尿病等的发生有关。

饲喂高含量高粱的动物（如鼠、猪、兔与家禽等），其体重显著减轻（Al-Mamary et al.，2001）。这可能是由于单宁与蛋白质、碳水化合物结合，使其成为一个不溶性复合物从而不能被消化酶分解，营养价值降低（Hagerman et al.，1998）。另外一个解释机制是单宁直接与消化酶（如蔗糖酶、淀粉酶、胰蛋白酶、胰凝乳蛋白酶与脂肪酶）结合，从而抑制其活性（Al-Mamary et al.，2001；Nguz et al.，1998）。

谷物是人体热量的主要来源，利用全谷物食品减肥是一个可行的策略。但是，利用高粱来控制肥胖还需要进一步明确：在动物中观察到的减肥现象在人体中是否能得到重现；能产生期望减肥效果的高粱单宁的具体含量；高单宁含量高粱的潜在副作用，如对其他重要营养素尤其是二价金属元素铁（被单宁螯合）的生物利用率的影响，以及这种影响如何克服；各种食品加工条件对单宁活性的影响等。

（4）预防癌症

很多研究表明，高粱具有抗癌特性。高粱的多酚和单宁具有抗基因突变、抗癌、抑制人黑（色）素瘤细胞生长的作用（Al-Mamary et al.，2001）。

在世界不同国家和地区（包括一些非洲国家、俄罗斯、印度、中国与伊朗等），食用高粱与食管癌的低发生率有直接关联，而小麦与玉米的消费和食管癌的高发生率有一定关系（Van Rensburg，1981）。营养不足是高食管癌发生率的主要原因，而高粱与小米消费有利于防止食管癌的发生。在山西省的 21 个地区，食用高粱多的人群因食管癌导致的死亡率比食用小麦与玉米为主的人群的死亡率低 31.25%～71.43%（Chen et al.，1993）。这些证据表明高粱中存在小麦与玉米中不存在或含量缺乏的抗癌物质。

高粱具有预防消化道癌的作用，但现有的实验数据还难以得出高粱与癌症关系的可靠结论（Chen et al.，1993；Van Rensburg，1981）。需要进一步的体外试验、动物实验、临床试验，以明确高粱中的化学成分对癌症的影响。食用全谷物与降低消化道癌如食管癌、直肠癌的发生风险有关，但究竟是膳食纤维的贡献大还是生物活性物质对预防消化道癌的贡献大还有待进一步研究。

（三）植物甾醇

1. 含量与分布

高粱中植物甾醇定量研究的报道较少。采用湿法分离得到的纤维部分植物甾醇的含量为 0.7～0.8mg/g，但湿法加工导致植物甾醇的损失量较大（Singh et al.，2003）。此外，报道的植物甾醇含量只是正己烷可提取的部分，采用谷物中常用的水解或其他优化工艺提取的高粱植物甾醇的含量应该更高（Piironen et al.，2002）。原料颗粒大小、溶剂种类也对植物甾醇的提取量有显著影响，高粱是植物甾醇提取的可行资源，从高粱麸皮中提取植物甾醇的工艺值得进一步研究。

2. 结构与理化性质

植物甾醇是结构上类似于胆固醇的化合物，是植物细胞膜的结构组分，绝大部分存在于麸皮中。高粱中的植物甾醇以游离态（甾醇或甾烷醇）或结合态（植物甾醇与脂肪酸、阿魏酸等酚酸、葡萄糖等糖类缩合而成酯）的形式存在（Singh et al.，2003）。甾醇与甾烷醇的结构相似，两者不同之处在于甾醇含有双键，而甾烷醇不含有双键。在高粱中鉴定的游离植物甾醇类包括谷甾醇、油菜甾醇与豆甾醇（Avato et al.，1990）。与 C14～C24 脂肪酸、阿魏酸酯化的植物甾醇也在高粱中有发现，分子结构见图 5-34（Singh et al.，2003；Avato et al.，1990）。

3. 功能特性

高粱中植物甾醇有利于心血管健康，尤其是具有降低血液胆固醇的功效。然而，对高粱对心血管疾病人群影响的研究非常少，且影响机制尚不明确。低单宁高粱（占食物的 58%）饲喂猪后胆固醇的降低效果优于小麦、燕麦与小米，其中发挥作用的主要成分可能为高粱植物甾醇（Klopfenstein et al.，1981）。此外，饲料中高粱、小米的己烷提取物（富含植物甾醇）可抑制大鼠肝中 3-羟基-3-甲基戊二酰辅酶 A 还原酶的活性（Cho et al.，2000）。

（四）高级烷醇

1. 含量与分布

高级烷醇是植物蜡的组成部分。目前商业化的高级烷醇主要是通过水解甘蔗蜡并进一步纯化得到的（Gouni-Berthold and Berthold，2002）。高粱中蜡质含量为 0.2%～0.3%，

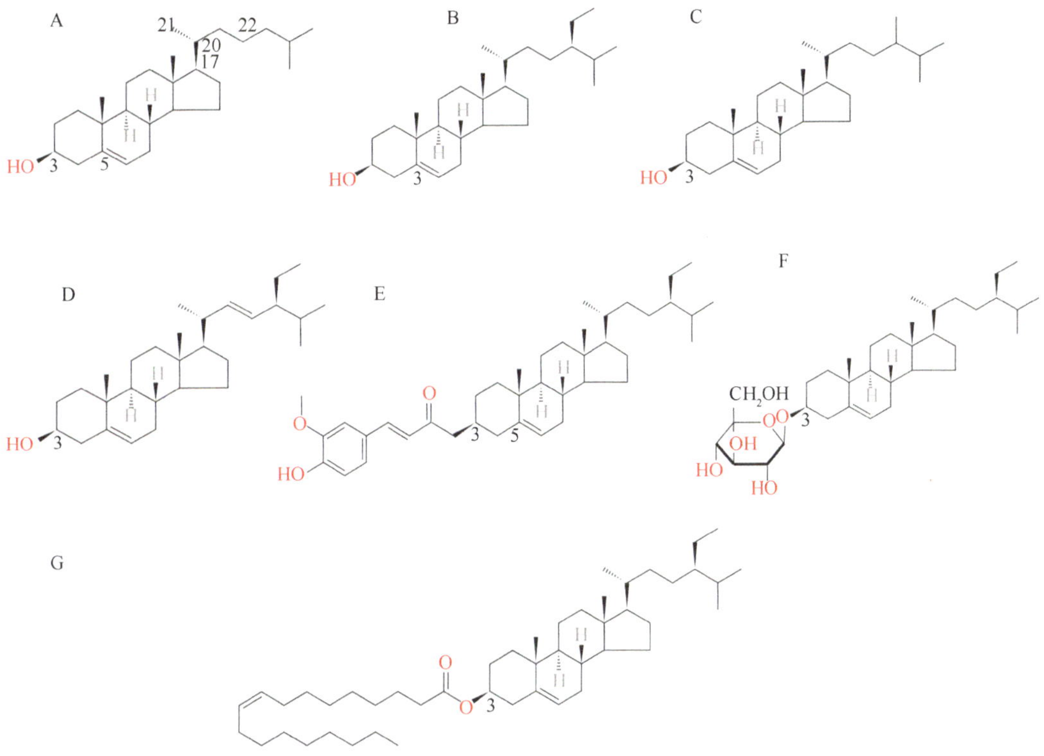

图 5-34　高粱和谷物中胆固醇与常见甾醇及其酯的结构（Awika and Rooney，2004）

A. 胆固醇；B. 谷甾醇；C. 菜油甾（固）醇；D. 豆甾醇；E. 谷甾醇-反式阿魏酸；F. 谷甾醇-葡萄糖苷；G. 油酸谷甾醇酯

通常比其他谷物的蜡质含量高。高级烷醇占高粱蜡质的 19%～46%。每 100g 高粱可以转化成 38～92mg 高级烷醇。根据目前的市场价格，高级烷醇是高粱中最具有商业化价值的组分（Gouni-Berthold and Berthold，2002）。然而，高级烷醇在谷物中还没有得到充分的研究开发，当前的研究主要是基于蔗糖蜡的烷醇类。由于高级烷醇具有降低血液胆固醇的作用，除了甘蔗以外，高粱等其他来源的高级烷醇必将引起人们的高度重视与极大兴趣。

2. 结构与理化性质

高级烷醇是高分子量脂肪族醇类的混合物，也称为脂肪醇（fatty alcohol）。高级烷醇含有 24～34 个碳原子，主要以游离态或酯化的形式存在。高级烷醇的分子通式 CH_3-$(CH_2)_n$-CH_2OH。二十八烷醇、三十烷醇是高粱中的主要高级烷醇（Avato et al.，1990）。

3. 功能特性

高级烷醇降低血液胆固醇的能力可以与他汀类药物相媲美。洛伐他汀为目前最流行、最昂贵且有潜在副作用的药物（McCarthy，2002）。摄入 10mg/d 的高级烷醇比 20mg/d 的洛伐他汀在降低低密度脂蛋白胆固醇、增加高密度脂蛋白胆固醇方面更为有效（Castano et al.，2002）。其他的研究也得出同样的结论（Gouni-Berthold and Berthold，

2002）。这可能是因为高级烷醇在高剂量时并不会产生毒害作用。高级烷醇作为天然、安全、有效的伐汀类药物的替代物具有非常重要的应用价值。此外，高级烷醇还对脂质过氧化、血小板凝聚、平滑肌细胞增殖等具有一定效果（Castano et al.，2002；Gouni-Berthold and Berthold，2002）。因此，高粱中的高级烷醇的效率与经济性非常值得进一步研究。

四、薏苡中的生物活性物质

薏苡含有多种生物活性成分，包括多糖、蛋白质、脂类、多酚、植物甾醇、类胡萝卜素、角鲨烯和内酰胺。薏苡的生物活性具有多种健康功效，包括抗氧化、抗癌、抗炎、抗过敏、增强免疫活性、调节内分泌功能、抗肥胖、抗糖尿病、胃保护、预防低脂血症和调节肠道微生物等（Zhu，2017）。

（一）多酚类化合物

1. 含量与分布

多酚类物质以游离形式或共价结合在薏苡细胞壁上。薏苡籽粒的甲醇提取物中游离态总酚含量为43mg/100g（湿基）（以没食子酸计）（Wang et al.，2013a；Choi et al.，2007）。3 个品种薏苡的游离和结合多酚含量分别为 31.23～45.19g/100g、28.07～30.86mg/100g（以没食子酸计）；游离黄酮和结合黄酮含量分别为 18.68～35.27mg/100g、24.88～52.86mg/100g（以儿茶素计）（Wang et al.，2013a）。

薏苡不同部位（即籽壳、麸皮、种皮和胚乳）含有不同水平的多酚类物质。薏苡麸皮总酚含量最高为751mg/100g干重（以没食子酸计），其次是薏苡壳391mg/100g干重，薏苡糙米120mg/100g干重，抛光薏苡的含量最低，仅为37mg/100g干重，麸皮含有的游离和结合态多酚最高，其次是薏苡壳、薏苡糙米、抛光薏苡（Zhao et al.，2014）。

高效液相色谱、液相色谱-质谱和核磁共振质谱等多种分析方法可对薏苡中的多酚类化合物进行结构鉴定，但薏苡中单个多酚类化合物的含量仍有待定量（Huang et al.，2015；Kuo et al.，2012；Chung et al.，2011a，2011b）。

2. 结构与理化性质

（1）酚醇和醛

薏苡壳中含有松柏醇，麸皮中含有4-羟基苯甲醛、丁香醛和香兰素（Huang et al.，2015；Kuo et al.，2012）。

（2）酚酸

在薏苡壳、麸皮和种皮中发现了一系列化学结构不同的酚酸，包括氨基酸、阿魏酸、绿原酸、香草酸、咖啡酸、对香豆酸、对羟基苯甲酸和原儿茶酸。其中，阿魏酸、对羟基苯甲酸、香豆酸和香草酸是薏苡麸皮中的主要酚酸（Kuo et al.，2012；Huang et al.，2009a，2009b）。

（3）类黄酮

薏苡含有多种化学结构不同的黄酮类化合物（Huang et al.，2009a，2009b；Hsia et al.，2008），包括异甘草素、槲皮素、芹菜素、木犀草素、川陈皮素、橘黄素、柚皮素、芒柄花素、芦丁、山柰酚和麦角素。麸皮中主要黄酮类化合物为橘红素、柚皮素和川陈皮素（Huang et al.，2009a，2009b）。

3. 功能特性

目前发现的薏苡的多种活性，包括抗氧化活性、抗炎及抗癌活性、免疫调节、调节血脂、降低血糖生成指数和减肥、肠道调节以及皮肤保护和改善作用，均与其多酚类化合物具有一定关联。

（1）抗氧化活性

薏苡抗氧化活性是体外试验研究最多的特性（Manosroi et al.，2014；Wang et al.，2013a；Huang et al.，2009a，2009b；Choi et al.，2007）。薏苡仁丙酮粗提物的细胞体外抗氧化活性为29.8μmol槲皮素当量/g，低于维生素C（196μmol槲皮素当量/g）。

薏苡抗氧化活性可归因于多种生物活性成分，特别是多酚，其抗氧化活性取决于多种因素，包括基因型、植物部位（如麸皮或壳）、提取与分离方法等。3个品种薏苡的游离多酚和结合多酚提取物的氧化自由基吸收能力（相当于维生素E）分别为231.9～316.6mg/100g和209.0～351.4mg/100g（Wang et al.，2013）。不同品种薏苡之间的抗氧化能力差异很大，这可能是由于不同品种薏苡的各种生物活性化合物的组成不同（Manosroi et al.，2014；Choi et al.，2007）。

（2）抗炎效果

利用脂多糖诱发RAW264.7小鼠巨噬细胞模型研究薏苡壳、麸皮和种皮提取物的抗炎活性（Choi et al.，2015a，2015b；Huang et al.，2009a，2009b），结果表明80%乙酸乙酯/正己烷、乙酸乙酯二次提取的提取物可抑制炎症因子IL-6和TNF-α分泌及NO的产生，抑制iNOS和COX-2活性的表达。抗炎活性的产生是由于抑制了NF-κB的转录活性。

（3）免疫调节作用

薏苡提取物组分具有免疫调节作用。薏苡多糖促进RAW264.7小鼠巨噬细胞分泌NO、IL-6和TNF-α，乙酸乙酯/己烷提取物中的某些组分抑制组胺释放、抑制TNF-α、IL-4、IL-6的分泌。对香豆酸、4-羟基苯乙酮是薏苡外种皮的主要免疫调节成分，而木犀草素是薏苡麸皮的主要免疫调节成分（Yao et al.，2015；Chen et al.，2012a，2012b）。

（4）抗癌作用

薏苡组分、提取物和分离物在体外对多种人体癌细胞，如乳腺癌、膀胱癌、肺癌、肝癌、结肠癌、胃癌、黑色素瘤、口表皮癌和宫颈腺癌等癌细胞具有抗癌活性（Manosroi et al.，2016；Xi et al.，2016；Lu et al.，2013；Wang et al.，2013b；Chung et al.，2011a，2011b；Lee et al.，2008），这可能是因为薏苡籽粒提取物对肿瘤发生、发展相关的脂肪酸合成酶具有抑制作用（Yu et al.，2008）。不同的薏苡分离组分显示出不同的抑制癌细胞增殖特性（Xi et al.，2016；Chung et al.，2011a，2011b；Lee et al.，2008）。薏苡组分、提取物、薏苡分离的化合物表现出对各种癌细胞的选择性、不同程度的抑制作用和抑制效果取决于提取物的制备方法、化合物类型以及癌细胞的种类。例如，内酰胺和角鲨烯对乳腺癌细胞（MDA-MB-231、MCF-7 和 T-47D）表现出选择性的抗增殖特性（Chung et al.，2011a，2011b）。11 种薏苡仁油对人膀胱癌 T24 细胞的抗增殖特性各不相同（Xi et al.，2016）。游离态多酚比结合态对人肝癌细胞 HepG2 的抑制作用更强（Wang et al.，2013b）。在薏苡壳的乙醇提取物中分离出的化合物中，绿原酸和咖啡酸对 AGS 细胞（胃腺癌细胞）生长的抑制作用最强（Chung et al.，2011a，2011b）。上述抗癌特性的差异可以归因于薏苡各组分的化学组成的差异。

超临界 CO_2 流体提取的薏苡提取物具有抗黑色素瘤的效果，这是由于其降低黑色素的产生，抑制 B16F10 细胞内酪氨酸酶的活性。此外，该提取物还降低酪氨酸酶、酪氨酸酶相关蛋白 1（TRP-1）、酪氨酸酶相关蛋白 2（TRP-2）、小眼畸形相关转录因子（MITF）的表达（Chen et al.，2012a，2012b）。薏苡木质素抗癌的分子机制是通过 Nrf2 促进 HO-1 的表达，保护细胞免受氧化应激的损伤。

（5）调节血脂

全谷物薏苡、无油薏苡、薏苡油和多酚提取物对仓鼠、雄性 Wistar 大鼠、雄性 Sprague-Dawley 大鼠均显示出血脂调节作用。薏苡降低高脂/胆固醇饲料喂养的大鼠血清中的甘油三酯、胆固醇和低密度脂蛋白胆固醇水平，同时增加高密度脂蛋白胆固醇水平和抗氧化活性。薏苡仁油减少腹部脂肪组织的数量。在分子水平上，薏苡提取物增加了肝过氧化氢酶、谷胱甘肽过氧化物酶活性以及血清中的超氧化物歧化酶活性（Wang et al.，2013a；Yu et al.，2008；Lin and Tsai，2008）。

（6）降低血糖生成指数及减肥

薏苡仁的血糖生成指数（glycemic index，GI）（GI=55）显著低于糙米（GI=82）、芋头（GI=69）、白面包（GI=100），与山药（GI=52）相似。薏苡仁的血糖负荷（glycemic load，GL）（GL=8）与绿豆粉（GL=7）、山药（GL=9）相似，低于糙米（GL=18）、芋头（GL=12）和白面包（GL=12）。因此，薏苡仁可以归为低 GI 食物（Lin and Tsai，2008）。薏苡仁水提取物减少高脂摄入诱发的 C57BL/6J 雄性小鼠的肥胖、脂肪积累、血清胆固醇含量（Choi et al.，2015a，2015b）。在分子水平上，提取物降低了 PPARG2 和 C/EBPa（蛋白质）的表达（与脂肪发生相关）。这些有益的特性可以归因于薏苡的各种化学成分，如膳食纤维和多酚。

（7）肠道调节

薏苡的提取物、薏苡组分、酶解产物对消化道健康状况均有显著影响。薏苡提取物能降低吲哚美辛诱导的大鼠胃溃疡的氧化标志物水平和溃疡指数。薏苡籽粒的乙酸乙酯提取物对喂食含 1%胆固醇饲料的雄性 Wistar 大鼠肠道微生物群具有调节作用。在临床试验中，薏苡酶解产物增加了女性志愿者粪便中拟杆菌的数量。薏苡的肠道微生物群调节特性可归因于膳食纤维和多酚等多种组分的存在（Wang et al.，2015；Nishimura et al.，2014；Chung et al.，2011a，2011b）。

（8）皮肤保护和改善

薏苡（提取物和酶解产物）可改善正常人和急性辐射严重皮炎患者的皮肤状况

（Huang et al.，2015；Nishimura et al.，2014）。这归因于薏苡的抗氧化、自由基清除、抗炎活性以及氨基酸组成。

（二）植物甾醇

薏苡麸皮中主要的植物甾醇包括角鲨烯、生育酚、油松甾醇、豆甾-5,22-二烯-3-醇、β-谷甾醇、麦角甾醇和含 β-谷甾醇的木栓酮（Wu et al.，2007）。

（三）高级烷醇

薏苡麸皮中主要的高级醇类（长链醇类）有二十二烷醇（C22）、二十四烷醇（C24）、二十六烷醇（C26）和二十八烷醇（C28），其中以二十六烷醇为主要成分。

（四）木脂素

薏苡壳中含有紫丁香树脂醇、4-酮树脂醇和马郁内酯等木脂素类化合物（Chung et al.，2011a，2011b；Kuo et al.，2002）。

（五）内酰胺和角鲨烯

在薏苡麸皮中分离、鉴定出了内酰胺和角鲨烯。内酰胺类包括薏苡仁酯、薏苡内酰胺、薏苡仁醇、2-氧代-吲哚-3-乙酸乙酯和异吲哚啉-1-酮，而角鲨烯包括薏苡仁酯（Chung et al.，2011a，2011b）。

（六）其他

薏苡中还含有维生素 E 和类胡萝卜素等。薏苡仁的维生素 E 主要是 γ-生育酚、γ-生育三烯酚（Choi et al.，2007）。

五、谷子中的生物活性物质

谷子富含酚酸、类黄酮等酚类化合物，具有抗氧化活性，可抑制体内淀粉酶和 α-葡萄糖苷酶等内源酶的活性。食用谷子可预防慢性非传染性疾病、促进健康。

（一）多酚类化合物的含量与分布

酚酸、类黄酮存在于谷子中的不同部位，谷子酚类化合物的组成取决于谷子的品种。按照溶解性，谷子中的酚类化合物可分为可溶性和不溶性酚类。水、水/有机溶剂混合液提取的酚类为可溶性酚类，可溶性酚类包括自由态酚类，非共价结合态酚类，与水溶性的碳水化合物通过酯键、醚键共价结合的酚类。不溶性酚类主要是酚酸与多糖的酯化产物，存在于植物细胞壁中（Chandrasekara and Shahidi，2011a）。

谷子中酚类化合物的存在形式及其含量与谷子的品种有关。酚类化合物主要存在于谷子种皮，谷子磨米过程中酚类化合物容易损失（Tian et al.，2004）。自由态、酯化、醚化、不溶性结合态等酚类物质的含量分别为 0.55～16.2μmol（以阿魏酸计）/g 脱脂谷物、0.25～2.02μmol（以阿魏酸计）/g 脱脂谷物、0.32～3.94μmol（以阿魏酸计）/g 脱脂谷物、3.2～81.6μmol（以阿魏酸计）/g 脱脂谷物。酯化、醚化等结合态的酚类含量取决于谷子品种，谷子酚类化合物的含量因其类型与形态学不同而变化（Chandrasekara and Shahidi，2011；Chethan and Malleshi，2007a，2007b）。Finger 品种谷子中酚类化合物主要分布于种皮中，在种皮与籽粒（粉）中的含量分别为 6.2%、0.8%（Chethan and Malleshi，2007b），籽粒颜色为黄色的谷子的酚类含量为 1.3%～2.3%，明显高于白色谷子（0.3%～0.5%）。

（二）多酚类化合物的结构与理化性质

谷子酚类化合物的种类繁多，按照酚类化合物的结构，谷子酚类化合物可分为酚酸和类黄酮两大类。按照分子结构，谷子酚酸又可以细分为羟基苯甲酸衍生物（图 5-35）和羟基苯丙烯酸衍生物（图 5-36）。谷子酚酸主要以自由态、结合态的形式存在。谷子中的类黄酮，包括花青素、黄烷醇、黄酮、黄烷酮、查尔酮、氨基酚类化合物（图 5-37）。

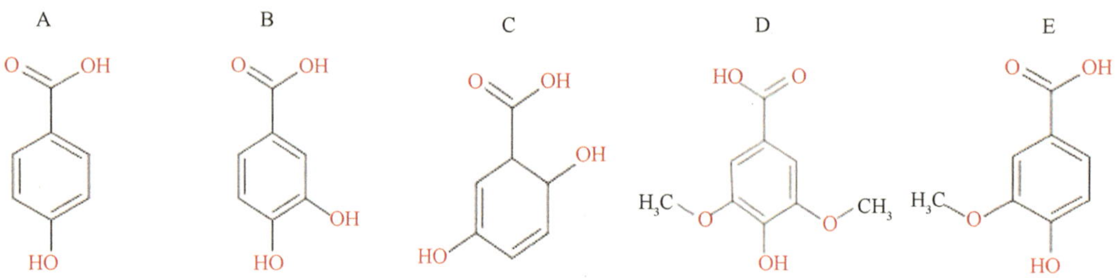

图 5-35　谷子中羟甲基苯甲酸及其衍生物（Chandrasekara and Shahidi，2011）
A. 对羟甲基苯甲酸；B. 原儿茶酸；C. 龙胆酸；D. 丁香酸；E. 香草酸

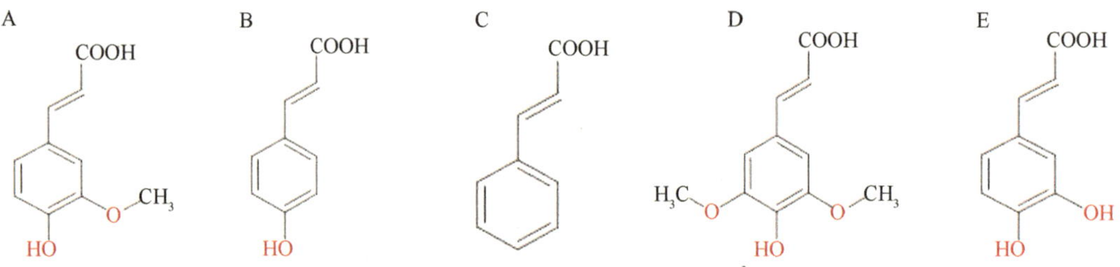

图 5-36　谷子中羟基苯丙烯酸及其衍生物（Chandrasekara and Shahidi，2011）
A. 阿魏酸；B. 对香豆酸；C. 肉桂酸；D. 芥子酸；E. 咖啡酸

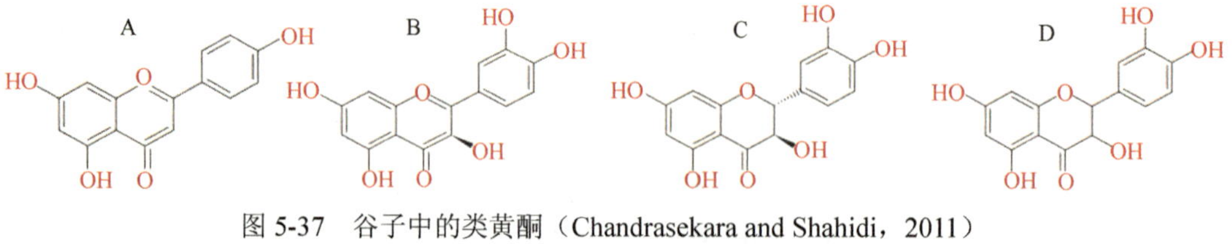

图 5-37　谷子中的类黄酮（Chandrasekara and Shahidi，2011）
A. 芹黄素；B. 儿茶素；C. 二氢槲皮素；D. 槲皮素

Finger 谷子中酸性甲醇提取的酚类化合物的热稳定性好（其在温度 90℃时依然稳定），对 pH 变化敏感，pH 升高会引起酚类化合物沉淀，在酸性体系沉淀的酚类化合物可发生可逆性溶解（Chethan and Malleshi，2007a，2007b）。

谷子中含有的羟基苯甲酸衍生物（酚酸）包括没食子酸（1,2,3-三羟基苯）、原儿茶酸、对羟基苯甲酸、龙胆酸（2,5-羟基苯甲酸）、香草酸（4-羟基-3-甲氧基苯甲酸）、丁香酸（3,5-二甲氧基-4-羟基苯甲酸）（Chandrasekar and Shahidi，2011a；Shobana et al.，2009；Chethan and Malleshi，2007a，2007b）。总体上，羟基苯甲酸及其衍生物为谷子中的可溶性酚类。Kodo 类型谷子中羟基苯甲酸衍生物类的酚类含量高达 269μg/g 脱脂谷物。

谷子中羟基苯丙烯酸衍生物类的酚类包括绿原酸、咖啡酸、反式肉桂酸（苯乙烯酸）、对香豆酸（对羟基苯丙烯酸）、芥子酸、顺式阿魏酸、反式阿魏酸。总体来说，羟基苯乙烯酸及其衍生物主要是不溶性的结合态酚类。除了单体酚类以外，谷子中还有二聚体和三聚体的阿魏酸，其抗氧化活性高于单体阿魏酸。谷子外皮富含二聚体阿魏酸，如 5,5′-阿魏酸二聚体、8,5′-非环化-阿魏酸二聚体、8,8′-环化-阿魏酸二聚体、8,5′-环化-阿魏酸二聚体（图 5-38）。

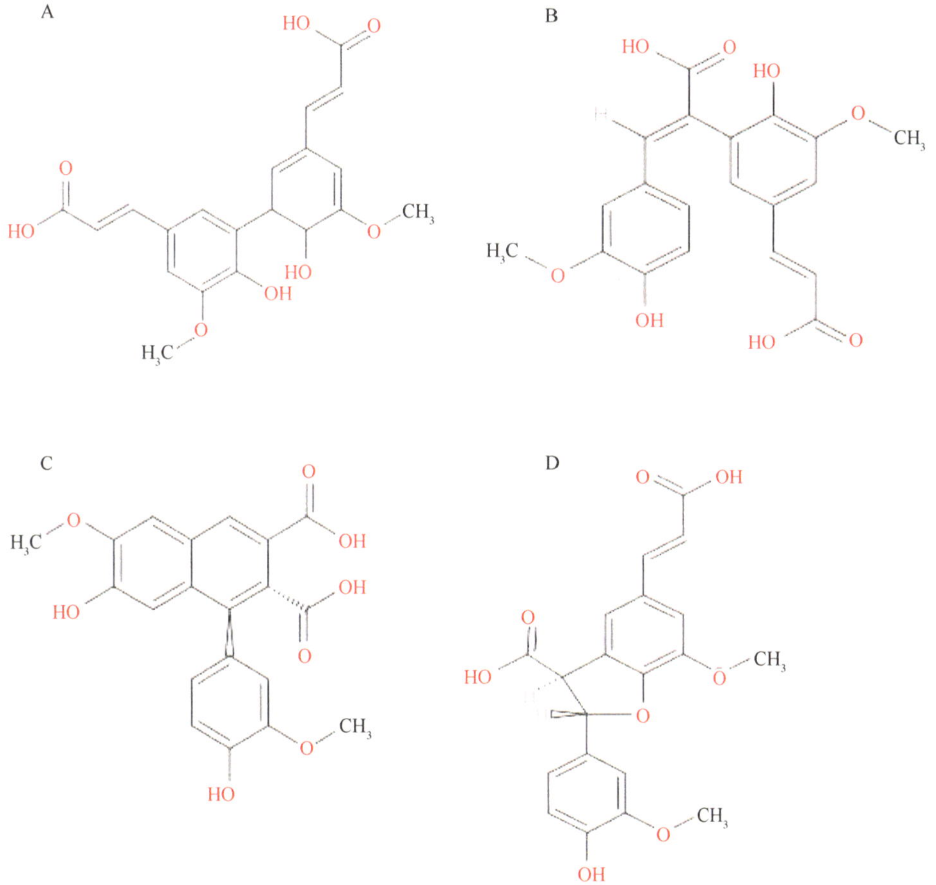

图 5-38 谷子中的阿魏酸多聚体（Chandrasekara and Shahidi，2011）

A. 5,5′-阿魏酸二聚体；B. 8,5′-非环化-阿魏酸二聚体；C. 8,8′-环化-阿魏酸二聚体；D. 8,5′-环化-阿魏酸二聚体

谷子中酚酸主要以自由态的形式存在，含量达 71%，自由态酚酸主要是原儿茶酸，含量为 45mg/100g，此外，还有肉桂酸、咖啡酸、香草酸、阿魏酸、对香豆酸。谷子结

合态酚酸主要包括阿魏酸、咖啡酸、对香豆酸，其含量分别为 18.6mg/g、1.64mg/g、1.2mg/g，此外，还含有少量的原儿茶酸、丁香酸。阿魏酸、对香豆酸、肉桂酸是谷子中的主要酚酸。除了 Finger 谷子，其他品种谷子中的大部分酚酸以不溶性状态存在（Chandrasekara and Shahidi，2011；Subba Rao and Muralikrishna，2002；McDonough and Rooney，2000）。

谷子叶片中含有 8 种类黄酮，包括荭草素、异荭草素、皂草黄苷、三色堇黄酮苷、牡荆素、麦黄酮，类黄酮总含量高达 2100mg/g（Reichert，1979）。原花青素是类黄酮的寡聚体、多聚体，黄色 Finger 谷子中原花青素的含量为 0.12%～3.47%（以儿茶酚计），高于白色品种的谷子（0.04%～0.06%）。

（三）多酚类化合物的功能特性

1. 抗氧化特性

谷子提取物具有一定的抗氧化活性，其抗氧化活性机制主要包括：自由基的捕获、还原力、螯合铁离子的特性、抑制活性氧基团，这些机制均与抑制脂类氧化有关。谷子的酚类物质可有效抑制氢过氧化物在脂质体膜上的形成，防止其被紫外线氧化（Chandrasekara and Shahidi，2011，2012）。

氧化损伤能永久性改变 DNA，导致包括癌症在内的多种疾病。谷子提取物可有效抑制羟自由基、氢过氧化自由基引起的 DNA 损伤，抑制效果与提取物浓度有关。体外细胞试验表明，谷子提取物抑制 HT-29 人肠道腺管癌细胞的增殖，抑制效果受处理时间、剂量的影响，浓度 0.5mg/mL 处理 96h 后，癌细胞抑制率可达 30%～100%（Chandrasekara and Shahidi，2011）。谷物提取物中的芹菜素等黄酮类化合物也表现出一定的抗增殖活性。

谷物多酚有效抑制铜催化的人体低密度脂蛋白胆固醇的氧化（Chandrasekara and Shahidi，2011，2012）。自由基诱导的或依赖金属离子的低密度脂蛋白胆固醇的氧化是人体发生动脉粥样硬化，进而引起心血管疾病的重要一步。铜能够催化胆固醇中不饱和脂肪酸氧化，而酚类化合物通过螯合铜离子、捕获人体产生的氢过氧化自由基而抑制低密度脂蛋白的氧化（Decker et al.，2001）。食物中的抗氧化剂，如谷子中的酚类物质，通过抑制低密度脂蛋白胆固醇氧化，减少心血管疾病的发生。另外，谷子种皮中的酚类物质能够可逆、非竞争性抑制胰腺还原酶。谷子种皮中的酚类物质，如肉桂酸、原儿茶酸、对羟基苯甲酸、对香豆酸、香草酸、芥子酸、阿魏酸等，还具有抑制白内障的功效（Shobana et al.，2009）。

2. 降血糖效果

餐后高血糖是糖尿病人最易发生的代谢异常，Finger 谷子种皮中的酚类物质是人体胰腺分泌的淀粉酶、人体肠道 α-葡萄糖苷酶的有效非竞争性抑制剂。淀粉酶、α-葡萄糖苷酶能够催化复杂的淀粉（高分子碳水化合物）转化为葡萄糖，葡萄糖在人体肠道被吸收利用。降低餐后血糖是一种预防、治疗糖尿病的方法，抑制碳水化合物水解酶的活性可降低人体餐后血糖。因此，谷子中的多酚类化合物作为淀粉酶、α-葡萄糖苷酶的抑制剂能够降低餐后高血糖。

3. 抗菌活性

植物的多酚类化合物可作为抑制微生物入侵的物理屏障，谷子中的酚类物质具有抗微生物活性。咖啡酸、对香豆酸、原儿茶酸等酚酸能够有效抑制真菌的增殖。Finger 谷子中的高酚酸、类黄酮等酚类物质可抑制微生物酶、微生物膜的氧化，从而抑制细菌细胞的增殖。

六、菰米中的生物活性物质

菰米（*Zizania* sp.），又称野生稻、野米，是一种一年生水生草，与水稻同属于谷类（Poaceae，tribe Oryzoidae），北美原住民曾将其作为唯一一种谷物食用（Lorenz，1981；Steeves，1952；Moyle，1944）。目前已鉴定出 4 种菰米，分别属于印度稻、加拿大稻或野生燕麦：水生菰（*Zizania aquatica* L.）、沼生菰（*Zizania palustris* L.）生长于美国和加拿大北部，*Zizania texana* A. S. Hitchc. 生长于得克萨斯州，*Zizania latifolia*(Griseb.)Turcz 则是亚洲品种（Zhai et al.，2001）。与其他谷物相比，菰米的商业价值相当低，但消费者日益意识到野生稻在各种食品产品中的众多用途。例如，可单独或与大米混合作为主食食用，或者作为早餐谷物，也可用于面包、薄煎饼、华夫饼的配料等。菰米的营养品质往往与其他谷物相当，且还具有淀粉和蛋白质含量高、脂肪含量低的特点。此外，菰米加工过程中会产生一种令人愉快的坚果香味，这也是其区别于其他谷物的特殊优势。作为一种全谷物，菰米也是一种很好的膳食纤维来源，因其独特的营养价值、风味、色泽和质地而被商业化并广泛应用于食品产品中（Oelke et al.，1997）。目前已报道，菰米中富含的生物活性物质主要是酚酸，包括阿魏酸、对香豆酸和芥子酸等。

（一）酚酸的含量与分布

天然酚酸的基本化学形式有羟基肉桂酸和羟基苯甲酸结构。最常见的羟基肉桂酸是苦参酸、咖啡酸、阿魏酸和芥子酸。羟基苯甲酸主要由对羟基苯甲酸、原儿茶酸、香草酸和丁香酸组成。除了这两大类，醛类似物如香草醛也被归为酚酸（Robbins，2003）。酚酸主要以游离、可溶的酯化和不可溶的结合形式存在于谷物中（Sosulski et al.，1982）。菰米含有丰富的酚酸，其中阿魏酸和对香豆酸含量最高，它们是单子叶植物细胞壁的组成成分，常与多糖和木质素相结合（Liyana-Pathirana and Shahidi，2007；Madhujith et al.，2006；Mpofu et al.，2006；Herrmann and Nagel，1989；Hartley and Ford，1989）。酚酸主要以不溶性结合形式大量存在于谷粒外层组织，特别是菰米壳中（Naczk and Shahidi，1989）。

菰米中的酚酸主要与不溶性膳食纤维相结合，其中阿魏酸含量最高，为 3942μg/g，芥子酸和对香豆酸的含量也较高，分别为 518μg/g 和 142μg/g。与白米相比，菰米含有更多的酚类化合物（Bunzel et al.，2002）。野生菰米样品（419～588mg GAE/kg，GAE 为没食子酸当量）的总酚含量（TPC）值比白米样品（46mg GAE/kg）高 9～13 倍（Qiu et al.，2010）。不同品种的菰米中酚酸含量也存在明显差异。例如，黑色菰米中酚酸含量最高，为 588mg GAE/kg，而加拿大湖菰米和手工收割的菰米中酚酸含量最低，均为 419mg GAE/kg，明尼苏达和安大略菰米中酚酸含量分别为 565mg GAE/kg 和 585mg GAE/kg。

（二）酚酸的结构与理化性质

在菰米中，阿魏酸是最丰富的酚酸（高达355mg/kg），其次是芥子酸。它们都主要以不溶形式出现。菰米中的其他单体酚酸包括香豆酸、对香豆酸、香草酸、丁香酸和对羟基苯甲酸，以及两种酚酸醛（对羟基苯甲醛和香草醛），分子式见图 5-39。其中，香草酸和香草醛同属肉桂酸类衍生物，广泛存在于自然界的多种植物精油中，具有宜人的芳香气味，是可食用的香料物质；而丁香酸和对羟基苯甲醛也具有一定的芳香气味，是香料工业的重要产物（Yang et al.，2008）。

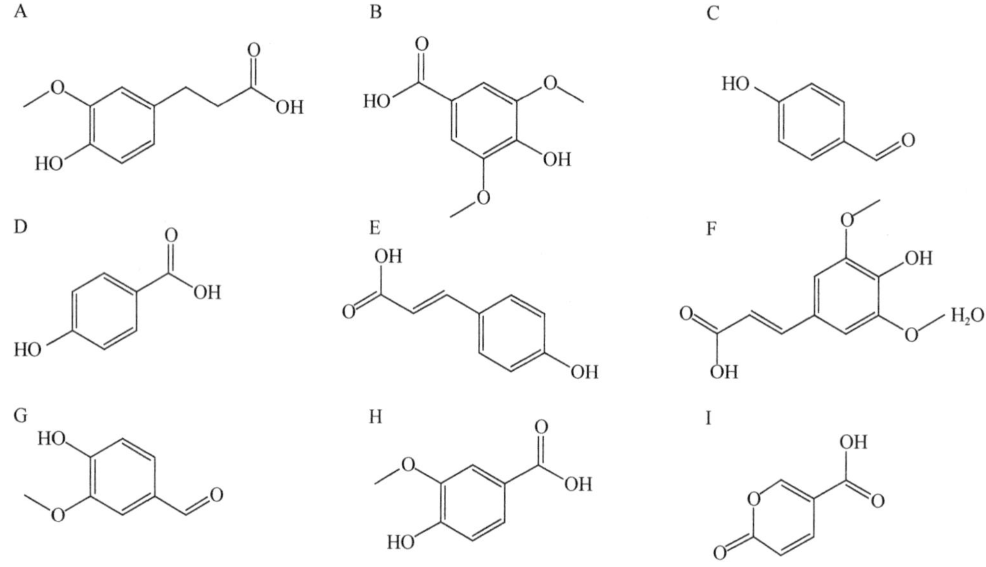

图 5-39　菰米中酚酸的分子式

A. 阿魏酸；B. 芥子酸；C. 香豆酸；D. 对香豆酸；E. 香草酸；F. 丁香酸；G. 对羟基苯甲酸；H. 对羟基苯甲醛；I. 香草醛

酚类脱氢二聚体作为细胞壁的结合物，只出现在以双阿魏酸（DiFA）和去顶酸（DiSA）为特征的不溶性酚酸组分中。DiFA 的化学结构包括 8,8′、5,5′、8-*O*-4′、8,5′（苯并呋喃型）二聚体，以 8-*O*-4′（含量高达 34mg/kg）为主；DiSA 仅以 8,8′-偶联产物的形式出现，分子式见图 5-40（Qiu et al.，2010）。

（三）酚酸的功能特性

菰米壳中的2,3,6-三甲基苯甲醚（茴香醚）、间羟基苯甲醛、4-羟基-3-甲氧基苯甲醛（香草醛）和 4-羟基-3,5-二甲氧基苯甲醛（丁香醛）具有较强的抗氧化性质；然而，2,3-二氢苯并呋喃则是一种促氧化剂（Asamarai et al.，1996）。

菰米中的酚酸类物质具有较为丰富的功能活性（Kim et al.，2006；Zieliński and Kozłowska，2000；Wu et al.，1994；Sosulski et al.，1982）。例如，阿魏酸能清除自由基，促进清除自由基的酶的产生，增加谷胱甘肽转硫酶和醌还原酶的活性，并抑制酪氨酸酶活性，调节人体生理机能。此外，阿魏酸还具有抗血小板聚集、抑制血小板 5-羟色胺释放、抑制血小板血栓素 A2（TXA2）的生成、增强前列腺素活性、镇痛、缓解血管痉挛

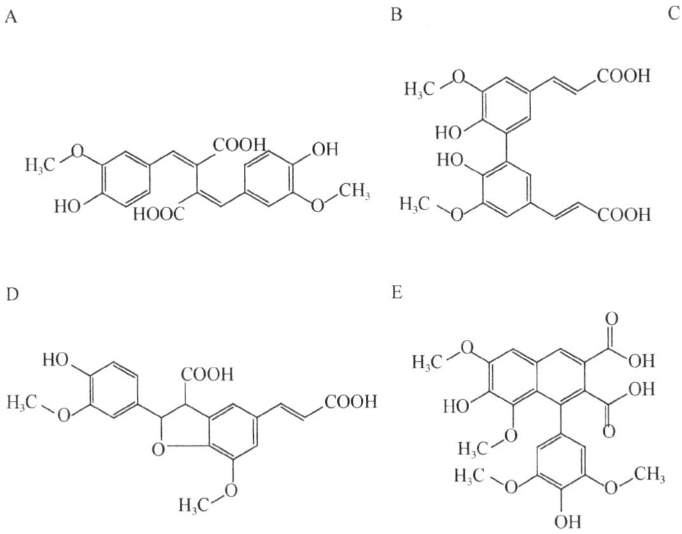

图 5-40　菰米中酚类脱氢二聚体的分子式（Qiu et al.，2010）
A. 8,8′的 DiFA 二聚体；B. 5,5′的 DiFA 二聚体；C. 8-*O*-4′的 DiFA 二聚体；D. 8,5′的 DiFA 二聚体；
E. 8-*O*-4′的 DiFA 二聚体；F. 8,8′-偶联的 DiSA

等作用，是生产用于治疗心脑血管及白细胞减少等疾病药品的基本原料。此外，酚酸类物质在人体中还可起到健美和保护皮肤的作用。因为毒性较低，阿魏酸在医药、保健品、化妆品原料和食品添加剂等方面有着广泛的用途。香豆酸具有广泛的药理作用，具有抗血小板活化、抗肿瘤、免疫抑制等方面的效果。其药用价值越来越受到极大的关注，具有广阔的研究开发背景。香豆酸对金黄色葡萄球菌、痢疾杆菌、大肠杆菌及绿脓杆菌均有不同程度的抑制作用；动物实验证明，香豆酸还有降血脂的作用。对羟基苯甲酸对真菌具有明显的抑制效果，相比苯甲酸、山梨酸等常用的防腐剂，对羟基苯甲酸的抗细菌性能更强，且毒性更低。但由于其水溶性比较低和具有一定的气味，其在食品防腐上的应用受到限制。除了用作食品的防腐剂外，对羟基苯甲酸大多作为药物、化妆品的防腐剂使用。

第四节　假谷物类杂粮中的生物活性物质

一、荞麦中的生物活性物质

目前，在荞麦中鉴别并可分离的生物活性物质主要有以下几类：荞麦黄酮、荞麦素、荞麦糖醇、荞麦活性肽、荞麦碱和其他杂类化合物（甾醇、甾类阿魏酸、苯并噁嗪类）等。下面将从各个生物活性物质的含量与分布、结构与理化性质和功能特性 3 个方面进行详细介绍。

（一）荞麦黄酮

1. 含量与分布

黄酮是植物次生代谢产物中最常见的多酚类化合物，是一种以 C6—C3—C6 为碳骨架、以黄酮（2-苯基色原酮）为母核的黄色色素，同时也包含其同分异构体以及氢化还原产物等衍生物。黄酮广泛存在于全谷物及其产品中，在荞麦中含量尤高。荞麦各组织，包括种子、麦芽及花朵中黄酮含量均高于 100mg/g，最高占比可达 7%（Liu and Zhu，2007；Dietrych-Szostak and Oleszek，1999；Trotin et al.，1993）。荞麦中的黄酮能够通过简单的化学方法分离获得，因此荞麦是工业中生产高质量黄酮的重要天然植物来源（Mir et al.，2018；Holasova et al.，2002）。

荞麦中的黄酮可进一步分离纯化得到 6 种化合物：芦丁、荭草素、牡荆素、槲皮素、异牡荆素和异荭草素（Nam et al.，2015；Jiang et al.，2007；Morishita et al.，2007）。荞麦壳中含有 6 种黄酮类化合物，而荞麦种子只含有芦丁和异牡荆素（Dietrych-Szostak and Oleszek，1999）。普通荞麦萌芽含有以上 6 种黄酮，而苦荞萌芽除芦丁以外，其他黄酮类化合物难以检出（Lim et al.，2012；Kim et al.，2008）。6 种黄酮化合物中，芦丁存在于所有荞麦组织中，且含量最高（Li and Zhang，2001）。不同组织部位、品种及生长阶段的荞麦中芦丁的含量存在显著差异，生长环境也对芦丁含量具有一定影响。不同品种荞麦壳中芦丁含量无明显差异，约为 4.41g/kg，而荞麦壳与荞麦谷粒中芦丁含量明显不同，苦荞谷粒中芦丁含量为 81g/kg，普通荞麦谷粒中约为 0.19g/kg（Steadman et al.，2001a，2001b）。苦荞种子中芦丁含量最高，为 0.8%～1.7%，而普通荞麦中芦丁含量仅为 0.01%（Fabjan et al.，2003；Minami et al.，1992）。荞麦萌芽 8 天后芦丁含量由 63.3mg/100g 升高至 2236.7mg/100g，增加了 34 倍之多（Kim et al.，2004）。位于中国四川、宁夏和甘肃三地的两个荞麦品种中芦丁含量也存在显著差异，就 Diqing 这一品种的荞麦而言，产于宁夏的荞麦中的芦丁含量最低，为 518.54mg/100g DW，而产于四川的荞麦中的芦丁含量最高，为 1325.59mg/100g DW（Guo et al.，2011）。

2. 结构与理化性质

黄酮通常以 *O*-糖苷的形式出现，其中一个或多个羟基与糖苷单元结合，分子结构见图 5-41。这种糖基化使黄酮类化合物更易溶于水，从而更容易储存在细胞液泡中（Robards and Antolovich，1997）。天然黄酮类化合物母核上常含有羟基、甲氧基、烃氧基、异戊烯氧基等取代基，这些取代基作为助色基团，使谷物籽粒呈现出相应的颜色，且随黄酮类化合物含量的增加，籽粒颜色深度越高。

芦丁是槲皮素的一种 3-*O*-β-鼠李糖苷，分子式见图 5-42。芦丁的化学结构决定了其较强的抗氧化能力。C 环 C3 位上的羟基、C2-C3 之间的双键以及 C4 位上的羰基是抗氧化活性的关键贡献；A 环 C5 和 C7 位以及 B 环 C3′和 C4′位上的羟基也对抗氧化活性具有一定贡献（Jiang et al，2007）。尽管芦丁上的糖基由于空间位阻效应降低了邻近羟基基团的抗氧化活性，但在摄入人体后，糖基可被人类肠道菌群水解形成对应糖苷的槲皮素，从而使其保持体内的抗氧化活性（Cook and Samman，1996）。

3. 功能特性

黄酮最广为人知的功能特性是抑制脂蛋白的氧化。流行病学调查显示，饮食中黄酮的摄入量与人体罹患动脉粥样硬化等心血管疾病的风险成反比。这主要是因为当人体摄

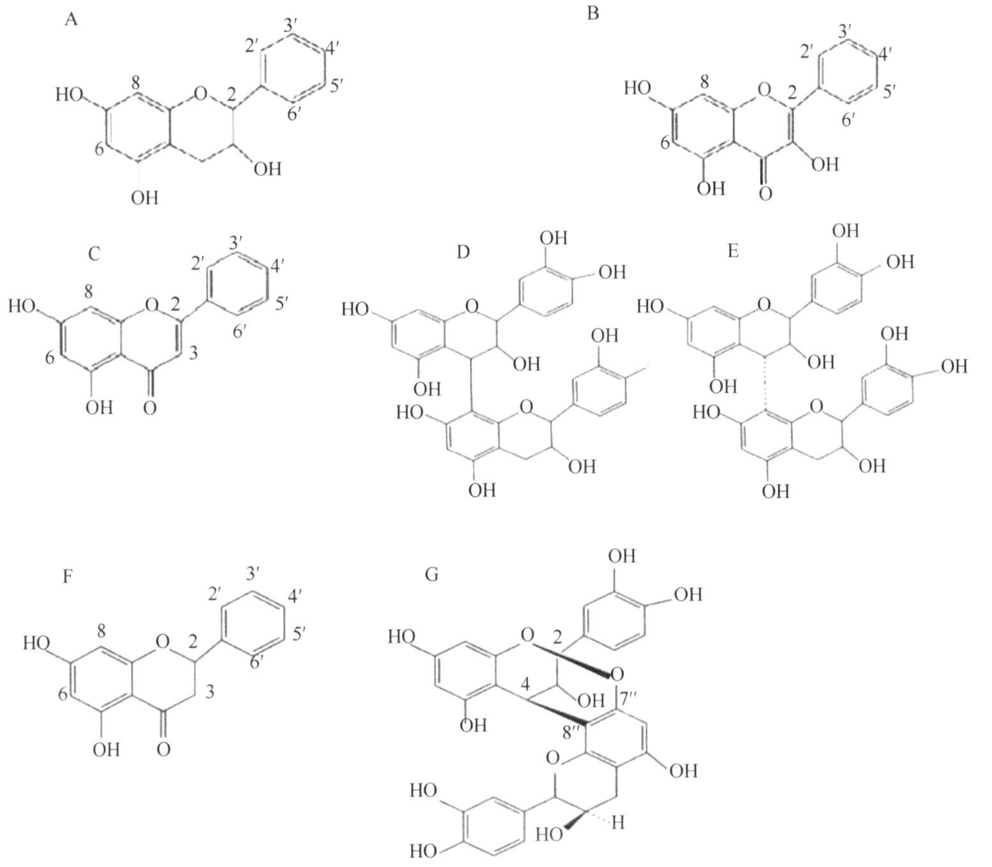

图 5-41　黄酮类化合物的分子结构（Jiang et al.，2007）

A. 黄烷醇；B. 二氢查尔酮；C. 黄酮；D. 原花色素 B1；E. 原花色素 B3；F. 黄烷酮；G. 表儿茶素-(4βd8；2βd07)-儿茶素

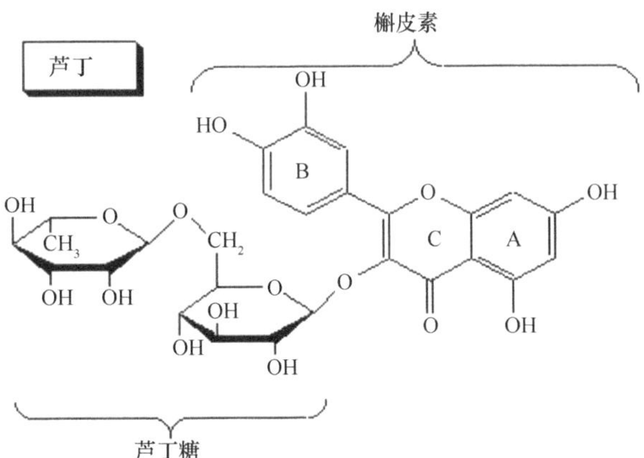

图 5-42　芦丁的分子结构式（Jiang et al.，2007）

入黄酮类化合物以后，黄酮类化合物被吸收而进入血浆和各组织中，吸收进入人体的黄酮类化合物不仅可以清除活性的氧/氮族分子，螯合金属离子和减少低密度脂蛋白（low density lipoprotein，LDL）相关的氧化作用而降低 LDL 的过氧化反应，还可以抑制细胞氧合酶以及激活细胞抗氧化作用体系（如谷胱甘肽系统）来减少巨噬细胞的氧化应激反应（Fuhrman and Aviram，2001）。也就是说，黄酮是高效的抗氧化剂，可通过抑制动脉细胞和脂蛋白中由自由基诱导的低密度脂蛋白的过氧化反应，减少动脉粥样硬化等心血管疾病的形成（Berliner and Heinecke，1996）。值得指出的是，作为一种天然提取物，黄酮比合成的抗氧化剂，如丁基羟基茴香醚（butyl hydroxyanisole，BHA）、二丁基羟基甲苯（butylated hydroxytoluene，BHT）等毒性更小，应用安全性更高（Pekkarinen et al.，1999）。

芦丁早在 19 世纪就被发现是广泛存在于荞麦中的黄酮类化合物，约 50 年前美国将荞麦作为芦丁来源的重要草药品类（Ohsawa and Tsutsumi，1995）。芦丁由于具有显著的抗氧化活性，并可被人体大量吸收而被作为药物广泛应用于医学，治疗由毛细血管脆弱性而引发的出血性疾病、静脉疾病、高血压、视网膜病变、血清胆固醇相关疾病和疲劳症状等（Wieslander et al.，2012，2011；Ihme et al，1996；Archimowicz-Cyryłowska et al.，1996）。近年来的研究表明，摄入芦丁能改善肝中的抗氧化系统，阻止由乙醇损伤引起的胃黏膜中硫代巴比妥酸反应物质（TBARS，脂质过氧化指数）水平的提高，并可抑制类风湿关节炎和范科尼贫血中氧自由基的过量生成。

（二）荞麦素

1. 含量与分布

荞麦素是荞麦中含有的一种毒性多酚类化合物，会使人类或家畜暴露于光照下的浅色皮肤产生光敏毒性反应，称为麦角中毒（Wender et al.，1943）。与黄酮类似，荞麦素广泛分布于荞麦的各组织中。研究表明，不同部位及品种的荞麦中，荞麦素含量存在显著差异（Stojilkovski et al.，2013；Eguchi et al.，2009；Ožbolt et al.，2008；Hinneburg and Neubert，2005）。荞麦素主要存在于叶和花等部位，在茎、壳和脱皮谷粒中存在较少。普通荞麦和苦荞叶子中荞麦素含量分别为 0.3～2.3mg/g 和 0.5mg/g，苦荞籽粒中荞麦素含量仅为 0.07mg/g（Glavač et al.，2017）。普通品种荞麦的花朵中荞麦素含量为 0.64mg/g，茎中含量为 0.04～0.12mg/g。荞麦壳中荞麦素含量仅为 0.02mg/g，而脱皮谷粒中未发现荞麦素。日常的烹饪处理也会对荞麦中的荞麦素含量产生显著影响，苦荞仁中的荞麦素含量经过蒸煮可由 53.70μg/g 下降至 17.11μg/g，相比蒸煮，焙烤并不会显著降低荞麦素的含量。此外，由于荞麦素主要分布于荞麦壳中，碾磨后颗粒较大的荞麦粉中荞麦素含量更高（Glavač et al.，2017）。

2. 结构与理化性质

荞麦中含有的荞麦素，是一种与金丝桃素具有相似光毒性的萘骈二蒽酮化合物。荞麦素的芳香结构与金丝桃素相似，区别在于荞麦素中含有两个对称的 2-哌啶基（Brockmann et al.，1952）。荞麦素是由原荞麦素和其他相关物质在阳光照射下形成的（Habermann，2000）。荞麦中的荞麦素至少由 8 种类似的物质组成，都具有紫外-可见光（UV-Vis）吸收性，可被核磁共振谱和质谱识别（Benković et al.，2014；Eguchi et al.，2009）。金丝桃素、原荞麦素以及荞麦素单体 A、E 和 F 的结构见图 5-43（Benković and Kreft，2015）。然而，目前关于荞麦素单个组分的高效制备和分离方法仍未获得成功。

因此，对于某个荞麦组分的光毒反应还不得而知，目前的研究通常将荞麦素作为一个整体组分进行分析，称为总荞麦素（Glavač et al.，2017）。

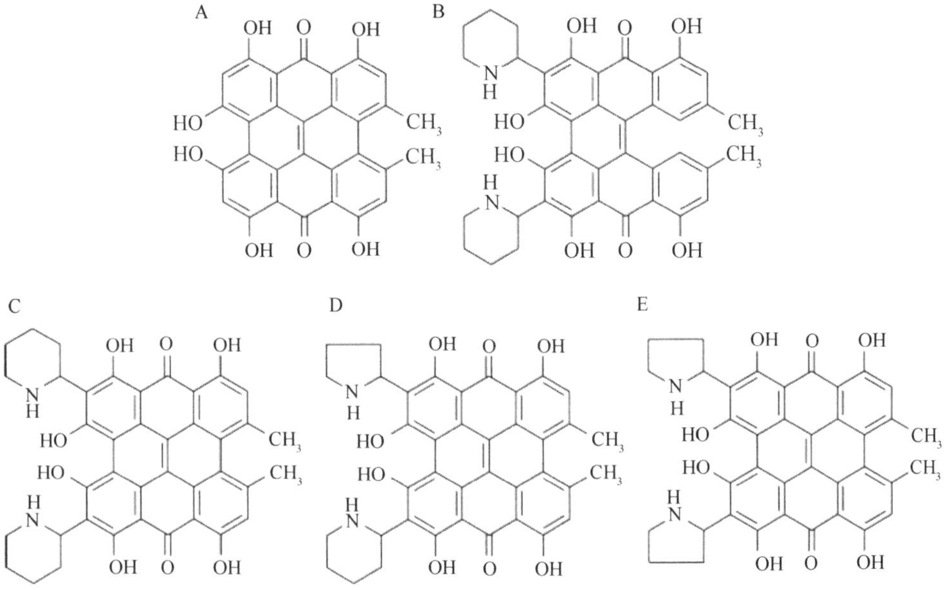

图 5-43 金丝桃素、原荞麦素以及荞麦素单体 A、E 和 F 的结构（Benković and Kreft，2015）
A. 金丝桃素；B. 原荞麦素；C. 荞麦素 A；D. 荞麦素 E；E. 荞麦素 F

荞麦素对紫外（UV）和可见光（Vis）具有光敏性，因此，荞麦素含量的测定通常利用紫外可见分光光度法或紫外-可见光光谱法。然而，荞麦素提取物中含有大量的叶绿素，同时也具有UV和Vis吸收性，会使荞麦素含量测定结果偏高。利用HPLC的UV-Vis检测器可优化荞麦素含量的测定方法，荞麦素提取液的HPLC图谱有3个明显的峰，相应3个组分的UV-Vis吸收光谱均在547nm和591nm的波长处产生最大吸收值，分别对应于荞麦素和未经鉴定的荞麦素衍生物（Eguchi et al.，2009）。HPLC的荧光检测器分析法进一步提高了荞麦素含量检测的准确性和灵敏度（Stojilkovski et al.，2013）。

3. 功能特性

荞麦素的不恰当摄入会引起麦角中毒（Wender et al.，1943）。麦角中毒早在公元7世纪就被我国记录，发生食用了未经烹饪的荞麦叶子而引起皮肤瘙痒；公元13世纪，因大量食用荞麦叶子引发皮炎、呼吸困难、昏厥和脱发而再一次被记录（Wang et al.，2007b）。1941年，麦角中毒在无色素小鼠体内获得证实，产生的症状包括皮肤（耳、鼻、爪和尾）和黏膜发炎（结膜炎和腹泻），以及中枢神经系统紊乱（如惊厥）（Chick and Ellinger，1941）。然而，由于独特的光敏效应，荞麦素能够单独或与其他药剂共同发挥抑制肿瘤细胞增殖的作用，因此其可作为天然光敏剂而用于癌细胞的光动力疗法中（Dai et al.，2009；Jori et al.，2006）。

除用于癌细胞的光动力疗法以外，荞麦素的光毒效应还可用于抑制真菌感染和腐败菌的活性。通过金丝桃素、金丝桃素四磺酸（金丝桃素+S）和荞麦素对两种腐败菌

（白色念珠菌、皮炎外瓶霉）和两种病原真菌（犬小芽孢菌、红色毛癣菌）的抑菌活性进行测定并比较后发现，腐败菌对于荞麦素的敏感程度显著高于病原菌。除犬小芽孢菌外，荞麦素对于所有微生物的最小抑菌浓度（MIC）均与最低杀菌浓度（MFC）值一致。白色念珠菌对金丝桃素和荞麦素的敏感性相同，荞麦素对白色念珠菌的抗菌活性是金丝桃素+S 的 64 倍之多；荞麦素对红色毛癣菌的抑菌作用介于金丝桃素四磺酸（金丝桃素+S）和金丝桃素之间；荞麦素对皮炎外瓶霉和犬小芽孢菌的影响较弱（Sytar et al.，2016）。因此，荞麦素不仅可以治疗发生于人类体表到组织器官内部的各类真菌感染，还可以有效抑制各类腐败菌的增殖，为荞麦素开发成为新的临床有效抗真菌化合物及其在食品加工业的应用提供了基础数据和理论支撑（Babič et al.，2016；Kunicka-Styczyńska，2011）。

贯叶金丝桃地上部分的乙醇提取物具有明显的抗抑郁效果（Alali et al.，2004）。据此推断，作为金丝桃素的类似物，荞麦素也可能具有抗抑郁效果，但尚未有研究支持该结论，这里不作详述。

（三）荞麦糖醇

1. 含量与分布

荞麦种子在成熟过程中会逐渐积累一定的半乳糖基 D-手性肌醇，即荞麦糖醇（Obendorf et al.，1998）。因此，荞麦糖醇是 D-手性肌醇的半乳糖基单体、二聚体和三聚体衍生物的总称，其含量与荞麦种子的脱水耐性呈正相关关系，对于种子自身的成熟具有重要作用（Horbowicz and Obendorf，1992）。不同荞麦种子部位的荞麦糖醇含量存在显著差异，由脱壳瘦果经碾磨而获得的荞麦粉，相比完整瘦果的碾磨产物，荞麦糖醇含量较高，完整瘦果和脱壳瘦果的麸皮中荞麦糖醇含量分别约为 900mg/100g 干重和 2600mg/100g 干重，说明荞麦糖醇主要存在于脱壳瘦果的麸皮、胚和糊粉层中；另外，不同碾磨程度的荞麦粉中荞麦糖醇含量也显著不同，特级蓬松粉（深色的含有一定麸皮的荞麦粉）和特级特等粉（浅色的精细程度最高的荞麦粉）中荞麦糖醇含量分别为 740.8mg/100g 干重和 375.2mg/100g 干重；此外，不同荞麦品种中荞麦糖醇含量也各不相同，普通荞麦籽粒中荞麦糖醇占总可溶性糖含量的 40%，苦荞籽粒中荞麦糖醇占总可溶性糖含量的 21%，而普通荞麦和苦荞中可溶性糖含量相差不大（Steadman et al.，2000）。

2. 结构与理化性质

研究已证实，荞麦种子含有 6 种不同分子结构的荞麦糖醇（Horbowicz et al.，1998）。通常将 6 种不同分子结构的荞麦糖醇归类为两个系列：荞麦糖醇 A 和 B 系列。对于 A 系列，包括荞麦糖醇 A1，分子式为 α-D-半乳吡喃糖基-(1→3)-D-手性肌醇（Szczeciński et al.，1998；Obendorf et al.，2000）；荞麦糖醇 A2，分子式为 α-D-半乳吡喃糖基-(1→6)-α-D-半乳吡喃糖基-(1→3)-D-手性肌醇（Berlin et al.，1990）；荞麦糖醇 A3，分子式为 α-D-半乳吡喃糖基-(1→6)-α-D-半乳吡喃糖基-(1→6)-α-D-半乳吡喃糖基-(1→3)-D-手性肌醇。对于 B 系列，包括荞麦糖醇 B1，分子式为 *O*-α-D-半乳吡喃-(1→2)-D-手性肌醇（Horbowicz et al.，1998；Szczeciński et al.，1998)；荞麦糖醇 B2，分子式为 α-D-半乳吡喃糖基-(1→6)-α-D-半乳吡喃糖基-(1→2)-D-手性肌醇；荞麦糖醇 B3，分子式为 α-D-半乳吡喃糖基-(1→6)-α-D-半乳吡喃糖基-(1→6)-α-D-半乳吡喃糖基-(1→2)-D-手性肌醇（Steadman et al.，2001a，2001b）。

荞麦糖醇 A1 和 B1 是荞麦种子中最主要的荞麦糖醇成分。荞麦糖醇 B1 是授粉后 12～20 天荞麦胚和胚乳糊粉层细胞中最主要的荞麦糖醇（胚轴和子叶），相比 B1，荞麦糖醇 B2 在荞麦种子中含量较低，荞麦糖醇 B3 含量最低（Ueda et al.，2005；Horbowicz et al.，1998）。荞麦糖醇 A1、A2 和 A3 分别是荞麦糖醇 B1、B2 和 B3 的同分异构体（Gui et al.，2013；Horbowicz et al.，1998）。荞麦糖醇 A 系列（A1、A2、A3）和 B 系列（B1、B2、B3）的分子结构见图 5-44（Steadman et al.，2001a，2001b；Obendorf et al.，2000）。

荞麦糖醇属于可溶性碳水化合物，易溶于水和乙醇，对于不同的荞麦糖醇系列物质，可利用层析色谱法进行分离。Steadman 等（2001a，2001b）首先利用 50%乙醇对荞麦麸皮进行提取得到荞麦糖醇粗提物，然后将粗提物采用 1∶1（*w/w*）碳-硅藻土的色谱柱进行纯化。荞麦糖醇 B2、A2 和 A3 可分别通过 6%、9%和 14%的乙醇洗脱收集（Steadman et al.，2001a，2001b）。

对荞麦糖醇酸水解特性的研究显示，荞麦糖醇 A2、A3 和 B2 经三氟乙酸水解后产生手性肌醇的 Per（五氟丙酸盐）化合物，该化合物与 D-手性肌醇（而非 L-手性肌醇）在手性分析色谱柱上具有相同的谱图。三氟乙酸水解荞麦糖醇后可得到 D-半乳糖和 D-手性肌醇的不同摩尔配比产物，荞麦糖醇 A1、A2、B1、B2 和 A3 水解产物的摩尔比率分别为 1.01∶1.00、2.03∶1.00、1.03∶1.00、2.02∶1.00 和 2.98∶1.00。荞麦糖醇经三氟乙酸水解后所得产物各不相同，荞麦糖醇 B2 的水解产物中含有荞麦糖醇 B1，荞麦糖醇 A2 水解产物中含有荞麦糖醇 A1，荞麦糖醇 A3 的水解产物中含有荞麦糖醇 A2 和荞麦糖醇 A1。

荞麦糖醇的酶解特性研究显示，荞麦糖醇 A2、A3 和 B2 均可被 α-D-半乳糖苷酶水解，但不能被 β-D-半乳糖苷酶水解（Steadman et al.，2001a，2001b；Obendorf et al.，2000）。

3. 功能特性

D-手性肌醇（DCI）是新一代胰岛素受体，可以有效改善胰岛素功能，包括调节血糖和甘油三酯水平（Hu et al.，2011）。临床药理学研究也表明，DCI 对胰岛素有显著的效果，胰岛素是血糖降解途径中的一个独特成分（Pak et al.，1993）。体内 DCI 生成量的减少可导致胰岛素抵抗。DCI 补充则可以充分提高胰岛素敏感性，避免胰岛素抵抗的产生（Larner and Huang，1999）。DCI 降血糖的可能机制是：作为肌醇的差向异构体，DCI 是糖基磷脂酰肌醇蛋白的一种辅酶，参与胰岛素信号转导途径，从而模拟葡萄糖转运（Berlin et al.，1990；Schweizer and Horman，1981），因此 DCI 可能是主要的胰岛素介质，它可以提高胰岛素效果，降低血压、血浆甘油三酯和葡萄糖浓度（Ogawa et al.，1997；Richter et al.，1997）。因此，DCI 不仅具有降低糖尿

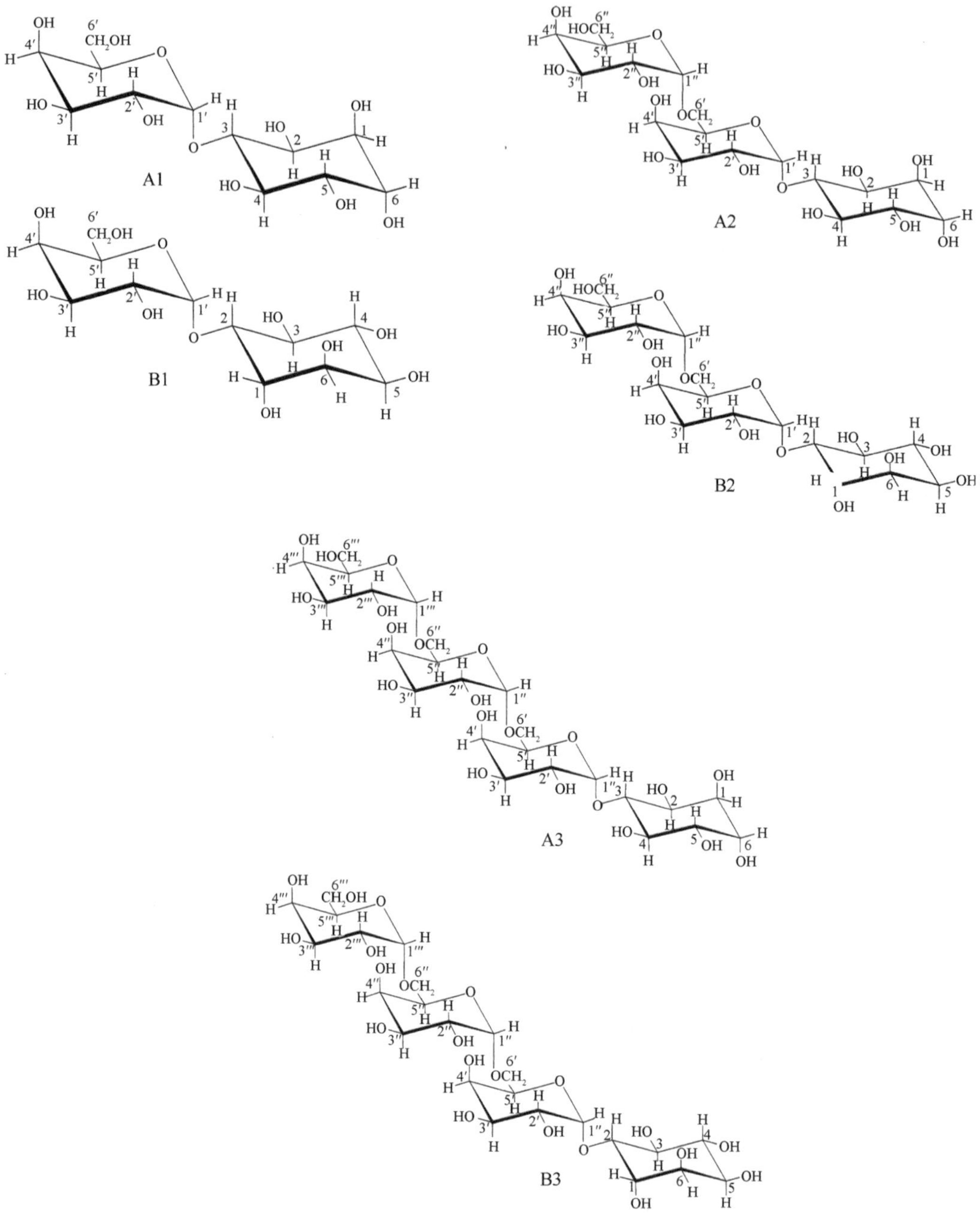

图 5-44 荞麦糖醇 A 系列（A1、A2、A3）和 B 系列（B1、B2、B3）分子结构
（Steadman et al.，2001a，2001b）

病发病率的功能，还可以参与调节生物体的其他一系列生理功能和代谢平衡（Larner et al.，1988）。

荞麦糖醇的结构与半乳糖胺 D-手性肌醇结构类似，可作为 pH 2.0 P 型胰岛素调节介体（Berlin et al.，1990；Larner et al.，1988）。非胰岛素依赖型糖尿病患者（NIDDM）往往会出现 D-手性肌醇生物合成不足（Pak et al.，1998；Ostlund et al.，1993；Kennington et al.，1990），且 pH 2.0 P 型胰岛素调节介体水平降低（Asplin et al.，1993；Shashkin et al.，1997）。利用 D-手性肌醇进行膳食治疗对于降低 NIDDM 症状有积极作用（Ortmeyer et al.，1995）。荞麦的摄入，特别是荞麦糖醇的吸收，对糖尿病患者有显著的降血糖作用，但具体的作用机制尚不明确，因此，荞麦糖醇对于减轻 NIDDM 症状的相关研究仍为当前的研究焦点（Lu et al.，1992；Wang et al.，1992）。

（四）荞麦活性肽

1. 含量与分布

荞麦活性肽是指存在于荞麦种子、麸皮和壳中对植株自身具有防御功能，并对人体具有多种功能活性的天然活性多肽（Zhou et al.，2011a）。荞麦活性肽种类繁多，可以指直接由荞麦植株中分离出来的天然存在的多肽，也可以指经由人体消化系统各种消化酶作用以后形成的水解产物（Zhou et al.，2015）。荞麦活性肽多存在于荞麦种子中，也有从荞麦萌芽中分离获得荞麦活性肽的相关报道（Koyama et al.，2013）。普通荞麦和苦荞中均含有多种活性肽，相比普通荞麦，苦荞中活性肽的种类更加丰富且含量更高（Ruan et al.，2011）。然而，由于荞麦活性肽种类各样，分子结构也各不相同，因此，其在荞麦各组织中的分布及含量尚未有详细的研究报道。

2. 结构与理化性质

（1）抗菌肽

荞麦抗菌肽是目前获得较多研究报道的活性肽之一。Fujimura 等（2003）从普通荞麦中分离出两种抗菌肽，分别命名为 Fa-AMP1 和 Fa-AMP2。Fa-AMP1 和 Fa-AMP2 均含有 40 个氨基酸（Fa-AMP1：AQCGAQGGGATCPGGLCCSQWGWCGSTPKYCGAGCQ SNCK；Fa-AMP2：AQCGAQGGGATCPGGLCCSQWGWCGSTPKYCGAGCQ SNCR），且分子中含有 4 个二硫键桥（Fujimura et al.，2003）。Leung 和 Ng（2007）从荞麦种子中分离出一种抗真菌肽，氨基端氨基酸序列类似于 Fa-AMP1 和 Fa-AMP2，这种抗菌肽分离物可以抑制尖孢镰刀菌和花生支原体的生长。

这些活性肽种类繁多，分子结构也各不相同，但总体来说，由于这些活性肽在荞麦植株中发挥着防御素的功能，因此，与从小麦、大麦和其他植物中提取的植物防御素一样，一般是由 45～54 个氨基酸和若干个二硫键桥联结形成的天然多肽，分子质量为 2～9kDa（Thomma et al.，2002）。

（2）胰蛋白酶抑制剂

从荞麦种子中分离和鉴定了几种蛋白酶抑制剂，由于具有独特的分子结构，这些抑制剂通常在酸和中性 pH 环境中具有较好的热稳定性。目前，研究主要根据蛋白酶抑制剂的氨基酸序列和酶活性特征进行分类。

根据酶活特性，荞麦胰蛋白酶抑制剂可分为两种类型：永久性和临时性胰蛋白酶抑制剂。永久性胰蛋白酶抑制剂以亮氨酸为 N 端氨基酸，由 51～67 个氨基酸残基组成。临时性胰蛋白酶抑制剂以丝氨酸为 N 端氨基酸，由 85～99 个氨基酸残基组成（Kiyohara and Iwasaki，1985a，1985b）。研究显示，荞麦蛋白酶抑制剂 BWI-1（氨基酸序列为

LRQCSGKQEWPELVGERGSKAAKIIENENEDVRAIVLPEGSAVPRDLRCDRVWVFVDERGVVVDTPVVM）和 BTI-1（氨基酸序列为 LRQSCGKQEWPELVGERGSKAAKIIENENEDVRAIVLPEGSAVPRDLLCDRVDVFVDERGVVVDTPVVM）均以亮氨基开头，故可以归类为永久性抑制剂（Pandya et al.，1996；Belozersky et al.，1995）。然而，荞麦蛋白酶抑制剂 BWI-2a（氨基酸序列为 SDKPQQLLEQCRYLCRIRRWSTDMVHRCQQKCQDDFQRQQRGGGGSSD）和 BWI-2b（氨基酸序列为 SDKPQQLLEQCRYLCRIR RWSTDMVHRCQQKCQDDFQRQQRGGGGSSDEGN）均为丝氨基开头，因此属于临时性抑制剂（Park et al.，1997）。从荞麦种子中分离获得的由 41 个氨基酸残基组成的胰蛋白酶抑制剂，命名为 BWI-2c（氨基酸序列为 SEKPQQELEECQNVCRMKRWSTEMVHRCEKKCEEKFERQQR），由 4 个半胱氨酸残基形成两个分子内二硫键（Oparin et al.，2012）。Belozersky 等（1995）研究报道了 BWI-4a 的氨基酸序列，它有两个亚型（ECSGKQEWPELVGERGSKAAKIIENENEDVRAIVLPEGSAVPRDLRCDRVWVFVDERGVVVDTPVVM）和（ECSGKQEWPELVGERGSKAAKIIENENEDVRAIVLPEGSGVPRDLRCDRV WVFVDERGVVVDTPVVM），二者只在一个氨基酸处存在差异，即第 40 位氨基酸分别是 Ala 和 Gly。从苦荞中提取获得了由 86 个氨基酸残基组成的胰蛋白酶抑制剂 FtTI，氨基酸序列为 LIYAKVKCLITGVRTYVGKQSWPELVGTKGKTAAATIDKENAHVTAVLCPPLTTLATCRTFDFRCDRVRVLINRIGGVVTKTPTVG（Ruan et al.，2011）。

对荞麦胰蛋白酶抑制剂的结构比对后发现，半胱氨基和二硫键的含量是蛋白酶抑制剂形成空间三维结构所必需的。

3. 功能特性

（1）抗菌活性

抗菌肽 Fa-AMP1 和 Fa-AMP2 可抑制尖孢镰刀菌和白地霉的生长，并抑制一些革兰氏阳性菌和革兰氏阴性菌的生长（Fujimura et al.，2003）。对荞麦种子中分离获得的蛋白酶抑制剂 BWI-2c 进行抗菌活性测试后发现，其可以有效抑制由微生物引起的感染（Oparin et al.，2012）。荞麦胰蛋白酶抑制剂抗菌肽 FtTI 在浓度低于 30μg/mL 时就可以完全抑制植物病原真菌的生长，包括丁香假单胞菌、黄瓜链格孢菌、番茄链格孢菌和辣椒疫霉（Ruan et al.，2011）。荞麦胰蛋白酶抑制剂 BWI-1 可以抑制交链孢和镰刀菌菌丝体的生长（Dunaevsky et al.，1997）。

（2）抗肿瘤活性

除了酶抑制活性和抗菌活性，荞麦蛋白酶抑制剂还可以抑制 HIV-1（人类免疫缺陷病毒 1）的反转录和多种癌细胞的增殖（Leung and Ng，2007）。荞麦蛋白酶抑制剂的抗肿瘤活性与其胰蛋白酶抑制活性相关，因为其具有抑制蛋白酶向周围组织和器官迁移的作用。BWI-1 和 BWI-2a 对人体 T-ALL 细胞株（JURKAT 和 CCRF-CEM）具有抑制活性，肿瘤细胞凋亡的触发机制与细胞 DNA 断裂有关（Park and Ohba，2004）。重组荞麦胰蛋白酶抑制剂（rBTI）对 EC9706、HepG2 和 HeLa 细胞具有抗肿瘤作用，通过上调 Bax 和 Bak，同时下调 Bcl-2 和 Bcl-xl 表达的线粒体凋亡途径而诱导细胞凋亡（Li et al.，2009）。MTT 法和流式细胞仪检测发现，rBTI 对 IM-9 细胞和

HL-60 细胞的增殖也有抑制作用（Zhang et al.，2007a，2007b；Gao et al.，2007）。近年来对 rBTI 晶体结构的研究证明其抑制胰蛋白酶活性的机制与分子构象的变化有关（Wang et al.，2011）。因此，rBTI 可通过细胞内吞和膜电位变化进入 HepG2 细胞（Cui et al.，2013）。

与荞麦膳食纤维的生理活性相似，荞麦蛋白质产品的抗肿瘤活性被认为与其低消化性有关。有研究报道了食用荞麦蛋白提取物可通过降低大鼠血清雌二醇，延缓 7,12-二甲基苯并蒽诱发的乳腺癌的发生，荞麦蛋白质产品也被证明可通过降低 c-myc 和 c-fos 蛋白的表达及细胞增殖而抑制由 1,2-二甲基肼诱导的大鼠结肠癌。57kDa 的水溶性荞麦蛋白质（命名为 TBWSP31）可通过上调 Fas 和下调 bcl-2 诱导 Bcap37 细胞凋亡，从而抑制人乳腺癌细胞系（Bcap37）的生长（Guo et al.，2007b）。

（3）降血压活性

肾素-血管紧张素系统（renin-angiotensin system，RAS）在血压调节过程中起着重要作用：血管紧张素转换酶（ACE，EC3.4.15.1）通过将血管紧张素Ⅰ水解成血管紧张素Ⅱ来增加血压。然而，一些由荞麦分离获得的多肽因可以抑制血管紧张素Ⅰ转换酶的活性而具有降血压活性（Guang and Phillips，2009）。

从苦荞蛋白质水解液中分离得到的 11 个 ACE 抑制肽（FY、AY、LF、YV、VK、YQ、YQY、PSY、LGI、ITF 和 INSQ）中，FY、AY、LF 和 YV 的结构与 ACE 抑制肽结构一致（Li et al.，2002）。从普通荞麦中分离出来的三肽（GPP）与蛇毒中分离获得的 ACE 抑制肽具有相似的结构（Ma et al.，2006）。Koyama 等（2013）从发酵的荞麦芽中分离获得了 6 种降血压肽：DVWY、FDART、FQ、VAE、VVG 和 WTFR。所有这些天然存在于荞麦中的多肽均可发挥与 ACE 类似的功能活性，即显著的降血压活性。

上述几种荞麦降压肽一般由 2～5 个氨基酸残基组成，羧基端氨基酸都是酪氨酸（如 FY、AY、YQY、PSY、DVWY）或脯氨酸（如 GPP）（Cheung et al.，1980）。因此，酪氨酸和脯氨酸对于 ACE 抑制活性起着关键作用（Ma et al.，2006）。

（4）降血糖活性

流行病学调查表明，食用荞麦籽粒具有降低高血压、血脂异常和高血糖患病率的功效（Zhang et al.，2007a，2007b）。荞麦中主要的降血糖功能活性成分是 D-手性肌醇、黄酮和荞麦蛋白质（Zhang et al.，2011；Zhou et al.，2011b；Yao et al.，2008）。芦丁、槲皮素和其他黄酮类化合物可改变氧化应激并调节脂质代谢（Watanabe and Ayugase，2010）。

荞麦蛋白质的摄入被证实可以通过提高抗氧化酶的活性以及丙二醛等活性氧的清除能力来治疗糖尿病（Liu et al.，2009；Wang et al.，2009）。荞麦芽的抗氧化活性抑制炎症介质的产生，并可提高糖尿病患者的糖耐量（Karki et al.，2013；Zhou et al.，2011b）。此外，荞麦蛋白质的酶解碎片提高了自由基清除活性和铁离子螯合活性（Ma et al.，2010；Ma and Xiong，2009）。从荞麦蛋白质消化液中提取的 4 种抗氧化肽，序列分别为 WPL、VPW、VFPW 和 PW。这些多肽相比由胃蛋白酶和胰酶对荞麦蛋白消化后的混合物，具有对 2,2′-联氮-双-3-乙基苯并噻唑啉-6-磺酸（$ABTS^{+}\cdot$）和羟基（·OH）自由基更高的清除能力。因此，它们可作为治疗脂质过氧化和糖尿病的有效药物（Zhou et al.，2015）。

（5）荞麦蛋白质对高胆固醇血症和肥胖的影响

荞麦蛋白质提取物具有独特的氨基酸组成，可降低大鼠血浆胆固醇水平，其较高的胆固醇功能可能是因为荞麦蛋白质中的赖氨酸与精氨酸比率较低（Kayashita et al.，1995）。荞麦蛋白质的低消化率可能是由其抗营养成分引起的，当未消化的荞麦蛋白质进入胃肠道时，荞麦蛋白质的胆汁酸结合活性导致中性固醇在粪便中大量排出（Metzger et al.，2007；Tomotake et al.，2006，2001，2000；Kayashita et al.，1997）。这一过程刺激了由胆固醇合成胆汁酸的作用，使胆汁酸排泄量增加而扰乱了肝肠循环，最终降低了肝中胆固醇的浓度。饲喂荞麦蛋白质的仓鼠胆囊胆汁中胆酸与鹅去氧胆酸的比值以及胆酸与石胆酸的比值均较高，胆汁酸合成增强，粪便中性和酸性类固醇分泌增多，且胆石形成受到抑制。以苦荞粉为原料制备的苦荞蛋白质制品，可以降低大鼠的血清胆固醇水平（Tomotake et al.，2007），TBP 抑制胆固醇吸收的机制可能与 Niemann-Pick C1 Like 1（NPC1L1）和酰基辅酶 A:胆固醇酰基转移酶 2（ACAT2）的下调有关（Yang et al.，2014）。

与酪蛋白、大豆蛋白质等动物蛋白相比，荞麦蛋白质提取物能更有效地降低血胆固醇、低密度脂蛋白和极低密度脂蛋白。通过降低肝产酯酶如葡萄糖-6-磷酸脱氢酶（G6PD）和脂肪酸合成酶（FAS）的活性，荞麦蛋白质提取物的消耗降低了肝和血浆甘油三酯浓度与脂肪垫重量（Kayashita et al.，1996）。

（五）荞麦碱

1. 含量与分布

D-荞麦碱是首次在荞麦中发现的一种亚氨基糖，是这种假谷物类食品中的功能活性物质，对人类健康有益（Asano et al.，1994）。D-荞麦碱的分子结构存在非对映异构体，如 3-表荞麦碱和 3,4-二表荞麦碱。由于 D-荞麦碱及其非对映体的活性可能不同，因此确定天然来源中 D-荞麦碱及其非对映异构体的组成及含量具有重要意义。D-荞麦碱主要分布于荞麦脱壳谷粒、麸皮、叶子和荞麦粉中，苦荞种子中 D-荞麦碱的含量低于普通荞麦（Ahmed et al.，2014）。荞麦脱壳谷粒中 D-荞麦碱和 3,4-二表荞麦碱含量分别为 6.7～44mg/kg 和 1.0～43mg/kg；荞麦叶子中 D-荞麦碱和 3,4-二表荞麦碱含量均低于 1.5mg/kg；荞麦麸皮中 D-荞麦碱和 3,4-二表荞麦碱含量分别为 19～27mg/kg 和 1～16mg/kg；荞麦粉中 D-荞麦碱和 3,4-二表荞麦碱含量分别为 29～41mg/kg 和 6.4～35mg/kg（Amézqueta et al.，2012）。

2. 结构与理化性质

D-荞麦碱的结构为 3,4-二羟基-2-哌啶甲醇，是一种六元环亚氨基环醇，又称亚氨基糖（Koyama and Sakamura，1974）。作为一种碳水化合物类似物，D-荞麦碱的内环氧被氮取代，其羟基的空间构型与糖（如葡萄糖、半乳糖、果糖和麦芽糖）的空间构型一致（Amézqueta et al.，2013）。作为 D-荞麦碱的非对映异构体，3-表荞麦碱和 3,4-二表荞麦碱的分子结构式见图 5-45。

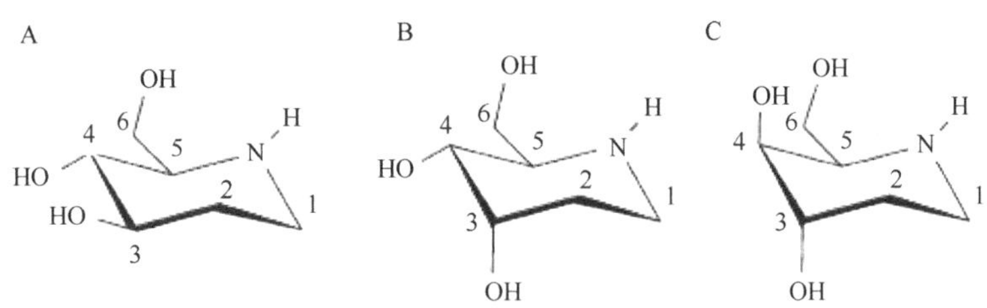

图 5-45　D-荞麦碱（A）、3-表荞麦碱（B）和 3,4-二表荞麦碱（C）的分子结构（Amézqueta et al.，2012）

对荞麦食品中 D-荞麦碱的测定发现，荞麦食品中 D-荞麦碱水平为 1～25mg/kg（或 mg/L），并在蒸煮、焙烤、煎炸和发酵过程中保持稳定，在萌芽过程中可以进一步进行生物合成。此外，由于亚氨基糖类无发色基团，因此它们在天然来源和食品中的检测通常不能用分光光度法进行，可以采用阳离子交换色谱-质谱联用技术对 D-荞麦碱及其非对映异构体分别进行鉴定和定量（Amézqueta et al.，2013）。

3. 功能特性

D-荞麦碱可作为膳食补充剂或功能性食品成分，目前已有晶体纯品供使用，是潜在的治疗多种疾病的药剂，包括糖尿病、癌症、获得性免疫缺陷综合征（AIDS）、病毒感染、肥胖和其他疾病（Gómez et al.，2012；Butters et al.，2000）。

（1）降血糖和减肥功效

由于 D-荞麦碱和其他的亚氨基糖是肠道中糖苷酶的抑制剂，具有调控餐后血糖浓度的功效（Asano et al.，2000）。因此，它们对于降低胰岛素水平和控制肥胖方面具有一定功效（Ramos-Romero et al.，2014）。D-荞麦碱具有较高的抑制哺乳动物 α-葡萄糖苷酶和 β-半乳糖苷酶活性的作用，对由链脲佐菌素诱导的糖尿病小鼠具有较强的降血糖效果，并可使葡萄糖诱导胰岛素分泌增强（Nojima et al.，1998；Kato et al.，1997）。除发挥抑制剂的功能以外，D-荞麦碱的降血糖功效还表现为在肠道转运过程中显著延缓蔗糖和淀粉的分解，进而使血糖浓度降低。此外，当与蔗糖或淀粉一起摄入时，D-荞麦碱可以在降低血糖的同时不引起胰岛素分泌（Gómez et al.，2012）。因此，摄入荞麦食品有助于降低由快速可消化精制碳水化合物的摄入而引发的肥胖和 2 型糖尿病的患病风险（Ahmed et al.，2014；Butters et al.，2000）。

（2）降低病原菌致病风险

在人体肠道中，有害菌株由于菌毛顶端表达产生的凝集素而容易与肠道黏膜表面黏附，而公认的有益细菌因不具有凝集素，通常附着较松散（Sharon，2006；Lakhtin et al.，2006）。亚氨基环醇 D-荞麦碱是糖的类似物，它们具有抑制由凝集素介导的有害细菌与上皮表面相黏附的功效。例如，大肠杆菌和沙门氏菌血清型鼠伤寒沙门氏菌与人体肠道黏膜表面黏附，同时还可以促进益生菌生长；乳酸杆菌属和双歧杆菌属与肠黏膜的黏附稳定（Gómez et al.，2012）。因此，D-荞麦碱的摄入既可以降低病原菌的致病风险，同时又有利于益生菌群的生长。

二、藜麦中的生物活性物质

藜麦（*Chenopodium quinoa* Willd.）籽粒的结构由种皮、胚乳、胚组成，含量分别为 8.2%、30.1%、58.8%（以全谷物的质量比计）。胚中含有蛋白质、脂类、可溶性膳食纤维，种皮含有不溶性膳食纤维、矿物元素、皂苷。藜麦中淀粉、油脂、饱和脂肪酸、单不饱和脂肪酸、多不饱和脂肪酸的含量分别为 60%～70%、5.0%～14.5%、12.3%～19%、25%～28.7%和58.3%（Vega-Gálvez et al.，2010）。此外，藜麦中含有多种小分子生物活性物质，如多酚类化合物、甜菜红素、皂苷、植物甾醇、植物蜕化类固醇、甘氨酸甜菜碱等。藜麦的高营养价值、富含生物活性物质、不含醇溶谷蛋白等特性，使得藜麦适合儿童、老人、乳糖不耐症人群、易患骨质疏松的女性，以及贫血、糖尿病、血脂异常、肥胖、乳糜腹泻等高风险人群食用，有利于身体健康（Vega-Gálvez et al.，2010；Bhargava et al.，2006）。

（一）多酚类化合物

1. 含量与分布

藜麦籽粒含有多种酚酸，包括羟基丙烯酸及其衍生物、羟基苯甲酸及其衍生物。藜麦籽粒中酚酸含量高达 251.5μg/g（干重）。藜麦的基因型和藜麦生长环境是影响其酚类化合物含量的主要因素。藜麦中含有 10 多种黄酮糖苷，主要是槲皮素、坎菲醇（4,5,7-三羟黄酮醇）的衍生物，含量为 839μg/g 干重（Hirose et al.，2010；Dini et al.，2004）。Lutz 等（2013）首次发现藜麦中含有异黄酮，10 多种藜麦中均含有三羟基异黄酮（0.05～0.41mg/100g）、黄豆苷元（0.70～2.05mg/100g）。藜麦中的异黄酮含量明显低于大豆异黄酮，其中三羟基异黄酮和黄豆苷元含量分别为 83.8mg/100g 和 58.3mg/100g。

2. 结构与理化性质

单环结构的酚类称为酚酸，分子结构见图 5-46D。多环结构的酚类称为多酚，分子结构见图 5-46E。酚酸以游离态或结合态（与细胞壁果胶等连接）存在；黄酮醇糖苷、异黄酮等类黄酮是常见的多酚。藜麦籽粒、叶片中黄酮醇苷含量高（Gomez-Caravaca et al.，2011；Renard et al.，1999）。

3. 功能特性

多酚类化合物的种类繁多。酚类化合物的结构上，羟基至少与一个芳香碳氢环相连。酚类非常稳定的化学结构使其具有显著的抗氧化活性，此外，因其具有的细胞信号、新陈代谢作用，酚类化合物表现出多种生物功能，包括抗炎、抗癌、抗糖尿病、保护心脏等（Harborne and Williams，2000）。

（二）甜菜红素

1. 含量与分布

藜麦籽粒中含量最高的甜菜红素是甜菜苷、异甜菜苷。除此之外，对藜麦甜菜红色素含量的研究报道较少。

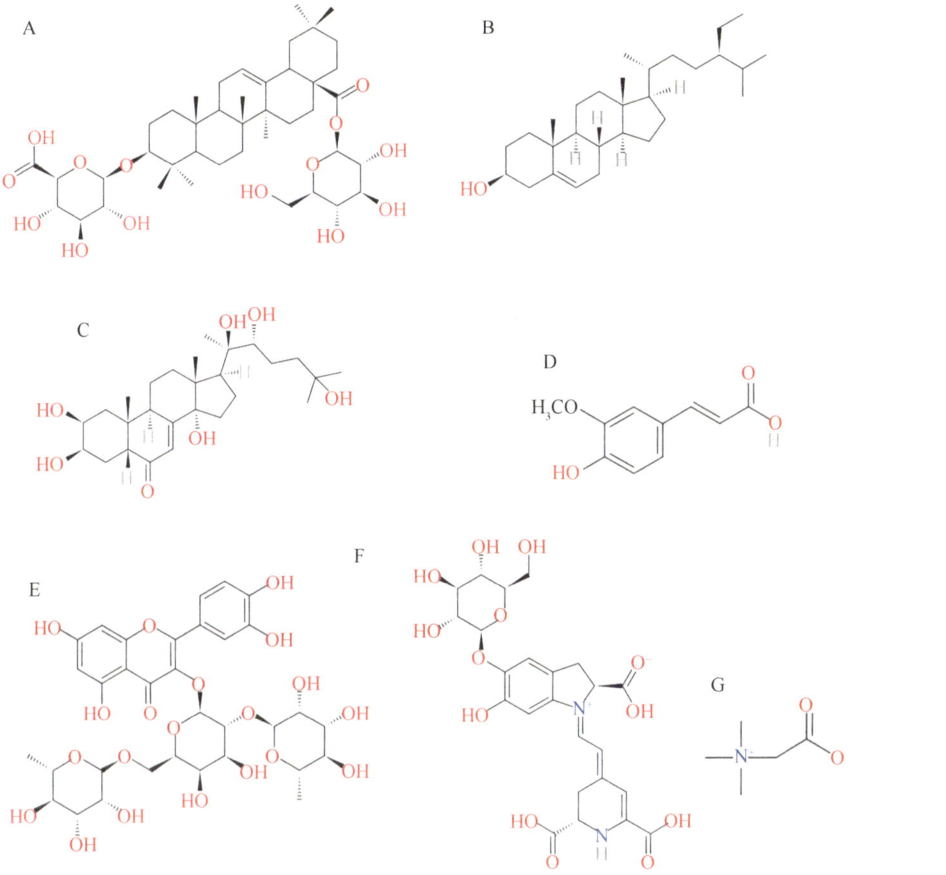

图 5-46　藜麦中的生物活性物质（Graf et al.，2015）

A. 皂苷；B. β-谷甾醇；C. 20-植物羟基蜕皮甾酮，D. 阿魏酸，E. 槲皮素 3-*O*-（2,6-α-二鼠李糖基）；F. 甜菜红素；G. 甘氨酸甜菜碱

2. 结构与理化性质

藜麦籽粒中的甜菜红素分子结构见图 5-46F。

甜菜红素赋予藜麦籽粒以黄色、红色和紫红色等（Bhargava et al.，2006）。甜菜红素包括紫红色的β-花青素、橘黄色的甜菜黄素，均是以酪氨酸为前体合成的吲哚衍生物（Tang et al.，2015b）。甜菜红素的结构与生物合成显著不同于酚类。甜菜红素在 pH 3～7 稳定，因此可作为天然色素。越来越多的消费者、食品工业需求天然、安全、稳定的天然色素替代合成色素（Neagu and Barbu，2014）。目前，美国 FDA 和欧盟批准甜菜红素用于乳制品、酱、汤、化妆品与药品的着色剂（Esatbeyoglu et al.，2015）。藜麦籽粒，特别是非可食部位可用于提取天然色素。为了开发高附加值的食品着色剂，还需进一步研究藜麦原料中甜菜红素的浓度、提取方法、色素的稳定性等。

3. 功能特性

甜菜红素具有与酚类化合物类似的多种促进人体健康的作用，如抗氧化、抗炎等（Tang et al.，2015b）。研究表明，一些甜菜红素的抗氧化活性高于多酚类化合物。

（三）皂苷

1. 含量与分布

皂苷具有苦味，主要分布在藜麦籽粒的种皮/果皮。藜麦中皂苷的含量为 0.1%～5%（Valencia-Chamorro，2016），具体含量主要取决于种类、品种与加工方式，如清洗、脱皮等。藜麦分为甜藜麦和苦藜麦，其中，甜黎麦的皂苷含量为 0.11%，而苦黎麦品种皂苷含量大于 0.11%（Vega-Gálvez et al.，2010）。皂苷影响藜麦的口感和消化性，食用前应去除。

2. 结构与理化性质

皂苷的分子结构见图 5-46A。皂苷分子是由甾族或三萜类的糖苷配基与一个或多个糖基构成的化合物（Yendo et al.，2010）。糖基与糖苷配基的 C-3 和 C-28 位置相连。皂苷的糖基包括葡萄糖、半乳糖、阿拉伯糖、半乳糖醛酸、木糖基等。藜麦皂苷的结构多样化。应用纳米高效液相电喷雾离子多级串联质谱从藜麦麸皮的三萜烯粗提物中分离鉴定可得到 87 种皂苷化合物（Madl et al.，2006）。

皂苷具有几个常见的物理化学、生理学性质。例如，皂苷在水溶液体系的高起泡性，其与红细胞直接接触产生溶血性，与胆固醇和细胞膜上的类固醇形成复合物（Stuardo and Martín，2008）。

3. 功能特性

尽管因皂苷引起的藜麦的适口性差，但皂苷具有多种促进人体健康的生物功能，如抗真菌、抗病毒、抗癌、降胆固醇、降血糖、抗血栓、利尿、抗炎等（Vega-Gálvez et al.，2010；Madl et al.，2006）。富含皂苷的藜麦提取物降低炎症调节因子氮氧化物的产生，抑制脂多糖诱导的 RAW 264.7 巨噬细胞释放 THF-α 和 IL-6 炎症细胞因子（Yao et al.，2014）。

（四）植物甾醇

1. 含量与分布

藜麦植物甾醇含量高达 118mg/100g。藜麦中的谷甾醇、菜籽甾醇、豆甾醇的含量分别为 63.7mg/100g、15.6mg/100g、3.2mg/100g，藜麦中上述甾醇的含量高于燕麦、裸麦、小米、玉米（Ryan et al.，2007）。

2. 结构与理化性质

藜麦中的植物甾醇主要包括 β-谷甾醇、菜油甾醇、菜籽甾醇和豆甾醇，β-谷甾醇的分子结构见图 5-46B。

3. 功能特性

植物甾醇为结构类似于胆固醇的亲脂化合物。流行病学证据、干预试验等研究结果一致表明植物甾醇具有降低人体胆固醇含量的重要作用（Marangoni and Poli，2010）。植物甾醇降低血清胆固醇的机制：植物甾醇与人体胆固醇竞争肠道吸附位点，还能减少肝和肠道中致动脉粥样化脂蛋白的产生（Ho and Pal，2005）。另外，植物甾醇还具有抗炎、抗氧化、抗致癌物产生等功效（Ryan et al.，2007）。

（五）植物蜕皮甾酮

1. 含量与分布

在可食性植物中，藜麦中植物蜕皮甾酮含量最高，可达 138～570μg/g（Graf et al.，2015）。植物蜕皮甾酮是多羟基化的固醇类激素，分子结构类似于昆虫的蜕皮激素，在植物防御中起重要作用（Dinan，2009）。

2. 结构与理化性质

藜麦中至少发现了 13 种不同类型的植物蜕皮甾酮，其中 20-植物羟基蜕皮甾酮（20-hydroxyecdysone，20HE）（图 5-46C）含量最为丰富，占藜麦植物蜕皮甾酮总量的 62%～90%。罗汉松甾酮 A、24-表-罗汉松甾酮 A、24（28）-去氢罗汉松甾酮等在藜麦中的含量次之（Graf et al.，2014；Zhu et al.，2001）。

3. 功能特性

植物蜕皮甾酮具有多种生理功效，包括促进生长、抗糖尿病、免疫调节、保护肝脏、保护神经、降血清胆固醇、促进伤口愈合、抗压力、抗氧化等。人体口服或局部应用植物蜕皮甾酮的安全性高，无服用性激素引发的不良反应。20HE 在血液中通过脱羟基作用快速降解，因此 20HE 的毒性很低（腹内注射 LD_{50} 6.4g/kg，口服 LD_{50} 9.0g/kg）（Dinan，2009；Dinan and Lafont，2006；Lafont and Dinan，2003）。另外，20HE 在体外无雄激素活性（Gorelick-Feldman et al.，2008），在去卵巢老鼠体内无雌激素活性（Seidlova-Wuttke et al.，2010）。

近年来，20HE 生理功能方面的研究热点聚焦在预防代谢综合征、绝经后疾病等。研究表明，摄入 20HE（10mg/kg，13 周）减少膳食诱发肥胖高血糖 C57B1/6J 小鼠的脂肪积累，增加胰岛素的敏感性，降低血液葡萄糖的含量（Kizelsztein et al.，2009）。摄入 20HE（6mg/kg，3 周）或富含 20HE 的藜麦提取物均可产生类似的抗肥胖、抗糖尿病效果（Foucault et al.，2011，2014）。高脂肪膳食诱发肥胖大鼠摄入 20HE（25mg/kg 或 50mg/kg，12 周），体重降低、胰岛素敏感性提高、肌肉脂肪的积累减少（Wang et al.，2011）。同时，去卵巢老鼠（研究绝经后的标准啮齿动物模型）摄入 20HE[18～121mg/(d·动物)，12 周]可预防脂肪产生、骨密度损失，减少潮红，增加皮肤厚度（Seidlova-Wuttke and Wuttke，2012；Ehrhardt et al.，2011；Seidlova-Wuttke et al.，2010）。关于 20HE 对糖尿病、肥胖、心血管、绝经等人群产生的代谢标志物的影响仍需要进一步研究。

由于植物蜕皮甾酮具有类似胆固醇的结构，有研究比较评价了 20HE 和其他植物蜕皮甾酮对合成代谢、增加体能的影响。强制游泳测试和咬合强度动物测试结果表明，20HE 能够体外诱导蛋白质合成，增加啮齿动物的体能（Dinan，2009；Gorelick-Feldman et al.，2008）。然而，通过安慰剂对照、双盲的人体临床试验发现，男性摄入 20HE（30mg/d，8 周）对提高人体机能的效果不显著（Wilborn et al.，2006）。该研究的局限性在于参加人体试验的人数少（每组 9 人）、摄入 20HE 的试验时间短。20HE 对未经训练个体的效果好于运动员。

20HE 的主要作用机制尚不清楚，其对神经保护的功效可能是由于其具有调节 GABA（γ-氨基丁酸）受体的功能。20HE 降低血清胆固醇可能是由于其增加胆固醇向胆酸转化的作用（Dinan and Lafont，2006）。20HE 导致的高脂肪膳食小鼠抗肥胖、抗糖尿病的功效与其减少膳食脂类的吸收、增加葡萄糖的氧化、增加能量消耗、增加线粒体氧化磷酸化等有关（Foucault et al.，2014；Wang et al.，2011）。

20HE 对 3 个不同的哺乳动物细胞系有减缓氧化压力的效果（Graf et al.，2015）。同时，20HE 还可能影响哺乳动物细胞基因的表达，激活合成代谢途径 P13K/Akt（磷脂酰肌醇 3 激酶/蛋白激酶 B）信号通路（Gorelick-Feldman et al.，2008；Dinan and Lafon，2006），抑制肝葡萄糖异生源的合成途径（Kizelsztein et al.，2009）。20HE 还能调节骨髓间充质干细胞和角质细胞的分化（Detmar et al.，1994）。此外，虽然还没有直接证据，但 20HE 的转录效果极有可能受到核激素受体相互作用的调节。

（六）藜麦甜菜碱

1. 含量与分布

藜麦甜菜碱含量可达 3930～6000μg/g，明显高于其他谷物，包括小麦（174～706μg/g）、小米（50～150μg/g）、荞麦（＜20μg/g）、籽粒苋（646μg/g）（Ross and Savolainen，2014）。

2. 结构与理化性质

甘氨酸甜菜碱，即甜菜碱、*N,N,N*-三甲基甘氨酸、*N*-三甲基氨基酸，分子结构见图 5-46G。

3. 功能特性

西方饮食中，谷物是甜菜碱的大量来源，甜菜碱及其前体——胆碱，对高半胱氨酸有重要调节作用，具有预防和治疗糖尿病、肥胖、心血管疾病等作用（Olthof and Verhoef，2005）。

三、籽粒苋中的生物活性物质

籽粒苋是一种假谷物类作物，生产类似谷类的谷物，含有一种不寻常的淀粉、高品质的油和高水平的营养性蛋白质，是麸质不耐症患者的理想食物。籽粒苋属植物起源于北美大陆（Das，2012），很早即被古老文明作为食物，但直到最近几十年，它的种植和消费才在世界范围内普及开来。籽粒苋具有较高的营养价值和遗传多样性，以及可培育性（Rastogi and Shukla，2013）。目前，籽粒苋在北美洲和南美洲、亚洲和非洲的许多国家都有栽培，中国、印度、肯尼亚、墨西哥、尼泊尔、秘鲁、美国和俄罗斯是最重要的生产国（Santiago et al.，2014）。从生物学角度看，籽粒苋具有谷类和豆类种子的共同特点，因为其籽粒的蛋白质含量和氨基酸组成介于谷类和豆类之间，在营养上可以看作水稻和豆类的天然混合物（Caselato-Sousa and Amaya-Farfán，2012）。

籽粒苋因其丰富的营养和功能特性而引起了人们的极大兴趣。除富含维生素和矿物元素以外，它还含有丰富的具有抗氧化特性的生物活性化合物，如多酚、类黄酮、单宁和甜菜红素等，因而具有抗肿瘤、抗癌和抗高血压（Vollmer et al.，2017；Montoya-Rodríguez et al.，2015；Maldonado-Cervantes et al.，2010；Barrio and Añón，2010；De la Rosa et al.，2009；Silva-Sánchez et al.，2004）等作用。

（一）多酚类化合物

1. 含量与分布

籽粒苋中含有较高含量的多酚类物质，也已鉴定出许多酚酸、黄酮类物质及其糖苷类物质。

不同品种的籽粒苋中多酚类化合物的差异性很大。在不同籽粒苋品种中，普遍观测到香兰素、4-羟基苯甲酸、4-丁香酸和咖啡酰奎宁酸等酚酸；芦丁（4.0～10.2μg/g 面粉）、烟花苷（4.8～7.2μg/g 面粉）和异槲皮素（0.3～0.5μg/g 面粉）等类黄酮（De la Rosa et al.，2009）。在肯尼亚栽培的 *Amaranthus cruentus* 品种籽粒苋中，还检测出高含量的缩合单宁（2.55mg/100g）（Vollmer et al.，2017；Kunyanga et al.，2011；Suryavanshi et al.，2007）。*A. cruentus* 品种籽粒苋中发现的其他多酚类化合物还有甜菜红素、咖啡酸、异柠檬酸（是几种酯化酚酸的来源）和绿原酸。从 *A. hypochondriacus* 籽粒苋中用甲醇、乙醇和正己烷提取得到浓缩物中总酚含量（TPC）为 16～25mg GAE/100g 干物质。

（1）酚酸

不同品种籽粒苋中游离酚酸的含量存在显著差异。其中原儿茶酸[（13.6±9.4）μmol/100g]含量最丰富（Alvarez-Jubete et al.，2010）。而在 *A. cruentus* 两个品种的籽粒中，没食子酸（400～440mg/kg）含量占优势，对羟基苯甲酸（8.5～20.7mg/kg）次之（Paśko et al.，2008）。香兰素（15.5mg/kg）只在一个品种中检测到，而对香豆酸和丁香酸只在萌发后的籽粒中才能检测到。籽粒和萌芽中未检测到阿魏酸和咖啡酸。7 个 *A. cruentus* 品种籽粒苋的膨化种子和薄片中含有多达 7 种酚酸，其中香兰素、对羟基苯甲酸和阿魏酸是主要的酚酸，每种酸的含量均超过 80mg/kg，而咖啡酸、芥子酸和肉桂酸的含量较低（Ogrodowska et al.，2012）。研究分析了 18 个不同的籽粒苋基因型的酚酸谱特征，鉴定出了原儿茶酸、香兰素、4-羟基苯甲酸、对香豆酸、丁香酸、咖啡酸、阿魏酸和水杨酸，其浓度随基因型、物种和地理位置的不同而不同（Steffensen et al.，2011）。

（2）黄酮类物质

籽粒苋富含多酚类物质，主要由黄酮类物质组成，其甲醇提取物中黄酮类物质含量为（1.53±0.17）mg CE/g（以儿茶素计）；检测出的类黄酮主要有芦丁（4.0～10.2μg/g）、烟花苷（4.8～7.2μg/g）和异槲皮素（0.3～0.5μg/g）（Jo et al.，2015）。

不同籽粒苋品种中黄酮类物质含量各不相同。对 2006 年和 2007 年收获的不同籽粒苋品种的芦丁含量进行分析后发现，*Amaranthus hypochondriacus* 中含量平均值为（70±7）mg/kg，*A. caudatus* 为（55±3）mg/kg，*A. hybridus* 为（99±4）mg/kg，*A. retroflexus* 为（11±1）mg/kg，*A. tricolor* 为（7±1）mg/kg（Kalinova and Dadakova，2009）。

除芦丁外，在籽粒苋中还发现了山奈醇苷，如烟花苷（山奈酚-3-*O*-芸香糖苷）。在 4 种 *A. hypochondriacus* 的籽粒苋粉中检测到 4.8～7.2μg/g 烟花苷。黄烷酮、牡荆素和异牡荆素的含量，为 266～410mg/kg（Paśko et al.，2008）。

（3）单宁

籽粒苋的甲醇提取物中单宁含量为（0.316±0.05）mg TAE/g（以单宁酸计）（Jo et al.，2015）。

2. 结构与理化性质

多酚类化合物通常被定义为含有一个或多个羟基的苯环的任何化合物，如酚酸、类黄酮、单宁、香豆素或烷基间苯二酚（Dykes and Rooney，2007）。多酚类化合物存在于所有的食物中，影响外观、味道、气味和氧化稳定性。籽粒苋中酚酸的分子结构式与其他全谷物，如谷子、菰米等的基本相同，这里不再赘述。黄酮类中芦丁的分子结构与荞麦相同（图 5-42），烟花苷的分子结构见图 5-47。

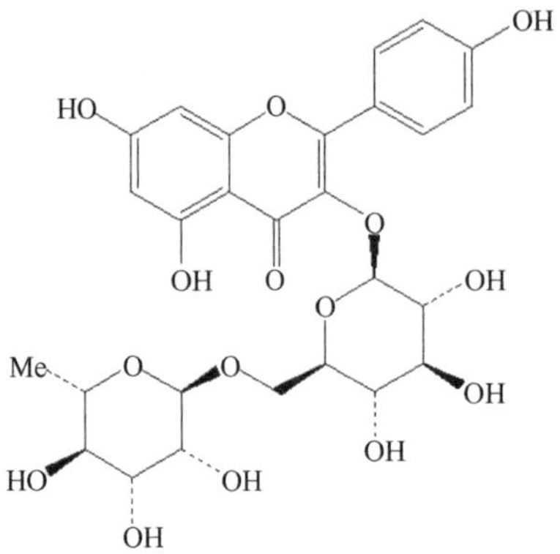

图 5-47　烟花苷的分子结构

3. 功能特性

籽粒苋中的多酚类化合物可作为抗氧化剂，降低由自由基诱导的相关疾病。自由基（free radical，FR）是极易反应的物质。由于它们的电子不成对，FR 可氧化任何相邻的分子，改变其结构并使其转化为其他 FR，引发一系列反应。为了对抗 FR 的有害影响，生物体已经开发出一套复杂的抗氧化防御系统，包括酶（超氧化物歧化酶、过氧化氢酶和谷胱甘肽过氧化物酶）以及不同的内源和外源分子，其中，内源分子和外源分子主要包括饮食提供的抗氧化化合物，如酚类化合物、类胡萝卜素和维生素（Hannum，2004；Vinson et al.，1998）。籽粒苋籽粒中的多酚类化合物和维生素等对籽粒的抗氧化能力有一定的贡献。*A. hypochondriacus* 品种籽粒苋甲醇提取物中主要为多酚类化合物，其抗氧化活性为β-胡萝卜素的23.2%～26.0%（Czerwiński et al.，2004）。研究人员还评估了籽粒苋抗氧化能力与酚类物质含量之间的关系，发现抗氧化能力与总酚类物质的相关性最好。Paśko 等（2011）研究了籽粒苋对小鼠血浆和组织（心脏、肾和胰腺）氧化应激的影响。向受试动物提供果糖以诱导氧化应激，表现为血浆和组织中丙二醛的增加和具有抗氧化能力的酶活性的降低。食用籽粒苋（日粮中含量为 310g/kg 和 155g/kg）可使某些酶的活性恢复，包括提高抗氧化酶超氧化物歧化酶、过氧化氢酶和谷胱甘肽过氧化物酶的活性，降低丙二醛并提高抗氧化能力[以血浆铁还原能力（FRAP）评价]。此外，随着籽粒苋摄入量的增加，可减少脂质的过氧化反应，提高血浆和组织中抗氧化酶活性，对氧化应激引起的变化具有保护作用。

（二）甜菜素

1. 含量与分布

甜菜素是存在于石竹目植物中的植物色素。籽粒苋不同组织部位甜菜素的含量各不相同，有些研究认为籽粒苋叶中的甜菜素浓度很高（Venskutonis and Kraujalis，2013）。不同品种籽粒苋中甜菜素含量也存在差异，粉红籽粒苋籽粒中籽粒苋红素、异籽粒苋红素和甜菜苷浓度分别为（1.0±0.2）mg/100g、（0.8±0.2）mg/100g 和（0.1±0.2）mg/100g，而白色籽粒中不含甜菜素（Venskutonis and Kraujalis，2013）。甜菜素的花色苷含量适中，但不同报道存在一定差异。例如，Paśko 等（2009）报道称其含量为（90.83±9.2）～（103.6±10.4）mg；而 López 等（2011）得到的含量约为（35.33±1.70）mg/100g。由于花色苷的紫外吸收最大值与甜菜素类似，因此研究报道的甜菜素含量很可能是不真实的，这一问题需要进一步研究。

2. 结构与理化性质

籽粒苋属于石竹目，甜菜素是籽粒苋中的主要色素成分。根据甜菜素的结构，甜菜素可以分为红色到紫色的甜菜红素或黄色的甜菜黄素，分子结构见图 5-48。

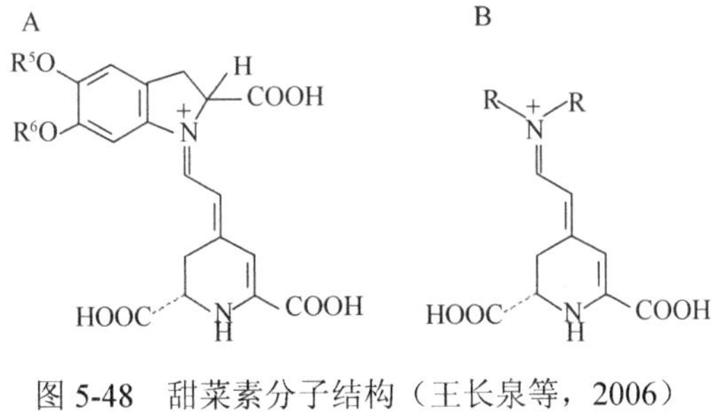

图 5-48　甜菜素分子结构（王长泉等，2006）

A. 甜菜红素；B. 甜菜黄素

3. 功能特性

Khan（2016）提出每日摄入 100mg 甜菜苷的建议，因为甜菜苷具有显著的体外和体内生物活性，主要是清除自由基的活性。

（三）木脂素

1. 含量与分布

籽粒苋麸皮中木脂素的总量约为 1000μg/100g，比黑麦和小麦等谷物低得多，但与玉米、谷子和藜麦相似。对籽粒苋麸皮中木脂素几种化合物的含量测定后，发现 7-羟基间苯二酚、7-氧化间苯三酚、异极性树脂醇和开环异落叶松树脂酚的浓度最高分别为 519μg/100g、207μg/100g、114μg/100g 和 98μg/100g（Smeds et al.，2007）。

2. 结构与理化性质

木脂素或树脂醇是由肉桂醇二聚而得到的酚类物质，常存在于全谷物食品中。籽粒苋中常见的几种木脂素的分子结构见图 5-25。

3. 功能特性

树脂醇被肠道菌群代谢为植物雌激素，具有抗氧化、抗病毒、抗肿瘤、抗菌、抑菌、杀虫和抗雌激素等多种潜在的有益作用，对冠心病具有预防和治疗作用（Spilioti et al.，2014）。

（四）其他

1. 生物活性肽

高血压是冠心病、房颤、心力衰竭等心血管疾病的危险因素。籽粒苋中的一些蛋白质含有具有生物活性的肽序列。提取自籽粒苋的多肽（提取条件：碱性蛋白酶 pH 为 7.01，温度为 52℃，酶浓度为 0.04mU/mg 蛋白，时间为 6.16h）表现出 93.5%的血管紧张素转换酶（ACE）抑制活性，水解率达 74.77%（Reyes-Moreno et al.，2019）。此外，在给自发性高血压大鼠补充水解液（5～60min 后可生物利用，4h 后开始降压）后，效果与卡托普利相似（对照组）（Gutierrez-Ojeda et al.，2017）。同样，籽粒苋萌芽蛋白也表现出 ACE 的抑制活性，且活性大小与其他植物蛋白类似[IC_{50}=（0.9±0.6）mg/mL]。体外胃肠道消化后，籽粒苋生物活性肽的 ACE 抑制活性增加[IC_{50}=（0.26±0.07）mg/mL]（Aphalo et al.，2015）。

2. 角鲨烯

籽粒苋油是角鲨烯的良好来源，具有显著的降胆固醇作用，作用原理为：角鲨烯是 3-羟基-3-甲基戊二酰辅酶 A（HMG-CoA）还原酶的抑制剂，这种酶参与胆固醇的内源性合成。在胆固醇合成过程中，HMG-CoA 还原酶特别催化 HMG-CoA 转化为甲羟戊酸，甲羟戊酸是内源性胆固醇的前体。通过抑制这种酶的活性，甲羟戊酸的含量减少，从而降低肝和血浆中的胆固醇水平（Huang et al.，2009c）。此外，角鲨烯可诱导肝 X 受体（LXR）及其靶基因（ABCA1、ABCG1、ApoE）mRNA 的表达（Hien et al.，2017）。这些基因控制胆固醇的反向转运，控制胆固醇的稳态，其转录的增加导致胆固醇从细胞中去除，并总体上引起低胆固醇效应。

参 考 文 献

孙元琳, 李文多. 2012. 谷物膳食纤维制备及应用研究综述. 郑州轻工业学院学报(自然科学版), 1: 25-30.

王冰洁, 孙静, 黄建, 等. 2008. 面粉强化叶酸对出生缺陷的影响. 国外医学(卫生学分册), 3: 9-14.

王长泉, 刘涛, 王宝山. 2006. 植物甜菜素研究进展. 植物学通报, 23(3): 1-5.

王宇飞. 2018. 麦类谷物及血浆中烷基间苯二酚检测方法的建立及应用. 北京: 中国疾病预防控制中心硕士学位论文.

曾坚. 2016. 特异性提高小麦胚乳中 β-胡萝卜素含量的研究. 武汉: 华中科技大学博士学位论文.

Abdel-Aal E S M, Choo T M, Dhillon S, et al. 2012. Free and bound phenolic acids and total phenolics in black, blue, and yellow barley and their contribution to free radical scavenging capacity. Cereal Chem, 89(4): 198-204.

Abdel-Aal E S M, Hucl P. 2003. Composition and stability of anthocyanins in blue-grained wheat. J Agr Food Chem, 51(8): 2174-2180.

Abdel-Aal E S M, Young J C, Rabalski I. 2006. Anthocyanin composition in black, blue, pink, purple, and red cereal grains. J Agr Food Chem, 54: 4696-4704.

Abrol Y P, Uprety D C. 1971. Phenolic constituents in wheat grains. Current Science, 13: 414-426.

Adam A, Crespy V, Levrat-Verny M A, et al. 2002. The bioavailability of ferulic acid is governed primarily by the food matrix rather than its metabolism in intestine and liver in rats. J Nutr, 132(7): 1962-1968.

Adam C L, Williams P A, Dalby M J, et al. 2014. Different types of soluble fermentable dietary fibre decrease food intake, body weight gain and adiposity in young adult male rats. Nutr Metab, 11(1): 36.

Adams E L, Kroon P A, Williamson G, et al. 2003. Characterisation of heterogeneous arabinoxylans by direct imaging of individual molecules by atomic force microscopy. Carbohyd Res, 338(8): 771-780.

Adamson G E, Lazarus S A, Mitchell A E, et al. 1999. HPLC method for the quantification of procyanidins in cocoa and chocolate samples and correlation to total antioxidant capacity. J Agr Food Chem, 47(1): 4184-4188.

Adhikari K B, Laursen B B, Gregersen P L, et al. 2013. Absorption and metabolic fate of bioactive dietary benzoxazinoids in humans. Mol Nutr Food Res, 57(10): 1847-1858.

Adhikari S D, Andreone P, Baggio G L, et al. 2006. Focus on Vitamin E Research. New York: Nova Science Publishers.

Adom K K, Liu R H. 2002. Antioxidant activity of grains. J Agr Food Chem, 54(21): 6182-6187.

Agati G, Biricolti S, Guidi L, et al. 2011. The biosynthesis of flavonoids is enhanced similarly by UV radiation and root zone salinity in *L. vulgare* leaves. J Plant Physiol, 168: 204-212.

Agostini S, Chiavacci E, Matteucci M, et al. 2015. Barley β-glucan promotes MnSOD expression and enhances angiogenesis under oxidative microenvironment. J Cell Mol Med, 19: 227-238.

Ahmed A, Khalid N, Ahmad A, et al. 2014. Phytochemicals and biofunctional properties of buckwheat: a review. J Agr Sci, 152(3): 349-369.

Ajuluchukwu J N A, Okubadejo N U, Mabayoje M, et al. 2007. Comparative study of the effect of tocotrienols and tocopherol on fasting serum lipid profiles in patients with mild hypercholesterolaemia: a preliminary report. The Nigerian Postgraduate Medical Journal, 14(1): 30-33.

Alali F, Tawaha K, Al-Eleimat T. 2004. Determination of hypericin content in *Hypericum triquetrifolium* Turra (Hypericaceae) growing wild in Jordan. Nat Prod Res, 18(2): 147-151.

Alam M A, Sernia C, Brown L. 2013. Ferulic acid improves cardiovascular and kidney structure and function in hypertensive rats. J Cardiovasc Pharm, 61(3): 240-249.

Al-Mamary M, Al-Habori M, Al-Aghbari A, et al. 2001. *In vivo* effects of dietary sorghum tannins on rabbit digestive enzymes and mineral absorption. Nutr Res, 21(1): 1393-1401.

Alphonse P R, Aluko A. 2015. Review on the anti-carcinogenic and anti-metastaticeffects of flax seed lignan secolariciresinol diglucoside (SDG). Discovery Phytomedicine, 2(2): 2015-2019.

Alvarez-Jubete L, Wijngaard H, Arendt E K, et al. 2010. Polyphenol composition and *in vitro* antioxidant activity of amaranth, quinoa buckwheat and wheat as affected by sprouting and baking. Food Chem, 119: 770-778.

Amézqueta S, Galán E, Fuguet E, et al. 2012. Determination of D-fagomine in buckwheat and mulberry by cation exchange HPLC/ESI-Q-MS. Anal Bioanal Chem, 402(5): 1953-1960.

Amézqueta S, Galán E, Vila-Fernández I, et al. 2013. The presence of D-fagomine in the human diet from buckwheat-based foodstuffs. Food Chem, 136(3): 1316-1321.

Andersson A A M, Andersson R, Autio K, et al. 1999. Chemical composition and microstructure of two naked waxy barleys. J Cereal Sci, 30(2): 183-191.

Andersson A A M, Lampi A M, Nystrom L, et al. 2008. Phytochemical and dietary fiber components in barley varieties in the Healthgrain diversity screen. J Agr Food Chem, 56: 9767-9776.

Annapurna A. 2011. Health benefits of barley. Asian Journal of Pharmaceutical Research and Health Care, 3(2): 178-203.

Aphalo P, Martinez E N, Anon M C. 2015. Amaranth sprouts: a potential health promoting and nutritive natural food. Int J Food Prop, 18(12): 2688-2698.

Archimowicz-Cyryłowska B, Adamek B, Droździk M, et al. 1996. Clinical effect of buckwheat herb, *Ruscus* extract and troxerutin on retinopathy and lipids in diabetic patients. Phytother Res, 10(8): 659-662.

Arcot J, Wootton M, Alury S, et al. 2002. Folate levels in twelve Australian wheats and changes during processing into bread. Food Aust, 54(1-2): 18-20.

Ardiansyah, Ohsaki Y, Shirakawa H, et al. 2008. Novel effects of a single administration of ferulic acid on the regulation of blood pressure and the hepatic lipid metabolic profile in stroke-prone spontaneously hypertensive rats. J Agr Food Chem, 56: 2825-2830.

Asamarai A M, Addis P B, Epley R J, et al. 1996. Wild rice hull antioxidants. J Agr Food Chem, 44(1): 126-130.

Asano N, Nash R J, Molyneux R J, et al. 2000. Sugar-mimic glycosidase inhibitors: natural occurrence, biological activity and prospects for therapeutic application. Tetrahedron Asymmetry, 11(8): 1645-1680.

Asano N, Oseki K, Tomioka E, et al. 1994. N-containing sugars from *Morus alba* and their glycosidase inhibitory activities. Carbohyd Res, 259(2): 243-255.

Asplin I, Galasko G, Larner J. 1993. *Chiro*-inositol deficiency and insulin resistance: a comparison of the *chiro*-inositol-and the *myo*-inositol-containing insulin mediators isolated from urine hemodialysate and muscle of control and type II diabetic subjects. P Natl Acad Sci USA, 90(13): 5924-5928.

Autio K, Myllymäki O, Suortti T, et al. 1992. Physical properties of (1→3), (1→4)-β-D-glucan preparates isolated from Finnish oat varieties. Food Hydrocolloid, 5(6): 513-522.

Avato P, Bianchi G, Murelli C. 1990. Aliphatic and cyclic lipid components of Sorghum plant organs. Phytochemistry, 29(1): 1073-1078.

Awad A B, Fink C S. 2000. Phytosterols as anticancer dietary components: evidence and mechanism of action. J Nutr, 130: 2127-2130.

Awika J M, Rooney L W. 2004. Sorghum phytochemicals and their potential impact on human health. J Cheminformatics, 35(38): 1199-1221.

Babič M N, Zalar P, Ženko B, et al. 2016. Yeasts and yeast-like fungi in tap water and groundwater, and their transmission to household appliances. Fungal Ecol, 20: 30-39.

Bacic A, Stone B A. 1981. Chemistry and organization of aleurone cell wall components from wheat and barley. Funct Plant Biol, 8(5): 475-495.

Baik B K, Ullrich S E. 2008. Barley for food: characteristics improvement and renewed interest. J Cereal Sci, 48: 233-242.

Baliarsingh S, Beg Z H, Ahmad J. 2005. The therapeutic impacts of tocotrienols in type 2 diabetic patients with hyperlipidemia. Atherosclerosis, 182: 367-374.

Barnes P J. 1983. Cereal tocopherols. *In*: Holas J, Kratochvil J. Progress in Cereal Chemistry and Technology Proceeding of 7th World Cereal and Bread Congress. Amsterdam: Elsevier: 1095-1100.

Barrio D A, Añón M C. 2010. Potential antitumor properties of a protein isolate obtained from the seeds of *Amaranthus mantegazzianus*. European Journal of Nutrition, 49(2): 73-82.

Bashandy T, Taconnat L, Renou J P, et al. 2009. Accumulation of flavonoids in an *ntra ntrb* mutant leads to tolerance to UV-C. Mol Plant, 2: 249-258.

Basset G J C, Quinlivan E P, Gregory J F, et al. 2005. Folate synthesis and metabolism in plants and prospects for biofortification. Crop Sci, 45(2): 449-453.

Bays H, Frestedt J L, Bell M, et al. 2011. Reduced viscosity barley β-glucan versus placebo: a randomized controlled trial of the effects on insulin sensitivity for individuals at risk for diabetes mellitus. Nutrition and Metabolism, 8: 1-10.

Beer M U, Wood P J, Weisz J. 1997. Molecular weight distribution and (1→3) (1→4)-β-D-glucan content of consecutive extracts of various oat and barley cultivars. Cereal Chem, 74(4): 476-480.

Begum N A, Nicolle C, Mila I, et al. 2004. Dietary lignins are precursors of mammalian lignans in rats. J Nutr, 134(1): 120-127.

Behall K M, Scholfield D J, Hallfrisch J. 2006. Whole-grain diets reduce blood pressure in mildly hypercholesterolemic men and women. J Am Diet Assoc, 106: 1445-1449.

Bellido G G, Beta T. 2009. Anthocyanin composition and oxygen radical scavenging capacity (ORAC) of milled and pearled purple, black, and common barley. J Agr Food Chem, 57: 1022-1028.

Belobrajdic D P, Bird A R. 2013. The potential role of phytochemicals in wholegrain cereals for the prevention of type-2 diabetes. Nutr J, 12: 62.

Belozersky M A, Dunaevsky Y E, Musolyamov A X, et al. 1995. Complete amino acid sequence of the protease inhibitor from buckwheat seeds. FEBS Lett, 371(3): 264-266.

Benkeblia N, Thondre P S. 2014. Barley β-glucan: natural polysaccharide for managing diabetes and cardiovascular diseases. *In*: Benkeblia N. Polysaccharides: Natural Fibers in Food and Nutrition. Boca Raton: CRC Press: 233-258.

Benković E T, Kreft S. 2015. Fagopyrins and protofagopyrins: detection analysis and potential phototoxicity in buckwheat. J Agr Food Chem, 63(24): 5715-5724.

Benković E T, Žigon D, Friedrich M, et al. 2014. Isolation analysis and structures of phototoxic fagopyrins from buckwheat. Food Chem, 143: 432-439.

Berlin W K, Wang S N, Shen T Y. 1990. Glycosyl-inositol deivatives Ⅱ synthesis of 2-amino-2-deoxy-D galactosyl-α-1, 3-D-chiro-inositol. Tetrahedron Lett, 31(8): 1109-1112.

Berliner J A, Heinecke J W. 1996. The role of oxidized lipoproteins in atherogenesis. Free Radic Biol Med, 20(5): 707-727.

Beta T, Nam S, Dexter J E, et al. 2005. Phenolic content and antioxidant activity of pearled wheat and roller-milled fractions. Cereal Chem, 82(4): 390-393.

Bhargava A, Shukla S, Ohri D. 2006. *Chenopodium quinoa*—An Indian perspective. Ind Crop Prod, 23: 73-87.

Bhaskaragoud G, Shivakumar R, Mahendra V P, et al. 2016. Hypolipidemic mechanism of oryzanol components-ferulic acid and phytosterols. Biochem Biophs Res Commun, 476: 82-89.

Bhatia H S, Baron J, Hagl S, et al. 2016. Rice bran derivatives alleviate microglia activation: possible involvement of MAPK pathway. J Neuroinflamm, 13: 148-164.

Bhawamai S, Lin S H, Hou Y Y, et al. 2016. Thermal cooking changes the profile of phenolic compounds, but does not attenuate the anti-inflammatory activities of black rice. Food Nutr Res, 60(1): 32941-32950.

Bonoli M, Verardo V, Marconi E, et al. 2004. Antioxidant phenols in barley (*Hordeum vulgare* L.) flour: comparative spectrophotometric study among extraction methods of free and bound phenolic compounds. J Agr Food Chem, 52: 5195-5200.

Boros D, Lukaszewski A J, Aniol A, et al. 2002. Chromosome location of genes controlling the content of dietary fibre and arabinoxylans in rye. Euphytica, 128(1): 1-8.

Braaten J T, Wood P J, Scott F W, et al. 1991. Oat gum lowers glucose and insulin after an oral glucose load. The American Journal of Clinical Nutrition, 53(6): 1425-1430.

Braaten J T, Wood P J, Scott F W, et al. 1994. Oat beta-glucan reduces blood cholesterol concentration in hypercholesterolemic subjects. Eur J Clin Nutr, 48(7): 465-474.

Brauner R, Johannes C, Ploessl F, et al. 2012. Phytosterols reduce cholesterol absorption by inhibition of 27-hydroxycholesterol generation liver X receptor α activation and expression of the basolateral sterol exporter ATP-binding cassette A1 in Caco-2 enterocytes. J Nutr, 142(6): 981-989.

Bravo L. 1998. Polyphenols: chemistry dietary sources metabolism and nutritional significance. Nutr Res Rev, 56: 317-333.

Brennan M L, Hazen S L. 2003. Emerging role of myeloperoxidase and oxidant stress markers in cardiovascular risk assessment. Curr Opin Lipidol, 14(4): 353-359.

Brockman D A, Chen X L, Gallaher D D. 2012. Hydroxypropyl methylcellulose a viscous soluble fiber reduces insulin resistance and decreases fatty liver in Zucker Diabetic Fatty rats. Nutr Metab, 9(1): 100.

Brockmann V H, Weber E, Pampus G. 1952. Protofagopyrin und Fagopyrin, die photodynamisch wirksamen Farbstoffe des Buchweizens (*Fagopyrum esculentum*). Justus Liebigs Ann Chem, 575(1): 53-83.

Bunzel M, Allerdings E, Sinwell V, et al. 2002. Cell wall hydroxycinnamates in wild rice (*Zizania aquatica* L.) insoluble dietary fibre. Eur Food Res Technol, 214(6): 482-488.

Burdeos G C, Nakagawa K, Kimura F, et al. 2012. Tocotrienol attenuates triglyceride accumulation in HepG2 cells and F344 rats. Lipids, 47(5): 471-481.

Burger W C, Qureshi A A, Elson C E. 1986. Cholesterol lowering method of use. United States Patent: 4603142.

Burton G W, Ingold K U. 1989. Vitamin E as an *in vitro* and *in vivo* antioxidant. Ann Ny Acad Sci, 570: 7-22.

Bushuk W, Ng P K W, Wrigley C W. 2002. Wheat quality elucidation. American Association of Cereal Chemists, 12: 612-617.

Butsat S, Siriamornpun S. 2010. Antioxidant capacities and phenolic compounds of the husk: bran and endosperm of Thai rice. Food Chem, 119: 606-613.

Butters T D, Dwek R A, Platt F M. 2000. Inhibition of glycosphingolipid biosynthesis: application to lysosomal storage disorders. Chem Rev, 100(12): 4683-4696.

Cani P D, Dewever C, Delzenne N M. 2004. Inulin-type fructans modulate gastrointestinal peptides involved in appetite regulation (glucagon-like peptide-1 and ghrelin) in rats. Br J Nutr, 92(3): 521-526.

Carpita N C. 1996. Structure and biogenesis of the cell walls of grasses. Annu Rev Plant Biol, 47(1): 445-476.

Carr J M, Glatter S, Jeraci J L, et al. 1990. Enzymic determination of β-glucan in cereal-based food products. Cereal Chem, 67(3): 226-229.

Carvajal-Millan E, Guilbert S, Morel M H, et al. 2005. Impact of the structure of arabinoxylan gels on their rheological and protein transport properties. Carbohyd Polym, 60(4): 431-438.

Caselato-Sousa V M, Amaya-Farfán J. 2012. State of knowledge on amaranth grain: a comprehensive review. J Food Sci, 77 (4): 22-28.

Castano G, Menendez R, Mas R, et al. 2002. Effects of lovastatin on lipid profile and lipid peroxidation in patients with dyslipidemia associated with type 2 diabetes mellitus. International Journal of Clinical Pharmacolology Research, 22 (3-4): 89-99.

Cavallero A, Empilli S, Brighenti F, et al. 2002. High (1→3), (1→4)-β-glucan barley fractions in bread making and their effects on human glycemic response. J Cereal Sci, 36(1): 59-66.

Cavallero A, Gianinetti A, Finocchiaro F, et al. 2004. Tocols in hull-less and hulled barley genotypes grown in contrasting environments. J Cereal Sci, 39: 175-180.

Chandrasekara A, Shahidi F. 2011. Determination of antioxidant activity in free and hydrolyzed fractions of millet grains and characterization of their phenolic profiles by HPLC-DAD-ESI-MS^n. J Funct Foods, 3(3): 144-158.

Chandrasekara A, Shahidi F. 2012 Bioaccessibility and antioxidant potential of millet grain phenolics as affected by simulated *in vitro* digestion and microbial fermentation. J Funct Foods, 4: 226-237.

Chanson-Rollé A, Lappi J, Meynier A, et al. 2014. Health benefits of whole-grain: a systematic review of the

evidence to propose a daily intake recommendation. FASEB J, 28: 11-17.
Chen F, Cole P, Mi Z B, et al. 1993. Corn and wheat-flour consumption and mortality from esophageal cancer in Shanxi, China. Int J Cancer, 53(1): 902-906.
Chen H, Siebenmorgen T J, Griffin K. 1998. Quality characteristics of long-grain rice milled in two commercial systems. Cereal Chem, 75(4): 560-565.
Chen H H, Chen Y T, Huang Y W, et al. 2012c. 4-Ketopinoresinol a novel naturally occurring ARE activator induces the Nrf2/HO-1 axis and protects against oxidative stress-induced cell injury via activa-tion of PI3K/AKT signaling. Free Radic Bio Med, 52(6): 1054-1066.
Chen H J, Hsu H Y, Chiang W C. 2012a. Allergic immune-regulatory effects of adlay bran on an OVA-immunized mice allergic model. Food Chem Toxicol, 50(1): 3808-3813.
Chen H J, Lo Y C, Chiang W. 2012b. Inhibitory effects of adlay bran (*Coix lachryma-jobi* L. var. *ma-yuen* Stapf) on chemical mediator release and cytokine production in rat basophilic leukemia cells. J Ethnopharmacol, 141: 119-127.
Chen H J, Shih C K, Hsu H Y, et al. 2010. Mast cell-dependent allergic responses are inhibited by ethanolic extract of adlay (*Coix lachryma-jobi* L. var. *ma-yuen* Stapf) testa. J Agr Food Chem, 58(4): 2596-2601.
Cheng L, Lai M D. 2003. Aberrant crypt foci as microscopic precursors of colorectal cancer. World J Gastroenterol, 9(12): 2642-2649.
Chethan S, Malleshi N G. 2007a. Finger millet Polyphenols: optimization of extraction and the effect of pH on their stability. Food Chem, 105: 862-870.
Chethan S, Malleshi N G. 2007b. Finger millet polyphenols: Characterization and their nutraceutical potential. American Journal of Food Technology, 2(7): 582-592.
Cheung H S, Wang F L, Ondetti M A, et al. 1980. Binding of peptide substrates and inhibitors of angiotensin-converting enzyme. Importance of the COOH-terminal dipeptide sequence. J Biol Chem, 255(2): 401-407.
Chiang A N, Wu H L, Yeh H I, et al. 2006. Antioxidant effects of black rice extract through the induction of superoxide dismutase and catalase activities. Lipids, 41: 797-803.
Chick H, Ellinger P. 1941. The photo-sensitizing action of buckwheat (*Fagopyrum esculentum*). The Journal of Physiology, 100(2): 212-230.
Cho K C, White P J. 1993. Enzymatic analysis of β-glucan content in different oat genotypes. Cereal Chem, 70(5): 539-542.
Cho S H, Choi Y, Ha T Y. 2000. *In vitro* and *in vivo* effects of prosomillet, buckwheat and sorghum on cholesterol metabolism. FASEB J, 14 (4): 249-254.
Choi E K, Cho Y J, Yang H J, et al. 2015a. Coix seed extract attenuates the high-fat induced mouse obesity via PPARγ and C/EBPα downregulation. Mol Cell Toxicol, 11: 213-221.
Choi G, Han A R, Lee J H, et al. 2015b. A comparative study on hulled adlay and unhulled adlay through evaluation of their LPS-induced anti-inflammatory effects, and isolation of pure compounds. Chem Biodivers, 12: 380-387.
Choi S P, Kim S P, Kang M Y, et al. 2010. Protective effects of black rice bran against chemically-induced inflammation of mouse skin. J Agr Food Chem, 58(18): 10007-10015.
Choi Y, Jeong H S, Lee J. 2007. Antioxidant activity of methanolic extracts from some grains consumed in Korea. Food Chem, 103: 130-138.
Chung C P, Hsia S M, Lee M Y, et al. 2011a. Gastroprotective activities of adlay (*Coix lachryma-jobi* L. var. *ma-yuen* Stapf) on the growth of the stomach cancer AGS cell line and indomethacin-induced gastric ulcers. J Agr Food Chem, 59: 6025-6033.
Chung C P, Hsu C Y, Lin J H, et al. 2011b. Antiproliferative lactams and spiroenone from adlay bran in human breast cancer cell lines. J Agr Food Chem, 59: 1185-1194.
Clarke R, Bennett D A, Parish S, et al. 2012. Homocysteine and coronary heart disease: meta-analysis of MTHFR case-control studies avoiding publication bias. PLoS Med, 9(2): 1-12.
Cohn J S, Kamili A, Wat E, et al. 2010. Reduction in intestinal cholesterol absorption by various food components: mechanisms and implications. Atherosclerosis Supplements, 11(1): 45-48.

Coles G D, Hartunian-Sowa S M, Jamieson P D, et al. 1997. Environmentally-induced variation in starch and non-starch polysaccharide content in wheat. J Cereal Sci, 26(1): 47-54.

Colleoni-Sirghie M, Jannink J L, Kovalenko I V, et al. 2004. Prediction of β-glucan concentration based on viscosity evaluations of raw oat flours from high β-glucan and traditional oat lines. Cereal Chem, 81(4): 434-443.

Colleoni-Sirghie M, Kovalenko I V, Briggs J L, et al. 2003. Rheological and molecular properties of water soluble (1→3) (1→4)-β-D-glucans from high-β-glucan and traditional oat lines. Carbohyd Polym, 52(4): 439-447.

Collins F W, Mullin W J. 1988. High-performance liquid chromatographic determination of avenanthramides n-aroylanthranilic acid alkaloids from oats. J Chromatogr A, 445: 363-370.

Cook N C, Samman S. 1996. Flavonoids-chemistry metabolism cardioprotective effect and dietary sources. J Nutr Biochem, 7(2): 66-76.

Corke H. 2015. Grain: morphology of internal structure. *In*: Wrigley C W, Corke H, Seetharaman K, et al. Encyclopedia of Food Grains. 2nd ed. Oxford: Elsevier: 41-49.

Costacou T, Mayer-Davis E J. 2003. Nutrition and prevention of type 2 diabetes. Annu Rev Nutr, 23(1): 147-170.

Crittenden R, Karppinen S, Ojanen S, et al. 2002. *In vitro* fermentation of cereal dietary fibre carbohydrates by probiotic and intestinal bacteria. J Sci Food Agr, 82(8): 781-789.

Cui X D, Wang Z H, Li Y Y, et al. 2013. Buckwheat trypsin inhibitor enters Hep G2 cells by clathrin-dependent endocytosis. Food Chem, 141(3): 2625-2633.

Cyran M, Rakowska M, Miazga D. 1996. Chromosomal location of factors affecting content and composition of non-starch polysaccharides in wheat-rye addition lines. Euphytica, 89(1): 153-157.

Czeizel A E, Dudás I. 1992. Prevention of the first occurrence of neural-tube defects by periconceptional vitamin supplementation. N Engl J Med, 327(26): 1832-1835.

Czerwiński J E, Bartnikowska H, Leontowicz E, et al. 2004. Oat (*Avena sativa* L.) and amaranth (*Amaranthus hypochondriacus*) meals positively affect plasma lipid profile in rats fed cholesterolcont-aining diets. J Nutr Biochem, 15(10): 622-629.

Daffu G, del Pozo C H, O'Shea K M, et al. 2013. Radical roles for RAGE in the pathogenesis of oxidative stress in cardiovascular diseases and beyond. Int J Mol Sci, 14: 19891-19910.

Dai T H, Huang Y Y, Hamblin M R. 2009. Photodynamic therapy for localized infections-state of the art. Photodiagn Photodyn, 6(3-4): 170-188.

Dais P, Perlin A S. 1982. High-field ^{13}C-NMR spectroscopy of β-D-glucans amylopectin and glycogen. Carbohyd Res, 100(1): 103-116.

Daniels D G H, Martin H F. 1968. Antioxidants in oats: glyceryl esters of caffeic and ferulic acids. J Sci Food Agr, 19(12): 710-712.

Das S. 2012. Domestication phylogeny and taxonomic delimitation in underutilized grain *Amaranthus* (Amaranthaceae)—a status review. Feddes Repertorium, 123(4): 273-282.

Dasgupta A, Klein K. 2014. Antioxidant Vitamins and Minerals. *In*: Dasgupta A, Klein K. Antioxidants in Food, Vitamins and Supplements: Prevention and Treatment of Disease. Amsterdam: Elsevier: 277-294.

De Carvalho F G, Ovidio P P, Padovan G J, et al. 2014. Metabolic parameters of postmenopausal women after quinoa or corn flakes intake—a prospective and double-blind study. Int J Food Sci Nutr, 65(3): 380-385.

De la Parra C, Saldivar S O S, Liu R H. 2007. Effect of processing on the phytochemical profiles and antioxidant activity of corn for production of masa, tortillas, and tortilla chips. J Agr Food Chem, 55 (1): 4177-4183.

De la Rosa A P B, Fomsgaard B, Laursen A G, et al. 2009. Amaranth (*Amaranthus hypochondriacus*) as an alternative crop for sustainable food production: phenolic acids and flavonoids with potential impact on its nutraceutical quality. J Cereal Sci, 49(1): 117-121.

Decker E A, Ivano V V, Zhu B Z, et al. 2001. Inhibition of low-density lipoprotein-oxidation by carnosine and histidine. J Agr Food Chem, 49(1): 511-516.

Deng G F, Xu X R, Zhang Y, et al. 2013. Phenolic compounds and bioactivities of pigmented rice. Crit Rev Food Sci, 53(3): 296-306.

Deprez S, Brezillon C, Rabot S, et al. 2000. Polymeric proanthocyanidins are catabolized by human colonic microflora into low-molecular weight phenolic acids. J Nutr, 130(1): 2733-2738.

Deprez S, Mila I, Huneau J F, et al. 2001. Transport of proanthocyanidin dimer, trimer, and polymer across monolayers of human intestinal epithelial Caco-2 cells. Antioxid Redox Signal, 3(1): 957-967.

Deshpande S S, Cheryan M, Salunkhe D K, et al. 1986. Tannin analysis of food products. C R C Critical Reviews in Food Technology, 24(4): 401-449.

Detmar M, Dumas J M, Bonte F R, et al. 1994. Effects of ecdysterone on the differentiation of normal human keratinocytes *in vitro*. Eur J Dermatol, 4(7): 558-562.

Dietrych-Szostak D, Oleszek W. 1999. Effect of processing on the flavonoid content in buckwheat (*Fagopyrum esculentum* Möench) grain. J Agr Food Chem, 47(10): 4384-4387.

Dimberg L H, Molteberg E L, Solheim R, et al. 1996. Heat treatment I: phenolic compounds. J Cereal Sci, 24: 262-272.

Dimberg L H, Theander O, Lingnert H. 1993. Avenanthramides-A group of phenolic antioxidants in oats. Cereal Chem, 70: 637-641.

Dinan L. 2009. The Karlson Lecture Phytoecdysteroids: what use are they? Arch Insect Biochem Physiol, 72(3): 126-141.

Dinan L, Lafont R. 2006. Effects and applications of arthropod steroid hormones (ecdysteroids) in mammals. J Endocrinol, 191(1): 1-8.

Dini I, Tenore G C, Dini A. 2004. Phenolic constituents of Kancolla seeds. Food Chem, 84(2): 163-168.

Dunaevsky Y E, Gladysheva I P, Pavlukova E B, et al. 1997. The anionic protease inhibitor BWI-1 from buckwheat seeds. Kinetic properties and possible biological role. Physiologia Plantarum, 101(3): 483-488.

Durazzo A, Zaccaria M, Polito A, et al. 2013. Lignan content in cereals buckwheat and derived foods. Foods, 2(1): 53-63.

Dutta P C, Appelqvist L A. 1996. Saturated sterols (stanols) in unhydrogenated and hydrogenated edible vegetable oils and in cereal lipids. J Sci Food Agr, 71: 383-391.

Dvorakova M, Moreira M M, Dostalek P, et al. 2008. Characterization of monomeric and oligomeric flavan-3-ols from barley and malt by liquid chromatography-eultraviolet detection-electrospray ionization mass spectrometry. J Chromatogr A, 1189(1-2): 398-405.

Dykes L, Rooney W. 2007. Phenolic compounds in cereal grains and their health benefits. Cereal Foods World, 52: 105-111.

Edelmann M, Kariluoto S, Nystrom L, et al. 2013. Folate in barley grain and fractions. J Cereal Sci, 58(1): 37-44.

Edwards S, Chaplin M F, Blackwood A D, et al. 2003. Primary structure of arabinoxylans of ispaghula husk and wheat bran. Proc Nutr Soc, 62(1): 217-222.

Eguchi K, Anase T, Osuga H. 2009. Development of a high-performance liquid chromatography method to determine the fagopyrin content of tartary buckwheat (*Fagopyrum tartaricum* Gaertn) and common buckwheat (F. *esculentum* Moench). Plant Prod Sci, 12(4): 475-480.

Ehrenbergerova J, Belcrediova N, Pryma J, et al. 2006. Effect of cultivar year grown and cropping system on the content of tocopherols and tocotrienols in grains of hulled and hulless barley. Plant Food Hum Nutr, 61(3): 145-150.

Ehrhardt C, Wessels J T, Wuttke W, et al. 2011. The effects of 20-hydroxyecdysone and 17β-estradiol on the skin of ovariectomized rats. Menopause, 18(3): 323-327.

Erukainure O L, Ebuehi O A T, Adeboyejo F O, et al. 2013. Fiber-enriched biscuit enhances insulin secretion modulates β-cell function improves insulin sensitivity and attenuates hyperlipidemia in diabetic rats. Pharma Nutrition, 1(2): 58-64.

Esa N M, Kadir K K A, Amom Z, et al. 2013. Antioxidant activity of white rice brown rice and germinated brown rice (*in vivo* and *in vitro*) and the effects on lipid peroxidation and liver enzymes in hyperlipidaemic rabbits. Food Chem, 141(2): 1306-1312.

Esatbeyoglu T, Wagner A E, Schini-Kerth V B, et al. 2015. Betanin—A food colorant with biological activity. Mol Nutr Food Res, 59(1): 36-47.

Etokakpan O U. 1993. Enzymic degradation and nature of the endosperm cell walls of germinating sorghums and barley. J Sci Food Agr, 61(4): 389-393.

Evans J L, Goldfine I D, Maddux B A, et al. 2003. Are oxidative stress-activated signaling pathways mediators of insulin resistance and β-cell dysfunction? Diabetes, 52: 1-8.

Fabjan N, Rode J, Kosir I J, et al. 2003. Tartary buckwheat (*Fagopyrum tataricum* Gaertn) as a source of dietary rutin and quercetrin. J Agr Food Chem, 51: 6452-6455.

Fardet A. 2010. New hypotheses for the health-protective mechanisms of whole-grain cereals: what is beyond fibre? Nutr Res Rev, 23(1): 65-134.

Faria A, Fernandes I, Norberto S, et al. 2014. Interplay between anthocyanins and gut microbiota. J Agr Food Chem, 62(29): 6898-6902.

Fastnaught C E, Berglund P T, Holm E T, et al. 1996. Genetic and environmental variation in β-glucan content and quality parameters of barley for food. Crop Sci, 36(4): 941-946.

Faulds C B, Mandalari G, LoCurto R, et al. 2004. Arabinoxylan and mono-and dimeric fe-rulic acid release from brewer's grain and wheat bran by feruloyl esterases and glycosyl hydrolases from Humicola insolens. Appl Microbiol Biot, 64(5): 644-650.

Fenech M, Noakes M, Clifton P, et al. 1999. Aleurone flour is a rich source of bioavailable folate in humans. J Nutr, 129(6): 1114-1119.

Ferrannini E, Buzzigoli G, Bonadonna R, et al. 1987. Insulin resistance in essential hypertension. N Engl J Med, 317(6): 350-357.

Fincher G B. 1975. Morphology and chemical composition of barley endosperm cell walls. J I Brewing, 81(2): 116-122.

Finn O J. 2008. Cancer immunology. New England Journal of Medicine, 358(25): 2704-2715.

Fischer M H, Yu N X, Gray G R, et al. 2004. The gel-forming polysaccharide of psyllium husk (*Plantago ovata* Forsk). Carbohyd Res, 339(11): 2009-2017.

Fogarasi A L, Kun S, Tanko G, et al. 2015. A comparative assessment of antioxidant properties, total phenolic content of einkorn, wheat, barley and their malts. Food Chem, 167: 1-6.

Foucault A S, Even P, Lafont R, et al. 2014. Quinoa extract enriched in 20-hydroxyecdysone affects energy homeostasis and intestinal fat absorption in mice fed a high-fat diet. Physiol Behav, 128: 226-231.

Foucault A S, Mathe V, Lafont R, et al. 2011. Quinoa extract enriched in 20-hydroxyecdysone protects mice from diet-induced obesity and modulates adipokines expression. Obesity, 20: 270-277.

Fraga C G, Galleano M, Verstraeten S V, et al. 2010. Basic biochemical mechanisms behind the health benefits of polyphenols. Mol Aspects Med, 31(6): 435-445.

Frank J, Chin X W D, Schrader C, et al. 2012. Do tocotrienols have potential as neuroprotective dietary factors? Ageing Res Rev, 11(1): 163-180.

Frølich W, Aman P, Tetens I. 2013. Whole grain foods and health—a Scandinavian perspective. Food Nutr Res, 57: 1-6.

Fu J S, Zhu Y D, Yerke A, et al. 2015. Oat avenanthramides induce heme oxygenase-1 expression via Nrf2-mediated signaling in HK-2 cells. Mol Nutr Food Res, 59: 2471-2479.

Fuhrman B, Aviram M. 2001. Flavonoids protect LDL from oxidation and attenuate atherosclerosis. Curr Opin Lipidol, 12(1): 41-48.

Fujimura M, Minami Y, Watanabe K, et al. 2003. Purification characterization and sequencing of a novel type of antimicrobial peptides Fa-AMP1 and Fa-AMP2 from seeds of buckwheat (*Fagopyrum esculentum* Moench). Biosci Biotech Bioch, 67(8): 1636-1642.

Fukuda T, Kuroda T, Kono M, et al. 2015. Augmentation of ferulic acid-induced vasorelaxation with aging and its structure importance in thoracic aorta of spontaneously hypertensive rats. Naunyn Schmiedebergs

Arch Pharmacol, 388: 1113-1117.

Fukuoka D, Okahara F, Hashizume K, et al. 2014. Triterpene alcohols and sterols from rice bran lower postprandial glucose-dependent insulinotropic polypeptide release and pr-event diet-induced obesity in mice. J Appl Physiol, 117(11): 1337-1348.

Fulcher R G. 1986. Morphological and chemical organization of the oat kernel. Oats: Chemistry and Technology, 7: 1-10.

Fulcher R G, Duke T R. 2002. Whole-grain structure and organization: implications for nutritionists and processors. Whole Grain Foods in Health and Disease, 8: 9-45.

Fuleki T, Francis F J. 1968. Quantitative methods for anthocyanins. II. Determination of total anthocyanin and degradation index for cranberry juice. J Food Sci, 33, 78-83.

Galisteo M, Sánchez M, Vera R, et al. 2005. A diet supplemented with husks of *Plantago ovata* reduces the development of endothelial dysfunction hypertension and obesity by affecting adiponectin and TNF-α in obese Zucker rats. J Nutr, 135(10): 2399-2404.

Gamel T, Abdel-Aal E S M. 2012. Phenolic acids and antioxidant properties of barley wholegrain and pearling fractions. Agr Food Sci, 21(2): 118-131.

Gani A, Wani S, Masoodi F, et al. 2012. Whole-grain cereal bioactive compounds and their health benefits: a review. J Food Process Eng, 12: 25-32.

Gao L, Li Y Y, Zhang Z, et al. 2007. Apoptosis of hl-60 cells induced by recombinant common buckwheat trypsin inhibitor. Journal of Experimental Hematology, 15(1): 59-62.

Garavelli M F, Bernardi M, Olivucci M A, et al. 1998. DFT study of the reactions between singlet-oxygen and a carotenoid model. J Am Chem Soc, 120(39): 10210-10222.

Ge Y Q, Yan H, Hui B D, et al. 2002. Extraction of natural vitamin E from wheat germ by supercritical carbon dioxide. J Agr Food Chem, 50(4): 685-689.

Gerhardt A L, Gallo N B. 1998. Full-fat rice bran and oat bran similarly reduce hypercholes-terolemia in humans. J Nutr, 128: 865-869.

Gibson G R, Probert H M, Van Loo J, et al. 2004. Dietary modulation of the human colonic microbiota: updating the concept of prebiotics. Nutr Res Rev, 17: 259-275.

Glavač N K, Stojilkovski K, Kreft S, et al. 2017. Determination of fagopyrins, rutin, and quercetin in Tartary buckwheat products. LWT-Food Sci Technol, 79: 423-427.

Glitsø L V, Knudsen K E B. 1999. Milling of whole grain rye to obtain fractions with different dietary fibre characteristics. J Cereal Sci, 29(1): 89-97.

Gómez L, Molinar-Toribio E, Calvo-Torras M A, et al. 2012. D-Fagomine lowers postprandial blood glucose and modulates bacterial adhesion. Brit J Nutr, 107(12): 1739-1746.

Gomez-Caravaca A M, Segura-Carretero A, Fernandez-Gutierrez A, et al. 2011. Simultaneous determination of phenolic compounds and saponins in quinoa (*Chenopodium quinoa* Willd) by a liquid chromatography-diode array detection-electrospray ionization-time-of-flight mass spectrometry methodology. J Agr Food Chem, 59: 10815-10825.

Gorelick-Feldman J, MacLean D, Ilic N, et al. 2008. Phytoecdysteroids increase protein synthesis in skeletal muscle cells. J Agr Food Chem, 56(10): 3532-3537.

Goufo P, Trindade H. 2014. Rice antioxidants: phenolic acids, flavonoids, anthocyanins, proanthocyanidins, tocopherols, tocotrienols, γ-oryzanol, and phytic acid. Food Sci Nutr, 2: 75-104.

Goufo P, Trindade H. 2017. Factors influencing antioxidant compounds in rice. Crit Rev Food Sci Nutr, 57(5): 893-922.

Gouni-Berthold I, Berthold H K. 2002. Policosanol: clinical pharmacology and therapeutic significance of a new lipid-lowering agent. Am Heart J, 143(1): 356-365.

Goupy P, Hugues M, Boivin P, et al. 1999. Antioxidant composition and activity of barley (*Hordeum vulgare*) and malt extracts and of isolated phenolic compounds. J Sci Food Agr, 79: 1625-1634.

Graf B L, Poulev A, Kuhn P, et al. 2014. Quinoa seeds leach phytochemicals and other compounds with anti-diabetic properties. Food Chem, 163: 178-185.

Graf B L, Rojo L E, Delatorre-Herrera J. 2015. Phytoecdysteroids and flavonoid glycosides among Chilean and commercial sources of *Chenopodium quinoa*: variation and correlation to physicochemical characteristics. J Sci Food Agr, 13: 25-31.

Grams G W, Blessin C W. Inglett G E. 1970. Distribution of tocopherols within the corn kernel. J Am Chem Soc, 47: 337-339.

Gråsten S, Liukkonen K H, Chrevatidis A, et al. 2003. Effects of wheat pentosan and inulin on the metabolic activity of fecal microbiota and on bowel function in healthy humans. Nutr Res, 23(11): 1503-1514.

Gregory Ⅲ J F, Quinlivan E P, Davis S R. 2005. Integrating the issues of folate bioa-vailability intake and metabolism in the era of fortification. Trends Food Sci Tech, 16(6-7): 229-240.

Grimm A, Krüger E, Burchard W. 1995. Solution properties of β-D-(1→3) (1→4)-glucan isolated from beer. Carbohyd Polym, 27(3): 205-214.

Guang C, Phillips R D. 2009. Plant food-derived angiotensin I converting enzyme inhibitory peptides. J Agr Food Chem, 57(12): 5113-5120.

Gui W, Lemley B A, Keresztes I, et al. 2013. Purification and molecular structure of digalactosyl *myo*-inositol (DGMI) trigalactosyl *myo*-inositol (TGMI) and fagopyritol B3 from common buckwheat seeds by NMR. Carbohyd Res, 380: 130-136.

Guilloteau P, Martin L, Eeckhaut V, et al. 2010. From the gut to the peripheral tissues: the multiple effects of butyrate. Nutr Res Rev, 23: 366-384.

Gujer R, Magnolato D, Self R. 1986. Glucosylated flavonoids and other phenolic compounds from sorghum. Phytochemistry, 25(1): 1431-1436.

Guo H H, Ling W H, Wang Q, et al. 2007a. Effect of anthocyanin-rich extract from black rice (*Oryza sativa* L. Indica) on hyperlipidemia and insulin resistance in fructose-fed rats. Plant Food Hum Nutr, 62: 1-6.

Guo X D, Ma Y J, Parry J, et al. 2011. Phenolics content and antioxidant activity of tartary buckwheat from different locations. Molecules, 16(12): 9850-9867.

Guo X N, Zhu K X, Zhang H, et al. 2007b. Purification and characterization of the antitumor protein from Chinese tartary buckwheat (*Fagopyrum tataricum* Gaertn.) water-soluble extracts. J Agr Food Chem, 55(17): 6958-6961.

Gutierrez-Ojeda S J, Guerrero-Sánchez J, Garcia-Diaz R, et al. 2017. Zinc-blende MnN bilayer formation on the GaN(111) surface. Superlattice Microst, 107: 189-196.

Habermann B. 2000. Protofagopyrin or fagopyrin what is genuine. Arch Pharm Pharm Med Chem, 333: 13.

Hagerman A E, Riedl K M, Jones G A, et al. 1998. High molecular weight plant polyphenolics (tannins) as biological antioxidants. J Agr Food Chem, 46(1): 1887-1892.

Hallikainen M A, Sarkkinen E S, Uusitupa M I. 2000. Plant stanol esters affect serum cholesterol concentrations of hypercholesterolemic men and women in a dose-dependent manner. J Nutr, 130: 767-776.

Hallikainen M, Simonen P, Gylling H. 2014. Cholesterol metabolism and serum non-c-holesterol sterols: summary of 13 plant stanol ester interventions. Lipids Health Dis, 27: 72-79.

Hammerstone J F, Lazarus S A, Mitchel A E, et al. 1999. Identification of procyanidins in cocoa (*Theobroma cocoa*) and chocolate using high-performance liquid chromatography/mass spectrophotometry. J Agr Food Chem, 47(1): 490-496.

Hammerstone J F, Lazarus S A, Schmitz H H. 2000. Procyanidin content and variation in some commonly consumed foods. J Nutr, 130(1): 2086-2092.

Hanhineva K, Torronen R, Bondia-Pons I, et al. 2010. Impact of dietary polyphenols on carbohydrate metabolism. International Journal of Molecular Science, 11: 1365-1402.

Hannum S M. 2004. Potential impact of strawberries on human health: a review of the science. Crit Rev Food Sci, 44(1): 1-17.

Hansen H B, Rasmussen C V, Knudsen K E B, et al. 2003. Effects of genotype and harvest year on content and composition of dietary fibre in rye (*Secale cereale* L.) grain. J Sci Food Agr, 83(1): 76-85.

Harborne J B, Williams C A. 2000. Advances in flavonoid research since 1992. Phytochemistry, 55: 481-504.

Hartley R D, Ford C W. 1989. Phenolic constituents of plant cell walls and wall biodegradability. *In*: Lewis N G, Paice M G. Plant cell wall polymers biogenesis and biodegradation. ACS Symp Ser, 399. Washington

D.C.: American Chemical Society: 137-149.
Hendriks H F, Weststrate J A, Van Vliet T, et al. 1999. Spreads enriched with three different levels of vegetable oil sterols and the degree of cholesterol lowering in normocholesterolaemic and mildly hypercholesterolaemic subjects. Eur J Clin Nutr, 53: 319-327.
Henry R J. 1985. A comparison of the non - starch carbohydrates in cereal grains. J Sci Food Agr, 36(12): 1243-1253.
Henry R J. 1986. Genetic and environmental variation in the pentosan and β-glucan contents of barley and their relation to malting quality. J Cereal Sci, 4(3): 269-277.
Hernanz D, Nunez V, Sancho A I, et al. 2001. Hydroxycinnamic acids and ferulic acid dehydrodimers in barley and processed barley. J Agr Food Chem, 49: 4884-4888.
Herrmann K, Nagel C W. 1989. Occurrence and content of hydroxycinnamic and hydroxybenzoic acid compounds in foods. Crit Rev Food Sci, 28(4): 315-347.
Hien H T M, Ha N C, Thom L T, et al. 2017.Squalene promotes cholesterol homeostasis in macrophage and hepatocyte cells via activation of liver X receptor (LXR) α and β. Biotechnology Letters, 12: 1-7.
Higdon J V, Frei B. 2003. Tea catechins and polyphenols: health effects, metabolism, and antioxidant functions. Crit Rev Food Sci, 43(1): 89-143.
Hinneburg I, Neubert R H H. 2005. Influence of extraction parameters on the phytochemical characteristics of extracts from buckwheat (*Fagopyrum esculentum*) herb. J Agr Food Chem, 53(1): 3-7.
Hirose Y, Fujita T, Ishii T, et al. 2010. Antioxidantive properties and flavonoid composition of *Chenopodium quinoa* seeds cultivated in Japan. Food Chem, 119: 1300-1306.
Ho S S, Pal S. 2005. Margarine phytosterols decrease the secretion of atherogenic lipoproteins from HepG2 liver and Caco2 intestinal cells. Atherosclerosis, 182(1): 29-36.
Hoffman W F, Gortner R A. 1927. The preparation and analysis of the various proteins of wheat flour with special reference to the globulin albumin and proteose fractions. Cereal Chem, 4: 221-229.
Holasova M, Fiedlerova V, Smrcinova H, et al. 2002. Buckwheat-the source of antioxidant activity in functional foods. Food Res Int, 35(2-3): 207-211.
Hole A S, Grimmer S, Jensen M R, et al. 2012. Synergistic and suppressive effects of dietary phenolic acids and other phytochemicals from cereal extracts on nuclear factor kappa B activity. Food Chem, 133(3): 969-977.
Holtekjølen A K, Kınıtz C, Knutsen S H. 2006. Flavanol and bound phenolic acid contents in different barley varieties. J Agric Food Chem, 54: 2253-2260.
Hopkins M J, Englyst H N, Macfarlane S, et al. 2003. Degradation of cross-linked and non-cross-linked arabinoxylans by the intestinal microbiota in children. Appl Environ Microb, 69(11): 6354-6360.
Hopping B N, Erber E, Grandinetti A, et al. 2010. Dietary fiber, magnesium, and glycemic load alter risk of type 2 diabetes in a multiethnic cohort in Hawaii. J Nutr, 140(1): 68-74.
Horbowicz M, Brenac P, Obendorf R L. 1998. Fagopyritol B1 O-α-D-galactopyranosyl-(1→2)-D-chiro-inositol a galactosyl cyclitol in maturing buckwheat seeds associated with desiccation tolerance. Planta, 205(1): 1-11.
Horbowicz M, Obendorf R L. 1992. Changes in sterols and fatty acids of buckwheat endosperm and embryo during seed development. Journal of Agricultural and Food Chemistry, 40(5): 745-750.
Hou D X, Kai K, Li J J, et al. 2004. Anthocyanidins inhibit activator protein 1 activity and cell transformation: structure-activity relationship and molecular mechanisms. Carcinogenesis, 25(1): 29-36.
Hou Z H, Qin P Y, Ren G X. 2010. Effect of anthocyanin-rich extract from black rice (*Oryza sativa* L. Japonica) on chronically alcohol-induced liver damage in rats. J Agr Food Chem, 58: 3191-3196.
Hsia S M, Kuo Y H, Chiang W, et al. 2008. Effects of adlay hull extracts on uterine contraction and Ca^{2+} mobilization in the rat. Am J Physiol-Endoc M, 295: 719-726.
Hu C, Zawistowski J, Ling W, et al. 2003. Black rice (*Oryza sativa* L. *indica*) pigmented fraction suppresses both reactive oxygen species and nitric oxide in chemical and biological model systems. J Agr Food Chem, 51: 5271-5277.
Hu Y H, Yu Y T, Piao C H, et al. 2011. Methyl jasmonate-and salicylic acid-induced d-chiro-inositol

production in suspension cultures of buckwheat (*Fagopyrum esculentum*). Plant Cell Tiss Org, 106(3): 419-424.

Huang C J, Hou M F, Kan J Y, et al. 2015. Prophylactic treatment with adlay bran extract reduces the risk of severe acute radiation dermatitis: a prospective randomized double-blind study. Evid-Based Compl Alt, 31: 2072-2096.

Huang D W, Chung C P, Kuo Y H, et al. 2009a. Identification of compounds in adlay (Coix *lachryma-jobi* L. var. *ma-yuen* Stapf) seed hull extracts that inhibit lipopolysaccharide-induced inflammation in RAW 2647 macrophages. J Agr Food Chem, 57: 10651-10657.

Huang D W, Kuo Y H, Lin F Y, et al. 2009b. Effect of adlay (Coix *lachryma-jobi* L. var. *ma-yuen* Stapf) testa and its phenolic components on Cu^{2+}-treated low-density lipoprotein (LDL) oxidation and lipopolysaccharide (LPS)-induced inflammation in RAW 2647 macrophages. J Agr Food Chem, 57: 2259-2266.

Huang Z R, Lin Y K, Fang J Y. 2009c. Biological and pharmacological activities of squalene and related compounds: potential uses in cosmetic dermatology. Molecules, 14(1): 540-554.

Hubbard R, Rimington C. 1950. The biosynthesis of prodigiosin the tripyrrylmethene pigment from *Bacillus prodigiosusr* (*Serratia marcescensr*). Biochem J, 46(2): 220-225.

Idehen E, Tang Y, Sang S. 2017. Bioactive phytochemicals in barley. Journal of Food and Drug Analysis, 25(1): 148-161.

Ihme N, Kiesewetter H, Jung F A, et al. 1996. Leg oedema protection from a buckwheat herb tea in patients with chronic venous insufficiency: a single-centre, randomised, double-blind, placebo-controlled clinical trial. Eur J Clin Pharmacol, 50(6): 443-447.

Iqbal J, Minhajuddin M, Beg Z H. 2003. Suppression of 712-dimethylbenz[alpha]anthr-acene-induced carcinogenesis and hypercholesterolaemia in rats by tocotrienol-rich frac-tion isolated from rice bran oil. Eur J Cancer Prev, 12: 447-453.

Ishihara M. 1984. Effect of γ-oryzanol on serum lipid peroxide level and clinical symptoms of patients with climacteric disturbances. Asia-Oceania Journal of Obstetrics and Gynaecology, 10: 317-323.

Isken F, Klaus S, Osterhoff M, et al. 2010. Effects of long-term soluble vs. insoluble dietary fiber intake on high-fat diet-induced obesity in C57BL/6J mice. J Nutr Biochem, 21(4): 278-284.

Izydorczyk M S, Biliaderis C G. 1995. Cereal arabinoxylans: advances in structure and physicochemical properties. Carbohyd Polym, 28(1): 33-48.

Izydorczyk M S, Jacobs M, Dexter J E. 2003. Distribution and structural variation of nonstarch polysaccharides in milling fractions of hull-less barley with variable amylose content. Cereal Chem, 80(6): 645-653.

Izydorczyk M S, Macri L J, MacGregor A W. 1998. Structure and physicochemical properties of barley non-starch polysaccharides-I. Water-extractable β-glucans and arabinoxylans. Carbohyd Polym, 35(3-4): 249-258.

Jadhav S J, Lutz S E, Ghorpade V M, et al. 1998. Barley: chemistry and value-added processing. Crit Rev Food Sci, 38(2): 123-171.

Jang H H, Park M Y, Kim H W, et al. 2012. Black rice (*Oryza sativa* L.) extract attenuates hepatic steatosis in C57BL/6 J mice fed a high-fat diet via fatty acid oxidation. Nutr Metab, 9: 27-38.

Jang W S, Seo C R, Jang H H, et al. 2015. Black rice (*Oryza sativa* L.) extracts induce osteoblast differentiation and protect against bone loss in ovariectomized rats. Food Funct, 6: 264-274.

Jaskari J, Kontula P, Siitonen A, et al. 1998. Oat β-glucan and xylan hydrolysates as selective substrates for *Bifidobacterium* and *Lactobacillus* strains. Appl Microbiol Biot, 49(2): 175-181.

Jende-Strid B. 1993. Genetic control of flavonoid biosynthesis in barley. Hereditas, 119: 187-204.

Jiang P, Burczynski F, Campbell C, et al. 2007. Rutin and flavonoid contents in three buckwheat species *Fagopyrum esculentum*, *F. tataricum*, and *F. homotropicum* and their protective effects against lipid peroxidation. Food Res Int, 40(3): 356-364.

Jo H J, Chung K H, Yoon J A, et al. 2015. Radical scavenging ac-tivities of tannin extracted from amaranth (*Amaranthus caudatus* L.). Microbiol Biotechnol, 25: 795-802.

Jones P J, Raeini-Sarjaz M, Ntanios F Y, et al. 2000. Modulation of plasma lipid levels and cholesterol kinetics by phytosterol versus phytostanol esters. Lipid Research, 41: 697-705.

Jori G, Fabris C, Soncin M, et al. 2006. Photodynamic therapy in the treatment of microbial infections: basic principles and perspective applications lasers in surgery and medicine: the official. Journal of the American Society for Laser Medicine and Surgery, 38(5): 468-481.

Kaczmarczyk M M, Miller M J, Freund G G. 2012. The health benefits of dietary fiber: beyond the usual suspects of type 2 diabetes mellitus, cardiovascular disease and colon Cancer. Metabolism, 61(8): 1058-1066.

Kalinova J, Dadakova E. 2009. Rutin and total quercetin content in amaranth (*Amaranthus* spp.). Plant Food Hum Nutr, 64: 68-74.

Kamal-Eldin A, Pouru A, Eliasson C, et al. 2001. Alkylresorcinols as antioxidants: hydrogen donation and peroxyl radical-scavenging effects. J Sci Food Agr, 81(3): 353-356.

Kanauchi O, Oshima T, Andoh A, et al. 2008. Germinated barley foodstuff ameliorates inflammation in mice with colitis through modulation of mucosal immune system. Scand J Gastroenterol, 43: 1346-1352.

Karki R, Park C H, Kim D W. 2013. Extract of buckwheat sprouts scavenges oxidation and inhibits pro-inflammatory mediators in lipopolysaccharide-stimulated macrophages (RAW264.7). J Integr Med, 11(4): 246-252.

Katapodis P, Vardakou M, Kalogeris E, et al. 2003. Enzymic production of a feruloylated oligosaccharide with antioxidant activity from wheat flour arabinoxylan. Eur J Nutr, 42(1): 55-60.

Kato A, Asano N, Kizu H, et al. 1997. Fagomine isomers and glycosides from *Xanthocercis zambesiaca*. Journal of Natural Products, 60(3): 312-314.

Kawabata K, Yamamoto T, Hara A, et al. 2000. Modifying effects of ferulic acid on azoxymethane-induced colon carcinogenesis in F344 rats. Cancer Lett, 157: 15-21.

Kay C D, Mazza G J, Holub B J. 2005. Anthocyanins exist in the circulation primarily as metabolites in adult men. J Nutr, 135: 2582-2588.

Kayashita J, Shimaoka I, Nakajoh M, et al. 1996. Feeding of buckwheat protein extract reduces hepatic triglyceride concentration, adipose tissue weight, and hepatic lipogenesis in rats. J Nutr Biochem, 7(10): 555-559.

Kayashita J, Shimaoka I, Nakajoh M, et al. 1997. Consumption of buckwheat protein lowers plasma cholesterol and raises fecal neutral sterols in cholesterol-fed rats because of its low digestibility. J Nutr, 127(7): 1395-1400.

Kayashita J, Shimaoka I, Nakajyoh M. 1995. Hypocholesterolemic effect of buckwheat protein extract in rats fed cholesterol enriched diets. Nutr Res, 15(5): 691-698.

Kennington A S, Hill C R, Craig J, et al. 1990. Low urinary *chiro*-inositol excretion in non-insulin-dependent diabetes mellitus. N Engl J Med, 323(6): 373-378.

Keppler K, Humpf H U. 2005. Metabolism of anthocyanins and their phenolic degradation products by the intestinal microflora. Bioorg Med Chem, 13: 5195-5205.

Khan M I. 2016. Plant betalains: safety, antioxidant activity, clinical efficacy, and bioavailability. Compr Rev Food Sci Food Saf, 15: 316-330.

Kim K H, Tsao R, Yang R, et al. 2006. Phenolic acid profiles and antioxidant activities of wheat bran extracts and the effect of hydrolysis conditions. Food Chem, 95(3): 466-473.

Kim M J, Hyun J N, Kim J A, et al. 2007. Relationship between phenolic compounds, anthocyanins content and antioxidant activity in colored barley germplasm. J Agr Food Chem, 55(12): 4802-4809.

Kim S J, Zaidul I S M, Suzuki T, et al. 2008. Comparison of phenolic compositions between common and tartary buckwheat (*Fagopyrum*) sprouts. Food Chem, 110(4): 814-820.

Kim S L, Kim S K, Park C H. 2004. Introduction and nutritional evaluation of buckwheat sprouts as a new vegetable. Food Res Int, 37(4): 319-327.

Kim S, Guo J, O'Sullivan M G, et al. 2016. Comparative DNA adduct formation and induction of colonic aberrant crypt foci in mice exposed to 2-amino-9H-pyrido [2, 3-b] indole, 2-amino-3, 4-dimethylimidazo [4, 5-f] quinoline and azoxymethane. Environmental and Molecular Mutagenesis, 57: 125-136.

King D E, Mainous A G, Egan B M, et al. 2005. Fiber and C-reactive protein in diabetes hypertension and obesity. Diabetes Care, 28(6): 1487-1489.

Kiyohara T, Iwasaki T. 1985a. Chemical and physicochemical characterization of the permanent and temporary trypsin inhibitors from buckwheat. Agricultural and Biological Chemistry, 49(3): 589-594.

Kiyohara T, Iwasaki T. 1985b. Purification and some properties of trypsin inhibitors from buckwheat seeds. Agricultural and Biological Chemistry, 49(3): 581-588.

Kizelsztein P, Govorko D, Komarnytsky S, et al. 2009. 20-Hydroxyecdysone decreases weight and hyperglycemia in a diet-induced obesity mice model. Am J Physiol-Lung C, 296(3): 433-439.

Klopfenstein C F. 1988. The role of cereal β-glucans in nutrition and health. Cereal Foods World, 33(10): 865-869.

Klopfenstein C F, Varriano-Marston E, Hoseney R C, 1981. Cholesterol-lowering effect of sorghum diet in guinea pigs. Nutrition Reports International, 24(1): 621-626.

Koyama M, Naramoto K, Nakajima T, et al. 2013. Purification and identification of antihypertensive peptides from fermented buckwheat sprouts. J Agr Food Chem, 61(12): 3013-3021.

Koyama M, Sakamura S. 1974. The structure of a new piperidine derivative from buckwheat seeds (*Fagopyrum esculentum* Moench). Agricultural and Biological Chemistry, 38(5): 1111-1112.

Kozubek A, Tyman J H P. 1995. Cereal grain resorcinolic lipids: mono and dienoic homologues are present in rye grains. Chem Phys Lipids, 78(1): 29-35.

Kumagai S, Shimizu Y, Toida Y et al. 2009. Removal of dibenzothiophenes in kerosene by adsorption on rice husk activated carbon. Fuel, 88(10): 1975-1982.

Kumar N, Pruthi V. 2014. Potential applications of ferulic acid from natural sources. Plant Biotechnol Rep, 4: 86-93.

Kunicka-Styczyńska A. 2011. Activity of essential oils against food-spoiling yeast. A review. Flavour Frag J, 26(5): 326-328.

Kunyanga C N, Imungi J K, Okoth M, et al. 2011. Antioxidant and antidiabetic properties of condensed tannins in acetonic extract of selected raw and processed indigenous food ingredients from Kenya. J Food Sci, 76(4): 1-10.

Kuo C C, Chen H H, Chiang W. 2012. Adlay (薏苡 yì yǐ; "soft-shelled job's tears"; the seeds of *Coix lachryma-jobi* L. var. *ma-yuen* Stapf) is a potential cancer chemopreventive agent toward multistage carcinogenesis processes. Journal of Traditional and Complementary Medicine, 2(4): 267-275.

Kuo C C, Chiang W C, Liu G P, et al. 2002. 2, 2′ Diphenyl-1-picrylhydrazyl radical-scavenging active components from adlay (Coix *lachryma-jobi* L. var. *ma-yuen* Stapf) hulls. J Agr Food Chem, 50: 5850-5855.

Kushwaha U K S. 2016. Black Rice: Research History and Development. Springer: Springer International Publishing: 155-184.

Kwon E Y, Do G M, Cho Y Y, et al. 2010. Anti-atherogenic property of ferulic acid in apolipoprotein E-deficient mice fed Western diet: comparison with clofibrate. Food Chem Toxicol, 48(8-9): 2298-2303.

Lafont R, Dinan L. 2003. Practical uses for ecdysteroids in mammals including humans: an update. J Insect Sci, 3(7): 1-30.

Lakhtin V M, Lakhtin M V, Pospelova V V, et al. 2006. Lactobacilli and bifidobacteria lectins as possible signal molecules regulating intra-and inter-population bacteria-bacteria and host-bacteria relationships Part Ⅰ. Methods of bacterial lectin isolation physico-chemical characterization and some biological activity investigation. Microbial Ecology in Health and Disease, 18(1): 55-60.

Lampi A M, Moreau R A, Piironen V, et al. 2004. Pearling barley and rye to produce phytosterol-rich fractions. Lipids, 39: 783-787.

Lampi A M, Nurmi T, Ollilainen V, et al. 2008. Tocopherols and tocotrienols in wheat genotypes in the healthgrain diversity screen. J Agr Food Chem, 56(21): 9716-9721.

Landberg R, Kamal-Eldin A, Andersson A, et al. 2008. Alkylresorcinols as biomarkers of whole-grain wheat and rye intake: plasma concentration and intake estimated from dietary records. The American Journal of Clinical Nutrition, 87(4): 832-838.

Landberg R, Marklund M, Kamal-Eldin A, et al. 2014. An update on alkylresorcinols—Occurrence, bioavailability, bioactivity and utility as biomarkers. J Funct Foods, 7: 77-89

Landete J M. 2012. Plant and mammalian lignans: a review of source, intake, metabolism, intestinal bacteria and health. J Funct Foods, 46(1): 410-424.

Larner J, Huang L C, Schwartz C F, et al. 1988. Rat liver insulin mediator which stimulates pyruvate dehydrogenase phosphate contains galactosamine and D-chiroinositol. Biochem Biophys Res Commun, 151(3): 1416-1426.

Larner J, Huang L C. 1999. Identification of a novel inositol glycan signaling pathway with significant therapeutic relevance to insulin resistance: an insulin signaling model using both tyrosine kinase and G-proteins. Diabetes-Metab Res, 7(3): 217-231.

Lasztity R, Berndorfer-Kraszner E, Huszar M. 1980. On the presence and distribution of some bioactive agents in oat varieties. *In*: Inglett G E, Munck L. Cereals for Food and Beverages Recent Progress in Cereal Chemistry. New York: Academic Press: 429-445.

Lazarus S A, Hammerstone J F, Adamson G E, et al. 2001. High-performance liquid chromatography/mass spectrometry analysis of proanthocyanidins in food and beverages. Flavonoids and Other Polyphenols, 49(7): 46-57.

Lee C C, Hsu W H, Shen S R, et al. 2012. *Fagopyrum tataricum* (buckwheat) improved high-glucose-induced insulin resistance in mouse hepatocytes and diabetes in fructose-rich diet-induced mice. Exp Diabetes Res, 12: 1-10.

Lee C J, Horsley R D, Manthey F A, et al. 1997. Comparisons of β-glucan content of barley and oat. Cereal Chem, 74(5): 571-575.

Lee H J, Ryu J, Park S H, et al. 2015b. Suppressive effects of coixol glyceryl trilinoleate and natural products derived from *Coix lachryma-jobi* var. *ma-yuen* on gene expression production and secretion of airway MUC5AC mucin. Arch Pharm Res, 38(5): 620-627.

Lee J H, Lee S Y, Kim B, et al. 2015a. Barley sprout extract containing policosanols and polyphenols regulate AMPK, SREBP2 and ACAT2 activity and cholesterol and glucose metabolism *in vitro* and *in vivo*. Food Res Int, 72: 174-183.

Lee M Y, Lin H Y, Cheng F, et al. 2008. Isolation and characterization of new lactam compounds that inhibit lung and colon cancer cells from adlay (*Coix lachryma-jobi* L. var. *ma-yuen* Stapf) bran. Food Chem Toxicol, 46: 1933-1939.

Lee S M, Pan B S. 2003. Effects of dietary sorghum distillery residue on hematological characteristics of cultured grey mullet (*Mugil cephalus*)-an animal model for prescreening antioxidant and blood thinning activities. J Food Biochem, 27(1): 1-18.

Lempereur I, Rouau X, Abecassis J. 1997. Genetic and agronomic variation in arabinoxylan and ferulic acid contents of durum wheat (*Triticum durum* L.) grain and its milling fractions. J Cereal Sci, 25(2): 103-110.

Leung E H W, Ng T B. 2007. A relatively stable antifungal peptide from buckwheat seeds with antiproliferative activity toward cancer cells. Journal of Peptide Science: an Official Publication of the European Peptide Society, 13(11): 762-767.

Levitan E B, Cook N R, Stampfer M J, et al. 2008. Dietary glycemic index, dietary glycemic load, blood lipids, and C-reactive protein. Metabolism, 57: 437-443.

Li C H, Matsui T, Matsumoto K, et al. 2002. Latent production of angiotensin Ⅰ - converting enzyme inhibitors from buckwheat protein. Journal of Peptide Science: an Official Publication of the European Peptide Society, 8(6): 267-274.

Li C, Ding Q, Nie S P, et al. 2014. Carrot juice fermented with *Lactobacillus plantarum* NCU116 ameliorates type 2 diabetes in rats. J Agr Food Chem, 62(49): 11884-11891.

Li S Q, Zhang Q H. 2001. Advances in the development of functional foods from buckwheat. Crit Rev Food Sci, 41(6): 451-464.

Li Y Y, Zhang Z, Wang Z H, et al. 2009. RBTI induces apoptosis in human solid tumor cell lines by loss in mitochondrial transmembrane potential and caspase activation.Toxicology Lett, 189(2): 166-175.

Lim J H, Park K J, Kim B K, et al. 2012. Effect of salinity stress on phenolic compounds and carotenoids in buckwheat (*Fagopyrum esculentum* M.) sprout. Food Chem, 135: 1065-1070.

Lin H V, Frassetto A, Kowalik Jr E J, et al. 2012. Butyrate and propionate protect against diet-induced obesity and regulate gut hormones via free fatty acid receptor 3-independent mechanisms. PLoS One, 7(4): 352-360.

Lin Y L, Tsai C E. 2008. A study of adlay on lowering serum and liver lipids in hamsters. J Food Lipids, 15: 176-189.

Liu B G, Zhu Y Y. 2007. Extraction of flavonoids from flavonoid-rich parts in tartary buckwheat and identification of the main flavonoids. J Food Eng, 78(2): 584-587.

Liu K S, Moreau R U. 2008. Concentrations of functional lipids in abraded fractions of hulless barley and effect of storage. Food Sci, 73: 569-576.

Liu Q, Qiu Y, Beta T. 2010. Comparison of antioxidant activities of different colored wheat grains and analysis of phenolic compounds. J Agr Food Chem, 58(16): 9235-9241.

Liu R J, Wang Y J, Guo H W, et al. 2009. Study on the effect of buckwheat protein in lowering blood glucose of diabetic mice. Journal of Jilin Agricultural University, 31(1): 102-104.

Liu Z H, Liu Y X, Pu Z E, et al. 2013. Regulation, evolution, and functionality of flavonoids in cereal crops. Biotechnol Lett, 35: 1765-1780.

Liyana-Pathirana C M, Shahidi F. 2007. Antioxidant and free radical scavenging activities of whole wheat and milling fractions. Food Chem, 101(3): 1151-1157.

Lopez H W, Levrat M A, Guy C, et al. 1999. Effects of soluble corn bran arabinoxylans on cecal digestion, lipid metabolism, and mineral balance (Ca, Mg) in rats. J Nutr Biochem, 10(9): 500-509.

López V R L, Razzeto G S, Giménez M S, et al. 2011. Antioxidant properties of amaranthus hypochondriacus seeds and their effect on the liver of alcohol-treated rats. Plant Food Hum Nutr, 66: 157-162.

Lorenz K. 1981. The starch of wild rice (*Zizania aquatica*). Starch-Stärke, 33(3): 73-76.

Lorenz K, Loewe R, Weadon D, et al. 1980. Natural levels of nutrients in commercially milled wheat flours 3 Mineral analysis. Cereal Chem, 57(1): 65-69.

Lorenz K, Lund D. 1981. Wild rice: the Indian's staple and the white man's delicacy. Crit Rev Food Sci, 15(3): 281-319.

Lu C, Xu J, Zhao P, et al. 1992. Clinical application and therapeutic effect of composite tartary buckwheat flour on hyperglycemia and hyperlipidemia. *In*: Proceedings of the 5th International Symposium on Buckwheat. Agriculture Publishing House, Beijing: 458-464.

Lu X, Liu W, Wu J H, et al. 2013. A polysaccharide fraction of adlay seed (*Coix lachryma-jobi* L.) induces apoptosis in human non-small cell lung cancer A549 cells. Biochem Biophys Res Commun, 430: 846-851.

Lu Y J, Luthria D, Fuerst E P, et al. 2014. Effect of processing on phenolic composition of dough and bread fractions made from refined and whole wheat flour of three wheat varieties. J Agr Food Chem, 62(43): 10431-10436.

Luna-Vital D, Li Q, West L, et al. 2017. Anthocyanin condensed forms do not affect color or chemical stability of purple corn pericarp extracts stored under different phs. Food Chem, 232(1): 639-647.

Luthria D L, Lu Y, John. K M M. 2015. Bioactive phytochemicals in wheat: extraction, analysis, processing, and functional properties. Journal of Functional Foods, 18: 910-925.

Lutz M, Martinez A, Martinez E A. 2013. Daidzein and genistein contents in seeds of quinoa (*Chenopodium quinoa* Willd) from local ecotypes grown in arid. Ind Crops Prod, 49: 117-121.

Ma D Y, Sun D X, Zuo Y, et al. 2014. Diversity of antioxidant content and its relationship to grain color and morphological characteristics in winter wheat grains. J Integr Agric, 13: 1258-1267.

Ma M S, Bae I Y, Lee H G, et al. 2006. Purification and identification of angiotensin I-converting enzyme inhibitory peptide from buckwheat (*Fagopyrum esculentum* Moench). Food Chem, 96(1): 36-42.

Ma Y Y, Xiong Y L. 2009. Antioxidant and bile acid binding activity of buckwheat protein *in vitro* digests. J Agr Food Chem, 57(10): 4372-4380.

Ma Y Y, Xiong Y L, Zhai J, et al. 2010. Fractionation and evaluation of radical scavenging peptides from *in vitro* digests of buckwheat protein. Food Chem, 118(3): 582-588.

Madhujith T, Izydorczyk M, Shahidi F. 2006. Antioxidant properties of pearled barley fractions. J Agr Food Chem, 54(9): 3283-3289.

Madhujith T, Shahidi F. 2007. Antioxidative and antiproliferative properties of selected barley (*Hordeum vulgarae* L.) cultivars and their potential for inhibition of low-density lipoprotein (LDL) cholesterol oxidation. J Agr Food Chem, 55: 5018-5124.

Madl T, Sterk H, Mittelbach M, et al. 2006. Tandem mass spectrometric analysis of a complex triterpene saponin mixture of *Chenopodium quinoa*. J Am Soc Mass Spectrom, 17(6): 795-806.

Maldonado-Cervantes E, Jeong H J, Leon-Galvan F, et al. 2010. Amaranth lunasin-like peptide internalizes into the cell nucleus and inhibits chemical carcinogen-induced transformation of NIH-3T3 cells. Peptides, 31(9): 1635-1642.

Malik A H. 2012. Governing grain protein concentration and composition in wheat and barley: use of genetic and environmental factors. Uppsala: Swedish University of Agricultural Sciences (Doctor thesis).

Manosroi A, Sainakham M, Chankhampan C, et al. 2016. Potent *in vitro* anti-proliferative apoptotic and anti-oxidative activities of semi-purified Job's tears (*Coix lachryma-jobi* Linn.) extracts from different preparation methods on 5 human cancer cell lines. J Ethnopharmacol, 187: 281-292.

Manosroi J, Khositsuntiwong N, Manosroi A. 2014. Biological activities of fructooligosaccharide (FOS)-containing *Coix lachryma-jobi* Linn. extract. J Food Sci Tech Mys, 51: 341-346.

Marangoni F, Poli A. 2010. Phytosterols and cardiovascular health. Pharmacol Res, 61: 193-199.

Mares D J, Stone B A. 1973. Studies on wheat endosperm Ⅰ. Chemical composition and ultrastructure of the cell walls Australian. Int J Biol Sci, 26(4): 793-812.

Mason J B. 2009. Folate, cancer risk, and the Greek god, Proteus: a tale of two chameleons. Nutr Rev, 67(4): 206-212.

Matsuda M, Shimomura I. 2013. Increased oxidative stress in obesity: implications for metabolic syndrome, diabetes, hypertension, dyslipidemia, atherosclerosis, and cancer. Obes Res Clin Pract, 7: 330-341.

Maxson E D, Rooney L W. 1972. Two methods of tannin analysis for *Sorghum bicolor* (L.)Moench grain 1. Crop Science, 12(2): 253-254.

Maxwell E G, Colquhoun I J, Chau H K, et al. 2016. Modified sugar beet pectin induces apoptosis of colon cancer cells via an interaction with the neutral sugar side-chains. Carbohyd Polym, 136: 923-929.

Mazza G, Gao L. 2005. Blue and purple grains. *In*: Abdel-Aal E. Wood P. Specialty Grains for Food and Feed. St Paul: AACC International Inc.: 45-67.

McCarthy M F. 2002. Policosanol safely down-regulates HMG-CoA reductase-potential as a component of the Esselstyn regimen. Medical Hypotheses, 59(1): 268-279.

McClear B V, Glennie-Holmes M. 1985. Enzymic quantification of (1→3) (1→4)-β-D-glucan in barley and malt. J I Brewing, 91(5): 285-295.

McDonough C M, Rooney L W. 2000. The millets. *In*: Kulp K, Ponte J G. Handbook of Cereal Science and Technology. New York: Marcel Dekker Inc.: 177-201.

Mcintosh G H, Jorgensen L, Royle P. 1993. The potential of an insoluble dietary fiber-rich source from barley to protect from DMH-induced intestinal tumors in rats. Nutrition and Cancer, 19: 213-221.

Mertens A, Verhamme P, Bielicki J K, et al. 2003. Increased low-density lipoprotein oxidation and impaired high-density lipoprotein antioxidant defense are associated with increased macrophage homing and atherosclerosis in dyslipidemic obese mice LCAT gene transfer decreases atherosclerosis. Circulation, 107: 1640-1646.

Metzger B T, Barnes D M, Reed J D. 2007. Insoluble fraction of buckwheat (*Fagopyrum esculentum* Moench) protein possessing cholesterol-binding properties that reduce micelle cholesterol solubility and uptake by Caco-2 cells. J Agr Food Chem, 55(15): 6032-6038.

Miettinen T A, Puska P, Gylling H, et al. 1995. Reduction of serum cholesterol with sitostanolester margarine in a mildly hypercholesterolemic population. N Engl J Med, 333: 1308-1312.

Miller A, Engel K H. 2006. Content of gamma-oryzanol and composition of steryl ferulates in brown rice

(*Oryza sativa* L.) of European origin. J Agr Food Chem, 54: 8127-8133.

Miller H E, Prakash A, Kanter M, et al. 2000. Antioxidant content of whole grain breakfast cereals, fruits and vegetables. J Am Coll Nutr, 19: 312-319.

Miller S S, Fulcher R G, Sen A, et al. 1995. Oat endosperm cell walls. Ⅰ. Isolation, composition, and comparison with other tissues. Cereal Chem, 72(5): 421-427.

Miller S S, Wood P J, Pietrzak L N, et al. 1993. Mixed linkage β-glucan, protein content, and kernel weight in *Avena* species. Cereal Chem, 70(2): 231-233.

Min S W, Ryu S N, Kim D H. 2010. Anti-inflammatory effects of black rice cyanidin-3-*O*-β-D-glycoside and its metabolites cyanidin and protocatechuic acid. Int Immunopharmacol, 10: 959-966.

Minami M, Kitabayashi H, Ujihara A. 1992. Sample preparation for quantitative determination of rutin content in buckwheat advances in buckwheat research. *In*: Proceedings of the first International Symposium on Buckwheat. Prague: The Czech Republic: 106-111.

Minhajuddin M, Beg Z H, Iqbal J. 2005. Hypolipidemic and antioxidant properties of tocotrienol rich fraction isolated from rice bran oil in experimentally induced hyperlipidemic rats. Food Chem Toxicol, 43: 747-753.

Mir N A, Riar C S, Singh S. 2018. Nutritional constituents of pseudo cereals and their potential use in food systems: a review. Trends Food Sci Tech, 75: 170-180.

Miyauchi S, Gopal E, Fei Y J, et al. 2004. Functional identification of SLC5A8 a tumor suppressor downregulated in colon cancer as a Nat-coupled transporter for short-chain fatty acids. J Biol Chem, 279: 13293-13296.

Montoya-Rodríguez A, Milan-Carrillo J, Reyes-Moreno C, et al. 2015. Characterization of peptides found in unprocessed and extruded amaranth (*Amaranthus hypochondriacus*) pepsin/pancreatin hydrolysates. Int J Mol Sci, 16 (4): 8536-8554.

Moore J, Hao Z G, Zhou K Q, et al. 2005. Carotenoid, tocopherol, phenolic acid, and antioxidant properties of Maryland-grown soft wheat. J Agr Food Chem, 53(17): 6649-6657.

Moreau R A, Flores R A, Hicks K B. 2007. Composition of functional lipids in hulled and hulless barley in fractions obtained by scarification and in barley oil. Cereal Chem, 84: 1-5.

Morishita T, Yamaguchi H, Degi K. 2007. The contribution of polyphenols to antioxidative activity in common buckwheat and tartary buckwheat grain. Plant Prod Sci, 10(1): 99-104.

Moros E E, Darnoko D, Cheryan M, et al. 2002. Analysis of xanthophylls in corn by HPLC. J Agr Food Chem, 50(21): 5787-5790.

Moyle J B. 1944. Wild rice in Minnesota. The Journal of Wildlife Management, 8(3): 177-184.

Mpofu A, Sapirstein H D, Beta T. 2006. Genotype and environmental variation in phenolic content phenolic acid composition and antioxidant activity of hard spring wheat. J Agr Food Chem, 54(4): 1265-1270.

Mullin W J, Jui P Y. 1986. Folate content of bran from different wheat classes. Cereal Chem, 63(6): 516-518.

Murakami A, Nakamura Y, Koshimizu K, et al. 2002. A hydrophobicderivative of ferulic acid suppresses inflammatory responses and skin tumor promotion: comparison with ferulic acid. Cancer Lett, 180: 121-129.

Murkovic M, Adam U, Pfannhauser W. 2000. Analysis of anthocyane glycosides in human serum. Fresenius Journal of Analytical Chemistry, 366(4): 379-381.

Naczk M, Shahidi F. 1989. The effect of methanol-ammonia-water treatment on the content of phenolic acids of canola. Food Chem, 31(2): 159-164.

Nam T G, Lee S M, Park J H, et al. 2015. Flavonoid analysis of buckwheat sprouts. Food Chem, 170(2015): 97-101.

Nandini C D, Salimath P V. 2001. Structural features of arabinoxylans from sorghum having good *roti*-making quality. Food Chem, 74(4): 417-422.

Nantiyakul N, Furse S, Fisk I, et al. 2012. Phytochemical composition of *Oryza sativa* (rice) bran oil bodies in crude and purified isolates. Journal of the American Oil Chemists' Society, 89(10): 1867-1872.

Naowaboot J, Piyabhan P, Munkong N, et al. 2016. Ferulic acid improves lipid and glucose homeostasis in high-fat diet-induced obese mice. Clin Exp Pharmacol Physiol, 43: 242-250.

Nawawi H M. 2012. Tocotrienols and atherosclerosis potential in cardioprotection. *In*: Tan B, Watson R R, Preedy V R. Tocotrienols: Vitamin E Beyond Tocopherols. New York: CRC Press: 163.

Neagu C, Barbu V. 2014. Principal component analysis of the factors involved in the extraction of beetroot betalains. J Agroalimentary Process Technol, 20(4): 311-318.

Nes W R. 1987. Multiple roles for plant sterols. *In*: Stumpf P K, Mudd J B, Nes W D. The Metabolism Structure and Function of Plant Lipids. New York: Springer: 3-9.

Nesaretnam K, Yew W W, Wahid M B. 2007. Tocotrienols and cancer: beyond antioxidant activity. Eur J Lipid Sci Tech, 109: 445-452.

Neter J E, Stam B E, Kok F J, et al. 2003. Influence of weight reduction on blood pressure a meta-analysis of randomized controlled trials. Hypertension, 42(5): 878-884.

Newaz M A, Yousefipour Z, Nawal N, et al. 2003. Nitric oxide synthase activity in blood vessels of spontaneously hypertensive rats: antioxidant protection by gamma-tocotrienol. J Physiol Pharmacol, 54: 319-327.

Newman R K, Klopfenstein C F, Newman C W, et al. 1992. Comparison of the cholesterol-lowering properties of whole barley oat bran and wheat red dog in chicks and rats. Cereal Chem, 69(3): 240-244.

Nguz K, Van Gaver D, Huyghebaert A. 1998. In nitro inhibition of digestive enzymes by sorghum condensed tannins (*Sorghum bicolor* L. (Moench)). Sci Aliment, 18(1): 507-514.

Niba L L, Hoffman J. 2003. Resistant starch and β-glucan levels in grain sorghum (*Sorghum bicolor* M.) are influenced by soaking and autoclaving. Food Chem, 81(1): 113-118.

Niki E, Kawakami A, Saito M Y, et al. 1985. Effect of phytyl side chain of vitamin E on its antioxidant activity. Biol Chem, 260: 2191-2196.

Nishimura M, Ohkawara T, Kagami-Katsuyama H, et al. 2014. Alteration of intestinal flora by the intake of enzymatic degradation products of adlay (*Coix lachryma-jobi* L. var. *ma-yuen* Stapf) with improvement of skin condition. J Funct Foods, 7: 487-494.

Nissinen M, Gylling H, Vuoristo M, et al. 2002. Micellar distribution of cholesterol and phytosterols after duodenal plant stanol ester infusion. Am J Physiol Gastrointest Liver Physiol, 282: 1009-1015.

Nojima H, Kimura I, Chen F J, et al. 1998. Antihyperglycemic effects of N-containing sugars from *Xanthocercis zambesiaca*, *Morus bombycis*, *Aglaonema treubii*, and *Castanospermum australe* in streptozotocin-diabetic mice. J Nat Prod, 61(3): 397-400.

Nurmi T, Lampi A M, Nyström L, et al. 2012. Distribution and composition of phytosterols and steryl ferulates in wheat grain and bran fractions. J Cereal Sci, 56(2): 379-388.

Nyström L, Paasonen A, Lampi A M, et al. 2007. Total plant sterols, steryl ferulates and steryl glycosides in milling fractions of wheat and rye. J Cereal Sci, 45(1): 106-115.

Obendorf R L, Horbowicz M, Dickerman A M, et al. 1998. Soluble oligosaccharides and galactosyl cyclitols in maturing soybean seeds in planta and *in vitro*. Crop Sci, 38(1): 78-84.

Obendorf R L, Steadman K J, Fuller D J, et al. 2000. Molecular structure of fagopyritol A1 (O-α-D-galactopyranosyl-(1→3)-D-*chiro*-inositol) by NMR. Carbohyd Res, 328(4): 623-627.

Oelke E A, Porter R A, Grombacher A W, et al. 1997. Wild rice: new interest in an old crop. Cereal Foods World, 42(4): 234-247.

Ogawa K, Watanabe T, Ikeda Y, et al. 1997. A new glycoside 1d-2-O-α-d-galactopyranosyl-*chiro*-inositol from jojoba beans. Carbohyd Res, 302(3-4): 219-221.

Ogrodowska D, Czaplicki S, Zadernowski R, et al. 2012. Phe-nolic acids in seeds and products obtained from *Amaranthus cruentus*. Food Nutr Res, 51(2): 96-101.

Ohsawa R, Tsutsumi T. 1995. Inter-varietal variations of rutin content in common buckwheat flour (*Fagopyrum esculentum* Moench.). Euphytica, 86(3): 183-189.

Okahara F, Suzuki J, Hashizume K, et al. 2016. Triterpene alcohols and sterols from rice bran reduce postprandial hyperglycemia in rodents and humans. Mol Nutr Food Res, 60(7): 1521-1531.

Okai Y, Okada T, Higashi-Okai K, et al. 2009. Immunomodulating activities in bran extracts of Japanese red, black and brown rices. J Uoeh, 31(3): 231-242.

Okarter N, Liu R H. 2010. Health benefits of whole grain phytochemicals. Crit Rev Food Sci, 50(3): 193-208.

Olthof M R, Verhoef P. 2005. Effects of betaine intake on plasma homocysteine concentrations and consequences for health. Curr Drug Metab, 6(1): 15-22.

Oparin P B, Mineev K S, Dunaevsky Y E, et al. 2012. Buckwheat trypsin inhibitor with helical hairpin structure belongs to a new family of plant defence peptides. Biochem J, 446(1): 69-77.

Ortmeyer H K, Larner J, Hansen B C. 1995. Effects of D-chiroinositol added to a meal on plasma glucose and insulin in hyperinsulinemic rhesus monkeys. Obesity Research, 3(S4): 605-608.

Ostlund R E, McGill J B, Herskowitz I, et al. 1993. D-*chiro*-inositol metabolism in diabetes mellitus. Proceedings of the National Academy of Sciences of the United States of America, 90(21): 9988-9992.

Ožbolt L, Kreft S, Kreft I, et al. 2008. Distribution of selenium and phenolics in buckwheat plants grown from seeds soaked in Se solution and under different levels of UV-B radiation. Food Chem, 110(3): 691-696.

Pak Y, Hong Y, Kim S, et al. 1998. *In vivo* chiro-inositol metabolism in the rat: a defect in chiro-inositol synthesis from myo-inositol and an increased incorporation of *chiro*-[3H] inositol into phospholipid in the Goto-Kakizaki (G.K) rat. Mol Cells, 8(3): 301-309.

Pak Y, Paule C R, Bao Y D, et al. 1993. Insulin stimulates the biosynthesis of chiro-inositol-containing phospholipids in a rat fibroblast line expressing the human insulin receptor. Proceedings of the National Academy of Sciences, 90(16): 7759-7763.

Pandey K B, Rizvi S I. 2009. Plant polyphenols as dietary antioxidants in human health and disease. Oxid Med Cell Longev, 2(5): 270-278.

Pandya M J, Smith D A, Yarwood A, et al. 1996. Complete amino acid sequences of two trypsin inhibitors from buckwheat seed. Phytochemistry, 43(2): 327-331.

Panfili G, Fratianni A, Irano M. 2003. Normal phase High-performance liquid chromatography method for the determination of tocopherols and tocotrienols in cereals. J Agr Food Chem, 51: 3940-3944.

Park S S, Abe K, Kimura M, et al. 1997. Primary structure and allergenic activity of trypsin inhibitors from the seeds of buckwheat (*Fagopyrum esculentum* Moench). FEBS lett, 400(1): 103-107.

Park S S, Ohba H. 2004. Suppressive activity of protease inhibitors from buckwheat seeds against human T-acute lymphoblastic leukemia cell lines. Appl Biochem Biotech, 117(2): 65-74.

Parkkonen T, Härkönen H, Autio K. 1994. Effect of baking on the microstructure of rye cell walls and protein. Cereal Chem, 71(1): 58-63.

Paśko P, Barton H, Zagrodzki P, et al. 2009. Anthocyanins total polyphenols and antioxidant activity in amaranth and quinoa seeds and sprouts during their growth. Food Chem, 115: 994-998.

Paśko P, Barton H, Zagrodzki P, et al. 2010. Effect of diet supplemented with quinoa seeds on oxidative status and selected tissues of high fructose-fed rats. Plant Food Hum Nutr, 65: 146-151.

Paśko P, Bartoń H, Zagrodzki P, et al. 2011. Effect of amaranth seeds in diet on oxidative status in plasma and selected tissues of high fructose-fed rats. Food Chem, 126 (1): 85-90.

Paśko P, Sajewicz M, Gorinstein S, et al. 2008. Analysis of selected phenolic acids and flavonoids in *Amaranthus cruentus* and *Chenopodium quinoa* seeds and sprouts by HPLC. Acta Chromatogr, 20: 661-672.

Patring J, Wandel M, Jägerstad M, et al. 2009. Folate content of Norwegian and Swedish flours and bread analysed by use of liquid chromatography-mass spectrometry. J Food Compost Anal, 22(7-8): 649-656.

Pekkarinen S S, Heinonen I M, Hopia A I. 1999. Flavonoids quercetin myricetin kaemferol and (+)-catechin as antioxidants in methyl linoleate. J Sci Food Agr, 79(4): 499-506.

Pellegrini G G, Morales C C, Wallace T C, et al. 2016. Avenanthramides prevent osteoblast and osteocyte apoptosis and induce osteoclast apoptosis *in vitro* in an Nrf2-independent manner. Nutrients, 8(7): 8-14.

Pengkumsri N, Chaiyasut C, Sivamaruthi B S, et al. 2015. The influence of extraction methods on composition and antioxidant properties of rice bran oil. Food Sci Tech, 35(3): 493-501.

Perez-Ternero C, Pulgarin B B, de Sotomayor M A, et al. 2016. Atherosclerosis-related inflammation and oxidative stress are improved by rice bran enzymatic extract. J Funct Foods, 26: 610-621.

Perez-Ternero C, Werner C M, Nickel A G, et al. 2017. Ferulic acid a bioactive component of rice bran improves oxidative stress and mitochondrial biogenesis and dynamics in mice and in human mononuclear cells. J Nutr Biochem, 48: 51-61.

Peterson D M. 1995. Oat tocols: concentration and stability in oat products and distribution within the kernel. Cereal Chem, 72: 21-24.

Peterson D M. 2001. Oat Antioxidants. J Cereal Sci, 33(2): 115-129.

Peterson D M, Qureshi A A. 1993. Genotype and environment effects on tocols of barley and oats. Cereal Chem, 70(2): 157-162.

Peterson J, Dwyer J, Adlercreutz H, et al. 2010. Dietary lignans: physiology and potential for cardiovascular disease risk reduction. Nutr Rev, 68(10): 571-603.

Phillip D R, Stone B A. 1988. Water-soluble(1→3, 1→4)-β-D-glucans from barley (*Hordeum vulgare*) endosperm.Ⅳ. Comparison of 40°C and 65°C soluble fractions. Carbohyd Polym, 8: 85-97.

Piironen D G, Lindsay T A, Miettinen J, et al. 2000. Plant sterols: biosynthesis biological function and their importance to human nutrition. J Sci Food Agr, 80: 939-966.

Piironen V, Lampi A M, Ekholm P, et al. 2009. Micronutrients and phytochemicals in wheat grain. Wheat: Chemistry and Technology, 4: 179-222.

Piironen V, Toivo J, Lampi A M. 2002. Plant sterols in cereals and cereal products. Cereal Chem, 79: 148-154.

Podsędek A, Majewska I, Kucharska A Z. 2017. Inhibitory potential of red cabbage against digestive enzymes linked to obesity and type 2 diabetes. J Agr Food Chem, 65(33): 7192-7199.

Poupaert J, Carato P, Colacino, et al. 2005. 2(3H)-Benzoxazolone and bioisosters as "privileged scaffold" in the design of pharmacological probes. Curr Med Chem, 12(7): 877-885.

Prasad K, Jadhav A. 2000. Prevention and treatment of atherosclerosis with flaxseed-derived compound secoisolariciresinol diglucoside. Curr Pharm Des, 22: 214-220.

Prentice N, Babler S, Faber S. 1980. Enzymic analysis of β-D-glucans in cereal grains. Cereal Chem, 57(3): 198-202.

Prentice R L. 2000. Future possibilities in the prevention of breast cancer: fat and fiber and breast cancer research. Breast Cancer Res, 2(4): 268-276.

Price M L, Hagerman A E, Butler L G. 1980. Tannin in sorghum grain: effect of cooking on chemical assays and on antinutritional properties in rats. Nutrition Reports International, 21(5): 761-767.

Qi L, Rimm E, Liu S, et al. 2005. Dietary glycemic index, glycemic load, cereal fiber, and plasma adiponectin concentration in diabetic men. Diabetes Care, 28(5): 1022-1028.

Qiu Y, Liu Q, Beta T. 2010. Antioxidant properties of commercial wild rice and analysis of soluble and insoluble phenolic acids. Food Chem, 121(1): 140-147.

Quinde-Axtell Z, Baik B K. 2006. Phenolic compounds of barley grain and their implication in food product discoloration. J Agr Food Chem, 54: 9978-9984.

Qureshi A A, Burger W C, Peterson D M, et al. 1986. The structure of an inhibitor of cholesterol biosynthesis isolated from barley. J Biol Chem, 261: 10544-10550.

Qureshi A A, Mo H, Packer L, et al. 2000. Isolation and identification of novel tocotrienols from rice bran with hypocholesterolemic antioxidant and antitumor properties. J Agr Food Chem, 48: 3130-3140.

Qureshi A A, Peterson D M, Hasler-Rapacz J O, et al. 2001. Novel tocotrienols of rice bran suppress cholesterogenesis in hereditary hypercholesterolemic swine. J Nutr, 131: 223-230.

Qureshi A A, Sami S A, Khan F A. 2002. Effects of stabilized rice bran it's soluble and fiber fractions on blood glucose levels and serum lipid parameters in humans with diabetes mellitus Types Ⅰ and Ⅱ. J Nutr Biochem, 13: 175-187.

Ramanathan N, Tan E, Loh L J, et al. 2018. Tocotrienol is a cardioprotective agent against ageing-associated cardiovascular disease and its associated morbidities. Nutr Metab, 15: 6-15.

Ramos-Escudero F, Muñoz A M, Alvarado-Ortiz C, et al. 2012. Purple corn (*Zea mays* L.) phenolic compounds profile and its assessment as an agent against oxidative stress in isolated mouse organs. J Med Food, 15: 206-215.

Ramos-Romero S, Molinar-Toribio E, Gómez L, et al. 2014. Effect of D-fagomine on excreted enterobacteria and weight gain in rats fed a high-fat high-sucrose diet. Obesity, 22(4): 976-979.

Rao A V, Janezic S A. 1992. The role of dietary phytosterols in colon carcinogenesis. Nutr Cancer, 18: 43-52.

Rastogi A, Shukla S. 2013. Amaranth: a new millennium crop of nutraceutical values. Critical Reviews. Food Sci Nutr, 53(2): 109-125.

Ratnasari N, Walters M, Tsopmo A. 2017. Antioxidant and lipoxygenase activities of polyphenol extracts from oat brans treated with polysaccharide degrading enzymes. Heliyon, 3(7): 351-363.

Reichert R D. 1979. The pH-sensitive pigments in pearl millet. Cereal Chem, 56: 291-294.

Renard C M G C, Wende G, Booth E J. 1999. Cell wall phenolics and polysaccharides in different tissues of quinoa (*Chenopodium quinoa* Willd). J Sci Food Agr, 79: 2029-2034.

Reyes-Moreno C, Cuevas-Rodriguez E O, Reyes-Fernández. 2019. Amaranth: Processing Product Development and Nutritional Aspects. Whole Grains: 1-23.

Rhee Y. 2016. Flaxseed secoisolariciresinol diglucoside enterolactone down-regulated epigenetic modification associated gene expression in murine adipocytes. J Funct Foods, 23: 523-531.

Richter A, Peterbauer T, Brereton I. 1997. Structure of galactosylononitol. J Nat Prod, 60(8): 749-751.

Riedl K M, Hagerman A E. 2001. Tannin—protein complexes as radical scavengers and radical sinks. J Agr Food Chem, 49(1): 4917-4923.

Rigaud J, Escribano-Bailon M T, Prieur C, et al., 1993. Normal-phase high-performance liquid chromatographic separation of procyanidins from cacao beans and grape seeds. J Chromatogr A, 654(2): 255-260.

Rios L Y, Bennett R N, Lazarus S A, et al. 2002. Cocoa procyanidins are stable during gastric transit in humans. Am J Clin Nutr, 76(1): 1106-1110

Robards K, Antolovvich M. 1997. Analytical chemistry of fruit bio-flavonoids. A review. Analyst, 122: 11-34.

Robbins R J. 2003. Phenolic acids in foods: an overview of analytical methodology. J Agr Food Chem, 51(10): 2866-2887.

Romano P S, Waitzman N, Scheffler R M. 1995. Folic acid fortification of grain: an economic analysis. Am J Public Health, 85: 667-676.

Ross A B, Shepherd M J, Schüpphaus M, et al. 2003. Alkylresorcinols in cereals and cereal products. J Agr Food Chem, 51(14): 4111-4118.

Ross A, Savolainen O. 2014. A new biomarker for quinoa intake. FASEB J, 28(1): 1-10.

Roubroeks J P, Andersson R, Åman P. 2000. Structural features of (1→3), (1→4)-β-D-glucan and arabinoxylan fractions isolated from rye bran. Carbohyd Polym, 42(1): 3-11.

Roubroeks J P, Andersson R, Mastromauro D I, et al. 2001. Molecular weight structure and shape of oat (1→3), (1→4)-β-D-glucan fractions obtained by enzymatic degradation with (1→4)-β-D-glucan 4-glucanohydrolase from *Trichoderma reesei*. Carbohyd Polym, 46(3): 275-285.

Roy S, Metya S K, Sannigrahi S, et al. 2013. Treatment with ferulic acid to rats with streptozotocin-induced diabetes: Effects on oxidative stress pro-inflammatory cytokines and apoptosis in the pancreatic β cell. Endocrine, 44: 369-379.

Ruales J, De Grijalva Y, Lopez-Jaramillo P, et al. 2002. The nutritional quality of infant food from quinoa and its effect on the plasma level of insulin-like growth factor-1 (IGF-1) in undernourished children. Int J Food Sci Nutr, 53: 143-154.

Ruan J J, Chen H, Shao J R, et al. 2011. An antifungal peptide from *Fagopyrum tataricum* seeds. Peptides, 32(6): 1151-1158.

Ryan E, Galvin K, O'Connor T P, et al. 2007. Phytosterol, squalene, tocopherol content and fatty acid profile of selected seeds, grains, and legumes. Plant Food Hum Nutr, 62: 85-91.

Saastamoinen M, Plaami S, Kumpulainen J. 1989. Pentosan and β-glucan content of Finnish winter rye varieties as compared with rye of six other countries. J Cereal Sci, 10(3): 199-207.

Saastamoinen M, Plaami S, Kumpulainen J. 1992a. Genetic and environmental variation in β-glucan content of oats cultivated or tested in Finland. J Cereal Sci, 16(3): 279-290.

Saastamoinen M, Plaami S, Kumpulainen J. 1992b. β-Glucan and phytic acid content of oats cultivated in

Finland. Agriculturae Scandinavica Section B: Soil and Plant Science, 42 (1992): 6-11.

Salas-Salvadó J, Martínez-González M A, Bullo M, et al. 2011. The role of diet in the prevention of type 2 diabetes. Nutr Metab Cardiovasc Dis, 21: 32-48.

Santiago P D, Tenbergen K, Velez-Jimenez E, et al. 2014. Functional attributes of amaranth Austin. Journal and Nutrition and Food Science, 2(1): 6-12.

Santilli F, Davi G, Patrono C. 2016. Homocysteine methylenetetrahydrofolate reductase folate status and atherothrombosis: a mechanistic and clinical perspective. Vascul Pharmacol, 78: 1-9.

Santos-Buelga C, Scalbert A. 2000. Proanthocyanidins and tannin-like compounds: nature, occurrence, dietary intake and effects on nutrition and health. J Sci Food Agr, 80(1): 1094-1117.

Sasaki J, Takada Y, Handa K, et al. 1990. Effects of gamma-oryzanol on serum lipids and apolipoproteins in dyslipidemic schizophrenics receiving major tranquilizers. Clin Ther, 12: 263-268.

Saulnier L, Peneau N, Thibault J F. 1995. Variability in grain extract viscosity and water-soluble arabinoxylan content in wheat. J Cereal Sci, 22(3): 259-264.

Schweizer T F, Horman I. 1981. Purification and structure determination of three α-D-galactopyranosylcyclitols from soya bean. Carbohyd Res, 95(1): 61-71.

Seal, Chris J. 2006. Whole grains and CVD risk. Proceedings of the Nutrition Society, 65(1): 24-34.

Seidlova-Wuttke D, Christel D, Kapur P, et al. 2010. β-ecdysone has bone protective but no estrogenic effects in ovariectomized rats. Phytomedicine, 17(11): 884-889.

Seidlova-Wuttke D, Wuttke W. 2012. In a placebo-controlled study ß-Ecdysone (ECD) prevented the development of the metabolic syndrome. Planta Medica, 78(11): 37-43.

Selanere M L, Andersson R. 2002. Cell wall composition of 1B/1R translocation wheat grains. J Sci Food Agr, 82(5): 538-545.

Sen C K, Khanna S, Roy S. 2007. Tocotrienols in health and disease: the other half of the natural vitamin E family. Molecular Aspects of Medicine, 28: 692-728.

Sena L A, Chandel N S. 2012. Physiological roles of mitochondrial reactive oxygen species. Molecular Cell, 48: 158-167.

Seo C R, Yi B, Kim S, et al. 2015. Aqueous extracts of hulled barley containing coumaric acid and ferulic acid inhibit adipogenesis *in vitro* and obesity *in vivo*. J Funct Foods, 12: 208-218.

Shahidi F, Ambigaipalan P. 2015. Phenolics and polyphenolics in foods beverages and spices: antioxidant activity and health effects-a review. J Funct Foods, 18: 820-897.

Shalini V, Jayalekshmi A, Helen A. 2015. Mechanism of anti-inflammatory effect of tricin a flavonoid isolated from Njavara rice bran in LPS induced hPBMCs and carrageenan induced rats. Mol Immunol, 66: 229-239.

Sharon N. 2006. Carbohydrates as future anti-adhesion drugs for infectious diseases. Biochimica et Biophysica Acta-General Subjects, 1760(4): 527-537.

Shashkin P N, Shashkina E F, Fernqvist-Forbes E, et al. 1997. Insulin mediators in man: effects of glucose ingestion and insulin resistance. Diabetologia, 40(5): 557-563.

Shen Y, Zhang H, Cheng L, et al. 2016. *In vitro* and *in vivo* antioxidant activity of polyphenols extracted from black highland barley. Food Chem, 194: 1003-1012.

Shewry P R. 2011. Oats: Chemistry and Technology, second ed. St Paul. American Association of Cereal Chemists.

Shibata A, Kawakami Y, Kimura T, et al. 2016. α-tocopherol attenuates the triglyceride- and cholesterol-lowering effects of rice bran tocotrienol in rats fed a western diet. J Agr Food Chem, 64: 5361-5366.

Shibuya N, Misaki A, Iwasaki T. 1983. The structure of arabinoxylan and arabinoglucuronoxylan isolated from rice endosperm cell wall. Agricultural and Biological Chemistry, 47(10): 2223-2230.

Shobana S, Sreer ama Y N, Malleshi N G. 2009. Composition and enzyme inhibitory properties of finger millet (*Eleusine coracana* L.) seed coat phenolics: mode of inhibition of a-glucosidase and pancreatic amylase. Food Chem, 115: 1268-1273.

Siddiqui S, Ahsan H, Khan M R, et al. 2013. Protective effects of tocotrienols against lipid-induced nephropathy in experimental type-2 diabetic rats by modulation in TGF-β expression. Toxicol Appl Pharm, 273: 314-324.

Siddiqui S, Khan M R, Siddiqui W A. 2010. Comparative hypoglycemic and nephroprotective effects of tocotrienol rich fraction (TRF) from palm oil and rice bran oil against hyperglycemia induced nephropathy in type 1 diabetic rats. Chem Biol Interact, 188: 651-658.

Sidhu J S, Kabir Y, Huffman F G. 2007. Functional foods from cereal grains. Int J Food Prop, 10: 231-244.

Siebenhandl S, Grausgruber H, Pellegrini N, et al. 2007. Phytochemical profile of main antioxidants in different fractions of purple and blue wheat and black barley. J Agr Food Chem, 55: 8541-8547.

Simpson H L, Campbell B J. 2015. Review article: dietary fibre-microbiota interactions. Aliment Pharm Ther, 42(2): 158-179.

Singh V, Moreau R A, Hicks K B. 2003. Yield and phytosterol composition of oil extracted from grain sorghum and its wet-milled fractions. Cereal Chem, 80 (2): 126-129.

Slavin J L. 2005. Dietary fiber and body weight. Nutrition, 21(3): 411-418.

Smeds A L, Eklund P C, Sjoholm R E, et al. 2007. Quantification of a broad spectrum of lignans in cereals oilseeds and nuts. J Agr Food Chem, 55: 1337-1346.

Son M J, Rico C W, Nam S H, et al. 2010. Influence of oryzanol and ferulic acid on the lipid metabolism and antioxidative status in high fat-fed mice. J Clin Biochem Nutr, 46(2): 150-156.

Song B L, DeBose-Boyd R A. 2006. Insig-dependent ubiquitination and degradation of 3-hydroxy-3-methylglutaryl coenzyme a reductase stimulated by delta- and gamma-tocotrienols. J Biol Chem, 281(35): 25054-25061.

Sosulski F, Krygier K, Hogge L. 1982. Free, esterified, and insoluble-bound phenolic acids. 3. Composition of phenolic acids in cereal and potato flours. J Agr Food Chem, 30(2): 337-340.

Spencer J, Chaudry F, Pannala A, et al. 2000. Decomposition of cocoa procyanidins in the gastric milieu. Biochem Biophys Res Commun, 272(1): 236-241.

Spilioti E, Holmbom B, Papavassiliou A G, et al. 2014. Lignans 7-hydroxymatairesinol and 7-hydroxymatairesinol 2 exhibit anti-inflammatory activity in human aortic endothelial cells. Mol Nutr Food Res, 58: 749-759.

Stampfer M J. 2006. Cardiovascular disease and Alzheimer's disease: common links. Journal of Internal Medicine, 260(3): 211-223.

Steadman K J, Burgoon M S, Lewis B A, et al. 2001a. Minerals phytic acid tannin and rutin in buckwheat seed milling fractions. J Sci Food Agr, 81(11): 1094-1100.

Steadman K J, Burgoon M S, Schuster R L, et al. 2000. Fagopyritols D-*chiro*-inositol and other soluble carbohydrates in buckwheat seed milling fractions. J Agr Food Chem, 48(7): 2843-2847.

Steadman K J, Fuller D J, Obendorf R L. 2001b. Purification and molecular structure of two digalactosyl D-*chiro*-inositols and two trigalactosyl D-*chiro*-inositols from buckwheat seeds. Carbohyd Res, 331(1): 19-25.

Steeves T A. 1952. Wild rice-Indian food and a modern delicacy. Econ Bot, 6(2): 107-142.

Steffensen S K, Rinnan A, Mortensen A G. 2011. Variations in the polyphenol content of seeds of field grown Amaranthus genotypes. Food Chem, 129: 131-138.

Stojilkovski K, Glavač N K, Kreft S, et al. 2013. Fagopyrin and flavonoid contents in common Tartary and cymosum buckwheat. J Food Compos Anal, 32(2): 126-130.

Storsley J M, Izydorczyk M S, You S, et al. 2003. Structure and physicochemical properties of β-glucans and arabinoxylans isolated from hull-less barley. Food Hydrocolloid, 17(6): 831-844.

Stuardo M, Martín R S. 2008. Antifungal properties of quinoa (*Chenopodium quinoa* Willd.) alkali treated saponins against *Botrytis cinerea*. Ind Crop Prod, 27(3): 296-302.

Suarna C, Hood R L, Dean R T, et al. 1993. Comparative antioxidant activity of tocotrienols and other natural lipid-soluble antioxidants in a homogeneous system and in rat and human lipoproteins. Biochimica et Biophysica Acta-Lipids and Lipid Metabolism, 1166(2-3): 163-170.

Subba Rao M V S S T, Muralikrishna G. 2002. Evaluation of the antioxidant properties of free and bound phenolic acids from native and malted finger millet (Ragi *Elucine coracana* Indaf-15). J Agr Food Chem,

50: 889-892.

Subba Rao M V S S T, Muralikrishna G. 2004. Structural analysis of arabinoxylans isolated from native and malted finger millet (*Eleusine coracana* ragi). Carbohyd Res, 339(14): 2457-2463.

Sullivan P, Arendt E, Gallagher E. 2013. The increasing use of barley and barley by-products in the production of healthier baked goods. Trends Food Sci Tech, 29: 124-134.

Suman S, Datta K, Chakraborty K, et al. 2013. Gamma tocotrienol, a potent radioprotector, preferentially upregulates expression of anti-apoptotic genes to promote intestinal cell survival. Food Chem Toxicol, 60: 488-496.

Suryavanshi V L, Sathe P A, Baing M M, et al. 2007. Determination of rutin in *Amaranthus spinosus* Linn. Whole plant powder by HPTLC. Chromatographia, 65(11-12): 767.

Suzuki Y J, Tsuchiya M, Wassall S R, et al. 1993. Structural and dynamic membrane properties of alpha-tocopherol and alpha-tocotrienol: implication to the molecular mechanism of their antioxidant potency. Biochemistry, 32(40): 10692-10699.

Sytar O, Švedienė J, Ložienė K, et al. 2016. Antifungal properties of hypericin hypericin tetrasulphonic acid and fagopyrin on pathogenic fungi and spoilage yeasts. Pharm Biol, 54(12): 3121-3125.

Szczeciński P, Gryff-Keller A, Horbowicz M, et al. 1998. NMR investigation of the structure of fagopyritol B_1 from buckwheat seeds. Bulletin of the Polish Academy of Sciences: Chemistry, 46(1): 9-13.

Tang Y, Li X H, Chen P X, et al. 2014. Lipids, tocopherols, and carotenoids in leaves of amaranth and quinoa cultivars and a new approach to overall evaluation of nutritional quality traits. J Agr Food Chem, 62(52): 12610-12619.

Tang Y, Li X H, Zhang B, et al. 2015b. Characterisation of phenolics, betanins and antioxidant activities in seeds of three *Chenopodium quinoa* Willd. genotypes. Food Chem, 166: 380-388.

Tang Y, Li X, Chen P X, et al. 2015a. Characterisation of fatty acid carotenoid tocopherol/tocotrienol compositions and antioxidant activities in seeds of three *Chenopodium quinoa* Willd. genotypes. Food Chem, 174: 502-508.

Tang Y, Zhang B, Li X H, et al. 2016. Bound phenolics of quinoa seeds released by acid alkaline and enzymatic treatments and their antioxidant and α-glucosidase and pancreatic lipase inhibitory effects. J Agr Food Chem, 64: 1712-1719.

Tapiero H, Tew K D, Ba N, et al. 2002. Polyphenols: do they play a role in the pre vention of human pathologies? Biomedicine and Pharmacotherapy, 56(4): 200-207.

Tebib K, Rouanet J M, Besancon P, 1997. Antioxidant effects of dietary polymeric grape seed tannins in tissue of rats fed a high cholesterol-vitamin E-deficient diet. Food Chem, 59(1): 135-141.

Temelli F, Stobbe K, Rezaei K, et al. 2013. Tocol composition and supercritical carbon dioxide extraction of lipids from barley pearling flour. J Food Sci, 78: 1643-1650.

Thomma B P, Cammue B P, Thevissen K. 2002. Plant defensins. Planta, 216(2): 193-202.

Thondre P S, Ryan L, Henry C J K. 2011. Barley β-glucan extracts as rich sources of polyphenols and antioxidants. Food Chem, 126: 72-77.

Ti H H, Zhang R F, Li Q, et al. 2015. Effects of cooking and *in vitro* digestion of rice on phenolic profiles and antioxidant activity. Food Res Int, 76: 813-820.

Tian S, Nakamura K, Kayahara H. 2004. Analysis of phenolic compounds in white rice brown rice and germinated brown rice. J Agr Food Chem, 52(15): 4808-4813.

Tiwari U, Cummins E. 2009. Nutritional importance and effect of processing on tocols in cereals. Trends Food Sci Tech, 20: 511-520.

Tomotake H, Shimaoka I, Kayashita J, et al. 2000. A buckwheat protein product suppresses gallstone formation and plasma cholesterol more strongly than soy protein isolate in hamsters. J Nutr, 130(7): 1670-1674.

Tomotake H, Shimaoka I, Kayashita J, et al. 2001. Stronger suppression of plasma cholesterol and enhancement of the fecal excretion of steroids by a buckwheat protein product than by a soy protein isolate in rats fed on a cholesterol-free diet. Biosci Biotech Bioch, 65(6): 1412-1414.

Tomotake H, Yamamoto N, Kitabayashi H, et al. 2007. Preparation of tartary buckwheat protein product and its improving effect on cholesterol metabolism in rats and mice fed cholesterol - enriched diet. J Food Sci, 72(7): 528-533.

Tomotake H, Yamamoto N, Yanaka N, et al. 2006. High protein buckwheat flour suppresses hypercholesterolemia in rats and gallstone formation in mice by hypercholesterolemic diet and body fat in rats because of its low protein digestibility. Nutrition, 22(2): 166-173.

Tossi V, Lombardo C, Cassia R, et al. 2012. Nitric oxide and flavonoids are systemically induced by UV-B in maize leaves. Plant Sci, 193: 103-109.

Trautwein E A, Schulz C, Rieckhoff D, et al. 2002. Effect of esterified 4-desmethylsterols and -stanols or 4, 4'-dimethylsterols on cholesterol and bile acid metabolism in hamsters. Br J Nutr, 87: 227-237.

Trotin F, Moumou Y, Vasseur J. 1993. Flavanol production by Fagopyrum esculentum hairy and normal root cultures. Journal of Phytochemistry, 32(4): 929-931.

Tsao R. 2007. Carotenoid Tocopherol Lignan Flavonoid and Phytosterol compositions of wheat grain and its fractions. Wheat Antioxidants, 16: 42-53.

Tsuda T. 2012. Dietary anthocyanin-rich plants: biochemical basis and recent progress in health benefits studies. Molecular Nutrition and Food Research, 56(1): 159-170.

Tucker A J, Vandermey J S, Robinson L E, et al. 2014. Effects of breads of varying carbohydrate quality on postprandial glycaemic incretin and lipidaemic response after first and second meals in adults with diet-controlled type 2 diabetes. J Funct Foods, 6: 116-125.

Uchida K. 2000. Role of reactive aldehyde in cardiovascular diseases. Free Radical Bio Med, 28: 1685-1696.

Ueda T, Coseo M P, Harrell T J, et al. 2005. A multifunctional galactinol synthase catalyzes the synthesis of fagopyritol A_1 and fagopyritol B_1 in buckwheat seed. Plant Sci, 168(3): 681-690.

Upadhyay J, Misra K. 2009. Towards the interaction mechanism of tocopherols and tocotrienols (vitamin E) with selected metabolizing enzymes. Bioinformation, 3(8): 326-331.

Vahteristo L, Kariluoto S, Bärlund S, et al. 2002. Functionality of endogenous folates from rye and orange juice using human *in vivo* model. Eur J Nutr, 41(6): 271-278.

Valencia-Chamorro S A. 2016. Quinoa: Overview. Encyclopedia of Food Grains, 1: 341-348.

Valsta L, Lemström A, Ovaskainen M L, et al. 2004. Estimation of plant sterol and cholesterol intake in Finland: quality of new values and their effect on intake. Brit J Nutr, 92: 671-678.

Van der Kamp J W, Lupton J. 2013. Definitions regulations and health claims associated with dietary fibre and wholegrain foods. Fibre-rich and Wholegrain Foods: Improving Quality, 3-24.

Van Hung P. 2014. Phenolic compounds of cereals and their antioxidant capacity. Crit Rev Food Sci, 56(1): 25-35.

Van Laere K M J, Hartemink R, Bosveld M, et al. 2000. Fermentation of plant cell wall derived polysaccharides and their corresponding oligosaccharides by intestinal bacteria. J Agr Food Chem, 48(5): 1644-1652.

Van Rensburg S J. 1981. Epidemiological and dietary evidence for a specific nutritional predisposition to esophageal cancer. J Natl Cancer Inst, 67(1): 243-251.

Vansteenkiste E, Babot C, Rouau X, et al. 2004. Oxidative gelation of feruloylated arabinoxylan as affected by protein Influence on protein enzymatic hydrolysis. Food Hydrocolloid, 18(4): 557-564.

Vårum K M, Smidsrød O, Brant D A. 1992. Light scattering reveals micelle-like aggregation in the (1→3), (1→4)-β-D-glucans from oat aleurone. Food Hydrocolloid, 5(6): 497-511.

Vårum K M, Smidsrød O. 1988. Partial chemical and physical characterisation of (1→3), (1→4)-β-D-glucans from oat (*Avena sativa* L.) aleurone. Carbohyd Polym, 9(2): 103-117.

Vasanthan T, Bhatty R S. 1995. tarch purification after pin milling and air classification of waxy, normal, and high amylose barleys. Cereal Chem, 72: 379-384.

Vega-Gálvez A, Miranda M, Vergara J, et al. 2010. Nutrition facts and functional potential of quinoa (*Chenopodium quinoa* Willd.) an ancient Andean grain: a review. J Sci Food Agric, 90: 2541-2547.

Venskutonis P R, Kraujalis P. 2013. Nutritional components of amaranth seeds and vegetables: a review on composition properties and uses. Compr Rev Food Sci F, 12(4): 381-412.

Vinkx C J A, Delcour J A. 1996. Rye (*Secale cereal* L.) arabinoxylans: a critical review. J Cereal Sci, 24(1):

1-14.

Vinson J, Hao Y, Su X H, et al. 1998. Phenol antioxidant quantity and quality in foods: vegetables. J Agr Food Chem, 46(9): 3630-3634.

Vissers M N, Zock P L, Meijer G W, et al. 2000. Effect of plant sterols from rice bran oil and triterpene alcohols from sheanut oil on serum lipoprotein concentrations in humans. Am J Clin Nutr, 72(6): 1510-1515.

Vollmer M, Schröter D, Esders S, et al. 2017. Chlorogenic acid versus amaranth's caffeoylisocitric acid-Gut microbial degradation of caffeic acid derivatives. Food Res Int, 100: 375-384.

Wakabayashi K, Soga K, Kamisaka S, et al. 2005. Increase in the level of arabinoxylan-hydroxycinnamate network in cell walls of wheat coleoptiles grown under continuous hypergravity conditions. Physiol Plantarum, 125(1): 127-134.

Wald N, Sneddon J, Densem J, et al. 1991. Prevention of neural tube defects: results of the medical research council vitamin study. Lancet, 338(8760): 131-137.

Wang B H, Ouyang J P, Liu Y M, et al. 2004. Sodium ferulate inhibits atherosclerogenesis in hyperlipidemia rabbits. J Cardiovasc Pharm, 43(4): 549-554.

Wang H, Cao G, Prior R L. 1997a. Oxygen radical absorbing capacity of anthocyanins. J Agr Food Chem, 45(2): 304-309.

Wang J, Liu Z, Fu X, et al. 1992. A clinical observation on the hypoglycemic effect of Xinjiang buckwheat. *In*: Proceedings of the 5th International Symposium on Buckwheat (pp 465-467) Beijing: Agriculture Publishing House.

Wang L F, Chen J Y, Xie H, et al. 2013a. Phytochemical profiles and antioxidant activity of adlay varieties. J Agr Food Chem, 61(21): 5103-5113.

Wang L F, Zhao F, Li M, et al. 2011. Conformational changes of rBTI from buckwheat upon binding to trypsin: implications for the role of the P8′residue in the potato inhibitor I family. PLoS One, 6(6): 1-10.

Wang L J, Behr S R, Newman R K, et al. 1997b. Comparative cholesterol-lowering effects of barley β-glucan and barley oil in golden Syrian hamsters. Nutr Res, 17: 77-88.

Wang O, Liu J, Cheng Q, et al. 2015. Effects of ferulic acid and γ-oryzanol on high-fat and high-fructose diet-induced metabolic syndrome in rats. PLoS One, 10: 118-135.

Wang Q, Han P, Zhang M, et al. 2007a. Supplementation of black rice pigment fraction improves antioxidant and anti-inflammatory status in patients with coronary heart disease. Asia Pac J Clin Nutr, 16(1): 295-301.

Wang Q, Wood P J, Cui W. 2002. Microwave assisted dissolution of β-glucan in water-implications for the characterisation of this polymer. Carbohyd Polym, 47(1): 35-38.

Wang Q, Wood P J, Huang X, et al. 2003b. Preparation and characterization of molecular weight standards of low polydispersity from oat and barley (1→3), (1→4)-β-D-glucan. Food Hydrocolloid, 17(6): 845-853.

Wang S, Zhu F, Meckling K A, et al. 2013b. Antioxidant capacity of food mixtures is not correlated with their antiproliferative activity against MCF-7 breast cancer cells. J Med Food, 16(12): 1138-1145.

Wang Y, Qi H X, Gu B B, et al. 2009. The therapeutic effects of tartarian buckwheat protein extracts on 2 type diabetic rats. Zhejiang Journal of Preventive Medicine, 21(1): 4-14.

Wang Z Q, Yu Y M, Zhang X H, et al. 2011. Ecdysterone enhances muscle insulin signaling by modulating acylcarnitine profile and mitochondrial oxidative phosphorylation complexes in mice fed a high-fat diet. Diabetes, 60(5): 1-10.

Wang Z, Gao L, Li Y, et al. 2007b. Induction of Apoptosis by Buckwheat Trypsin Inhibitor in Chronic Myeloid Leukemia K562 Cells. Biol Pharm Bull, 30(4): 783-786.

Waniska R D, Rooney L W, Mcdonough C M. 2004. Sorghum utilization. *In*: Wrigley C, Corke H, Walker C E. Encyclopedia of Grain Science. Waltham, Massachusetts: Elsevier Academic Press.

Ward J L, Poutanen K, Gebruers K, et al. 2008. The health grain cereal diversity screen: concept results and prospects. J Agr Food Chem, 56(21): 9699-9709.

Warrand J, Michaud P, Picton L, et al. 2005. Flax (*Linum usitatissimum*) seed cake: a potential source of high molecular weight arabinoxylans? J Agr Food Chem, 53(5): 1449-1452.

Waston R R, Preedy V R, Zibadi S. 2014. Wheat and Rice in Disease Prevention and Health. Salt Lake City Academic Press: 121-129.

Watanabe M, Ayugase J. 2010. Effects of buckwheat sprouts on plasma and hepatic parameters in type 2 diabetic db/db mice. J Food Sci, 75(9): 294-299.

Watkins T, Lenz P, Gapor A, et al. 1993. γ-Tocotrienol as a hypocholesterolemic and antioxidant agent in rats fed atherogenic diets. Lipids, 28(12): 1113-1118.

Wender S H, Gortner R A, Inman O L. 1943. The isolation of photosensitizing agents from buckwheat 1. J Am Chem Soc, 65(9): 1733-1735.

Wieslander G, Fabjan N, Vogrinčič M, et al. 2011. Eating buckwheat cookies is associated with the reduction in serum levels of myeloperoxidase and cholesterol: a double blind crossover study in day-care centre staffs. The Tohoku Journal of Experimental Medicine, 225(2): 123-130.

Wieslander G, Fabjan N, Vogrinčič M, et al. 2012. Effects of common and Tartary buckwheat consumption on mucosal symptoms headache and tiredness: a double-blind crossover intervention study. J Food Agric Environ, 10(2): 107-110.

Wilborn C D, Taylor L W, Campbell B I, et al. 2006. Effects of methoxyisoflavone, ecdysterone and sulfo-polysaccharide supplementation on training adaptations in resistance-trained males. J Int Soc Sport Nutr, 3(2): 19-27.

Wong W Y, Ward L C, Fong C W, et al. 2017. Anti-inflammatory γ- and δ-tocotrienols improve cardiovascular, liver and metabolic function in diet-induced obese rats. Eur J Nutr, 56: 133-150.

Wood P J, Braaten J T, Scott F W, et al. 1994. Effect of dose and modification of viscous properties of oat gum on plasma glucose and insulin following an oral glucose load. Br J Nutr, 72(5): 731-743.

Wood P J, Weisz J, Blackwell B A. 1991. Molecular characterization of cereal β-D-glucans structural analysis of oat β-D-glucan and rapid structural evaluation of β-D-glucans from different sources by high-performance liquid chromatography of oligosaccharides released by lichenase. Cereal Chem, 68(1): 31-39.

Wu K J, Zhang W B, Addis P B, et al. 1994. Antioxidant properties of wild rice. J Agr Food Chem, 42(1): 34-37.

Wu T T, Charles A L, Huang T C. 2007. Determination of the contents of the main biochemical compounds of adlay (*Coxi lachrymal-jobi*). Food Chem, 104: 1509-1515.

Wu T, Guo X Q, Zhang M, et al. 2017. Anthocyanins in black rice soybean and purple corn increase fecal butyric acid and prevent liver inflammation in high fat diet-induced obese mice. Food Funct, 8: 3178-3186.

Xi X J, Zhu Y G, Tong Y P, et al. 2016. Assessment of the genetic diversity of different Job's tears (*Coix lacryma-jobi* L.) accessions and the active composition and anticancer effect of its seed oil. PLoS One, 11(4): 153-169.

Xia X D, Ling W H, Ma J, et al. 2006. An anthocyanin-rich extract from black rice enhances atherosclerotic plaque stabilization in apolipoprotein e-deficient mice. J Nutr, 136(8): 2220-2225.

Yang D S, Lee K S, Jeong O Y, et al. 2008. Characterization of volatile aroma compounds in cooked black rice. J Agr Food Chem, 56(1): 235-240.

Yang N, Li Y M, Zhang K S, et al. 2014. Hypocholesterolemic activity of buckwheat flour is mediated by increasing sterol excretion and down-regulation of intestinal NPC1L1 and ACAT2. J Funct Foods, 6: 311-318.

Yang T, Duan C L, Zeng Y W, et al. 2013. HPLC analysis of flavonoids compounds of purple normal barley grain. Acad Manage Rev, 634: 1486-1490.

Yang Y, Andrews M C, Hu Y, et al. 2011. Anthocyanin extract from black rice significantly ameliorates platelet hyperactivity and hypertriglyceridemia in dyslipidemic rats induced by high fat diets. J Agr Food Chem, 59(12): 6759-6764.

Yao Y, Shan F, Bian J S, et al. 2008. D-chiro-inositol-enriched tartary buckwheat bran extract lowers the blood glucose level in KK-A^y mice. J Agr Food Chem, 56(21): 10027-10031.

Yao Y, Yang X S, Shi Z X, et al. 2014. Anti-inflammatory activity of saponins from quinoa (*Chenopodium quinoa* Willd) seeds in lipopolysaccharide-stimulated RAW 264.7 macrophage cells. J Food Sci, 79(5): 1018-1023.

Yao Y, Zhu Y Y, Gao Y, et al. 2015. Effect of ultrasonic treatment on immunological activities of polysaccharides from adlay. Int J Biol Macromol, 80: 246-252.

Yendo A C A, De Costa F, Gosmann G, et al. 2010. Production of plant bioactive triterpenoid saponins: elicitation strategies and target genes to improve yields. Mol Biotechnol, 46: 94-104.

Yu F, Gao J, Zeng Y, et al. 2008. Inhibition of coix seed extract on fatty acid synthase a novel target for anticancer activity. J Ethnopharmacol, 119: 252-258.

Zhai C K, Lu C M, Zhang X Q, et al. 2001. Comparative study on nutritional value of Chinese and North American wild rice. J Food Compos Anal, 14(4): 371-382.

Zhang H W, Zhang Y H, Lu M J, et al. 2007a. Comparison of hypertension dyslipidaemia and hyperglycaemia between buckwheat seed-consuming and non-consuming Mongolian-Chinese populations in Inner Mongolia China. Clin Exp Pharmacol Physiol, 34(9): 838-844.

Zhang R, Yao Y, Wang Y P, et al. 2011. Antidiabetic activity of isoquercetin in diabetic KK-A^y mice. Nutr Metab, 8(1): 85-95.

Zhang Z, Li Y Y, Li C, et al. 2007b. Expression of a buckwheat trypsin inhibitor gene in *Escherichia coli* and its effect on multiple myeloma IM-9 cell proliferation. Acta Bioch Bioph Sin, 39(9): 701-707.

Zhao M M, Zhu D S, Sun-Waterhouse D X, et al. 2014. *In vitro* and *In vivo* studies on adlay-derived seed extracts: phenolic profiles antioxidant activities serum uric acid suppression and xanthine oxidase inhibitory effects. J Agr Food Chem, 62(31): 7771-7778.

Zhao Z H, Moghadasian M H. 2008. Chemistry natural sources dietary intake and pharmacokinetic properties of ferulic acid: a review. Food Chem, 109: 691-702.

Zhou X L, Cheng S N, Yang Y L, et al. 2011a. Toward a novel understanding of buckwheat self-defensive strategies during seed germination and preliminary investigation on the potential pharmacological application of its malting products. J Med Plants Res, 5(32): 6946-6954.

Zhou X L, Li Z J, Zhou Y M. 2011b. Advances of buckwheat chemicals in diabetes mellitus treatment. Journal of China Cereals Oils Association, 26(5): 119-121.

Zhou X L, Wen L, Li Z J, et al. 2015. Advance on the benefits of bioactive peptides from buckwheat. Phytochemistry Reviews, 14(3): 381-388.

Zhu F. 2017. Coix: chemical composition and health effects. Trends Food Sci Tech, 61: 160-175.

Zhu N, Kikuzaki H, Vastano B C, et al. 2001. Ecdysteroids of quinoa seeds (*Chenopodium quinoa* Willd). J Agr Food Chem, 49(5): 2576-2578.

Zieliński H, Kozłowska H. 2000. Antioxidant activity and total phenolics in selected cereal grains and their different morphological fractions. J Agr Food Chem, 48(6): 2008-2016.

Zunft H J F, Lueder W, Koebnick C, et al. 2004. Reduction of the postprandial glucose and insulin response in serum of healthy subjects by an arabinoxylan concentrate isolated from wheat starch plant process water. Asia Pac J Clin Nutr, 13: 1-10.

第六章　全谷物食品加工技术及其应用

全谷物包含了谷物的皮层与胚部分，较精制谷物含有更丰富的膳食纤维、维生素、矿物元素、酚酸类、黄酮、植物甾醇、谷维素、二十八碳烷醇、角鲨烯等物质，但这给全谷物食品的加工带来很多新的问题。例如，全谷物籽粒中的膳食纤维对全谷物食品的口感与加工特性产生很大的影响；全谷物中的脂肪和脂肪酶活性高导致其容易氧化酸败，保质期较短；在加工全谷物食品时，由于全谷物中一些活性物质对热处理较为敏感，导致其营养物质容易损失；全谷物中含有一些物质造成不良风味等。因此，全谷物加工技术的应用，既要考虑如何改善全谷物食品的食用品质和储藏品质，同时还要尽量避免其对营养活性组分的不利影响。

第一节　全谷物前处理加工技术

全谷物的皮层中含有各种保护性物质，无论是以粒食形式食用，还是以粉食原料加工各种食品，通常都需要对全谷物原料进行前处理加工。一方面是从食品安全的角度，需要去除谷物表面的农药残留、重金属、微生物毒素等各种污染物质；另一方面是改善其后续产品加工的性能。因此，在全谷物加工成食品时，需要前处理工序。例如，在以米饭、粥等粒食形式食用时，使其皮层物质软化、增加吸水速率及吸水率，提升全谷物的加工蒸煮品质；在加工成其他食品食用时，需要降低全谷物粉的颗粒细度等，提升全谷物的加工和食用品质。常用的全谷物前处理加工技术包括浸泡、轻碾、微粉碎等，这些加工技术单独使用，或与其他加工技术相结合使用，可以提升全谷物的加工和食用品质。

一、浸泡加工技术

（一）浸泡加工技术及其特点

浸泡是全谷物加工过程中一道重要的前处理工序，在家庭和工业生产上具有广泛的应用。浸泡主要应用于全谷物蒸煮、全谷物萌芽、全谷物发酵、全谷物制粉、全谷物方便食品加工等的前处理工艺中，该工序操作简单，一般采用水或者其他溶液对全谷物籽粒进行浸泡，使全谷物籽粒吸收水分、组织结构软化，易于加工。影响全谷物浸泡效果的主要因素有全谷物种类、浸泡液种类、料液比、浸泡温度、浸泡时间及辅助处理等。

全谷物籽粒含有蜡质皮层且结构紧密，浸泡时不易吸水，导致浸泡时间过长，从而使全谷物易被微生物污染，降低全谷物品质。全谷物的吸水速率和最终含水量与浸泡温度有关，小米在30℃水中浸泡达到饱和水分含量需要18.5h，而在70℃水中浸泡达到饱和水分含量仅需 3.5h，两个浸泡温度下小米的饱和水分含量分别为 38.0%和 49.8%（Balkrishnal and Visvanathan，2019）。提高浸泡温度可增大水分扩散系数，缩短浸泡时间，但浸泡温度不宜过高，一般低于谷物淀粉的糊化温度，这是因为过高的温度易造成谷物吸水过量，引起籽粒表面出现裂纹，导致部分物质溶出（Thakur and Gupta，2006；Bello et al.，2004），影响全谷物萌芽及其他后续加工。实际生产中常采用辅助处理、不同溶液浸泡等方式缩短全谷物浸泡时间。全谷物浸泡的辅助处理有超声处理、微波处理、超高压处理等。常用的全谷物浸泡液有碱溶液、有机酸溶液、醇溶液、无机盐溶液、杀菌剂溶液等。糙米在几种酸溶液（HCl、H_3PO_4、CH_3COOH）中的吸水速率相似，但低于在水中的吸水速率；而糙米在碱溶液（NaOH、Na_2CO_3）中的吸水速率则明显高于在水中的吸水速率，这可能是由于碱破坏糙米皮层的蜡质，增强了其渗透性（Bello et al.，2004）。

全谷物在浸泡过程中，水分逐渐向谷物颗粒内部渗透，全谷物的组织结构随之发生变化，当谷物籽粒吸收水分达到饱和时，籽粒膨胀，皮层得以软化，结构强度降低，内源酶被激活，酶活性增强，易于萌芽、磨粉等后续加工。谷物淀粉吸水膨胀，更易糊化，从而改善全谷物的加工性能。全谷物浸泡后，营养成分发生一定程度的变化，从而导致全谷物糊化特性、流变学特性、质构特性等发生改变，全谷物食品的营养品质和食用品质得到改善。

（二）浸泡加工对全谷物品质的影响

1. 浸泡加工对全谷物营养品质的影响

（1）浸泡加工对全谷物营养物质的影响

浸泡加工对全谷物营养物质具有显著的影响。全谷物浸泡后，一些营养物质特别是水溶性营养物质易流失，这主要归因于营养物质在浸泡液中的扩散。室温下 3 种高粱在蒸馏水中浸泡 20h 后，总酚、总黄酮、维生素 E 等营养物质含量均显著降低（$P<0.05$）（表 6-1）（Afify et al.，2012）。为了保障全谷物的营养价值，需考虑最佳的浸泡液种类、浸泡温度、浸泡时间等浸泡条件。针对浸泡易使全谷物营养物质流失的问题，目前已有采用一些营养物质溶液（如维生素 B 溶液）对全谷物进行浸泡和强化全谷物营养品质的研究（Kyritsi et al.，2011）。

表 6-1 浸泡对高粱总酚、总黄酮、维生素 E 和 β-胡萝卜素的影响（Afify et al.，2012）

处理方式	高粱品种	总酚/（mg/100g 干重）	总黄酮/（mg/100g 干重）	维生素 E/（mg/kg）	β-胡萝卜素/（mg/kg）
未处理	Dorado	110.52±2.01b	45.91±2.93b	5.25±0.18a	0.62±0.01b
	Shandaweel-6	116.70±2.51a	58.85±1.64a	4.42±0.10b	0.54±0.01bc
	Giza-15	109.21±2.97b	54.69±0.96a	1.74±0.02d	1.19±0.03a
浸泡	Dorado	71.42±2.61c	33.92±3.14d	4.25±0.21b	0.47±0.03bc
	Shandaweel-6	70.00±1.99c	45.92±3.29b	2.35±0.10c	0.40±0.03c
	Giza-15	61.24±2.03d	39.21±2.86c	1.50±0.14e	1.04±0.29a

注：同列数字后不同小写字母表示数字间具有显著差异（$P<0.05$）

γ-氨基丁酸（γ-aminobutyric acid，GABA）是一种非蛋白质游离氨基酸，是人体中枢神经系统中重要的传递物质，GABA 具有多种生理功能，如镇静神经、改善睡眠、降压利尿等（张良晨等，2019；Komatsuzaki et al.，2007）。GABA 主要由谷氨酸脱羧酶催化 L-谷氨酸脱羧产生。萌芽全谷物的 GABA 含量较高，全谷物萌芽前的浸泡处理可增强谷氨酸脱羧酶的活性，对萌芽全谷物中的 GABA 具有富集作用。大量研究均表明，合理的浸泡条件可显著提高全谷物的 GABA 含量（蒋芮，2018；Zhang et al.，2014a）。

（2）浸泡加工对全谷物抗营养物质的影响

植酸被认为是一种抗营养物质，广泛存在于糙米、荞麦、大麦等全谷物中，具有强烈的螯合作用，影响全谷物矿物元素和蛋白质等营养物质的吸收，降低营养物质的生物利用度。单宁也是一种抗营养物质，在某些高粱中含量较高。浸泡加工可降低全谷物的植酸含量，这主要与内源性植酸酶被激活有关。此外，浸泡前对全谷物籽粒进行碾磨加工有助于植酸酶降解植酸，采用植酸酶溶液浸泡全谷物也有助于降低植酸含量。

干热、湿热处理后的糙米在不同 pH 的去离子水中浸泡 1 天或 7 天后，4 种不同 pH 浸泡加工的糙米的植酸含量由 12.5mg/g 下降至 6.9～9.1mg/g（Liang et al.，2008a）。植酸含量的减少主要与全谷物的内源性植酸酶被激活以及植酸溶解扩散在浸泡液中有关，其中植酸酶被激活是主要原因，植酸酶活性增强，导致植酸被降解。浸泡可降低高粱的单宁含量，高粱在水中浸泡 24h 后单宁含量减少 7.4%，而加入木灰提取物浸泡 24h 后，单宁含量减少 50.2%（Claver et al.，2011）。这可能是由于单宁在碱性介质中聚合成其他化合物，或者是由于单宁和木灰提取物中的金属阳离子反应，并且碱性物质使全谷物皮层渗透性增强，导致单宁复合物溶出。

2. 浸泡加工对全谷物加工品质的影响

谷物籽粒在蒸煮过程中，水分逐渐从籽粒表面渗入内部，各物质随之发生水合，水分的充分吸收和广泛分布被认为是影响米饭最终特性的重要因素，谷物蒸煮前浸泡是防止谷物籽粒表面开裂和内部蒸煮不均匀的传统方法，浸泡使谷物淀粉吸水膨胀，蒸煮时更易膨化（Zhu et al.，2019），从而使全谷物易蒸煮，缩短其蒸煮时间，改善其食用品质。糙米粉中无面筋蛋白，不利于直接焙烤加工，浸泡处理可改善糙米粉的理化性质，优化其加工品质。

浸泡条件影响全谷物的萌芽率，其中浸泡温度对全谷物萌芽率有显著影响，研究表明，大麦籽粒在 5℃和 15℃去离子水中浸泡 72h 后，萌芽率分别为 80.9%、85.5%，而在 35℃去离子水中浸泡 72h 后，大麦萌芽率仅为 48.0%。此外，不同浸泡液对大麦籽粒萌芽也有一定影响，在萌芽 24h 时，50mmol/L 乙酸钠缓冲液浸泡的大麦萌芽率低于水中浸泡，这可能与缓冲液中的离子抑制谷物萌芽有关，在萌芽 72h 时，两种浸泡液处理的大麦萌芽率相似。此外，浸泡在缓冲液中的大麦产生的异味更少，这表明缓冲液可能抑制了微生物的生长（Chung et al.，2009c）。

3. 浸泡加工对全谷物食用品质的影响

全谷物浸泡吸水后，籽粒膨胀，组织结构变得疏松，其加工特性得到改善，食用品质亦得到改善。例如，全谷物籽粒浸泡吸水后，蒸煮时间缩短，蒸煮后其硬度降低、弹性增加，食用品质得到改善。

去离子水浸泡对萌芽糙米蒸煮食用品质影响显著，萌芽糙米在 50℃温水中浸泡 10min，蒸煮后米饭的出饭率、膨胀率和米汤固形物含量分别达到最大值 240.9%、269.2% 和 67.1mg/10mL（吴凤凤等，2009）。研究表明，糙米在 38℃温水中浸泡 40min，蒸煮加水量为 1∶1.8（糙米∶水），该条件下糙米的蒸煮食味品质较好（刘光辉等，2019）。藜麦在常温下浸泡不同时间（20min、40min、60min、80min、100min），蒸煮后的方便藜麦饭的硬度、咀嚼性随浸泡时间的延长而降低，弹性和黏性随浸泡时间的延长而升高，感官评分随浸泡时间的延长先上升后下降，浸泡时间为 40～80min 时，方便藜麦饭的感官评分最高（谭月园等，2016）。这是因为浸泡时间太短，藜麦未充分吸水，导致方便藜麦饭的硬度大、适口性差；浸泡时间太长，藜麦过度吸水，籽粒内部结构被破坏，导致方便藜麦饭的感官品质下降。

4. 浸泡加工对全谷物安全品质的影响

谷物在生长、储藏、加工等过程中，籽粒表皮易被微生物及毒素、农药残留、重金属等有害物质污染，危害全谷物食品的安全。浸泡加工可去除全谷物籽粒的部分重金属和农药残留，但浸泡条件选择不当会导致全谷物被微生物二次污染。具有杀菌作用的浸泡液可以有效杀灭全谷物中的微生物。不同有效氯浓度（ACC）的酸性电解水（AEW）和弱酸性电解水（SAEW）浸泡糙米，可灭活糙米中的天然微生物以及后期接种的蜡状芽孢杆菌，且能有效延缓浸泡和萌芽后微生物的生长，并且对糙米的萌芽特性无负面影响（Zhang et al.，2018）。在浸泡过程中采用辅助处理也可达到灭菌的效果。在萌芽糙米浸泡过程中，采用 5.3mg/L 的臭氧辅助浸泡处理 3.7min，灭菌率可达 99.994%（马涛和陈伟玲，2013）。

浸泡加工对全谷物中的镉、铅、砷[①]等重金属含量有较大的影响，在浸泡过程中，水分逐渐渗入谷物籽粒内部，重金属扩散至浸泡液中，从而导致全谷物中的重金属含量下降。稻米的浸泡时间从 1h 提高到 12h 后，砷、铅和镉的去除率分别提高了 37.1%、42.6%和 16.6%。理论上浸泡时间越长，扩散于浸泡液中的重金属越多，但浸泡时间过长会造成全谷物的营养物质大量流失以及加工品质和食用品质降低（Sharafi et al.，2019）。因此，应全面平衡全谷物的品质来确定浸泡时间。

（三）浸泡加工在全谷物加工中的应用

浸泡加工是全谷物加工中广泛使用的预处理方式，在家庭和工业生产中均有广泛的应用。浸泡常应用于全谷物蒸煮、全谷物萌芽、全谷物发酵、全谷物制粉和全谷物方便食品加工等的预处理工艺中。浸泡使全谷物吸水膨胀，改变其物质含量和组织结构，激活并增强内源酶的活性，促进全谷物萌芽等其他后续加工，改善全谷物的加工性能；能改变全谷物的质构特性、糊化特性，改善全谷物食品的营养品质和食用品质。但浸泡对全谷物理化性质的影响机制还未完全阐明，仍需进一步探究。此外，浸泡加工一般时间

① 砷为非金属元素，因其化合物具有金属性质，故将其看作重金属

较长，且易造成某些营养成分的流失。深入研究全谷物组分在浸泡过程中的迁移变化规律，充分利用浸泡机制及影响因素提高全谷物浸泡效率、减少全谷物营养成分损失是今后仍需研究的方向。

二、轻碾加工技术

（一）轻碾加工技术及其特点

碾磨是稻米、小麦等谷物加工工艺中的重要工序，如垄谷脱壳后的稻米经碾磨去除糠层后得到精白米，小麦经剥皮磨粉后得到面粉。根据碾磨程度（或称碾减率，degree of milling，DOM）的不同，美国农业部将碾磨度分为“well-milled”“reasonably well-milled”“lightly milled”“undermilled”4 个等级。我国最新版大米国家标准（GB/T 1354—2018）将大米碾磨度分为精碾一级、精碾二级和适碾三级，首次提出“适碾（reasonably well milled）”的概念，并将适碾米定义为“背沟有皮，粒面皮层残留不超过 1/5 的占 75%～85%；或留皮度为 2%～7%”。轻碾（适碾）介于未碾磨和完全碾磨之间，是一种去除部分糠层的碾磨技术。轻碾加工主要是利用碾米机或剥皮机完成，主要适用于稻米、小麦等大宗谷物。

轻碾加工主要是利用碾辊的剥刮力及谷粒与谷粒之间的摩擦力去除谷物的皮层，达到碾皮的目的。全谷物皮层被不同程度碾磨去除后，谷物籽粒的吸水率增大，有利于谷物的蒸煮熟化，缩短其蒸煮时间，解决全谷物难煮难熟的问题，并改善全谷物的适口性，提高其食用品质。相比谷物精深加工，全谷物轻碾加工通常是为了保障食品安全的必要损失，要求损失部分不能超过全籽粒重量的 2%，从而最大限度地保留全谷物中大部分微量元素和生物活性物质，去除依附在谷物皮层的农药残留、重金属、微生物及毒素等有害物质，保障全谷物食品的营养品质和安全性。

（二）轻碾加工对全谷物品质的影响

全谷物含有皮层，保留了谷物籽粒的所有成分，其营养价值远高于精制谷物。但全谷物皮层中含有较多的纤维素，导致其质地紧密且韧性较大，对全谷物的加工品质和食用品质有很大影响。例如，糙米在蒸煮时，致密的糠层使水分不易进入籽粒内部，胚乳中的淀粉不易糊化，导致蒸煮时间长，且糙米饭质地坚硬、黏弹性差、适口性差；对于全麦粉加工，由于麸皮韧性较大，不易被粉碎成微小颗粒，大颗粒的麸皮容易破坏全麦粉面团的网络结构，使全麦粉面团较松散且不易加工成型；此外，麸皮会影响全麦粉的理化性质，使全麦粉色泽灰暗，导致全麦食品的质地差、颗粒感强、口感粗糙。为了改善全谷物食品的品质，对全谷物进行轻碾加工十分必要。轻碾加工去除全谷物的部分皮层，对其品质具有重要影响，具体表现在加工品质、营养品质及食用品质等方面。

1. 轻碾加工对全谷物营养品质的影响

（1）降低抗营养物质含量

植酸是一种天然有机化合物，由肌醇环和 6 个磷酸盐基团组成，广泛存在于谷物麸皮中。当环境中的 pH 低于蛋白质等电点时，植酸与蛋白质形成不溶性复合物；当 pH 高于蛋白质等电点时，植酸与金属离子、蛋白质形成溶解度较低的植酸-金属离子-蛋白质三元复合物（王远孝和王恬，2010），降低蛋白质的生物利用度。

不同碾磨时间对 3 种糙米（短粒、中粒、长粒）中的植酸含量影响显著，短粒糙米和长粒糙米的植酸含量随碾磨时间延长而逐渐下降，而中粒糙米的植酸含量随碾磨时间延长先上升后下降，不同谷粒形状对碾磨糙米中的植酸含量影响不同。未碾磨时，长粒糙米的植酸含量最高，短粒糙米的植酸含量随碾磨时间下降最快，植酸在不同籽粒形状糙米中的存在位置不同。不同糙米的植酸分布位置差异主要集中在糙米最外层，其中短粒糙米和中粒糙米的植酸在最外层分布均匀，含量为 23%～33%，且植酸含量由外向内逐渐减少，而长粒糙米的植酸分布则与其相反（Liang et al.，2008b）。因此，为了在全谷物碾磨过程中最大程度地去除植酸并保留营养物质，在碾磨前应首先确定植酸在全谷物中的分布情况。

（2）保留全谷物的大部分营养物质

全谷物籽粒的外表皮中粗纤维含量居多，而维生素、矿物元素、生物活性物质等大部分微量营养素则储存在糊粉层。轻碾加工去除全谷物的部分外表皮而保留了糊粉层，可以最大程度地保留全谷物的营养物质。

通过控制小麦的剥皮时间可以制备不同剥皮率的小麦粉，小麦粉的烷基间苯二酚含量随剥皮时间的增加而降低，剥皮 15s 时（剥皮率为 3.12%），烷基间苯二酚含量下降至 250.00μg/g 左右，而剥皮 60s 时（剥皮率为 21.77%），烷基间苯二酚含量仅为 44.46μg/g，仅高于精白面粉（于爽等，2017a）；小麦粉的 B 族维生素含量在剥皮 15s 时达到最大，其中维生素 B_1 和维生素 B_6 含量分别达到 0.26mg/100g 和 0.30mg/100g。这说明适度的轻碾剥皮处理（剥皮 15s）可以有效保留小麦粉中的 B 族维生素和烷基间苯二酚等营养物质。剥皮时间为 15s 时（剥皮率为 3.12%），小麦粉的膳食纤维含量为 10.1%，含砂量、磁性金属物含量等其余各项品质指标均满足全麦粉行业标准的要求（于爽等，2017b）。研究表明，当剥皮率为 4%～5%时，小麦粉的硒含量得到有效提高，普通小麦的硒含量由 0.07mg/kg 提高至 0.32～0.58mg/kg；富硒麦的硒含量由 0.11mg/kg 提高至 0.56～0.85mg/kg（李兴贞等，2017）。

可根据全谷物食品的营养品质要求对全谷物进行适度的轻碾加工，最大程度地保留全谷物的生物活性物质。紫色硬麦依次碾磨 30s、60s、90s、120s、150s、180s，分别得到碾磨度为 5.4%、10.4%、13.7%、17.0%、19.1%、23.5%的小麦样品，碾磨时间越长，花青素和多酚损失量越大，碾磨 30s 时，花青素和多酚分别损失 40%和 15%，而碾磨 60s 时，两种物质分别损失 53%和 23%（Ficco et al.，2020）。不同碾磨度对籼糙米和粳糙米的酚类物质影响显著，随着两种糙米的平均碾磨度由 0 增加至 2.67%、7.25%和 9.60%，两种糙米的平均总酚含量依次降低了 21.1%、42.6%和 55.6%；且槲皮素、阿魏酸、香豆酸、咖啡酸、绿原酸等 9 种酚酸的含量均随碾磨度增加而降低，当碾磨度增加至 9.60%时，粳米中未检出游离的阿魏酸和香豆酸，籼米中未检出游离和结合的咖啡酸（Liu et al.，2015a）。

2. 轻碾加工对全谷物加工品质的影响

轻碾加工可以改善全谷物籽粒的蒸煮品质，解决糙米和杂粮米难蒸煮、难熟化的问题。淀粉是全谷物籽粒的主要成分，其糊化性质对全谷物的蒸煮加工至关重要（吴娜娜等，2019f）。由于全谷物皮层中的粗纤维等物质影响淀粉的糊化特性，而轻碾加工可以去除全谷物的部分皮层，这对全谷物的糊化特性有较大的影响。研究表明，稻米的碾磨度与其峰值黏度、最终黏度、衰减值呈显著正相关（$P<0.05$）（贺财俊等，2017; Payakapol et al.，2011），与其糊化温度呈显著负相关（$P<0.05$）（Devi et al.，2009）。即适当的轻碾加工可降低谷物淀粉的糊化温度（Zhu et al.，2016a），改善谷物淀粉的凝胶性质。关于糙米碾磨度与糊化特性的关系，随着糙米碾磨度的增大（0、5%、10%、15%、20%），糙米的黏度值和衰减值显著增加（$P<0.05$）（表 6-2）（Tran et al.，2004）。

表 6-2　不同碾磨度糙米的糊化特性（Tran et al.，2004）

碾磨度/%	峰值黏度/cP	最低黏度/cP	衰减值/cP	最终黏度/cP	回生值/cP	峰值时间/min	糊化温度/℃
0	306.27a	141.93a	164.34a	277.11a	135.18a	6.53a	61.80a
5	384.70b	172.53b	212.17b	327.95b	155.42b	6.53a	61.90a
10	455.18c	207.83c	247.35c	357.59c	149.76ab	6.60b	66.45b
15	472.41d	207.47c	264.94d	361.57cd	154.10b	6.67c	68.65c
20	477.11e	225.06d	252.05cd	367.71d	142.65a	6.73d	62.55d

注：同列不同小写字母表示处理组数据间存在显著差异（$P<0.05$）

全谷物经过轻碾加工后，部分皮层被刮擦去除，全谷物籽粒的吸水能力增大，这有利于全谷物籽粒的蒸煮熟化和后续加工（Monks et al.，2013）。不同碾磨度（2%、4%、6%、8%、10%）对黑米的蒸煮特性和食用品质影响不同，2%碾磨度的轻碾加工可以较好地改善黑米的蒸煮品质。与未碾磨黑米相比，2%碾磨度的轻碾黑米浸泡 20min 后吸水率提高了 134%，蒸煮时间由 63.73min 缩短为 42.67min，蒸煮后熟米的硬度由 155.37g 下降至 105.82g，感官评分由 24.80 提高至 30.00（林俊帆等，2019）。

轻碾加工可以降低全谷物粉的不溶性膳食纤维和损伤淀粉含量，增加可溶性膳食纤维含量，提高全谷物粉的糊化特性和流变特性，改善全谷物粉食制品的加工特性（赵吉凯，2017）。小麦籽粒 6%的脱皮率可以提高小麦粉面团的蒸煮稳定性，改善馒头品质（吴青兰等，2019）。不同脱皮率（0、2.5%、5.0%、7.0%）对小麦粉特性及馒头品质的影响显著，脱皮率为 5%时，小麦粉产生的损伤淀粉含量较低，适合制作馒头，能够改善小麦粉的加工特性及馒头的品质（Lin et al.，2012）。轻碾加工可以增加稻米粉的直链淀粉含量，降低其糊化温度，提高其糊化黏度，促进其短期老化，且稻米粉形成的凝胶均匀致密，加工品质得到改善（王立峰等，2019）。脱皮处理可以提高藜麦粉热糊稳定性，改善藜麦粉的加工特性（宫雪等，2019）。轻碾加工可提高全谷物的加工品质，这主要与麸皮的减少有关，因为麸皮中的不溶性膳食纤维阻碍淀粉分子重排，影响淀粉凝胶结构形成，并且对面筋网络结构具有破坏作用。轻碾加工后蛋白质和损伤淀粉含量降低，有利于改善全谷物粉的糊化特性和流变特性。

3. 轻碾加工对全谷物食用品质的影响

全谷物皮层中粗纤维含量很高，导致全谷物食品适口性较差。轻碾加工改变全谷物的风味和质构特性，降低全谷物食品的硬度，改变全谷物食品的营养物质含量，对全谷物食用品质有较大的影响。

研究表明，未蒸煮时，糙米的熟谷物味、饲料味、湿纸板味、坚果味、粗麻布味和木头香味比碾磨后的糙米（以下简称碾磨米）更强烈，但硫黄味的强度较低。未完全蒸煮熟化时，半熟糙米的熟谷物味、饲料味、坚果味、粗麻布味和木头香味比半熟碾磨米更强烈，但硫黄味、金属气味较低。完全蒸煮熟化时，熟糙米比熟碾磨米具有更强烈的坚果味和粗麻布香味。此外，蒸煮后糙米的苦味比碾磨米更明显，而甜味、咸味、花香味和酸味不受碾磨度的影响（Billiris et al.，2012）。

全谷物籽粒蒸煮后，硬度大且适口性差，轻碾加工可改变全谷物的质构特性，改善其食用品质。研究表明，糙米经不同程度碾磨后，米饭的质构特性得到改善，碾磨度为8%时，米饭的硬度由3300g降低至2300g（Monks et al.，2013）。长粒米碾磨后其蛋白质和脂质含量下降，米饭质构特性的改善可能与碾磨去除糙米表层的部分纤维、蛋白质和脂质有关（Saleh and Meullenet，2013）。未碾磨黑米蒸煮后的硬度为155.37g，不同碾磨度黑米（2%、4%、6%、8%、10%）蒸煮后的硬度显著降低（$P<0.05$），其硬度为97.65～111.78g，而弹性无明显变化（林俊帆等，2019）。小麦轻碾脱皮加工可降低全麦粉馒头的硬度，增加其弹性和回复性。与未碾磨全麦粉馒头相比，0.7%和1.4%轻碾全麦粉馒头的硬度分别下降454g和1114g，弹性分别增加0.013和0.030，回复性分别增加0.028和0.064。而弹性和回复性越大，馒头的感官品质越好，轻碾加工改善了全麦粉馒头的食用品质（赵吉凯等，2017）。

4. 轻碾加工对全谷物安全品质的影响

轻碾加工可有效去除全谷物皮层的农药残留、重金属、微生物及毒素等有害物质。谷物在生长、加工、储藏等过程中，表皮易受残留农药、重金属、微生物及毒素等有害物质的污染，影响全谷物食品的安全性。这些有害物质主要集中在谷物籽粒的外表皮（Giordano and Blandino，2018），通过轻碾加工去除部分外表皮可有效减少全谷物中的有害物质，提高全谷物食品的安全性。

全谷物籽粒表皮存在细菌和霉菌，如乳杆菌属、曲霉菌属等，危害全谷物的安全性，轻碾加工可有效去除全谷物籽粒表皮的微生物。小麦粉的菌落总数随着碾削率的增加而逐渐下降，小麦碾削率为2%时，其菌落总数减少量约为65%；碾削率为4%时，其菌落总数减少量约为85%；碾削率大于4%时，其菌落总数相比碾削率为4%的小麦粉变化不显著（邹恩坤，2013）。这表明微生物主要存在于全谷物表层，碾磨加工可有效去除全谷物中的微生物。

全谷物不仅受微生物的影响，还易受毒素的污染。脱氧雪腐镰刀菌烯醇（呕吐毒素）是全谷物中常见的微生物毒素，对人体具有一定的危害性。微生物毒素主要存在于全谷物表层，可通过轻碾加工去除。研究表明，小麦碾磨度由0～5%增加为5%～10%时，Bolero小麦的呕吐毒素含量由1789μg/kg下降至636μg/kg，减少了64%；Taylor小麦的呕吐毒素含量由 949μg/kg 下降至 426μg/kg，减少了 55%，且呕吐毒素含量随着碾磨度的增加进一步降低（Sovrani et al.，2012）。轻碾加工可显著降低全谷物中的微生物毒素含量，保障全谷物食品的安全性。

重金属对全谷物安全性具有极大的影响，全谷物中常见的重金属有镉、铅、砷等，严重危害人体健康。铅和砷在全谷物籽粒中分布不均匀，主要存在于皮层中，受轻碾加工影响较大。而镉在全谷物籽粒中分布较为均匀，受轻碾加工影响较小。随着碾磨度的增加，小麦中的砷、铅、镉含量均有下降趋势，以 Bramante 小麦为例（表 6-3），未碾磨时，小麦的铅和镉含量较高，随着碾磨度增加，小麦的砷和铅含量下降较为迅速，而镉含量下降较为缓慢，当碾磨度为 10%～15%时，小麦的砷和铅含量分别仅为 0.007mg/kg 和 0.038mg/kg，而镉含量仍有 0.161mg/kg，说明麸皮中镉含量较低，轻碾加工易去除砷和铅，而不易去除镉（Giordano and Blandino，2018）。

表 6-3　不同碾磨度对 Bramante 小麦重金属含量的影响（Giordano and Blandino，2018）

碾磨度/%	重金属含量/（mg/kg）		
	砷	铅	镉
0～5	0.022a	0.250a	0.202a
5～10	0.015b	0.066b	0.174b
10～15	0.007c	0.038c	0.161c
15～20	n.d.	0.037c	0.134d
20～25	n.d.	0.033c	0.119e
25～100	n.d.	n.d.	0.082f

注：n.d.表示未检测到，同列不同小写字母表示数据间存在显著差异（$P<0.05$）

（三）轻碾加工在全谷物加工中的应用

轻碾加工去除全谷物的皮层，在保留大部分营养物质的同时，有效去除农药残留、重金属、微生物及毒素等有害物质。此外，轻碾加工解决了全谷物籽粒难煮难熟以及全谷物食品加工不易成型、适口性差的问题，改善了全谷物的加工品质和食用品质。目前轻碾加工主要应用于轻碾米、低剥皮率全麦粉以及全谷物杂粮粉的生产，具有较为广泛的应用前景。可将轻碾加工作为预处理方式，与低温等离子体、高静压、超声等新型非热加工技术或发酵、萌芽、酶处理等生物加工技术相结合，开发更营养、健康、美味的全谷物食品。目前的碾磨设备主要适用于稻米、小麦等大宗谷物，需开发适用于不同品种杂粮的碾磨设备。目前关于轻碾加工技术对不同种类全谷物品质影响的研究还处在起步阶段，还需要逐步深入研究。研发高效精准的轻碾加工技术是全谷物食品开发利用的重要方向之一。

三、超微粉碎技术

（一）超微粉碎技术及其特点

超微粉碎技术是近年来国际上迅速发展起来的，与表面界面化学、机械力学、电学、固体化学、原子物理、胶体化学、化学反应动力学等多种学科交叉融合的一项新兴加工技术，可使粒径 3mm 以上的物料颗粒粉碎至 10～25μm，适用于超微粉粒的制造，目前已成功应用于机械、化工、医药、食品和生物技术等许多行业领域中（傅茂润等，2013）。超微粉碎技术是利用机械或流体动力的方法克服固体内部凝聚力使之破碎，物料经过超微粉碎处理后，粉体粒度通常可以分为微米级（1～100μm）、亚微米级（0.1～1μm）和纳米级（0.001～0.1μm）3 种等级（程晶晶和王军，2017；王玮，2016；周聪，2014）。由于粉体粒度的降低，物料表面积及孔隙率增加，微粒表面分子排列和晶体结构均发生改变，从而使得超微粉体具有独特的物理化学特性，如良好的分散性、吸附性、溶解性、化学活性和生物活性等，同时使物料内部结构遭到破坏，从而使得食品的感官品质、物化特性和加工特性得到改善（刘颖等，2017；程晶晶等，2017；张国真等，2014；杨健，2013）。

随着食品行业采用超微粉碎技术改善食品特性，该技术有效降低了麸皮纤维的粒径，提高其持水能力、持油能力和膨胀性，从而改善全谷物食品的营养和食用品质。另外，超微粉碎还可提高麦麸的比表面积，提高膳食纤维和酚酸等活性物质的生物利用率，增强其清除自由基的活性，更利于机体对食品营养成分的吸收（Rosa et al.，2013）。在现有研究方法中，碾磨粉碎工艺在全谷物食品的生产中至关重要，被认为是减少麸皮和胚对最终产品品质劣变影响的有效方法之一（Niu et al.，2017）。近年来，超微粉碎技术已广泛应用于燕麦粉、青稞膳食纤维、全麦粉、麦麸膳食纤维等功能性食品的生产中，这些产品因具备口感好、易消化吸收等特点而受到人们的喜爱（郭洪梅，2016；Liu et al.，2015a；Zhu et al.，2015，2010；余明远，2014）。

（二）超微粉碎加工对全谷物品质的影响

1. 超微粉碎加工对全谷物理化性质的影响

（1）超微粉碎加工对全谷物粒径分布的影响

口感的粗糙问题是影响全谷物食品开发与推广的关键之处，对全谷物食品中颗粒或异物的感知主要由口腔决定，口腔对颗粒粒度的感知阈约为 50μm，假如可以让谷物粒度减小至 50μm 左右，将能改善全谷物食品的口感（程晶晶和王军，2017）。超微粉碎技术可使全谷物的粒径分布更加集中，颗粒大小更均一，分散性更好，这将有助于改善全谷物食品的品质。

利用气流超微粉碎技术处理萌芽糙米，可使其粉体粒径达到 12.33μm，符合超微粉的粒径范围要求，且与普通过筛的粉体相比，具有更小的粒径及更大的比表面积，更加有利于改善糙米食品的品质（刘颖等，2017）。同样，薏米、青稞和荞麦等经过气流超微粉碎处理后，由于种类的不同，荞麦和青稞的超微粉在粒径 30μm 以下有着较多的分布，而薏米的超微粉平均粒径较大；但因颗粒粒度的减小，导致所有超微粉体的表面活性增强，出现团聚特征，使得大量超微粉体团聚成大尺度的颗粒，出现大粒径双峰分布（王博等，2019）。

采用超细研磨法研磨荞麦壳膳食纤维，用激光衍射法测定其粒径，发现超微粉碎后荞麦壳膳食纤维的粒径为 1.00～133.10μm，平均粒径为 12.50μm，属于亚微米尺寸（Zhu et al.，2014）。随着筛网目数的增加，超微麦麸粉表面积平均粒径显著降低（P<0.05）（张国真等，2014；Huang et al.，2010）。粉体粒径的降低，使颗粒密度逐渐增加，不同粒径粉体的密度之间也存在显著性差异（P<0.05）（Chen et al.，2011）。燕麦全粉经过超微粉碎后，粉体平均粒径为 17.05μm，粒度均匀，可达到超微粉级别，并且 90%以上的粉体粒径都小于口腔对颗粒粒度的感知阈，添加 20%以内的超微燕麦全粉可使燕麦全粉馒头口感得到改善，没有明显的粗糙感（程晶晶等，2017）。

除了干法气流超微粉碎技术，也有采用湿法超微粉碎技术改善全谷物品质的研究。张裕中教授团队采用剪切式湿法超微粉碎技术改善了全谷物冲调粉的口感品质，全谷物被粉碎后，颗粒的平均粒径可达到 30μm 左右。湿法超微粉碎可以最大程度地保留谷物中的营养物质，从而使产品营养价值更高，品质更好；同时，谷物原料全利用，无废渣排放，提高了原料的利用率，实现了清洁化、无渣化生产的要求（戴宁等，2019；顾笑笑等，2013）。

超微粉碎技术可使粒径分布更加集中，颗粒大小更均一，分散性更好，这将有助于改善全谷物食品的品质。

（2）超微粉碎加工对全谷物粉损伤淀粉含量的影响

损伤淀粉是在制粉过程中，淀粉受到摩擦、剪切、挤压等外力作用，完整淀粉颗粒结构被破坏形成的，损伤淀粉是影响米、面粉特性和食品品质的一个重要指标（Keskin et al.，2012）。随着超微粉的粒径降低，损伤淀粉含量增加，据报道，随着损伤淀粉的增加，小麦粉的吸水率也呈现增加的总体趋势（Hatcher et al.，2002），损伤淀粉可以通过增加小麦粉的亲水键来改变淀粉颗粒的表面性质，从而增加小麦粉的吸水能力（Tara et al.，1972）。随着干法超微粉碎强度的增加，由于磨粉机械力的作用，在糙米粉的颗粒粒径减小的同时，损伤淀粉含量显著增加，超微粉碎强度为 0～40 时，糙米粉损伤淀粉含量从 7.84%增加至 14.58%（彭国泰等，2017）。随着研磨强度从 0 增加到 130Hz，淀粉损伤程度由 6.54%提高到 12.06%（P<0.05）（Liu et al.，2014）。在超微粉碎过程中，机械强度的快速增加导致粉体颗粒表面立即产生新的巨大应力，从而导致粉体颗粒破裂，在此过程中，粉体颗粒的表面性质可能会发生变化，损伤淀粉含量增加。

笔者团队采用干法、半干法和湿法 3 种制粉方式处理糙米后，发现半干法和湿法制粉的糙米粉损伤淀粉含量显著低于干法制粉。这是因为干法制粉过程中，由于淀粉分子受到机械力的作用，其空间结构被破坏，形成了较多粒径较小的淀粉颗粒，使得损伤淀粉含量增加；湿法和半干法制粉过程中，由于水分的存在，减少了制粉过程中淀粉颗粒的破损（吴娜娜等，2019e）。损伤淀粉容易水解，更容易被酶水解，适当含量的损伤淀粉有利于提高面团的产气量，从而增加面包的体积（Barrera et al.，2007）。然而，过度的淀粉损伤会加速酶的作用，从而降低面团的颗粒和纹理特征，导致其烘烤性能下降（Keskin et al.，2012）。制粉方式和制粉强度是影响全谷物粉损伤淀粉含量的主要因素，应通过适当的制粉方式和粉碎强度来控制全谷物粉的损伤淀粉含量，从而得到良好品质的全谷物制品。

（3）超微粉碎加工对全谷物糊化特性的影响

淀粉糊化包括糊化后溶胀、颗粒破碎、碳水化合物浸出、浸出分子的三维网络形成、颗粒残体与浸出物质的相互作用等。除了淀粉糊化外，还包括麦麸低聚糖和部分多糖的糊化（Hirsch and Kokinil，2002）。与粒径为 80 目的黑豆粉相比，粒径为 18.86μm 的超微黑豆粉在改善面团混合性能和面条品质方面具有一定的潜力（Hou et al.，2019）。超微黑豆粉的加入明显抑制了黑豆粉复合面团在冷却过程中淀粉的回生，从而提高了面团和最终产品的抗降解性。不同超微粉碎强度制得的不同粒径的全麦粉中，随着粉体粒径的减小（125μm、96μm、72μm、43μm），全麦粉的峰值黏度、谷值黏度、最终黏度和回生值均显著降低（Niu et al.，2014）。此外，随着粉碎强度的加强，全麦粉的峰值黏度、谷值黏度和最终黏度均显著降低，微粉碎还缩短了全麦粉淀粉糊化的峰值时间。这是因为微粉碎处理减小了淀粉颗粒的尺寸，破坏了颗粒的晶体和层状结构。淀粉结构的紊乱导致其溶胀度降低，从而导致黏度降低，并且导致峰值时间缩短，这有利于水进入淀粉颗粒内部，削弱了糊化过程中淀粉颗粒对剪切的抵抗力。另外，超微粉碎处理降低了淀粉的回生值，使得全麦粉拥有较高的稳定性和较低的回生性能（Chung et al.，2010a）。

随着超微粉碎强度的提高，粉体的粒径不断减小，颗粒溶胀体积的减小和结构的不完整可能会减慢直链淀粉渗出的速率，从而减少淀粉大颗粒的分解，中断淀粉链之间的相互作用，而淀粉分子间较低的交联度可能会使淀粉的回生速度减慢，从而降低其回生值（Niu et al.，2017）。

（4）超微粉碎加工对全谷物颗粒形态的影响

超微粉碎对谷物粉颗粒表观结构破坏严重。随着超微粉碎强度的提高，全谷物粉体颗粒的破碎更为严重。这些淀粉颗粒最初被包裹在小麦籽粒的种皮或糊粉层中，随着麸皮层不断被破坏而释放（Liu et al.，2015a）。粒度越细的糙米粉表面拥有更多的裂痕和凹坑，淀粉大颗粒被分解成许多不规则碎片（彭国泰等，2017）。将小麦麸皮进行微粉化，颗粒平均粒径达到 16.3μm 后，显微镜图结果显示颗粒大分子结构几乎完全被破坏，麸皮组织的解离程度更加明显（图 6-1）（Wang et al.，2012）。粒径为 43μm 全麦微粉组的扫描电镜图与 72μm 组相比，能观察到的颗粒尺寸更小，连续面筋网络更少，淀粉破坏更严重，并且损坏的淀粉颗粒导致更多的直链淀粉浸出，干扰了淀粉颗粒与蛋白质基质之间的连接，从而对全麦面条的微结构产生了破坏性影响（Niu et al.，2014）。干法、半干法及湿法制粉处理糙米粉后，干法制粉导致粉体形成了许多不规则的颗粒碎片，而半干法和湿法制备的糙米粉颗粒较完整，说明半干法和湿法粉碎造成的淀粉颗粒损伤较少，可以较完整地保持淀粉颗粒的结构（图 6-2）（吴娜娜等，2019e）。超微粉碎技术具有较好的加工性能，可通过降低全谷物粉的粒径来提高全谷物制品的质量，且磨粉方式是影响淀粉结构的主要因素之一，应根据粉的用途选取适当的磨粉方式和磨粉工艺条件（Zhao et al.，2014）。

（5）超微粉碎加工对全谷物粉休止角和滑动角的影响

休止角和滑动角是表示粉体流动性变化的重要指标，休止角（θ）被定义为粉末堆表面相对于支撑它的平面所趋向的最大夹角（Zhao et al.，2009a）。将粉体经玻璃漏斗垂直流至玻璃平板上，以椎体的顶端到达漏斗的底部为限，漏斗尾端距玻璃平板垂直距离为 H，流下的粉体在玻璃平板上形成圆锥体，椎体的直径为 $2R$，分别测定圆锥表面和

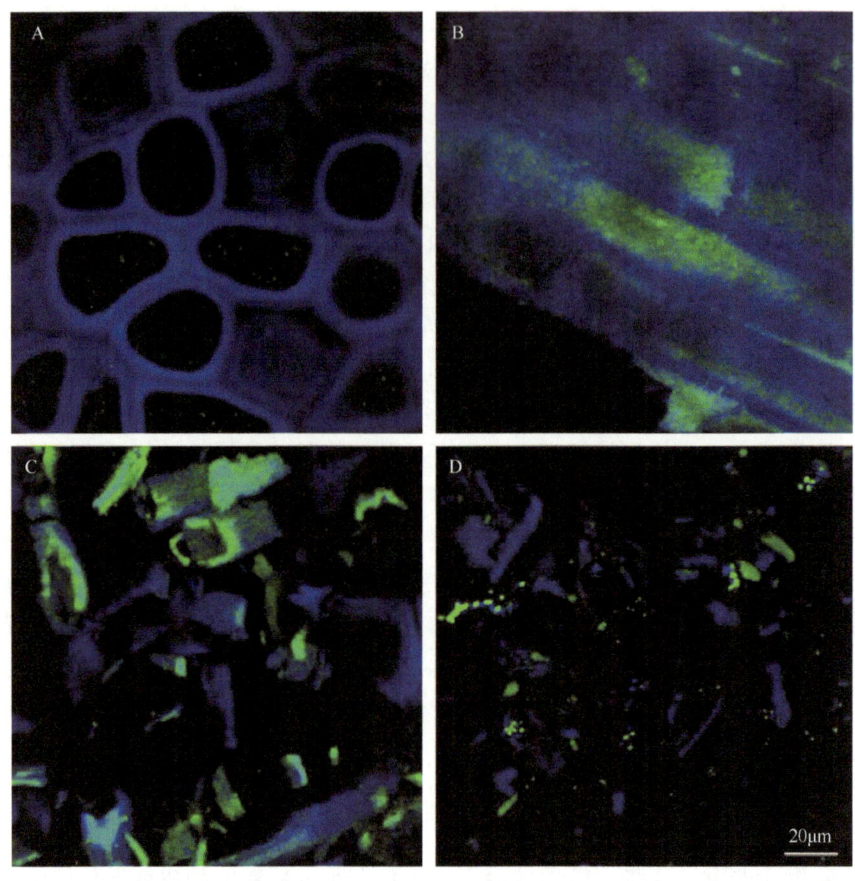

图 6-1　微射流加工处理的小麦麸皮扫描显微镜图（Wang et al.，2012）

A. 未处理的小麦麸皮；B. 未处理的小麦麸皮；C. 微射流处理的小麦麸皮（IC 200）；D. 微射流处理的小麦麸皮（IC 87）。IC 200 指将麸皮悬浮液通过直径为 200μm 的腔室进行一次处理，处理压力为 159MPa；IC 87 指将麸皮悬浮液通过直径为 87μm 的腔室进行 5 次处理，处理压力为 172MPa

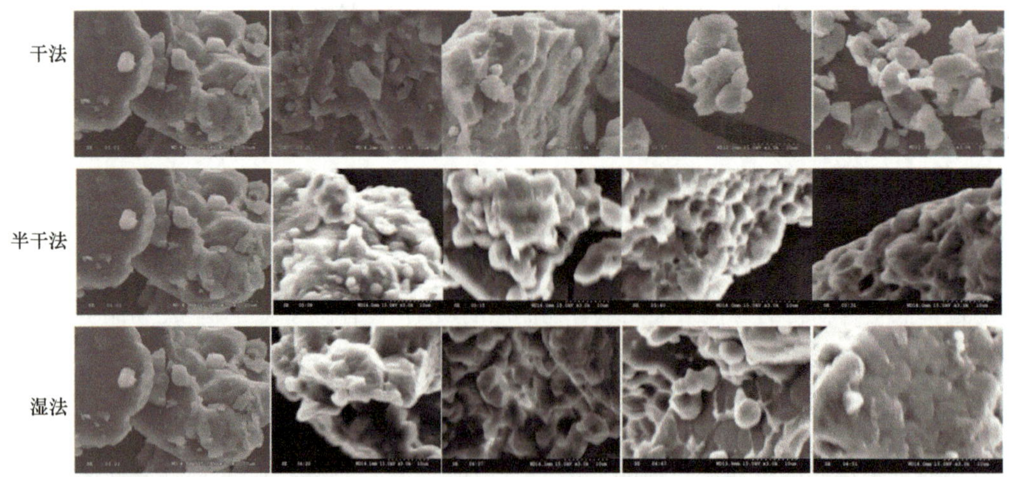

图 6-2　干法、半干法和湿法 3 种磨粉方式糙米粉电镜观察图（吴娜娜等，2020）

放大 3000 倍；从左至右，依次为干法超微粉碎对照、粉碎强度 0、20Hz、30Hz、40Hz 糙米粉观察图，半干法对照、含水量 20%、25%、30%、35%的糙米粉观察图，湿法对照、料液比 1∶1、1∶2、1∶3、1∶4 的糙米粉观察图

水平面的夹角即为粉体的休止角[θ=arctg($2R/H$)]。休止角是表征颗粒间摩擦性能的主要指标之一，已被用于表征粉体和颗粒材料在流动性、崩落、分层和分离方面的流动行为。滑动角是指将粉末倒在平面上后，通过逐步抬升支撑平面，直到粉体表面开始滑动时倾斜面与水平面之间的夹角[滑动角 α=arcsin（H/L）]（傅茂润等，2013）。物料颗粒越小，其休止角和滑动角越小，表明粉体的流动性越好；反之，则休止角和滑动角越大，粉体的流动性越差（Ileleji and Zhou，2008）。

超微红米粉粒径从 156.74μm 到 42.67μm 不断减小，其休止角和滑动角也减小（傅茂润等，2013），经过超微粉碎加工处理后，红米粉的流动性变得更好，而且会保持更高的表面附着性。随着超微粉碎强度的提高，红米粉的粒径从 156.74μm 减小至 10.68μm，其休止角从 74.67°减小至 61.41°，滑动角从 38.99°减小至 26.42°，其中粒径为 26.35μm 和 10.68μm 的粉体流动性能较好，表面附着性也较高（Chen et al.，2015a）。这与团聚体的形成有关，团聚体呈圆锥体状排列，而且随着粉体粒径的减小，颗粒比表面积增大，表面能增强，致使颗粒间的吸附性和凝聚特性增强，粉体质量更好，较均匀且分离性好。按照实际的生产要求进行分析，可以将超微粉体的休止角降低至 40°以下，以满足生产过程的流动性要求（栗亚琼，2019）。

2. 超微粉碎加工对全谷物膳食纤维及生物活性物质结构和功能的影响

全谷物皮层含有丰富的酚类、膳食纤维等活性成分。在碾磨加工中，全谷物的胚乳表面通常覆盖着坚固的皮层，导致全谷物粉颜色不均匀，口感差，从而降低了全谷物产品的商业价值（Patindol et al.，2006）。此外，全谷物麸皮中的部分活性成分大部分会被丢弃，从而导致资源利用率的降低。因此，研究超微粉碎对全谷物膳食纤维和酚类物质结构及功能活性的影响具有重要意义。超微粉碎技术在国内外越来越多地被用于全谷物食品的生产中，如市场上出现的各种各样的全谷物面条、速食粥和全谷物饮料等（Sompong et al.，2011）。

膳食纤维根据其水溶性通常分为可溶性膳食纤维（SDF，如低聚糖、果胶、β-葡聚糖和半乳聚糖胶藻酸盐）和不溶性膳食纤维（IDF，如纤维素、半纤维素和木质素）（Kale et al.，2010）。SDF 和 IDF 对人类健康发挥着不同的作用，并且 SDF 在降低血液胆固醇和调节血糖水平等许多方面比 IDF 更重要，因此，将 IDF 改性为 SDF 具有重要的意义（Galisteo et al.，2008）。超微粉碎加工对谷物中膳食纤维的影响与谷物的种类、粉碎粒径、工艺条件等有关。有关超微粉碎加工对谷物膳食纤维影响的部分研究见表 6-4。大部分的谷物经超微粉碎加工后总膳食纤维（TDF）和 IDF 含量降低，SDF 含量增加，这主要是因为超微粉碎处理能减小谷物膳食纤维颗粒的尺寸，使得半纤维素、纤维素和木质素降解为一些小分子物质，导致膳食纤维可溶性成分增加。研究表明，超微粉碎后粉体粒径的减小对膳食纤维的物理结构有显著影响，这与纤维的持水性和膨胀性等水化性能有关（程晶晶等，2017）。研究发现，谷物经过超微粉碎后膳食纤维的持水性、持油性和膨胀能力明显提高，这可能与微粉化增大了颗粒表面积，从而促使极性基团和其他水结合位点暴露于周围的水中有关。由于不同谷物中膳食纤维组成的差异以及超微粉碎处理条件的不同，会出现不一样的研究结论。也有研究发现超微粉碎使小麦麸皮

表 6-4　超微粉碎对谷物膳食纤维和酚类物质影响的研究

原料	工艺参数	超微粉碎后粒径	研究结果	参考文献
小麦麸皮	多维摆动高能纳米球磨，V（纤维样品）：（VZrO_2球）=1：2，搅拌5h，30 ℃	亚微米级（0.1～1μm）	TDF 含量降低 4.5%，IDF 含量降低 15.4%，SDF 含量增加 74.7%；持水力降低 41.4%，保水力降低 33.8%，持油力降低 19.7%；总酚增加 34.1%；DPPH 自由基清除能力降低 9.7%	Zhu et al.，2010
荞麦壳	气流粉碎，70MPa，40Hz，50℃	平均粒径 12.5μm	TDF 含量降低 4.1%，IDF 含量降低 48.8%，SDF 含量增加 66.3%；持水力提高 75.6%，保水力提高 57.7%，膨胀率提高 54%，持油力提高 30.1%；总酚增加 42.7%；DPPH 自由基清除能力提高 2.9%、铁离子还原能力提高 23.3%	Zhu et al.，2014
青稞麸皮	气流粉碎，70MPa，40Hz，50℃	平均粒径 14.06μm	TDF 含量降低 5.9%，IDF 含量降低 76.4%，SDF 含量增加 88.1%；持水力提高 88.5%，保水力提高 3.6%，膨胀率提高 35.3%，持油力提高 16.7%；总酚增加 13.1%；DPPH 自由基清除能力提高 37.3%、铁离子还原能力提高 13.1%	Zhu et al.，2015
小麦麸皮	ZNC-L（FDN）型超细粉碎机	平均粒径 40μm	总黄酮溶出率增加，DPPH 自由基、羟自由基和超氧阴离子自由基清除能力均提高	任顺成和王伟，2016
玉米皮	低温粉碎，40℃，60～80 目	160～200 目、200 目	不溶性膳食纤维含量无影响；粉碎粒度控制在 160～200 目时，持水力、吸水膨胀率、持油力和阳离子交换能力均有明显改善	王安建等，2010
小麦麸皮	经杯式粉碎机粉碎后，再经过风旋式超细粉碎机粉碎	平均粒径 40μm	持水力、持油力、膨胀力降低；总黄酮降低；阳离子交换能力略有降低；超微粉碎后[DPPH·]、羟自由基[·OH]和超氧阴离子自由基[O_2^-]均提高	王玮，2016
薏米、青稞和荞麦	气流粉碎，1.2MPa，140r/min，60℃	微米级	超微粉碎后显著提高持油力、阳离子交换能力、葡萄糖束缚力和 DPPH 自由基清除能力	王博等，2019
苦荞	气流粉碎机，变频 20Hz、30Hz、40Hz、50Hz，风速电机电流＜6A，分级电机电流＜4A，旋转电机转速 300r/min	4 种微粉平均粒径分别为 40.88μm、27.315μm、18.293μm、16.883μm	随着粒径的降低，黄酮、酚酸、芦丁含量及 DPPH、$ABTS^+$自由基清除活性和总抗氧化能力先减弱后增强	蔡亭等，2015
萌芽糙米	气流粉碎，40℃	平均粒径 12.58μm	持油力提高 284.05%，葡萄糖束缚力提高 42.21%，阳离子交换力提高 30.12%，胰脂肪酶活抑制力提高 47.32%	于晓红等，2016
红米	BL-32 型超微粉碎机	4 种微粉平均粒径为 156.74μm、69.53μm、26.35μm、10.68μm	随着超微粉碎粒径不断降低，总酚含量、DPPH 自由基清除能力均显著提高	Chen et al.，2015

膳食纤维的持水力和持油力均降低（Zhu，2010），这可能是因为颗粒尺寸的减小，以及膳食纤维矩阵结构的改变（Chung et al.，2010a）。

超微粉碎处理可提高谷物膳食纤维的阳离子交换能力、葡萄糖束缚力及抗氧化活性等功能特性，这可能是因为超微粉碎处理使得粉体粒径减小，比表面积增大，增加粉体中的活性基团，提高其表面活性。同时，粉体颗粒尺寸的减小增加了颗粒的表面积，促进原料释放出更多的生物活性物质（Du et al.，2014；Rosa et al.，2013）。超微粉碎增加了原料基质的表面积与体积比，同时原料细胞壁的破坏可导致酚类物质得到充分释放或暴露（Zhu et al.，2015；Zhao et al.，2009b），从而促进游离型酚类物质的溶出，更加有利于人体对酚类物质的消化吸收，从而抑制自由基的活性，减少自由基对人体的损伤（He et al.，

2018；王玮，2016；Zhu et al.，2010）。超微粉碎是一种有效的改性技术，可以用来生产高品质的膳食纤维和酚类物质。超微粉碎技术不仅能使全谷物微粉更加均匀，而且能最大程度地保留其活性成分，从而能更好地改善全谷物食品的质地和整体品质，这给传统工艺和配方的改进以及全谷物新产品的开发都带来了一定的推动力（郝征红等，2006）。

3. 超微粉碎加工对全谷物面团和食用品质的影响

超微粉碎技术已被广泛应用于食品原料的预处理中，以减小纤维粒度和提高粉体质量，提升产品的营养和蒸煮品质。

（1）超微粉碎加工对全谷物面团性质的影响

将微粉化麦麸混合至面粉中，一方面可用来提升面粉的质量，另一方面可以用来制作高纤维面粉，生产富含高纤维素或高蛋白质的饼干、面条和面包等（陈颖慧，2016）。

超微粉碎技术还是一种用来开发功能性食品的前处理手段。将燕麦膳食纤维超微粉碎处理后以一定的质量比与小麦粉混合，发现随着超微粉比例的增加，面团的体积变小，其含水量及弹性增加，这为开发高膳食纤维含量面包提供了参考（Kurek et al.，2016）。随着小麦粉中添加的超微绿茶粉比例的增加，面团的持油力增加，稳定时间延长；而且绿茶粉中所含的茶多酚对小麦粉的热化学性能有一定影响，可延缓小麦粉的老化，从而改善面团的质量和加工特性（Ahmad et al.，2015）。

（2）超微粉碎加工对全谷物食品品质的改善作用

超微粉碎被认为是一种可以有效降低麸皮粒径的技术，适宜的超微粉碎处理可显著降低全谷物面条和米线制品的最佳蒸煮时间及蒸煮损失率，改善其食用口感（表 6-5），

表 6-5　超微粉碎加工对谷物制品食用品质影响的研究

原料	工艺参数	产品	测定指标	研究结果	数据来源
黑豆-小麦粉	微化粉平均粒径 18.86μm，水分含量 38%，揉制 10min，醒发 20min，黑豆微化粉添加量为 15%	黑豆面条	最佳蒸煮时间、破碎率和蒸煮损失率	超微黑豆粉显著降低最佳蒸煮时间、破碎率和蒸煮损失率，添加 20% 超微黑豆粉的面条口感接受程度最高	Hou et al.，2019
燕麦-小麦粉	超微粉碎机，投样量 600g，5℃，20min	馒头	比容、弹性、口感	添加 10% 燕麦超微全粉，馒头比容和弹性增大，口感提升	程晶晶等，2017
小麦麸皮	平均粒径 349μm（大粒度）、138μm（中粒度）、40μm（超微粉碎）	馒头、面包	外观、色泽、风味	添加 10% 超微麸皮粉所制作出的馒头外观更光滑，口感更细腻；面包色泽、风味俱佳	王玮，2016
全麦粉	MZF-4L 冲击型超细粉碎机，水分含量 30%，醒发 20min，粒径 125μm、96μm、72μm、43μm	全麦面条	蒸煮得率	随着粒径的不断降低，蒸煮后蒸煮得率显著提高	Niu et al.，2014
糙米	干法粉碎频率：10Hz、20Hz、30Hz、40Hz，粉碎时间 10min 半干法粉碎：含水量 20%、25%、30%、35%，润米 12h 湿法粉碎：料液比分别为 1∶1、1∶2、1∶3、1∶4，浸泡 12h	糙米米线	最佳蒸煮时间、断条率	糙米粒径越小，最佳蒸煮时间越短，断条率越高	吴娜娜等，2019e
糙米	干法粉碎：频率 40Hz，粉碎时间 15min、35min、60min、80min、100min；湿法粉碎：频率 35Hz，粉碎时间 10min、25min、40min、55min、70min	糙米面包	比容、质构	干法粉碎：粉碎时间越长，面包比容越小；湿法粉碎：粉碎时间越长，面包比容先增大后减小；弹性、内聚性逐渐减小，硬度、耐咀性逐渐增大	王娜等，2020

这主要是因为麸皮粒径的降低导致颗粒均匀分散，损伤淀粉增加，持水性增强，而且含大量羟基的麦麸纤维的持水能力更强（Hatcher et al.，2002）。但也有研究发现，糙米粉粒径越小，所制得的米线产品的最佳蒸煮时间越短，断条率越高（吴娜娜等，2019e）。因为过度粉碎反而会扭曲淀粉中的晶体结构，导致淀粉颗粒中的直链淀粉浸出，从而导致米线在蒸煮过程中的损失。

谷物微粉由于颗粒更为细小，细胞壁破碎更加完全，细胞内的物质与酵母菌接触更充分，在发酵、醒发和蒸制的过程中容易产生更多种类的风味物质，外观更加光滑，口感更加细腻（王娜等，2020；吴娜娜等，2019e；王晓曦等，2001）。干法微粉碎糙米面包的比容随粉碎时间增加而逐渐降低，且干法微粉碎糙米面包弹性和内聚性随粉碎时间增加逐渐降低，硬度、耐咀性增大，而干法和湿法粉碎方式对面包品质的影响程度不同（图 6-3）（王娜等，2020）。超微粉碎技术对全谷物食品的蒸煮特性及食味品质均能产生一定的有益作用，且应当根据全谷物原料和实际加工条件的不同选择不同的粉碎粒度，粉碎过细反而可能会影响全谷物食品的质量。

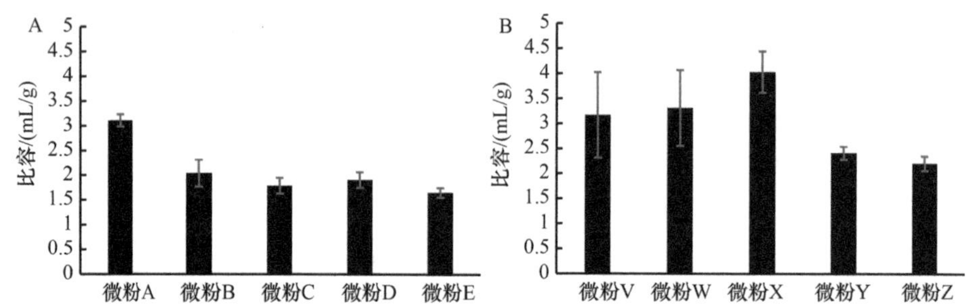

图 6-3　干法（A）和湿法（B）微粉碎糙米粉对糙米面包比容的影响（王娜等，2020）

A～E、V～Z 表示粉碎时间逐渐增加。不同的小写字母表示样品间具有显著差异（$P<0.05$）

（三）超微粉碎加工在全谷物加工过程中的应用

超微粉碎技术作为一项新型的技术，因适用范围广、操作工艺简单、产品附加值高、经济效益显著等优势得到人们的广泛关注。该技术广泛应用于粮食、功能性食品、软饮料等加工领域，在全谷物食品加工中具有重要的意义：①有效改善全谷物食品的色泽和口感，且有利于营养物质的吸收；②能将难以利用的麸皮和米糠等原料重新利用，将其作为功能性食品配料，提高资源利用率。

利用超微粉碎技术与其他食品加工技术相结合，可开发出更多的全谷物食品，提升全谷物食品的品质。超微粉碎技术在今后的全谷物食品加工领域中将具有广阔的应用前景。

第二节　热加工技术与全谷物食品加工

热加工是实现食品熟化、风味形成、灭菌、灭酶等目标的重要方式之一，是全谷物加工常用的方式，热加工方式主要包括水热蒸煮、挤压蒸煮、微波处理、炒制和焙烤等。

由于全谷物区别于精制谷物，其在热加工过程中需要消耗更高的能量，在高温加热过程中全谷物中的生物活性物质容易损失、蛋白质变性、淀粉吸水膨胀和晶型结构发生变化等，这些对全谷物终产品品质影响显著。因此，在全谷物食品加工过程中，如何选择合适的热加工技术，既能达到改善全谷物食品食用品质的目的，又能最大限度地避免热加工对全谷物营养活性物质的破坏，是全谷物食品加工的一个重要环节。

一、挤压蒸煮加工技术

（一）挤压蒸煮加工技术及其特点

挤压蒸煮加工技术是最常用的谷物加工技术之一（Brennan et al.，2011），多用于食品和食品配料的生产，如早餐麦片、婴幼儿食品、面包、零食、肉类和奶酪类似物以及改性淀粉等（Martín-Cabrejas et al.，1999）。在挤压蒸煮过程中，物料在螺杆的推动下穿过筒体，在筒体中受到摩擦力、压力和剪切力作用，筒内的高温、高压会熔化物料，使其作为高黏性流体流动到模具，当到达模具时，由于压力骤降，水分蒸发，水蒸气的突然释放导致物料膨胀并形成多孔结构（Chang et al.，2015）。

挤压蒸煮可引发全谷物成分的一些变化，包括淀粉糊化、蛋白质变性、美拉德反应、许多天然酶失活，这可导致全谷物食品的风味形成、储藏稳定性增强、抗营养物质失活以及微生物数量减少（Martín-Cabrejas et al.，1999）。与传统热加工相比，挤压蒸煮不仅能够开发出一系列具有明显质构优势的产品，而且用途广泛、生产率高、成本低、能源效率高、蒸煮时间更短、无废液排放。

挤压蒸煮处理是通过挤压机来实现的，应用于食品工业的挤压机主要是螺杆挤压机，螺杆挤压机通常根据螺杆的数量分为单螺杆挤压机、双螺杆挤压机和多螺杆挤压机（王洪武，2009）。双螺杆挤压机又能根据两根螺杆的相对旋转方向，分为同向旋转和异向旋转；根据螺杆的相对位置，可以分为全啮合型和部分啮合型，而全啮合型还能进一步分为共轭型和非共轭型（虞雯等，2019）。单螺杆挤压机结构简单、价格便宜，可用来生产简单的膨化食品、即食谷物食品，以及处理榨油原料等。而与之相比，双螺杆挤压机突出的优点有：过程可控性和生产可变性好；具有加工特殊配方的能力；产量高，产品质量稳定（王洪武，2009）。

全谷物中含有纤维素、半纤维素和木质素等成分，导致其蒸煮时间过长且食用口感粗糙，所以全谷物通常不会被人们直接食用，而是在食用之前进行一些加工处理（Slavin et al.，2001）。在所有用于改变全谷物特性的加工技术中，挤压蒸煮加工是一种被广泛应用的技术。一些加工技术通常被认为会降低全谷物的营养价值，而挤压蒸煮加工过程是一个高温短时过程，物料受热时间短，对全谷物营养物质所造成的损失较小，它还能迅速破坏一些有害物质，避免不良风味的产生。全谷物物料在挤压加工过程中受到高温、高压、高剪切和摩擦作用，以及在挤出模具口的瞬间发生膨化作用，从而产生微粒化效果，部分不溶性化合物转化为可溶性成分，使其功能性增强，口感改善（薛战锋等，2012；汪江波和许剑秋，2000）。另外，挤压蒸煮加工还可提高全谷物食品的消化率及其营养素的生物利用率（Singh et al.，2010；Gu et al.，2008）。

（二）挤压蒸煮加工对全谷物粉及制品品质的影响

1. 挤压蒸煮加工对全谷物营养成分的影响

（1）抗性淀粉

淀粉消化是一种重要的代谢反应，小肠的消化速度和程度决定了血液中最终的葡萄糖水平（Chung et al.，2012），而抗性淀粉（resistant starch，RS）是一种不能在小肠中消化，但能在大肠中发酵的淀粉，它的存在能有效预防糖尿病、结肠疾病等，世界卫生组织建议人们每天摄入 RS 27～40g（Bao et al.，2017）。研究发现，挤压蒸煮加工会对谷物的 RS 含量产生影响。不同的挤压蒸煮加工条件对全谷物的 RS 含量有较大的影响，研究表明，当原料水分含量为 22%、挤压温度为 100℃、螺杆转速为 300r/min 时，挤压蒸煮加工后的大米粉 RS 含量最高（3.1%），并且挤压蒸煮加工也显著提高了挤出物的淀粉消化率（73.1%）（Hagenimana et al.，2006）。挤压蒸煮加工会导致全谷物淀粉的糊化和降解，也会改变组分之间的分子缔合程度，如直链淀粉-脂质复合物，这些变化造成了淀粉体外消化率的差异。而挤压蒸煮加工（挤压温度为 130℃，水分为 35%，螺杆转速为 30r/min、45r/min、65r/min）后玉米淀粉的 RS 含量无明显变化，但随着螺杆转速的增加，其 RS 含量降低，这可能与物料在挤压机中较短的停留时间有关，导致较高螺杆速度下直链淀粉链缔合的机会减少（González-Soto et al.，2006）。

（2）膳食纤维

挤压蒸煮加工被认为是改变膳食纤维性质的有效技术，适于加工富含纤维的产品。研究发现，挤压蒸煮（一区、二区温度分别为 70℃和 150℃，螺杆转速为 150r/min，喂料速度为 100g/min）预萌芽糙米的总膳食纤维含量（3.3g/100g）与未处理前相近，但显著高于未处理的精白米（0.6g/100g）（Ohtsubo et al.，2005）。挤压蒸煮（挤压温度为 140℃、160℃、170℃、180℃，螺杆转速为 49r/min、133r/min）对豆类总膳食纤维含量没有影响，但它可引起豆类中的不溶性膳食纤维向可溶性膳食纤维转化，这是由于豆类中含有的果胶多糖在挤压蒸煮加工过程中受到剪切作用的影响而降解，使阿拉伯糖和糖醛酸含量增加，从而起到增溶的作用（Martín-Cabrejas et al.，1999）。在挤压加工的小麦中也得到类似结果（Björck et al.，1984）。玉米粉、燕麦粉和土豆皮挤压蒸煮加工后，产品中可溶性非淀粉多糖与不溶性非淀粉多糖的比例更高（Camire，1998）。然而，Chang 等（2015）却发现挤压蒸煮加工处理（挤压温度为 90℃、100℃、110℃，水分为 30%、35%、40%，螺杆转速为 30r/min、40r/min、50r/min）显著降低了青稞的总 β-葡聚糖含量，从 8.52%降至 7.56%，这可能是由于挤压蒸煮处理破坏了 β-葡聚糖的分子结构。此外，以碎米和富含纤维的米糠为原料，经挤压蒸煮工艺（挤压温度为 95℃，螺杆转速为 26.6r/min）制备的重组米的总膳食纤维含量比精米增加了 15.81%（Liu et al.，2011）。

（3）酚类化合物

有研究表明挤压蒸煮显著增加了谷物中酚类化合物的含量。挤压蒸煮（水分 20%，120℃、160℃、200℃挤压处理，螺杆转速为 500r/min）显著提高了波兰诸多小麦中的酚类化合物含量（Zielinski et al.，2001）。与未处理精白米相比，挤压蒸煮（一区、二区温度分别为 70℃和 150℃，螺杆转速为 150r/min）可显著增加预萌芽糙米的总阿魏酸含量，使其从 11mg/100g 增至 42mg/100g（Ohtsubo et al.，2005）。然而，在挤压蒸煮产物中酚类化合物的含量会有所减少，如挤压蒸煮（85℃挤出，螺杆转速为 240r/min）显著降低了玉米饼的总酚和总阿魏酸含量，其保留率分别为 76.2%～93.9%和 58%～96.7%（Mora-Rochin et al.，2010）。尽管挤压蒸煮（50℃—110℃—130℃—150℃挤压，螺杆转速为 80r/min）均显著降低了不同直链淀粉含量的大米粉中的总酚含量，但挤压蒸煮米粉的总酚剩余量足够，这使得它们仍然可以作为功能性食品生产原料的良好来源（Sompong et al.，2011）。挤压蒸煮加工对全谷物酚类化合物的影响与物料特性、水分含量、螺杆转速、挤压温度、螺杆构件等因素有关。

2. 挤压蒸煮加工对全谷物加工品质和食用品质的影响

（1）挤压蒸煮加工对淀粉性质的影响

挤压蒸煮是一种改善天然淀粉性质的物理改性方法，可改善淀粉回生对谷物食品储藏品质不利的影响（Hagenimana et al.，2006）。高直链大米淀粉经挤压蒸煮处理（50℃—65℃—85℃—100℃—95℃挤压，螺杆速度为 37.5r/min）后，回生程度减小，具体表现为在储藏期间的回生率和回生速率较低，相对结晶度（12.7%）较低，淀粉构型由 A 型转变为无定形和 B 型（Zhang et al.，2014b）。

挤压加工也会对淀粉的糊化性质产生影响。淀粉类食品的挤压蒸煮处理会导致淀粉糊化，部分或全部破坏淀粉聚合物的晶体结构和分子碎片，并在淀粉和脂质之间形成复合物（Colonna and Mercier，1983）。挤压蒸煮大米粉的黏度远低于未处理大米粉的黏度，表明挤压过程中淀粉已部分预糊化；且大米粉的挤压性能取决于挤压条件（Hagenimana et al.，2006）。通过研究挤压蒸煮（50℃、110℃、130℃、150℃挤压，螺杆转速为 80r/min）对不同直链淀粉含量的大米粉糊化特性的影响，发现直链淀粉含量与挤压蒸煮米粉的最终黏度呈正相关（Sompong et al.，2011）。挤压蒸煮处理对淀粉糊化的影响程度与物料水分、筒体温度、喂料速度和螺杆转速等挤压条件有关。

与其他改性方式（如转鼓干燥、间歇蒸煮等）相比，挤压加工的处理强度（温度和机械能）会导致淀粉更大程度的降解，使其溶解度增加（Kristiawan et al.，2020）。淀粉降解的程度取决于挤压蒸煮温度、物料水分含量和螺杆转速等挤压条件。挤压蒸煮后温度升高，导致大米淀粉的降解程度增加（Yeh et al.，1999）。Politz 等（1994）认为在温度高于 140℃的双螺杆挤压蒸煮过程中，淀粉直支比是影响玉米淀粉降解的主要因素，因为机械能与淀粉分子大小的变化不存在显著的相关性。

（2）挤压蒸煮处理对全谷物面制品品质的影响

为降低某些慢性非传染性疾病（如 2 型糖尿病和心血管疾病等）的风险，营养学家建议定期食用面包、意大利面、饼干或零食形式的全谷物食品（Vasanthan et al.，2002）。近年来，有关挤压加工技术对全谷物食品的品质和营养价值影响的研究引起了人们的广泛关注。应用挤压蒸煮技术加工面制品，可以获得营养价值高、糊化程度高、感官品质好的速食产品（Wójtowicz et al.，2020）。添加挤压蒸煮（挤压温度为 180℃，螺杆转速为 260r/min）的玉米淀粉有利于改善熟面条的平滑度，但挤压加工会导致直链淀粉和支链淀粉分子降解，产生较多的小分子物质，在面条蒸煮过程中会溶到面汤中，造成较大的蒸煮损失（Li et al.，2020）。挤压蒸煮加工过程中，淀粉的降解主要发生在支链淀粉分子内。挤压蒸煮（挤压温度为120℃）可增加煮熟的意大利面的硬度（Cabrera-Chávez et al.，2012）。挤压蒸煮使淀粉糊化后回生，形成刚性的淀粉网状结构，提高了产品的蒸煮品质。也有研究发现，挤压蒸煮（70～150℃挤压处理，螺杆转速为150r/min，进料速度为100g/min）预萌芽糙米含量为30%的小麦面包比普通小麦面包更甜，且含有更多的γ-氨基丁酸（30.01mg/100g，普通小麦面包为5.39mg/100g）、麦芽糖（2428.49mg/100g，普通小麦面包为632.14mg/100g）等（Ohtsubo et al.，2005）。面包等烘焙食品加工过程中主要发生了美拉德反应，挤压蒸煮中的工艺条件（高温、剪切应变和低含水量）被认为有利于美拉德反应的发生（Camire et al.，1990）。

（3）挤压蒸煮加工对米制品品质的影响

大米经挤压加工（50℃、80℃、100℃、120℃挤压处理，水分为20%，螺杆转速为400r/min）会导致淀粉高分子量组分的降解，降解程度随挤压条件的加重而增加，且同一处理条件，糯米比其他品种大米的降解率都大（Guha and Ali，2002）。挤压加工（挤压温度为115℃）使精米米粉具有较低的蒸煮损失和较高的强度，这是由于挤压加工导致支链淀粉和直链淀粉之间有很强的相互作用（Marti et al.，2010）。在该样品中，淀粉表现出最高的峰值黏度、最终黏度、最高的糊化温度和较低的焓值，以及最低的结晶度。

笔者团队采用挤压蒸煮加工技术预处理米糠，采用回填的方式生产了糙米米线，有效解决了糙米米线口感差、蒸煮损失率高、易断条等瓶颈问题，研发了品质良好的糙米米线，并实现了产业化生产。该糙米米线的蒸煮断条率低，蒸煮损失率在6%以内，产品中总酚酸、总黄酮、总花青素含量分别是精白米线的2.3倍、1.6倍和10倍以上，提取物抗氧化活性显著高于精白米线。产品的抗性淀粉含量达15%以上，体外碳水化合物消化速率显著降低，维生素B_1、叶酸、烟酸等提升1倍以上，膳食纤维与矿物元素含量明显增加，整体营养水平显著提升（吴娜娜等，2019a，2019b，2019c）。

（三）挤压蒸煮加工技术在全谷物加工中的应用

工艺优化是开发高品质全谷物挤压蒸煮加工产品的关键。挤压蒸煮加工是一个短时间、高温、高压和高剪切的热处理过程，会引起全谷物发生一系列的物理和化学变化，改变其感官特性，降低某些生物活性物质的含量或生物利用率。因此需要研究挤压蒸煮加工的最适处理条件，一方面，可提高全谷物产品的品质，又不增加其营养损失；另一方面，还可将常用全谷物粉与一些自身不适合挤压蒸煮加工的原料复配，研发新产品，以改善产品的物化性质、质构特性、营养价值和感官品质。

二、焙烤和炒制加工技术

（一）焙烤和炒制加工技术及其特点

焙烤是一种传统的、常用的食品热加工技术，该技术通过辐射、传导、对流3种热量传递方式对食品原料进行加热处理，从而对食品进行熟化和定型，改变食品的色泽、风味和适口性等理化性质（夏文水，2014）。焙烤加工具有加热均匀、熟化快的特点，工业上用于焙烤加工的设备主要是流化床烤箱，它通过控制烤炉温度和传送带速度（焙烤时间）改变焙烤条件。炒制是一种特殊的焙烤加工技术，该加工技术是在焙烤的基础上增加了翻炒的工序，其加热原理与焙烤相似。

根据焙烤温度的不同，可将焙烤加工分为高温焙烤和低温焙烤。高温焙烤常用于全麦面包、杂粮饼干等全谷物食品的熟化加工；低温焙烤常用于全谷物原料的预处理和全谷物食品的熟化加工，由于焙烤温度较低，对营养物质破坏性小，可保留全谷物绝大部分营养。

全谷物食品的整个焙烤加工过程可分为 4 个阶段：一是加热阶段（或称升温阶段）；二是干燥阶段；三是体积变化阶段（一般为膨胀）；四是色泽和风味形成阶段。第一阶段，全谷物体系持续吸热升温。第二阶段，全谷物体系达到平衡温度，体系内水分吸热蒸发，由内向外扩散，此时体系内的热量吸收和散失达到平衡。第三阶段，体系内水分达到临界状态，淀粉、蛋白质等非水成分吸热，温度急剧上升，淀粉膨化，体系内部压力增大，残留水分蒸发释放，体积增大。第四阶段，温度继续上升，全谷物体系发生美拉德反应和焦糖化反应，产生焙烤食品特有的色泽和风味。经过上述一系列变化，全谷物食品熟化，色泽、风味和口感得到改善（Perdon et al.，2020）。

可利用焙烤加工不同阶段的原理，通过控制焙烤温度和焙烤时间，对全谷物进行干燥、预处理和熟化等不同加工。焙烤加工对全谷物品质具有显著的影响，一方面，全谷物经焙烤吸热后，内部水分蒸发扩散，体系水分含量降低，此外，焙烤还具有灭菌和钝化酶的作用，从而提高全谷物的储藏稳定性。另一方面，全谷物吸收热量后，体系内营养物质的结构、含量和理化性质发生变化，对全谷物的营养品质、加工特性和食用品质等产生影响。目前焙烤加工技术已经应用于全谷物食品的加工生产中，并且已有一些关于低温焙烤生产全谷物即食米、杂粮速食粥、全谷物饮料等产品的发明专利（彭义忠等，2019；谢凤英等，2018；于勇等，2018）。

（二）焙烤和炒制加工对全谷物品质的影响

焙烤加工技术应用于全谷物加工时，对全谷物的营养品质、食用品质和储藏稳定性等都有一定影响。

1. 焙烤和炒制加工对全谷物营养品质的影响

焙烤和炒制等热加工处理对全谷物营养物质有不同程度的影响。热加工处理可改变全谷物的淀粉、蛋白质和膳食纤维等大分子的含量、形态、结构以及功能特性，从而改变全谷物的营养品质。

（1）焙烤和炒制加工对全谷物常量营养素的影响

谷物淀粉暴露在高温下，形态结构发生改变，直链淀粉和支链淀粉分子链发生断裂或重组，从而改变其理化性质及消化性。研究表明，燕麦籽粒经 100℃湿热处理 40min、125℃焙烤 10min、112℃干燥 30min 等预处理后磨粉得到燕麦全粉，热处理组燕麦全粉中支链淀粉的链长分布面积小于未处理组（图 6-4），这可能是由于热处理降解中长支链淀粉的分子链或破坏短支链淀粉的结构，且支链淀粉侧链减少，直链淀粉含量增加（Nguyen et al.，2019）。

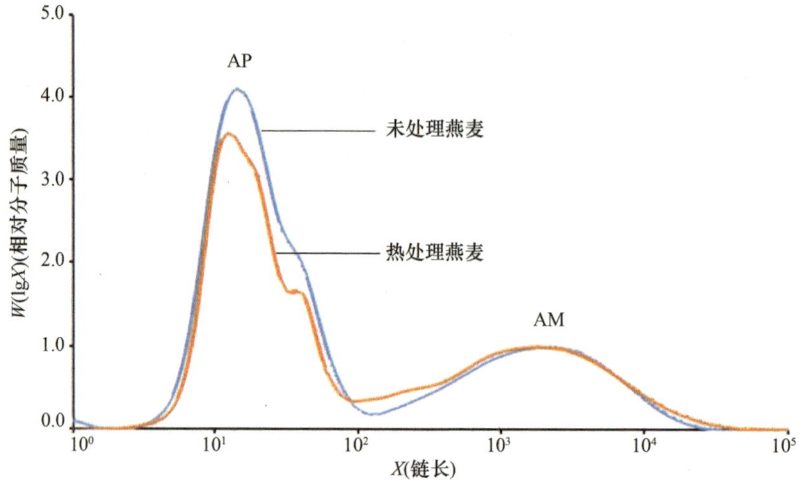

图 6-4 脱支淀粉链长的相对分子质量分布（Nguyen et al.，2019）

AM 和 AP 分别表示直链淀粉和支链淀粉区域；X 表示链长；W 表示脱支淀粉的相对分子质量

全谷物焙烤加工后，其淀粉颗粒表面的空隙增加，晶体结构变得松散且不稳定。不同焙烤处理（反复焙烤处理，RDHT；连续焙烤处理，CDHT）对普通玉米淀粉理化性质和糊化性质的影响结果见表 6-6（Zou et al.，2019），随着焙烤周期或焙烤时间的延长，淀粉的溶解度和膨胀力逐渐增大，而吸水率逐渐下降；淀粉的峰值黏度和吸水率的变化趋势相同，均呈下降趋势；焙烤处理后，淀粉的糊化温度均低于未处理淀粉。焙烤加工后，淀粉的溶胀能力增大，说明焙烤破坏淀粉颗粒的结构，使其易吸水膨胀；淀粉的糊

表 6-6 普通玉米淀粉焙烤前后水化和糊化特性（Zou et al.，2019）

样品	吸水率/%	溶解度/%	膨胀力	峰值黏度/cP	最终黏度/cP	糊化温度/℃
未处理	9.01±0.08ab	6.22±0.03g	9.61±0.09f	2964±12a	3112±3a	76.37±0.03a
RDHT-1	9.42±0.13a	10.51±0.70f	10.30±0.52ef	2464±24b	1973±9b	75.20±0.49ab
RDHT-2	9.25±0.15ab	15.20±0.01e	11.11±0.16de	1668±42c	1115±33c	75.60±0.07ab
RDHT-3	8.91±0.03ab	19.75±0.28d	11.10±0.00de	1360±58d	749±21e	74.85±0.00ab
RDHT-4	8.59±0.12bc	26.88±0.14c	11.74±0.18bcd	787±4f	344±3g	74.80±0.07ab
RDHT-5	8.01±0.19cd	35.47±0.15b	12.41±0.51abc	533±36g	199±7h	75.17±0.67ab
CDHT-8	9.22±0.40ab	18.82±0.42d	11.39±0.13cde	1644±37c	959±25d	75.17±0.60ab
CDHT-12	8.67±0.18b	25.56±0.83c	11.65±0.35cd	1065±55e	520±33f	74.40±0.49b
CDHT-16	7.91±0.01d	37.51±0.09b	12.66±0.00ab	422±19g	162±7hi	74.37±0.60b
CDHT-20	7.42±0.04d	44.35±0.16a	13.31±0.03a	239±2h	95±1i	76.20±0.14a

注：同列数字后不同的字母表示数据间具有显著差异（$P<0.05$）。40℃下加热 4h 并在室温下冷却 1h 的过程记录为一个循环，RDHT-1 表示一个循环；RDHT-2 表示两个循环；RDHT-3 表示 3 个循环；RDHT-4 表示 4 个循环；RDHT-5 表示 4 个循环；CDHT-8 表示 140℃加热 8h；CDHT-12 表示 140℃加热 12h；CDHT-16 表示 140℃加热 16h；CDHT-20 表示 140℃加热 20h

化温度降低说明淀粉易糊化膨胀；淀粉的最终黏度与淀粉回生有关，最终黏度降低说明淀粉的回生速率降低，以上结果说明焙烤改善了玉米淀粉的糊化性质。

焙烤加工对蛋白质的结构、组成及其稳定性有一定的影响。米糠经焙烤稳定化处理后，其蛋白质组成及含量发生变化（表 6-7），焙烤稳定化处理增加了米糠的清蛋白-球蛋白和醇溶谷蛋白含量，降低了谷蛋白含量（Ertürk and Meral，2019），这可能是由于热加工处理改变蛋白质的结构，导致蛋白质解折叠或发生聚合。炒制加工使裸燕麦中的清蛋白和球蛋白颗粒变小，结构疏松；且炒制后裸燕麦清蛋白的吸油性显著上升了 4.05%（$P<0.05$），裸燕麦球蛋白的乳化性、乳化稳定性、吸油性和持水性分别显著上升了 14.45%、16.87%、2.75%、1.42%（$P<0.05$），两种蛋白的体外消化性未发生显著改变（$P>0.05$）（郭项雨等，2012）。

表 6-7　不同处理对米糠蛋白质的影响（Ertürk and Meral，2019）

米糠样品	处理条件	清蛋白-球蛋白/（mg/mL）	醇溶谷蛋白/（mg/mL）	谷蛋白/（mg/mL）
未处理	未处理	7.84±0.19ab	3.38±0.01d	4.45±0.14a
M1	600W、2.5min	7.03±0.00c	2.72±0.00g	4.23±0.00a
M2	700W、2.5min	7.06±0.02c	2.92±0.08f	3.89±0.02a
M3	800W、2.5min	7.86±0.06ab	3.12±0.01e	3.68±0.09b
T1	（120±5）℃、15min	8.34±0.06a	3.63±0.03c	4.27±0.12b
T2	（140±5）℃、15min	8.05±0.50ab	4.00±0.02b	3.75±0.17b
T3	（160±5）℃、15min	7.53±0.10bc	4.41±0.07a	3.68±0.09b

注：同列数字后不同的字母表示数据间具有显著差异（$P<0.05$）

（2）焙烤和炒制加工对全谷物微量营养素的影响

酚类物质是一类芳香烃环上的氢被羟基取代的芳香族化合物，存在于全谷物的糠层或麸皮中，主要包括酚酸类和黄酮类，具有抗氧化活性，对人体健康有益。焙烤加工对酚类物质的结构、含量和抗氧化活性产生影响。合适条件的焙烤加工可以增加全谷物中酚类物质的含量，提高其抗氧化活性，这可能与高温破坏细胞壁将结合酚转化为游离酚有关（Xu et al.，2007）。

焙烤加工可增加全谷物的总酚含量和抗氧化活性。苦荞在 80℃焙烤 15min 后，酚类物质含量上升，而黄酮类物质含量下降，总抗氧化能力、·OH 清除能力、DPPH 自由基清除能力高于未焙烤苦荞（陆理民，2018）。将燕麦粉等杂粮焙烤预处理后，制备的杂粮面包中总酚含量显著升高（饶立等，2018）。

不同的热加工技术（表 6-8）预处理米糠，冷榨提取米糠油，不同热加工技术对米糠油品质的影响见表 6-9。与未处理组米糠油相比，焙烤预处理显著提高米糠油的总酚、类黄酮和谷维素含量（$P<0.05$）（Thanonkaew et al.，2012）。

不同焙炒时间对燕麦甜醅的生物活性物质具有较大的影响（焙炒条件为：温度 180℃，烘炒机转速 12r/min），焙炒 0～6min，燕麦甜醅的总酚含量上升，而焙烤时间达到 6min 后，总酚含量不再发生显著变化。而总黄酮含量随焙烤时间延长而逐渐减少，说明黄酮的热敏感性强（麻宸睿等，2019）。

表 6-8　米糠稳定化方式（Thanonkaew et al.，2012）

稳定化方式	加热条件	仪器设备
热空气	（150±2）℃、10min	家用热风烤箱（TRIMOND，BO-300D-HT，中国）
焙烤	（150±2）℃、10min	家用烹饪锅（直径 60cm）
蒸煮	（130±2）℃、60min	家用烹饪锅（直径 60cm）
微波	2450MHz、800W；（150±2）℃、3min	家用微波炉（日本夏普，Re218H）

表 6-9　热稳定米糠对冷榨米糠油中植物化学成分的影响（Thanonkaew et al.，2012）

稳定化方式	总酚/（mg/g）	类黄酮/（mg/g）	谷维素/（mg/100g）
未处理	11.59±0.89c	9.04±0.12b	2.03±0.05c
热空气	15.70±3.35a	11.81±1.20a	2.30±0.08a
焙烤	13.71±2.53b	11.75±0.28a	2.24±0.04ab
蒸煮	13.65±1.79b	10.01±0.69b	2.16±0.05b
微波	16.27±1.10a	12.18±0.65a	2.25±0.02ab

注：同列数字后不同的字母表示数据间具有显著差异（$P<0.05$）

笔者团队在全谷物焙烤加工方面做了大量研究，通过挤压蒸煮、焙烤等加工方式研发出香味浓郁、口感好、冲调性好的糙米速食粥。与白米饭相比，该糙米速食粥的总酚含量高达（63.95±2.02）mg/100g，游离酚和结合酚含量均显著高于白米饭；总抗氧化能力、$ABTS^{+}\cdot$自由基清除能力和 DPPH 自由基清除能力均显著高于白米饭（$P<0.05$）；并且所含的膳食纤维对脂肪酸有较强的吸附力（表 6-10），其营养价值高于白米饭（梁润平等，2018）。

表 6-10　不同米制品中膳食纤维的脂肪酸吸附力（梁润平等，2018）

膳食纤维种类	不饱和脂肪酸吸附力/（g/g）	饱和脂肪酸吸附力/（g/g）
白米饭膳食纤维	1.59±0.02b	1.69±0.01b
糙米饭膳食纤维	1.80±0.09b	2.03±0.01b
糙米米线膳食纤维	2.82±0.33a	3.55±0.36a
糙米速食粥膳食纤维	3.15±0.16a	3.27±0.45a

注：　同列数字后不同的字母表示数据间具有显著差异（$P<0.05$）

2. 焙烤和炒制加工对全谷物食用品质的影响

焙烤加工赋予全谷物特殊的食用品质，改善其风味、色泽和质构等性质。全谷物在焙烤过程中主要发生美拉德反应、焦糖化反应和脂类降解反应，产生特殊的颜色和风味物质，赋予焙烤食品应有的质地。全谷物的焙烤品质取决于原料性质以及焙烤温度和焙烤时间，过高的焙烤温度和过长的焙烤时间易造成全谷物食品焦煳，过低的焙烤温度和过短的焙烤时间不易使全谷物食品熟化。

全谷物焙烤加工后具有独特的风味，这些风味物质按成分可划分为醇类、醛类、烯类、酯类、酮类、烷烃类、杂环类及其他，全谷物食品的焙烤风味由多种成分协同作用产生。此外，焙烤可以去除谷物中的不良气味，如焙烤使谷物中涩味较重的黄酮类物质受热分解，减少其苦涩味。不同小麦胚含量的饼干中，挥发性风味物质在组成上无显著差别，但各种风味物质的含量差别较大，并鉴定出含氮的杂环化合物、醛类和酮类是小麦胚饼干的主要风味物质（梁玲和陈存社，2017）。焙烤加工后，苯乙醛对藜麦的熟花生味贡献最大；此外，焙烤加工还降低藜麦的苦涩味，这与热处理降解皂苷结构、降低其含量有关（周洋等，2019）。萌芽大麦焙烤后具有清香气味的醛类物质含量下降，而具有焙烤香味的糠醛含量增加（仲梦涵等，2019）。糠醛主要由美拉德反应和焦糖化反应生成，对焙烤食品具有增香和调色的作用（张玉玉等，2012）。

焙烤可以改善全谷物的食用品质，但焙烤温度过高也会产生一些有害物质，如丙烯酰胺、苯并芘和杂环胺等。在全谷物焙烤加工中，应根据有害物质形成的机制和条件，采取有效措施避免其产生或降低其含量。例如，采取合适的焙烤温度和焙烤时间，或在焙烤原料中加入酸性物质，降低 pH，从而降低丙烯酰胺的生成量；或加入茶多酚、柠檬酸和硫酸钙等食品添加剂来降低丙烯酰胺的含量。

3. 焙烤和炒制加工对全谷物储藏稳定性的影响

在高水分含量状态下，全谷物食品易腐败变质，而在干燥状态下则不易变质。焙烤加工可以提高全谷物食品的储藏稳定性，一方面，焙烤加工产生的高温可以有效杀灭全谷物食品中以霉菌为主的微生物；另一方面，焙烤加工可以去除全谷物食品中的大量水分，降低其水分活度。低水分活度不利于微生物的生长，且可以降低全谷物食品体系的化学反应速率，延缓生化反应的发生。此外，焙烤加工产生的高温和低水分活度还可钝化酶活性，阻碍全谷物食品内部的酶促反应。焙烤条件对饼干微生物含量和感官品质的影响显著，焙烤温度越高、焙烤时间越长，微生物含量下降越快，但过高的焙烤温度和过长的焙烤时间易使饼干焦煳（冯儒等，2016）。

利用麸皮和米糠等谷物加工副产物通过回填法制备全麦粉、糙米线等全谷物食品，但全谷物麸皮中的脂肪含量较高，且制粉后麸皮中的脂肪氧化酶和过氧化物酶等被激活，酶活性增强，导致全谷物食品易酸败变质，储藏稳定性差。焙烤加工对麸皮和米糠具有稳定化的作用，主要通过高温钝化酶活性，并减少其水分含量，从而提高其储藏稳定性（Bagchi et al.，2014；Thanonkaew et al.，2012）。焙烤加工可以显著降低米糠脂肪酶活性，3 种温度焙烤加工后（120℃±5℃、140℃±5℃、160℃±5℃，15min），米糠脂肪酶活性由 27.915U/g 分别下降至 12.24U/g、8.80U/g 和 4.68U/g（Ertürk and Meral，2019）。但焙烤并不能灭活酶活性，它对酶活性的钝化是可逆的，若全谷物食品在储藏过程中吸水，则酶活性增强，食品仍会腐败变质。

笔者团队发明了一种焙烤预处理米糠加工糙米米线的方法（谭斌等，2019）。该方法采用不同焙烤条件（焙烤温度 100～220℃）处理米糠，将焙烤后的米糠与白米混合，通过一系列工艺制备糙米米线，以普通工艺（未焙烤处理米糠）制备的糙米米线作为对照。该方法制备的糙米米线蒸煮损失率在 6%以内，蒸煮损失率、断条率和最佳蒸煮时间均低于普通工艺制备的糙米米线，蒸煮品质有所提升。该方法制备的糙米米线的酸度≤3.0mL/10g KOH，显著低于普通工艺制备的糙米米线，方便储存和运输，且货架期更长。该发明有效解决了糙米米线容易氧化酸败、保质期短和口感差等难题，制备了品质良好的糙米米线。

（三）焙烤和炒制在全谷物加工中的应用

焙烤和炒制在全谷物加工中应用广泛，主要应用于全谷物预处理、全谷物麸皮或糠层稳定化和全谷物食品加工生产等方面。焙烤和炒制加工对全谷物品质具有显著的影响，通过焙烤或炒制等热加工处理，全谷物中营养物质的结构、含量和理化性质等发生变化，对全谷物的营养品质、加工特性和食用品质产生影响。此外，焙烤和炒制加工还具有杀菌、钝酶和干燥的作用，从而提高全谷物的储藏稳定性，延长其货架期。

焙烤和炒制在全谷物加工中具有广阔的应用前景，目前关于全谷物焙烤和炒制加工的研究与应用有很多，市场上出现了如全麦面包、杂粮面包、杂粮饼干、全谷物脆片和糙米速食粥等类型的全谷物焙烤食品。由于高温易造成全谷物的营养损失，低温焙烤作为适用于全谷物加工的技术已逐渐兴起。采用低温焙烤加工技术生产营养、健康和美味的全谷物食品是全谷物加工领域的发展目标和方向之一。此外，全谷物在焙烤过程中各种生物活性物质的变化规律尚需进一步研究。

三、水热加工技术

（一）水热加工技术及其特点

水热处理（hydrothermal treatment，HTT）是指在一定湿度和温度条件下对谷物样品进行处理，以期改善谷物的加工、食用和储藏品质，是一种常用的谷物加工技术（Zeng et al.，2018）。其具有以下特点：①适用范围广，效率高。水热处理适合所有谷物（谷物颗粒和谷物粉）的加工，包括小麦、糙米、玉米、高粱、大麦、燕麦、黑麦和荞麦等。②操作简便。对水热处理设备要求不高，可操作性强。③安全。水热处理过程中不需要添加任何化学物质，只以水为反应媒介。④经济、环保。

（二）水热加工对全谷物及其制品性质的影响

1. 水热加工对全谷物营养成分的影响

（1）抗性淀粉

根据在胃肠道中释放和吸收葡萄糖的速率，淀粉可分为快速消化淀粉（rapidly digestible starch，RDS）、缓慢消化淀粉（slowly digestible starch，SDS）和抗性淀粉（resistant starch，RS）（Englyst et al.，1992）。RDS 是摄入后导致血糖水平突然升高的淀粉组分。与 RDS 相比，SDS 在小肠中完全消化的速度较低。RS 是不能在小肠中消化但能在大肠中发酵的淀粉（Chung et al.，2009a）。很多研究表明，水热处理能够在淀粉不糊化或不熔化的情况下提高颗粒淀粉的 RS 含量（Jacobs and Delcour，1998），从而耐受小肠的酶系不被分解，最后到达盲肠等。水热处理对全谷物抗性淀粉的影响见表 6-11。

表 6-11　水热处理对全谷物抗性淀粉的影响

样品	处理条件	作用效果	数据来源
荞麦	100℃下煮 60min	处理后含有 4.0%～4.3%的回生抗性淀粉	Skrabanja et al.，1998
甘薯淀粉	水分为 30%，110℃加热 8h	RS 含量可从 14.7%增加至 27.2%	Hung et al.，2014
玉米淀粉、豌豆淀粉、小扁豆淀粉	水分为 30%，120℃处理 2h	提高了玉米、豌豆和小扁豆淀粉的 RS 含量，分别提高 7.7%、4.5%、5%	Chung et al.，2009b
菜豆籽粉、菜豆淀粉	煮 60min，121℃高压处理 15min	降低了菜豆籽粉和菜豆淀粉中的 RS 含量，分别降低 3%、7%左右	Piecyk et al.，2013
糯玉米淀粉、普通玉米淀粉	水分 25%，120℃加热 3h 或 9h	使糯玉米淀粉和普通玉米淀粉的RS含量均有所降低，分别从 60.47%、70.41%降至 48.02%、43.87%	Chen et al.，2017

研究表明，水热处理（水分为 20%，120℃处理 4h）能提高玉米淀粉的 RS 含量，从 7.02%提高至 18.04%，还发现玉米淀粉与亲水胶体（阿拉伯胶、黄原胶和瓜尔豆胶）混合后，再经水热处理，可降低其消化率（1∶40 的瓜尔豆胶与淀粉比例下的变化最显著，RDS 含量从 86.09%降至 42.77%），这是由于亲水胶体覆盖在淀粉颗粒表面，颗粒聚集，以及水热处理引起的淀粉颗粒内部结构的改变（Zhou et al.，2020）。全麦粉水悬浮液的蒸煮（沸水，20min）和冷冻（–20℃，23h）循环也会导致 RS 含量增加，并随着循环次数的增加而增加，因为无定形或可消化的淀粉在蒸煮过程中被重新分散，在随后的冷却过程中会形成更多的微晶（Arcila and Rose，2015）。

水热处理（水分为 80%，50℃水浴振荡 24h；或水分为 25%，110℃处理 8h）还能降低糯米淀粉的分子量（Zeng et al.，2015）。直链淀粉含量较高的豌豆和小扁豆淀粉经水热处理（水分 30%，120℃处理 2h）后表现出比玉米淀粉更高的 RS 含量（玉米淀粉：12.3%；豌豆淀粉：14.5%；小扁豆淀粉：14.7%）（Chung et al.，2009b）。

（2）膳食纤维

研究发现，水热处理可使麦麸和米糠中的总膳食纤维含量分别增加 45%和 71%，且确定了最佳工艺条件为 pH 4.0，121℃高压处理 1.5h（Özkaya et al.，2017a）。水热处理（121℃高压 10min，水分达到 30%～35%）也可使小麦粒中的水溶性阿拉伯木聚糖含量提高 25%，但处理后小麦粒中的总阿拉伯木聚糖含量略低（约 9%）（Ciccoritti et al.，2017）。

研究发现，水热高压处理（pH 4.0，121℃处理 1.5h）燕麦麸皮的 SDF、IDF 和 TDF 含量均显著高于未水热处理燕麦麸皮（Özkaya et al.，2017b）。

（3）植酸

研究发现，水热处理（pH 4.0，121℃高压处理 1.5h）均显著降低了小麦和米糠的植酸含量，均可降低 96%左右（Özkaya et al.，2017a）。萌芽小麦在适宜植酸酶作用条件下水热处理（pH 4.0，50～60℃处理 8～24h）可使植酸几乎完全分解，并证实水热处理确实消除了铁与植酸盐的螯合作用（Lemmens et al.，2018）。但 Fredlund 等（1997）发现水热处理（55℃处理 24h）只能使小麦的植酸含量降低 46%，这可能是由于小麦未进行萌芽，萌芽可以增强植酸酶的活性（Platel et al.，2010）。此外，水热加工（pH 4.8，55℃处理 1h）处理麸皮，样品中的植酸含量降幅为 55%（Mosharraf et al.，2009）。

（4）酚类化合物

作为全谷物中最重要的生物活性物质之一，酚类化合物具有很强的抗氧化活性，能够保护生物大分子（如 DNA、蛋白质和脂质）免受氧化损伤。水热处理对全谷物中酚类化合物的影响不尽相同。大多数研究发现水热处理可以提高全谷物的总酚含量，如水热高压处理（pH 4.0，121℃1.5h）能使米糠、麦麸和燕麦麸的总酚含量分别增加 4%、17%、39%（Özkaya et al.，2017a，2017b），水热处理（80℃处理 10min）可使麦麸和燕麦麸的总酚含量分别提高 22.49%、25.84%（Călinoiu and Vodnar，2019）。也有研究表明水热处理降低了谷物的酚类含量。水热处理（常压蒸 20min）使龙爪稷的多酚含量降低了 14%（Shobana and Malleshi，2007），Towo 等（2003）也报道水热处理（煮沸 15min）使龙爪稷的总酚含量显著降低。

酚类化合物根据其在萃取介质中的溶解度可分为两类：可溶性酚类和不溶性酚类。蒸汽处理（高压釜中蒸 5min）麸皮中可溶性酚类物质、不溶性酚类物质和总酚类物质的保留率为 80%～90%，清除自由基活性和总抗氧化活性为 75%～90%（Pradeep et al.，2014）。蒸煮可使全谷物中的酚类物质增加是因为这一过程可以软化全谷物坚硬的皮层并破坏其细胞结构，从而使酚类物质更容易提取（Carcea et al.，2017）。在水热加工过程中（沸水煮 25min），小扁豆中不溶性酚类物质的含量却有所下降，可能从变疏松的细胞壁基质中释放出来，但释放出来的不溶性酚类物质并不是可溶性/游离酚类物质，因为它们的增加小于不溶性酚类物质的减少，表现为酚类化合物的损失（Yeo and Shahidi，2017）。小扁豆中酚类物质的总量也相应减少，可能是由于释放的酚类物质与蛋白质之间由于水热能而形成了不可逆的共价键（Yeo and Shahidi，2017）。

酚类物质会受到水热加工过程的影响，转移到全谷物内部，与淀粉、蛋白质和膳食纤维相互作用，改变淀粉和蛋白链的排列，并在谷物结构中形成复合物，显著改变其活性（Jakobek，2015；Scaglioni et al.，2014）。水热处理（60℃浸泡 4h，滤干后在 60℃水浴回火 1h，之后 121℃处理 20min）降低了糙米、紫米和红米可溶性酚类物质的含量（Min et al.，2014）。水热处理（浸泡、煮沸）降低了绿豆、黄豆和鹰嘴豆的总酚含量和清除 DPPH 自由基的抗氧化能力（Siah et al.，2014；Xu and Chang，2008）。酚类化合物的减少是由于大量的酚类等活性化合物被浸出到浸泡和蒸煮介质中，而抗氧化能力的变化可以归因于几种因素的协同或抵消，包括氧化反应、水溶性抗氧化成分的淋洗、抗氧化成分的形成或分解以及处理过程中的固形物损失。

全谷物中酚类化合物含量及其生物活性的变化取决于谷物种类和处理条件的不同（Chandrasekara et al.，2012），如煮沸被认为是保留谷物活性物质的一种较好的方法（Siah et al.，2014），但也有研究发现蒸煮处理（温度较低情况下）在总酚含量、抗氧化活性和固形物质量方面的损失比煮沸处理要小（Xu and Chang，2008）。应根据不同的原料选择合适的水热处理条件，以保留全谷物更多的营养活性成分。

（5）矿物元素

谷物在相对较低的 pH（2.0～5.0）和 37～55℃的水热处理中，植酸在植酸酶的作用下被水解（Fredlund et al.，1997）。因此，水热处理使人体胃肠道中的矿物元素更易吸收利用。锌和铁在小麦中的生物可利用率分别为3%和5%，在水热处理（pH 4.0，50～60℃处理8～24h）萌芽小麦中分别提高到27%和37%，这是因为水热处理后小麦籽粒中铁离子和锌离子的化学形态发生了很大变化，它们不再与植酸盐结合，使其在人体胃肠道中更容易被吸收（Lemmens et al.，2018）。蒸煮（煮95min或65min）可使豇豆的植酸损失达70%左右，但却对其Ca、Fe、Mn、Mg、Zn和K等矿物元素均无明显影响（Adebooye and Singh，2007）。研究表明，全谷物的矿物元素真实保留率的显著差异是由于蒸煮方法的不同，荞麦中矿物元素保留率在蒸汽蒸煮（蒸25min）时为100%（锰、磷、铁），在煮沸（样品与水比例为1∶3，100℃煮15min）时为83%（铜）（Mota et al.，2016）。

2. 水热加工对全谷物加工品质和食用品质的影响

（1）水热加工对淀粉性质的影响

淀粉是全谷物的主要成分，淀粉在水热处理过程中的性质将决定全谷物的性质（Lai，2001），进而影响全谷物食品的加工品质和食用品质。天然淀粉有其一定的应用局限性，水热处理作为一种物理改性方法，可以改变淀粉的物理化学性质，而不会破坏其颗粒结构，常用于淀粉的两种水热处理方法是退火法（annealing，ANN）和湿热处理法（heat-moisture treatment，HMT），对水分过量（＞60% *w/w*）或中间水分含量（40%～55% *w/w*）的淀粉进行的处理称为退火，而对水分含量较低（＜35% *w/w*）的淀粉则采用湿热处理，但这两种物理改性都应在高于淀粉玻璃化转变温度和低于淀粉糊化温度的条件下进行（Cham and Suwannaporn，2010；Jacobs and Delcour，1998）。

ANN和HMT都会对淀粉的性质产生影响，但影响的程度不尽相同，具体影响效果见表6-12。尽管在HMT和ANN处理条件下，淀粉的颗粒形态和结晶模式没有改变，但HMT和ANN处理后的淀粉发生了淀粉分子双螺旋重组。HMT处理后，这些淀粉性质变化的程度比ANN处理更明显（Chung et al.，2010b）。而HMT和ANN对淀粉性质的影响取决于淀粉来源、直链淀粉含量和处理条件（温度和水分等），块茎淀粉被发现比豆类或谷物淀粉对HMT更敏感（Bao et al.，2017）。

表6-12　ANN和HMT对淀粉性质的影响（Bao et al.，2017）

样品	处理条件	处理效果	数据来源
龙爪稷淀粉	HMT（水分20%～30%，100℃处理16h）、ANN（50℃处理48h）	两种处理都会提高龙爪稷淀粉的糊化温度，都对颗粒的形状和表面特性影响不大，但HMT将龙爪稷淀粉构型由普通谷物淀粉的B型改变为交联或豆类淀粉的C型，而ANN淀粉则保持了C型构型	Adebowale et al.，2005
糙米淀粉	HMT（水分20%，110℃烤2h）、ANN（水分70%，50℃水浴1h）	HMT处理后其表观直链淀粉含量、支链淀粉分子量、支链淀粉平均链长、相对结晶度、强度比和糊化焓明显降低，但ANN淀粉的分子结构、相对结晶度和糊化焓则基本不变	Bian and Chung.，2016
豌豆淀粉、小扁豆淀粉、菜豆淀粉、玉米淀粉	ANN（水分70%，50℃处理24h）	ANN能提高豌豆、小扁豆和菜豆淀粉的相对结晶度和糊化焓，且玉米淀粉的结晶度和糊化焓也会略有增加	Adebowale et al.，2005；Chung et al.，2009b

HMT和ANN双处理对淀粉性质影响的报道中，糙米淀粉经过HMT处理（水分20%，110℃处理2h）后再经过ANN处理（水分70%，50℃水浴24h）比先经过ANN处理后经过HMT处理具有更高的糊化温度、糊化焓和相对结晶度（Bian and Chung，2016）。双处理玉米淀粉的糊化范围介于ANN处理淀粉（50℃水浴24h）和HMT处理淀粉（水分30%，120℃处理24h）之间，先经ANN处理后再经HMT处理的淀粉具有最低的相对结晶度和糊化焓（Chung et al.，2009b）。Wang等（2017）指出ANN是提高小麦淀粉（淀粉与水比例为1∶5，30℃或40℃水浴24h）和马铃薯淀粉（淀粉与水比例为1∶5，50℃水浴24h）糊化黏度的有效方法，因为ANN处理提高了淀粉颗粒中无定形区域的有序性。小麦淀粉黏度的变化是由于在水热改性过程中形成了耐热的大分子，这些分子的尺寸随着处理温度的升高而增大，水热处理小麦淀粉的黏度与大分子分子量呈正相关（Gryszkin et al.，2016）。

通过水热处理玉米高直链淀粉推测出其结构特征，其颗粒内部主要由易水解或糊化的半结晶片层的疏松支链淀粉生长环组成，而外围则由与直链淀粉分子缠结在一起的支链淀粉和直链淀粉螺旋微晶组成（Yang et al.，2016a）。

（2）水热加工对米制品品质的影响

世界各地的大米主要是以抛光、半煮熟或全谷物的形式经过水热处理后被食用（Min et al.，2014）。蒸谷米（半煮米）是将稻谷经水热处理后再砻谷、碾米所制成的大米。稻米经水热处理后，保留了皮层与胚中的水溶性维生素和无机盐，胚乳内的维生素和矿物元素含量增加，营养价值提高，且做成的米饭易于消化，营养成分易被人体吸收，其蛋白质的人体消化吸收率比普通精米高4.5%（何易雯等，2020）。稻米经水热处理后，米粒中的酶部分或完全失活，延长了储藏期（杨佳和朱克瑞，2011）。

水热处理不仅能提高大米的营养品质，还能改善米制品的加工品质。将HMT（水分20%，110℃处理1.5h）和ANN（55℃处理24h）处理后的大米淀粉应用于米线制作，改善了米线的蒸煮和质构品质，揭示了利用这些淀粉与其他原料复配生产质量合格米线的可能性（Hormdok and Noomhorm，2007）。HMT米粉的替代可以使米线的蒸煮损失率从0.75%降至0.32%，拉伸强度和延伸性分别从10.26g、9.81mm增至23.58g、18.12mm，米线的蒸煮和质构品质显著提高（Yoenyongbuddhagal and Noomhorm，2002）。半干米线和干米线对抗拉强度和凝胶硬度的要求较高，HMT（水分18%～27%，90～120℃处理1～3h）比ANN（60～70℃处理12～36h）更适合于半干米线和干米线的制作，且水热处理后米线的直链淀粉浸出率较低，使其表面“干净光滑”，质构和蒸煮品质与市售米线无显著差异（Bao et al.，2017）。湿热处理（谷物籽粒与水的质量比为1∶1，沸水煮15min）也大大缩短了珍珠小米粥的蒸煮时间（Nantanga et al.，2008）。此外，用水热处理（龙爪稷与水的质量比为10∶1，60～70℃处理5天）的龙爪稷粉部分替代木薯粉制得的复合粥比木薯粥的营养品质更好，但龙爪稷经水热处理后颜色变黑，还会掩盖木薯的香气，使深色的复合粥带有苦味（Onyango et al.，2020；Dharmaraj et al.，2015）。

（3）水热加工对面包品质的影响

含水热处理麸皮的面团比普通麸皮面团具有更长的形成时间，更稳定，呈现出一种蛋白质基质，其中的蛋白质和淀粉颗粒呈无序排列（Mosharraf et al.，2009）。水热处理

（pH 4.8，55℃处理 1h）麸皮破坏了面粉中的部分植酸盐，提高了面包的营养品质，但纤维含量没有明显变化（Mosharraf et al.，2009）。水热处理（105℃蒸 20min）燕麦粉的添加增加了小麦面团的吸水率，减少了面包的体积，且添加量为 10%时，其对面包体积仅表现出面筋稀释效应，在不影响面包体积的情况下延缓了面包的老化（Zhang et al.，1998）。

（三）水热加工技术在全谷物加工中的应用

将水热加工技术应用到全谷物加工生产中，可以有效提高其营养价值，并起到改善全谷物食品加工、储藏和蒸煮品质的作用。全谷物食品市场有更为广阔的发展空间，但受加工技术和饮食习惯的影响，还需要加强相关领域的基础研究，特别是通过调整和改进湿热加工生产工艺及技术参数，获得营养物质成分较大程度保留、口感和外观品质都更加理想的全谷物产品。水热处理后的全谷物成分也可作为在食品工业中应用的功能性食品配料或产品。

四、微波加工技术

（一）微波加工技术及其特点

微波加工技术作为一种高效、节能、安全的食品加工新技术，在食品干燥、灭菌、钝酶、蒸煮和焙烤等领域有着越来越广泛的应用。微波是一种波长 1～1000mm、频率 3×10^2～3×10^5MHz 的非电离辐射电磁波，频率越高，穿透力越强，目前食品加工领域常用的微波频率为 915MHz 和 2450MHz。微波加工主要利用其热效应和非热效应（或称生物效应）对食品产生影响。

微波加工与焙烤、蒸煮等传统热加工的加热原理有本质的不同，传统的热加工一般是由外向内传递热量，而微波加工则是直接对食品内部和外部同时加热，内外同时传递热量。微波加工的热效应源于应变电场与食品物料的相互作用，当微波传入食品体系内部时会产生交变的高频电磁场，食品中的水、脂肪和蛋白质等极性分子或被电磁场极化的物质分子在电磁场的作用下，排列方式由随机排列转变为沿电场方向有序排列。在交变电磁场的作用下，这些分子的排列方向随着电磁场的交变而改变，进而产生高频振荡，导致分子间不断碰撞、振动、挤压和摩擦生热，使分子产生能量。宏观上表现为食品体系的温度迅速升高，以及食品体系中理化反应的发生（阎若萍等，2018；阚翠姝，2012）。

微波加工的非热效应又称为生物效应，是指除热效应之外的其他效应，主要应用于食品灭菌和钝酶。一般认为，高频交变电磁场改变微生物细胞膜的通透性，导致细胞内容物流出，并改变细胞内 DNA 和酶的结构，降低酶活性，最终导致细胞的生物功能紊乱，从而达到灭菌和钝酶的效果（张斌等，2017）。与传统热加工相比，微波加工具有传热快、传热均匀、能量利用率高、对营养成分破坏小等特点。

微波加工对全谷物的化学组成、结构和理化性质等具有一定的影响。微波的热效应可降低全谷物的水分含量，改变淀粉、蛋白质和膳食纤维等大分子的结构和性质，引发一系列理化反应，改善全谷物的食用品质。微波加工利用其热效应和非热效应可杀灭全谷物中的微生物，钝化酶活性，增强全谷物食品的储藏稳定性。微波加工可解决全谷物不耐储藏、适口性差等问题，具有广泛的应用前景。

（二）微波加工对全谷物品质的影响

1. 微波加工对全谷物营养物质的影响

微波加工利用其高频交变电磁场使全谷物极性分子发生振动、摩擦，产生热效应，从而对全谷物营养物质的分子结构和理化性质等产生影响。

（1）微波加工技术对全谷物淀粉的影响

微波加工对全谷物淀粉的结构和性质有一定的影响。由于淀粉是非极性成分，微波加工主要对淀粉体系中的极性分子产生作用，导致这些极性分子发生高频振动，进而与淀粉分子摩擦碰撞，进行热传导，短时间内聚集大量热量，对全谷物淀粉的微观结构具有破坏作用，造成直链淀粉与支链淀粉降解和溶出（刘昊等，2020）。微波加工会引起淀粉颗粒膨胀，表面出现裂纹或孔洞、变得粗糙，导致淀粉颗粒易吸水膨胀。微波首先影响淀粉的无定形区，其次影响淀粉的结晶区（Zhong et al.，2019；Braşoveanu and Nemţanu，2014）。微波加工不会改变淀粉的晶型，但会降低其结晶度，降低程度主要取决于微波条件。微波加工造成淀粉分子链的断裂，导致直链淀粉链长缩短和支链淀粉聚合度降低。微波处理时 α-1,6-糖苷键比 α-1,4-糖苷键更容易被破坏（Yang et al.，2017）。

微波加工引起全谷物淀粉分子重排，改变淀粉分子的结构和结晶度，从而影响全谷物淀粉的理化性质，如吸水性、糊化性和流变性等（Braşoveanu and Nemţanu，2014）。

微波加工影响全谷物淀粉的糊化特性，提高或降低淀粉的糊化温度、峰值黏度和最终黏度，这主要取决于淀粉种类、微波功率、微波时间、淀粉与其他成分的复合作用等因素。不同微波加工条件对普通玉米和蜡质玉米淀粉理化性质的影响差异较大，700W 微波处理 30s 后，普通玉米淀粉的糊化温度由 88.5℃降低为 88.0℃，蜡质玉米淀粉的糊化温度由 75.4℃降低为 74.8℃；而 700W 微波处理 60s 后，普通玉米淀粉与蜡质玉米淀粉的糊化温度分别上升为 90.0℃、76.7℃，短时间微波处理有利于玉米淀粉糊化；此外，两种微波加工条件下，普通玉米淀粉的峰值黏度与最终黏度分别下降了 16.2%和 19.8%，而蜡质玉米淀粉的峰值黏度与最终黏度分别上升了 15.2%和 21.1%（王雨生等，2016）。

微波加工影响全谷物淀粉的流变学特性。微波（500W、90s）和热烫（80℃、120s）预糊化对荞麦淀粉流变学性质的影响结果见表 6-13，微波预糊化荞麦淀粉的屈服应力 τ_0 为 1.9132Pa，高于其他两种荞麦淀粉，说明微波预糊化提高了荞麦淀粉的剪切稳定性。3 种荞麦淀粉中，微波预糊化荞麦淀粉的稠度系数 K 和流动特征指数 n 最小，说明微波预糊化处理对荞麦淀粉糊体系起到了较大的剪切稀化的作用（张可等，2019）。

表 6-13 预糊化处理荞麦淀粉流变曲线的 Herschel-Bulkley 模型拟合参数（张可等，2019）

样品	屈服应力（τ_0）/Pa	稠度系数（K）/（$Pa\cdot s^n$）	流动特征指数（n）	R^2
荞麦淀粉	0.7444	28.0587	0.4091	0.9992
热烫预糊化	1.6674	12.8087	0.3889	0.9967
微波预糊化	1.9132	8.8621	0.3762	0.9768

（2）微波加工对全谷物蛋白质的影响

全谷物中的蛋白质具有极性，在微波高频交变电磁场的作用下，全谷物蛋白质发生高频振动，蛋白质分子间的化学键和分子间作用力被破坏，导致蛋白质结构发生改变。此外，微波热效应产生的高温也会改变蛋白质结构，从而改变蛋白质性质。微波处理对全谷物蛋白质的影响主要与蛋白质种类、微波强度和微波时间有关。

微波影响蛋白质分子的二级结构，进而影响蛋白质的营养价值和消化性。大麦经900W 微波处理 5min 后，蛋白质 α-螺旋与 β-折叠结构的比率升高，蛋白质颗粒遭到一定程度的破坏（Prates et al.，2018）。

玉米醇溶蛋白被微波加热至 70℃、80℃和 90℃后，蛋白质的二级结构被改变，包括玉米醇溶蛋白的无规卷曲和 β-折叠结构的增加，以及 β-转角和 β-反平行结构的减少（表 6-14）；玉米醇溶蛋白的溶解度、乳化能力和巯基含量增加，与蛋白质结构舒展、部分发色基团向外翻转、色氨酸和酪氨酸残基暴露有关（张雪莹等，2018）。微波处理后（1000W，2min），小麦的面筋蛋白含量显著降低，并且面筋蛋白在盐水中的溶解度降低；R5-ELISA 测试结果表明，微波处理后小麦的麦醇溶蛋白与 R5 单克隆抗体的结合能力大大降低（与未微波处理小麦相比降低了 99%），说明微波处理降低小麦面筋蛋白的抗原性，这与微波处理破坏谷氨酰胺残基之间的氢键、改变蛋白质的构象有关（Lamacchia et al.，2016）。可利用微波加工降低面筋蛋白抗原性这一特点生产无麸质食品。

表 6-14　玉米醇溶蛋白二级结构含量（张雪莹等，2018）

样品	加热终点/℃	β-折叠含量/%	无规卷曲含量/%	α-螺旋含量/%	β-转角含量/%	β-反平行含量/%
对照组		20.47	24.74	26.15	17.28	11.36
微波处理	70	21.70	25.55	27.16	15.93	9.65
	80	22.83	25.67	25.47	15.73	10.29
	90	23.81	26.05	25.73	15.19	9.22

（3）微波加工对全谷物微量营养素的影响

全谷物含有较为丰富的维生素 B 和维生素 E，是日常膳食中维生素的主要来源（汪丽萍等，2012）。维生素 B 是水溶性维生素，对热处理较敏感，而维生素 E 是脂溶性维生素，对热处理较不敏感。相比焙烤和炒制等传统热加工技术，微波加工加热时间短，对维生素造成的破坏较小，可以较大程度地保留维生素的营养价值。微波加工降低糙米和轻碾米的维生素 B_1 含量，且维生素 B_1 的损失率随微波功率的上升而增加。以糙米和10%碾磨米为例，384W 微波处理 30s 后，糙米与 10%碾磨米的维生素 B_1 含量分别损失23.5%和 27.3%；而 539W 微波处理 30s 后，糙米与 10%碾磨米的维生素 B_1 损失率分别高达 38.2%和 63.6%（钟业俊，2013）。

微波加工对全谷物中的矿物元素亦有影响。微波加工（360W、30min）影响稻米、小麦、小米、玉米、高粱等谷物中铁和锌的生物利用率，微波处理后稻米和玉米中锌的生物利用率分别降低 39.3%和 19.3%，小麦、小米和高粱中锌的生物利用率无显著变化，而稻米和小米中铁的生物利用率则分别提高 199.4%和 84.6%（Hemalatha et al.，2007）。

微波加工对全谷物中铁和锌的生物利用率造成不同的影响，这可能是由于锌元素与全谷物中的蛋白质、膳食纤维或其他成分相互作用、相互结合（Boccia et al，1995），进而阻碍了机体对锌的吸收；也可能是由于微波加工改变了铁和锌的透析能力，导致锌的透析能力降低；另一种可能是两种金属元素在全谷物中的结合形式和存在位置不同。具体的影响机制还需进一步研究。

微波加工对全谷物的酚类物质含量及抗氧化活性的影响与酚类物质种类和微波条件等因素有关。微波加工对游离酚的影响大于结合酚，高温短时间的微波加工有助于酚类的释放，增加游离酚含量。但微波功率较高或微波时间较长时，易造成酚类物质热降解。微波加工（900W、120s）和焙烤对 8 种大麦抗氧化活性的影响结果见表 6-15，微波加工和焙烤降低了 8 种大麦的总酚含量，这可能是由于酚类物质受热降解；但大麦的抗氧化活性却得到显著增加，这可能归因于热加工过程中非酶褐变产物（如类黑素）的生成，此类物质也具有抗氧化功能，有助于增加全谷物的抗氧化活性（Sharma and Gujral，2011）。

表 6-15　微波处理大麦的总酚含量和抗氧化活性（Sharma and Gujral，2011）

大麦品种	总酚含量/（μg FAE/g）		抗氧化活性/%	
	沙子焙烤	微波焙烤	沙子焙烤	微波焙烤
DWR-28	2808bq $_{\downarrow 8.5}$	2321dp $_{\downarrow 24.4}$	27.4aq $_{\uparrow 38.1}$	23.2ap $_{\uparrow 17.1}$
RD-2503	2608aq $_{\downarrow 16.5}$	1967ap $_{\downarrow 37.0}$	30.1bq $_{\uparrow 73.2}$	27.3cp $_{\uparrow 56.9}$
RD-2508	2872bq $_{\downarrow 16.0}$	2151bp $_{\downarrow 37.0}$	34.4cp $_{\uparrow 82.3}$	34.1fp $_{\uparrow 80.2}$
RD-2035	2764bq $_{\downarrow 20.7}$	1985ap $_{\downarrow 43.1}$	30.8bq $_{\uparrow 81.2}$	24.3ap $_{\uparrow 42.8}$
RD-2052	2913bq $_{\downarrow 18.8}$	2364dp $_{\downarrow 34.1}$	30.3bq $_{\uparrow 42.8}$	25.8bp $_{\uparrow 21.6}$
RD-2552	3049cq $_{\downarrow 11.4}$	2169bp $_{\downarrow 37.0}$	39.8dq $_{\uparrow 108.2}$	32.6ep $_{\uparrow 70.1}$
PL-172	2979bq $_{\downarrow 32.9}$	2238cp $_{\downarrow 49.6}$	35.3cq $_{\uparrow 41.6}$	29.1dp $_{\uparrow 16.8}$
PL-426	2913bq $_{\downarrow 30.3}$	2515ep $_{\downarrow 39.8}$	34.9cq $_{\uparrow 61.4}$	28.8dp $_{\uparrow 33.0}$

注：同列小写字母 a、b、c、d、e 和 f 表示数据间存在显著差异（$P<0.05$），同行小写字母 p 和 q 表示数据间显著差异（$P<0.05$）。下标表示相对于对照样品的总酚含量或抗氧化活性增加（↑）或减少（↓）的百分比。FAE（ferulic acid equivalent）为阿魏酸当量

全谷物总酚含量的降低与抗氧化活性的增加，说明微波加工后抗氧化活性与总酚含量的正相关性减弱。不同微波条件对大麦麦芽根酚类物质提取率和抗氧化活性的影响结果见表 6-16，低功率微波（160W）处理时，大麦麦芽根游离酚的提取率随微波时间的延长而增加，微波处理 120s 时游离酚的提取率达到最大值 14.9%；而中、高功率微波（480W、800W）处理时，游离酚的提取率较低，这说明较高的微波功率可能导致游离酚降解。低、中功率微波（160W、480W）处理时，大麦麦芽根的总酚含量略有提高，而高功率微波处理则降低了总酚含量。此外，适当的微波功率和微波时间（如 480W、75s）可明显增强大麦麦芽根的抗氧化活性（Budaraju et al.，2018）。

表 6-16　微波处理对大麦麦芽根游离酚提取率、总酚含量及抗氧化能力的影响（Budaraju et al.，2018）

样品	游离酚提取率/%	总酚含量/（mg/g）	DPPH 抗氧化能力/%	ABTS^{+}· 抗氧化能力/%
未处理	12.2±1.2cd	1.8±0.1bcde	17.4±3.6f	35.7±4.5cd
MW1	10.9±1.1cde	2.1±0.4cde	48.9±8.6bcd	24.1±0.8d
MW2	13.9±1.4abc	2.4±0.2bcd	58.6±6.6ab	24.8±0.2d
MW3	14.9±2.7ab	1.9±0.8cdef	38.5±11cde	25.2±1.7cd
MW4	10.1±0.1de	2.2±0.5bcd	56.0±6.5abc	25.0±0.7d
MW5	12.1±0.3bcd	2.5±0.6bc	54.8±2.0abc	38.7±0.2c
MW6	11.3±0.7cde	1.9±0.3cdef	33.6±2.5def	28.3±0.3cd
MW7	8.9±0.6ef	2.2±0.2bcd	49.6±3.0bcd	31.1±5.5cd
MW8	12.4±0.5abcd	1.4±0.1ef	27.9±7.3ef	8.5±0.1e
MW9	12.9±1.1abcd	1.8±0.5def	26.8±9.3ef	32.1±9.8cd

注：MW1=160W、30s；MW2=160W、75s；MW3=160W、120s；MW4=480W、30s；MW5=480W、75s；MW6=480W、120s；MW7=800W、30s；MW8=800W、75s；MW9=800W、120s

（4）微波加工对全谷物膳食纤维的影响

微波加工导致全谷物的膳食纤维含量下降，可能与微波热效应对膳食纤维结构造成破坏有关。微波加工对膳食纤维的影响与膳食纤维种类和微波条件密切相关，微波功率越大，微波时间越长，膳食纤维损失量越大。全谷物燕麦微波加工后，β-葡聚糖含量下降（王珍，2016；申瑞玲等，2016；顾军强等，2014）。也有研究表明微波加工虽然未导致β-葡聚糖含量发生显著变化，但导致其主要组分的分子量降低6.92%；且主要组分的分散度从1.868增加为2.246，说明微波加工导致β-葡聚糖分子发生一定程度的降解，导致其主要组分的分散度变大（郭丽娜等，2015）。目前微波加工对β-葡聚糖生理功效的影响仍需进一步研究。

微波加工也会对全谷物的其他营养物质产生一定影响。微波蒸煮（440W、50s）降低脱脂米糠的植酸和还原糖含量，并改善脱脂米糠的理化特性，增加其糊化度至85.08%，增强其水溶性指数和分散稳定性（刘磊等，2017）。对比炒制和蒸煮等加工方式，微波加工对青稞生理功能的改善效果较好，大鼠饲喂实验结果表明（表6-17），微波加工后的青稞饲料可有效降低大鼠肠道pH、盲肠内容物游离氨、血清总胆固醇、甘油三酯和低密度脂蛋白的含量。这可能与微波加工增加青稞中β-葡聚糖的释放量有一定关系（王倩倩等，2014）。

表 6-17　微波处理青稞对 OVX 大鼠肠道 pH、肠道内容物游离氨和血脂的影响（王倩倩等，2014）

处理方式	指标				
	肠道 pH	游离氨/（μg/g）	血清总胆固醇/（mmol/L）	甘油三酯/（mmol/L）	低密度脂蛋白/（mmol/L）
空白组	8.12±0.15a	523.39±39.88a	2.77±0.40a	0.52±0.08a	0.18±0.02a
微波处理组	7.21±0.17c	348.33±48.72b	1.69±0.15b	0.46±0.03ab	0.13±0.04b
炒制组	7.61±0.12bc	380.59±26.83b	1.78±0.42b	0.48±0.02ab	0.15±0.02ab
蒸煮组	7.78±0.17b	437.77±28.74ab	1.81±0.19b	0.48±0.02ab	0.14±0.02ab
挤压膨化组	7.41±0.26bc	355.28±48.72b	1.70±0.29b	0.44±0.03b	0.12±0.02b

注：OVX 指双侧卵巢切除；同列小写字母不同表示数据间存在显著差异（P<0.05）

2. 微波加工对全谷物食用品质的影响

微波加工利用其热效应导致全谷物食品体系迅速升温，进而引发一系列理化反应，改善全谷物的食用品质。以微波干燥方法生产蒸谷米，确定了前期微波功率 2kW、微波时间 3min，后期微波功率 6kW、微波时间 2min 的最佳工艺条件，制得的成品蒸谷米色泽好、具有纯正的稻米香气、口感松软，且出饭率高（高雅文和刘景圣，2011）。全麦粉经 700W 微波加工后，全麦粉的糊化特性得到改善，淀粉的峰值黏度和最终黏度提高，且全麦粉面团的稳定性和抗延展性得到显著提高，这可能与麦醇溶蛋白的聚集有关；微波加工后的全麦粉制备的全麦面条亮度较高，微生物生长得到有效抑制，全麦面条保质期得到有效延长（Li et al.，2017）。

笔者团队发明了一种微波预处理米糠提升鲜湿糙米米线品质和保质期的方法（吴娜娜等，2019d）。该发明以不同微波条件处理米糠（微波功率 400～1600W、微波时间 1～10min），将微波处理后的米糠与白米混合，经过一系列工艺制备鲜湿糙米米线，以普通工艺（未微波处理米糠）制备的糙米米线作为对照。该发明制备的鲜湿糙米米线弹性和口感品质提升，且保质期得到有效延长。

3. 微波加工对全谷物储藏稳定性的影响

全谷物由于自身特性而易酸败变质，储藏稳定性差。微波加工利用其热效应和非热效应对全谷物进行干燥、钝酶和灭菌，增强全谷物的储藏稳定性，延长其货架期，且微波对全谷物营养物质的破坏较小。微波加工增强全谷物储藏稳定性主要包括以下几个方面：①降低全谷物水分含量，进而阻碍体系内微生物活动、酶促反应和非酶促反应；②钝化易使全谷物品质劣变的脂肪酶等多种酶的活性，抑制油脂氧化酸败等不良反应；③杀灭全谷物中的微生物，避免微生物的活动影响全谷物品质；④避免全谷物中抗氧化剂的大量损失。

全谷物籽粒在生长、采收和储藏等过程中，表皮会滋生细菌和霉菌等多种微生物，其中霉菌对全谷物籽粒的影响最大，这是因为全谷物籽粒经过干燥处理后，含水量低，而霉菌可在水分较低的环境中生长代谢。微波加工可有效杀灭霉菌，降低霉菌对全谷物的不利影响。采用低能量密度微波（2.4W/g）处理大米霉菌，发现微波对霉菌的半致死温度为 50～55℃，致死温度大于 70℃，当菌液温度为 70℃时，霉菌致死率高达 98%；与水浴加热相比，微波加工显著降低大米霉菌残留量，且减缓残留霉菌的生长速度。这是微波热效应和非热效应综合作用的结果，微波加工增大了霉菌细胞膜的通透性，使霉菌细胞内的核酸渗透率、蛋白质渗透率和电解质渗透率增大，且改变霉菌细胞内 DNA 和酶的结构，从而破坏细胞的正常生理代谢功能，导致霉菌死亡及残留霉菌的生长速率降低（胡坚，2009）。

全谷物麸皮中油脂含量高、脂肪酶活性强，麸皮储藏稳定性较差。微波加工通过降低水分和钝化酶活性，可增强麸皮的稳定性。微波干燥过程可分为两个阶段：微波加工初期，体系温度迅速升高，但水分下降速率慢；当体系达到一定温度时，温度上升的速率降低，水分下降的速率加快。微波加工可降低米糠的水分含量，降低过氧化物酶和脂肪酶的活性，延缓米糠脂肪在储藏过程中的降解，从而延缓储藏过程中米糠脂肪酸值的上升，延长米糠的保质期（李希熙等，2011）。

（三）微波加工在全谷物加工中的应用

相比传统热加工技术，微波加工作为一种新型加工技术，具有加热快、传热效率高、加热时间短、对营养物质影响小等特点，在全谷物食品加工中得到了越来越广泛的研究和应用。微波加工技术在全谷物加工中的应用有很多方面，包括全谷物微波干燥、微波杀菌、微波稳定化处理、微波烘焙熟化等。关于微波加工对全谷物淀粉、蛋白质、膳食纤维和酚类物质等营养物质影响的研究比较多，但微波加工对全谷物营养物质影响机制的研究还需要进一步深入。微波干燥主要应用于稻米、小麦和杂粮等全谷物籽粒，微波灭酶稳定化处理主要应用于米糠和麸皮等的稳定化加工。由于全谷物组成成分复杂，不同品种全谷物都有不同的基本组成成分，因此，应进行微波加工对不同全谷物影响的研究，确定不同品种全谷物的营养与活性物质损失较少、品质改善最佳的微波加工条件，为微波加工应用于全谷物加工提供基础。此外，单一的微波加工技术改善全谷物品质的效果有限，应将微波加工技术与其他全谷物加工技术相结合，开发更营养、健康和美味的全谷物食品。

第三节　非热加工技术与全谷物食品加工

与精制谷物相比，全谷物中含有麸皮和胚等结构，且膳食纤维等物质的含量较为丰富，导致全谷物口感较差、不易熟化、营养价值利用率低、储藏时间短和加工性能差等（Xia et al.，2019）。因此，近年来针对全谷物的加工技术引起了国内外研究者的广泛关注。传统的热加工技术主要有蒸煮、焙烤、挤压蒸煮、微波处理等。传统的热加工技术存在处理温度高和耗能较大等缺点，且在加工过程中易导致全谷物中的热敏性物质降解等。非热加工技术具有处理温度低、处理时间短、节能环保和效率高等优点。常见的非热加工技术主要有超声波、低温等离子体、高静压（100～1000MPa）和脉冲电场等，这些非热加工技术降低了处理温度和减少了处理时间。非热加工技术应用于全谷物食品加工可以有效保留全谷物的营养物质、提升其营养价值且改善全谷物的食用特性（Knorr et al.，2011）。

一、超声波加工技术

（一）超声波加工技术及其特点

超声波是一种频率 20kHz～1MHz 且人类听不到的声波（Zhu et al.，2016b）。根据功率密度范围，超声波可分为低能超声波和高能超声波，其中低能超声波是指功率密度低于 1W/cm^2 的声波，而高能超声波是指功率密度为 10～1000W/cm^2 的声波（Xia et al.，2017a）。超声波能够通过液体介质或含有固体材料的液体进行传播，并产生压缩和膨胀后形成空化泡，这种现象称为空化现象，但随着超声波继续传播，这些空化泡会增长至临界值大小，随后它们会变得不稳定并剧烈坍塌（Soria and Villamiel，2010）。超声波技术具有快速、环保和低能耗等特点，因此超声波技术被广泛应用于食品分析、加工、提取和质量管理等领域（Awad et al.，2012）。近年来的研究表明，利用超声波技术可以极大地改善谷物食用品质（Sujka and Jamroz，2013），且对辅助提取谷物中的活性物质和提高谷物中的营养物质含量等具有促进作用（Jin et al.，2015）。

（二）超声波加工对全谷物品质的影响

1. 超声波加工对全谷物组分的影响

由于超声波可以释放出强大的能量，因此超声波对不同全谷物的蛋白质和淀粉等成分的理化性质具有不同程度的改变作用（表 6-18）。经超声处理的不同全谷物淀粉其微观表面结构大多出现裂纹，糙米和小米淀粉的相对结晶度降低，而玉米、小麦和大麦淀粉的相对结晶度未发生显著变化，不同全谷物淀粉之间的糊化起始温度、峰值温度和终止温度均有着不同的变化，玉米、小麦和大麦中的 RDS 含量提高了 4%～8%，SDS 含量降低了 5%～9%，抗性淀粉含量提高了 0.5%～2%。

超声处理对全谷物中的蛋白质、酶活性和颗粒结构等都有显著影响。研究表明，经超声处理（20kHz，100W，20～30℃，12.5min）后的小米浓缩蛋白，其溶解度提高了 30%，发泡能力、泡沫稳定性、乳化液活性指数和乳化液稳定性均显著提高，且蛋白质分子量减小，蛋白质表面带负电荷的氨基酸含量明显高于未处理蛋白质（Nazari et al.，2017）。超声处理（20kHz，100W/L，30℃，15min）脱脂玉米胚蛋白可使其血管紧张素转换酶抑制活性提高 13%左右（Mohammed et al.，2019）。双频超声处理（20kHz+25kHz，400W，30℃，40min）玉米淀粉可使其颗粒变小，表面出现更多的凹陷，峰值黏度和凝胶性能均有所降低（Hu et al.，2015）。在固液混合体系中，超声波可以产生很强的剪切力和自由基，因此能够使淀粉等物质的结构和性质发生改变（Zhu et al.，2015）。

此外，超声处理也可以作为一种辅助方法来提取或提高全谷物中营养活性物质的含量。利用超声波技术可以有效提高全谷物中的活性物质，如小麦中 GABA 含量提高了 30.7%，荞麦中总黄酮含量提高了 3.94%，小米中总酚含量提高了约 2.3 倍，萌芽高粱中的亚油酸含量增加了 0.05%（表 6-19）。

超声处理对全谷物的细胞壁产生作用，降低谷物浆液的粒径，增加膳食纤维的溶解及提高膳食纤维的提取率。利用超声波（30min）辅助酸碱法处理麦麸和燕麦壳可以显著提高两者的降解效率（Debiagi et al.，2020）。高粱浆在液化前进行超声处理 1min 可使浆体的平均粒径从 302μm 降低至 115μm，糖化率提高约 8%（Shewale and Pandit，2009）。利用超声波辅助萃取法（乙醇：玉米麸皮=7.9：1，56℃，45min，250W、40kHz）可以提高玉米麸皮中的玉米黄质和叶黄素的提取量，提取量约为 397μg/g（Wang et al.，2019）。超声波参与辅助提取的机制主要是在超声条件下，破坏了固体基质的细胞壁，有利于溶剂的渗透和传质，从而提高了萃取速率（Barba et al.，2014）。

表 6-18　超声处理对不同谷物淀粉理化性质的影响

谷物原料	超声处理工艺参数	扫描电镜	晶体性质	热性质	糊化特性	消化率	其他变化	参考文献
糙米	浸泡：2～8h；超声处理条件：50℃，60min，400kHz，185W	淀粉颗粒尺寸减小	相对结晶度降低	T_o、T_c、T_p均升高	PaT 降低；PKV、FV、SBV 和 BDV 均升高		水结合能力和溶解度均增加；硫胺素、核黄素和烟酸分别比处理前高 8 倍、3 倍和 3.8 倍	Park and Han，2016
小米	超声处理条件：15min、30min、45min、60min	淀粉表面出现一些裂纹和孔隙	相对结晶度降低	T_o 和 T_p 均降低；T_c 升高	黏度曲线的类型未改变	消化率提高 13.3%	淀粉膨胀力增加 6.4%；最大透明度增加 8.6%	Li et al.，2019a
玉米	臭氧（42mg O_3/L）：25℃，15min；超声处理条件：8h，温度为24～26℃，25kHz，72W/L	淀粉表面粗糙，出现孔隙、凹坑	相对结晶度未发生显著变化		PKV 升高，BDV、FV、SBV、PaT 降低		透明度提高约 61%；表观直链淀粉含量增加 2%左右；pH 有下降趋势	Castanha et al.，2019
小麦	超声处理条件：24kHz，30min，100W	3 种淀粉颗粒表面均出现凹陷、孔隙	3 种淀粉的相对结晶度均未发生显著变化			RDS 提高约 5.5%；SDS 降低约 7.2%；RS 提高约 1.7%		
玉米	超声处理条件：24kHz，30min，100W	3 种淀粉颗粒表面均出现凹陷、孔隙	3 种淀粉的相对结晶度均未发生显著变化			RDS 提高约 4.7%；SDS 降低约 5.5%；RS 提高约 0.8%	膨胀力和溶解度均增加；3 种淀粉颗粒粒径均无显著变化，大麦淀粉颗粒粒径最大，为 28μm，玉米、小麦和大米淀粉颗粒粒径分别为 21.7μm、19.27μm 和 15.4μm	Kaur and Gill，2020
大麦	超声处理条件：24kHz，30min，100W	3 种淀粉颗粒表面均出现凹陷、孔隙	3 种淀粉的相对结晶度均未发生显著变化			RDS 提高约 7.1%；SDS 降低约 8.7%；RS 提高约 1.6%		

注：T_0. 起始温度；T_p. 峰值温度；T_c. 终值温度；PKV. 峰值黏度；FV. 终值黏度；BDV. 崩解值；SBV. 消减值；PaT. 糊化温度

表 6-19　超声处理对辅助提取全谷物中活性物质的影响

谷物原料	超声处理工艺参数	测定指标	营养活性物质含量	参考文献
小麦	25kHz，16W/L，30min	GABA	GABA 含量提高 30.7%，约为 64.98mg/100g	Ding et al.，2018
荞麦	50kHz，200W，60℃，21min，72%甲醇	总黄酮	在此条件下，总黄酮的得率为 3.94%	Zhao et al.，2014
荞麦芽	40kHz，56℃，40min，700W，80%三甘醇	总黄酮	总黄酮的提取率为 21.07mg RE/g，显著高于其他组	Mansur et al.，2019
小米	木聚糖酶（5.0×10^4U/mL）联合纤维素酶（1.875×10^5U/mL）酶解后（50℃，2h）进行超声处理（20kHz，250W，55℃，30min）	多酚类	总酚含量增加 2.3 倍，总黄酮含量增加 1.3 倍，单宁含量增加 1.2 倍	Balasubramaniam et al.，2019
萌芽高粱	微波功率（700W）和超声强度（60%）联合作用 30s，10min	脂类	棕榈酸、硬脂酸、花生四烯酸等均有所增加，其中亚油酸增量最为显著，为 0.05%	Hassan et al.，2017

注：RE（rutin equivalent）为芦丁当量

2. 超声波加工对全谷物食用品质的影响

全谷物表面具有致密的纤维麸皮层，普通蒸煮方法很难缩短其蒸煮时间，而超声波对全谷物的表皮层具有破坏作用（图 6-5），因此超声波技术对缩短全谷物蒸煮时间和改善其食用品质等方面具有重要作用。超声处理会使不同全谷物的表面发生裂纹，表面颜色加深，硬度降低，吸水率提高，蒸煮时间降低；此外，超声处理使萌芽糙米的峰值黏度、谷值黏度和最终黏度均下降（表 6-20）。

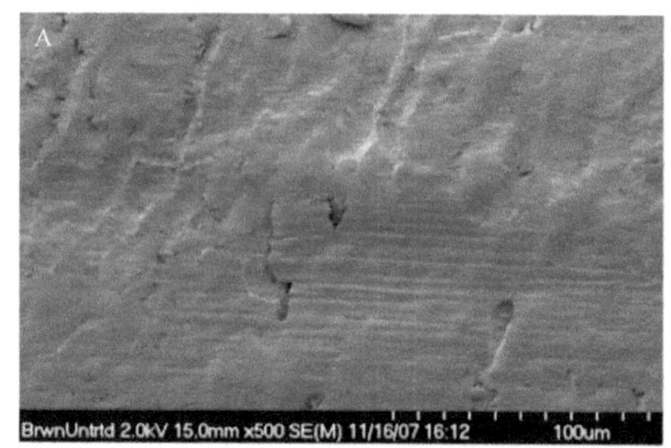

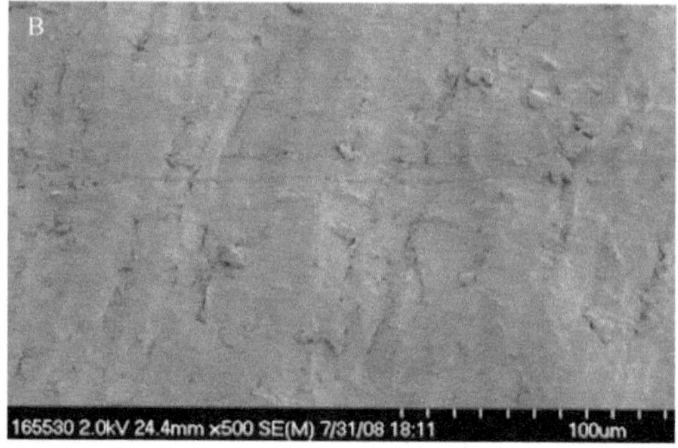

图 6-5　糙米经超声处理前后其表面结构的变化（Cui et al.，2010）

A. 未经处理的糙米；B. 经超声处理后（55℃，30min，2000W，16kHz）的糙米

表 6-20　超声处理全谷物食用品质的影响

谷物原料	超声处理工艺参数	食用品质	参考文献
萌芽红米 萌芽糙米	萌芽 36h 后经超声处理（25kHz，16W/L，5min），室温	萌芽糙米峰值黏度、谷值黏度和最终黏度均显著下降，而萌芽红米则变化不明显，萌芽糙米表面颜色加深呈深褐色，两者硬度分别降低了 39.2%、43.4%	Ding et al.，2018
糙米	超声处理（30min，40℃）后再用纤维素酶酶解（1.6IU/mL，50℃，pH 5，4.5h）	表面出现裂纹，其水化能力提高了 1.5 倍，蒸煮时间缩短了 6.4min，硬度降低，食味值提高	Zhang et al.，2015a
糙米	在不同温度（25℃、40℃、55℃）下经超声处理（30min，2000W，16kHz）	表面出现了裂缝，颜色加深，温度为 55℃时吸水率显著提高了 17.4%，蒸煮时间缩短了 6.6min	Cui et al.，2010

谷物的表面积决定了其最佳蒸煮时间，谷物经超声处理后与处理前相比，其表面积增大，膨胀率更高，且谷物表面形成的裂纹使得在蒸煮过程中水更容易渗透到谷物内部，从而缩短蒸煮时间（Mohapatra and Bal，2006）。

（三）超声波加工技术在全谷物加工中的应用

超声波加工作为一种非热加工技术，具有设备简单、绿色环保、低能消耗、作用快速等优点，因此超声波加工技术在全谷物加工中的应用前景十分广阔。超声波可以通过空化作用来改变全谷物的理化性质，从而改善全谷物的食用特性。由于超声波作用强烈，效率较高且加工温度较低，因此与传统热加工技术相比，超声波技术的应用可以缩短全谷物的加工时间，避免因加热而带来的营养物质损耗，对营养型和健康型的全谷物食品的开发具有重要作用。此外，在超声波加工过程中可以改变超声波的频率、时间、温度和功率等条件（Zinoviadou et al.，2015），而且可以根据不同全谷物的理化特性来优化超声加工条件从而达到提高全谷物食品品质的目的。

二、低温等离子体加工技术

（一）低温等离子体加工技术及其特点

等离子体被认为是除固态、液态和气态之外，物质存在的第 4 种状态，物理上，它是部分或全部电离的含有活性物质的气体混合物（Dumont and Adriaens，2014）。根据产生方法，等离子体可分为两类，即热等离子体和低温等离子体，低温等离子体又可以划分为平衡等离子体（100～150℃）和非平衡等离子体（＜60℃）。在平衡等离子体中，电子和气体分子等物质之间存在局部热力学平衡，而在非平衡等离子体中，电子温度较高，气体分子温度适中，不存在局部热力学平衡，使得整个系统的温度较低（Mandal et al.，2018）。低温等离子体可以产生一系列的高能活性物质，当气体发生电离时会产生不同的离子和高能自由电子，由于两者的质量相差极大，因此可以通过改变外界电场，有效地控制等离子体的流动方向，从而对物质产生作用（Pankaj and Keener，2017）。

与传统热加工技术相比，低温等离子体技术具有成本低、节能环保、加工效率高、适用于大型系统等特点（Bourke et al.，2018）。因此低温等离子体技术在食品安全和可持续生产等方面具有巨大的潜力，且引起了食品行业的广泛关注（Misra et al.，2017）。近年来，越来越多的研究证明，低温等离子体对全谷物的品质具有改善作用，如去除有害毒素、抑制脂肪酶活性等（Gavahian et al.，2018；Pankaj et al.，2018）。

（二）低温等离子体加工技术对全谷物品质的影响

1. 低温等离子体加工对全谷物活性物质及有害微生物活性的影响

低温等离子体技术对提高全谷物中的活性物质含量、促进全谷物种子萌芽、抑制脂肪酶等酶的活性、灭活全谷物在储藏过程中的有害微生物等方面具有积极的促进作用。

采用低温等离子体技术处理全谷物，可显著增加其酶活及抗氧化活性，促进萌芽，延长储藏时间。利用低温等离子体（3kV，10min）和萌芽联合处理糙米，可使其 GABA 含量从 19mg/100g 增加至 28mg/100g，α-淀粉酶活性增加，抗氧化活性显著提升（Chen et al.，2016）。经低温等离子体处理的小麦种子萌芽 4 天后，其根长、芽长和干重等生长参数均高于未处理小麦（Dobrin et al.，2015）。利用低温等离子体技术（10kV，1min）处理玉米种子，萌芽 3 天后，其根长、鲜重和干重与未处理玉米种子相比显著增加，且超氧化物歧化酶（SOD）等酶活性也显著提高（Henselová et al.，2012）。利用低温等离子体技术（3kV，1.2mA，30min）处理糙米后，糙米的脂氧合酶活度降低了 54AU/min，脂质氧化和水解减少，这对延长糙米的储藏时间具有重要作用。低温等离子体技术对酶活性的灭活作用主要是由于酶空间结构的变化和氨基酸的化学修饰，而影响这些变化的因素主要有离子化气体、酶品种、处理参数（电压、频率和功率等）和等离子体源类型等（Chen et al.，2015）。

低温等离子体技术处理对全谷物中的有害微生物有一定的灭活和抑制作用。利用低温等离子体技术（250W，15kHz，20min）处理糙米后，糙米表面的芽孢杆菌、枯草芽孢杆菌和大肠杆菌的数量显著减少约 $10^{2.3}$cfu/g，且糙米的 α-淀粉酶活性和吸水率显著升高，硬度显著降低，颜色加深呈深褐色（Lee et al.，2016）。利用低温等离子体技术处理全谷物 5min，全谷物中芽孢杆菌和大肠杆菌等含量分别减少 10^5cfu/g 和 10^3cfu/g，并且对孢子具有更高效的损伤作用，使孢子减少约 10^6cfu/g，对全谷物食品的储藏和加工具有重要作用（Los et al.，2017）。糙米经低温等离子体技术（40W，25min）处理后，表面的黄曲霉生长量降低约 10^4cfu/g，有利于糙米储藏和加工（Suhem et al.，2013）。

2. 低温等离子体加工对全谷物淀粉组分的影响

淀粉作为全谷物中主要的营养成分之一，其改性技术一直是研究的热点，但由于热改性技术对淀粉结构的破坏较大且耗能较高。因此，近年来，低温等离子体技术作为一种新型的非热加工技术被广泛应用于淀粉改性的研究中。

经低温等离子体处理后（40W、60W），稻米淀粉表面出现裂缝，直链淀粉含量减少约 7%，淀粉的溶解度、溶胀性、吸水率、糊化起始温度和终止温度均增加，而峰值温度则有所下降（Thirumdas et al.，2016a）。半熟米粉经低温等离子体处理后（30W、40W 和 50W，5min、10min 和 15min），其持水能力、结合水能力、持油能力和水溶性指数均显著提升，溶胀性降低，直链淀粉含量降低了约 2.45%，糊化起始温度、峰值温度和终止温度均显著增加，热焓值和结晶度却显著降低，说明低温等离子体对淀粉颗粒结构和性质有较大影响（Sarangapani et al.，2016a）。

低温等离子体技术可以有效地释放出高能活性粒子和众多的高能活性物质（Pashkuleva et al.，2010），如羟基自由基（·OH）等可以切割淀粉的双键，将支链淀粉降解成更小的分子（Lii et al.，2002a，2002b），同时自由基也可以通过氧化淀粉颗粒从而达到对淀粉改性的作用（Sarangapani et al.，2016b；Zou et al.，2004）。低温等离子体技术对淀粉改性的机制主要有 3 种，分别为淀粉交联并形成新键、淀粉支链解聚和淀粉表面形成刻蚀（Thirumdas et al.，2017）。在低温等离子体的作用下，水分子分解成·OH，两条聚合链（C—OH）的还原端之间发生解离，然后·OH 在这两条链之间发生交联反应并形成一种新的 C—O—C 键（图 6-6A）；在低温等离子体的轰击下，支链淀粉侧链和直链淀粉会迅速发生降解并产生较小的分子片段（图 6-6B）；低温等离子体释放出的高能粒子等活性物质会轰击淀粉表面并使得其表面变得凹陷粗糙，从而产生刻蚀现象（图 6-6C）。

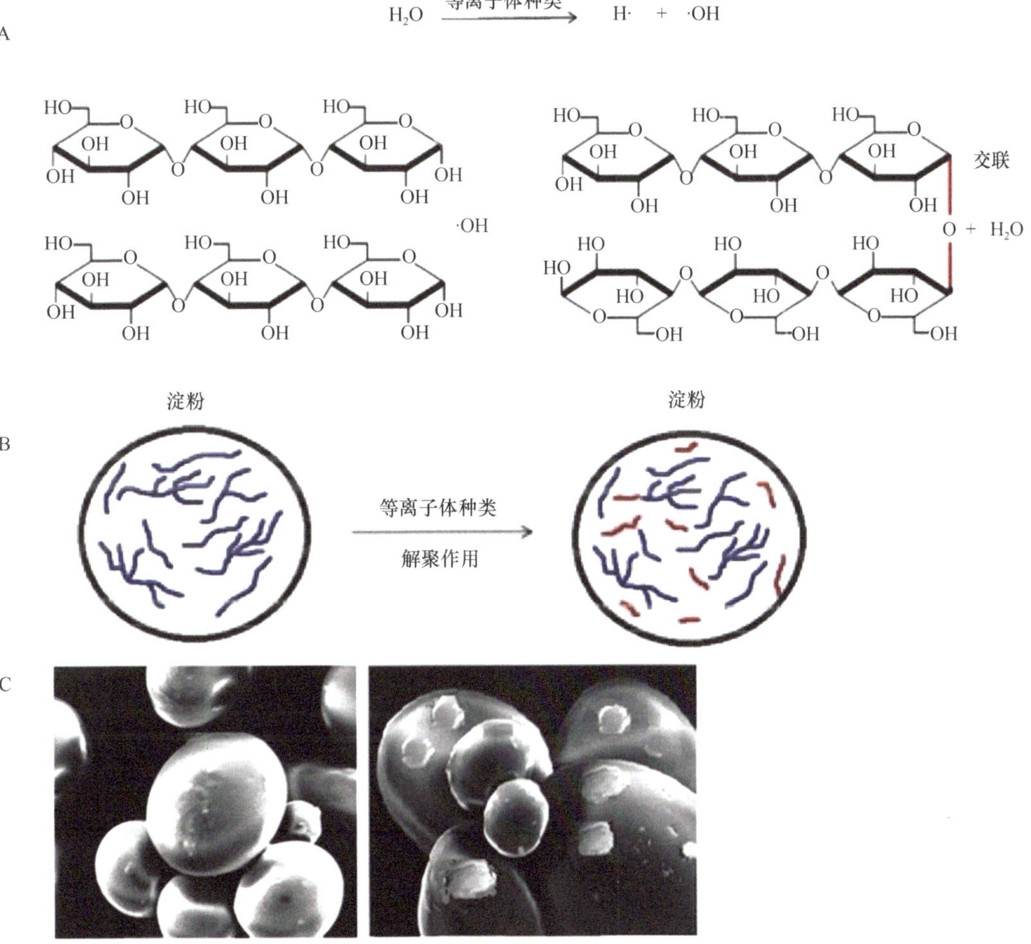

图 6-6　低温等离子体技术对淀粉改性作用机制（Thirumdas et al.，2017）
A. 淀粉交联；B. 淀粉支链解聚；C. 淀粉颗粒表面刻蚀

3. 低温等离子体加工对全谷物蒸煮和食用品质的影响

低温等离子体加工过程中释放的高活性粒子可以有效地轰击全谷物表面，使全谷物表面发生刻蚀现象（图 6-7），在蒸煮过程中有利于水分进入全谷物籽粒内部，从而达到缩短全谷物蒸煮时间和改善全谷物食用品质的效果。

利用低温等离子体技术（1～3kV，30min）处理糙米，随着处理电压的增强，糙米

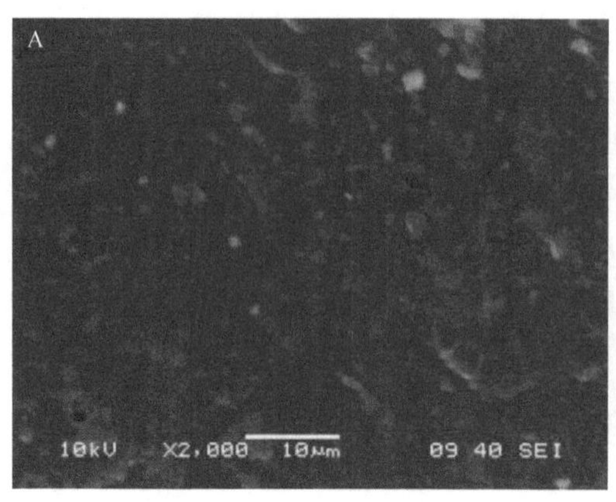

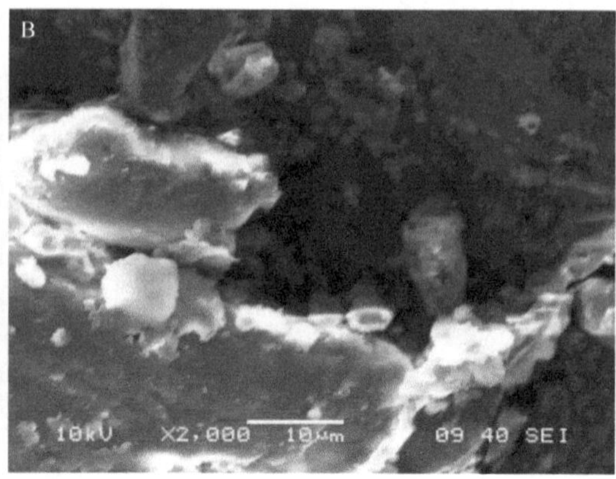

图 6-7 低温等离子体处理前后糙米的表面结构（Thirumdas et al.，2016b）
A. 未处理糙米的表面；B. 低温等离子体（10min，50W，1.5kV）处理糙米的表面

皮层出现严重的刻蚀现象；处理后的糙米浸泡 5h 后，其吸水率与未处理糙米相比提高约 3.36%，且在处理电压为 1kV 时，糙米的蒸煮时间缩短 7.6min，硬度显著降低（Chen et al.，2012）。利用低温等离子体技术（1～3kV，30min）处理长粒籼糙米，当处理电压为 1kV 时，糙米表面呈现出宽而浅的裂纹，而当处理电压为 2kV 和 3kV 时，糙米表面呈现出窄而深的裂纹；处理后的糙米浸泡 5h 后，其吸水率与未处理糙米相比提高约 3%；在处理电压为 3kV 时，糙米的蒸煮时间缩短约 13.7min，且处理后的糙米粉峰值黏度、糊化焓和结晶度均显著降低（Chen，2013）。糙米经低温等离子体（10min，50W，1.5kV）处理后，糙米表面出现严重刻蚀现象，糙米的吸水率显著升高了 7.2%，蒸煮时间缩短约 8min，硬度显著降低（Thirumdas et al.，2016b）。

（三）低温等离子体加工技术在全谷物加工中的应用

低温等离子体技术作为一种新型的非热加工技术，虽然在食品领域的应用还处于探索阶段，但也有越来越多的报道表明，低温等离子体技术对提高全谷物蒸煮品质、去除生物毒素、延长储藏期、抑制酶和微生物活性、全谷物淀粉改性等方面具有重要作用。因此，与热加工技术相比，低温等离子体技术在全谷物加工中具有广阔的应用前景。

但目前关于低温等离子体技术改变全谷物品质特性的机制尚未完全揭示清楚，这也将是今后研究的重点。此外，可以针对不同全谷物的品质特性，优化低温等离子体技术对特定全谷物的加工工艺参数，从而提高低温等离子体技术在全谷物加工中的应用效率。

三、高静压加工技术

（一）高静压加工技术及其特点

高静压加工也称为高压处理（压强为 100～1000MPa），是一种以水或溶剂为介质来传递压力，在常温下就可以进行的非热加工技术，且广泛应用于食品领域（Guerrero-Beltrán et al.，2005）。近年来的研究表明，高静压加工对全谷物中的蛋白质变性、淀粉改性、灭活微生物和抑制酶活性等方面具有重要作用（Yang et al.，2016b；Toepfl et al.，2006；Estrada-Girón et al.，2005）。与传统热加工技术相比，高静压加工技术具有节能环保、效率高和处理温度低等特点，对于热敏性食品，如全谷物类食品，具有保护其感官特性和营养品质的作用（San et al.，2002）。

（二）高静压加工对全谷物品质的影响

1. 高静压加工对全谷物蒸煮和食用品质的影响

由于高静压加工可以产生强大的压力，利用该技术处理全谷物时，容易导致全谷物表皮、糊粉层、胚乳层之间产生裂纹和麸皮层的损伤，从而加速水分进入全谷物内部，且加压时容易导致全谷物淀粉和蛋白质等成分变性，降低其烹饪过程所需的能量，因此高静压加工技术在缩短全谷物的蒸煮时间和提高淀粉体外消化率等方面具有重要意义。

杂豆不属于全谷物，但是属于淀粉质原料。笔者团队研究了不同压强下的高静压处理对豌豆淀粉理化性质及体外消化率的影响。与天然豌豆相比，经过600MPa高静压处理的豌豆淀粉形态完全被破坏（图6-8），粒径增大，凝胶化完全，淀粉糊化时的峰值黏度、谷值黏度、崩解值、最终黏度和回生值均较低；在150～600MPa高静压处理后，豌豆淀粉晶型由C型逐渐转变为B型；在30～70℃时，600MPa高静压处理的豌豆淀粉的吸水指数、溶胀力和溶解度均高于其他样品，但在90℃时，结果相反；淀粉的凝胶化温度和焓值随压力的增大而降低；天然豌豆淀粉的RDS含量为58.9%，RS含量为24.1%，然而，在600MPa高静压处理的豌豆淀粉中RDS含量为52.4%，RS含量为36.6%，淀粉消化率显著降低（$P<0.05$）（Liu et al.，2018）。

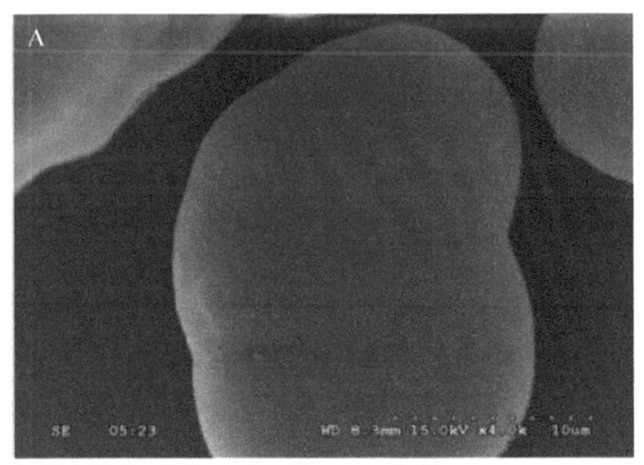

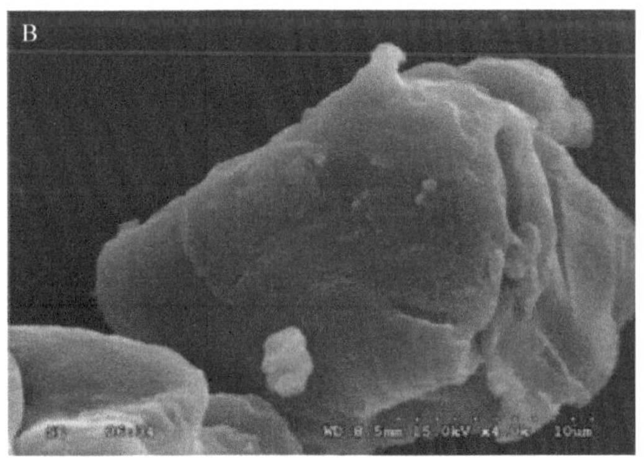

图6-8　高静压处理对豌豆淀粉表面结构的影响（Liu et al.，2018）

A. 天然豌豆淀粉；B. 高静压（600MPa）处理淀粉

高静压处理对不同全谷物的淀粉有着不同的处理效果（表6-21）。荞麦和高粱经高静压处理后，表面均出现粗糙现象，淀粉晶型未发生变化，RDS含量减少17.0%～29.0%，SDS和RS含量分别增加45.0%～51.0%和6.0%～14.0%，淀粉的吸水能力、持水力、糊化温度和热稳定性增加。

表 6-21　高静压处理对不同谷物淀粉理化性质的影响

淀粉来源	高静压处理工艺参数	扫描电镜	晶型	消化率	其他变化	参考文献
苦荞	高静压 20min、120～480MPa	表面出现粗糙现象	未发生变化	RDS 含量减少了约 17.0%，SDS 和 RS 含量分别增加了 50.5%和 6.70%	吸水能力、持水力、糊化温度和热稳定性增加	Liu et al.，2016a
甜荞	高静压 20min、120～480MPa	表面出现粗糙现象	未发生变化	RDS 含量减少了约 29.0%，SDS 和 RS 含量分别增加了约 49.1%和 8.2%	吸水能力、持水力、糊化温度和热稳定性增加	Liu et al.，2016b
高粱	高静压 20min、120～480MPa	表面出现粗糙现象	未发生变化	RDS 含量减少了约 20.3%，SDS 和 RS 含量分别增加了约 45.1%和 13.4%	吸水能力、持水力、糊化温度和热稳定性增加	Liu et al.，2016c

此外，利用高静压处理糙米可缩短其蒸煮时间，缩短约 14min（表 6-22），且高静压处理联合萌芽处理的次序对萌芽糙米也有着不同的影响，虽然两种方式均可导致萌芽糙米出现裂纹和空隙，但先进行萌芽后进行高静压处理可以使得淀粉的体外消化率降低约 15%，且钙和铜含量分别增加 12.59%～52.17%和 2.87%～23.06%；而先进行高静压处理后进行萌芽却提高了淀粉的体外消化率（提高了约 5%），原因可能是先进行高静压处理使得淀粉表面存在较多的空隙，改变了淀粉酶由表面向内部侵蚀的模式，从而提高了淀粉的体外消化率。

表 6-22　高静压加工对全谷物蒸煮和食用品质的影响

全谷物	高静压处理工艺参数	扫描电镜	消化率	GABA	其他变化	参考文献
糙米	高静压（50～350MPa，20min）处理后萌芽 2 天	表面粗糙、针孔较多	提高了约 5%	提高了 21.9%～27.4%	脂质水解和氧化有明显的抑制作用	Xia et al.，2018
糙米	萌芽 36h 后进行高静压处理（0.1MPa、100MPa、300MPa、500MPa，10min）	表面出现坍塌和空洞	降低了约 15%	提高了 37.85%～45.16%	钙和铜含量分别增加了 12.59%～52.17%和 2.87%～23.06%	Xia et al.，2017b
糙米	高静压（200MPa、300MPa、400MPa、500MPa、600MPa）处理，无萌芽处理	表面结构遭到破坏，呈粗糙状			蒸煮时间缩短了 14min	Yu et al.，2015

2. 高静压加工对全谷物储藏保质期的影响

在高静压的作用下，全谷物中的微生物和脂肪酶等的活性会受到抑制，因此利用高静压加工技术来处理全谷物可以有效地延缓脂肪氧化、防止褐变，对延长全谷物食品的货架期具有重要作用。

糙米经高静压（30～90MPa，5min）处理后萌芽 52h，其萌芽率显著增加，可达 65%～76%，GABA 含量显著增加，植酸含量降低，淀粉表面出现粗糙空隙，且总消化率显著提高约 5%，游离脂肪酸含量显著降低，萌芽糙米的贮藏稳定性显著增强（Xia and Li，2018）。小麦淀粉经高静压处理后（600～700MPa），在 25℃时发生糊化，且处理后的小麦淀粉在 23℃时结晶度最小，这对于延缓淀粉回生和延长食品保质期具有促进作用（King and Kaletunç，2009）。在高静压的作用下（600MPa，15min），普通玉米淀粉和蜡质玉米淀粉在室温下就可以完全糊化，在糊化后的储藏实验中发现，随着贮藏时间的延长，高静压处理的普通玉米淀粉和蜡质玉米淀粉的结晶度分别为 11.49%和 12.74%，显著低于未处理的普通玉米淀粉和蜡质玉米淀粉的结晶度（分别为 26.41%和 29.70%）（P<0.05），且两者的抗性淀粉含量也随贮藏时间的增加而增加，而两者的峰值黏度、谷值黏度和最终黏度值随贮藏时间的增加而降低，这对于延长全谷物食品的货架期和全谷物淀粉改性具有重要作用（Li et al.，2015）。

3. 高静压加工对全谷物面团特性的影响

高静压加工技术的应用易导致全谷物淀粉和蛋白质等营养成分发生变性，从而改变全谷物的理化性质，因此高静压加工技术对改善全谷物面团特性和提高全谷物食品品质等方面具有积极作用。

经高静压处理（350MPa，10min）的小麦和燕麦混合面团与未处理组相比，其黏性和弹性更好，增强了面包结构，更适合做面包（Angioloni and Collar，2012）。燕麦片经高静压处理后（300MPa），其淀粉表面虽然保留了原有的颗粒状结构，但发生了颗粒膨胀和轻度解体，随着压力的增加（>350MPa），面粉糊的黏性和弹性显著增加，可溶性蛋白含量显著降低（P<0.05）（Edith et al.，2009）。小麦和燕麦混合粉经高静压（300MPa，30min）处理后，混合粉的粗蛋白质和纤维含量显著高于低压处理组（0.05MPa），随着处理时间的延长，混合粉的持水性增加，且将处理后的混合粉与燕麦粉复配使用，可提高面条的硬度和细腻度，对全谷物面条等食品的品质和性能具有改善作用（Lee and Koo，2019）。

4. 高静压加工对全谷物生物活性物质的影响

高静压加工技术在全谷物生物活性物质的积累，以及降解抗营养物质、丰富全谷物特征性气味和淀粉改性等方面也具有促进作用。

笔者团队采用高静压处理萌芽糙米，研究了高静压处理的压力和时间对萌芽糙米中 GABA 含量的影响，结果见图 6-9。在保压时间为 25min 的条件下，4 组不同压强下处理的萌芽糙米 GABA 含量均有所下降（图 6-9A）；而在压强为 600MPa 的条件下，保压时间 4min 和 6min 处理的萌芽糙米 GABA 含量相比未处理萌芽糙米显著提高（P<0.05），

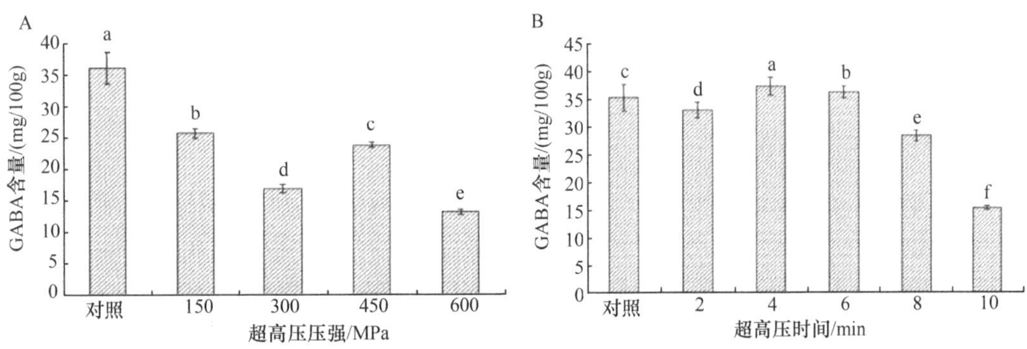

图 6-9　高静压对萌芽糙米 GABA 含量的影响（陈雪等，2017）

A. 相同时间不同高静压压强处理；B. 相同压强不同高静压时间处理

分别提高了 2.03mg/100g 和 0.97mg/100g（图 6-9B）；原因可能是高静压处理使萌芽糙米内部的细胞系被破坏，基质与脱碳酸酵素的结合度增加，从而使谷氨酸转化为 GABA；因此，高静压短时间处理的萌芽糙米 GABA 损失较少，若选择合适的高静压时间，还会促使萌芽糙米中 GABA 含量增加（陈雪等，2017）。

利用顶空固相微萃取-气相色谱-质谱联用技术（HS-SPME/GC-MS）研究发现，糙米在萌芽过程中总挥发性物质含量显著降低，而经高静压处理（100MPa、300MPa、500MPa，15min）后的萌芽糙米（萌芽 36h），其总挥发性物质显著升高，尤其是醛类、酮类和醇类等特征性气味物质显著增加，高静压处理增强了萌芽糙米的风味（Xia et al.，2017c）。荞麦经高静压处理后（600MPa，60℃，30min），其植酸和单宁含量分别降低 45.5%和 19.9%，蛋白质消化率提高 0.8%，有效地改善了荞麦的营养特性（Deng et al.，2015a）。以玉米为原材料，利用高静压加工制备非晶颗粒态淀粉（AGS）和非粒状非晶颗粒态淀粉（non-AGS），制备的 AGS 和 non-AGS 的持水性及表观黏度均高于天然淀粉，且两者均比天然淀粉表现出更高的糊化温度和更低的峰值黏度，此外 non-AGS 的峰值黏度明显低于 AGS，这对于生产特制的全谷物淀粉具有重要意义（Song et al.，2017）。

（三）高静压加工技术在全谷物加工中的应用

高静压加工避免了高温和处理时间长等缺点，且最大程度地保留了食品的营养价值、色泽和风味，因此，作为一种新型的非热加工技术，高静压加工技术被广泛应用于食品领域。近年来，越来越多的报道表明，高静压加工技术对改善全谷物食用品质、提高淀粉体外消化率、促进全谷物中活性物质的合成、延长全谷物食品货架期等方面具有促进作用。因此高静压加工技术在全谷物食品的加工中具有较大的应用潜力。

此外，在全谷物的储藏方面，利用高静压加工技术来延长全谷物和全谷物食品的货架期不仅取决于酶或微生物的类型，还取决于高静压加工的处理时间和压强等参数（Guerrero-Beltrán et al.，2004）。因此，根据不同全谷物食品来优化不同的高静压加工工艺参数对提高全谷物食品的安全性和延长全谷物食品的货架期具有指导意义，这也将是今后研究的重点。

四、脉冲电场加工技术

（一）脉冲电场加工技术及其特点

近年来，脉冲电场加工技术作为一种新型的非热加工技术被广泛应用于食品加工领域。脉冲电场加工技术是利用两个电极之间的极短脉冲产生高压（1～80kV/cm），对放置在两个电极中的食品产生作用，从而改变食品的品质特性（Barba et al.，2015）。脉冲电场加工技术被广泛应用于谷物加工领域。

脉冲电场加工技术具有绿色环保、效率高、处理时间短和处理温度低等特点。近年来的报道指出，脉冲电场加工技术对灭活食品中的微生物、提高食品中活性物质的萃取效率及对食品干燥等具有重要作用（Lebovka et al.，2007；Chalermchat and Dejmek，2005；Gongora-Nieto et al.，2003）。脉冲电场加工技术对细胞的影响机制主要包括以下 3 个方面（图 6-10）：①诱导跨膜电位通过胞质膜；②空隙形成且空隙大小和数量开始发生变化；③根据外场电场强度的不同，产生的电穿孔可以是可逆的，也可以是不可逆的（Gabrić et al.，2017）。因此，探讨脉冲电场加工技术在全谷物加工中的应用以及对全谷物品质的影响具有重要意义。

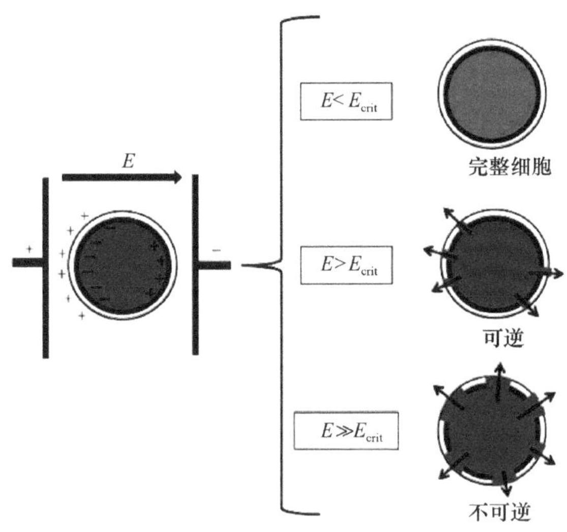

图 6-10　外加电场诱导膜渗透的机制示意图（Gabrić et al.，2017）

E 表示外部电场；E_{crit} 表示临界外电场

（二）脉冲电场加工对全谷物品质的影响

1. 脉冲电场加工对全谷物活性物质的影响

由于全谷物细胞暴露在脉冲电场时，其细胞壁会产生破裂和孔隙，从而提高细胞内外的传质能力，因此脉冲电场对辅助提取全谷物中的营养活性物质具有积极的促进作用。

利用脉冲电场辅助提取（40%丙酮，2kV/cm，100μs，5Hz）糙米活性物质，与未处理糙米相比，脉冲电场处理后糙米中的 γ-谷维素、阿魏酸、咖啡酸和香豆酸分别提高 81.2mg/100g、4.5mg/100g、6.6mg/100g 和 5.3mg/100g，抗氧化活性显著提高，且糙米提取物还能显著抑制结肠癌细胞（HT29）的基因表达和白细胞介素的产生，具有良好的抗癌和抗炎作用，原因可能是脉冲电场可以通过改变细胞膜的微观结构来改善细胞膜的渗透性，提高生物活性物质的传质速率，从而提高其生理活性（Quagliariello et al.，2016；Roohinejad et al.，2014）。经脉冲电场处理（2kV/cm，875μs）后的高粱粉与水混合后进行发酵，高粱粉中的总酚含量和总抗氧化活性比未处理高粱粉分别提高 24.8%和 33.9%，脉冲电场处理提高了高粱的利用效率和营养品质，对营养型和功能型全谷物食品的开发具有重要作用（Lohani and Muthukumarappan，2016）。

2. 脉冲电场加工对全谷物酶活性和微生物的影响

脉冲电场对抑制全谷物中的酶活性和灭活微生物等方面具有重要作用，且不同的处理参数对抑制酶活性和灭活微生物等具有不同的效果。

利用脉冲电场处理糙米，可以有效地抑制糙米中脂肪酶的活性，电压对灭活效率的影响最大，其次是频率、脉冲宽度和时间，且当频率为715Hz，电压9kV，停留时间6s和脉冲宽度13μs时，抑制脂肪酶活性的效果最好，其灭活率约为60%，原因可能是高电场脉冲处理可能影响了脂肪酶的三维结构（二级、三级和四级结构）或结构力（Qian et al.，2014；Ho et al.，1997）。利用脉冲电场（8kV，500Hz，7μs，12min）和钙离子（180mg/L）联合处理大麦籽粒，可以有效地提高大麦籽粒中α-淀粉酶的活性（提高了约54%），原因可能是脉冲电场和钙离子联合处理促进了α-淀粉酶基因*Amy6-4*的表达（Zhang et al.，2019）。研究发现，利用不同的电压（0、110V、160V、240V、320V、400V和480V）进行脉冲电场处理萌芽大麦，萌芽大麦的总代谢活性和胚乳蛋白含量没有明显变化，但萌芽大麦中α-淀粉酶的浓度降低，减少萌芽大麦中淀粉的降解，保证了萌芽大麦的原有营养物质（Dymek et al.，2012）。

3. 脉冲电场加工对全谷物淀粉和蛋白质等营养物质的影响

脉冲电场对全谷物淀粉改性和提高蛋白质多肽抗氧化性等方面也具有积极的促进作用。小麦经脉冲电场（8.57kV/cm，600Hz，6μs，90s）处理后，其淀粉颗粒晶型和结晶度均未发生显著变化，小麦淀粉平均分子量有所提高，快速消化淀粉含量提高6.25%，缓慢消化淀粉和抗性淀粉分别降低4.09%和2.16%（Li et al.，2019b）。玉米淀粉经脉冲电场（50kV/cm）处理后，淀粉分子结构遭到严重破坏，随着处理电压的增强，淀粉表面出现粗糙和凹坑，淀粉的糊化温度、热焓值和结晶度均显著下降，淀粉峰值黏度、崩解值和最终黏度均显著下降，这为全谷物淀粉改性提供了一种有效的方法（Han et al.，2009）。利用脉冲电场（10～30kDa）处理玉米多肽可以有效地提高其抗氧化活性，且在玉米多肽浓度为10mg/mL、电场强度为15kV/cm和脉冲频率为2000Hz的处理条件下，玉米多肽清除DPPH的能力相比未处理玉米多肽提高了32.1%，这对生产功能型全谷物食品具有重要作用（Wang et al.，2015）。

（三）脉冲电场加工技术在全谷物加工中的应用

作为一种新型非热加工技术，脉冲电场加工技术凭借处理效率高、速度快和温度低等优点被广泛应用于全谷物加工领域。由于脉冲电场处理时可以产生强大的电压（1～80kV/cm），且不同的全谷物对脉冲电压的适用性不同。因此，可以针对不同的全谷物，探讨脉冲电场的电压等参数与不同全谷物特性之间的关系。此外，由于脉冲电场加工技术具有低温加工的特点，避免了因高温导致的全谷物活性物质的失活和损失。脉冲电场加工技术在辅助全谷物活性物质提取等方面的研究较多，但在改善全谷物的食用品质和营养品质等方面的研究较少。利用脉冲电场加工技术来改善全谷物的食用品质和营养品质等方面将是值得关注的领域。

第四节 生物加工技术与全谷物食品加工

谷物类食品在我国的饮食结构中占有非常重要的地位，其种类繁多且含有多种营养成分。目前，人们越来越注重饮食对自身健康水平的影响，因此，全谷物食品逐渐得到越来越多的重视和关注。全谷物的生物加工主要包括微生物发酵、生物酶辅助和萌芽等方式。采用生物加工技术对全谷物进行加工，能最大程度地保留和改善全谷物的营养价值，并在此基础上改良全谷物制品的口感和风味。利用微生物发酵、酶解和萌芽等技术对全谷物及其制品进行加工，其本质是利用酶（微生物酶、商业外源酶以及植物内源酶）的作用，改变全谷物及其制品的组成结构、改善其加工性能、增强其物质成分的功能活性（Ogunremi et al.，2017；Waters et al.，2015；Blandino et al.，2003）。生物加工技术在全谷物食品加工中极具应用潜力。

一、发酵技术

（一）发酵技术及其特点

改善全谷物品质的生物发酵方式主要有乳酸发酵和酵母发酵等。小麦、稻米、大麦、小米、黑米和玉米等谷物经乳酸发酵后，各种氨基酸尤其是赖氨酸和色氨酸以及微量元素（如钙和铁）等物质含量增加，营养更丰富（沈娟等，2017）。目前，经乳酸菌发酵的全谷物制品主要有酸面包、乳酸发酵糕点、谷物乳酸发酵饮料等。谷物乳酸发酵饮料具有特殊的风味，是一种新型的营养保健饮料（闫肃等，2010）。

全谷物发酵可分为自然发酵和人工接种发酵。自然发酵是一种传统的发酵方式，自然发酵微生物主要有酵母菌、米曲霉及乳酸菌（乳杆菌属、片球菌属）；人工接种发酵主要是应用已知微生物菌种进行发酵，可分为单一菌种发酵和多菌种混合发酵，常用的发酵菌种有酵母菌、醋酸菌和乳酸菌等（王远亮等，2009）。自然发酵过的面食松软并且容易消化，大米和黄米在发酵后，其矿物元素能被更好地吸收利用，且具有特殊的感官风味与质地特性；但缺点是菌群不明，发酵风险大，容易造成发酵启动和发酵中止困难，以及发酵不彻底，产生杂醇及高挥发性酸，发酵结果不可控（李里特等，2001；李丽，2010）。另外，自然发酵是一个复杂的动态生化体系。各种酶系、有机酸类、低分子糖类以及其他小分子发酵产物都将在发酵过程中不断积累并影响最终发酵产品的理化及感官性质（鲁战会等，2012）。人工接种发酵的优势是发酵结果可控，发酵风险低；缺点是成本较高，且需要有专业的技术人员完成。

全谷物发酵在改善全谷物食品和配料的营养价值与健康功效等方面潜力巨大。除了改善全谷物以及富含纤维或无麸质产品的感官品质外，发酵还可以有效地延缓或降低淀粉消化所产生的血糖值，调节生物活性物质的含量水平及其生物可利用性，并提高矿物元素的生物利用率（Barrett et al.，2005）。在发酵过程中酶的作用也会引起蛋白质和细胞壁多糖等全谷物大分子的分解，这一发酵过程改变了产品的结构，可能影响营养物质的吸收。此外，全谷物发酵过程中也可能形成新的活性化合物，如益生元低聚糖或其他代谢物（Poutanen et al.，2009）。

（二）发酵对全谷物品质的影响

1. 发酵对全谷物制品感官品质的影响

发酵可显著提高全谷物制品的感官特性，改变全谷物制品的形态特征，使其产生特殊的风味。研究发现，采用乳酸菌发酵以及复合酶水解可用于一种米糠含酚饮料的生产，其含酚量提高了 59.2%（Liu et al.，2016d）。采用酵母菌和乳酸菌对面包干（或谷物）和浆果在发酵时间 23h，发酵温度 26.8℃，接种量 3%，乳酸菌和酵母菌的接种比例为 2∶1 的条件下进行发酵，研制出的一类格瓦斯发酵饮料，既有类似啤酒的醇香和淡爽口感，又兼具碳酸饮料的特性（田莹莹，2015）。应用代谢组学的方法分析发现植物乳酸杆菌和酵母能改善谷物发酵制品风味（Ferri et al.，2016）。对燕麦进行二次发酵，即先乳酸菌发酵后酵母菌发酵，乳酸菌最佳发酵条件是接种量 3%、发酵温度 41.9℃、发酵时间 9.15h；酵母菌最佳发酵条件是接种量 0.13%、发酵温度 33℃、发酵时间 1.5h；在最佳发酵条件下研制得到的燕麦发酵饮料具有燕麦的独特香味和微醇清香，酸甜适口，构成香气的主要成分是酯类、高级醇和酸类（葛磊，2012）。在欧洲爱沙尼亚，不同的燕麦发酵菜肴和饮料被广泛作为普通膳食食用。例如，将燕麦籽粒浸泡在温水中发酵，然后将乳状水挤出，由此生产出良好风味的酸味酒，称为 kaera kiesa 或 kaerapiim；另一种名为 kile 的饮料是用燕麦粉和水混合发酵制成的，如果将滤液煮沸，它就会变成一种粥，也称为 kile，但也可以是 kiisel 或 kisla，与黄油或脂肪一起热食，或作为冷果冻食用，且通过控制发酵和煮沸过程可达到精确的酸味标准（Sõukand et al.，2015）。

发酵亦能对淀粉和面团的性质及制品品质产生影响。在高粱中加入 3%的糖，于 30℃下自然发酵 5 天后，淀粉的回生值最低，其抗老化性能提高（葛云飞和曹龙奎，2017）。使用酸面团发酵的小麦面包与未经发酵的面包相比，酸面团发酵的小麦面包风味更为丰富、香味更浓（Rizzello et al.，2010）。这是由于酸面团发酵面包的面包瓤中，2-苯基乙醇（小麦面包瓤中最强力的气味物质）浓度增加（Gassenmeier and Schieberle，1995）。在不含面筋的谷物产品中，利用发酵可以产生风味物质。*Lb. orientalis* 协同短乳杆菌和植物乳杆菌发酵能够产生高浓度的乙醇，植物乳杆菌和戊糖片球菌共同发酵可以产生大量的二乙酰，植物乳杆菌和酵母菌共同发酵可以增加醛类的生成量。用包含植物乳杆菌的混合菌发酵，双乙酰的生成量与酸的相关性最高（0.694），可以通过发酵降低 pH（从 5.62 降低至 3.05），从而增加玉米粉中二乙酰的含量（Edema and Sanni，2008）。

在烘焙中使用的、能够生成胞外多糖的乳酸杆菌除了能够在面团中形成聚合物外，还具有其他的代谢特性，从而使得成品面包具有更好的风味和质地以及更长的保质期，还能够代谢生成有益于面包风味的精氨酸（姚国强等，2013）。不同的全谷物原料、不同的发酵剂以及采用不同的发酵形式可获得状态不同、口感多样、风味独特的全谷物发酵制品，发酵对于丰富全谷物制品类型、研发新型全谷物制品有重要意义。

2. 发酵对全谷物营养物质和功能活性的影响

发酵通过增加全谷物中营养素的含量、提高营养物质的生物利用率或降低抗营养物质的含量来影响全谷物食品的营养价值。植物乳杆菌与米根霉在燕麦全谷物基质中进行混合固态发酵，发酵后的燕麦蛋白具有更高的营养价值，氨基酸组成更为合理，赖氨酸含量显著增加，必需氨基酸指数提高至 75.63±0.10，蛋白质生物价提高至 70.74±0.13（吴寒等，2018）。不同的发酵方式对全谷物及其制品中的植酸水平具有显著影响，可显著降低植酸含量。发酵完成后，全麦面包中的植酸降解 63.2%，小麦和燕麦混合发酵面包中的植酸降解 53.5%，黑麦面包中的植酸降解 85.5%，面团发酵过程中的植酸水解显著提高了矿物元素（包括钙、铜、镁、锌和铁等）的生物利用率（Buddrick et al.，2014）。乳酸发酵可显著降低全谷物食品中的植酸含量，植酸盐的减少主要是由于内源性植酸酶的活性提高，乳酸菌的重要性在于通过降低 pH 为内源性植酸酶提供有利条件（Reale et al.，2007）。发酵可以降解全谷物中的大分子，降低全谷物中大分子物质的含量（Bamdad et al.，2015）。发酵还可以改变膳食纤维的性质，从而减缓淀粉的消化率，降低全麦和黑麦面包的预测血糖生成指数，增加矿物元素的吸收（Katina and Poutanen，2013；Fardet et al.，2006；Juntunen et al.，2003）。

乳酸发酵已经被证实是一种创新的麦麸前处理方法，可改善麦麸的加工和营养特性（Naveena et al.，2005）。固态乳酸发酵有效改善了麦麸的营养成分和复杂结构，提高了麦麸的可溶性，并降低其植酸含量，可溶性阿拉伯木聚糖浓度增加 3 倍；更重要的是发酵后麦麸中的游离酚酸显著增加，且游离酚酸和结合酚酸的比例提高 3 倍。利用乳酸菌发酵生产的谷物发酵粥中，叶酸含量显著增加约 3μg/100g（Bationo et al.，2019）。

发酵可以提高全谷物制品中生物活性物质的种类和含量，增强其功能活性。发酵制品被认为给消费者带来了多种重要的营养和健康益处，如抗氧化和抗菌活性（Hole et al.，2012）。发酵可提高全谷物制品中的生物活性物质含量（如酚类物质、脂类和 γ-氨基丁酸等），改变其分布情况，并且可增加其功能活性。例如，在发酵小麦中（表 6-23），酚类物质最高增加 157%，抗氧化活性最高可达 66.8%，类黄酮的含量最高可达 426μg CE/g；在发酵小米粉中（表 6-23），自由基清除能力增加，自由基 DPPH、O_2^- 清除率分别可达 47%、69%。

表 6-23　发酵对全谷物制品中生物活性物质的影响

原料	工艺参数	测定指标	研究结果	参考文献
小麦	在 50mL 培养基[$NaNO_3$（2.5g/L）、KH_2PO_4（1g/L）、KCl（0.5g/L）$MgSO_4·2H_2O$（0.5g/L）]中室温浸泡过夜	酚类物质	酚类物质最高增加 157%，抗氧化活性最高可达 66.8%，类黄酮的含量最高能达到 426μg CE/g，金属螯合活性最高可提高到 168%	Sandhu et al.，2016
大麦和燕麦	37℃培养基中常规培养	多酚类	大麦和燕麦中的游离酚酸含量分别从 2.55μg/g 增加到 69.91μg/g，从 4.13μg/g 增加到 109.42μg/g	Hole et al.，2012
小米粉	在聚乙烯袋（140mm×200mm）中无菌混合，真空密封，然后在 37℃下进行 48h 固态发酵	自由基清除活性（RSA）	小米粉中自由基 DPPH、O_2^- 清除率分别可达到 47%、69%	Amadou et al.，2013
米糠	将 1.6g 米糠添加到 11.4mL 的灭菌水中，并在 37℃下温和摇动样品 24h	淋巴瘤活力	米糠提取物中淋巴瘤的活力比对照降低 85%	Ryan et al.，2011

3. 发酵对全谷物食用品质的影响

发酵可改善全谷物的食用品质，使其口感更佳。用特定的乳酸菌进行燕麦麸发酵，可制成一种非乳制品酸奶，该产品具有果冻状的结构和光滑的口感（Loponen et al., 2007）。植物乳杆菌 JYI-3913 具有降解纤维素的能力，且经过纤维二糖诱导驯化可以显著提高其在糙米培养基中的纤维素酶活，使其更好地利用糙米皮层中的膳食纤维。发酵法可使全谷物中的膳食纤维较纯净，产品色泽、质地、气味和分散程度均优于化学法（孙元琳和李文多，2012）。

稻米自然发酵和乳酸菌发酵后产生的酸性环境减缓了淀粉的老化，可以提升稻米的食用品质（鲁战会，2002）。全谷物基质的变化有可能导致营养质量的改善，发酵导致面筋的降解，使面包适合乳糜泻患者食用。发酵加工过程中酸的产生，可以减缓淀粉的消化率，并将 pH 调整到有利于某些内源酶作用的范围，从而提高矿物元素和植物化学素的生物利用率。发酵对全谷物制品的食用品质有明显的改善（表 6-24），发酵后糙米、大米淀粉以及米线的各项指标比未发酵之前更加优良；发酵后的糙米饭开裂程度提高，黏性增加，米饭更加柔软，并且无明显的米糠味；乳酸菌发酵米线比未发酵米线更加筋道、柔韧和滑爽，食用品质更佳。

表 6-24　发酵过程对全谷物食用品质的影响

原料	发酵条件	测定指标	研究结果	参考文献
糙米	发酵时间 24h、发酵温度 25℃、含水量 35%、接种量 0.10%	糙米吸水性、黏度以及硬度	糙米的吸水性能提高，体积膨胀率增大，糙米饭硬度显著降低了 29.63%（$P<0.05$），黏性显著升高了 81.88%（$P<0.05$）	程鑫，2018
大米	在 37℃下密封分批培养发酵 24h、48h、72h、96h 和 120h	大米淀粉透明度、溶解度以及膨润力	淀粉透明度降低，凝沉性增强，发酵 24h 时淀粉的凝沉性最好，65℃时淀粉溶解度增加，淀粉的膨润力在 75℃和 85℃有所增加，而在 95℃有所降低	周显青等，2011
米线	30℃兼性厌氧密封培养 3 天	米线凝胶强度、最大断裂应变、伸展率/断面收缩率和塑性	米线凝胶强度、最大断裂应变、伸展率/断面收缩率和塑性分别比未发酵样品高出 23.06kPa、39.7%、81.78%和 0.88cm	闵伟红，2003

（三）发酵技术在全谷物加工中的应用

发酵是一种历史悠久的食品加工技术，主要用于提高产品的口感及风味。微生物发酵可改善食品的色泽和形态，并且可使食品具有特殊的发酵风味；微生物发酵的应用也被多方面证明能显著改善谷物类食品的营养品质。通过增加营养素的含量、提高营养物质的生物利用率或降低抗营养物质的含量来影响食品的营养价值。全谷物食品中含有多种功能活性组分，发酵加工提高全谷物制品中生物活性物质的种类和含量，显著增强其功能活性，并提升全谷物制品的口感和风味，使其食用品质更佳。

发酵技术在全谷物的加工中具有较好的发展前景。在未来，发酵加工技术可以作为一种有效的手段来开发新型全谷物食品，提高其营养和健康性能，可为不同营养需求的消费者（如素食主义者、乳糖不耐症患者、胆固醇含量较高的人群）提供具有高营养价值的全谷物类发酵食品。

二、生物酶辅助加工技术

（一）生物酶辅助加工技术及其特点

生物酶辅助加工技术是在一定的生物反应器内，利用酶的催化作用进行物质转化的技术（张蓓等，2013）。相较于传统食品加工技术，生物酶技术更加健康且环保，不产生有毒有害物质。根据酶催化的反应类型，可将酶分为氧化还原酶 （oxidoreductase）、转移酶（transferase）、水解酶（hydrolase）、裂合酶（lyase）、异构酶（isomerase）和连接酶（ligase）等六大类。目前在食品加工中应用较多的是蛋白酶、淀粉酶、酯酶、纤维素酶、脂肪酶、木聚糖酶和葡萄糖氧化酶等（表 6-25）。酶解可改善全谷物制品的口感，改善全谷物制品的风味，并且可以较好地改善全谷物制品的组织结构和品质。例如，当制作焙烤食品时，将蛋白酶、脂肪酶和淀粉酶加入生面团，可使面团更加细腻，柔韧性更好并且色泽更佳。全谷物富含淀粉，利用特定的微生物酶技术可以将全谷物进一步加工，实现淀粉制酒和淀粉制糖等生产工艺（蒲海燕等，2004）。

表 6-25　不同的生物酶在食品工业中的应用

酶制剂	在食品工业中的应用范围	参考文献
蛋白酶	能将蛋白质水解为多肽和氨基酸。可广泛应用于肉类食品、烘烤食品、饮品、乳制品以及调味品中	程晓芳等，2018
α-淀粉酶	α-淀粉酶以淀粉或糖原为底物，从分子内部水解 α-1,4 -糖苷键，广泛应用于粮食加工、食品工业中	王慧超等，2010
脂肪酶	是一类水解长链甘油三酯的水解酶。可用于面食加工，它具有增筋和增白的双重作用，也可用于生产类可可脂	申卫家等，2017
纤维素酶	用于水解纤维素，提升细胞壁的通透率，提升水溶性纤维素含量，广泛应用于果蔬加工、饮料加工行业	高蕾蕾和李迎秋，2017
木聚糖酶	将木聚糖降解成低聚木糖和木糖。主要用于小麦性质改良，可用于面包制作以及酿酒工业	包怡红和李雪龙，2006
葡萄糖氧化酶	能专一地氧化 β-D-葡萄糖，广泛用于葡萄酒、啤酒、果汁、奶粉等食品脱氧、面粉改良、防止食品褐变等方面	朱运平等，2013
果胶酶	果胶酶是能够催化果胶物质降解的一组酶的总称，广泛应用于果汁澄清、榨汁、酿酒、榨油等食品行业	冯建岭等，2014

在全谷物加工以及全谷物食品开发中使用生物酶技术可以有效地提高全谷物加工业的整体效率。目前生物酶技术在全谷物加工中的应用已经较为广泛，作为一类高效安全的催化剂，酶可广泛应用于全谷物食品品质改良方面。利用生物酶技术来制备功能性全谷物食品将是一个有潜力的领域。

（二）生物酶辅助加工对全谷物品质的影响

1. 生物酶辅助加工对全谷物感官和风味的影响

生物酶辅助加工技术可改善全谷物制品的感官品质。在焙烤加工中，将酶制剂添加到小麦面团中，可提升小麦面筋的溶解度，使面团更加稳定；添加酶制剂后制作的面包表皮颜色更佳，质地更好且咀嚼性更佳（表 6-26）。

表 6-26 生物酶在焙烤加工中对全谷物食品的影响

原料	酶制剂	结果	参考文献
小麦	脂肪酶	法棍面包中添加 100mg/L 的脂肪酶获得了最大水分（水分含量增加了 15%）和较好的表皮颜色，添加 50mg/L 的脂肪酶得到了更好的质地和咀嚼性	Habib，2015
小麦	脂肪酶	面团的稳定性增加（软化度降低 12%），最大延伸阻力增加 6.1%，黏度降低 20%，提高水分含量 3%	Colakoglu and ÖZkaya，2012
小麦	蛋白酶	小麦面筋溶解度从 14%增加到 60%以上	Kong et al.，2007

利用生物酶辅助加工全谷物可制备具有特殊风味的全谷物饮料，酶解辅助加工可以提高出汁率，并降低能耗。以 α-淀粉酶和 β-淀粉酶水解苦荞麦芽及小米粉，研制出的苦荞麦芽-小米复合谷物饮料口感厚实，甜度适宜，有苦荞清香和小米香，其挥发性风味物质主要是醛类和醇类（凌孟硕，2013）。

2. 生物酶辅助加工对全谷物营养组分的影响

生物酶辅助加工技术不仅可以改善全谷物制品的风味质地，也可以改善其营养组分，增加功能性成分的含量。生物酶辅助加工可增加谷物类和豆类蛋白质的抗氧化能力（Žilić et al.，2012），在稻米和大豆混合物中添加耐热的 α-淀粉酶可以提高其总酚和黄酮含量，也可提高其抗氧化能力（Xu et al.，2016）。挤压蒸煮和生物酶辅助加工可提高糯米及发酵黄酒中的酚类物质含量与抗氧化活性，与传统蒸煮或挤压加工的稻米相比（总酚保留率为 37.61%～50.85%），生物酶辅助挤压加工的稻米的总酚保留率更高（总酚保留率为 87.73%）；与生稻米相比（DPPH 和 ABTS 自由基清除能力分别为 136.18μg TEAC/g 和 209.96μg TEAC/g），生物酶辅助挤压加工的稻米的 DPPH 和 $ABTS^+$自由基清除能力更高（分别为 171.00μg TEAC/g 和 299.16μg TEAC/g），这是由于酚的保留和美拉德衍生产物形成的协同作用（Xu et al.，2015）。利用木聚糖酶（酶活性为 5.0×10^4U/mL）联合纤维素酶（酶活性为 1.875×10^5U/mL）酶解小米后（50℃，2h）进行超声处理（20kHz，250W，55℃，30min），小米中的总酚含量增加 2.3 倍，总黄酮含量增加 1.3 倍，单宁含量增加 1.2 倍（Balasubramaniam et al.，2019）。内源酶萌发预处理糙米 12h 时，糙米提取物的糖锤度为 15.5%、还原糖/干物质（DE）值为 0.3，总酚含量为 1.2%，总抗氧化能力为 0.05U/mg，GABA 含量为 38mg/100g，提取物品质显著提升（刘明等，2013）。

3. 生物酶辅助加工对全谷物加工和蒸煮食用品质的影响

生物酶辅助加工可影响全谷物食品的品质。可利用生物酶直接将木质素、纤维素和半纤维素等转化为游离糖和低聚糖，从而改善全谷物皮层的结构，提高全谷物的加工和蒸煮食用品质（Duck et al.，2007）。生物酶辅助加工可改善糙米的蒸煮食用品质及色泽，维持糙米的营养和健康效益；此外，酶解处理也可增加全谷物制品中可溶性膳食纤维的含量（表 6-27）。糙米经蒸馏水浸泡后皮层结构仍然致密且完整（图 6-11A），而经复合酶预处理后的糙米皮层则出现明显的疏松和孔洞结构（图 6-11B）；这是由于糙米皮层的纤维素被降解，质构特性发生了改变，出现明显的疏松多孔结构，从而减弱了水分进入糙米内部的阻碍，使得糙米吸水速率增加，加工和蒸煮食用品质得以改

表 6-27　生物酶辅助加工对全谷物加工和蒸煮食用品质的影响

原料	工艺条件	检测指标	结果	参考文献
糙米	纤维素酶和木聚糖酶质量比 1.86∶1（g/g）、酶解时间 135min、酶解温度 35℃、复合酶溶液质量浓度 0.57g/L	糙米各项品质指标	缩短浸泡吸水时间（浸泡时间缩短 62.5%），利于糙米萌发，萌芽糙米得率为 86.26 %，γ-氨基丁酸含量提高了 3.86mg/100g。萌芽糙米的蒸煮食用品质改善，色泽也有明显提高	蒋龙伟，2017
小麦	50℃处理糙米 2h，然后 35℃浸泡 24h	粗纤维	粗纤维含量降低了 20g/100g	Das et al.，2008
米糠	分别将膳食纤维进行纤维素酶、木聚糖酶、微粉化、复合酶和酶辅助微粉化处理	膳食纤维	纤维素酶、木聚糖酶、微粉化、复合酶和酶辅助微粉化处理使可溶性膳食纤维含量分别增加了 3.8 倍、4.7 倍、3.5 倍、10.0 倍和 11.4 倍	Wen et al.，2017
麦麸	固液比 1∶10，加酶量 30U/g，酶解时间 4h	膳食纤维	可溶性膳食纤维含量增加到 72.61%	Zhang et al.，2011

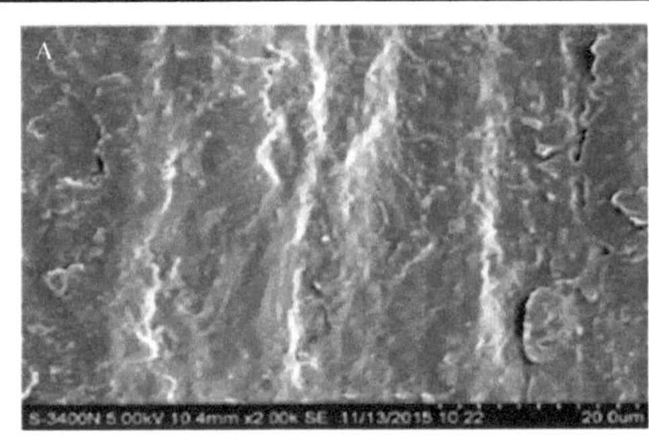

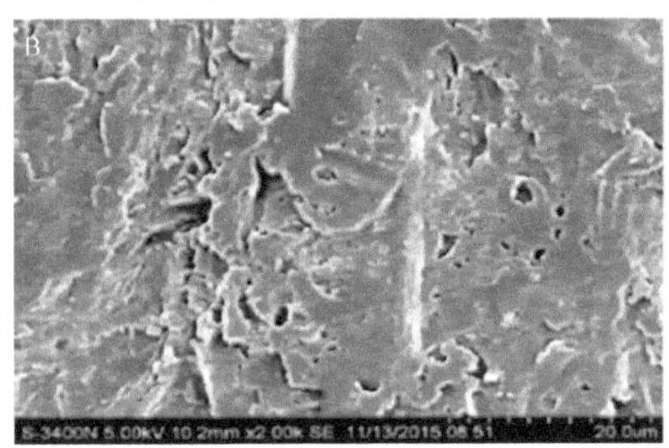

图 6-11　糙米皮层电子显微镜观察图（蒋龙伟，2017）
A. 蒸馏水浸泡处理后的糙米皮层；B. 复合酶溶液浸泡处理后的糙米皮层

善。微观结构分析表明（图 6-12），酶处理导致米糠膳食纤维（RBDF）结构断裂，酶辅助微粉化处理完全破坏 RBDF 基质，提高米糠可溶性膳食纤维含量。

（三）生物酶辅助加工技术在全谷物加工中的应用

作为生物加工的重要组成部分，生物酶辅助加工技术已经在全谷物加工中得到应用。生物酶辅助加工可以改善全谷物的质地和风味，增加其活性物质含量，并对全谷物中的淀粉改性，降低生产成本，从而提升全谷物加工、营养和蒸煮食用品质。

生物酶辅助加工技术应用在全谷物加工及全谷物产品研发中具有很好的发展前景。酶制剂在全谷物加工中的应用是全谷物加工的趋势之一。由于人们对健康的重视，可利用酶来制备具有保健作用的功能性全谷物食品。降低酶制剂的成本并将其应用于全谷物加工，酶制剂对全谷物品质的改良作用及机制将是今后的研究重点之一，这将为更多酶制剂应用于全谷物加工以及丰富全谷物食品品类提供基础。

三、萌芽加工技术

（一）萌芽加工技术及其特点

近年来，萌芽全谷物的食用特性和营养品质引起了国内外社会各界的广泛关注，萌芽全谷物的研究与应用极大地推动了全谷物产品的开发和发展（Cho and Lim，2016）。

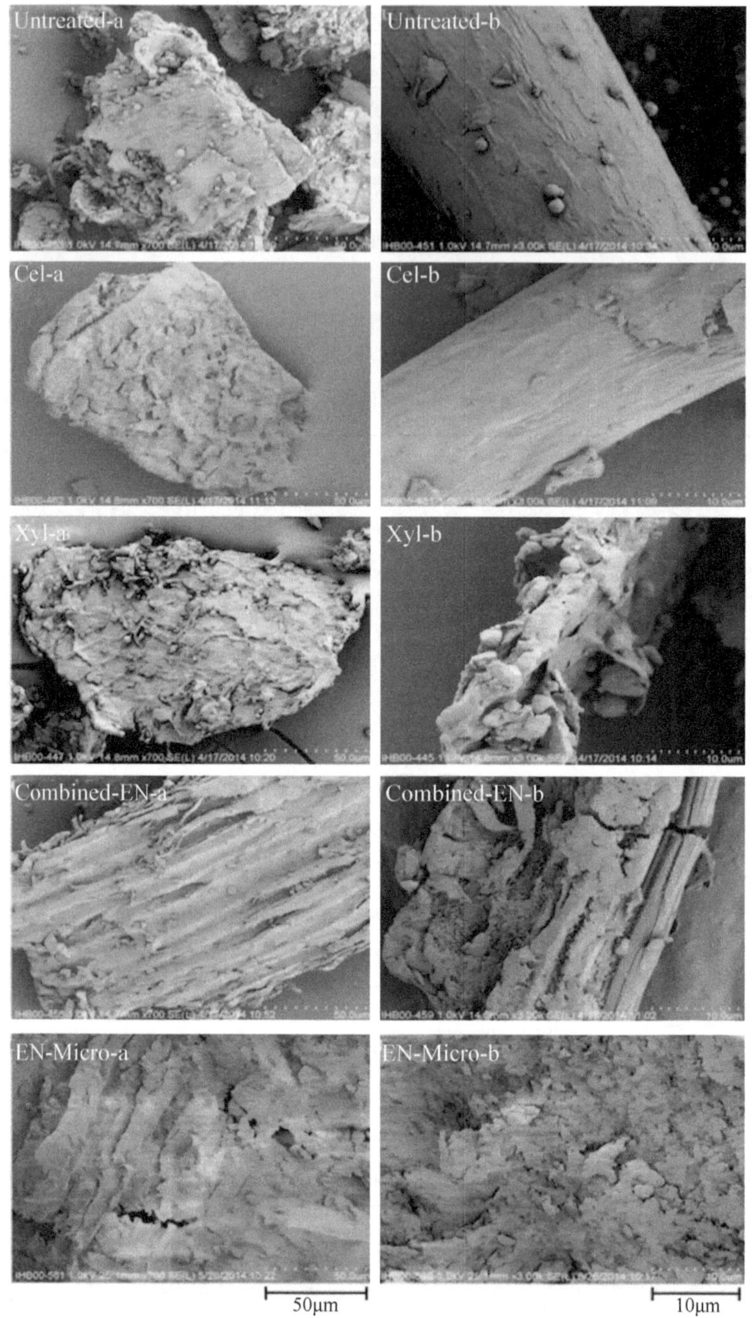

图 6-12　膳食纤维经酶或酶辅助微粉化处理后的微观结构（Wen et al.，2017）

Untreated 代表未经处理的米糠膳食纤维；Cel、Xyl、Combined-EN 和 EN-Micro 分别代表经纤维素酶、木聚糖酶、复合酶和酶辅助微粉化处理的样品；a 和 b 分别代表在小倍率和大倍率放大条件下拍摄的显微照片

2008 年，美国（国际）谷物化学师协会（AACCI）提出，只要萌芽的芽长不超过籽粒的长度，营养价值没有降低，含有所有麸皮、胚和胚乳的麦芽或萌芽谷物应被视为全谷物，这些谷物应该被称为萌芽的全谷物（Nelson et al.，2013）。随着现代可控制萌芽技

术的发展，萌芽可能会成为改善全谷物食用特性和营养品质的一种方式。有学者预测萌芽谷物可能成为21世纪最受欢迎的食品（Wu et al.，2013；吴凤凤，2013）。

萌芽是谷物从吸胀作用开始的一系列有序的生理过程和形态发生过程。萌芽需要适宜的温度、适量的水分和充足的空气。谷物萌芽后，除保留了丰富的维生素、矿物元素和膳食纤维等成分之外，全谷物在萌芽的过程中其营养组分还发生一些变化。例如，GABA含量显著提升（Kim et al.，2012；Jannoey et al.，2010；Okada，2001）；淀粉和蛋白质等大分子物质在不同酶的作用下被降解成小分子物质，使其更容易消化（Yi et al.，2017）；多酚类物质和维生素C含量大幅度增加，抗氧化活性也随之升高（Xu et al.，2020b）；多糖的结构发生转变，导致其功能发生改变（Deng et al.，2015b）；不溶性纤维和可溶性纤维含量发生改变，一些抗营养物质被降解等。萌芽谷物中的这些成分具有抗癌、降血脂、降血压、降低胆固醇和抗血栓等功能。全谷物浸泡萌芽后产生的一系列变化，除营养品质发生改变外，其食用口感和风味亦发生变化。因此，利用可控制的萌芽加工技术可以改善全谷物食用品质差的问题。

（二）萌芽加工对全谷物品质的影响

1. 萌芽加工过程中全谷物营养成分的变化

（1）GABA及酚类物质的变化

GABA是一种天然存在的非蛋白质氨基酸，是哺乳动物中枢神经系统中重要的抑制性神经传导物质。全谷物萌芽后GABA含量显著提升，使其成为功能性食品的重要原料之一。不同品种的糙米在萌芽48h后GABA含量为3～44mg/100g，是未萌芽前的2～5倍甚至更高（Imam et al.，2014）。20种萌芽糙米中GABA含量为22.68～88.36mg/100g（以干质量计）（程威威等，2014）。笔者团队采用超声前处理结合柱前在线衍生-HPLC法，研究了20个不同品种糙米萌芽后的GABA含量，发现GABA含量为10～61mg/100g，不同品种糙米萌芽后的GABA含量差异显著（$P<0.05$）；此外，同一品种萌芽糙米的GABA含量和萌芽率与糙米的储藏时间有关，糙米的储藏时间越短，萌芽糙米的GABA含量和萌芽率越高（陈雪，2017）。糙米萌芽的过程中蛋白质分解，谷氨酸在内源酶的作用下脱羧生成GABA，与GABA合成有关的酶主要包括谷氨酸脱羧酶、γ-氨基丁酸转氨酶和琥珀酸半醛脱氢酶，蛋白质和内源酶都是影响GABA含量的重要因素（姚森，2008）。

酚类物质是一种广泛存在于全谷物内的天然化学成分，具有高效的抗氧化活性，且在小麦、稻米和玉米等谷物中含量较为丰富（Gong et al.，2017；Zhang et al.，2010）。谷物酚类化合物作为一种次级代谢产物，主要由莽草酸途径和丙二酸途径合成（潘瑞炽，2012）。全谷物萌芽后，其酚类物质含量和种类会显著增加，抗氧化活性也会随之升高。小麦中的阿魏酸含量会在萌芽过程中大幅度升高（Szwajgier and Gustaw，2015）。高粱在25℃萌发3天时酚类物质含量和抗氧化活性最高（Garzón and Drago，2018）。萌芽糙米的总酚类物质含量比萌芽之前提高63.2%，阿魏酸、丁香酸、咖啡酸和香豆素含量均显著升高，而结合酚类减少4.7%，铁离子还原能力和氧化自由基吸收能力分别增加

22.9%和 70.3%，抗氧化活性明显提高（Ti et al.，2014）。

萌芽全谷物中酚类物质富集的原因是：①萌芽引起苯丙烷代谢途径的酶被激活和细胞壁多糖的水解，导致细胞壁中的结合酚类物质释放（He et al.，2011）；②萌芽时适宜的温度等条件提高了过氧化物酶（POX）和多酚氧化酶（PPO）等酶的活性（Gupta et al.，2013）。

（2）萌芽全谷物多糖的变化

多糖是由超过 10 个以上的单糖通过糖苷键连接起来的多聚糖，且存在一级、二级、三级和四级结构。影响多糖结构和性质的主要因素有单糖的组成、单糖的排列顺序和糖苷键的类型等，且杂多糖是由不同的单糖组成的。

植物多糖具有高效的生物活性，如抗病毒、抗氧化、抗肿瘤等，且植物多糖的结构不同会导致其生理功能具有较大的差异。薏米在萌芽过程中其果糖含量显著下降，麦芽糖和葡萄糖含量均大幅度提高，且具有高效的抗氧化活性（徐磊等，2017）。糙米萌芽后，其多糖具有更高的抗氧化活性，DPPH 自由基、超氧阴离子自由基和羟自由基的最大清除率分别为 52.7%、40.18%和 88.41%（潘姝璇等，2017）。

多糖具有很好地清除活性氧（ROS）的作用，其机制主要表现在以下 3 个方面：①超氧化物歧化酶（SOD）等抗氧化酶的活性在多糖的影响下显著提高；②生成 ROS 所必需的金属离子会与多糖发生络合反应；③多糖可以直接作用于 ROS，减缓或阻断脂质过氧化过程（赵芷芊等，2018）。

（3）萌芽全谷物蛋白质的变化

谷物种子在萌芽过程中，蛋白酶和肽酶在水解蛋白质的过程中起到了主要的作用，蛋白酶把蛋白质水解成若干个多肽片段，之后在肽酶的作用下，多肽被水解成氨基酸。

高粱萌芽 3 天后其蛋白质含量下降 13%左右，原因是萌芽过程中，在不同蛋白酶的作用下，部分蛋白质被水解成了不同分子量的多肽片段和氨基酸（Elbaloula et al.，2014）。蛋白质在谷物种子萌芽过程中的变化过程可由图 6-13 表示，种子吸水后合成赤霉素（GA），GA 通过胚盘到达糊粉层，诱导有关蛋白酶基因的表达，生成不同的水解蛋白酶，

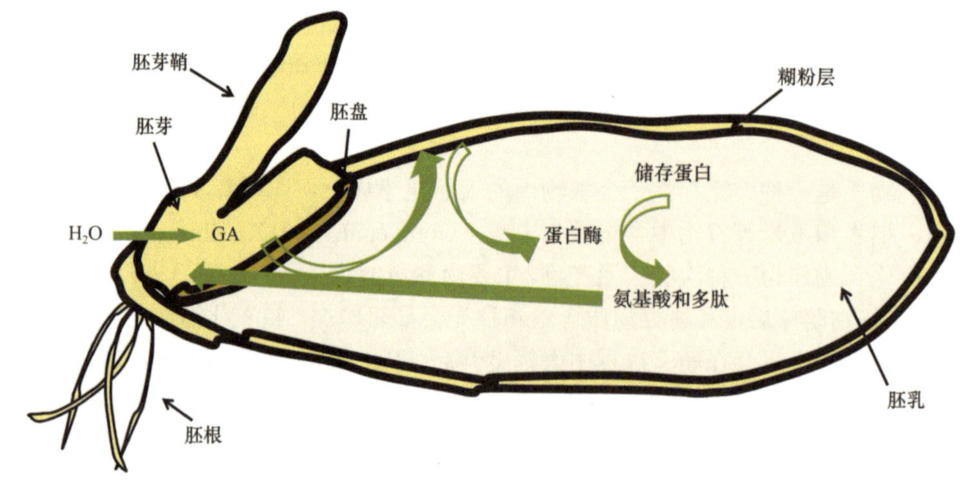

图 6-13　谷物种子萌发过程中蛋白质的变化（Diaz-Mendoza et al.，2019）

水解蛋白酶扩散到胚乳中引发储存组织中大部分蛋白质水解，从而产生不同的多肽和氨基酸供种子萌芽生长（Diaz-Mendoza et al.，2019）。

在萌芽谷物蛋白质的生物活性研究方面，利用糙米在萌芽过程中可以将从外界吸收的无机硒转化成有机硒的特性来制备富硒萌芽糙米，富硒萌芽糙米蛋白的总抗氧化能力、羟自由基清除率和 DPPH 自由基清除率均高于未萌芽糙米蛋白，原因是萌芽加速了糙米对外界无机硒的吸收，从而促进了以硒代半胱氨酸为中心的硒蛋白的形成，富硒萌芽糙米的制备对生产具有抗氧化功能的萌芽全谷物食品具有重要意义（胡玲玲等，2016）。含有硒代半胱氨酸的硒蛋白具有极高的抗氧化活性，如谷胱甘肽过氧化物酶（GPx）等，其催化机制是硒醇（E-SeH）被过氧化物氧化生成次硒酸（E-SeOH），E-SeOH 在谷胱甘肽（GSH）的作用下被还原成硒酰硫化物（E-SeSG），然后在另一分子 GSH 的作用下还原成初态的 E-SeH（Rajeev et al.，2005）。

（4）萌芽全谷物淀粉的变化

淀粉作为全谷物中一种重要的营养成分，由直链淀粉和支链淀粉组成。种子萌芽时，淀粉会被脱支酶、麦芽糖酶和淀粉酶等水解为葡萄糖，且直链淀粉仅需水解 α-1,4-糖苷键后就可以水解为葡萄糖，而支链淀粉彻底水解为葡萄糖则需要水解 α-1,4-糖苷键和 α-1,6-糖苷键。除上述两种酶促水解外，在磷酸的参与下，淀粉磷酸化酶（P 酶）也能够把一些淀粉降解成 1-磷酸葡萄糖，其过程如公式（6-1）所示。

$$(\text{葡萄糖})_n+\text{磷酸} \xrightarrow{\text{淀粉磷酸化酶}} (\text{葡萄糖})_{n-1}+1\text{-磷酸葡萄糖} \tag{6-1}$$

不同谷物的淀粉在萌芽过程中会发生不同程度的变化。稻米在萌芽后其直链淀粉和还原糖含量均明显增加，而总淀粉和支链淀粉含量则明显下降（表 6-28）（Kalita et al.，2018）。在萌芽过程中糙米和燕麦淀粉的峰值黏度略有增加，高粱和小米淀粉的峰值黏度则显著下降（$P<0.05$），且高粱淀粉颗粒表面会形成空隙，而燕麦淀粉颗粒表面则无明显变化（图 6-14），原因是高粱淀粉中支链淀粉含量较多且为蜡质型淀粉，而蜡质型淀粉更容易受到淀粉酶的水解（Li et al.，2017）。

表 6-28　萌芽稻米中淀粉和还原糖含量的变化（Kalita et al.，2018）（单位：g/100g）

时间/h	直链淀粉	支链淀粉	总淀粉	还原糖
0	12.32±0.35	62.12±0.93	74.58±1.67	0.33±0.03
24	12.20±0.25	52.34±0.80	64.54±0.50	0.71±0.10
48	13.79±0.21	23.51±1.21	37.31±0.17	1.58±0.03
72	14.73±0.42	17.82±1.13	32.55±0.32	2.22±0.03
96	17.69±0.33	13.10±0.85	30.79±0.17	4.09±0.05
120	21.10±0.28	6.86±0.61	27.96±0.17	7.02±0.13

全谷物在萌芽过程中会动用种子内储藏的物质，蛋白质和淀粉等营养物质会发生不同程度的降解，从而生成氨基酸和多糖等新的营养物质以供自身生长，整个萌芽过程中的营养物质转变过程可由图 6-15 来表示：①种子吸水后促进生成 GA；②GA 到达糊粉层促进相关水解酶基因的表达；③淀粉酶和蛋白酶等被分泌到胚乳中，而酶抑制剂活性降低；④储存组织中一些可用的营养基质（淀粉、蛋白质和甘油三酯等）被分解代谢；⑤种子开始萌发出根和芽。

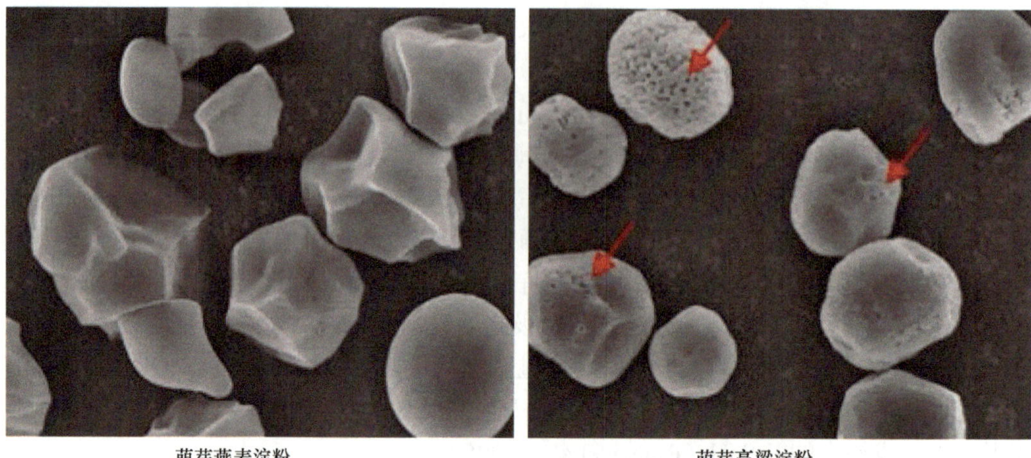

图 6-14 萌芽燕麦和高粱的淀粉表面结构（Li et al.，2017）

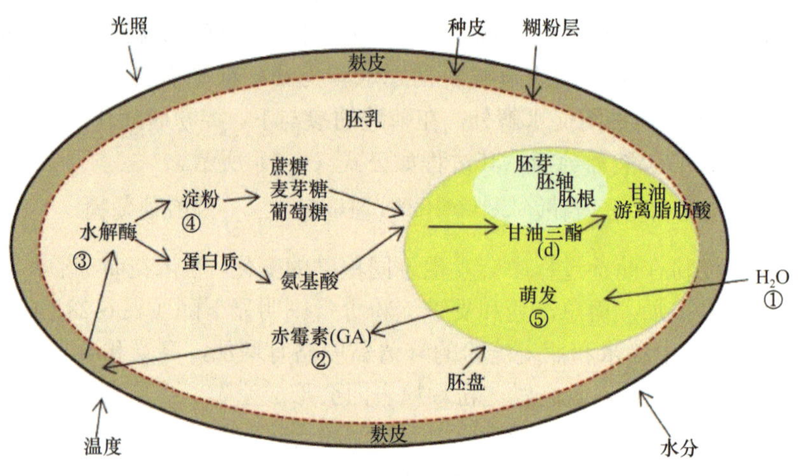

图 6-15 萌芽种子中物质转化情况（Nelson et al.，2013）

2. 萌芽加工对全谷物生理活性及功能的改善作用

（1）萌芽全谷物的神经保护作用

萌芽全谷物对神经的保护作用一直是近年来研究的热点，并且已有研究证明萌芽全谷物对预防和治疗抑郁症等精神类疾病具有良好的效果。萌芽糙米能够有效修复 DNA 损伤，从而达到抑制细胞毒性和细胞死亡的作用，这可能与萌芽糙米中的 GABA 有关（Ismail et al.，2012）。从小麦芽中提取的小麦胚油对记忆障碍小鼠具有增进其记忆力的作用，原因可能是小麦胚油中含有大量的维生素 E，而维生素 E 可以减少小鼠脑部 β-淀粉样蛋白（Aβ）的沉积和肿瘤坏死因子 α（TNF-α）的含量，从而达到对神经细胞的保护作用，且对阿尔茨海默病的预防和治疗具有重要作用（El-Marasy et al.，2012）。萌芽糙米能够有效增加抑郁症小鼠额叶皮质 5-羟色胺（5-HT）水平，从而达到抗抑郁效果，原因可能是萌芽糙米中含有丰富的 GABA，而 GABA 参与调节了大脑中抑制性和兴奋性平衡系统（Mamiya et al.，2007）。

萌芽全谷物中的 GABA 和维生素 E 等活性物质对保护脑部神经具有关键的作用。研究发现，GABA 对于治疗边缘性脑炎引起的癫痫等疾病也具有良好的效果（Lancaster et al.，2010）。除此之外，萌芽全谷物中的阿魏酸、生育三烯酚、γ-谷维素和植酸也具有保护脑部神经的功能（Xu et al.，2011）。

（2）萌芽全谷物的抗氧化作用

由于谷物在萌芽过程中酚类物质、多糖和维生素等营养成分含量增加，因此萌芽赋予了谷物更高的抗氧化活性。在温度 34℃和萌芽 96h 的条件下所制备的萌芽糙米具有最高的抗氧化活性（Cáceres et al.，2014）。萌芽后的大麦总酚含量显著增加，且加入 10% 左右的萌芽大麦粉所制成的饼干具有良好的抗氧化性（Hidalgo et al.，2017）。小麦胚油具有降低氧化应激电位的作用，原因是小麦在萌芽过程中酚类物质和维生素 E 含量的增加提高了其抗氧化活性（Karabacak et al.，2011）。用壳寡糖（COS）和海洋蛋白水解物（GP）处理大麦芽 2～6 天可以有效地提高其游离酚含量和抗氧化活性，可抑制 α-葡萄糖苷酶的活性（Ramakrishna et al.，2017）。

酚类物质等营养成分在萌芽谷物的抗氧化过程中起到了重要的作用。咖啡酸等酚类化合物清除自由基的机制是抽氢反应，而山柰酚等清除自由基的机制是电子伴随质子转移，以清除 DPPH 自由基为例，如公式（6-2）和公式（6-3）所示，两种机制最终都会生成一个苯氧自由基，它在共振作用下较为稳定，最终会减缓或终止自由基链式反应（Cao et al.，2003）。

$$DPPH\cdot + ROH \rightarrow DPPHH + RO\cdot \tag{6-2}$$

$$DPPH\cdot + ROH \rightarrow DPPH^{-} + RO\cdot + \rightarrow DPPHH + RO\cdot \tag{6-3}$$

（3）萌芽全谷物的预防糖尿病作用

糖尿病是最常见的内分泌疾病，其原因是胰岛素缺乏或减少导致血糖升高和体内代谢紊乱。萌芽糙米能够有效地控制糖尿病患者体内血糖和血脂水平，对改善糖尿病及其并发症具有明显的作用（Hsu et al.，2008）。用萌芽糙米的粗提液喂养糖尿病小鼠 8 周后，小鼠体内的糖化血红蛋白（$HbA1_c$）和空腹血糖值均明显降低（Lee et al.，2012）。萌芽糙米能够明显降低 2 型糖尿病大鼠体内血糖和血清肌酐含量，改善其体内的自由基清除能力，原因可能是萌芽糙米中的 GABA 和酚类物质含量的增加促进了超氧化物歧化酶 2（SOD2）基因的表达（Imam et al.，2012）。在临床研究方面，萌芽糙米能够有效地控制糖尿病患者体内血糖和血脂水平，对改善糖尿病及其并发症具有明显的作用（Hsu et al.，2008）。相比以馒头或大米粥为早餐，以萌芽糙米粥为早餐可以有效地降低 2 型糖尿病患者的餐后血糖值，对预防和治疗 2 型糖尿病具有积极作用（赵桐等，2016）。

此外，萌芽大麦对预防和治疗糖尿病也有着积极的作用。萌芽大麦提取物能够有效抑制小鼠体内葡萄糖-6-磷酸酶活性，从而达到降血糖的效果，对预防和治疗非胰岛素依赖型糖尿病具有积极作用（Hong and Maeng，2004）。萌芽全谷物中的 GABA 和酚类物质等营养成分对糖尿病及其并发症的预防和治疗有着明显的改善作用。除此之外，也有一些研究表明萌芽全谷物中的维生素 E、矿物元素和膳食纤维对糖尿病的预防和治疗也起到关键的作用（Hajarzadeh et al.，2014；Chis et al.，2009）。

（4）萌芽全谷物的抗炎作用

全谷物在萌芽过程中维生素、氨基酸和脂肪酸等营养成分的增加，使得萌芽全谷物具有高效的抗炎和修复机体损伤的功能。萌芽大麦能够有效地降低结肠炎小鼠体内白细胞介素 6（IL-6）含量和抑制信号转导及转录激活因子 3（STAT 3）的表达，减少了小鼠的结肠黏膜损伤（Kanauchi et al.，2003）。此外，萌芽大麦还具有抗大鼠肠炎的作用，这是由于大麦芽能够调节大鼠肠内 Toll 样受体和紧密连接蛋白的基因表达，使大鼠盲肠和门脉血清中产生高水平的丁酸和谷氨酰胺，因此具有抗炎作用（Zhong et al.，2015）。从小麦芽中提取的小麦胚油能够明显降低肝肾损伤小鼠体内丙氨酸转氨酶（ALT）、天冬氨酸转氨酶（AST）和碱性磷酸酶（ALP）等酶的含量，原因可能是小麦胚油中富含大量的不皂化物质、甾醇、不饱和脂肪酸、必需脂肪酸和维生素 E 等功能性物质（Anwar and Mohamed，2015）。

萌芽全谷物中的氨基酸、脂肪酸和维生素等具有明显的抗炎和修复机体损伤的功能。世界卫生组织（WHO）指出，从小麦芽中提取的小麦胚油等功能性食品的摄入会导致脑、肝、心脏、肺、肾和脾中维生素 E 含量迅速增加，而萌芽全谷物中的维生素 E 可以减少机体氧化应激，从而起到保护肝、肾等器官并具抗炎作用（Alessandri et al.，2006）。

（5）萌芽全谷物的抗肿瘤作用

萌芽全谷物中含有众多的生物活性物质，因此萌芽全谷物的抗肿瘤功能一直是近年来研究的热点。富硒萌芽小麦可以有效降低肝癌大鼠体内 ALT、γ-谷氨酰转肽酶（γ-GT）和甲胎蛋白（AFP）含量，对治疗大鼠肝癌、副肿瘤综合征具有重要作用（Liu et al.，2006）。用发酵萌芽小麦提取物处理人结肠癌细胞（HT-29 细胞）可以有效地提高 HT-29 细胞的凋亡率(60%左右)，其机制可能是发酵萌芽小麦提取物可以促进 Bax 和 Caspase-3 的凋亡基因的表达，抑制 B 淋巴细胞瘤-2 基因（*Bcl-2*）（Zhang et al.，2015b）。发酵萌芽大麦提取物也具有促进 HT-29 细胞凋亡的作用，其作用机制与发酵萌芽小麦提取物的作用机制一致（Zhang et al.，2017）。经富集 GABA 后的萌芽糙米对小鼠白血病 L 1210 细胞增殖具有抑制作用，原因可能是富集 GABA 的萌芽糙米提取物能够调节小鼠体内的免疫活性，促进脾和胸腺细胞的产生，且一氧化氮和干扰素含量的提高对抑制细胞增殖和促进细胞凋亡具有积极作用（Oh C H and Oh S H，2004）。

萌芽全谷物对预防和控制肿瘤具有重要的作用。植物中的 β-葡聚糖和酚类化合物（如酚酸和黄酮类化合物）具有显著的抗肿瘤活性（Ning et al.，2016; Roleira et al.，2015）。

（6）萌芽全谷物的降血糖和降血脂功能

萌芽全谷物对预防和治疗高血糖及高血脂等慢性疾病具有重要的贡献。研究表明，萌芽大麦提取物能够有效抑制小鼠体内葡萄糖-6-磷酸酶活性，从而达到降血糖的效果，对预防和治疗非胰岛素依赖型糖尿病具有积极作用（Hong and Maeng，2004）。萌芽糙米具有良好的降低小鼠体内血清甘油三酯（TG）和总胆固醇（TC）的功能，原因是萌芽糙米的摄入能够下调小鼠体内过氧化物酶体增殖物激活受体-γ（PPAR-γ）、CCAAT 增强子结合蛋白-α（C/EBP-α）和胆固醇调节元件结合蛋白 1c（SREBP-1c）相关基因的表达（Ho et al.，2012）。萌芽糙米能够降低高脂大鼠子代代谢紊乱，原因可能是萌芽糙米中 GABA 的摄入促进了 INSR（胰岛素受体）和 IRS 1（胰岛素受体底物 1）的转录，从而增强了胰岛素信号转导，降低了 mTOR、MAPK 1、MAPK 8、SOCS 1、IKBKB 和 PRKCZ 的基因表达，从而抑制了大鼠后代胰岛素抵抗（Adamu et al.，2017）。此外，萌芽糙米的摄入能够明显降低高脂大鼠体内脂肪细胞的数量、大小和瘦素水平，抑制高脂大鼠的微泡性脂肪变性和大泡性脂肪变性（Lim et al.，2016）。

萌芽全谷物可以通过调节脂质代谢达到降血糖和降血脂的效果。萌芽全谷物中的 GABA、植物甾醇、维生素 E、γ-谷维素是降低血糖和血脂的主要成分（Roohinejad et al.，2010）。此外，萌芽全谷物中的膳食纤维等功能性成分对血糖和血脂的调节也有一定的作用（Slavin and Green，2007）。

（7）萌芽全谷物的其他生理功能

除上述功能之外，萌芽全谷物也有一些其他的生理功能。例如，富硒萌芽小麦具有一定的抗疲劳功能（刘丹等，2014）；萌芽糙米具有增强人体免疫和降低血压的功能（Ebizuka et al.，2009；Sakamoto et al.，2007）；此外，萌芽糙米还具有预防和治疗动脉粥样硬化的功能，与萌芽糙米中的 γ-谷维素、生育酚和单不饱和脂肪酸含量有关（Esa et al.，2011）；萌芽糙米对高胆固醇血症 SD 雄性大鼠具有较高的心脏保护作用，与萌芽糙米中的 GABA、γ-谷维素和膳食纤维有关（Roohinejad et al.，2010）。

3. 萌芽加工对全谷物加工和食用品质的影响

（1）萌芽全谷物粉及面团性质

萌芽还可以改变全谷物粉的理化性质，进而改善其在食品中的应用性质。糙米萌芽后，直链淀粉含量降低、米粉糊的透光率升高、冻融稳定性提高，凝沉特性得到改善（韩永斌等，2008）。另外，糙米萌芽后凝胶黏性有所提高，硬度和胶凝性均降低（杨慧萍等，2012）。因此，萌芽使糙米不易老化，有助于延长糙米制品的货架期。

大麦萌芽时间对淀粉形态、结晶度、糊化及黏度特性具有一定的影响。萌芽后大麦淀粉存在针孔状孔洞和被侵蚀的表面；在形态测量方面，发芽后大麦淀粉的分形维数、面积、周长和圆度均随萌芽时间的延长而降低，萌芽后期，淀粉的双折射减少，晶体区的分子结构丧失；随着萌芽时间的延长，大麦淀粉的糊化焓值增加，峰值黏度和相对结晶度降低，这对萌芽后淀粉在食品工业或其他领域的应用具有重要意义（Gutiérrez-Osnaya et al.，2020）。研究表明，萌芽时间对绿豆粉的营养成分、抗营养成分和功能性的影响是不同的，且在产品开发过程中一定程度上会影响其性能。绿豆中蛋白质、灰分、纤维和矿物元素显著提高，随着萌芽时间的增加，绿豆粉吸油量增加，容重、溶胀和吸水量显著降低，延长萌芽时间可使粉的抗营养性、峰谷黏度、最终黏度和回生值降低，糊化时间缩短（Onwurafor et al.，2020）。

萌芽亦可用来调控全谷物粉的淀粉和蛋白质消化性质。小麦、糙米、燕麦和玉米等谷物萌芽 24h 后，不同谷物的蛋白质、脂肪、纤维和灰分含量分别从 13.7%、1.7%、1.08% 和 1.32%降至 12.5%、1.2%、1.05%和 1.27%。同时，萌芽促进了全谷物粉中蛋白质和淀粉之间的分子相互作用，小麦粉中蛋白质 α-螺旋和 β-折叠结构所占比例最高，玉米粉中蛋白质 β-折叠和反平行 β-折叠所占比例最高。谷物萌芽过程中，蛋白质二级结构所占比例随萌芽进程而降低。萌芽显著降低了全谷物中总淀粉含量，导致淀粉分子解聚。随着萌芽时间的延长，淀粉黏度不断降低。萌芽可以作为一种有效的天然生物处理技术来开发具有高营养特性的改良全谷物粉，并促进全谷物粉成分之间可能的相互作用，用以调控全谷物粉中淀粉和蛋白质的消化率（Kaur and Gill，2020）。

全谷物萌芽后，由于蛋白质、纤维、淀粉等含量和结构的变化，导致全谷物粉在制作成面团时，面团性质发生变化，从而改善全谷物粉制食品的性质。笔者团队采用萌芽12h、24h、36h和48h的糙米磨粉，添加20%的谷朊粉制作面团，研究了萌芽时间对糙米粉-谷朊粉面团性质的影响（图6-16，图6-17）。结果表明，随着萌芽时间的延长，糙米粉-谷朊粉面团的弹性模量和黏性模量降低；扫描电镜结果显示，糙米萌芽12～24h，糙米粉-谷朊粉面团形成均匀致密的网络结构，糙米萌芽24h后，面团的网络结构部分破裂，这对后续的食品制作有很大的影响（吴娜娜等，2018）。

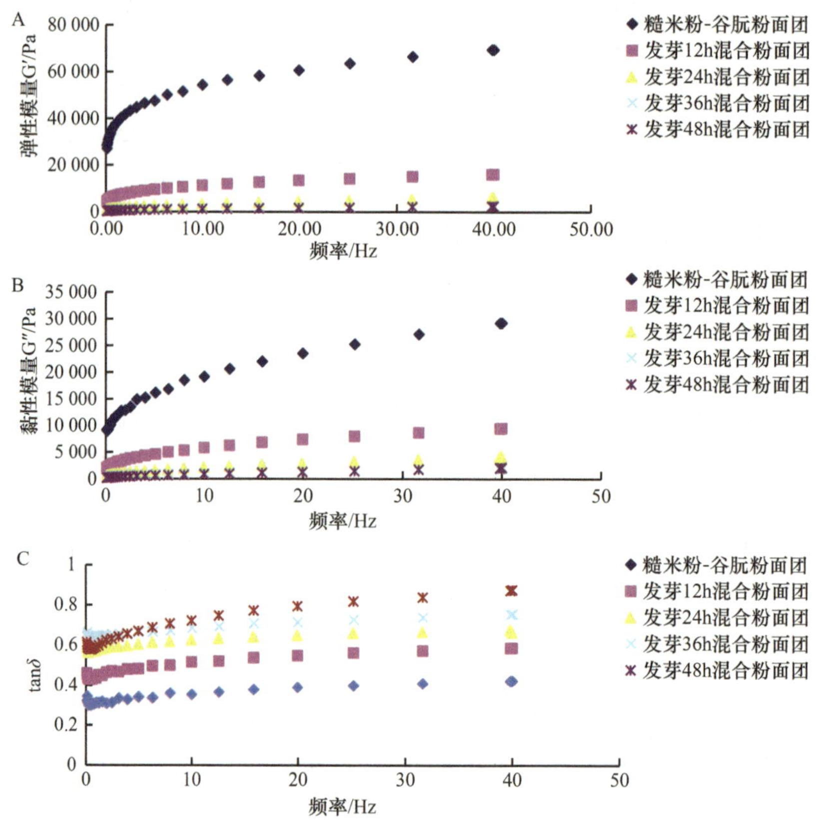

图6-16 不同萌芽时间的糙米粉-谷朊粉面团弹性模量（A）、黏性模量（B）和 tanδ（C）（吴娜娜等，2018）

（2）萌芽对全谷物食品品质的改良作用

目前，已经有研究人员开发了萌芽糙米方便米饭、萌芽糙米饼干、萌芽糙米米线等产品（吕齐明等，2014；徐杰，2012；张晖等，2010；李雨露，2008）。

无麸质全谷物糙米产品由于其低致敏性受到了人们的青睐，但由糙米制作的面包存在质地硬、体积小和货架期短的问题。萌芽使糙米中蛋白酶和淀粉酶活性提高，提升了面包的起泡能力，降低了淀粉分子量，从而改善了萌芽糙米面包的品质。以萌芽糙米为原料制备的萌芽糙米面包比未萌芽糙米面包具有更大的比容，且面包的硬度和淀粉回生率降低。采用收获前萌芽的全麦制作面包，萌芽后的全麦中谷蛋白含量改变，从而导致面筋的拉伸能力和面团的延伸性增加，引起面粉在混合搅拌过程中的吸水率、形成时间和混合过程中的稳定性降低。然而，萌芽可提高全麦面包的重量、比容和面包柔软度（Cardone et al.，2020）。可利用萌芽加工技术来提升全谷物面包的体积和口感，萌芽可作为一种预处理方式来提升高全谷物面包品质。笔者团队采用萌芽 12h、24h、36h、48h 的糙米磨粉，添加 20%的谷朊粉制作面团，研究了萌芽时间对糙米面包的影响，随着萌芽时间的延长，糙米面包的比容、弹性和回复性降低，硬度先降低后升高；萌芽 12～24h，糙米面包硬度较低，比容、弹性和回复性较大；萌芽 12h 的糙米面包感官评分最高。萌芽 12h 时的糙米面包品质较好（图 6-18，图 6-19）（吴娜娜等，2018）。

萌芽也可改善全谷物的风味和口感。采用萌芽扁豆提取物制备功能性的薄脆饼干，萌芽扁豆提取物的加入增加了饼干的蛋白质含量、总酚含量和抗氧化活性，且加入 5%萌芽扁豆提取物的饼干具有较高的可接受性，可作为具有良好感官品质的功能性食品（Polat et al.，2020）。研究采用萌芽绿豆和豇豆研制了一种新型的婴儿补充食品（6～12月龄），绿豆和豇豆萌芽 48h，碳水化合物含量分别下降 64.3%和 64.0%，而绿豆和豇豆的磷、铁和锌含量以及抗氧化活性在萌发的同一时期都有所增加，且口感风味改善（Yasser et al.，2020）。萌芽鹰嘴豆、扁豆和黄豌豆分离蛋白气味特性发生了变化，研究

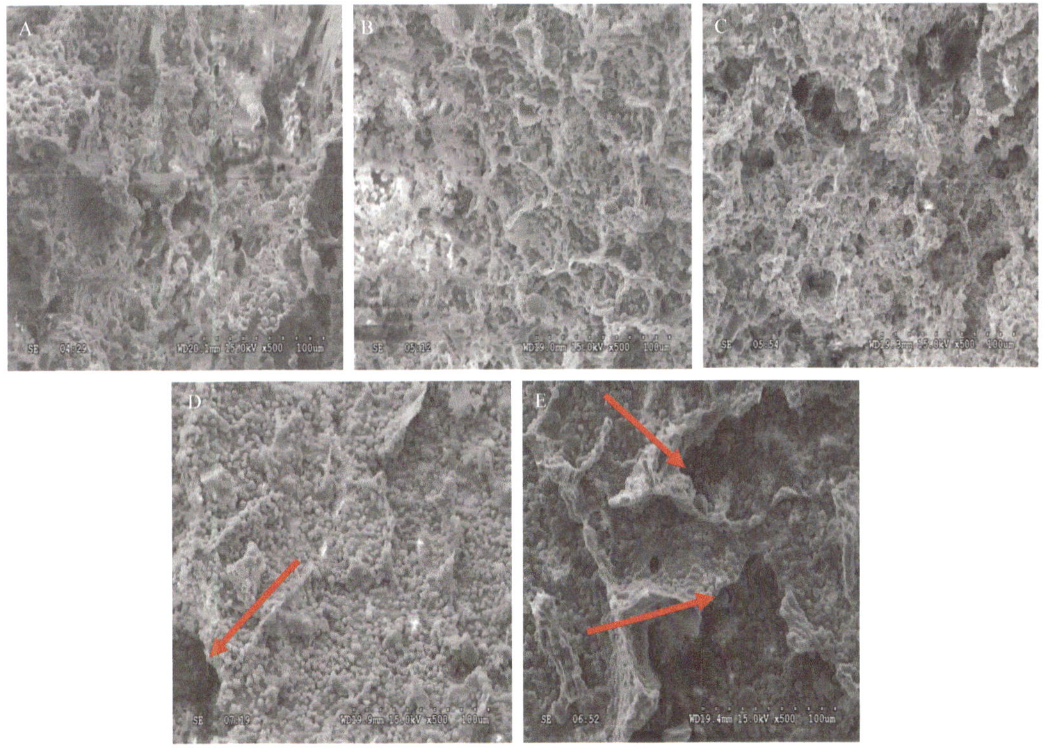

图 6-17　不同萌芽时间的糙米粉-谷朊粉面团微观结构（吴娜娜等，2018）

A. 对照组；B～E. 萌芽 12h、24h、36h、48h

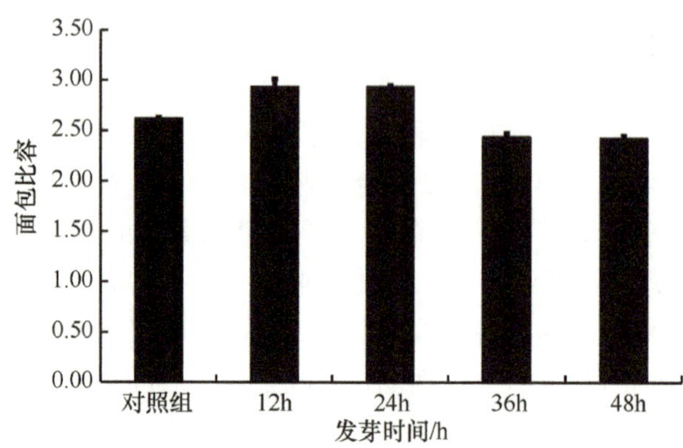

图 6-18　不同萌芽时间对糙米面包比容的影响（吴娜娜等，2018）

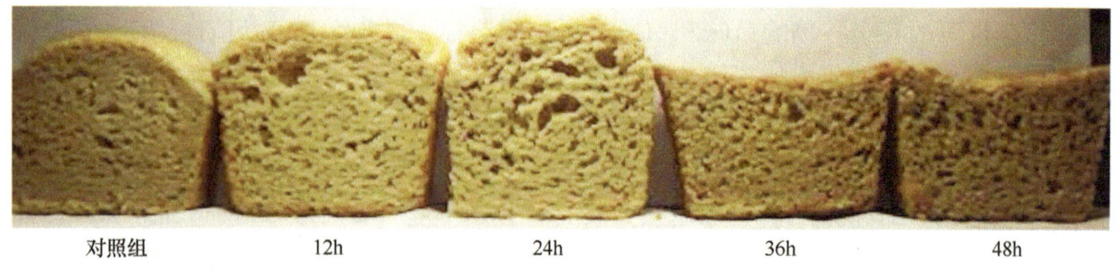

图 6-19　不同萌芽时间的糙米面包结构（吴娜娜等，2018）

了 3 种杂豆在萌芽 0 天、1 天、3 天和 5 天时蛋白的豆腥味风味成分，萌芽 0 天的杂豆分离蛋白中的豆腥味较少，但萌芽时间超过 1 天后，杂豆分离蛋白中的豆腥味成分增加，杂豆分离蛋白的脂氧合酶的活性和自由基的数量与豆腥味呈显著正相关，这对于制备品质提升和良好风味的杂豆蛋白具有一定的指导意义（Xu et al.，2020a）。通过控制萌芽条件，可提升萌芽谷物及其制品的品质。

（三）萌芽加工技术在全谷物加工中的应用

萌芽是一种可控的技术，可通过调控萌芽条件控制萌芽全谷物的性质，进而再通过结合其他加工技术制作萌芽全谷物食品。利用萌芽全谷物来预防疾病具有良好的作用和前景。但目前利用萌芽技术来提高全谷物营养水平以及萌芽技术在营养、医学和食品工业中的应用均不足。因而，萌芽全谷物及其制品是功能性食品发展的主要趋势之一，萌芽全谷物可作为功能性食品的主要原料或配料。

萌芽技术作为全谷物品质提升技术之一，可通过与其他技术的结合，提升萌芽效率及调控萌芽全谷物的品质，进而得到良好品质的萌芽全谷物制品。虽然全谷物在萌芽过程中的营养成分变化已经得到广泛的研究，但其营养成分变化机制尚未完全揭示清楚，针对不同的营养需求，需要探索出不同全谷物的最优萌芽条件来增加其特定的营养价值；萌芽全谷物在预防疾病及其并发症等方面具有潜在的应用价值，利用生物代谢组学和基因组学来研究萌芽全谷物中生物活性物质在体内的作用机制将是今后研究的热点。

本 章 小 结

全谷物营养物质丰富，但皮层物质的存在导致其加工技术及食品品质面临较大挑战。目前的加工技术在一定程度上能够提升全谷物食品品质，改善全谷物食品的口感和风味等食用品质、延长保质期及较大程度地保留全谷物中的营养物质等。浸泡、轻碾和超微粉碎等前处理技术，热加工技术，非热加工技术，生物加工技术等各有优势，均能实现全谷物品质的提升，在全谷物加工领域均有较好的发展前景。

致力于全谷物加工的专家学者、企业和笔者团队在全谷物食品加工技术方面做了大量研究和实践工作，目前市场上亦有全谷物糙米米线和全谷物面条等我国传统特色全谷物食品，但由于目前工作的局限性，为保障全谷物食品加工产业的高质量及快速发展，为全谷物产业发展提供技术支撑，后续仍有较多研究和实践工作需要去做。

1）针对特定的全谷物原料及全谷物食品品质的目标要求，加强加工技术对全谷物品质影响作用的研究。目前加工技术引起全谷物品质特性改善的一些原因和机制尚未揭示清楚。目前应用的全谷物加工技术，有的加工技术条件避免了全谷物营养物质的损失，且食用品质及保质期有一定程度的提升；但有的加工技术条件造成了营养物质的大量流失，且食用品质及储藏品质提升效果有限，并且全谷物种类多，针对每一品种的全谷物，也需要相对应符合的最佳加工技术及加工条件。因此，应加强加工技术条件对全谷物品质影响作用的研究工作，明确加工技术及条件对全谷物组分相互作用关系及食品品质的影响作用，针对特定的全谷物原料，控制相应的加工技术及条件，以期得到具有良好品质的全谷物食品。

2）加强两种或多种加工技术在全谷物加工中联合应用的研究。目前加工技术在处理全谷物的方式上比较单一，且根据目前的研究结果，一种加工技术对全谷物品质改良作用有限，因此，应加强两种或多种加工技术的联合应用，如浸泡与发酵技术、浸泡与萌芽技术、超微粉碎技术与热加工技术等生物、物理加工技术的联合应用等，既能改善全谷物食品口感风味，又能提升或保留全谷物食品的营养品质等。例如，笔者团队用超微粉碎技术与稳定化技术相结合，研发了品质较好的全谷物糙米米线、全谷物面条、易煮全谷物和全谷物即食食品等，均已上市及普遍受消费者欢迎。

3）加强非热加工技术与生物加工技术在全谷物加工中的研究和应用。相对于传统的前处理与热加工技术，非热加工技术和生物加工技术对全谷物营养物质与风味的保留及提升方面作用效果显著，但目前对非热加工技术和生物加工技术的研究还非常有限，应用也较少。因此，应加强非热加工技术与生物加工技术对全谷物品质的影响作用研究，更好地为全谷物品质提升提供基础。

4）加强各种加工技术在全谷物食品加工应用中的经济可行性及相关专用装备的研发，提升全谷物的品质，降低全谷物加工的成本。相对于精制谷物，由于全谷物皮层物质的存在，全谷物加工与精制谷物加工有显著不同。发展全谷物加工技术与加工装备，有利于全谷物品质的改善及全谷物加工成本的降低，为全谷物产业的发展及扩大全谷物消费提供基础。

5）关注跨行业跨领域新技术在全谷物加工中的研究与应用。基于全谷物区别于精制谷物的特殊性，为更好地解决全谷物加工与品质问题，应尝试研发和应用其他行业领域有潜力的新技术。

总之，全谷物加工技术的研究与应用还需进一步加强，利用加工技术来生产品质良好的全谷物食品将是今后研究和应用的热点。

参考文献

包怡红, 李雪龙. 2006. 木聚糖酶在食品中的应用及其发展趋势. 食品与机械, 4: 130-133.
蔡亭, 汪丽萍, 刘明, 等. 2015. 超微粉碎对苦荞多酚及抗氧化活性的影响研究. 中国粮油学报, 30(10): 95-99, 106.
陈雪. 2017. 发芽糙米γ-氨基丁酸含量分析及贮藏过程中的变化. 哈尔滨: 东北农业大学硕士学位论文.
陈颖慧. 2016. 食品加工中超微粉碎技术的运用研究. 食品安全导刊, (35): 73.
程晶晶, 王军. 2017. 振动式超微粉碎对糙米全粉物化特性的影响. 许昌学院学报, 36(2): 77-81.
程晶晶, 王军, 金茜雅, 等. 2017. 燕麦超微全粉对馒头品质的影响. 食品工业科技, 38(1): 116-120.
程威威, 周婷, 吴跃, 等. 2014. 高效液相色谱法测定发芽糙米中γ-氨基丁酸含量. 食品科学, 35(12): 98-101.
程晓芳, 袁丹丹, 张余慧, 等. 2018. 蛋白酶在食品工业中的应用研究进展. 食品研究与开发, 39(7): 221-224.
程鑫. 2018. 乳酸菌发酵对糙米蒸煮食用品质改良效果的研究. 无锡: 江南大学硕士学位论文.
戴宁, 施肖锋, 张裕中, 等. 2019. 高纤维食品物料粉碎机. CN110354965 A[2019-8-19].
冯建岭, 韩晴, 代增英, 等. 2014. 果胶酶在食品中的应用研究. 江苏调味副食品, 137(2): 9-11.
冯儒, 吴萌萌, 周建新, 等. 2016. 温度和时间对饼干烘焙过程中微生物和感官品质的影响. 粮食与食品工业, 23(2): 46-49, 56.
傅茂润, 赵双, 曲清莉, 等. 2013. 超微粉碎对红米理化性质和加工特性的影响. 食品与发酵工业, 39(4): 96-100.
高蕾蕾, 李迎秋. 2017. 纤维素酶及其在食品行业中的应用. 食品工业, 2: 271-274.
高丽霄, 林汉卿, 刘梅森. 2013. 超微粉碎技术在食用与药用农产品加工中的应用. 食品工业, 34(6): 163-167.
高雅文, 刘景圣. 2011. 干燥条件对蒸谷米品质影响的研究. 农业机械, 38(2): 271-274.
葛磊. 2012. 燕麦发酵饮料的研制. 无锡: 江南大学硕士学位论文.
葛云飞, 曹龙奎. 2017. 自然发酵高粱抗老化淀粉的工艺条件优化. 中国食品添加剂, 10: 54-60.
宫雪, 王颖, 张裕, 等. 2019. 脱皮处理对藜麦粉物化特性及结构的影响. 中国粮油学报, 34(12): 8-12.
顾军强, 钟葵, 周素梅, 等. 2014. 微波处理对燕麦片品质的影响. 现代食品科技, 30(9): 241-245, 274.
顾笑笑, 张茂龙, 赵龙, 等. 2013. 全谷物冲调粉高效加工技术研究. 食品与机械, 29(6): 207-210.
郭洪梅. 2016. 超微粉碎处理对杂粮(豆)淀粉结构及理化特性的影响. 杨凌: 西北农林科技大学硕士学位论文.
郭丽娜, 钟葵, 佟立涛, 等. 2015. 燕麦片加工过程中营养品质及加工特性变化. 中国粮油学报, 30(1): 39-43.
郭项雨, 任清, 张晓, 等. 2012. 传统高温炒制工艺对裸燕麦清蛋白和球蛋白特性的影响. 食品科学, 33(13): 45-48.
韩永斌, 李冰冰, 刘桂玲, 等. 2008. 发芽糙米淀粉糊化特性变化研究. 中国粮油学报, 23(6): 1-4.
郝征红, 张炳文, 岳凤丽. 2006. 超微粉碎加工技术在农产资源开发中的应用. 食品科技, (7): 24-27.
何易雯, 秦鹍鹏, 严伟龙, 等. 2020. 浸泡和蒸煮对蒸谷糙米糊化特性的影响. 安徽农业科学, 48(4):

161-163.
贺财俊, 李怡, 吴跃, 等. 2017. 籼米糊化特性与碾磨程度的相关性分析. 食品科学, 38(11): 59-63.
胡坚. 2009. 寄生霉菌的微波效应研究. 武汉: 华中农业大学硕士学位论文.
胡玲玲, 李春阳, 曾晓雄, 等. 2016. 富硒发芽糙米蛋白的抗氧化活性. 食品科学, 37(1): 99-103.
蒋龙伟. 2017. 糙米发芽前复合酶预处理工艺优化研究. 哈尔滨: 东北农业大学硕士学位论文.
蒋芮. 2018. 黑大麦中 γ-氨基丁酸的富集工艺研究. 上海: 上海交通大学硕士学位论文.
阚翠姝. 2012. 改善小麦品质的微波技术. 郑州: 河南工业大学硕士学位论文.
李里特, 鲁战会, 闵伟红, 等. 2001. 自然发酵对大米理化性质的影响及其米粉凝胶机理研究. 食品与发酵工业, 12: 1-6.
李丽. 2010. 自然发酵对黄米理化性质的影响研究. 大庆: 黑龙江八一农垦大学硕士学位论文.
李希熙, 许占兰, 张志慧, 等. 2011. 热处理对米糠及米糠油特性的影响. 粮食与饲料工业, (10): 29-32.
李兴贞, 王晓曦, 马森, 等. 2017. 剥皮制粉工艺对小麦粉硒元素含量的影响. 粮食与油脂, 30(5): 50-54.
李雨露. 2008. 发芽糙米饼干的研究. 粮食与饲料工业, (10): 5-6.
栗亚琼. 2019. 超微粉碎对食品理化性质的影响分析. 现代食品, (6): 96-98.
梁玲, 陈存社. 2017. 小麦胚芽饼干烘烤过程中麦香味的形成及分析. 食品工业科技, 38(7): 64-69.
梁润平, 翟小童, 张文青, 等. 2018. 糙米制品抗氧化活性比较研究. 粮油食品科技, 26(2): 1-5.
林俊帆, 兰英文, 刘庆庆, 等. 2019. 适度碾磨加工对黑米蒸煮及食味品质影响的研究. 食品科技, 44(9): 186-192.
凌孟硕. 2013. 苦荞麦芽-小米复合谷物饮料的工艺研究. 无锡: 江南大学硕士学位论文.
刘丹, 蔺新英, 姜迎, 等. 2014. 富硒麦芽对小鼠运动性疲劳的缓解. 环境与健康杂志, 31(6): 536-537.
刘光辉, 张蕾蕾, 王颖, 等. 2019. 隆粳软 1 号性质研究及糙米蒸煮条件优化. 食品工业科技, http: //kns.cnki.net/kcms/detail/11.1759.TS.20190716.0956.004.html [2020-2-18].
刘昊, 顾丰颖, 刘子毅, 等. 2020. 微波的热与非热效应对淀粉性质的影响. 核农学报, 34(2): 363-369.
刘磊, 冉玉兵, 韩素云, 等. 2017. 不同加工方式对米糠粉食品配料理化特性的影响. 现代食品科技, 33(3): 209, 222-228.
刘明, 杜传林, 刘艳香, 等. 2013. 内源酶萌发预处理时间对全谷物糙米提取物品质的影响. 食品工业科技, 34(6): 118-122.
刘颖, 刘丽宅, 于晓红, 等. 2017. 超微粉碎对发芽糙米物化特性影响的研究. 食品工业, 38(2): 208-212.
鲁战会. 2002. 生物发酵米粉的淀粉改性及凝胶机理研究. 北京: 中国农业大学博士学位论文.
鲁战会, 于衍霞, 宗英俊, 等. 2012. 中国的传统发酵米制品//国际谷物科技协会. ICC Cereal & Bread Congress & Forum on Fats & Oils, 北京.
陆理民. 2018. 烘焙条件对苦荞中抗氧化组分及抗氧化活性的影响. 食品工业, 39(8): 19-21.
吕齐明, 傅晓如, 周远, 等. 2014. 富含 γ-氨基丁酸发芽糙米米粉条的研制. 粮食与饲料工业, (7): 20-23.
麻宸睿, 王新宇, 桂颖, 等. 2019. 焙炒处理对燕麦甜醅品质及功能因子含量的影响. 食品与发酵工业, 45(11): 199-203.
马涛, 陈伟玲. 2013. 糙米发芽浸泡过程中臭氧对微生物灭菌效果的影响. 食品工业科技, 34(2): 245-248.
闵伟红. 2003. 乳酸菌发酵改善米粉食用品质机理的研究. 北京: 中国农业大学博士学位论文.
潘瑞炽. 2012. 植物生理学. 北京: 高等教育出版社: 174-241.
潘姝璇, 王嘉怡, 陈建, 等. 2017. 发芽糙米多糖微波辅助提取工艺及其抗氧化活性研究. 食品与机械, 33(11): 167-172, 194.
彭国泰, 吴娜娜, 谭斌, 等. 2017. 超微粉碎处理对糙米粉理化性质的影响. 粮油食品科技, 25(2): 17-21.
彭文忠, 华俊杰, 彭国蓉, 等. 2019. 一种即食糙米的工业化制作方法. 中国, 201811404569.9.
蒲海燕, 刘春芬, 贺稚非, 等. 2004. 酶制剂在食品中的应用概况. 中国食品添加剂, 4: 101-105.
饶立, 黄凯, 李森, 等. 2018. 杂粮预处理对杂粮面包抗氧化能力的影响. 包装与食品机械, 36(5): 7-12.

任顺成, 王玮. 2016. 超微粉碎对小麦麸皮功能特性的影响研究. 粮食与油脂, 29(12): 36-41.
申瑞玲, 王珍, 董吉林. 2016. 不同热处理对燕麦全谷营养品质及消化性的影响. 食品工业, 37(7): 188-191.
申卫家, 郦金龙, 黎金鑫. 2017. 微生物脂肪酶的研究进展及其在食品工业中的应用. 粮食与油脂, 30(4): 5-7.
沈娟, 于中玉, 仇建飞. 2017. 乳酸菌在食品发酵中的应用. 食品安全导刊, (33): 125.
孙元琳, 李文多. 2012. 谷物膳食纤维制备及应用研究综述. 郑州轻工业学院学报(自然科学版), 27(1): 20-25.
谭斌, 吴娜娜, 田晓红, 等. 2019. 一种焙烤预处理米糠加工糙米米线的方法. 中国, 201910531659.2.
谭月园. 2016. 方便藜麦饭加工工艺及品质研究. 广州: 华南农业大学硕士学位论文.
田莹莹. 2015. 谷物格瓦斯酿造工艺的研究. 大连: 大连工业大学硕士学位论文.
汪江波, 许剑秋. 2000. 谷物食品蒸煮挤压加工技术. 粮食与饲料工业, (10): 43-45.
汪丽萍, 谭斌, 刘明, 等. 2012. 全谷物中生理活性物质的研究进展与展望. 中国食品学报, 12(8): 141-147.
王安建, 魏书信, 侯传伟. 2010. 超微粉碎改性玉米皮膳食纤维技术研究. 食品科技, 35(9): 194-196.
王博, 姚轶俊, 李枝芳, 等. 2020. 超微粉碎对 4 种杂粮粉理化性质及功能特性的影响. 食品科学, 41(19): 111-117.
王洪武. 2009. 双螺杆食品挤压机的应用与研究进展. 粮油加工, (2): 131-134.
王慧超, 陈今朝, 韩宗先. 2010. α-淀粉酶的研究与应用. 重庆工商大学学报(自然科学版), 27(4): 368-372.
王立峰, 张磊, 姚轶俊, 等. 2019. 碾磨程度对大米特征组分和米粉品质特性的影响. 食品与机械, 35(5): 195-201.
王娜, 吴娜娜, 谭斌, 等. 2020. 糙米干法和湿法微粉碎对面团及面包品质的影响. 中国食品学报, 20(1): 166-171.
王倩倩, 李明泽, 陆红佳, 等. 2014. 不同加工方式对青稞降脂益肠功效的影响. 食品科学, 35(13): 276-280.
王玮. 2016. 超微粉碎麸皮的功能特性及应用研究. 郑州: 河南工业大学硕士学位论文.
王晓曦, 邵青, 张振铎, 等. 2001. 小麦破损淀粉含量对制品蒸煮品质影响及其机理. 粮食与油脂, (3): 10-12.
王雨生, 秦福敏, 陈海华, 等. 2016. 微波处理对普通玉米淀粉和蜡质玉米淀粉理化性质的影响. 中国粮油学报, 31(12): 18-24, 28.
王远亮, 王传花, 马骞等. 2009. 酱油发酵前期微生物变化及其主要香味物质分析. 食品与机械, 25(4): 31-34.
王远孝, 王恬. 2010. 植酸的抗营养作用及植酸酶在动物生产中的应用. 中国饲料, (16): 24-25, 33.
王珍. 2016. 热加工方式对燕麦全谷可溶性膳食纤维理化及功能特性研究. 郑州: 郑州轻工业学院硕士学位论文.
吴凤凤. 2013. 发芽对糙米主要营养成分、生理功效和加工特性的影响. 无锡: 江南大学博士学位论文.
吴凤凤, 臧楠, 杨哪, 等. 2009. 浸泡处理对发芽糙米蒸煮食用品质的影响. 中国粮油学报, 24(7): 6-9, 63.
吴寒, 芮昕, 李春阳, 等. 2018. 多菌种固态发酵法提高燕麦全谷物的蛋白质营养品质. 食品科学, 39(16): 168-175.
吴娜娜, 马占倩, 谭斌, 等. 2019f. 不同加工精度稻米的营养物质含量、米粉特性及米饭品质研究进展. 粮油食品科技, 27(6): 40-45.
吴娜娜, 彭国泰, 谭斌, 等. 2019e. 干法、半干法和湿法磨粉工艺制备的糙米米线品质研究. 中国粮油学报, 34(12): 1-7.
吴娜娜, 彭国泰, 谭斌, 等. 2020. 干法、半干法和湿法磨粉对糙米粉性质的影响. 中国粮油学报, 35(1):

137-142.
吴娜娜, 谭斌, 李忍, 等. 2019d. 一种微波预处理米糠提升鲜湿糙米米线品质和保质期的方法. 中国, 201911346990.3.
吴娜娜, 谭斌, 乔聪聪, 等. 2019a. 一种利用盐离子预处理米糠加工鲜湿糙米线的方法. CN110250409A.
吴娜娜, 谭斌, 田晓红, 等. 2019b. 一种改善蒸煮食用品质的糙米米线的制备方法. CN110037237A.
吴娜娜, 谭斌, 田晓红, 等. 2019c. 一种改善质构和保质期的鲜湿糙米线的加工方法. CN110250408A.
吴娜娜, 王娜, 谭斌, 等. 2018. 发芽糙米粉面团性质及面包品质研究. 粮油食品科技, 26(4): 1-5.
吴青兰, 江昊, 郭鑫, 等. 2019. 脱皮率对小麦粉、面团及馒头品质的影响. 粮食与油脂, 32(10): 46-50.
夏文水. 2014. 食品工艺学. 北京: 中国轻工业出版社: 90-94.
谢凤英, 韩雪, 雷宇宸, 等. 2018. 一种富含多酚速食杂粮粥粉及其制备方法. 中国, 201810476961.8.
徐杰. 2012. 发芽糙米淀粉和蛋白的研究及方便米饭的制备. 无锡: 江南大学硕士学位论文.
徐磊. 2017. 发芽对薏米营养组成、理化特性及生物活性的影响. 无锡: 江南大学博士学位论文.
薛战锋, 郭玉蓉, 付成程, 等. 2012. 挤压蒸煮技术在膳食纤维改性中的应用及研究进展. 农产品加工(学刊), (7): 105-108.
闫肃, 吕嘉枥, 郜洪涛. 2010. 乳酸菌在食品工业中的应用. 中国酿造, (12): 1-3.
阎若萍, 王易芬, 涂桂飞, 等. 2018. 工业微波灭菌技术在食品加工领域的研究进展. 食品工业科技, 39(8): 302-308.
杨慧萍, 李常钰, 唐培安, 等. 2012. 发芽对糙米理化特性的影响. 粮食与饲料工业, 5: 1-6.
杨佳, 朱克瑞. 2011. 全稻原米加工及研究进展. 农业机械, (29): 28-30.
杨健, 王立东, 包国凤. 2013. 超微粉碎对小米麸皮膳食纤维物理特性的影响. 食品工业科技, 34(13): 128-131, 135.
姚国强, 李慧, 高鹏飞, 等. 2013. 乳酸菌在发酵酸面团中的研究与应用. 中国食品学报, 13(3): 163-170.
姚森. 2008. 高 γ-氨基丁酸含量的发芽糙米品种筛选及应用. 武汉: 华中农业大学硕士学位论文.
于爽, 夏玉琳, 朱恩俊. 2017a. 不同剥皮程度对小麦粉烷基间苯二酚和 B 族维生素含量的影响. 食品科技, 42(6): 162-166.
于爽, 夏玉琳, 朱恩俊. 2017b. 剥皮小麦营养粉质量与全麦粉行业标准对比. 食品科技, 42(5): 142-146.
于晓红, 刘丽宅, 刘颖, 等. 2016. 超微粉碎对发芽糙米功能特性影响. 农产品加工, (9): 29-31.
虞雯, 泮国荣, 肖竹钱, 等. 2019. 螺杆挤压法木质纤维素预处理的研究进展. 科技通报, 35(6): 13-19.
于勇, 刘庆庆, 王媚, 等. 2018. 一种发芽糙米饮料及其制备方法. 中国, 201611126682.6.
余明远. 2014. 食品超微粉碎技术研究新进展. 福建农业科技, (8): 79-81.
张蓓, 段小明, 冯叙桥, 等. 2013. 水解酶技术在食品工业中的应用研究进展. 食品与发酵工业, 39(10): 192-200.
张斌, 袁建, 赵腾, 等. 2017. 非热物理加工技术对稻谷中微生物影响的研究进展. 粮食科技与经济, 42(6): 68-72.
张国真, 何建军, 姚晓玲, 等. 2014. 超微粉碎麦麸及其不同组分基本成分和物化特性分析. 食品科技, 39(7): 147-152.
张晖, 徐杰, 郭晓娜, 等. 2010. 一种发芽糙米营养方便米饭的制作方法. 中国, ZL201010501951.9.
张可, 修琳, 赵城彬, 等. 2019. 预糊化处理对荞麦淀粉理化特性的影响. 西北农林科技大学学报(自然科学版), 47(2): 61-68.
张良晨, 李东红, 于淼, 等. 2019. 发芽糙米 γ-氨基丁酸富集工艺的研究进展. 农业科技与装备, (4): 51-53.
张雪莹, 郭超凡, 陶飞, 等. 2018. 不同热处理方式对玉米醇溶蛋白特性的影响. 食品科学, 39(13): 112-118.
张玉玉, 宋弋, 李全宏. 2012. 食品中糠醛和 5-羟甲基糠醛的产生机理、含量检测及安全性评价研究进展. 食品科学, 33(5): 275-280.

赵吉凯, 王凤成, 付文军, 等. 2017. 轻碾脱皮对全麦粉及其馒头品质的影响. 食品科学, 38(21): 158-164.

赵桐, 高红兰, 任向东, 等. 2016. 发芽糙米对2型糖尿病患者早餐后血糖影响的研究. 实用糖尿病杂志, 12(1): 50-51.

赵芷芊, 王敏, 张志清. 2018. 植物多糖的提取及抗氧化功效的研究进展. 食品工业科技, 39(13): 337-342.

中国国家标准化管理委员会. 2018. 大米: GB/T 1354—2018. 北京: 中国标准出版社.

钟业俊. 2013. 碾磨和微波处理对稻米食味品质和贮藏性能的影响. 南昌: 南昌大学博士学位论文.

仲梦涵, 陆晨浩, 王曦如, 等. 2019. 烘烤和发芽对大麦挥发性风味影响的分析研究. 食品工业科技, 41(7): 220-225, 232.

周聪. 2014. 超微大米粉的制备及性质研究. 武汉: 武汉轻工大学硕士学位论文.

周显青, 张玉荣, 李亚军. 2011. 植物乳杆菌发酵对大米淀粉理化性质的影响. 粮食与饲料工业, 3: 25-27.

周洋, 李璐, 吕莹. 2020. 烘烤、蒸汽热处理和挤压膨化对藜麦风味和苦味的影响. 食品科学, 41(20): 263-269.

朱运平, 伍少明, 李秀婷, 等. 2013. 微生物葡萄糖氧化酶的生产及其在食品工业中应用的研究进展. 中国食品添加剂, 5: 165-172.

邹恩坤. 2013. 小麦碾削制粉技术及营养安全性研究. 郑州: 河南工业大学硕士学位论文.

Adamu H A, Imam M U, Der-Jiun O, et al. 2017. In utero exposure to germinated brown rice and its GABA extract attenuates high-fat-diet-induced insulin resistance in rat offspring. J Nutrigenet Nutrige, 10(1-2): 19-31.

Adebooye O C, Singh V. 2007. Effect of cooking on the profile of phenolics, tannins, phytate, amino acid, fatty acid and mineral nutrients of whole-grain and decorticated vegetable cowpea (*Vigna unguiculata* L. Walp). J Food Quality, 30(6): 1101-1120.

Adebowale K O, Afolabi T A, Olu-Owolabi B I. 2005. Hydrothermal treatments of Finger millet (*Eleusine coracana*) starch. Food Hydrocolloid, 19(6): 974-983.

Afify A E M M, Ei-Beltagi H S, Ei-Salam S M A, et al. 2012. Biochemical changes in phenols, flavonoids, tannins, vitamin E, β-carotene and antioxidant activity during soaking of three white sorghum varieties. Asian Pac J Trop Bio, 2(3): 203-209.

Ahmad M, Baba W N, Wani T A, et al. 2015. Effect of green tea powder on thermal, rheological & functional properties of wheat flour and physical, nutraceutical & sensory analysis of cookies. J Food Sci Tech Mys, 52(9): 5799-5807.

Alessandri C, Pignatelli P, Loffredo L, et al. 2006. Alpha-linolenic acid-rich wheat germ oil decreases oxidative stress and CD40 ligand in patients with mild hypercholesterolemia. Arterioscler Thromb Vasc Biol, 26(11): 2577-2578.

Amadou I, Le G W, Amza T, et al. 2013. Purification and characterization of foxtail millet-derived peptides with antioxidant and antimicrobial activities. Food Res Int, 51(1): 422-428.

Angioloni A, Collar C. 2012. Promoting dough viscoelastic structure in composite cereal matrices by high hydrostatic pressure. J Food Eng, 111(4): 598-605.

Anwar M M, Mohamed N E. 2015. Amelioration of liver and kidney functions disorders induced by sodium nitrate in rats using wheat germ oil. J Radiat Res Appl Sc, 8(1): 77-83.

Arcila J A, Rose D J. 2015. Repeated cooking and freezing of whole wheat flour increases resistant starch with beneficial impacts on *in vitro* fecal fermentation properties. J Funct Foods, 12: 230-236.

Awad T S, Moharram H A, Shaltout O E, et al. 2012. Applications of ultrasound in analysis, processing and quality control of food: a review. Food Res Int, 48(2): 410-427.

Bagchi T B, Adak T, Chattopadhyay K. 2014. Process standardization for rice bran stabilization and its'nutritive value. J Crop Weed, 10(2): 303-307.

Balasubramaniam V G, Ayyappan P, Sathvika S, et al. 2019. Effect of enzyme pretreatment in the ultrasound assisted extraction of finger millet polyphenols. J Food Sci Tech Mys, 56(3): 1583-1594.

Balkrishnal S P, Visvanathan R. 2019. Hydration kinetics of little millet and proso millet grains: effect of soaking temperature. J Food Sci Tech Mys, 56(7): 3534-3539.

Bamdad F, Sun X, Guan L L, et al. 2015. Preparation and characterization of antimicrobial cationized peptides from barley (*Hordeum vulgare* L.) proteins. LWT-Food Sci Technol, 63(1): 29-36.

Bao P T, Bao L B, Ngoc P, et al. 2017. Impact of heat-moisture and annealing treatments on physicochemical properties and digestibility of starches from different colored sweet potato varieties. Int J Biol Macromol, 105: 1071-1078.

Barba F J, Grimi N, Vorobiev E. 2014. New approaches for the use of non-conventional cell disruption technologies to extract potential food additives and nutraceuticals from microalgae. Food Eng Rev, 7(1): 45-62.

Barba F J, Parniakov O, Pereira S A, et al. 2015. Current applications and new opportunities for the use of pulsed electric fields in food science and industry. Food Res Int, 77: 773-798.

Barrera G N, Pérez G T, Ribotta P D, et al. 2007. Influence of damaged starch on cookie and bread-making quality. Eur Food Res Technol, 225(1): 1-7.

Barrett E, Hayes M, Fitzgerald G F, et al. 2005. Fermentation, cell factories and bioactive peptides: food grade bacteria for production of biogenic compounds. Aust J Dairy Technol, 60(2): 157-162.

Bationo F, Songré-Ouattara L T, Hemery Y M, et al. 2019. Improved processing for the production of cereal-based fermented porridge enriched in folate using selected lactic acid bacteria and a back slopping process. LWT-Food Sci Technol, 106: 172-178.

Bello M, Tolaba M P, Suarez C. 2004. Factors affecting water uptake of rice grain during soaking. LWT-Food Sci Technol, 37(8): 811-816.

Bian L, Chung H J. 2016. Molecular structure and physicochemical properties of starch isolated from hydrothermally treated brown rice flour. Food Hydrocolloid, 60: 345-352.

Billiris M A, Siebenmorgen T J, Meullenet J F, et al. 2012. Rice degree of milling effects on hydration, texture, sensory and energy characteristics. Part 1. Cooking using excess water. J Food Eng, 113(4): 559-568.

Björck, Nyman M, Asp N G. 1984. Extrusion cooking and dietary fiber: effects on dietary fiber content and on degradation in the rat intestinal tract. Cereal Chem, 61(2): 174-179.

Blandino A, Al-Aseeri M E, Pandiella S S, et al. 2003. Cereal-based fermented foods and beverages. Food Res Int, 36(6): 527-543.

Boccia G L, Santis N D, Lullo G D, et al. 1995. Impact of processing on Fe dialysability from bean (*Phaseolus vulgaris* L.). Food Chem, 53(2): 191-195.

Bourke P, Ziuzina D, Boehm D, et al. 2018. The potential of cold plasma for safe and sustainable food production. Trends Biotechnol, 36(6): 615-626.

Braşoveanu M, Nemţanu M R. 2014. Behaviour of starch exposed to microwave radiation treatment. Starch-Stärke, 66(1-2): 3-14.

Brennan C, Brennan M, Derbyshire E, et al. 2011. Effects of extrusion on the polyphenols, vitamins and antioxidant activity of foods. Trends Food Sci Tech, 22(10): 570-575.

Budaraju S, Mallikarjunan K, Annor G, et al. 2018. Effect of pre-treatments on the antioxidant potential of phenolic extracts from barley malt rootlets. Food Chem, 266: 31-37.

Buddrick O, Jones O A H, Cornell H J, et al. 2014. The influence of fermentation processes and cereal grains in wholegrain bread on reducing phytate content. J Cereal Sci, 59(1): 3-8.

Cabrera-Chávez F, Calderón de la Barca A M, Islas-Rubio A R, et al. 2012. Molecular rearrangements in extrusion processes for the production of amaranth-enriched, gluten-free rice pasta. LWT-Food Sci Technol, 47(2): 421-426.

Cáceres P J, Martínez-Villaluenga C, Amigo L, et al. 2014. Maximising the phytochemical content and antioxidant activity of Ecuadorian brown rice sprouts through optimal germination conditions. Food Chem, 152: 407-414.

Călinoiu L F, Vodnar D C. 2019. Thermal processing for the release of phenolic compounds from wheat and oat bran. Biomol, 10(1): 21.

Camire M E, Camire A, Krumhar K. 1990. Chemical and nutritional changes in foods during extrusion. Crit Rev Food Sci, 29(1): 35-57.

Camire M E. 1998. Chemical changes during extrusion cooking. Pro-Induced Chem Changes in Food, 109-121.

Cao H, Pan X, Li C, et al. 2003. Density functional theory calculations for resveratrol. Bioorg Med Chem Lett, 13(11): 1869-1871.

Carcea M, Narducci V, Turfani V, et al. 2017. Polyphenols in raw and cooked cereals/pseudocereals/legume pasta and couscous. Foods, 6(9): 80.

Cardone G, D'Incecco P, Pagani M A, et al. 2020. Sprouting improves the bread-making performance of whole wheat flour (*Triticum aestivum* L.). J Sci Food Agr, 100(6): 2453-2459.

Castanha N, Lima D C, Junior M D M, et al. 2019. Combining ozone and ultrasound technologies to modify maize starch. Int J Biol Macromol, 139: 63-74.

Chalermchat Y, Dejmek P. 2005. Effect of pulsed electric field pretreatment on solid-liquid expression from potato tissue. J Food Eng, 71(2): 164-169.

Cham S, Suwannaporn P. 2010. Effect of hydrothermal treatment of rice flour on various rice noodles quality. J Cereal Sci, 51(3): 284-291.

Chandrasekara A, Naczk M, Shahidi F. 2012. Effect of processing on the antioxidant activity of millet grains. Food Chem, 133(1): 1-9.

Chang C, Yang C, Samanros A, et al. 2015. Collet and cooking extrusion change the soluble and insoluble β-glucan contents of barley. J Cereal Sci, 66: 18-23.

Chen H H. 2013. Investigation of properties of long-grain brown rice treated by low-pressure plasma. Food Bioprocess Tech, 7(9): 2484-2491.

Chen H H, Chang H C, Chen Y K, et al. 2016. An improved process for high nutrition of germinated brown rice production: low-pressure plasma. Food Chem, 191: 120-127.

Chen H H, Chen Y K, Chang H C. 2012. Evaluation of physicochemical properties of plasma treated brown rice. Food Chem, 135(1): 74-79.

Chen H H, Hung C L, Lin S Y, et al. 2015b. Effect of low-pressure plasma exposure on the storage characteristics of brown rice. Food Bioprocess Tech, 8(2): 471-477.

Chen J S, Fei M J, Shi C L, et al. 2011. Effect of particle size and addition level of wheat bran on quality of dry white Chinese noodles. J Cereal Sci, 53(2): 217-224.

Chen Q M, Fu M R, Yue F L et al. 2015a. Effect of superfine grinding on physicochemical properties, antioxidant activity and phenolic content of red rice (*Oryza sativa* L.). Food Nutr Sci, 6(14): 1277-1284.

Chen Y, Yang Q, Xu X, et al. 2017. Structural changes of waxy and normal maize starches modified by heat moisture treatment and their relationship with starch digestibility. Carbohyd Polym, 177: 232-240.

Chis I C, Ungureanu M I, Marton A, et al. 2009. Antioxidant effects of a grape seed extract in a rat model of diabetes mellitus. Diab Vasc Dis Res, 6(3): 200-204.

Cho D H, Lim S T. 2016. Germinated brown rice and its bio-functional compounds. Food Chem, 196(8): 259-271.

Chung H J, Cho D W, Park J D, et al. 2012. *In vitro* starch digestibility and pasting properties of germinated brown rice after hydrothermal treatments. J Cereal Sci, 56(2): 451-456.

Chung H J, Hoover R, Liu Q. 2009a. The impact of single and dual hydrothermal modifications on the molecular structure and physicochemical properties of normal corn starch. Int J Biol Macromol, 44(2): 203-210.

Chung H J, Jang S H, Cho H Y, et al. 2009c. Effects of steeping and anaerobic treatment on GABA (γ-aminobutyric acid) content in germinated waxy hull-less barley. LWT-Food Sci Technol, 42(10): 1712-1716.

Chung H J, Liu Q, Hoover R. 2009b. Impact of annealing and heat-moisture treatment on rapidly digestible, slowly digestible and resistant starch levels in native and gelatinized corn, pea and lentil starches. Carbohyd Polym, 75(3): 436-447.

Chung H J, Liu Q, Hoover R. 2010b. Effect of single and dual hydrothermal treatments on the crystalline structure, thermal properties, and nutritional fractions of pea, lentil, and navy bean starches. Food Res Int, 43(2): 501-508.

Chung S Y, Han S H, Lee S W, et al. 2010a. Physicochemical and bread-making properties of air flow pulverized wheat and corn flours. Food Sci Biotechnol, 19(6): 1529-1535.

Ciccoritti R, Terracciano G, Cammerata A, et al. 2017. Hydrothermal grain pre-processing and ultra-fine milling for the production of durum wheat flour fractions with high nutritional value. Food Sci Technol Int, 24(3): 242-250.

Claver I P, Zhou H M, Zhang H H, et al. 2011. The effect of soaking with wooden ash and malting upon some nutritional properties of sorghum flour used for impeke, a traditional burundian malt-based sorghum beverage. Agr Sci China, 10(11): 1801-1811.

Colakoglu A S, ÖZkaya H. 2012. Potential use of exogenous lipases for DATEM replacement to modify the rheological and thermal properties of wheat flour dough. J Cereal Sci, 55(3): 397-404.

Colonna P, Mercier C. 1983. Macromolecular modifications of manioc starch components by extrusion-cooking with and without lipids. Carbohyd Polym, 3(2): 87-108.

Cui L, Pan Z, Yue T, et al. 2010. Effect of ultrasonic treatment of brown rice at different temperatures on cooking properties and quality. Cereal Chem, 87(5): 403-408.

Das M, Gupta S, Kapoor V, et al. 2008. Enzymatic polishing of rice—A new processing technology. LWT-Food Sci Technol, 41(10): 2079-2084.

Debiagi F, Madeira T B, Nixdorf S L, et al. 2020. Pretreatment efficiency using autoclave high-pressure steam and ultrasonication in sugar production from liquid hydrolysates and access to the residual solid fractions of wheat bran and oat hulls. Appl Biochem Biotech, 190(4): 166-181.

Deng C, Fu H, Xu J, et al. 2015b. Physiochemical and biological properties of phosphorylated polysaccharides from *Dictyophora indusiata*. Int J Biol Macromol, 72: 894-899.

Deng Y, Padilla-Zakour O, Zhao Y, et al. 2015a. Influences of high hydrostatic pressure, microwave heating, and boiling on chemical compositions, antinutritional factors, fatty acids, *in vitro* protein digestibility, and microstructure of buckwheat. Food Bioprocess Tech, 8(11): 2235-2245.

Devi A F, Fibrianto K, Torley P J, et al. 2009. Physical properties of cryomilled rice starch. J Cereal Sci, 49(2): 278-284.

Dharmaraj U, Meera M S, Reddy S Y, et al. 2015. Influence of hydrothermal processing on functional properties and grain morphology of finger millet. J Food Sci Tech Mys, 52(3): 1361-1371.

Diaz-Mendoza M, Diaz I, Martinez M. 2019. Insights on the proteases involved in barley and wheat grain germination. Int J Mol Sci, 20(9): 2087.

Ding J, Hou G G, Dong M, et al. 2018. Physicochemical properties of germinated dehulled rice flour and energy requirement in germination as affected by ultrasound treatment. Ultrason Sonochem, 41: 484-491.

Ding J, Hou G G, Nemzer B V, et al. 2018. Effects of controlled germination on selected physicochemical and functional properties of whole-wheat flour and enhanced γ-aminobutyric acid accumulation by ultrasonication. Food Chem, 243(15): 214-221.

Dobrin D, Magureanu M, Mandache N B, et al. 2015. The effect of non-thermal plasma treatment on wheat germination and early growth. Innov Food Sci Emerg, 29: 255-260.

Du B, Zhu F, Xu B. 2014. Physicochemical and antioxidant properties of dietary fibers from Qingke (hull-less barley) flour as affected by ultrafine grinding. Bioact Carbohydr Diet Fibre, 4(2): 170-175.

Duck N B, Carr B, Koziel M G, et al. 2007. Methods for enzymatic hydrolysis of lignocellulose: US, 20070218530A1.

Dumont H J, Adriaens E. 2014. Atmospheric cold plasma as new strategy for foods processing—An overview. Innovative Rom Food Biotechnol, 96(1): 88-90.

Dymek K, Dejmek P, Panarese V, et al. 2012. Effect of pulsed electric field on the germination of barley seeds. LWT-Food Sci Technol, 47(1): 161-166.

Ebizuka H, Ihara M, Arita M. 2009. Antihypertensive effect of pre-germinated brown rice in spontaneously hypertensive rats. Food Sci Technol Res, 15(6): 625-630.

Edema M O, Sanni A I. 2008. Functional properties of selected starter cultures for sour maize bread. Food Microbiol, 25(4): 616-625.

Edith K H, Bello F D, Poutanen K, et al. 2009. Fundamental evaluation of the impact of high hydrostatic pressure on oat batters. J Cereal Sci, 49(3): 363-370.

Elbaloula M F, Yang R, Guo Q, et al. 2014. Major nutrient compositions and functional properties of sorghum flour at 0-3 days of grain germination. Int J Food Sci Nutr, 65(1): 48-52.

El-Marasy S A, El-Shenawy S M, El-Khatib A S, et al. 2012. Effect of *Nigella sativa* and wheat germ oils on scopolamine-induced memory impairment in rats. Bulletin of Faculty of Pharmacy, Cairo University, 50(2): 81-88.

Englyst H N, Kingman S M, Cummings J H. 1992. Classification and measurement of nutritionally important starch fractions. Eur J Clin Nutr, 46(Suppl.2): 33-50.

Ertürk B, Meral R. 2019. The impact of stabilization on functional, molecular and thermal properties of rice bran. J Cereal Sci, 88: 71-78.

Esa N M, Kadir K K A, Amom Z, et al. 2011. Improving the lipid profile in hypercholesterolemia-induced rabbit by supplementation of germinated brown rice. J Agr Food Chem, 59(14): 7985-7991.

Estrada-Girón Y, Swanson B G, Barbosa-Cánovas G V. 2005. Advances in the use of high hydrostatic pressure for processing cereal grains and legumes. Trends Food Sci Tech, 16(5): 194-203.

Fardet A, Leenhardt F, Lioger D, et al. 2006. Parameters controlling the glycaemic response to breads. Nutr Res Rev, 19(1): 18.

Ferri M, Serrazanetti D I, Tassoni A, et al. 2016. Improving the functional and sensorial profile of cereal-based fermented foods by selecting *Lactobacillus plantarum* strains via a metabolomics approach. Food Res Int, 89: 1095-1105.

Ficco D B M, Borrelli G M, Miedico O, et al. 2020. Effects of grain debranning on bioactive compounds, antioxidant capacity and essential and toxic trace elements in purple durum wheats. LWT-Food Sci Technol, 118, doi: org/10.1016/j.lwt.2019.108734.

Fredlund K, Asp N G, Larsson M, et al. 1997. Phytate reduction in whole grains of wheat, rye, barley and oats after hydrothermal treatment. J Cereal Sci, 25(1): 83-91.

Gabrić D, Barba F, Roohinejad S, et al. 2017. Pulsed electric fields as an alternative to thermal processing for preservation of nutritive and physicochemical properties of beverages: a review. J Food Process Eng, 41(1): e12638.

Galisteo M, Duarte J, Zarzuelo A. 2008. Effects of dietary fibers on disturbances clustered in the metabolic syndrome. J Nutr Biochem, 19(2): 71-84.

Garzón A G, Drago S R. 2018. Free α-amino acids, γ-aminobutyric acid (GABA), phenolic compounds and their relationships with antioxidant properties of sorghum malted in different conditions. J Food Sci Tech Mys, 55(8): 3188-3198.

Gassenmeier K, Schieberle P. 1995. Potent aromatic compounds in the crumb of wheat bread (French-type)influence of pre-ferments and studies on the formation of key odorants during dough processing. Z Lebensm Unters Forsch, 201(3): 241-248.

Gavahian M, Chu Y H, Khaneghah A M, et al. 2018. A critical analysis of the cold plasma induced lipid oxidation in foods. Trends Food Sci Tech, 77: 32-41.

Giordano D, Blandino M. 2018. Arsenic, lead and cadmium distribution in the pearled fractions of different winter wheat cultivars (*Triticum aestivum* L.). J Cereal Sci, 80: 94-101.

Gong E S, Luo S J, Li T, et al. 2017. Phytochemical profiles and antioxidant activity of brown rice varieties. Food Chem, 227(2): 432-443.

Gongora-Nieto M M, Pedrow P D, Swanson B G, et al. 2003. Energy analysis of liquid whole egg pasteurized by pulsed electric fields. J Food Eng, 57(3): 209-216.

González-Soto R A, Sánchez-Hernández L, Solorza-Feria J, et al. 2006. Resistant starch production from non-conventional starch sources by extrusion. Food Sci Technol Int, 12(1): 5-11.

Gryszkin A, Zięba T, Kapelko-Żeberska M, et al. 2016. Hydrothermal modification of wheat starch part 1: effect of particle size on the viscosity of formed pastes. J Cereal Sci, 68: 46-52.

Gu L, House S E, Rooney L W, et al. 2008. Sorghum extrusion increases bioavailability of catechins in weanling pigs. J Agr Food Chem, 56(4): 1283-1288.

Guerrero-Beltrán J A, Barbosa-Cánovas G V, Swanson B G. 2005. High hydrostatic pressure processing of fruit and vegetable products. Food Rev Int, 21(4): 411-425.

Guerrero-Beltrán J A, Swanson B G, Barbosa-Cánovas G V. 2004. High hydrostatic pressure processing of peach puree with and without antibrowning agents. J Food Process Pres, 28(1): 69-85.

Guha M, Ali S Z. 2002. Molecular degradation of starch during extrusion cooking of rice. Int J Food Prop, 5(3): 509-521.

Gupta N K, Agarwal S, Agarwal V P, et al. 2013. Effect of short-term heat stress on growth, physiology and antioxidative defence system in wheat seedlings. Acta Physiol Plant, 35(6): 1837-1842.

Gutiérrez-Osnaya L J, Hernández-Uribe J P, Castro-Rosas J, et al. 2020. Influence of germination time on the morphological, morphometric, structural, and physicochemical characteristics of Esmeralda and Perla barley starch. Int J Biol Macromol, 149: 262-270.

Habib V. 2015. Evaluating the effects of different levels of lipase enzyme on the quality of baguette bread. Acta Medica Mediterranea, 31: 1359-1363.

Hagenimana A, Ding X, Fang T. 2006. Evaluation of rice flour modified by extrusion cooking. J Cereal Sci, 43: 38-46.

Hajarzadeh A, Jahromi H K, Mokbber H, et al. 2014. Studying histopathological effects of barley grain (*Hordeum vulgare* L.) on the evolution of the cortical portion of the adrenal glands in foetuses of diabetic albino rats. Comp Clin Pathol, 24(4): 893-897.

Han Z, Zeng X A, Zhang B S, et al. 2009. Effects of pulsed electric fields (PEF) treatment on the properties of corn starch. J Food Eng, 93(3): 318-323.

Hassan S, Imran M, Ahmad N, et al. 2017. Lipids characterization of ultrasound and microwave processed germinated sorghum. Lipids Health Dis, 16(1): 125-136.

Hatcher D W, Anderson M J, Desjardins R G, et al. 2002. Effects of flour particle size and starch damage on processing and quality of white salted noodles. Cereal Chem, 79(1): 64-71.

He D, Han C, Yao J, et al. 2011. Constructing the metabolic and regulatory pathways in germinating rice seeds through proteomic approach. Proteomics, 11(13): 2693-2713.

He S D, Li J, He Q, et al. 2018. Physicochemical and antioxidant properties of hard white winter wheat (*Triticum aestivm* L.) bran superfine powder produced by eccentric vibratory milling. Powder Technol, 325: 126-133.

Hemalatha S, Platel K, Srinivasan K. 2007. Influence of heat processing on the bioaccessibility of zinc and iron from cereals and pulses consumed in India. J Trace Elem Med Biol, 21(1): 1-7.

Henselová M, Slováková Ľ, Martinka M, et al. 2012. Growth, anatomy and enzyme activity changes in maize roots induced by treatment of seeds with low-temperature plasma. Biologia (Bratislava), 67(3): 490-497.

Hidalgo A, Ferraretto A, De Noni I, et al. 2017. Bioactive compounds and antioxidant properties of pseudocereals-enriched water biscuits and their *in vitro* digestates. Food Chem, 240: 799-807.

Hirsch J B, Kokini J L. 2002. Understanding the mechanism of cross-linking agents (POCl3, STMP, and EPI) through swelling behavior and pasting properties of cross-linked waxy maize starches 1. Cereal Chem, 79(1): 102-107.

Ho J N, Son M E, Lim W C, et al. 2012. Anti-obesity effects of germinated brown rice extract through down-regulation of lipogenic genes in high fat diet-induced obese mice. Biosci Biotech Bioch, 76(6): 1068-1074.

Ho S Y, Mittal G S, Cross J D. 1997. Effects of high field electric pulses on the activity of selected enzymes. J Food Eng, 31(1): 69-84.

Hole A S, Rud I, Grimmer S, et al. 2012. Improved bioavailability of dietary phenolic acids in whole grain barley and oat groat following fermentation with probiotic *Lactobacillus acidophilus*, *Lactobacillus johnsonii*, and *Lactobacillus reuteri*. J Agr Food Chem, 60(25): 6369-6375.

Hong H, Maeng W J. 2004. Effects of malted barley extract and banaba extract on blood glucose levels in genetically diabetic mice. J Med Food, 7(4): 487-490.

Hormdok R, Noomhorm A. 2007. Hydrothermal treatments of rice starch for improvement of rice noodle quality. LWT-Food Sci Technol, 40(10): 1723-1731.

Hou D, Duan W, Xue Y, et al. 2019. Effects of superfine grinding and extrusion on dough mixing properties and noodle quality of black soybean flour. J Food Meas Charact, 14(1): 125-134.

Hsu T F, Kise M, Wang M F, et al. 2008. Effects of pre-germinated brown rice on blood glucose and lipid levels in free-living patients with impaired fasting glucose or Type 2 diabetes. J Nutr Sci Vitaminol, 54(2): 163-168.

Hu A, Jiao S, Zheng J, et al. 2015. Ultrasonic frequency effect on corn starch and its cavitation. LWT-Food Sci Technol, 60(2): 941-947.

Huang C C, Chen Y F, Wang C C. 2010. Effects of micronization on the physico-chemical properties of peels of three root and tuber crops. J Sci Food Agr, 90(5): 759-763.

Hung P V, My N T H, Phi N T L. 2014. Impact of acid and heat-moisture treatment combination on physicochemical characteristics and resistant starch contents of sweet potato and yam starches. Starch-Stärke, 66(11-12): 1013-1021.

Ileleji K E, Zhou B. 2008. The angle of repose of bulk corn stover particles. Powder Technol, 187(2): 110-118.

Imam M U, Ishaka A, Ooi D J, et al. 2014. Germinated brown rice regulates hepatic cholesterol metabolism and cardiovascular disease risk in hypercholesterolaemic rats. J Funct Foods, 8: 193-203.

Imam M U, Musa S N A, Azmi N H, et al. 2012. Effects of white rice, brown rice and germinated brown rice on antioxidant status of type 2 diabetic rats. Int J Mol Sci, 13(12): 12952-12969.

Ismail N, Ismail M, Fathy S F, et al. 2012. Neuroprotective effects of germinated brown rice against hydrogen peroxide induced cell death in human SH-SY5Y cells. Int J Mol Sci, 13(8): 9692-9708.

Jacobs H, Delcour J A. 1998. Hydrothermal modifications of granular starch, with retention of the granular structure: a review. J Agr Food Chem, 46(8): 2895-2905.

Jakobek L. 2015. Interactions of polyphenols with carbohydrates, lipids and proteins. Food Chem, 175: 556-567.

Jannoey P, Niamsup H, Lumyong S, et al. 2010. γ-Aminobutyric acid (GABA) accumulations in rice during germination. Chiang Mai J Sci, 37(1): 124-133.

Jin J, Ma H, Qu W, et al. 2015. Effects of multi-frequency power ultrasound on the enzymolysis of corn gluten meal: kinetics and thermodynamics study. Ultrason Sonochem, 27: 46-53.

Juntunen K S, Laaksonen D E, Autio K, et al. 2003. Structural differences between rye and wheat breads but not total fiber content may explain the lower postprandial insulin response to rye bread. Am J Clin Nutr, 78(5): 957-964.

Kale M, Pai D, Hamaker B, et al. 2010. Food Engineering Interfaces. New York: Springer Science+Business Media: 69-98.

Kalita D, Bhattacharya S, Srivastava B. 2018. Predicting enzymatic starch hydrolysis mechanism during paddy malting by vibrational spectroscopy and multivariate calibration analysis. Food Chem, 259: 89-98.

Kanauchi O, Serizawa I, Araki Y, et al. 2003. Germinated barley foodstuff, a prebiotic product, ameliorates inflammation of colitis through modulation of the enteric environment. J Gastroenterol, 38(2): 134-141.

Karabacak M, Kanbur M, Eraslan G, et al. 2011. The antioxidant effect of wheat germ oil on subchronic coumaphos exposure in mice. Ecotoxicol Environ Saf, 74(7): 2119-2125.

Katina K, Poutanen K. 2013. Nutritional aspects of cereal fermentation with lactic acid bacteria and yeast. *In*: Gobbetti M, Gänzle M. Handbook on Sourdough Biotechnology. New York: Springer: 229-244.

Kaur H, Gill B S. 2020. Comparative evaluation of physicochemical, nutritional and molecular interactions of flours from different cereals as affected by germination duration. J Food Meas Charact, 14(3): 1147-1157.

Keskin S, Ozkaya H, Turksoy S. 2012. Effects of damaged starch on physicochemical properties of wheat flour and its bread making potential. Academic Food Journal, 10(2): 14-18.

Kim H Y, Hwangb I G, Kim T M, et al. 2012. Chemical and functional components in different parts of rough rice (*Oryza sativa* L.) before and after germination. Food Chem, 134(1): 288-293.

King A, Kaletunç G. 2009. Retrogradation characteristics of high hydrostatic pressure processed corn and wheat starch. J Therm Anal Calorim, 98(1): 83-89.

Knorr D, Froehling A, Jaeger H, et al. 2011. Emerging technologies in food processing. Annu Rev Food Sci T, 2(1): 203-235.

Komatsuzaki N, Tsukahara K, Toyoshima H, et al. 2007. Effect of soaking and gaseous treatment on GABA content in germinated brown rice. J Food Eng, 78(2): 556-560.

Kong X, Zhou H, Qian H. 2007. Enzymatic hydrolysis of wheat gluten by proteases and properties of the resulting hydrolysates. Food Chem, 102(3): 759-763.

Kristiawan M, Chaunier L, Sandoval A J, et al. 2020. Extrusion-Cooking and expansion. Cereals & Grains Association: 141-167.

Kurek M, Wyrwisz J, Piwińska M, et al. 2016. The effect of oat fibre powder particle size on the physical properties of wheat bread rolls. Food Technol Biotech, 54(1): 45-51.

Kyritsi A, Tzia C, Karathanos V T. 2011. Vitamin fortified rice grain using spraying and soaking methods. LWT-Food Sci Technol, 44(1): 312-320.

Lai H M. 2001. Effects of hydrothermal treatment on the physicochemical properties of pregelatinized rice flour. Food Chem, 72(4): 455-463.

Lamacchia C, Landriscina L, D'Agnello P. 2016. Changes in wheat kernel proteins induced by microwave treatment. Food Chem, 197: 634-640.

Lancaster E, Lai M, Peng X, et al. 2010. Antibodies to the GABA(B)receptor in limbic encephalitis with seizures: case series and characterisation of the antigen. Lancet Neurol, 9(1): 67-76.

Lebovka N I, Shynkaryk N V, Vorobiev E. 2007. Pulsed electric field enhanced drying of potato tissue. J Food Eng, 78(2): 606-613.

Lee K H, Kim H J, Woo K S, et al. 2016. Evaluation of cold plasma treatments for improved microbial and physicochemical qualities of brown rice. LWT-Food Sci Technol, 73: 442-447.

Lee N Y, Koo J G. 2019. Effects of high hydrostatic pressure on quality changes of blends with low-protein wheat and oat flour and derivative foods. Food Chem, 271: 685-690.

Lee Y R, Woo K S, Hwang I G, et al. 2012. Anti-diabetic activity of germinated Ilpum rough rice extract supplement in mice. J Korean Soc Food Sci Nutr, 41(3): 339-344.

Lemmens E, de Brier N, Spiers K M, et al. 2018. The impact of steeping, germination and hydrothermal processing of wheat (*Triticum aestivum* L.) grains on phytate hydrolysis and the distribution, speciation and bio-accessibility of iron and zinc elements. Food Chem, 264: 367-376.

Li C, Oh S G, Lee D H, et al. 2017. Effect of germination on the structures and physicochemical properties of starches from brown rice, oat, sorghum, and millet. Int J Biol Macromol, 105(1): 931-939.

Li M, Sun Q J, Zhu K X. 2017. Delineating the quality and component changes of whole-wheat flour and storage stability of fresh noodles induced by microwave treatment. LWT-Food Sci Technol, 84: 378-384.

Li Q, Liu S, Obadi M, et al. 2020. The impact of starch degradation induced by pre-gelatinization treatment on the quality of noodles. Food Chem, 302: 125267.

Li Q, Wu Q Y, Jiang W, et al. 2019b. Effect of pulsed electric field on structural properties and digestibility of starches with different crystalline type in solid state. Carbohyd Polym, 207: 362-370.

Li W, Tian X, Wang P, et al. 2015. Recrystallization characteristics of high hydrostatic pressure gelatinized normal and waxy corn starch. Int J Biol Macromol, 83: 171-177.

Li Y, Hu A, Zheng J, et al. 2019a. Comparative studies on structure and physiochemical changes of millet starch under microwave and ultrasound at the same power. Int J Biol Macromol, 141: 76-84.

Liang J F, Han B Z, Robert Nout M J, et al. 2008a. Effects of soaking, germination and fermentation on phytic acid, total and *in vitro* soluble zinc in brown rice. Food Chem, 110(4): 821-828.

Liang J F, Li Z G, Tsuji K, et al. 2008b. Milling characteristics and distribution of phytic acid and zinc in long-, medium- and short-grain rice. J Cereal Sci, 48(1): 83-91.

Lii C Y, Liao C D, Stobinski L, et al. 2002a. Behaviour of granular starches in low-pressure glow plasma. Carbohyd Polym, 49(4): 499-507.

Lii C Y, Liao C D, Stobinski L, et al. 2002b. Effects of hydrogen, oxygen, and ammonia low-pressure glow plasma on granular starches. Carbohyd Polym, 49(4): 449-456.

Lim S M, Goh Y M, Mohtarrudin N, et al. 2016, Germinated brown rice ameliorates obesity in high-fat diet induced obese rats. BMC Complem Altern M, 16(1): 140.

Lin Q, Liu L N, Bi Y, et al. 2012. Effects of different debranning degrees on the qualities of wheat flour and Chinese steamed bread. Food Bioprocess Tech, 5(2): 648-656.

Liu C, Li L, Hong J, et al. 2014. Effect of mechanically damaged starch on wheat flour, noodle and steamed bread making quality. Int J Food Sci Technol, 49(1): 253-260.

Liu C, Zhang Y, Liu W, et al. 2011. Preparation, physicochemical and texture properties of texturized rice produce by improved extrusion cooking technology. J Cereal Sci, 54: 473-480.

Liu H, Fan H, Cao R, et al. 2016c. Physicochemical properties and *in vitro* digestibility of sorghum starch altered by high hydrostatic pressure. Int J Biol Macromol, 92: 753-760.

Liu H, Guo X, Li Y, et al. 2016a. *In vitro* digestibility and changes in physicochemical and textural properties of tartary buckwheat starch under high hydrostatic pressure. J Food Eng, 189: 64-71.

Liu H, Wang L, Cao R, et al. 2016b. *In vitro* digestibility and changes in physicochemical and structural properties of common buckwheat starch affected by high hydrostatic pressure. Carbohyd Polym, 144: 1-8.

Liu J G, Zhao H J, Liu Y J, et al. 2006. Effect of selenium-enriched malt on hepatocarcinogenesis, paraneoplastic syndrome and the hormones regulating blood glucose in rats treated by diethylnitrosamine. Life Sci, 78(20): 2315-2321.

Liu L, Guo J J, Zhang R F, et al. 2015. Effect of degree of milling on phenolic profiles and cellular antioxidant activity of whole brown rice. Food Chem, 185: 318-325.

Liu L, Zhang R F, Deng Y Y, et al. 2016d. Fermentation and complex enzyme hydrolysis enhance total phenolics and antioxidant activity of aqueous solution from rice bran pretreated by steaming with α-amylase. Food Chem, 221: 636-643.

Liu M, Wu N N, Yu G P, et al. 2018. Physicochemical properties, structural properties, and *in vitro* digestibility of pea starch treated with high hydrostatic pressure. Starch-Stärke, 70(1-2): 1700082.

Liu R H. 2007. Whole grain phytochemicals and health. J Cereal Sci, 46(3): 207-219.

Liu R, Li J, Wu T, et al. 2015a. Effects of ultrafine grinding and cellulase hydrolysis treatment on physicochemical and rheological properties of oat (*Avena nuda* L.) β-glucans. J Cereal Sci, 65: 125-131.

Lohani U C, Muthukumarappan K. 2016. Application of the pulsed electric field to release bound phenolics in sorghum flour and apple pomace. Innov Food Sci Emerg, 35: 29-35.

Loponen J, Laine P, Sontag-Strohm T, et al. 2007. Behaviour of oat globulins in lactic acid fermentation of oat bran. Eur Food Res Technol, 225(1): 105-110.

Los A, Ziuzina D, Boehm D, et al. 2017. The potential of atmospheric air cold plasma for control of bacterial contaminants relevant to cereal grain production. Innov Food Sci Emerg, 44: 36-45.

Mamiya T, Kise M, Morikawa K, et al. 2007. Effects of pre-germinated brown rice on depression-like behavior in mice. Pharmacol Biochem Be, 86(1): 62-67.

Mandal R, Singh A, Singh A P. 2018. Recent developments in cold plasma decontamination technology in the food industry. Trends Food Sci Tech, 80: 93-103.

Mansur A R, Song N E, Jang W H, et al. 2019. Optimizing the ultrasound-assisted deep eutectic solvent extraction of flavonoids in common buckwheat sprouts. Food Chem, 293: 438-445.

Marti A, Seetharaman K, Pagani M A. 2010. Rice-based pasta: a comparison between conventional pasta-making and extrusion-cooking. J Cereal Sci, 52: 404-409.

Martín-Cabrejas M A, Jaime L, Karanja C, et al. 1999. Modifications to physicochemical and nutritional properties of hard-to-cook beans (*Phaseolus vulgaris* L.) by extrusion cooking. J Agr Food Chem, 47: 1174-1182.

Mazaheria Y, Torbatia M, Azadmard-Damirchi S, et al. 2019. Effect of roasting and microwave pre-treatments of *Nigella sativa* L. seeds on lipase activity and the quality of the oil. Food Chem, 274: 480-486.

Min B, Mcclung A, Chen M H. 2014. Effects of hydrothermal processes on antioxidants in brown, purple and red bran whole grain rice (*Oryza sativa* L.). Food Chem, 159: 106-115.

Misra N N, Koubaa M, Roohinejad S, et al. 2017. Landmarks in the historical development of twenty first century food processing technologies. Food Res Int, 97: 318-339.

Mohammed A M A, Gasmalla M, Ma H, et al. 2019. Effect of a multi-frequency counter-current S type ultrasound pretreatment on the defatted corn germ protein: enzymatic hydrolysis, ACE inhibitory activity and structural characterization. Food Funct, 10: 6020-6029.

Mohapatra D, Bal S. 2006. Cooking quality and instrumental textural attributes of cooked rice for different milling fractions. J Food Eng, 73(3): 253-259.

Monks J L F, Vanier N L, Casaril J, et al. 2013. Effects of milling on proximate composition, folic acid, fatty acids and technological properties of rice. J Food Compos Anal, 30(2): 73-79.

Mora-Rochin S, Gutiérrez-Uribe J A, Serna-Saldivar S O, et al. 2010. Phenolic content and antioxidant activity of tortillas produced from pigmented maize processed by conventional nixtamalization or extrusion cooking. J Cereal Sci, 52: 502-508.

Mosharraf L, Kadivar M, Shahedi M. 2009. Effect of hydrothermaled bran on physicochemical, rheological and microstructural characteristics of Sangak bread. J Cereal Sci, 49(3): 398-404.

Mota C, Nascimento A C, Santos M, et al. 2016. The effect of cooking methods on the mineral content of quinoa (*Chenopodium quinoa*), amaranth (*Amaranthus* sp.) and buckwheat (*Fagopyrum esculentum*). J Food Compos Anal, 49: 57-64.

Nantanga K K, Seetharaman K, de Kock H L, et al. 2008. Thermal treatments to partially pre-cook and improve the shelf-life of whole pearl millet flour. J Sci Food Agr, 88(11): 1892-1899.

Naveena B J, Altaf M, Bhadrayya K, et al. 2005. Direct fermentation of starch to L(+) lactic acid in SSF by *Lactobacillus amylophilus* GV6 using wheat bran as support and substrate: medium optimization using RSM. Process Biochem, 40(2): 681-690.

Nazari B, Mohammadifar M A, Shojaee-Aliabadi S, et al. 2017. Effect of ultrasound treatments on functional properties and structure of millet protein concentrate. Ultrason Sonochem, 41: 382-388.

Nelson K, Stojanovska L, Vasiljevic T, et al. 2013. Germinated grains: a superior whole grain functional food. Can J Physiol Pharmacol, 91(6): 429-441.

Nguyen T T L, Mitra S, Gilbert G, et al. 2019. Influence of heat treatment on starch structure and physicochemical properties of oats. J Cereal Sci, 89: 102805.

Ning Y, Xu D, Zhang X, et al. 2016. β-glucan restores tumor-educated dendritic cell maturation to enhance antitumor immune responses. Int J Cancer, 138(11): 2713-2723.

Niu M, Hou G G, Wang L, et al. 2014. Effects of superfine grinding on the quality characteristics of whole-wheat flour and its raw noodle product. J Cereal Sci, 60(2): 382-388.

Niu M, Zhang B J, et al. 2017. Multi-scale structures and pasting characteristics of starch in whole-wheat flour treated by superfine grinding. Int J Biol Macromol, 104: 837-845.

Ogunremi O R, Banwo K, Sanni A I. 2017. Starter-culture to improve the quality of cereal-based fermented foods: trends in selection and application. Curr Opin Food Sci, 13: 38-43.

Oh C H, Oh S H. 2004. Effects of germinated brown rice extracts with enhanced levels of GABA on cancer cell proliferation and apoptosis. J Med Food, 7(1): 19-23.

Ohtsubo K, Suzuki K, Yasui Y, et al. 2005. Bio-functional components in the processed pre-germinated brown rice by a twin-screw extruder. J Food Compos Anal, 18: 303-316.

Okada T. 2001. Physiological function of rice germ enriched with GABA. Food Ind, 36(6): 7-8.

Onwurafor E U, Uzodinma E O, Uchegbu N N, et al. 2020. Effect of malting periods on the nutrient composition, antinutrient content and pasting properties of mungbean flour. Agro-Science, 19 (1): 18-24.

Onyango C, Luvitaa S K, Unbehend G, et al. 2020. Nutrient composition, sensory attributes and starch digestibility of cassava porridge modified with hydrothermally-treated finger millet. J Agr Food Res, 2:

100021.

Özkaya B, Turksoy S, Özkaya H, et al. 2017a. Dephytinization of wheat and rice brans by hydrothermal autoclaving process and the evaluation of consequences for dietary fiber content, antioxidant activity and phenolics. Innov Food Sci Emerg, 39: 209-215.

Özkaya H, Ö zkaya B, Duman B, et al. 2017b. Effect of dephytinization by fermentation and hydrothermal autoclaving treatments on the antioxidant activity, dietary fiber, and phenolic content of oat bran. J Agr Food Chem, 65: 5713-5719.

Pankaj S K, Keener K M. 2017. Cold plasma: background, applications and current trends. Curr Opin Food Sci, 16: 49-52.

Pankaj S K, Shi H, Keener K M. 2018. A review of novel physical and chemical decontamination technologies for aflatoxin in food. Trends Food Sci Tech, 71: 73-83.

Park D J, Han J A. 2016. Quality controlling of brown rice by ultrasound treatment and its effect on isolated starch. Carbohyd Polym, 137: 30-38.

Pashkuleva I, Marques A P, Vaz F, et al. 2010. Surface modification of starch based biomaterials by oxygen plasma or UV-irradiation. J Mater Sci Mater Med, 21(1): 21-32.

Patindol J, Flowers A, Kuo M I, et al. 2006. Comparison of physicochemical properties and starch structure of red rice and cultivated rice. J Agr Food Chem, 54(7): 2712-2718.

Payakapol L, Moongngarm A, Daomukda N, et al. 2011. Influence of degree of milling on chemical compositions and physicochemical properties of jasmine rice. International Conference on Biology, 1: 83-86.

Perdon A A, Schonauer S L, Poutanen K S. 2020. Breakfast cereals and how they are made. Cambridge: Andre Gerhard Wolff: 299-321.

Piecyk M, Drużyńska B, Worobiej E, et al. 2013. Effect of hydrothermal treatment of runner bean (*Phaseolus coccineus*) seeds and starch isolation on starch digestibility. Food Res Int, 50(1): 428-437.

Platel K, Eipeson S W, Srinivasan K. 2010. Bioaccessible mineral content of malted finger millet (*Eleusine coracana*), wheat (*Triticum aestivum*), and barley (*Hordeum vulgare*). J Agr Food Chem, 58(13): 8100-8103.

Polat H, Capar T D, Inanir C, et al. 2020. Formulation of functional crackers enriched with germinated lentil extract: a response surface methodology box-behnken design. LWT-Food Sci Technol, 123: 1-10.

Politz M L, Timpa J D, Wasserman B P, et al. 1994. Quantitative measurement of extrusion-induced starch fragmentation products in maize flour using nonaqueous automated gel-permeation chromatography. Cereal Chem, 71(6): 532-536.

Poutanen K, Flander L, Katina K. 2009. Sourdough and cereal fermentation in a nutritional perspective. Food Microbiol, 26(7): 693-699.

Pradeep P M, Jayadeep A, Guha M, et al. 2014. Hydrothermal and biotechnological treatments on nutraceutical content and antioxidant activity of rice bran. J Cereal Sci, 60(1): 187-192.

Prates L L, Lei Y, Refat B, et al. 2018. Effects of heat processing methods on protein subfractions and protein degradation kinetics in dairy cattle in relation to protein molecular structure of barley grain using advanced molecular spectroscopy. J Cereal Sci, 80: 212-220.

Qian J Y, Gu Y P, Jiang W, et al. 2014. Inactivating effect of pulsed electric field on lipase in brown rice. Innov Food Sci Emerging, 22: 89-94.

Quagliariello V, Iaffaioli R V, Falcone M, et al. 2016. Effect of pulsed electric fields-assisted extraction on anti-inflammatory and cytotoxic activity of brown rice bioactive compounds. Food Res Int, 87: 115-124.

Rajeev P, Thom V, Keiji M, et al. 2005. Elucidation of the mechanism of selenoprotein glutathione peroxidase (GPx)-catalyzed hydrogen peroxide reduction by two glutathione molecules: a density functional study. Biochemistry, 44(35): 11864-118671.

Ramakrishna R, Sarkar D, Manduri A, et al. 2017. Improving phenolic bioactive-linked anti-hyperglycemic functions of dark germinated barley sprouts(*Hordeum vulgare* L.) using seed elicitation strategy. J Food Sci Tech Mys, 54(11): 3666-3678.

Reale A, Konietzny U, Coppola R, et al. 2007. The importance of lactic acid bacteria for phytate degradation during cereal dough fermentation. J Agr Food Chem, 55(8): 2993-2997.

Rizzello C G, Nionelli L, Coda R, et al. 2010. Use of sourdough fermented wheat germ for enhancing the nutritional, texture and sensory characteristics of the white bread. Eur Food Res Technol, 230: 645-654.

Roleira F M F, Tavares-da-Silva, Elisiário J, et al. 2015, Plant derived and dietary phenolic antioxidants: Anticancer properties. Food Chem, 183: 235-258.

Roohinejad S, Everett D W, Oey I. 2014. Effect of pulsed electric field processing on carotenoid extractability of carrot puree. Int J Food Sci Technol, 49(9): 2120-2127.

Roohinejad S, Omidizadeh A, Mirhosseini H, et al. 2010. Effect of pre-germination time of brown rice on serum cholesterol levels of hypercholesterolaemic rats. J Sci Food Agr, 90(2): 245-251.

Rosa N N, Barron C, Gaiani C, et al. 2013. Ultra-fine grinding increases the antioxidant capacity of wheat bran. J Cereal Sci, 57(1): 84-90.

Ryan E P, Heuberger A L, Weir T L, et al. 2011. Rice bran fermented with *Saccharomyces boulardii* generates novel metabolite profiles with bioactivity. J Agr Food Chem, 59(5): 1862-1870.

Sakamoto S, Hayashi T, Hayashi K, et al. 2007. Pre-germinated brown rice could enhance maternal mental health and immunity during lactation. Eur J Nutr, 46(7): 391-396.

Saleh M, Meullenet J F. 2013. Contour presentation of long grain rice degree of milling and instrumental texture during cooking. Int Food Res J, 20(3): 1337-1344.

San M F, Barbosa-Cánovas G V, Swanson B G. 2002. Food processing by high hydrostatic pressure. Crit Rev Food Sci Nutr, 42(6): 627-645.

Sandhu K S, Punia S, Kaur M. 2016. Effect of duration of solid state fermentation by *Aspergillus awamorinakazawa* on antioxidant properties of wheat cultivars. LWT-Food Sci Technol, 71: 323-328.

Sarangapani C, Misra N N, Milosavljevic V, et al. 2016b. Pesticide degradation in water using atmospheric air cold plasma. J Water Process Eng, 9: 225-232.

Sarangapani C, Thirumdas R, Devi Y, et al. 2016a. Effect of low-pressure plasma on physico-chemical and functional properties of parboiled rice flour. LWT-Food Sci Technol, 69: 482-489.

Scaglioni P T, De Souza T D, Schmidt C G, et al. 2014. Availability of free and bound phenolic compounds in rice after hydrothermal treatment. J Cereal Sci, 60(3): 526-532.

Sharafi K, Yunesiana M, Nodehi R N, et al. 2019. The reduction of toxic metals of various rice types by different preparation and cooking processes-Human health risk assessment in Tehran households, Iran. Food Chem, 280: 294-302.

Sharma P, Gujral H S. 2011. Effect of sand roasting and microwave cooking on antioxidant activity of barley. Food Res Int, 44: 235-240.

Shewale S D, Pandit A B. 2009. Enzymatic production of glucose from different qualities of grain sorghum and application of ultrasound to enhance the yield. Carbohyd Res, 344(1): 52-60.

Shobana S, Malleshi N G. 2007. Preparation and functional properties of decorticated finger millet (*Eleusine coracana*). J Food Eng, 79(2): 529-538.

Siah S, Wood J A, Agboola S, et al. 2014. Effects of soaking, boiling and autoclaving on the phenolic contents and antioxidant activities of faba beans (*Vicia faba* L.) differing in seed coat colours.Food Chem, 142: 461-468.

Silva-Sánchez C, González-Castañeda J, De León-Rodríguez A, et al. 2004. Functional and rheological properties of amaranth albumins extracted from two Mexican varieties. Plant Food Hum Nutr (Formerly Qualitas Plantarum), 59 (4): 169-174.

Singh J, Dartois A, Kaur L. 2010. Starch digestibility in food matrix: a review. Trends Food Sci Tech, 21(4): 168-180.

Skrabanja V, Laerke H N, Kreft I. 1998. Effects of hydrothermal processing of buckwheat (*Fagopyrum esculentum* Moench) groats on starch enzymatic availability *in vitro* and *in vivo* in rats. J Cereal Sci, 28: 209-214.

Slavin J L, Jacobs D, Marquart L. 2001. Grain processing and nutrition. Crit Rev Bio, 21(1): 49-66.

Slavin J, Green H. 2007. Dietary fibre and satiety. Nutr Bull, 32(1): 32-42.

Sompong R, Siebenhandl-Ehn S, Berghofer E, et al. 2011. Extrusion cooking properties of white and coloured rice varieties with different amylose content. Starch-Stärke, 63: 55-63.

Sompong R, Siebenhandl-Ehn S, Linsberger-Martin G, et al. 2011. Physicochemical and antioxidative properties of red and black rice varieties from Thailand, China and Sri Lanka. Food Chem, 124(1): 132-140.

Song M R, Choi S H, Oh S M, et al. 2017. Characterization of amorphous granular starches prepared by high hydrostatic pressure (HHP). Food Sci Bio, 26(3): 671-678.

Soria A C, Villamiel M. 2010. Effect of ultrasound on the technological properties and bioactivity of food: a review. Trends Food Sci Tech, 21(7): 323-331.

Sõukand R, Pieroni A, Biró M, et al. 2015. An ethnobotanical perspective on traditional fermented plant foods and beverages in Eastern Europe. J Ethnopharmacol, 170: 284-296.

Sovrani V, Blandino M, Scarpino V, et al. 2012. Bioactive compound content, antioxidant activity, deoxynivalenol and heavy metal contamination of pearled wheat fractions. Food Chem, 135(1): 39-46.

Suhem K, Matan N, Nisoa M, et al. 2013. Inhibition of Aspergillus flavus on agar media and brown rice cereal bars using cold atmospheric plasma treatment. Int J Food Microbiol, 161(2): 107-111.

Sujka M, Jamroz J. 2013. Ultrasound-treated starch: SEM and TEM imaging and functional behavior. Food Hydrocolloid, 31(2): 413-419.

Szwajgier D, Gustaw W. 2015. The addition of malt to milk-based desserts: influence on rheological properties and phenolic acid content. LWT-Food Sci Technol, 62(1): 400-407.

Tara K A, Bains G S, Finney P L. 1972. Damaged starch and protein contents in relation to water absorption of flours of Indian wheats. Starch-Stärke, 24(10): 342-345.

Thakur A K, Gupta A K. 2006. Water absorption characteristics of paddy, brown rice and husk during soaking. J Food Eng, 75(2): 252-257.

Thanonkaew A, Wongyai S, Mcclements D J, et al. 2012. Effect of stabilization of rice bran by domestic heating on mechanical extraction yield, quality, and antioxidant properties of cold-pressed rice bran oil (*Oryza saltiva* L.). LWT-Food Sci Technol, 48(2): 231-236.

Thirumdas R, Kadam D, Annapure U S. 2017. Cold Plasma: an alternative technology for the starch modification. Food Bio, 12(1): 129-139.

Thirumdas R, Saragapani C, Ajinkya M T, et al. 2016b. Influence of low pressure cold plasma on cooking and textural properties of brown rice. Innov Food Sci Emerg, 37: 53-60.

Thirumdas R, Trimukhe A, Deshmukh R R, et al. 2016a. Functional and rheological properties of cold plasma treated rice starch. Carbohyd Polym, 157: 1723-1731.

Ti H, Zhang R, Zhang M, et al. 2014. Dynamic changes in the free and bound phenolic compounds and antioxidant activity of brown rice at different germination stages. Food Chem, 161: 337-344.

Toepfl S, Mathys A, Heinz V, et al. 2006. Review: potential of high hydrostatic pressure and pulsed electric fields for energy efficient and environmentally friendly food processing. Food Rev Int, 22(4): 405-423.

Towo E E, Svanberg U, Ndossi G D. 2003. Effect of grain pre-treatment on different extractable phenolic groups in cereals and legumes commonly consumed in Tanzania. J Sci Food Agr, 83(9): 980-986.

Tran T U, Suzuki K, Okadome H, et al. 2004. Analysis of the tastes of brown rice and milled rice with different milling yields using a taste sensing system. Food Chem, 88(4): 557-566.

Vasanthan T, Gaosong J, Yeung J, et al. 2002. Dietary fiber profile of barley flour as affected by extrusion cooking. Food Chem, 77: 35-40.

Wang K, Wang Y, Lin S Y, et al. 2015. Analysis of DPPH inhibition and structure change of corn peptides treated by pulsed electric field technology. J Food Sci Tech Mys, 52(7): 4342-4350.

Wang L, Lu W, Li J, et al. 2019. Optimization of ultrasonic-assisted extraction and purification of zeaxanthin and lutein in corn gluten meal. Molecules, 24(16): 2994.

Wang S J, Wang J R, Wang S K, et al. 2017. Annealing improves paste viscosity and stability of starch. Food Hydrocolloid, 62: 203-211.

Wang T, Sun X H, Zhou Z X, et al. 2012. Effects of microfluidization process on physicochemical properties of wheat bran. Food Res Int, 48(2): 742-747.

Waters D M, Mauch A, Coffey A, et al. 2015. Lactic acid bacteria as a cell factory for the delivery of functional biomolecules and ingredients in cereal-based beverages: a review. Crit Rev Food Sci Nutr, 55(4): 503-520.

Wen Y, Niu M, Zhang B, et al. 2017. Structural characteristics and functional properties of rice bran dietary fiber modified by enzymatic and enzyme-micronization treatments. LWT-Food Sci Technol, 75: 344-351.

Wójtowicz A, Oniszczuk A, Kasprzak K, et al. 2020. Chemical composition and selected quality characteristics of new types of precooked wheat and spelt pasta products. Food Chem, 309: 125673.

Wu F, Yang N, Alhassane T, et al. 2013. Germinated brown rice and its role in human health. Crit Rev Food Sci Nutr, 53(5): 451-463.

Xia Q, Green B D, Zhu Z Z, et al. 2019. Innovative processing techniques for altering the physicochemical properties of wholegrain brown rice (*Oryza sativa* L.)—opportunities for enhancing food quality and health attributes. Crit Rev Food Sci Nutr, 59(20): 3349-3370.

Xia Q, Li Y. 2018. Mild high hydrostatic pressure pretreatments applied before soaking process to modulate wholegrain brown rice germination an examination on embryo growth and physicochemical properties. Food Res Int, 106: 817-824.

Xia Q, Mei J, Yu W, et al. 2017c. High hydrostatic pressure treatments enhance volatile components of pre-germinated brown rice revealed by aromatic fingerprinting based on HS-SPME/GC-MS and chemometric methods. Food Res Int, 91: 103-114.

Xia Q, Wang L, Li Y. 2018. Exploring high hydrostatic pressure-mediated germination to enhance functionality and quality attributes of wholegrain brown rice. Food Chem, 249: 104-110.

Xia Q, Wang L, Yu W, et al. 2017a. Investigating the influence of selected texture-improved pretreatment techniques on storage stability of wholegrain brown rice: involvement of processing-induced mineral changes with lipid degradation. Food Res Int, 99: 510-521.

Xia Q, Wang L P, Xu C C, et al. 2017b. Effects of germination and high hydrostatic pressure processing on mineral elements, amino acids and antioxidants in vitro bioaccessibility, as well as starch digestibility in brown rice (*Oryza sativa* L.). Food Chem, 214: 533-542.

Xu B, Chang S K C. 2008. Effect of soaking, boiling, and steaming on total phenolic content and antioxidant activities of cool season food legumes. Food Chem, 110(1): 1-13.

Xu E B, Wu Z Z, Long J, et al. 2015. Improved bioaccessibility of phenolics and antioxidant activity of glutinous rice and its fermented Chinese rice wine by simultaneous extrusion and enzymatic hydrolysis. J Funct Foods, 17: 214-226.

Xu E B, Wu Z Z, Pan X, et al. 2016. Effect of enzymatic (thermostable alpha-amylase) treatment on the physicochemical and antioxidant properties of extruded rice incorporated with soybean flour.Food Chem, 197(APR.15PT.A): 114-123.

Xu G H, Ye X Q, Chen J C, et al. 2007. Effect of heat treatment on the phenolic compounds and antioxidant capacity of citrus peel extract. J Agr Food Chem, 55(2): 330-335.

Xu M, Jin Z, Gu Z, et al. 2020a. Changes in odor characteristics of pulse protein isolates from germinated chickpea, lentil, and yellow pea: role of lipoxygenase and free radicals. Food Chem, 314: 126-184.

Xu M, Rao J, Chen B. 2020b. Phenolic compounds in germinated cereal and pulse seeds: classification, transformation, and metabolic process. Crit Rev Food Sci Nutr, 60(5): 740-759.

Xu Q, Kanthasamy A G, Reddy M B. 2011. Phytic acid protects against 6-hydroxydopamine-induced dopaminergic neuron apoptosis in normal and iron excess conditions in a cell culture model. Parkinson Dis, 2011(10): 1-6.

Yang J N, Xie F W, Wen W Q, et al. 2016a. Understanding the structural features of high-amylose maize starch through hydrothermal treatment. Int J Biol Macromol, 84: 268-274.

Yang Q Y, Qi L, Luo Z G, et al. 2017. Effect of microwave irradiation on internal molecular structure and physical properties of waxy maize starch. Food Hydrocolloid, 69: 473-482.

Yang Z, Swedlund P, Hemar Y, et al. 2016b. Effect of high hydrostatic pressure on the supramolecular structure of corn starch with different amylose contents. Int J Biol Macromol, 85: 604-614.

Yasser A, Rezaei K, Salami M. 2020. Germinated legumes (Mung Bean and Cowpea) as potential commodities for preparing complementary baby foods. Journal of Food Biosciences and Technology, Islamic Azad University, Science and Research Branch, 10(1): 1-14.

Yeh A I, Wu T Q, Jaw Y M. 1999. Starch transitions and their influence on flow pattern during single-screw extrusion cooking of rice flour. Food Bioprod Process, 77(1): 47-54.

Yeo J D, Shahidi F. 2017. Effect of hydrothermal processing on changes of insoluble-bound phenolics of lentils. J Funct Foods, 38: 716-722.

Yi C P, Li Y, Ping J A. 2017. Germination of sorghum grain results in significant changes in paste and texture properties. J Texture Stud, 48(5): 386-391.

Yoenyongbuddhagal S, Noomhorm A. 2002. Effect of physicochemical properties of high-amylose Thai rice flours on vermicelli quality. Cereal Chem, 79(4): 481-485.

Yoshida H, Tomiyama Y, Mizushina Y. 2010. Lipid components, fatty acids and triacylglycerol molecular species of black and red rices. Food Chem, 123(2): 210-215.

Yu Y, Ge L, Zhu S, et al. 2015. Effect of presoaking high hydrostatic pressure on the cooking properties of brown rice. J Food Sci Tech Mys, 52(12): 7904-7913.

Zeng F, Ma F, Kong F S, et al. 2015. Physicochemical properties and digestibility of hydrothermally treated waxy rice starch. Food Chem, 172: 92-98.

Zeng Z, Hu X, McClements D J, et al. 2018. Hydrothermal stability of phenolic extracts of brown rice. Food Chem, 271: 114-121.

Zhang C L, Xia X D, Li B M, et al. 2018. Disinfection efficacy of electrolyzed oxidizing water on brown rice soaking and germination. Food Control, 89: 38-45.

Zhang D, Moore W R, Doehlert D C. 1998. Effects of oat grain hydrothermal treatments on wheat-oat flour dough properties and breadbaking quality. Cereal Chem, 75(5): 602-605.

Zhang H W, Yang M D, Fan X F. 2011. Study on modification of dietary fiber from wheat bran. Adv Mat Res, 183-185: 1268-1272.

Zhang J Y, Xiao X, Dong Y, et al. 2017. Antitumor activities and apoptosis-regulated mechanisms of fermented barley extract in the transplantation tumor model of human HT-29 cells in nude mice. Biomed Environ Sci, 30(1): 10-21.

Zhang J, Xiao X, Dong Y, et al. 2015b. Antitumor activities and apoptosis-regulated mechanisms of fermented wheat germ extract in the transplantation tumor model of human HT-29 cells in nude mice. Biomed Environ Sci, 28(10): 718-727.

Zhang L, Li C Q, Jiang W, et al. 2019. Pulsed electric field as a means to elevate activity and expression of α-Amylase in barley (*Hordeum vulgare* L.) malting. Food Bioprocess Tech 12: 1010-1020.

Zhang M W, Zhang R F, Zhang F X, et al. 2010. Phenolic profiles and antioxidant activity of black rice bran of different commercially available varieties. J Agr Food Chem, 58(13): 7580-7587.

Zhang Q, Xiang J, Zhang L Z, et al. 2014a. Optimizing soaking and germination conditions to improve gamma-aminobutyric acid content in Japonica and Indica germinated brown rice. J Funct Foods, 10: 283-291.

Zhang X, Wang L, Cheng M, et al. 2015a. Influence of ultrasonic enzyme treatment on the cooking and eating quality of brown rice. J Cereal Sci, 63: 140-146.

Zhang Y, Liu W, Liu C, et al. 2014b. Retrogradation behaviour of high-amylose rice starch prepared by improved extrusion cooking technology. Food Chem, 158: 255-261.

Zhao G, Liang X, Wang C, et al. 2014. Effect of superfine pulverization on physicochemical and medicinal properties of Qili Powder. Rev Bras Farmacogn, 24(5): 584-590.

Zhao X Y, Ao Q, Yang L W, et al. 2009b. Application of superfine pulverization technology in Biomaterial Industry. J Taiwan Inst Chem Eng, 40(3): 337-343.

Zhao X, Yang Z, Gai G, et al. 2009a. Effect of superfine grinding on properties of ginger powder. J Food Eng, 91(2): 217-222.

Zhong Y Y, Liang W X, Pu H Q, et al. 2019. Short-time microwave treatment affects the multi-scale structure and digestive properties of high-amylose maize starch. Int J Biol Macromol, 137: 870-877.

Zhong Y, Teixeira C, Marungruang N, et al. 2015. Barley malt increases hindgut and portal butyric acid, modulates gene expression of gut tight junction proteins and Toll-like receptors in rats fed high-fat diets, but high advanced glycation end-products partially attenuate the effects. Food Funct, 6(9): 3165-3176.

Zhou S, Hong Y, Gu Z B, et al. 2020. Effect of heat-moisture treatment on the *in vitro* digestibility and physicochemical properties of starch-hydrocolloid complexes. Food Hydrocolloid, 104: 105736.

Zhu F M, Du B, Li R F, et al. 2014. Effect of micronization technology on physicochemical and antioxidant properties of dietary fiber from buckwheat hulls. Biocatal Agric Biotechnol, 3(3): 30-34.

Zhu F M, Du B, Xu B J. 2015. Superfine grinding improves functional properties and antioxidant capacities of bran dietary fibre from Qingke (hull-less barley) grown in Qinghai-Tibet Plateau, China. J Cereal Sci, 65: 43-47.

Zhu F. 2015. Impact of ultrasound on structure, physicochemical properties, modifications, and applications of starch. Trends Food Sci Tech, 43(1): 1-17.

Zhu K X, Huang S, Peng W, et al. 2010. Effect of ultrafine grinding on hydration and antioxidant properties of wheat bran dietary fiber. Food Res Int, 43(4): 943-948.

Zhu L, Wu G C, Cheng L L, et al. 2019. Effect of soaking and cooking on structure formation of cooked rice through thermal properties, dynamic viscoelasticity, and enzyme activity. Food Chem, 289: 616-624.

Zhu S M, Hu F F, Ramaswamy H S, et al. 2016a. Effect of high pressure treatment and degree of milling on gelatinization and structural properties of brown rice. Food Bioprocess Tech, 9(11): 1844-1853.

Zhu Z, He J, Liu G, et al. 2016b. Recent insights for the green recovery of inulin from plant food materials using non-conventional extraction technologies: a review. Innov Food Sci Emerg, 30: 1-9.

Zielinski H, Kozłowska H, Lewczuk B. 2001. Bioactive compounds in the cereal grains before and after hydrothermal processing. Innov Food Sci Emerg, 2: 159-169.

Žilić S, Akıllıoğlu G, Serpen A, et al. 2012. Effects of isolation, enzymatic hydrolysis, heating, hydratation and Maillard reaction on the antioxidant capacity of cereal and legume protein. Food Res Int, 49: 1-6.

Zinoviadou K G, Galanakis C M, Brnčić M, et al. 2015. Fruit juice sonication: implications on food safety and physicochemical and nutritional properties. Food Res Int, 77: 743-752.

Zou J J, Liu C J, Eliasson B. 2004. Modification of starch by glow discharge plasma. Carbohyd Polym, 55(1): 23-26.

Zou J, Xu M J, Tang W, et al. 2019. Modification of structural, physicochemical and digestive properties of normal maize starch by thermal treatment. Food Chem, 309: 125733.

第七章　全谷物加工典型装备与发展需求

在我国，采用“石磨、杵、臼、舂”等工具加工谷物具有悠久的历史。随着社会发展与科技进步，谷物加工从人力、畜力与水力等逐步发展到机械化加工方式，加工精度也逐步提高。精米白面口感细腻、色泽亮白、易于储藏，已经成为人们餐桌上的主流食物。全谷物含有种皮和胚，富含膳食纤维，营养丰富，但存在“不好吃、不好做、不好存”等瓶颈问题，给加工装备带来了巨大挑战。全谷物食品加工装备要求既能最大限度地保留谷物的天然营养素，又能改善全谷物食品的口感与货架期。目前谷物食品加工装备均基于精米白面加工目标，功能单元多，工艺路线长，加工效率低，不能满足全谷物加工的要求，亟待开发基于富含膳食纤维的基质体系全谷物加工成套专用装备。近年来，已有装备制造企业开始关注这一需求，在全谷物加工单机上取得了一定的进展，但是总体上不够完善，全谷物食品加工装备体系尚未建立。因此，要开发色香味俱全的全谷物食品，亟待不断创新全谷物食品加工装备关键环节。

第一节　全谷物加工典型装备

一、全谷物色选装备

色选装备是利用物料的光学特性自动进行无损检测和分选的新型机械。利用色选机代替手工挑选，既排除了人为因素干扰，提高生产效率（产量、分选精度及一致性等），又降低了生产成本。目前，可应用于全谷物色选的装备有CCD（charge-coupled device）色选装备、红外色选装备和外形差异色选装备等。随着我国碾米工业的不断进步，色选机已逐渐进入大米加工等粮食加工企业，对精米加工质量的提升起到了重要的作用。近年来，在色选技术不断发展的同时，全谷物原料及食品的精选为色选装备的发展提出了新的课题：一是全谷物原料本身颜色较深，如黄褐色的糙米；二是不同种类的全谷物的天然色泽显著不同；三是有些颗粒状的全谷物食品也有色选的需求。

（一）CCD色选装备

CCD 色选装备在谷物分选领域的应用已经十分成熟，目前国内色选机厂家已经开发了种类丰富的CCD色选机，如大米色选机、小麦色选机、玉米色选机、稻种色选机、杂粮色选机等。CCD色选机采用高性能的CCD 摄像头，利用物料的光学特性，双面高速采集扫描，结合特定的图像分析处理软件，能快速准确地辨识微黄、水黄、病斑等不良微小颗粒。

1. CCD 色选装备的工作原理和特点

CCD 色选装备主要由电控箱、入料斗、振动器、料槽、盖板、分选箱、机架、阀座箱、出料斗等组成（图 7-1）。 色选机分选室内有多条狭长的滑槽，通道口处装有高稳定光源。当物料经由振动喂料器均匀地通过倾斜滑道，各滑道内物料呈现单粒顺序通过分选区域时，光电传感器测得反射光和投射光的光量，并与基准色板放射光量相比较，将其差值信号放大，当信号大于预定值时，在其下方相应位置处迅速启动压缩空气喷嘴，使异色谷物脱离原运动轨迹，进入异色谷物收集料斗，而正常色泽的谷粒沿原轨迹继续下滑，进入合格品收集料斗（图 7-2）。

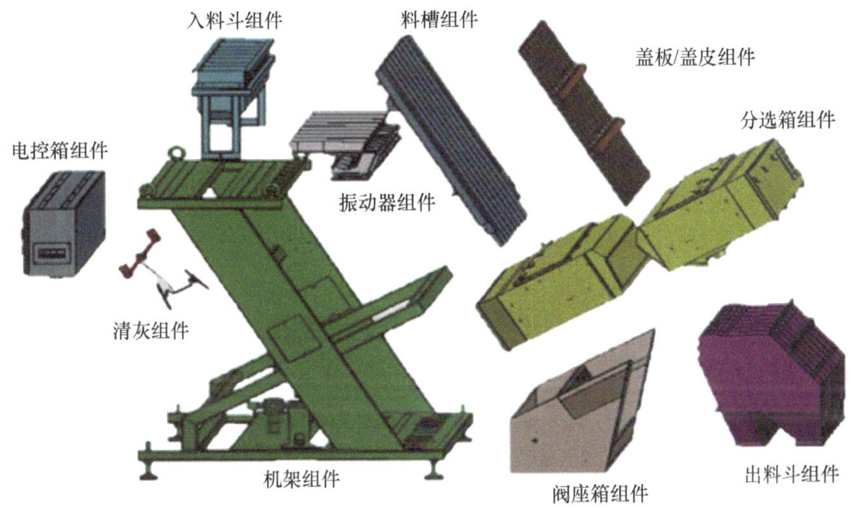

图 7-1　CCD 色选装备的主要组件

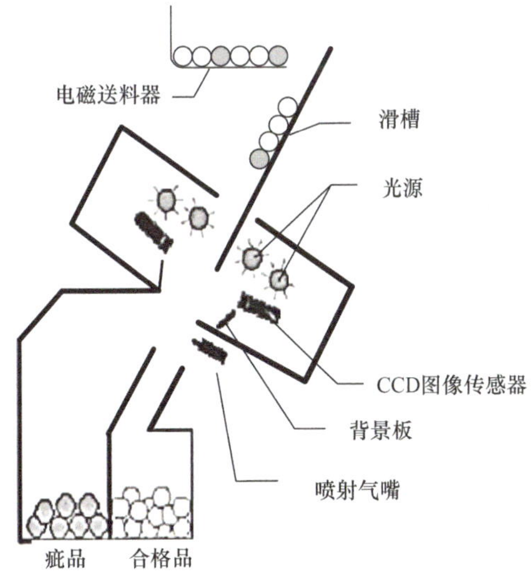

图 7-2　CCD 色选装备的物料分选过程

CCD 色选装备的特点如下。

1）运用光学分选室、高速微型喷阀，以及高速视频识别控制算法和高可靠的网络通信协议，大大提高了色选效率。

2）采用“U”形槽下料技术和高速数字处理器，系统集成度高，色选效果和稳定性更好，适用于各种谷物色选分级。

3）多重自动校正、整定算法，系统智能化程度高。

4）嵌入式操作系统，用户界面更加友好，使用方便、灵活。

5）针对物料中的病斑，采用了高灵敏度的传感器及专用的软件算法，色选效果好。

值得注意的是，在同样的流量和色差阈值下，随着物料中异色粒含量的增加，选别率会逐渐下降。另外，色选机对不同种类瑕疵品的选别率差异很大。因此，应在色选前配合较完善的预精选工艺，以保证良好的色选效果。

2. CCD 色选装备的技术要求和参数

在全谷物的色选过程中，通常要重点考虑的技术参数有色选精度、带出比、分辨率和处理量。色选精度是指从原料中选出的杂质数量占所含杂质总量的百分数，色选精度主要受传送带的运动速度和原料纯度的影响。带出比是指色选机选出的废料中杂质数量与正常物料数量之比，带出比的高低是可以调节的，主要依靠调节执行器的通电时间；如果带出比设定过高，会影响选出率和处理量这两个指标；如果设定过低，选出的废料中所含正常物料过多，会造成浪费。分辨率即传感器 1 个单元所观测到的大小尺寸，其值越小越能检测出微小的缺陷。处理量即每小时可处理的物料数量，影响单位时间处理量大小的因素主要是伺服系统的运动速度、传送带的最高速度和原材料的纯度。其中处理量、色选精度和带出比这 3 个指标是色选工艺的关键技术参数。

以 CCD 大米色选机为例，其装备参数见表 7-1。CCD 色选机的主要性能指标为色选精度、带出比、分辨率，其中色选精度与分辨率呈正相关，与带出比、处理量呈负相关。

表 7-1　CCD 大米色选机装备参数

参数	限值	参数	限值
色选精度	≥99.99%	带出比	≥120∶1
分辨率	≤0.15mm	处理量	10～18t/h
整机尺寸	3719mm×1460mm×1960mm	电源输入	AC220V±10%
整机重量	2047kg	电源频率	50/60Hz
整机功率	5.8kW	气源压力	0.5～0.8MPa
工作环境	−10～40℃	气源消耗	5.0～6.5m³/min

3. CCD 色选装备在全谷物加工中的应用

CCD 色选装备可剔除全谷物中的异色瑕疵谷物，如发育不良谷物和霉变颗粒谷物等，提高了全谷物的品级；同时 CCD 色选装备还能剔除混入全谷物中的秸秆、壳、石子、泥土等异色杂质，确保食品安全。CCD 色选装备可以对稻米、小麦、玉米等作物进行高效分选。近年来，CCD 色选装备技术的不断进步，为糙米、全麦、杂粮等不同全谷物物料的分选提供了可能。集合全球定位系统（GPS）技术、智能筛选技术、智能化图像采集处理等先进技术的新型智能 CCD 色选机在适度加工谷物的色选环节效果良好，并且可以降低生产成本，提高企业的经济效益（蒋德忠，2015）。利用可编程的复杂的逻辑器件（CPLD）与信号处理器（DSP）相结合的方法，可实现单色 CCD 信号的处理，能够同时分选黄、黑、红、腹白等异色粒和微小病斑等瑕疵米粒，对不同颜色的物料有较强的筛选能力（朱体高，2011）。糙米及各种杂粮不同于精白大米，如何根据不同全谷物的天然色泽来开发合适的精准色选装备是全谷物色选专用装备开发的一个重要任务。此外，在全谷物食品加工领域的应用也是一个重要方向，如全谷物速食粥、易煮全谷物米等的加工过程中也会因为加工管道残留等，形成一些异色粒，也需要借助色选加工来保障产品质量的均一性。

（二）红外色选装备

1. 红外色选装备的工作原理和特点

目前主流的谷物 CCD 色选装备采用的是基于可见光波段的颜色识别，因此只能识别异色瑕疵谷物和异色杂质，针对同色或透明的杂质则无能为力。为此红外色选装备应运而生，这种设备可根据物料材质上的区别，有效识别和剔除同色或透明杂质。红外色选装备的核心技术是近红外光谱技术，检测部分包括镜头、传感器、传感器信号采集电路等。红外色选装备通过红外、紫外等方法或专用识别镜头采集物料的透光率信号来测定物料的成分信息，并利用 PLC（可编程的逻辑控制器）控制原理，通过 CPU 中央处理器实现光信号与电信号的互换，再与标准物料信号对比分析，最后除去不合格物料。

以从大米中挑选白色石子为例，图 7-3 演示了针对大米的红外色选装备的工作原理，通过光谱分析可以发现，颜色上无法准确区分的大米和白色石子，在红外波段 1450～1650nm 却有明显的区别，这主要是由于大米含有丰富的水分和淀粉，对该波段的红外光有较强的吸收，导致反射到相机上的反射光减小。而石子含水量小，对该波段的红外光基本无吸收，相机采集到的反射光较强。红外色选装备利用了大米和石子在红外波段上光吸收的差异，从而实现识别和剔除。

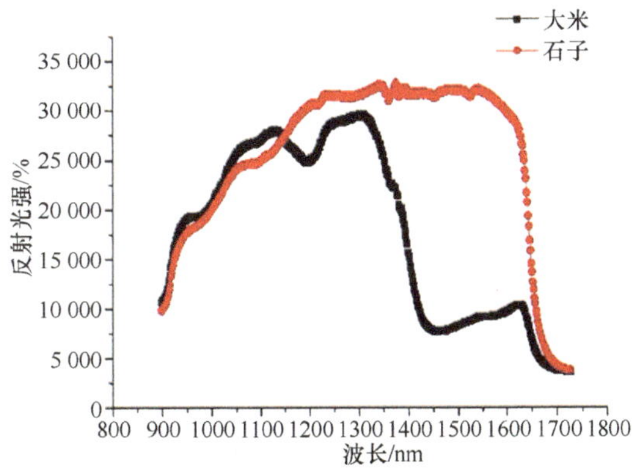

图 7-3　大米和石子红外光谱图

近红外技术的引入，使得色选机的分选性能得到了提升，可以分选透明体、塑料和非金属颗粒，以及用于在色选中物料重叠时，经过有效透视，对被剔除物有效选别。

2. 红外色选装备的工作条件和技术参数

红外色选机的工作条件如下。

1）环境温度：最高不得超过 40℃，且在 24h 内平均温度不超过 35℃，最低不低于 5℃。

2）相对湿度：当最高温度为 40℃时，相对湿度不超过 50%，常温下相对湿度不大于 85%。

3）环境：无强烈震动，无强磁场干扰，无强光直射，粉尘浓度不得大于 10mg/m^3。

4）高温试验要求：整机在环境温度 45℃条件下能正常工作 16h。

立式红外色选机装备参数见表 7-2。立式红外色选机的产量≥0.5t/h，利用可见与双红外光谱数据精准剔除杂质，带出更优。

表 7-2 立式红外色选机装备参数

型号	规格尺寸/mm	整机功率/kW	产量/(t/h)	机器重量/kg	电源输入
6SXZ-126S+	1284×1520×2090	1.3	0.5～4.0	723	220V/50Hz
6SXZ-189S+	1598×1520×2090	1.9	1.0～5.0	891	220V/50Hz
6SXZ-252S+	1912×1520×2090	2.4	1.5～6.0	1030	220V/50Hz
6SXZ-315S+	2226×1520×2090	3	2.0～7.0	1160	220V/50Hz
6SXZ-378S+	2540×1520×2090	3.6	2.5～8.0	1355	220V/50Hz
6SXZ-441S+	2854×1520×2090	4.1	3.0～9.0	1575	220V/50Hz
6SXZ-504S+	3168×1520×2090	4.7	3.5～10.0	1740	220V/50Hz
6SXZ-630S+	3796×1520×2090	5.8	4.0～11.0	2130	220V/50Hz
6SXZ-756S+	2566×2785×2090	7.2	12.0～14.5	2466	220V/50Hz
6SXZ-1008S+	3194×2785×2090	9.4	16.0～20.0	2983	220V/50Hz

3. 红外色选装备在全谷物加工中的应用

糙米、燕麦等全谷物的颜色与其种壳的颜色接近，红外色选装备对全谷物外壳的筛选十分有利。红外色选装备针对同色剔除物的分选效果较好。此外，红外色选装备还可依据物料材质上的差异实现透明杂质的分选，如大米中白色石子、透明玻璃、白色干燥剂、白色塑料、白色金属颗粒等杂质的分选。红外色选装备还能依据物料含油量、含水量上的差异来实现谷糙分选。全谷物萌芽后，其基本组分的含量发生改变，利用红外色选装备可将未萌芽的全谷物精准分选出来，这可节约分选时间并逐步完善全谷物萌芽的后续加工处理。为了验证基于颜色特征的品质分级的可行性，应用红外色选装备，通过获取标准、揉伤、切伤、霉变、萌芽和杂质等六大花生籽仁的多幅图像，建立和检验了颜色特征及其组合所组成的特征识别模型，实现了两个及两个以上颜色分量特征识别率达到 90%的效果，能够用于花生籽仁的品质鉴定（韩仲志等，2009）。这对拓展红外色选装备应用于全谷物加工中的品质鉴定是一个很好启示。

（三）外形差异色选装备

1. 外形差异色选装备的工作特点

CCD 色选装备主要基于物料颜色差异实现分选，红外色选装备主要基于物料组成差异实现分选，外形差异色选装备的工作原理是依据物料外形上的差异来实现分选。根据相机采集到的物料图像，通过灰度化、二值化、开闭运算等处理获取物料的具体形状信息，如大小、长短、粗细等，外形差异色选装备剔除满足形状设定条件的物料。

2. 外形差异色选装备的技术要求和参数

外形差异色选装备重点考虑的参数有处理量、色选精度和带出比。外形差异色选装备参数见表 7-3。

表 7-3　外形差异色选装备参数

参数	限值	参数	限值
色选精度	≥90%	带出比	≥1∶2
处理量	3～6t/h	分辨率	≤0.15mm
整机尺寸	2386mm×1458mm×1850mm	电源输入	AC220V±10%
整机重量	1400kg	电源频率	50/60Hz
整机功率	2.6kW	气源压力	0.5～0.8MPa
工作环境	–10～40℃	气源消耗	2.0～3.5m³/min

3. 外形差异色选装备在全谷物中的应用

外形差异色选装备可以根据物料的大小、长短、粗细等具体形状上的差异，剔除形状不符合规定的物料，是 CCD 分选装备、红外分选装备的有效补充。这 3 种色选装备相互配合，有效地满足了全谷物色选加工的需求。张玉荣等（2014）使用机器视觉技术实现了对小麦不完善粒的识别，首先对小麦颗粒采集图片、灰度化、二值化、开闭运算等处理，获得小麦颗粒颜色、纹理、形态学特征参数；经过主成分分析，建立 BP 神经网络模型，对不完善粒进行检测，结果表明对小麦不完善粒的判别率为 93%，因此计算机视觉对小麦不完善粒的识别是可行的。机器视觉技术应用于联合收割机的稻米含杂率和破碎率在线监测上，茎秆杂质识别、细小枝梗杂质识别和破碎籽粒识别的综合评价指标值均在 84%以上，为水稻含杂率、破碎率的在线监测提供技术支撑（陈进等，2018）。这对于全谷物原料的筛选具有积极意义。

二、全谷物轻碾剥皮与柔性刷米装备

轻碾剥皮是指以去掉全谷物 1%～2%表皮为目标，以满足全谷物安全保障和加工特性的要求。轻碾剥皮装备是依靠碾米机碾米室内的工作部件与谷粒之间产生的机械摩擦和碾削作用，将谷粒表面皮层部分剥除的装备（周颖，2014）。经过剥皮处理的全谷物米的表面通常会残留一些细糠颗粒，容易加剧氧化哈败，可以应用柔性刷米机和风选清理机进行处理，以改善其感官品质与储藏特性。

（一）谷物剥皮机

1. 谷物剥皮机的工作原理和特点

谷物剥皮机的主要工作部件是金刚砂磨筒、与其同轴的直径可变的转子和特殊形状的金刚砂搓剥板，该设备也可应用到玉米、杂粮、稻米等颗粒谷物的加工领域。图 7-4 为谷物剥皮机的主机构件。

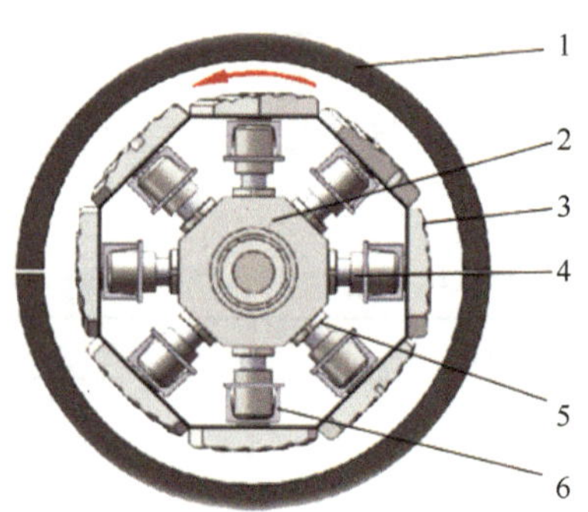

1. 金刚砂磨筒；2. 转轴；3. 搓剥板；4. 调节套；5. 调节螺栓；6. 旋板

图 7-4　谷物剥皮机主机横截面

工作原理：工作室内装有特殊结构的金刚砂磨筒，磨筒中央装有直径大小能够调节的工作转子。工作转子表面装有特殊设计的金刚砂搓剥板，转子中心为气流通道，转子表面上的搓剥板与金刚砂磨筒在径向有一夹角。设备在运转工作中，搓剥板工作面上的齿形槽形成的合力，以及金刚砂磨筒对谷物表面共同作用，形成柔性搓剥，工作室内高速气流、谷物形成的涡流，使得谷物旋转翻滚，达到均匀剥皮的目的。搓剥下来的皮层通过气流通道被运送到提出机外，谷物被搓剥过程中，表面承受的压力呈线性逐步增加，配合低速工作实现了柔性搓剥的目的。

特点：该设备具有节能、增效、降耗、耐用、动力配置降低 70%、工作构件耐用等特点，还具有剥皮均匀、剥下皮层较大、表面洁净、能消减微生物污染、碎米率大幅减少、谷粒温度变化小等优势。应用全麦制粉工艺对改善小麦表面清理效果，降低加工能耗，减少增碎率，消减农药残留、真菌毒素和微生物菌及改善粉质起到了有效作用，处理量能达到 2～20t/h，同时动力配置降低 70%，节能、增效、降耗。

2. 谷物剥皮机的技术要求和参数

全谷物轻碾剥皮加工中，通常需要重点考虑的技术参数有剥皮率、增破率和剥皮物料温度。轻碾剥皮的关键在于碾磨程度低，不完全破坏全谷物的麸皮层，因此需要剥皮率适宜且增破率低；同时需要物料升温低，淀粉不会发生糊化。以 FBGY 系列小麦剥皮机为例，装备参数见表 7-4。FBGY 小麦剥皮机应用于小麦加工，可实现分层剥皮工艺，是全麦粉制备工艺中的关键设备。

表 7-4　FBGY 系列小麦剥皮机装备参数

技术参数	参数数值
剥皮率	用于剥麦仁米或休闲食品加工：1%～5.5%；用于小麦表面及霉菌清理：0.4%～0.86%
增破率	<0.1%
剥皮物料升温	≤5℃
装机容量	剥皮率为1%～5%时，功率配备为9.5～11kW/t；剥皮率为0.4%～0.8%时，功率配备≤1.5kW/t
工作直径/mm	370；450；550；600
工作长度/mm	1700
工作间隙	1～30mm。可根据需要进行调整：处理小麦时 10～15mm
机内工作风量/（m^3/h）	834；1430；1630；1800
压力损失/Pa	730～780

（二）柔性刷米机

1. 柔性刷米机的工作原理

柔性刷米机工作时，米粒径向重力自流进入刷米室内，受到刷辊与米筛之间及米粒之间长流程的柔性摩擦及强吸风的综合作用，达到去除已从米粒表面剥离且黏附在米粒表面的糠粉、提高米粒表面清洁度的目的，从而提高货架期。同时，尽量多地保留糊粉层、亚糊粉层，提高全谷物米的营养物质含量，并提高出米率。

与铁辊抛光机相比较，由于米粒是成排而不是成束进入喂料区，没有铁质推进器的强挤压和剪切，也没有铁质辊筒的强摩擦及剪切，最大限度地减少了对谷物胚乳的损耗，减少了爆腰率和碎米率，从而大大提高了出米率。同时，耗电量低。

2. 柔性刷米机的技术要求和参数

柔性刷米机的技术经济指标见表 7-5。

表 7-5　柔性刷米机的技术经济指标

项目	籼米	粳米
含糠粉率/%	≤0.1	≤0.1
增碎率/%	≤2	≤1
米粒升温	降低米粒温度 3～5℃	降低米粒温度 3～5℃
电耗/（kW·h/t）	3～4	3～4

注：1）含糠粉率是指入机米粒含糠粉率低于 0.5%，含水分率为 12%～16%情况下的指标；2）当入机米粒含糠粉率及含水分率发生变化时，此项指标也要随之调整；3）当入机大米含糠粉率高于 0.5%，含水分率为 16%以上时，建议采用 2 道或 3 道刷米机串联使用

柔性刷米机的装备参数见表 7-6，设备剖视图见图 7-5。

柔性刷米机是靠全谷物米粒与刷辊和米筛之间摩擦，以及米粒之间柔性摩擦作用产生的磨皮效果，因此含糠粉率、增碎率和米粒升温程度是重要的参数指标，应选择适当的装备和工艺，降低碎米量和米粒升温程度，从而保障全谷物米的出成率和品质。

表 7-6 柔性刷米机的装备参数

型号	PGS18-3	PGS18-6	PGS18-6L
产量/（t/h）	1～3	5～7	8～10
风量/（m^3/h）	1500～2000	3000～4000	5000～6000
压损/Pa	1000	1000	1000
外形尺寸/mm	1380×550×2050	1470×810×2100	1900×810×2450
毛重/kg	700	1100	1500

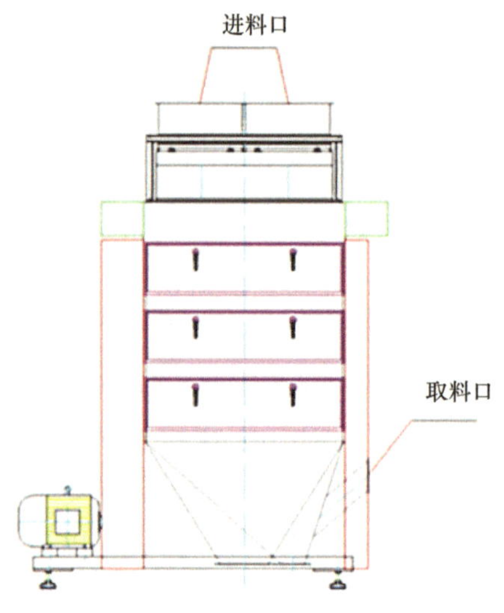

图 7-5 PGS18-6L 柔性刷米机的设备剖视图

（三）轻碾剥皮装备在全谷物加工中的应用

全谷物糙米的皮层作为保护层，在阻挡细菌进入籽粒内部的同时也存在易黏附灰尘、霉菌，易产生病斑等问题，因此轻碾剥皮对于提高其食用安全性、改善全谷物的食用品质至关重要。碾减率为 0 的米称作糙米，碾减率大于 9%的米称作精米，而碾减率为 0～9%的米称作轻碾米（罗达文，2015）。全谷物加工通常要求的轻碾损失不能超过籽粒总量的 2%。全谷物的轻碾剥皮机主要应用在两个工艺段：一是在糙米加工工段，用在谷糙分离筛和厚度分离机后，用于去除糙米表面的糠粉和杂质；二是打包工段，糙米过了色选机和白米分级筛后会产生糠粉，在打包机前加轻碾剥皮装置再次清理糙米，便于糙米打包。

三、全谷物高效制粉装备

高效制粉是全谷物食品加工的重要基础环节。粉碎过程中，全谷物的理化性质发生变化。磨粉机是制粉装备中的主机，辊式磨粉机的使用最为广泛。经过百余年的发展，磨粉机的种类越来越多，经历了从单式到复式，从手动控制到液压、气动、电动控制，从小型到大型的发展历程。改革开放后，中国通过引进、消化、吸收瑞士布勒 MDDK 型和英国西蒙 XK2 型磨粉机，设计生产出 FMFQ 型第一代国产磨粉机，并在此基础上衍生出多款新机型。通过引进吸收再创新，中国磨粉机研发和制造水平有了很大的提高，并随着基础加工制造业水平的提高，现在生产的磨粉机的制造精度和性能稳定性有了质的飞跃。制粉效率高和装备简单便捷逐渐成为加工制造企业追求的目标，近年来已有高效制粉机的研发专利申请（蒋庆东，2017；南通市金山纺织有限公司，2012；王炎，2003）。目前全麦粉的加工方式主要有3种：一是回填重组法，即在传统辊式磨粉机生产线上收集麸皮与胚，经过稳定化处理后再与精制粉进行重组制备全麦粉，但是，这种方式粉路长，效率低；二是石磨制备法；三是基于振动高频交变应力及全流态化的新型全麦制粉专用装备，该方法完全颠覆了沿用100多年的传统辊式磨粉方式，这种完全法制粉方式具有非常独特的优势，具有极大的应用前景。

（一）电动石磨

电动石磨包括支座托盘、依次放置于支座托盘上端的下石磨和上石磨。支座托盘设有出料口，上石磨为设有加料口的固定磨，下石磨为连接可调速电机的转动磨；下石磨和上石磨的轴心位置均设有轴孔，轴孔贯穿设有相匹配的轴心杆柱，轴心杆柱位于上石磨上面的部分设有压簧（图7-6）。

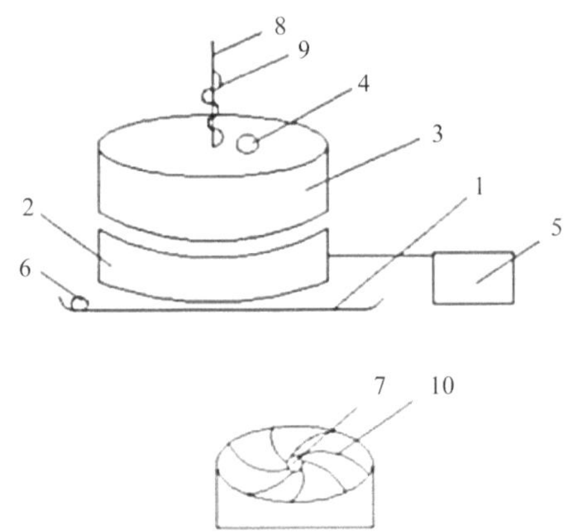

1. 支座托盘；2. 下石磨；3. 上石磨；4. 加料口；5. 可调速电机；6. 出料口；7. 轴孔；8. 轴心杆柱；9. 压簧；10. 凸凹槽纹

图7-6　电动石磨的结构示意图

工作原理：全谷物原料从上石磨的加料口加入，进入石磨的上下夹层之间研磨，利用上石磨与下石磨之间的磨面相互咬合，并有相交错匹配的凸凹槽纹，以增加摩擦力，提高石磨效果；上、下石磨之间，通过轴心杆柱连接锁定相互位置；上石磨固定不动，便于加料，下石磨为转动的，便于出料并可与调速电机联动。在石磨上面的轴心杆柱上设置压簧的目的是通过压簧来调整上石磨对下石磨的压力，进而调整研磨的精细程度，并适应不同硬度的原料；下石磨连接可调速电机，从而可以调节下石磨的转速，进而满足不同谷物对研磨精度的要求。

特点：石磨面粉机采用的是皮芯并重的制粉工艺，可保留谷物中的香味，以及蛋白质、胡萝卜素、碳水化合物及钙、磷、铁、维生素、膳食纤维和卵磷脂等营养物质。但为保证出粉质量，常常需要多次碾磨，生产率低，耗电率高，磨盘的磨损较快，且重新安装较费力。

石磨磨粉机分为立式和卧式两种。立式石磨磨粉机的两磨头立放，转速较卧式石磨磨粉机快，生产率较卧式石磨磨粉机高。主要技术参数（以 6FLS-40 型立式石磨磨粉机为例）：生产能力为 110kg/h，配用电机为 4～6kW，转速为 110r/min。卧式石磨磨粉机的两个磨盘为卧放，加工转速较慢。主要技术参数（以 6FWS-70 型卧式石磨磨粉机为例）：生产能力为 35kg/h，配用电机为 2.2～6kW，转速为 38r/min（王瑞交，2013）。

（二）完全法制粉装备

完全法制粉装备是完全颠覆了传统的辊式磨粉方式，通过振动源形成的高频交变应力及全流态化的作用机制，在 10～20Hz 频率下，以 3～7 倍的重力加速度使小麦高频、高速、高压受力，形成“内应力爆炸”粉碎效果，无须清粉、松粉等工序即可实现单粒子分散。与现有辊式研磨的机制不同，该设备制粉效率高，工序简单。物料使用这种方式粉碎 10min 相当于物料经过上万次辊式研磨。图 7-7 为完全法全麦粉加工装备示意图。

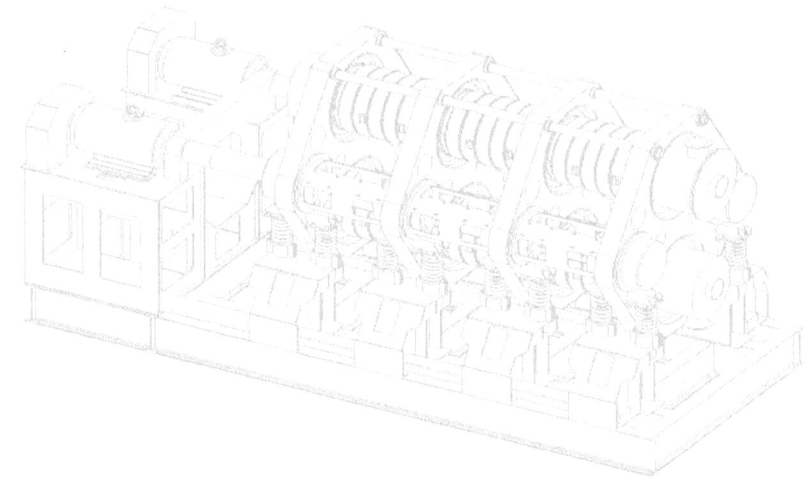

图 7-7　完全法全麦粉加工装备示意图

以 LVM 系列精研机为例，该设备额定功率为 1800kW，包含全天候冷水机组 600kW、风冷模块机 130kW（备用），配套无油空气压缩机及自制氮气，设备外形图见图 7-8。设备主机配置速度、多通路温度、位移、光栅、空载、满载、堵塞、音频等传感器，随时进行功率分析，运行状态实时进入数据库，并设置提前预警及维护预分析功能。同时能够实现低温、密闭与气体保护，是一种高效制粉装备。其他专用机型也可用于麦芯、糊粉层、珠光层、胚、麸皮层的研磨。

特点：系统中配置双通路超高强度磁选，表层疏水料仓和仓底清料机构；数字式称重传感系统与高精度伺服电机控制供料，配备高可用性筛分单元，以及多级安全筛，形成该装备的高可靠与高可用性。

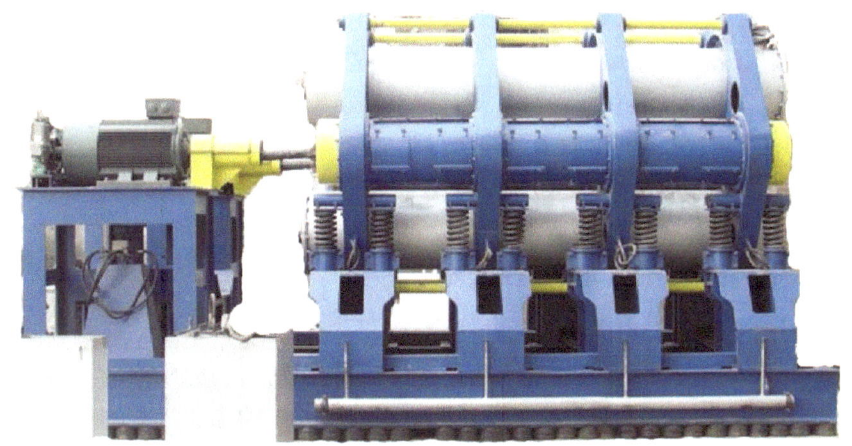

图 7-8　LVM 系列精研机设备外形图

（三）高效制粉装备在全谷物加工中的应用

选择不同的全谷物制粉方式，生产效率与产品品质显著不同，不同加工方式对全谷物膳食纤维、蛋白质及其他活性物质的影响也不同。粉碎对谷物的作用主要为碰撞和剪切，此过程中谷物粒度减小，糊粉层与胚乳脱离。由于淀粉颗粒的暴露和外界机械力作用的加强，破损淀粉含量增加，淀粉的结构与性质，如糊化特性、膨胀性、溶解性以及结晶度等发生变化（夏文等，2015），在很大程度上影响面粉功能性和面制品的品质。在谷物粉碎过程中，麸皮的物理性质也发生一定的变化，显著影响面筋蛋白的形成和面团的品质（Patwa et al.，2014）。研究发现粉碎后的全谷物的膳食纤维对面团的吸水性、淀粉的降解和老化特性及面制品的消化特性具有一定的积极作用（Qiu et al.，2016）。

由于石磨转速低、磨温低，石磨磨粉可最大程度地保留了全谷物中的蛋白活性，以及胡萝卜素、碳水化合物、钙、磷、铁、维生素 B_1、维生素 B_2 等各种营养成分，尤其是胡萝卜素和维生素 E 含量远远高于其他制粉装备制得的全谷物粉，这对于保护全谷物的功能性成分至关重要。同时石磨磨粉制成的面食口感柔韧，麦香浓郁，市场接受程度较高。完全法制粉工艺适用于小麦、大麦、燕麦、玉米、水稻、黑麦、黑小麦、高粱、青稞、粟、荞麦、藜麦、籽粒苋等生产相应的全谷物粉。通过这种加工方式，麸皮细胞破壁后，水溶性低聚糖及糊粉层的营养成分得以释放，纤维细化且水溶性多糖参与面筋形成，可以实现不用或少添加高筋粉、谷朊粉即可制成全麦面包。30℃低温制备工艺，有效保全了全谷物中的功能成分，在全部保留胚的基础上，其脂肪酸值远低于现有标准。

四、全谷物超微粉碎装备

超微粉碎是一种高效的物理改性加工技术，可使纤维物料的粒径变小，还有助于纤维分子中亲水性基团的充分暴露，从而改善纤维的物化特性和功能特性。经过超微处理的物料，其晶体结构、表面电子分布和分子排列发生了巨大的变化，与普通细度颗粒相比，微粉产品具有表面积和孔隙率大、质量均匀、溶解性好、吸附性强、流动性好、化学反应速度快、溶解度大等特性（赵颖等，2018）。超微粉碎通常分为微米级粉碎（1～100μm）、亚微米级粉碎（0.1～1μm）、纳米级粉碎（1～100nm）。目前，应用于全谷物超微粉碎的装备有气流式超微粉碎机、对撞气流式超微粉碎机、旋转球（棒）磨式超微粉碎机、辊磨式超微粉碎机和冲击磨式超微粉碎机等。

（一）气流式超微粉碎机

1. 气流式超微粉碎机的工作原理及特点

气流式超微粉碎机采用高速气流，使物料颗粒运动加速，通过物料相互间或与器壁间的冲击、碰撞等作用，使物料颗粒破碎。预粉碎的粗粉料由电磁振动给料机加入给料喷嘴，受加料压缩空气作用喷入粉碎腔，受粉碎喷嘴喷出的高速气流的作用形成超音速物流，引起物流内互相碰撞、剪切和粉碎腔腔壁碰撞、摩擦，达到超微粉碎的目的，在物料高速运动及粉碎过程中，不同细度的颗粒在旋转气流中会产生不同的离心力，合适细度的粉体颗粒由于向心气流作用力大于其离心力而被排气气流带至出料管，通过布袋收集成品，而颗粒较大的，因受离心力大于向心气流的作用力而被抛向周边，随物料高速运动继续粉碎。图 7-9 为超微粉碎机结构示意图（李锦泽等，2008）。

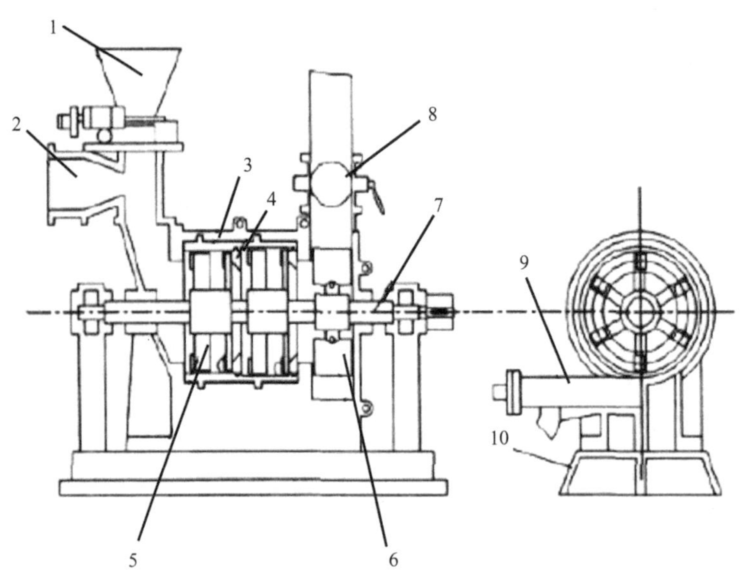

1. 进料斗；2. 进风口；3. 定子衬套；4. 挡料环；5. 转子；6. 风扇；7. 轴；8. 蝶阀；9. 螺旋排渣装置；10. 机架

图 7-9　超微粉碎机结构示意图

特点如下。

1）粉碎比大，对于进料粒度要求不严格，粉碎产品平均粒径可达 5μm 以下。

2）压缩空气喷出后的膨胀过程可吸收很多热量，使得粉碎在温度较低的环境中进行，有利于热敏物料的微粉碎。

3）易于实现多元联合操作，如利用热压缩空气可同时进行粉碎和干燥处理，同时能对配比相差很大的物料直接进行混合，还能够与此处喷入的包囊溶液混合，对物料进行包埋处理。

4）设备中接触物料的构件结构简单，卫生条件好，易于实现无菌操作。

5）粉碎需要借助高速气流，效率低，能耗高。

2. 气流式超微粉碎机的技术参数

当喂料速度或粉碎机内颗粒浓度达到一定值后，一般认为产品粒度与喂料速度成正比，即喂料速度愈大，产品粒度也愈大，而当颗粒浓度低到一定程度时，颗粒之间将缺少碰撞机会而降低粉碎效率。因此在全谷物的超细微粉碎加工中，需要重点考虑的技术参数有生产能力和粉碎细度。以QYF600粉碎机为例，该设备的具体参数如下：生产能力200～500kg/h；空气耗量20m^3/min；工作压力0.75～0.85MPa；粉碎细度0.5～30μm；装机功率188kW（含气源系统）。

（二）对撞气流式超微粉碎机

对撞气流式超微粉碎机采用两股相同压力及流量的压缩空气从两侧在同一条直线上沿相反方向高速进入粉碎室，同时物料通过螺旋喂料器进入粉碎室，当两股高速气流夹带着物料颗粒进入粉碎室后发生高速对撞时，气流中的物料颗粒相互之间发生高速冲击而被粉碎。高速气流连续进入，物料颗粒之间在混合气流作用下进入无规则的碰撞运动，并向低压区移动，大量的气固混合物通过上升管进入分级室，在分级转子的作用下，满足产品要求的细粉上浮并经产品出口排出，而粗粒则下滑经粗粒返回管返回，与高速气流混合后重新进入粉碎室再进行粉碎。

特点如下。

1）能耗低，比挤压式粉碎机能耗低50%，比一般气流粉碎机能耗低50%～70%。

2）符合环保要求，容器为负压，无泄漏，转速低，噪声小。

3）适合大工业生产热敏性产品，产量高。

4）制粉工艺采用高速气流、高频对撞、渐进式的粉碎技术，能生产各种要求的细粉甚至超微粉体。

5）集粉碎、分节、引风、出料于一体，不需要分节器及引风机。

以钟文虎的专利“CN 105728147 A对撞式气流粉碎机构及粉碎机”为例，其结构示意图见图7-10和图7-11（上海红箭自动化设备有限公司，2016）。

（三）旋转球（棒）磨式超微粉碎机

旋转球（棒）磨式超微粉碎机是利用处于运动状态、具有一定形状和尺寸的研磨介质所产生的冲击、摩擦、剪切、研磨等作用力使物料颗粒破碎的研磨超微粉碎装备。

工作原理：在滚筒转动、重力和衬板的共同作用下，磨介群体在滚筒内呈现旋转性、周期性运动，同时磨介个体之间呈现不规则相对运动。在磨介的抛落和个体间相对运动过程中，磨介之间和磨介与衬板之间的物料颗粒以冲击、挤压和研磨形式被粉碎，被粉碎的物料于磨介或间隙排出，或连续排出机外。对于干法粉碎，排出机外的物料与磨介的混合物首先经过筛分分离，然后从粉碎物料中分离以制备满足粒度要求的产品。

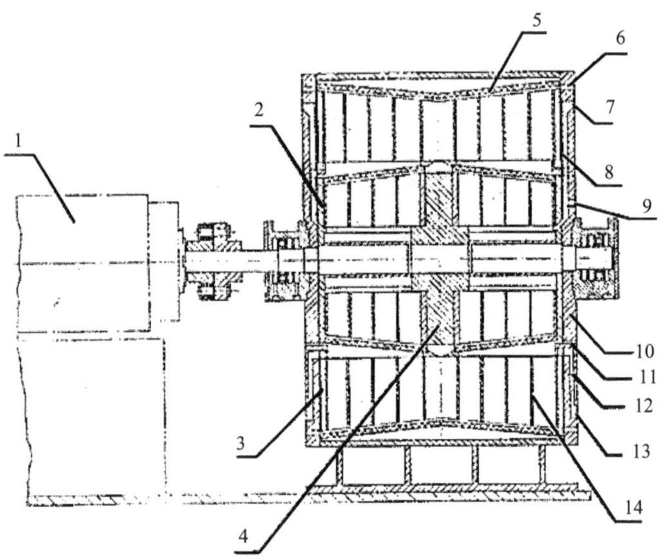

1. 电机；2. 内圈粉碎机构；3. 分节引风叶片组；4. 叶轮；5. 外圈粉碎机构；6. 回料口；7. 进料口；8. 进料通道；9. 回料进口；10. 壳体；11. 进气孔；12. 出料通道；13. 出料口；14. 筋板

图 7-10 对撞式气流粉碎机结构示意图

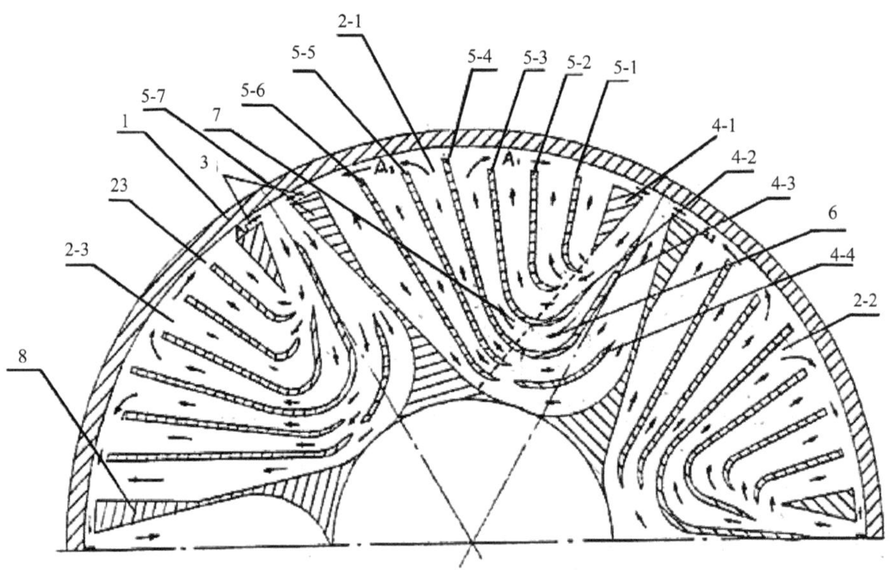

外壳 1；磨区 2-1、2-2、2-3；通径 3；负压叶片 4-1、4-2、4-3、4-4；多片正压叶片 5-1、5-2、5-3、5-4、5-5、5-6、5-7；负压区 6；正压区 7；旋转件 8；通道 23

图 7-11 对撞式气流粉碎机局部示意图

特点：结构简单，易于制造、检修，工作可靠；粉碎比大，通用性好；粉碎周期长，能耗大，生产能力低；磨介易破损，筒体易磨损。

以“CN 208512679 U 一种高效旋转球磨机”为例（太仓宏达俊盟新材料有限公司，2018）。整体结构示意图见图 7-12，罐体轴向结构示意图见图 7-13，罐体径向结构示意图见图 7-14。

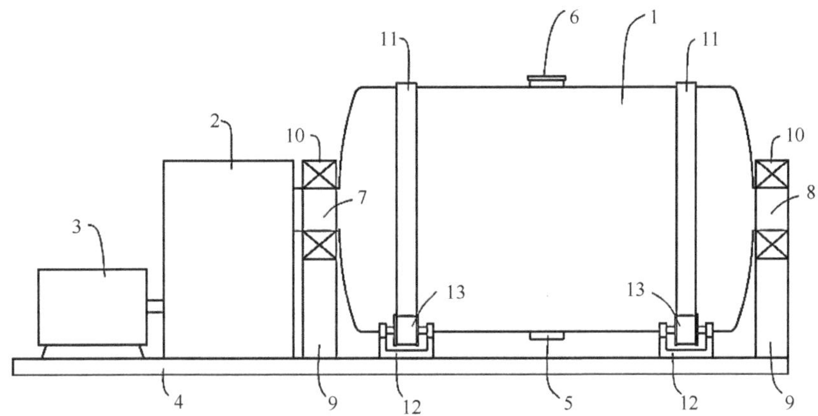

1. 罐体；2. 传动装置；3. 电动机；4. 底座；5. 配重块；6. 进料口；7. 第一中空轴；8. 第二中空轴；9. 轴承架；10. 轴承；11. 托圈；12. 托轮座；13. 托轮

图 7-12　整体结构示意图

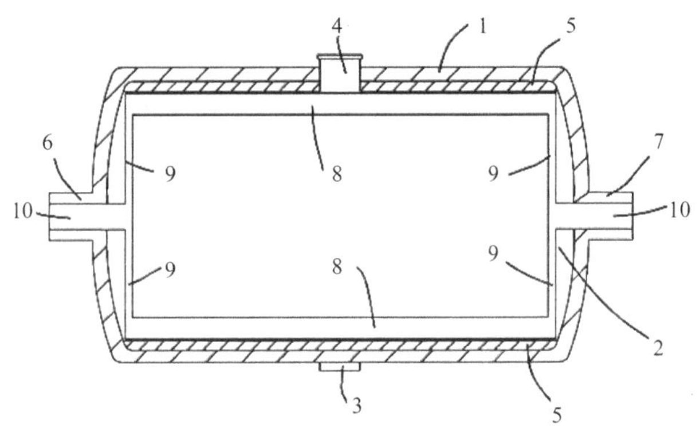

1. 罐体；2. 抛球装置；3. 配重块；4. 进料口；5. 楔形齿条；6. 第一中空轴；7. 第二中空轴；8. 楔形杆；9. 连接杆；10. 转动轴

图 7-13　罐体轴向结构示意图

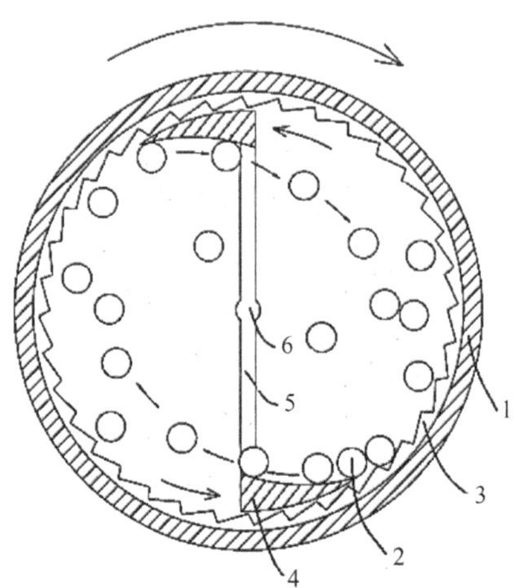

1. 罐体；2. 研磨球；3. 楔形齿条；4 楔形杆；5. 连接杆；6. 转动轴

图 7-14　罐体径向结构示意图

（四）辊磨式超微粉碎机

辊磨式超微粉碎机主要由机架、磨辊、喂料机构、传动机构、轧距调节机构、磨辊清理机构等构件构成。辊磨式超微粉碎机利用一对相向差速转动的等径圆柱形磨辊，对均匀进入研磨区的谷物产生一定的挤压力和剪切力，由于两辊转速不同，当谷物在经过研磨区时，受到挤压、剪切、搓撕等作用，从而达到破碎的目的。

以天津市瑞物有机肥有限公司（2013）设计的辊式超微粉碎机为例：该设备包括机架、设有进料口和出料口的筒体、粉碎室，筒体设置在机架上，粉碎室位于进料口与出料口之间，其特征在于转轴 A、转轴 B 分别与驱动电机 A、驱动电机 B 连接，碾压辊 A、碾压辊 B 分别与碾压电机 A、碾压电机 B 连接，驱动电机 A、驱动电机 B、碾压电机 A、碾压电机 B 分别固定在机架上，导料槽设置在粉碎室内，导料槽的出口设置在碾压辊 A、碾压辊 B 之间，转轴 A、转轴 B 上分别设有转刀，转刀通过托板固定在转轴 A、转轴 B 上。图 7-15 为辊式超微粉碎机装备结构示意图。

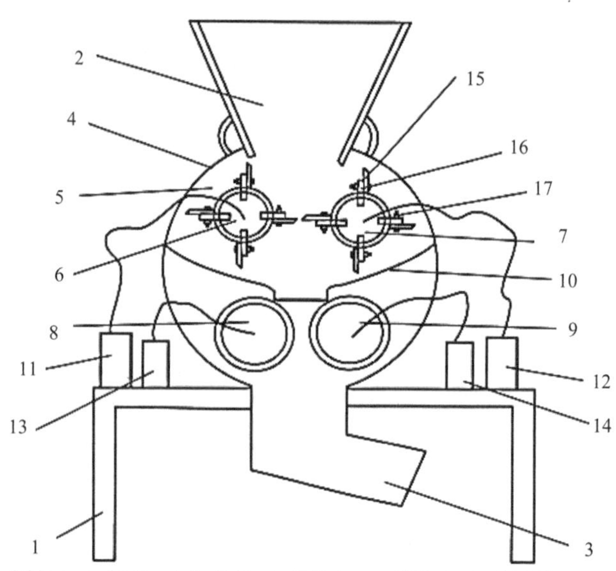

1. 机架；2. 进料口；3. 出料口；4. 筒体；5. 粉碎室；6. 转轴 A；7. 转轴 B；8. 碾压辊 A；9. 碾压辊 B；10. 导料槽；11. 驱动电机 A；12. 驱动电机 B；13. 碾压电机 A；14. 碾压电机 B；15. 转刀；16. 托板；17. 固定销

图 7-15 辊式超微粉碎机结构示意图

（五）冲击磨式超微粉碎机

冲击磨式超微粉碎机利用高速旋转的回转体上的锤头、叶片、棒体等对被粉碎的物料进行冲击、碰撞、摩擦和挤压，借物料与回转体的激烈冲击，高速飞行的物料之间的高速撞击和回转体与定子或边壁的剪切研磨，实现物料的超微粉碎。图 7-16 为冲击磨式超微粉碎装备结构。

常见的冲击磨式超微粉碎机工作时，原料从喂料口进入粉碎室，受到高速回转的锤片及其他构件的冲击和在筛片内壁附近的搓擦、摩擦等作用而破碎，对于全谷物籽粒等淀粉质脆性物料，粉碎作用主要依赖高速的打击，而对于纤维质等韧性物料主要依赖搓

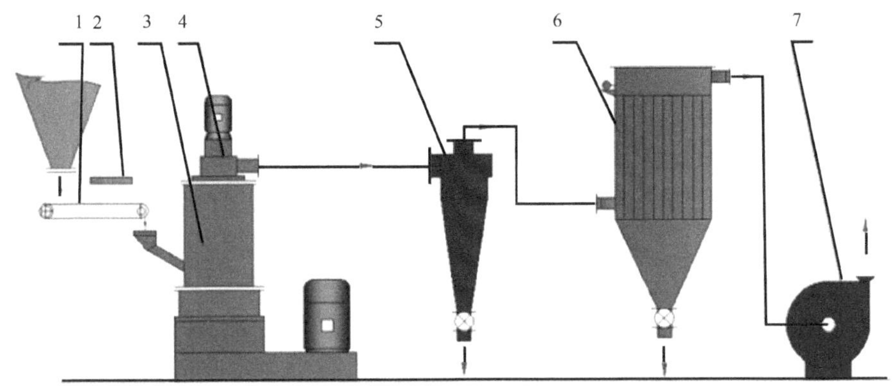

1. 进料装置；2. 除杂质装置；3. 粉碎主机；4. 分级机；5. 旋风收集器；6. 除尘器；7. 引风装置

图 7-16 冲击磨式超微粉碎装备结构示意图

擦作用。粉碎后，部分粒度小于筛片筛孔的粉粒将通过筛孔排至出料装置，而粒度大于筛孔的颗粒将继续截留在粉碎室内被粉碎，直至可通过筛孔为止。

冲击磨式超微粉碎装备能耗低、粉碎能力强，设备系统稳定；分级精度高，对团聚物料具有打散、分散功能；耐磨性好；机械稳定性强；可用于热敏性物料加工；全封闭负压运行，无粉尘污染。以 DWC 系列冲击磨式超微粉碎机为例，其技术参数见表 7-7，由进料、出料的粒度可见，冲击磨式超微粉碎的程度较高，可实现全谷物的微米级粉碎。

表 7-7 冲击磨式超微粉碎机的技术参数

参数	DWC-5.5A	DWC-11A	DWC-55A	DWC-90A	DWC-110A	DWC-220A
产量/（kg/h）	10～50	30～500	100～1 000	400～5 000	600～8 000	1 000～10 000
出料粒度/μm	D90（min）＞2	D90（min）＞2	D90（min）＞2	D90（min）＞2	D90（min）＞2	D90（min）＞2
进料粒度/mm	≤50	≤50	≤50	≤50	≤50	≤50
总装机功率/kW	10	20	90	132	160	280

注：D90 是指一个样品的累计粒度分布数达到 90%时所对应的粒径。它的物理意义是粒径小于它的颗粒占 90%

从表 7-7 可知，冲击磨式超微粉碎机的产量、出料粒度、进料粒度和功率是重要的参数，同一设备，产品的出料粒度与产量成反比，在全谷物生产中，应选择适合的设备和工艺确保产品的品质及产量。

（六）超微粉碎装备在全谷物加工中的作用

近年来，超微粉碎技术在全谷物生产应用领域得到了广泛关注。应用主要包括以下几个方面：一是用于重组法全麦粉加工方式的麸皮粉碎；二是可以用于不需要长期保存的现磨现用全谷物粉的加工。采用不同粉碎方式加工而成的全谷物的特性不同，可以根据终产品用途的要求来选择合适的粉碎装备。在面团和面条中添加超微粉碎后的不同粒径麦麸纤维，发现粒径越小对面团面筋网络的破坏程度越弱，越有利于面条的感官和烹煮品质（Zhang et al.，2019）。将米糠膳食纤维经蒸汽爆破-超微粉碎后添加到发糕中，结果表明发糕的硬度和咀嚼性得以提高，混合粉的黏度值和回生值下降（苏玉，2019）。超微粉碎虽然会对小麦麸皮的膳食纤维结构造成一定的破坏，但是在一些特性方面上，经过超微粉碎后的小麦麸皮所表现出的优势更强，特别是抗氧化性以及功能成分的溶出等方面，极大地提高了小麦麸皮的利用率。经过超微粉碎后的小麦麸皮微粉口感得到改善，将小麦麸皮微粉作为全麦粉配料制作馒头、面条、面包、饼干等食品，既满足人们对于健康饮食生活的追求，也能让小麦麸皮的食用特性得到改善。对全谷物进行超细化、微细化处理能够进一步增加物料的比表面积，提升其吸收率，并使其黏着力以及表面电荷发生变化，从而改变产品特性、提升产品品质。

五、全谷物萌芽装备

在我国，萌芽全谷物生产设备研制起步较晚。萌芽设备开发的关键点在于生产效率、生产能力、自动化控制、避免或减少萌芽过程的污染等因素。目前，萌芽装置主要有两种：滚筒萌芽装置和自动化一体萌芽装置。

（一）萌芽装备的一般结构与特点

萌芽设备的研制是实现萌芽全谷物产业化的关键。种子萌发是高等植物生命活动最强烈的一个时期，植物种子萌发会发生一系列的生理代谢变化，使全谷物的消化率和生物利用率有所提高，营养价值得到改善。此外，一些功能性成分如多酚类物质、γ-氨基丁酸的含量会增加。因此，以萌芽全谷物为基质生产加工兼具商品性、功能性的新型全谷物产品具有很强的市场潜质。

典型萌芽装备的一般结构见图 7-17。主要由萌芽罐、保温装置、通气装置、喷淋装置和控制系统五部分构成（邹俊等，2013）。罐体的温度调节是通过采用循环冷热水来实现的。冷水来自自来水；热水由一个热水箱提供，水箱内有电热丝，由控制系统根据水箱内的温度和糙米发芽工艺条件自动地控制电热丝的开启和停止。当罐体内温度低于30℃时，热循环启动，水阀 a 和 b 开启，c、d 和 e 关闭，热水从热水箱中沿 C_2 方向流入罐体夹层，夹层中的冷水则沿 B 方向流回水箱重新进行加热，从而实现循环加热，直到罐体温度保持在 30℃左右停止通入热水。当罐体内温度高于 30℃时，冷循环启动，水阀 b 和 d 开启，a、c 和 e 关闭，低于 30℃的自来水沿 C_1 方向流入罐体夹层，夹层中的热水则沿 B 方向排出，这样可使罐体温度降低，当温度接近 30℃时，停止冷循环。图中 A 方向为热水箱进水方向。物料和热水箱的实时温度由安装在罐体内和水箱内的温度传感器监控与反馈，PT100 温度传感器测量范围为 0~100.0℃（±0.2%），测量精度为0.1℃，罐体整体温度控制范围为 0~85℃（±0.5%）。罐体的通气是通过一根安装在罐体中下部的通气装置实现的，其外接一个空气压缩机，额定排气压力为 0.8MPa。可以手动调节空气调节阀 f 或 g 来控制通气量。罐体顶部装有喷淋装置，用于向罐体内喷水保湿或灭酶。整个机械加工系统安装在碳钢材质的机架上。

主要机械和控制系统的选择与设计如下。

（1）保温装置

当萌芽罐的体积不大于 $5m^3$ 时，可采用夹套方式向其内通入冷水或热水来实现保温。

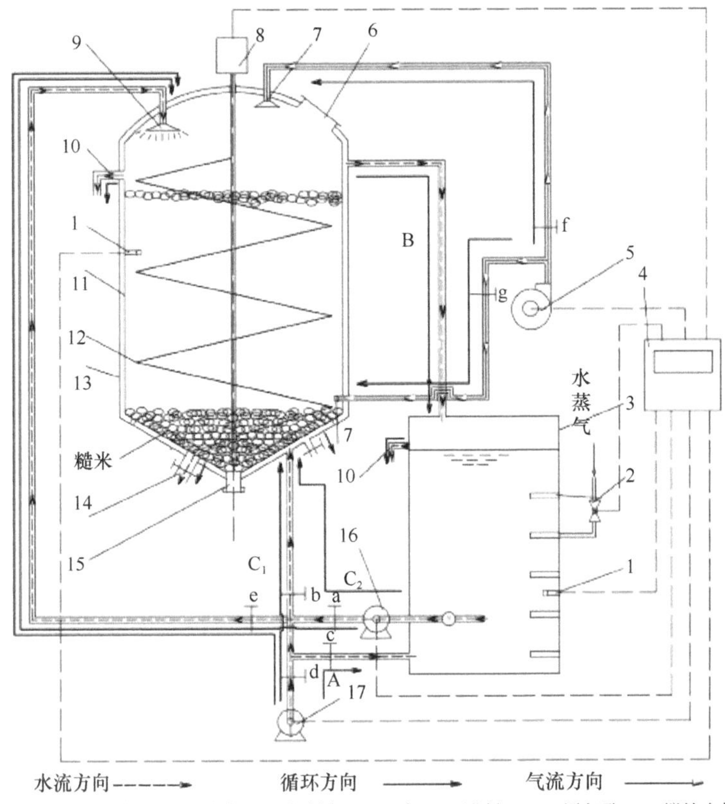

1. 温度传感器；2. 电热丝或蒸汽阀；3. 热水箱；4. 控制台；5. 风机；6. 进料口；7. 通气孔；8. 搅拌电机及减速器；9. 喷头；10. 溢流口；11. 内筒体；12. 搅拌器；13. 夹套；14. 出水口；15. 出料口；16. 水泵；17. 水泵或自来水接头

图 7-17　萌芽糙米加工设备的结构示意图

（2）喷淋装置

全谷物在萌芽过程中需要消耗一定的水分，而罐体较大，为了保证水分分布均匀，选用可以使水在 120°范围内均匀分布的螺旋喷头。通过水泵或直接连接自来水管（图 7-17）的喷头向罐体内喷水的方式调节罐内湿度。

（3）通气装置

全谷物萌芽时需要消耗氧气，为此参考发酵罐上常用的环形多孔管来进行设计。该通气装置是一个环形的管道，有一个进气口接着外部空气输送端，在环形管的周围有多个圆形小孔来出气。

（4）控制系统

自动控温控湿萌芽库主要由库体、排湿系统、物料架和物料盘、蒸汽散热器、循环风机、加湿喷雾系统、匀风装置、降温水帘系统和单向阀门等组成。其工作原理是：浸泡后的全谷物用物料盘分装好，移至萌芽库内物料架上；温度控制智能系统自动检测萌芽库内实时温度，温度控制智能系统根据设定的温度自动打开蒸汽电磁阀和循环风机进行升温，或者自动打开降温喷雾系统和排湿风机进行降温，严格保持库内温度在设定的温度范围内，以确保全谷物在适宜的温度条件下萌芽。

特点：萌芽库具有自动控湿和控温智能系统，同时配有进风装置，使库体内空气的温度和湿度可调、可控，所有全谷物萌芽条件均匀一致。使用过程中技术人员需定期检测自动控湿和控温智能系统传感器是否运行正常。

（二）滚筒萌芽装置

滚筒萌芽装置主要由萌芽滚筒罐体、进（出）料口、喷淋系统、排气阀、罐体夹层、内罐体、温度探头、支撑辊、电机减速机、加热管和水箱等组成，如图 7-18 所示（王珩等，2007）。滚筒萌芽装备可通过温度来控制原料的萌芽率。为了获得均匀的萌芽效果，应使原料受热均匀。因此，该设备采用滚筒式夹层萌芽罐，夹层中通入循环热水，对内罐体进行加热和保温；原料置于罐内，随着萌芽罐不停地旋转翻动，使芽体受热均匀。风机向罐内缓慢通入空气，以利于萌芽全谷物的呼吸和生长代谢，同时防止物料发生霉变，提高全谷物品质。喷淋装置可以向萌芽罐内通入冷水和热水，不仅可以调节原料的含水率，也可以对内罐壁进行清洗。

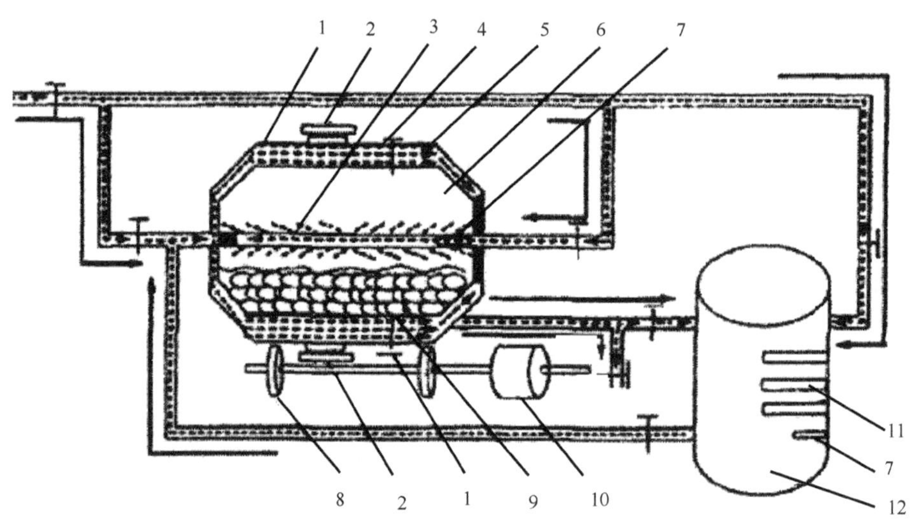

1. 萌芽滚筒罐体；2. 进（出）料口；3. 喷淋系统；4. 排气阀；5. 罐体夹层；6. 内罐体；7.温度探头；8. 支撑辊；9. 物料；10. 电机减速机；11. 加热管；12. 水箱

图 7-18　滚筒式萌芽加工设备的结构示意图

特点如下。

1）滚筒萌芽装置是采用滚轮来带动卧式罐体旋转，进而带动原料流动，使罐体内温度、水分和空气等环境条件分布均匀。

2）主要采用冷热循环水来保温，而喷淋装置也可辅助保湿。

3）对罐体两侧的封头密封要求较高。

（三）自动化一体萌芽装置

自动化一体萌芽装置包括：箱体、加热恒温装置、喷雾恒温装置、杀菌消毒装置、萌芽容器和控制器等（图 7-19）（益阳市东源食品有限公司，2012）。加热恒温装置包括温度传感器和温度调节装置，喷雾恒湿装置包括湿度传感器和湿度调节装置，温度传感器和湿度传感器与控制器的输入端连接，而控制器的输出端与温度调节装置、湿度调节装置和杀菌消毒装置连接。通过控制器对箱体内的温度、湿度进行有效调节，并且利用自动化控制在一个箱体中完成萌芽的全部过程。该设备加工成本低，制作工艺简单，适用于批量生产，质量控制效果好。

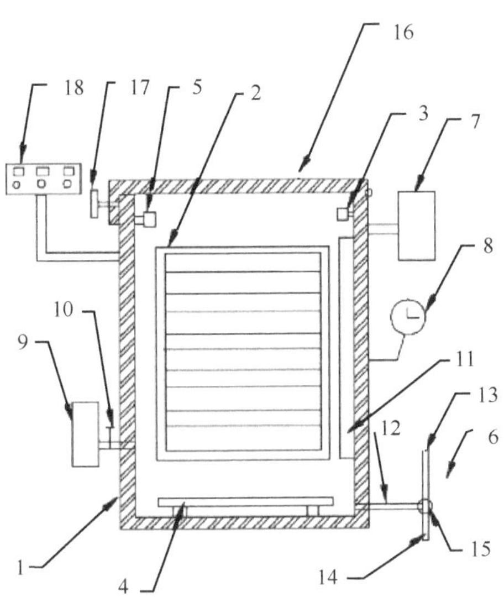

1. 箱体；2. 萌芽容器；3. 温度传感器；4. “U”形远红外加热器；5. 湿度传感器；6. 水供给系统；7. 控制器；8. 时间控制装置；9. 臭氧供给系统；10. 控制阀门；11. 喷雾器；12. 连通管；13. 进水管；14. 排水管；15. 调节阀；16. 盖体；17. 锁定结构；18. 显示装置

图 7-19　自动化一体萌芽装置示意图

（四）萌芽装备在全谷物中的应用

近年来，国内全谷物萌芽设备取得了较快的发展，逐步解决了萌芽设备结构复杂、产品质量较差及难以进行大规模生产等问题。部分全谷物萌芽设备还将原料的清洗、萌芽、灭活等工序在一个容器中完成，省去结构复杂的换热器、风机等部件，避免了原料在输送过程中多次转移，减少原料在转移过程中的损耗，降低了设备的生产成本，提高了萌芽全谷物产品的质量。有些全谷物萌芽设备摒弃了传统的谷物浸泡萌芽方法，采用湿呼吸萌芽等非浸泡法，使种子获得较高的萌芽率；采用臭氧发生器对原料进行臭氧灭菌，代替次氯酸钠溶液浸泡的灭菌方法。

新型全谷物萌芽设备可对水分、温度、空气进行准确的调控，具有自动化、易于操作、萌芽率高、萌芽成本低、适合于工业化大规模生产的特点。全谷物萌芽设备虽然取得了较大的进步，但仍存在设备成本高、能耗高、萌芽设备与萌芽工艺不相匹配等问题，研发同时具有较高的科学性、先进性和实用性的智能化全谷物萌芽设备是今后全谷物萌芽设备开发的目标。

六、全谷物挤压加工装备

食品挤压机是一种极富想象空间的食品加工设备，它可以把各种原料转变成各种中间产品和成品。挤压机中受到螺杆推力、筒体内壁与螺旋的阻滞作用、筒体外壁的加热作用以及螺杆与物料、物料与筒体之间的摩擦作用，使物料与螺杆筒体的内部产生大量的热能。机筒内物料处于密闭状态，由此产生的机筒内压力可高达 6～10MPa，物料温度高达 160～240℃，物料呈现出熔融状态，但停留时间通常只有 20～40s。因此，挤压蒸煮工艺可称为高温短时间（HTST）工艺。既可以在相对较低的温度下加工，如意大利面和半成品面团，也可以在高温下加工，如挤压速食粥米和挤压休闲食品等。

（一）挤压机的功能与优势

挤压技术作为高效的加工技术在食品工业中占有重要的地位。食品挤压机最大的特点是在加工食品或饲料时可以同时执行一种或数种功能，主要包括如下几方面。

1）碾磨：在食品加工过程中，原料可以在挤出机筒中进行一定程度的研磨。

2）脱气：含有气体孔的食品配料可以通过挤压加工脱气。

3）混合：挤压加工过程中，可以选择各种不同的螺杆组件的组合来实现所期望的混合作用。

4）剪切：挤出机筒内的特定螺杆构型（组合）可以为特定食物创建所需的剪切作用。

5）均质：在挤压加工过程中，挤压机可以将一些具有特殊风味的配料进行重组均质，从而改善其消费者接受性。

6）淀粉凝胶化：食品加工过程中，挤压蒸煮提高了淀粉（所有来源的淀粉，包括谷物类或块茎类等）的凝胶化。

7）蛋白质变性和组织化：动物蛋白和植物蛋白可以通过挤压蒸煮变性，使其更易于人类和动物消化。

8）结构改变：在食品加工过程中，挤压系统可以改变物理和化学质构。

9）灭酶：在挤压加工过程中，可以使原料中的脂肪酶等一些活性酶类失活。

10）灭菌：在食品加工过程中，可以使用挤压技术对原料（食品腐败和致病性微生物）进行灭菌。

11）热蒸煮：在食品加工过程中，通过挤压机可以达到预期的熟化效果。

12）成型：通过改变挤压机筒体末端的模头形状（模具）与切割系统，挤压机可以做出特定的产品形状。

13）膨胀/膨化：可通过挤压机的操作条件和配置来控制食品的密度和容重。

14）凝聚：在挤压加工过程中，不同的配料可以被挤压聚结而成离散的小块。

15）脱水：在通常的挤压加工过程中，食品的水分含量可以降低 4%～7%，具体取决于初始的水分含量。

16）一体化：通过使用食品挤压机，各种不同特性的食品配料组分可以组合成一个产品，并赋予其特殊的特性。

与传统的食品和饲料加工方法相比，挤压技术集多功能于一体，具有以下几个独特优势。

1）在配料上做一个小的改变或适当调整机器设备工艺参数条件，就可以加工出各种各样的食品。

2）通过硬件和加工条件的微小变化，可获得不同形状、质构、颜色和外观的产品。

3）高效节能，与其他选择相比，成本通常更低。

4）大多数新的挤压机可以实现自动化，从而提高生产效率。

5）与其他工艺相比，产品质量得到了提高，因为加工时间很短，故对热敏性成分的破坏更少。

6）挤压工艺易于实现从中试工厂到商业生产的放大。

（二）挤压机的种类

目前用于食品加工的挤压机种类繁多，按挤压过程的剪切力可分为冷成型挤压机、高压成型挤压机、低剪切蒸煮挤压机和高剪切蒸煮挤压机等；按照挤压机受热部位可分为自热式挤压机和外热式挤压机；最常用的挤压机分类方法是按螺杆数量分类，可以分为单螺杆挤压机、双螺杆挤压机等。食品工业中使用最广泛的为单螺杆挤压机、双螺杆挤压机。

1. 单螺杆挤压机

典型的单螺杆挤压机由喂料系统、预调制系统及挤压腔体系统（挤出机筒、模头和切刀）组成。单螺杆挤压机主要由机筒中旋转的螺杆构成挤压室。在单螺杆挤压室内，物料的移动依靠物料与机筒、物料与螺杆及物料自身间的摩擦力完成。螺杆上螺旋的作用是推动物料向前运动，由于螺杆或机筒结构的变化以及出料模孔截面比机筒和螺杆之间空隙横截面小得多，物料在出口模具的背后受阻形成压力。与此同时，螺杆的旋转和物料摩擦生热及外部加热，使物料在机筒内受到高温高压和剪切力的多重作用，最后物料通过模口释压挤出，并在切割刀具的切割下，形成一定形状的膨化产品。

单螺杆挤压机在食品加工业的第一个主要商业应用是使用坚固的螺杆将粗面粉转化为意大利面。这种低剪切、低温成型工艺在 20 世纪二三十年代首次投入商业生产，尽管设备有所改进，但仍然是标准工艺。单螺杆挤压机的几项新发展进一步提高了其效率和通用性。单螺杆挤压机的主要应用包括：直接膨化玉米零食、组织化植物蛋白、即食谷物早餐、生产全脂大豆、宠物食品、浮性和沉性的水产饲料、婴儿食品的生产、米糠稳定化、预煮或热变性淀粉、面粉和谷物等。

2. 双螺杆挤压机

近年来，对复杂形状和小尺寸的新产品的要求越来越高，这超出了单螺杆系统的能力。双螺杆挤压机可以满足这些需求。双螺杆挤压机是指将两根长度相等的螺杆置于同一挤出筒内的挤压机。双螺杆挤压机比单螺杆挤压机复杂，但同时提供了更大的灵活性并且更易控制。双螺杆挤压机一般按螺杆旋转方向和螺杆啮合的程度分类。

双螺杆挤压机是在单螺杆挤压机的基础上发展起来的，两者功能相似，但在工作原理上存在较大差异，主要体现在：强制输送、强烈混合、自混合自清洁等作用。典型的双螺杆挤压机螺杆见图 7-20，在相互啮合的双螺杆挤压机中，螺杆以“8”字形筒形轨迹部分相互重叠，产生正抽吸、高效混合和自擦拭作用。双螺杆挤压机具有强制输送物料的特性。两根螺杆的啮合转动，使物料不易发生抱杆现象，同时，在螺旋升角及啮合部分的轴向移动，使物料不会产生倒流和停滞，这就是双螺杆挤压机固有的强制输送特性。由于双螺杆具有强制输送的特点，不论其螺槽是否填满，输送强度基本保持不变，不易产生局部积料、焦料和堵机等现象。这种类型的挤压机在食品加工中应用最广。

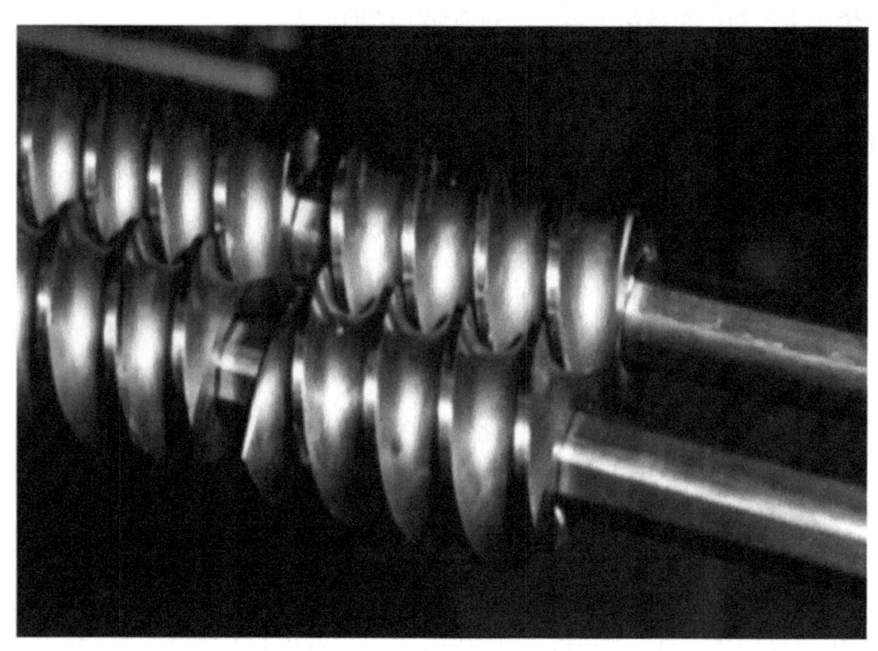

图 7-20 典型的双螺杆挤压机螺杆

在双螺杆挤压机的机筒中，并排安放两根螺杆，按照两根螺杆转轴的旋转方向可以分为反向旋转型和同向旋转型。反向旋转型双螺杆挤压机易造成两螺杆分离和偏心，套筒和螺杆之间易产生摩擦，造成设备磨损。转速不宜太高，一般控制在 50r/min 以下。同向旋转型双螺杆挤压机在食品中应用较多。当物料进入螺杆的输送阶段后，螺杆和机筒共同将物料分割成若干个 C 形扭曲单元。在同向旋转型双螺杆挤压室内，无法形成封闭腔，连续的螺纹通道允许物料从一个螺杆的螺槽进入另一个螺杆的螺槽，形成漏流，所以难以建立切向压力。物料本身使螺杆处于料筒中央，螺杆与料筒之间和螺杆与螺杆之间允许间隙存在，仍具有自洁作用。在啮合区没有局部高剪切作用，从而减少机械磨损。螺杆的自洁作用防止了物料与螺杆黏附，避免了热敏性物料烧焦，加速了物料的扩散作用，进而缩短了停留时间。通过增大喂料量和降低螺杆转速能缩小扩散速度的分布范围，使剪切更加一致，物料更均匀。虽然这类挤压机的输送作用不如反向旋转型，但混合效果好，同时漏流使螺杆与料筒间摩擦减小，所以挤压机转速可高达 500r/min，可通过高转速来弥补产量的不足。

按照两螺杆间配合关系可分为全啮合型、部分啮合型和非啮合型。全啮合型、部分啮合型和非啮合型螺杆挤压机的作用效果各不相同。为了加强对物料的剪切作用，将同向旋转型双螺杆挤压机的压缩段螺杆上安装 1～3 段反向螺杆和混捏元件，混捏元件一般为薄皮状椭圆或三角形捏合块，可对物料进行混合和搅动。啮合型同向旋转型双螺杆挤压机，由于同向旋转的螺杆在啮合处的旋转方向相反，两根螺杆对物料所起的作用也不大相同。一根螺杆要把物料拉入啮合间隙，而另一根螺杆则要把物料从间隙中推出，结果使物料由一根螺杆转移到另一根螺杆，物料运动方向改变了一次，轴向移动前进了一个导程。物料流动方向的改变，更有助于物料相互间的均匀混合。同向旋转的双螺杆在啮合处，螺纹和螺槽的旋转方向相反，相对速度很大，产生的剪切力也大，更有助于黏附物料的剥离，自洁效果更好。同向旋转型双螺杆型挤压机，由于不会产生使螺杆相互分离的压力，对磨损的敏感性较小，可在较高转速 300r/min 的情况下工作。

典型的同向旋转和反向旋转全啮合型双螺杆见图 7-21。

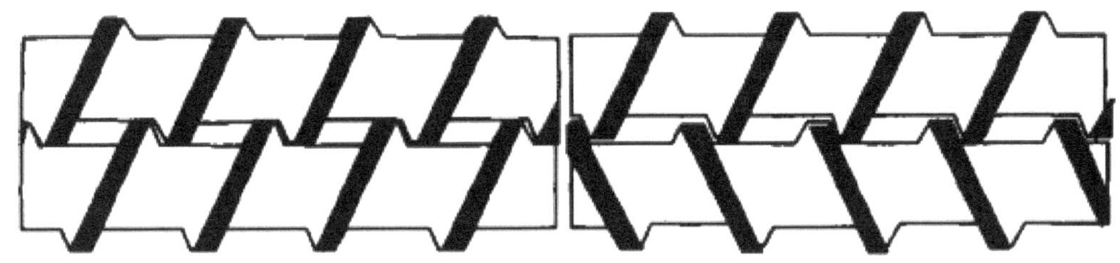

图 7-21　同向旋转和反向旋转全啮合型双螺杆

不同类型的螺杆挤压机的性能大不相同（表 7-8）。目前，双螺杆挤压机可以应用的领域非常多，包括共挤压休闲食品和其他食品、食品胶、重组配方的水果碎块和薄片、面条、意大利面和通心粉、人造坚果、浇料和面包类似物、第三代休闲食品、面包类产品（脆面包）、糕点面团、椒盐卷饼、馄饨、植物蛋白（大豆）、小麦组织化蛋白产品、鲜湿产品（半干）、汤和肉汁混合品、酒心糖、宠物饲料、太妃糖、奶酪和酪蛋白产品、粉末啤酒、人造肉、组织化蛋白、米糠的稳定化、多色食品和零食、肉类和能量棒、特殊能量棒、棉花糖产品、谷物和玉米片、巧克力填充的零食、糖果和其他巧克力产品、可可和面包屑、饼干、玉米片和玉米饼、乳制品、蛋

表 7-8　不同类型螺杆挤压机的部分性能比较

参数	单螺杆挤压机	双螺杆挤压机
物料最大水分含量	≤30%	≤65%
物料最大脂肪含量	～12%	～27%
黏性物料（糖）	～10%（不适合高黏度物料）	～40%
物料颗粒细度	太细或太粗的物料不适合	非常细或比较粗的颗粒物料无须经过处理
混合效果滞留时间谱图	宽	窄
模头依赖性	强	无
自清洁能力	无	好

卷、果酱、调味料、即食米制品、方便面、固体饮料、煮甜品、糖果棒、超细水产饲料、高脂水产饲料（三文鱼）、高级宠物食品（含鲜肉）等。实际上，这些产品领域只是一小部分，几乎无限数量的产品可以使用挤压技术来加工（Frame，1994）。

（三）典型双螺杆食品挤压的特点与参数

以 FMHE 系列双螺杆挤压机为例，整体结构：高扭矩输出传动箱，积木式筒体，高耐磨、耐腐蚀合金螺杆，不锈钢筒体，侧推式高速切割机。FMHE 系列双螺杆挤压机参数见表 7-9。

表 7-9　FMHE 系列双螺杆挤压机参数

型号规格	FMHE36-24R	FMHE72-24R	FMHE92-24R
螺杆直径/mm	36	72	92
螺杆长径比	24	24	24
主机功率/kW	25	164	330
设备产能/（kg/h）	5～45	300～1 200	450～3 000
整体重量/kg	1 100	6 000	10 000
外形尺寸/mm	2 700×1 100×2 100	4 300×2 000×1 500	6 500×2 610×2 000
产量/kg	0～150	250～1 000	600～2 000
螺杆转速/（r/min）	600	600	600

长径比是选择合适挤压机的重要参数。长径比的合理设置可使挤压机实现不同的功能，提供不同螺杆组合。通常在相同的螺杆直径下，低长径比的产能更大，而更高的长径比可提供液体进料、搅拌混合、剪切、啮合、捏合、提高压力等更多的功能。一般长径比小于 8 的挤压机适合普通冷挤压成型加工，普通熟制式挤压机的长径比为 12～24，如果作为挤压反应器则要求更高的长径比。除此之外，主机功率可使挤压机产生适当的扭矩，提供充足的动力。

（四）挤压加工装备在全谷物加工中的应用

挤压加工装备用于食品生产具有工艺简单、一机多能、柔性加工、生产连续化、效率高、能耗低、投资少、收效快等特点，产品口感细腻、易消化吸收、营养成分损失少、贮藏时间长、不易产生“回生”现象、食用方便。挤压加工装备在全谷物食品加工中有着极大的应用潜力。挤压技术应用于全谷物食品，既可以解决灭菌、灭酶的稳定化，还可以解决高纤维食品的口感问题，是一种极具潜力的加工方式与装备，可用于糙米、杂粮、全麦食品的加工，包括早餐谷物食品、代餐粉、速食粥、全谷物休闲即食食品、挤压面条等，也可以用于全谷物原料的稳定化处理，达到灭酶、灭菌的双重效果。一些典型的全谷物食品挤压加工的工艺参数条件如下。

1）全谷物配料：挤压温度一般为 140～165℃，物料含水量为 18%～25%，螺杆转速为 150～350r/min。

2）全谷物速食产品：挤压温度一般为 110～200℃，物料含水量为 17%～20%，螺杆转速为 200～350r/min。

3）全谷物即食方便食品：挤压温度一般为 110～180℃，物料含水量为 14%～20%，螺杆转速为 200～380r/min。

七、全谷物湿法超细微磨浆装备

（一）概述

全谷物湿法超细微磨浆装备主要用于各种具有流动性的全谷物物料或高纤维物料的连续性生产，广泛适用于各种湿法粉碎、超细微粉碎和均质、乳化的应用等，设备结构见图 7-22（顾笑笑，2014）。全谷物湿法超细微磨浆装备具备独特的多层定子、转子结构以及刀片组合切割头结构，将固-液物料吸入工作腔后，进行超强的剪切、研磨、撞击和空穴等综合作用，使物料得以充分的混合、粉碎和均质，达到物料的超细微粉碎与均质目的。全谷物湿法超细微磨浆技术将传统的多道工序集于一体，一次性解决混合、粉碎、均质和乳化问题。装备的主要工作部件均采用高强度不锈钢，关键部件由特别的抗磨损和抗腐蚀合金制成，粉碎头易于更换、维修和清洁。设备体系运行可靠，使用寿命长，能耗低，操作连续简单。

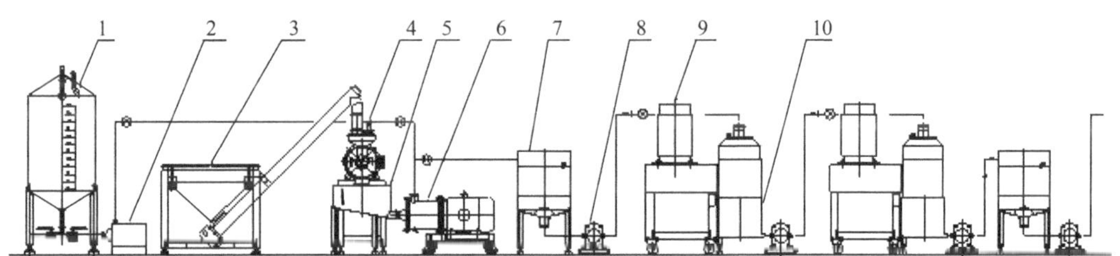

1. 水罐；2. 水泵；3. 螺旋送料器；4. 高剪切破碎机；5. 粗粉碎罐；6. 高剪切粉碎机；7. 储料罐；8. 浆料输送泵；9. 高精密微细粉碎机；10. 细粉碎罐

图 7-22　湿法超细微磨浆系统布置平面图

全谷物湿法超细微磨浆装备的技术特点如下。

1）超高速：最大转速可达 9000r/min 以上。

2）超剪切：最大剪切速率可达 720 000/s 以上。

3）超大量：最大流量可达 80t/h 以上。

4）超细微：可粉碎液态物料至细度 60～500 目。

5）高耐磨：特种材料与特种热处理相结合。

6）高精密：关键部件采用精密加工技术。

（二）全谷物湿法超细微磨浆装备的关键构件

1. 转子和定子

如图 7-23 所示，一对相互交错“配合”的转子和定子是湿法超细粉碎部件的核心元件。转子和定子的周边均开有相同数量的细长切口。带有叶片的转子高速旋转产生强大的离心力，在转子中心形成很强的负压区。物料（液-液或液-固相混合物）从转子中心被吸入，在离心力的作用下由中心向四周扩散。在向四周扩散过程中，物料首先受到叶片的搅拌，并受到叶片外缘与定子齿圈内侧窄小间隙内的剪切，然后进入内圈转齿与定齿的窄小间隙，在机械力和流体力联合效应的作用下，产生巨大的剪切、摩擦、撞击以及物料间的相互碰撞和摩擦作用而使分散相颗粒或液滴破碎。随着转齿的线速度由内圈向外圈逐渐增高，物料在向外圈运动过程中受到愈加强烈的剪切、摩擦、冲击和撞击等作用而被粉碎，其细度越来越细，从而达到粉碎均质及乳化的目的。

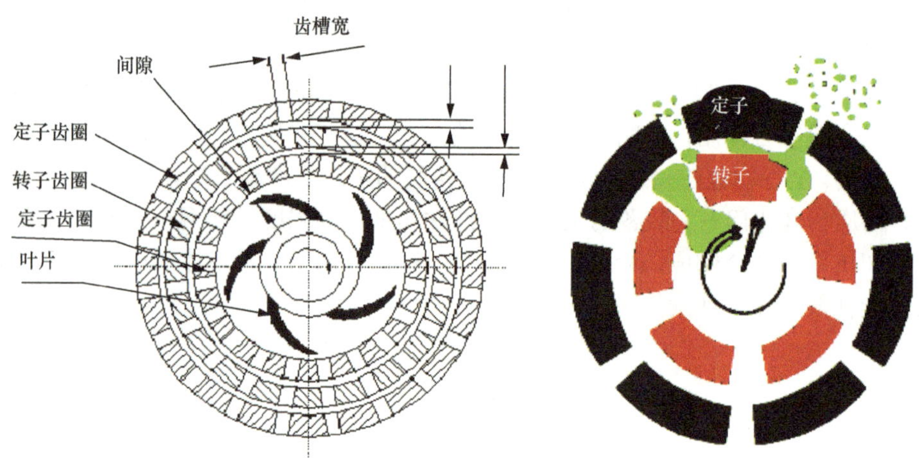

图 7-23　定子与转子的工作原理图

对于粗粉碎设备来说，QDWZ 型卧式湿法粉碎机能充分满足大批量物料的破碎和粗粉碎要求，设备采用剪切粉碎的原理，通过定子和转子之间的相互精密配合，转子在高速旋转条件下产生强烈的剪切、撞击、研磨和空穴效应，使物料被充分粉碎和细化，达到细微粉碎的效果。QDWZ 系列卧式湿法粉碎机的不同型号是由功率对应的处理量决定的，其特点是结构紧凑、能耗低和易维护等。QDWZ 系列卧式湿法粉碎机设备的主要技术参数见表 7-10。

表 7-10　QDWZ 系列卧式湿法粉碎机（粗粉碎）的技术参数

型号	QDWZ3000-7D	QDWZ3000-11D	QDWZ3000-18D	QDWZ3000-30D	QDWZ3000-75D	QDWZ3000-132D
功率/kW	7.5	11	18.5	30	75	132
转速/（r/min）	3 000	3 000	3 000	3 000	3 000	3 000
处理量/（kg/h）	100～500	300～2 000	1 000～3 000	2 000～6 000	5 000～15 000	10 000～30 000

2. 动刀片与静刀片

如图 7-24 所示，动刀片与静刀片之间的间隙控制在 0.12mm 以下，动刀片与静刀片的相对线速度达到 72m/s 以上，同时要求设计与制造的高精密微细粉碎机必须达到高转速、高精密、高稳定、高耐磨的要求（顾笑笑等，2013）。物料首先经过料斗进入高速旋转的叶轮中央，在叶轮叶片的带动下产生高速旋转，被离心力甩至动刀片边缘，紧贴静刀片的内壁。动、静刀片之间的相对运动像一把剪刀，对物料产生强大的剪切、摩擦和撞击作用，在这些作用的结果下，使物料发生剪切和拉伸，当物料的延伸率超过其断裂极限延伸率时，就会发生断裂。由于众多的静刀片环形紧密排列，因此叶轮在按照图中所示的方向高速旋转的过程中，动、静刀片对物料的剪切作用也在不间断持续进行，从而使物料连续不断多次切割而被粉碎细化。同时，粉碎腔中形成的空穴效应，使团聚在一起的细小颗粒被分散开来。粉碎后的谷物颗粒最终在离心力的作用下通过静刀片之间的间隙 h_2 排出。对于全谷物物料，由于叶轮的转速极高，粉碎速度快，物料停留在微型切割头中的时间很短，发热量很少，对产品的品质影响较小。在理想状态下，每个刀片每次对物料的切割深度 h_1 是固定的，因此粉碎后颗粒大小比较均匀。

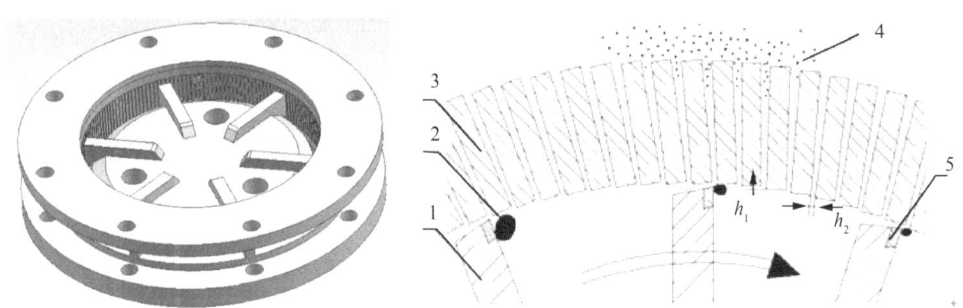

1. 叶片；2. 物料；3. 定刀片；4. 产品；5. 动刀片

图 7-24　高精密微细粉碎机的工作原理图

QDGX 系列高精密微细粉碎机是高速切割粉碎核心技术的结晶，代表了剪切式湿法超细粉碎的最前沿，它是专门为解决全谷物皮渣纤维粉碎难题而研发的新型超细粉碎装备，并在国内首次提出了受控微细粉碎的概念，可以彻底解决谷物纤维物料粉碎难的问题，将全谷物物料粉碎到非常可观的粒度。QDGX 系列高精密微细粉碎机的型号与其功率有关，不同的功率对应着不同的处理量，其主要技术参数见表 7-11。

表 7-11　QDGX 系列高精密微细粉碎机（超细粉碎）的技术参数

型号	QDGX-11	QDGX-15	QDGX-18	QDGX-30	QDGX-37
功率/kW	11	15	18.5	30	37
转速/（r/min）	6000～9000	6000～9000	6000～9000	6000～9000	6000～9000
处理量/（kg/h）	300～1000	500～1500	1000～2000	2000～4000	3000～6000

3. 均质装置

料液在不同类型均质腔内部的压力达到一定程度后，在极高的压差作用下高速瞬间通过狭窄的缝隙，形成强烈的液力剪切和湍流。同时，物料在产生的挤压、碰撞等综合作用力的作用下，得到充分的分散、乳化、破碎，达到均质的效果。

均质阀按照结构特点和应用特性分为径向分散、对射分散、轴向喷射和微流转向等不同形式，分析结果详述如下。

（1）径向分散结构

径向分散结构是工业均质阀应用最广泛的结构形式。如图 7-25 所示（刘斌等，2014），基本的径向分散结构由阀座、阀柱和撞击环组成，撞击环促使流体流动发生 90°的转向；通过调整均质压力，使阀柱和阀座之间形成一定宽度的环状阀隙，形成物料连续流动的通道；基本结构特征是高压料液沿轴向进入环状缝隙，从中心沿环状缝隙径向离开。实际工业应用中，径向分散式均质阀分为牙型、锥型、陶瓷型。牙型均质阀的特点是形成液体涡流腔室，可产生高效率的均质效果且能耗较低，已被广泛使用在乳化、分散及悬浮物的制备上。锥型均质阀使用在单级式均质机上或者使用在两级式均质阀的第一段压力之上，可以通过大流量物料。陶瓷型均质阀采用耐磨材料，使用平头和锥形结构，可通过大流量物料，通常作为高压均质的一级均质阀均质颗粒物料。

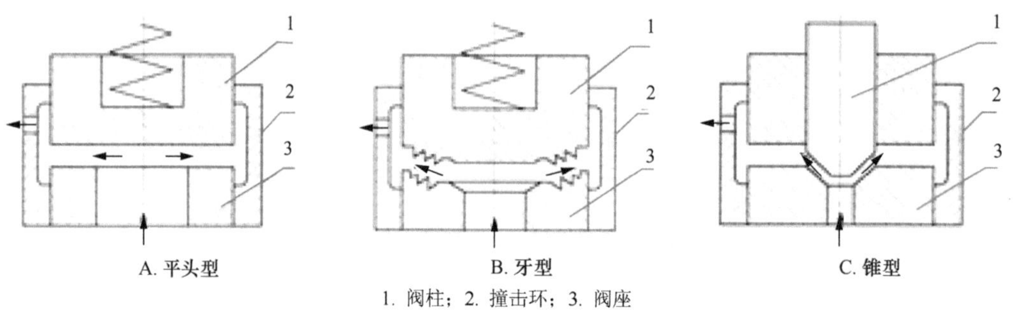

1. 阀柱；2. 撞击环；3. 阀座

图 7-25 径向分散式均质阀结构示意图

（2）对射分散结构

对射分散的阀体结构不包含任何运动部件，均质压力可达 300MPa，只能通过调整流量改变均质压力，其基本特点是阀体内部结构形成液流相向对射的通道，见图 7-26。

（3）轴向喷射结构

与对射分散阀体结构一样，喷嘴轴向流动的结构形式不包含任何运动部件，因此也被用于系统压力较高的机型中，其结构特征是具有喷嘴结构和阀体内液流通道主要沿喷

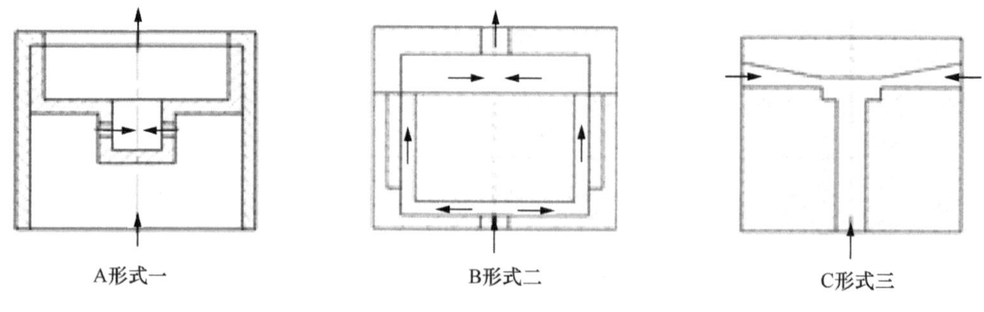

图 7-26 对射分散阀体结构形式

嘴轴线方向。在图 7-27A 所示的单一喷孔内，通过高速照相系统发现，液滴断裂发生在喷嘴后部，此处液体的流动由先前的层流变为湍流。图 7-27B 所示的组合孔阀形成 3 个从前向后的小孔，第 1 和第 3 孔的直径与宽度皆小于第 2 孔，由此创造了湍流腔；第 1 孔的直径又小于第 3 孔，而且孔的轴向相互错开。与单一喷孔相比，从组合孔阀流出的液滴直径更小，这可能是由于湍流腔减少了液滴的聚集。

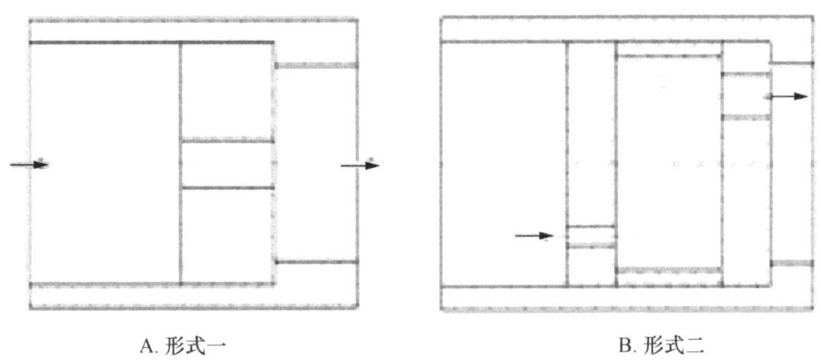

A. 形式一　　B. 形式二

图 7-27　喷嘴轴向流动作用腔

（4）微流转向结构

微流转向的结构特征是阀体内液流通道呈毛细管状并发生方向变化。如图 7-28 所示，美国 Microfluidics 公司的“Z”形作用腔，流体沿微细流道轴线方向前行，遇到腔体固壁的多次撞击，流动方向发生不断变化，从而使液体得到高度破碎。

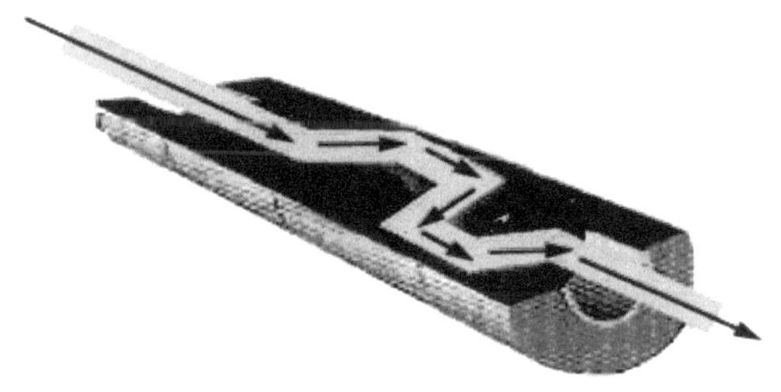

图 7-28　“Z”形作用腔

两个结构略有差异的阀片组合，可以形成不同形式的微流转向结构形式，腔内液体流动将发生不同方向的变化，具体的作用腔形式见图 7-29。

（三）湿法超细微磨浆装备在全谷物中的应用

湿法超细微磨浆装备可以达到如下目标：增加产品膳食纤维的细度、提高全谷物原料的利用率、提高产品品质（超细粉碎口感更佳滑爽、减少皮渣的排放）。近年来，全谷物基健康饮品的发展受到极大的关注，湿法超细微粉碎设备在全谷物食品加工领域具有极大的应用潜力，尤其是开发全谷物及高纤维的谷物饮品方面，可以高效地解决纤维基质的口感与稳定性等问题。

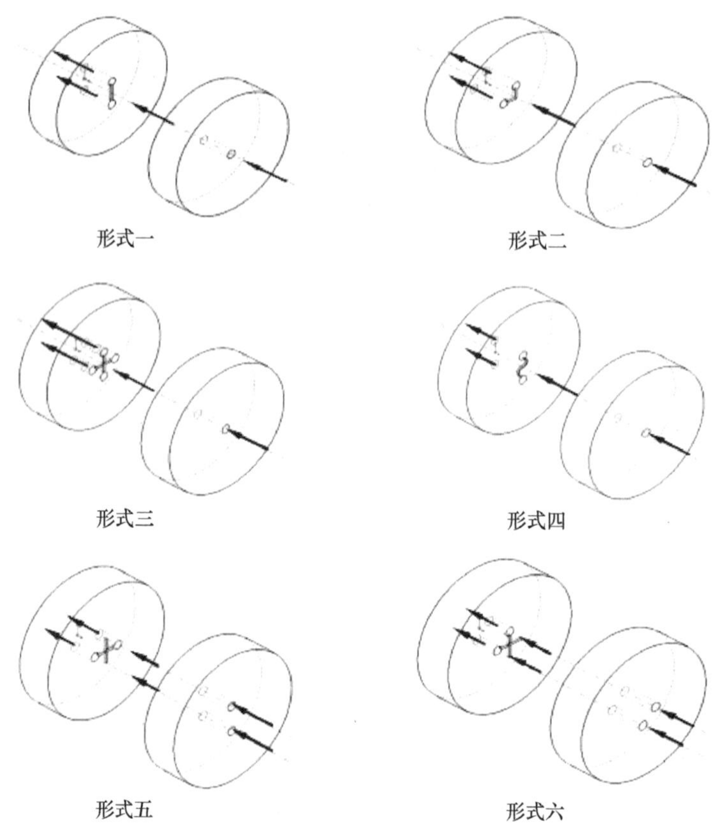

图 7-29　微流转向阀体（阀片组合型）

八、全谷物稳定化加工装备

（一）概述

由于全谷物存在麸皮和胚，储藏过程中全谷物的内源脂肪酶催化胚中的油脂快速水解生成游离脂肪酸，产生的脂肪酸进一步被氧化生成醛、酮、酸等小分子，导致品质劣变。抑制全谷物的脂肪酶活性、提高储藏过程中油脂的稳定性是全谷物开发利用的前提。多种稳定化设备已经用于处理全谷物食品，提高其贮藏稳定性。1949 年，美国学者研究发现冷藏可以有效减缓脂肪酶引起的米糠的酸败变质；1951 年，美国的 H. L. Burns 发明米糠热稳定器专利；20 世纪六七十年代，美国、日本、印度等国家开始尝试利用蒸汽、挤压等适合工业生产的处理方法稳定米糠；80 年代，国际上研究发现微波可以有效抑制米糠氧化变质。近年来，随着全谷物的普及程度和人们接受程度的提高，一些设备被应用于全谷物稳定化研究，效果显著（赵丽贞，2018）。较有代表性的全谷物稳定化技术有过热蒸汽、微波、挤压膨化、红外稳定化和低温等离子体等。

过热蒸汽：过热蒸汽是一种温度高于沸点或饱和点的蒸汽（Karimi，2010）。蒸汽在过热状态下易将自身的潜热传递给物料，从而实现热处理稳定化过程。由于具有温度高、比热容大、热传递快等特点，故灭菌时间较短。同时，过热蒸汽不含氧气，可以避免热处理时物料的氧化反应。蒸汽处理设备简单，可进行大规模食品加工处理。此外，过热蒸汽还可以降解、溶出真菌毒素和不良气味物质（Anto et al.，2014）。近年来，过热蒸汽在食品及食品机械的灭菌处理中得到越来越多的应用（胡月明，2018）。

微波稳定化设备：微波加热具有速度快、营养物质损失小和穿透力强等优点。微波加热稳定的原理是基于微波的热效应和非热生化效应且以热效应为主，以微波超高频电磁波作用于极性分子使其发生剧烈摩擦产生热能，使物料温度快速、均衡上升，致使脂肪酶受热变性失活（胡国洲等，2013）。由于微波能够深入物料内部使物料整体加热，是一种无须从外到内热传导的过程，物料受热均匀，加热时间短，营养成分几乎未受损伤，使得微波法成为目前米糠稳定化研究的热点（赵丽贞，2018）。微波处理根据进料方式的不同，可以分为间断式和连续式，连续式微波设备解决了受热不均匀的问题，使稳定化效果进一步提高。然而，微波泄漏对人体有害，微波加热过程中物料升温较快、物料温度无法控制等问题，是微波稳定化技术实现产业化急需解决的重要问题（李波，2017）。

挤压膨化稳定设备：即利用挤压膨化机膨化处理全谷物，使脂肪酶在高温、高压和高剪切力的作用下钝化以稳定全谷物、延长保存期（秦可欣等，2014）。挤压可以促使游离脂肪与蛋白质和淀粉相结合，形成不易氧化的结合态脂肪酸，从而实现麸胚稳定化。目前挤压膨化稳定化应用比较成熟，但该方法的优缺点都比较明显，优点是膨化后全谷物的结构性更好、疏松多孔，油脂充分外露；缺点是会导致蛋白质、淀粉等物质变性，破坏原料的营养物质。

红外稳定设备：利用波长 0.76～1000μm 的红外线对全谷物进行稳定化处理，原料中的水分子等成分吸收红外射线，分子运动变得剧烈，外观表现为温度升高，从而实现抑酶的目的（Stauffer and Glass，1966）。红外与微波均属于辐射加热的范畴，但红外加热更均匀，对人体无安全隐患，同时红外热惯性小，物料温度易于控制，更易于实现智能化控制。

低温等离子体：等离子主要由正离子和负离子、自由基、电子以及原子的激发态或基态组成，可通过体系中大量的带电粒子和活性粒子的作用实现对样品的处理与加工。低温等离子体处理可作为酶失活的另一种选择（Tolouie et al.，2017）。等离子体中可选用空气或氦气、氩气等惰性气体，也可以是不同类型气体以适当比例混合而成的气体，由此产生的反应物种（RS）可以与全谷物中的酶发生反应，改变蛋白质结构，导致酶失活（Tolouie et al.，2017）。低温等离子体可以使小麦胚中的脂肪酶和脂肪氧化酶失活，所以可作为稳定小麦胚和延长其货架期的一种新方法（Tolouie et al.，2018）。但目前该技术在全谷物的应用仍处于初探阶段。

（二）红外稳定化装备

红外线的光谱带（0.76～1000μm）位于可见光和微波之间，具有光和波的二重性质，以光速在空间直线传播。红外线照射到物体表面上能被反射、透射和吸收，无介质损失，随着波长的变化表现为穿透能力和热效应的变化。

1. 工作原理

红外线能传入食品内部粒子间微小的空隙，激起分子内能级变化的同时吸收能量，产生共振，迫使分子运动加剧而内部发热，温度迅速升高。同时食品内部的液态水分在温度梯度的作用下，由内向外移动到表面，由系统的辐射和对流作用获得蒸发热而蒸发，使表面温度相对降低。此时，温度梯度的作用方向和湿度梯度的作用方向一致。因为食品内部水分的热扩散与湿扩散以及表面水汽的蒸发都处在正向的最佳状态，从而加速了干燥的进程，缩短了干燥时间。同时使食品中的细菌发生凝固、出现代谢障碍，导致细菌死亡。

2. 红外稳定化设备的结构

红外稳定化设备如图 7-30 所示，由进料斗、发射组、机架、电机、输送带和输送链轮组成（徐志军等，2001）。其中关键构件是发射组，包括发射管、上反射板、侧反射板和输送带。目前世界上研制较为先进的红外线发生器有两种形式：一种是日本开发研制的利用电能通过触媒介质发射远红外线，但运行成本较高，难以推广；另外一种是美国开发研制的以煤气或天然气为能源，通过触媒介质直接转换为远红外线，而且能产生 3～7μm 的波长，辐射效果好，运行成本低廉。由于该技术在世界上处于领先地位，因此被许多发达国家的生产企业所采用。

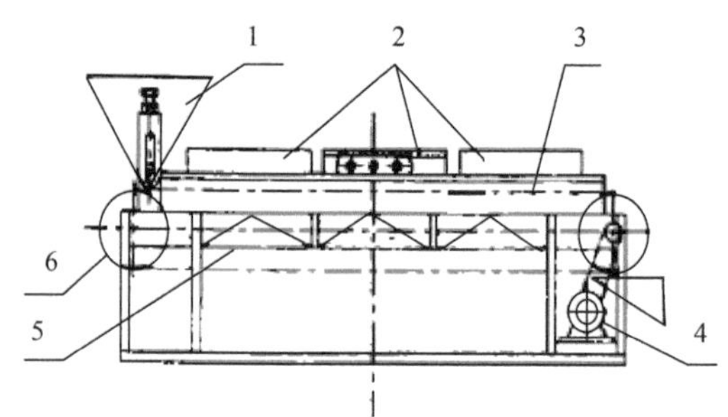

1. 进料斗；2. 发射组；3. 机架；4. 电机；5. 输送带；6. 输送链轮

图 7-30 高温近红外谷物热加工设备结构示意图

3. 红外稳定化典型设备介绍

以红外稳定化烘箱为例，该烘箱具有以下特点：干燥质量高；干燥速度快、提升产能；节能、成本低。

通过调节不同温度和速率，可以实现不同品种全谷物的稳定化处理。速度快，温度高，适合用于皮层较薄且水分含量低的小颗粒全谷物；速度慢则适合于水分含量高的大颗粒谷物，可以有效烘干水分和灭酶。

表 7-12 中的速度是根据全谷物的含水量确定的，功率是由原料的特性决定的。而宽度和厚度决定了原料的处理量及处理时间。同时，物料表面温度越高，干燥速率越快，能耗也越低。

表 7-12　1300mm 红外线干燥机（皮带式）的技术参数

机器型号	宽度/mm	厚度/mm	速度/（m/min）	功率/kW	加温功率/kW	温度/℃	外形尺寸/m	机器重量/t
WKS-IR600/6M	10～600	10～80	0～18	0.75	10	0～80	6.0×0.8×1.2	0.8
WKS-UV1000/6M	10～1000	10～80	0～18	0.75	12	0～80	6×1.2×1.2	1.0
WKS-UV1300/6M	10～1300	10～80	0～18	1.50	15	0～80	6×1.5×1.2	1.2

4. 红外稳定化设备在全谷物加工中的应用

高温红外热加工装备在农产品加工中应用较广，特别是在营养食品和饲料生产中得到了广泛的应用。例如，在复合饲料、快餐米、麦片、功能性面粉等的加工中，传统的红外热加工能把谷物加热到 90～100℃，加热过程持续几分钟；近红外热加工可快速加热（2～10℃/s），谷物温度迅速达到 100℃以上，引起谷物的化学和物理变化、微生物死亡，如淀粉部分糊化、蛋白质变性、蛋白酶抑制剂等抗营养因子被钝化、组织结构改善。研究发现，远红外烘烤麦胚不仅可以有效降低水分含量，延长储藏时间（于小禾等，2011），而且对麦胚脂质水解的抑制效果显著优于烘烤样品（张兰月等，2013）。红外稳定化研究表明远红外辐射可有效抑制麦胚脂质的水解酸败，是一种极具产业化价值的麦胚稳定化技术。

（三）过热蒸汽加工装备

1. 过热蒸汽加工装备的工作原理和特点

1924 年德国科学家 Hausbrand 首次提出过热蒸汽的概念，1970 年在工业上得到运用，在食品应用方面过热蒸汽尚属新兴技术（Karimi，2010）。

液体水在密闭空间中蒸发时，水分子通过液面上升到上部空间，形成蒸汽分子，部分蒸汽分子再通过液面进入液体水中。随着温度的升高，越来越多的水分子成为蒸汽分子。当单位时间进入空间中的分子数目与凝结成为液体的分子数目相等时，虽然蒸发和凝结仍在继续，但空间中蒸汽分子的密度不再增大，形成饱和状态。此时对应的蒸汽为湿饱和蒸汽，待蒸汽中水分子完全蒸发后才是干饱和蒸汽。蒸汽从不饱和到湿饱和再到干饱和的过程，温度是不增加的，干饱和之后继续加热则温度会上升，成为过热蒸汽。

根据操作压力不同，过热蒸汽装备可分为低压过热蒸汽设备（0.005～0.03MPa）、常压过热蒸汽设备（大气压 0.1MPa 及附近）和高压过热蒸汽设备（0.5～2.5MPa）。过热蒸汽不仅可以单独用于固定床干燥、流化床干燥、搅拌床干燥、振动床干燥、填料床干燥、冲击干燥、气流干燥、喷雾干燥和闪蒸干燥等（Mujumdar，2015；Sagar and Kumar，2010），而且可与其他热处理方式结合，如过热蒸汽-热空气、过热蒸汽-热泵、过热蒸汽-微波、过热蒸汽-红外和过热蒸汽-喷雾等（Anto et al.，2014）。常压和高压过热蒸汽设备具有很高的热处理效率，适用于大多数普通食品物料。低压过热蒸汽由于温度比较低，适用于对热比较敏感的食品物料。常压过热蒸汽被用于处理生青稞、燕麦、糙米等，达到灭酶、干燥的目的。过热蒸汽设备示意图见图 7-31。

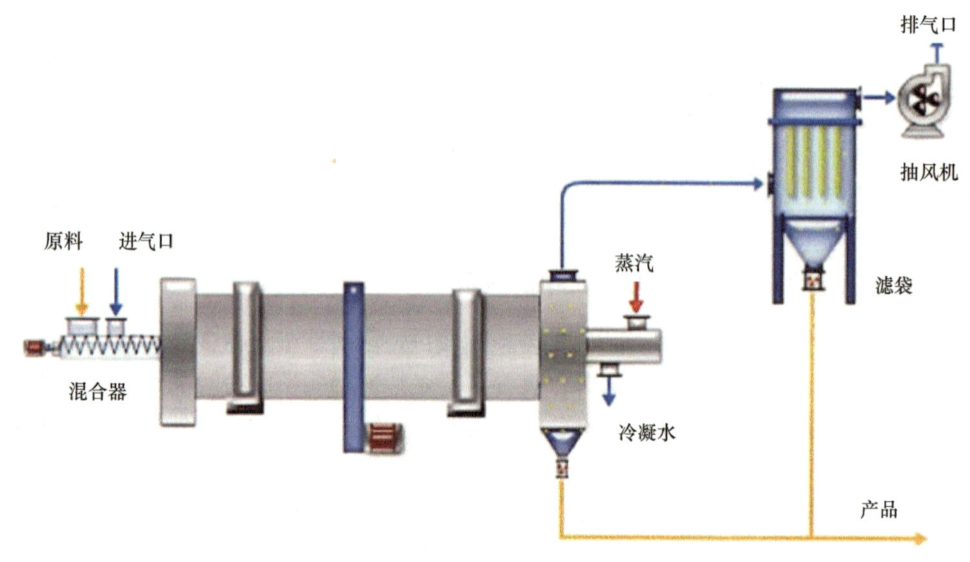

图 7-31　过热蒸汽干燥示意图

过热蒸汽设备只需根据蒸汽条件确定类型，从而确定设备可处理的原料种类。常压过热蒸汽（大气压 0.1MPa 及附近）用于处理燕麦等全谷物，从而达到灭酶、干燥的目的。高压过热蒸汽（0.5～2.5MPa）常用于需要大量蒸发掉水分的物料，如处理甜菜浆、苹果浆和柑橘浆等。低压过热蒸汽（0.005～0.03MPa）由于温度比较低，适用于对热比较敏感的食品物料，如胡萝卜、卷心菜、香蕉片等果蔬产品。

过热蒸汽装备的特点如下。

1）低氧处理环境可以有效避免全谷物在处理过程中的氧化。

2）可以实现全谷物的预糊化，保持其口感和水分。

3）可以气化谷物表面的农药残留，提高谷物的安全性。

4）很大程度上保留样品的色泽和风味。

5）有效杀灭谷物表面的微生物（王灼琛等，2015）。

2. 全谷物过热蒸汽加工装备的主要构件

蒸汽发生装置：现有的蒸汽发生装置多采用蒸汽锅炉实现，即通过燃煤、燃气、燃油等形式对水进行加热，使水受热变成蒸气。但该方法不但耗能较大，导致成本偏高，而且产生过热蒸汽的效率较低，对环境污染严重，所以可采用电能等清洁能源。

过热蒸汽加工装备构件主要包括发生管道、端盖、气管、导流板、雾化水管及雾化喷嘴（图 7-32）。管道的一端是安装雾化水管的端盖，在雾化水管的端部安装雾化喷嘴。而管道的管身上部靠近端盖的一端安装与发生管道内部连通的气管。设备具有节能减排、降低企业成本、提高发生效率、满足用户需求、方便操作、易于实现的优点。

3. 过热蒸汽稳定化典型设备介绍

以二段式过热蒸汽处理机为例，自动化连续过热蒸汽处理箱的技术参数见表 7-13。

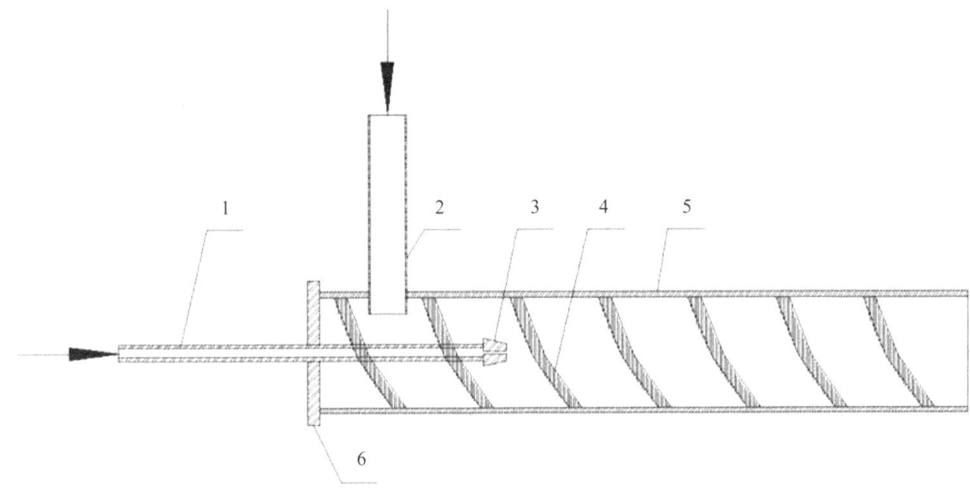

1. 雾化水管；2. 气管；3. 雾化喷嘴；4. 导流板；5. 发生管道；6. 端盖

图 7-32　一种过热蒸汽炉蒸汽发生装置示意图

该设备是链条传送的通道式连续加热、烤制设备。原料预处理后，摊平在烤盘里，从进口端放入，经高温加热、烤制后，从出口端连续出产品，在链条的上、下方有均匀的超高温蒸汽喷口；若只通入饱和蒸汽，可以完成蒸制的功能；若只使用热风加热，可以完成干烤的功能；若使用超高温蒸汽可以适用大多数产品生产等。特点：标准化程度高，操作高效简单。低压的超高温蒸汽（250～300℃）直接作用于全谷物产品加热，具有以下特点。

1）温度高，加热时间短，营养保持较好，超高温蒸汽直接注入设备内部，直接与原料接触，释放热量，换热效率高，从而达到短时间加热稳定化的效果。

2）特殊结构、时间缩短带来的节能，在设备设计上也充分考虑余热的回收。

3）设备内充满超高温蒸汽后，原料难以氧化，原有色泽保持较好。

4）由于采用恒温控制的蒸汽加热，温度均匀。

5）与自动化控制结合后，进行标准化作业。

6）由于加热速度快、翻动少，原料破损低，品相好。

表 7-13　自动化连续过热蒸汽处理箱的技术参数

加热方式	蒸汽条件/MPa	电压/V	蒸汽消耗量/（kg/h）	外形尺寸/mm
蒸汽加热＋电加热	0.1	380	60	5000×1370×1840

4. 过热蒸汽在全谷物加工中的应用

过热蒸汽处理过程中热传递效率高，以及低氧环境避免食品氧化等优点使其显著优于其他热处理方式。近年来，过热蒸汽越来越多地应用于全谷物加工中，包括全谷物的干燥、钝化酶、降解毒素、预熟化等。研究表明，过热蒸汽对裸燕麦灭酶处理效果明显优于传统钝化方式。同时，过热蒸汽处理具有热降解作用，容易降低霉菌毒素、农药残留含量。研究发现过热蒸汽处理的糙米比热风处理的糙米有着更高的整米率以及更低的腹白粒数。

九、全谷物同熟化装备

全谷物米通常与精白米按照合适比例搭配在一起煮制食用，因此，全谷物米与白米在煮制时必须能够同时熟化，这也是决定全谷物能否得到普及的一个重要因素。目前同熟化加工技术主要有挤压造粒、酶解-预糊化联用技术、低温烘焙技术、微缝技术、微爆破技术、低温等离子体技术、超高压技术、微波加热等。下面以微爆同熟化和低温等离子体加工为例进行介绍。

（一）全谷物微爆同熟化装备

1. 微爆同熟化装备的工作原理和特点

工作原理：全谷物经瞬时高温处理，因表面水分快速蒸发使得颗粒内外水分梯度差显著增大，利用水分梯度差所产生的应力来破坏全谷物皮层结构的完整性，增加吸水性能，实现蒸煮性能的显著改善。

特点：工艺简洁、加工过程连续化、自动化；基本不改变全谷物的形状、保持颗粒的天然形态。全谷物微爆同熟化装备主要用于糙米、大麦等全谷物粒食产品的同熟化生产，当设备功率 45kW，温度低于 220℃，时间不超过 100s 时，处理后的全谷物开缝率超过 99%，产量达 500kg/h。

2. 微爆同熟化装备的结构组成

全谷物微爆同熟化装备主要由驱动电机、塔形齿轮、流化室、流化床等构件组成（图 7-33）。

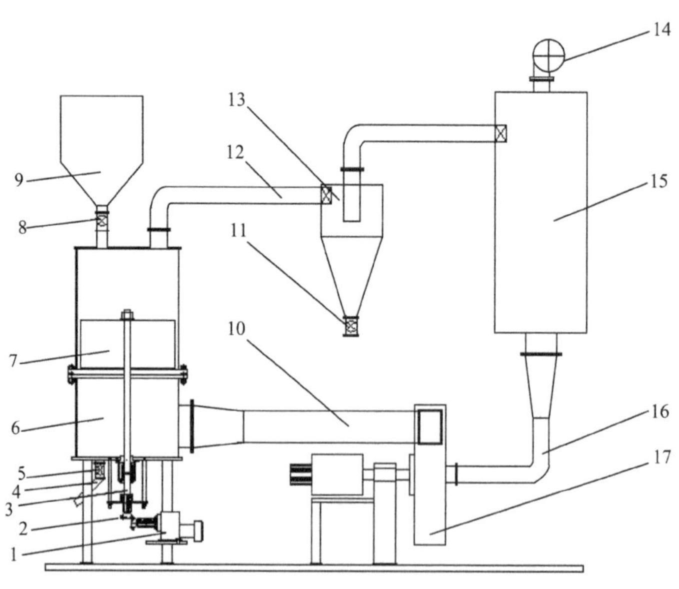

1. 驱动电机；2. 塔形齿轮；3. 旋转轴；4. 出料管道；5. 出料闭风器；6. 流化室；7. 流化床；8. 进料闭风器；9. 料斗；10. 风管；11. 排尘闭风器；12. 风管；13. 旋风分离器；14. 燃烧器；15. 热风炉；16. 风管；17. 风机

图 7-33 全谷物微爆同熟化装备示意图

3. 微爆同熟化装备在全谷物加工中的作用

1）改善全谷物的风味，去除糠蜡异味。

2）谷物经过处理后香味明显增加，蒸煮时香味明显增加。

3）显著提高糙米、黑米和萌芽糙米等全谷物的吸水性能。

4）上述全谷物经处理后，吸水率增加 25%以上，不用提前浸泡，米饭硬度显著降低，可与白米同煮同熟。

5）对青稞、豆类等粮食的蒸煮性能也有显著改善作用。

（二）低温等离子体加工装备

1. 低温等离子体加工装备的工作原理及特点

等离子体是一种准中性电离气体，可通过体系中大量的带电粒子和活性粒子的作用实现对样品的加工，是近年来迅速发展起来的新型加工技术，已经广泛应用于微电子、材料加工、生物医疗器械和航天航空等领域。低温等离子体装备作为一种非热加工装备应用于全谷物领域，不仅可以缩短蒸煮时间、改善食用品质，而且可以减少表面的真菌毒素和农药残留，还可以降低产品的二次污染，是解决全谷物加工稳定化与改善食用品质的一个极具潜力的发展方向。

工作原理：低温等离子体的生成过程是一个包含物理和化学反应的复杂过程。等离子体生成过程中的作用机制主要有以下几个方面：①低温等离子体提供一系列的高能带电粒子。气体经电离产生高能自由电子和较低温度的离子，较低温度的离子使得整个反应体系保持低温，大大降低了能耗，电子和离子的质量相差较大，通过外加电场对其施加影响，可以很好地控制等离子体的能流方向，等离子体的刻蚀效应就是利用这一特性实现的，这会导致全谷物样品表面产生凹陷和裂缝，有利于水分的进入和食用品质的改善。②低温等离子体会产生活性成分。等离子体体系中粒子之间的非弹性碰撞为化学反应提供激发能量，产生独特的、高反应性的活性粒子，主要包括激发态粒子、活性氧（ROS）、活性氮（RNS）和羟自由基等，这些活性成分在全谷物灭菌的过程中发挥着重要的作用，另外，可以和全谷物表面的分子发生物理化学反应，使其被降解或改性。③低温等离子体生成过程中会产生紫外线辐射。据报道，波长为 10～400nm、光子能量为 3～124eV 的电离紫外光用于粮食的表面处理和储粮害虫的防治。因此低温等离子体在全谷物加工领域具有广泛的应用前景。

在过去的 20 年中，多种技术被证明可以产生低温等离子体，但发生方式随着其应用领域与应用条件的不同而变化，如介质阻挡放电（DBD）、电晕放电（CD）、射频放电（RF）、滑动弧放电（GAD）及大气压等离子体射流（APPJ），具体发生方式见表 7-14。

2. 技术要求及各类参数

以西安交通大学的“CN 209711399 U 低温等离子体装置”为例，图 7-34 为其结构示意图。低温等离子体装置包括：密闭壳体，密闭壳体中安装有传送装置和等离子体净化装置；包括 4 条相互平行的纵向传送带、3 条相互平行的横向传送带；相邻两条纵向

表 7-14 低温等离子体的不同发生方式

放电方式	运行条件	具体发生方式
介质阻挡放电（DBD）	开放或密闭	在不同的介质中以高频率和高电流产生，通过电离放电并在大气压下产生非平衡等离子体，电介质使等离子体均匀地分布在整个放电空间，其最大优点是能在较大空间内和很大的气压下获得高密度非平衡等离子体
电晕放电（CD）	开放	电晕放电通过不对称电极对产生，其中相对较高的电压占据了一个电极的区域，该区域的击穿强度超过气体的击穿强度，因此在电极周围形成弱电离等离子体；但是所获得的等离子体电离度较小，功率低且不稳定，极易转化成弧光放电
射频放电（RF）	密闭	由围绕反应器的感应线圈（感应放电）或通过单独的电极布置在电抗器的外表面上（电容放电）产生电磁场，当气体经受电磁振荡时，获得射频放电领域，进而产生等离子体；此装置可以持续放电，空间分布均匀，但需要在密闭的空间内进行放电
滑动弧放电（GAD）	开放	在一对或者多个电极间加上电压并通过气流，在电极之间的最窄处气体被击穿形成电弧，电弧被气流吹动并向下游移动，当电弧长度达到临界长度时电弧熄灭，同时在电极最窄处形成新的电弧并重复上述放电过程。滑动弧等离子体发生装置简单，因此应用广泛
大气压等离子体射流（APPJ）	密闭	由两个同心电极组成，气体（或气体混合物）在两电极间流动，电极间施加高电压引起气体离子化，产生的等离子体通过喷嘴引导到位于几毫米下的食物表面。其具有载能粒子密度高、介质温度低、空间均匀、经济和工艺处理速度快的优点

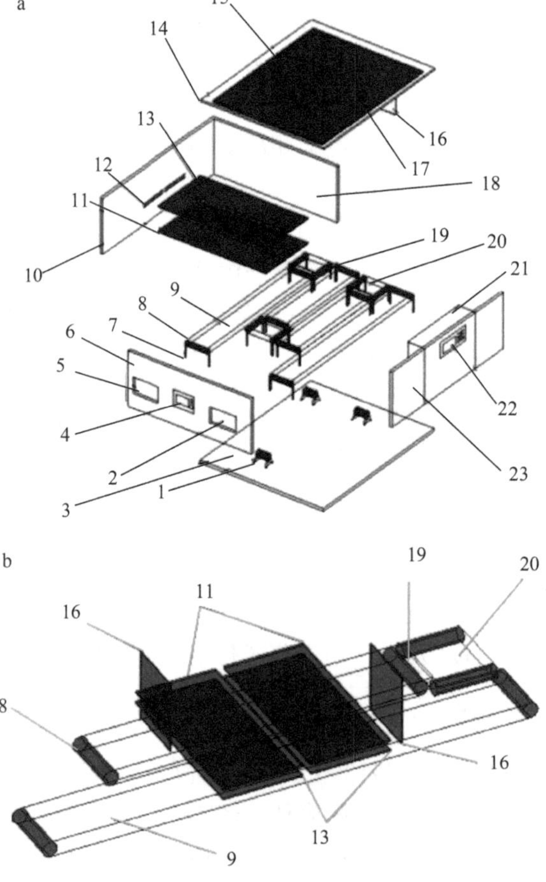

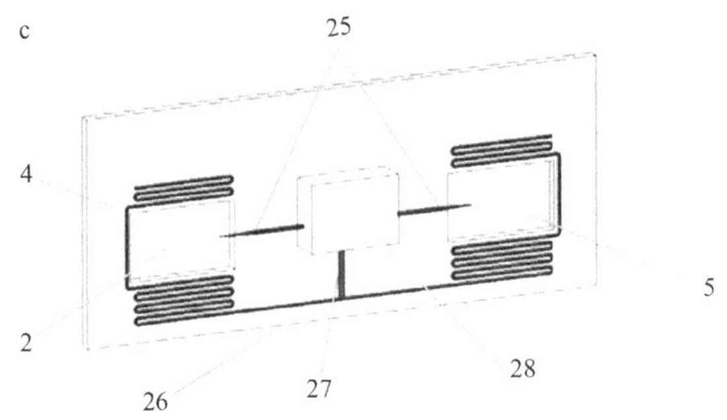

a. 总体结构示意图；b. 电极板布置示意图；c. 臭氧毁灭装置结构示意图

1. 振动电机；2. 出料口；3. 底板；4. 控制面板；5. 进料口；6. 前盖板；7. 支架；8. 滚轴；9. 纵向传送带；10. 左侧面板；11. 高压电极；12. 电极卡槽；13. 低压电极；14. 顶部盖板；15. 连接面板；16. 进料挡板；17. 高度调节旋钮；18. 后盖板；19. 连接板；20. 横向（震动）传送带；21. 高压脉冲电源；22. 液晶控制面板；23. 右侧面板；25. 检测探头；26. 控制加热电阻；27. 控制电路；28. 臭氧检测器

图 7-34　低温等离子体装置结构布置示意图

传送带之间设有一个横向传送带；4 条纵向传送带和 3 条横向传送带相互配合形成一条运输带；运输带的入口连接进料口，出口连接出料口；等离子体净化装置包括若干组电极；每组电极包括一个高压电极和一个低压电极；纵向传送带位于高压电极和低压电极之间；高压电极和低压电极连接高压脉冲电源。

3. 低温等离子体装备在全谷物加工中的作用

全谷物表面致密的种皮层不仅阻止了加工过程中水分的进入，还会造成霉菌和农药残留的富集或黏附，从而影响加工过程中全谷物的口感和食品安全。研究表明，低温等离子体加工技术可有效解决全谷物产品存在的问题，改善其品质。

全谷物表面的纤维麸皮层导致其口感粗糙，食用品质差。低温等离子体的高能活性粒子轰击使全谷物表面能增加，刻蚀效应加强，促进外层纤维糠层裂缝的形成，有利于水分的扩散，增加了全谷物籽粒的亲水性，进一步达到降低蒸煮时间的目的。

采用不同电压的等离子体对糙米进行处理时，糙米的蒸煮时间有明显下降，但随着处理电压的增高会出现先上升后下降的趋势，在 1kV 时糙米的蒸煮时间最少，仅为 17.2min；而对照组糙米的蒸煮时间为 24.8min，这表明低温等离子体对于糙米蒸煮时间的减少效果显著（Chen et al.，2012）。Chen（2014）以长粒籼糙米为研究对象，进行电压 1～3kV 低温等离子体处理，研究发现长粒籼糙米的蒸煮时间呈现逐渐减小的趋势，相比对照组糙米，其蒸煮时间缩短了 14min 左右，表明低温等离子体在减少糙米蒸煮时间方面存在很大的应用潜力，研究还发现不同糙米品种在相同低温等离子体处理条件下的蒸煮时间存在一定的差异。

低温等离子体凭借其低成本、适应性强、处理高效等特点在淀粉改性方面应用广泛。相比传统化学改性，等离子体作为反应介质，避免了可能产生的副产品和废物，经低温等离子体处理的淀粉或面粉均可用于食品工业的不同领域。如果采用合适的介质气体，就能实现淀粉的氧化、取代等一系列的改性，这对于淀粉类全谷物产品的发展具有一定的应用价值。另外，低温等离子体技术可以提高全谷物的萌芽率，能减少全谷物的蒸煮时间，表明低温等离子体技术在全谷物加工中具有良好的应用前景。

低温等离子体技术凭借其构造设计多样化、无损、高效、成本低及环境友好等优点在全谷物加工及贮藏研究中具有重要的作用，不仅适用于表面净化，而且在去除生物毒素、改性淀粉、提高全谷物品质和活性功能、去除微量农药、种子萌发和延长货架期等方面具有良好的应用前景，这将会极大地提高全谷物的消费量。

十、全谷物干法分离装备

食品原料各组分的含量和性质在加工过程中直接影响食品的食用品质和加工品质。采用传统的湿法分离方法能够获得纯度较高的淀粉和蛋白质等组分，但其存在着物料损失大、用水量大、能耗大、污水排放量大、天然活性成分失活等瓶颈问题。干法分离技术利用粒子颗粒大小、密度、带电性质等的相互作用，通过过筛、重力分级、静电分级、离心分级等方法生产不同的组分。干法分离以其能耗低、用水量少、无污染、分离速度快、产品天然活性成分保持好等优势成为未来谷物和豆类分离的发展趋势。尤其是被分离组分对纯度要求并不是十分高的情况下，这种分离方式的优势非常明显。在全谷物制粉过程中，以制备富含更多膳食纤维及活性组分为目标，因此，该方法在全谷物制粉加工中具有很好的应用潜力。全谷物干法分离过程包括两个步骤：在破碎步骤中，全谷物被粉碎或研磨成不同颗粒，不同颗粒呈现不同的特性；在分离步骤中，根据一定的性质，如大小、形状、质量、密度或介电性质，对全谷物进行分级。目前广泛使用的分离方法是气流分离和静电分离，或者将分离设备与粉碎设备结合使用。

（一）气流分离

气流分离过程中，根据空气动力学性质（密度和颗粒大小），颗粒被分离，进料后被分成两个组分：粗粉和细粉。颗粒大小在界限颗粒之上的为粗粉。对于蛋白质和淀粉的分离，最优的界限颗粒是 10μm，低于 10μm 主要是淀粉颗粒。决定气流分级效果的另一个重要参数是混合颗粒在空气中的分散性。凝聚直接影响颗粒的分散性。例如，在蛋白质和淀粉的分离过程中，粒径较小的蛋白质颗粒能够黏附在较大的淀粉颗粒上，这对于两种组分的分离和纯化效果不利。另一种供选择的气流分级技术是筛分。筛分是基于微粒尺寸不同分离微粒的一种常规方法。筛分法被研究用于富集豌豆粉和大麦粉中的蛋白质，然而筛分的缺点在于筛网堵塞。

（二）静电分离

静电分离是一种作用于环境场的方法。物料通过摩擦充电，两种物质互相接触，导致了电子从一个物质的表面转移到另一个物质的表面。在食品工业中，有应用静电分离从茶渣中去除茎秆的案例。静电分离试验以超细麦麸为起始原料，经过静电分离获得不同的组分。分离器的喂料系统在 100r/min 下运行，全谷物颗粒被压缩空气传递至一条充电线上，在充电线上粒子通过相互摩擦或与充电线壁相摩擦而充电。带电粒子被引入设有两个高压电极（15 000V）的分离室，可以通过电荷性质分离粒子。自由落体静电分离过程见图 7-35，在充电管道中，摩擦充电是由于颗粒与设备壁之间的碰撞产生的；在流化床中，主要是由于颗粒的频繁碰撞接触起电、产生电荷（Hemery et al.，2007）。

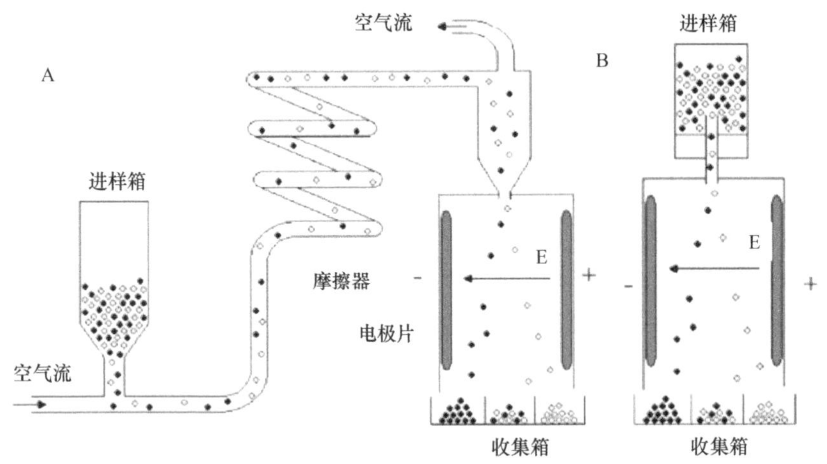

图 7-35　自由落体静电分离装置

A. 摩擦充电管和气流；B. 流化床摩擦充电

（三）干法分离装备在全谷物加工中的应用

干法分离技术逐渐开始应用于食品行业，不仅可以有效分离出富含蛋白质或淀粉等功能性原料粉，还可以得到富含 β-葡聚糖或抗氧化剂的组分等。另外，分离清除全谷物表面存在的真菌毒素、农药残留、重金属等污染物可以极大地提高全谷物食用安全性，进一步提高全谷物的利用程度。麦麸是一种由果皮、种皮和糊粉层组成的多层复合物，其能够被分离成纯化的组分，既可作为食品添加剂，也可作为提取生物活性化合物的原料。超细麦麸既可以通过低温研磨获取，也可通过在环境温度下研磨获取并被用作原料。之后将超细麦麸用摩擦起电的方式充电并引入到含有两个高压电极的电极室中，在电极室中麦麸分子根据它们所获得的电荷被分离。粒子受到其生化成分的影响，分别获得富含高度支化和交联的阿拉伯木聚糖（果皮）的颗粒及富含 β-葡聚糖、阿魏酸和香豆酸（糊粉层细胞壁）的颗粒。

第二节　全谷物加工装备的发展瓶颈与需求

一、全谷物加工装备开发的难点与瓶颈

全谷物配料与全谷物食品的加工均是以富含膳食纤维，同时保留了谷物胚的谷物为基质的。不仅有改善食品感官品质的要求，还有保持全谷物及其食品适宜货架期的需求。这些目标的实现，一方面要通过工艺技术与配方来实现，另一方面就是要通过研发高效的全谷物加工装备来实现。因此，了解全谷物及其食品开发对装备的需求，对于全谷物加工装备的研发与集成显得非常必要。

（一）全谷物原料含有胚且纤维含量较高

全谷物原料中包含的果皮和种皮富含粗纤维，而珠心层和糊粉层中的可溶性和不可溶性膳食纤维含量也较高。这个特性给全谷物的制粉带来挑战，如何根据终产品开发的需求，获得满足不同颗粒细度的全谷物粉是一个关键难题。同时，全谷物胚中脂肪含量较高，其中大部分为单不饱和脂肪酸和多不饱和脂肪酸。在脂肪氧化酶和过氧化物酶等内源酶存在的条件下，产品极易氧化酸败。全谷物的脂肪氧化多为酶促氧化，一般情况下未经处理的全麦粉仅能储存 1～2 周，温度、水分活度、光线等对于氧化速度均产生影响。未经加工处理的全谷物产品仅可作为短保质期的本地产品。如需制作长保质期产品，无论是制粉还是制米都需要同时进行稳定化处理。此外，焙烤、蒸煮等各种加工方式对全谷物的生物活性组分的含量会产生显著影响（Denis et al.，2013；Tiwari et al.，2011；Alvarez-Jubete et al.，2010）。因此在研发全谷物加工装备时要考虑避免原料中生物活性物质的损失。

（二）全谷物加工的质量安全要求

全谷物加工通常要求用于加工的原料必须符合质量标准。为了确保全谷物产品的质量安全，如何有效地去除全谷物外表层可能富集的农药残留、重金属、真菌毒素、微生物等污染物，是全谷物加工装备开发需要考虑的一个重要问题。谷物籽粒中重金属呈不均一分布，逐层碾米分析结果表明不同部位中重金属元素含量表现为：皮层＞胚＞胚乳。研究发现，米糠占稻米籽粒总重量的 9%，其镉（Cd）含量占稻米总 Cd 含量的 40%，而胚乳占稻米籽粒总重量的 71%，Cd 含量仅占总量的 45%（Liu et al.，2007）。谷物收获、晾晒、储存和加工过程中都会出现真菌毒素的污染，包括黄曲霉毒素 B_1（限量指标 5μg/kg）、赭曲霉毒素 A（限量指标 5μg/kg）、脱氧雪腐镰刀菌烯醇（限量指标 1000μg/kg）、玉米赤霉烯酮（限量指标 60μg/kg）等。从籽粒解剖结构来看，90%真菌毒素都存在于谷物的外表皮。中国粮食生产过程中主要使用的农药按照其作用可分为杀虫剂、除草剂、杀菌剂和植物激素等 4 类，吡虫啉、西维因、杀螟硫磷、甲基毒死蜱、溴氰菊酯是粮食中常见的 5 种农药残留。农药残留期的长短一般用降解半衰期表示。农药的半衰期大部分小于 30 天，但部分农药半衰期较长。另外，由于与外界环境长时间接触，谷物籽粒表面、皮层和胚中微生物含量高于胚乳。

（三）全谷物原料种类与品种的多样性

中国常见的谷物主要有稻谷、小麦、大麦、青稞（裸大麦）、燕麦、莜麦（裸燕麦）、谷子、荞麦、高粱、玉米、黑小麦、黑米（紫米）、薏苡、籽粒苋、藜麦等。笔者团队在“十一五”期间主持承担了国家科技支撑计划“主要杂粮品质评价与加工适用性研究”课题，针对主要杂粮的品质评价和加工适用性开展了深入的研究，包括不同杂粮的水分、总淀粉、粗蛋白质、粗脂肪、粗纤维、灰分、直链淀粉等化学组成特性，色泽、千（百）粒重、粒径分布、体积密度、吸水率、淀粉糊化特性、淀粉溶解度、淀粉膨润力、淀粉透光率、蛋白质乳化性、蛋白质持水性、蛋白质起泡性、蛋白质溶解度等物理特性，以及脱皮率、烹煮时间、吸水率、硬度、弹韧性、黏度、烹煮损失、烹煮破损率（或断条率）、烹煮膨润度、脆度、感官特性等加工特性等。总体而言，不同种类谷物的籽粒结构特性与加工品质特性迥异。不同种类谷物对加工装备的要求差异也非常大。传统的全谷物加工多直接采用普通谷物甚至米面加工装备，难以解决全谷物间迥异、多样的特性问题，因此需要加大设备研发力度，针对不同特性的全谷物产品采用不同的加工装备。

（四）不同全谷物食品加工对全谷物配料需求的复杂性

1. 全谷物产品的通用要求为色泽和风味好，货架期长

色、香、味、形是美食的四大要素，其中色泽对于食品来说非常重要，是食品感官评价的第一印象，不仅影响人们对食品品质优劣、新鲜与否的判断，也是增加食欲、满足人们美食心理的重要条件。由于全谷物含有果皮、胚和胚乳等组分，全谷物中的多酚类和黄酮类物质在加工后会出现颜色变深、变暗，直接影响全谷物产品的色泽品质。货架期是指食品从出厂之日起，经过各流通环节直至消费者消费，保持质量不变的时间段。货架期的意义在于在这个期限内，产品是安全的，其物化指标、感官特性、微生物含量必须在一个可接受的范围内。食品在储存过程中其品质发生的变化非常复杂，包括食品成分发生化学变化或不同组分之间发生化学反应、食品发生的酶促褐变、因微生物活动引起的食品变化、水分迁移或因食品相变化引起的食品质量变化。全谷物中富含的脂肪和脂肪氧化酶则是其风味劣变的主要原因，在氧气的作用下，脂肪被脂肪氧化酶催化氧化，产生醛、酮、酸类挥发性混合物，并呈现哈喇味。这些挥发性物质可以与共存的蛋白质和维生素作用，降低产品的营养价值，低分子量的醛、酮本身还具有毒性，直接对人体健康产生危害。同时脂肪的氧化会增加全谷物的酸价，酸价的变化与全谷物产品的货架期呈相关性。

全谷物中粗纤维的存在使得产品口感较差，“不好看、不好吃、不好存”是全谷物产品的通用问题。需要采用专用的加工装备解决。除了全谷物特有的色泽、风味、保质期等问题外，全谷物食品的加工还要遵循相应食品类型的技术要求。

2. 全谷物粒食蒸煮类产品要求与白米同煮同熟

粒食蒸煮类产品是全谷物产品的重要品类，全谷物产品以主食形式的消费量远高于其他类产品，通常是按照一定比例与白米一起搭配食用。煮制是粒食全谷物产品最常见的一种传统加工方式，煮制对全谷物中的生物活性物质的影响因谷物种类和生物活性物质组成的不同而异。由于全谷物产品外表包裹着致密的果皮层，在烹煮过程中，外界水分不易通过果皮层进入胚乳内部，从而出现夹生和口感偏硬，影响其主食应用。

全谷物的另一个优势是种类多、营养成分各异，在煮饭过程中各种全谷物如可以与白米以一定比例混合，就可以获得不同的营养功能，适合不同的人群。然而全谷物中糙米、薏苡、糙高粱、全燕麦等需要较长的烹煮时间，苦荞、藜麦、糙小米等烹煮时间较短，因此不仅要求全谷物能够速煮，还要求各类全谷物产品在普通电饭锅中与白米同煮同熟。这些给加工装备提出更高的要求。

3. 全谷物速食方便米粥类食品要求能够快速复水

粒食即食冲调食品主要为方便冲调粥。此类产品多为挤压重组类产品，也有采用沸腾床造粒或其他方式制作的。以挤压重组类产品为例，全谷物中的纤维和脂肪对于挤压加工具有一定的影响。因此需要通过加工装备和工艺的创新，既要保证速食粥在冲泡后能够保持粥粒形态，又要求产品的膨化度高，产品外表面能够形成复水孔道，能够让热水迅速通过复水孔道使粥体迅速复水，从而起到软化速食的作用。另外，由于全谷物的主要成分是淀粉，淀粉颗粒主要由直链淀粉和支链淀粉组成，挤压过程中的高剪切作用使淀粉中的 α-1,6-糖苷键断裂，从而使支链淀粉转化成直链淀粉，使直链淀粉含量增加（刘丽等，2013；张洁等，2011），还有一部分淀粉被降解成麦芽糊精等小分子物质，因此挤压后支链淀粉含量和淀粉的平均分子量均减小（高福成，1997）。淀粉颗粒形貌的不同反映了淀粉许多性质上的差异，影响着淀粉质食品的加工品质和食用品质（洪雁和顾正彪，2006）。挤压加工既可以使淀粉颗粒破碎，呈碎石块状，质地较为致密，较大程度地改变了淀粉颗粒的形貌和质地结构（张洁等，2011），又可以使外表规则、分布较松散的淀粉颗粒变为不规则、分布较紧密的类似鳞片形状（刘丽等，2013）。另外，萌芽糙米经过挤压膨化后具有网状和多孔状的结构，结构的变化不仅赋予了产品更好的复水性和口感，还提高了原料的利用程度和易消化性（韩永斌等，2010）。

4. 全谷物冲调粉类产品要求分散性好

冲调类食品是以谷物或其他淀粉质类原料为主，添加或不添加辅料，经熟制和（或）干燥等工艺加工制成，直接冲调或冲调加热后食用的食品，如麦片、芝麻糊、莲子羹、藕粉等，包括粉、片、糊等系列产品。全谷物冲调粉类产品包括即食燕麦片、挤压膨化粉、细微焙烤粉、早餐营养粉、冲调炒面粉糊等。这些产品要求冲调后呈黏稠状或固液混合状，具有较好的冲调特性和分散特性。全谷物中的粗纤维和粗脂肪在冲调后容易出现分层现象。因此此类产品的加工对于加工装备和工艺的要求较高。

5. 全谷物预混合粉类产品要求面团成型性好

全谷物预混合粉类产品是以全麦粉、糙米粉、全杂粮粉等为主要原料，选择性配以一种或多种辅料，经过原料验收、配料、过筛、混合搅拌和称量包装等工艺生产而成，适用于挂面类、馒头类、面包类、饼干类、糕点类等产品。根据不同消费群体，可以将预混合粉分为 TOC（终端销售）类和 TOB（食品工厂用配料）两大类[《食品安全团体标准 食品配料 焙烤食品预拌粉》（T/SFABA 2—2016）]。预混合粉类产品在使用时需要加水和成面团，因此面团成型性是该类产品的重要评价指标。全谷物原料因其纤维和脂肪含量较高，不利于面团的成型。因此，该类产品在复配前需要采用一定的加工工艺和装备进行预处理，从而改善其加工特性。

6. 全谷物即食膨化类食品要求膨化度高、酥脆

全谷物即食膨化类食品要求应具有特定的形状，外形完整，大小均匀，内部呈多孔状，基本没有结块现象。产品应口感酥脆，不粘牙；如产品内部夹心，要求产品馅料无

外溢，胚子应厚薄均匀，夹心层次分明；涂层产品的涂层应厚薄均匀，层次分明。产品具有应有的均匀色泽，不应有过焦的颜色，气味和滋味正常，无异味和焦苦味。膨化食品按照加工工艺不同有焙烤类膨化食品，油炸类膨化食品，直接挤压类膨化食品，花色类膨化食品和微波、气流或真空等方式膨化的其他类[《食品安全国家标准　膨化食品》（GB 17401—2014），《食品安全国家标准　膨化食品生产卫生规范》（GB 17404—2016），《绿色食品　膨化食品》（NY/T 1511—2015），《全谷物膨化食品》（T/CABCI 03—2018）]。膨化类产品的通用要求是具有较好的膨化度和酥脆的口感，全谷物食品富含的蛋白质、纤维、脂肪及生理活性成分对于膨化效果具有一定的阻碍作用，因此需要在加工工艺、加工辅料配料及加工装备等方面进行研究和优化，在全谷物产品营养和口感方面找到平衡点。

7. 全谷物面条、米线类产品要求断条率低

断条率是面条与米线类食品的重要评价指标，一定质量的挂面样品中，长度不足平均 2/3 的部分占样品的质量分数（%）为自然断条率，一定根数的挂面样品在规定条件下煮熟后，被煮断的根数占样品根数的百分数（%）为熟断条率。一定质量的挂面样品在规定条件下煮熟后，溶解和脱落到煮面水中的固形物部分占样品的质量分数（%）为烹调损失率。挂面要求自然断条率≤5.0%，熟断条率≤5.0%，烹煮损失率≤10.0% [《挂面》（LS/T 3212—2014），《中国好粮油　挂面》（LS/T 3304—2017），《鲜面条》（DB53/231—2007），《方便米粉（米线）》（QB/T 2652—2004），《米饭、米粥、米粉制品》（SB/T 10652—2012）]。全谷物富含的纤维，对于面团三维网状结构具有破坏作用，同时全谷物中的脂肪也严重影响面团的结构。

二、全谷物食品加工装备的发展方向

全谷物食品加工装备的研发，除了绿色、高效节能、自动化、信息化、智能化等方向以外，针对全谷物食品加工的特点，重点要考虑以下几个方向。

（一）专用化

全谷物食品是谷物加工领域的发展趋势。目前的粮食加工装备基本是基于精米精面体系的，已经不能满足全谷物加工的发展要求。亟待开发全谷物加工的专用化装备，包括构建我国全麦粉加工、轻碾全谷物米加工等专用装备体系。

（二）规模化与成套化

大型化、成套化将是全谷物加工机械的发展方向。全谷物加工装备的发展应适应粮食加工工业大规模生产的需求，并确保能够帮助食品加工企业获得最佳的经济效益，达到高效节能的效果，更加有利于食品安全质量保障。随着消费者对全谷物关注量和认可度的不断增加，全谷物的消费量也越来越大，一些诸如全麦粉、同熟化糙米、全麦挂面、杂粮挂面、全谷物休闲食品等大宗全谷物产品的需求量也将逐渐扩大，这为全谷物食品加工装备的研发提出新的要求。

（三）小型化与家用化

为了解决全谷物加工的货架期问题。全谷物加工的另一种方式是采用社区米机（室外）或超市米机（室内）的形式现场加工，制作现加工现用的全谷物产品。或将全谷物原料购买回家后，用家庭用厨房小家电进行简单处理制作即可食用。小型化或家用化全谷物加工装置可能是破解全谷物消费问题的一个潜在的解决方案。

（四）柔性化制造

随着国民经济的快速发展、居民生活水平的提高，消费者对食品需求也在变得多样化、个性化。对于全谷物生产企业而言，产品的柔性化生产成为新的需求。全谷物柔性化生产主要是指依靠具有高度柔性的生产设备进行多品种、小批量的生产方式。它能帮助企业进行产品生产的快速转换，让企业能够快速适应市场需求，从而使产能得到进一步优化，增加企业的经济效益。设备制造商在生产设备的时候，也要注重提高设备的柔性生产能力。首先要优化设备的整体设计，增强设备零部件的精密度，使其在出现故障的时候能快速进行维修，恢复运行。其次要提升设备的灵活性和生产线的联结能力，使设备之间能够组成可动态组合生产线，减少生产企业的投资成本，缩短生产周期。

与传统的大批量生产相比，柔性生产的设备利用率高，单件产品成本低，还能使生产线对生产要求有更灵活的反应速度和应变能力，保障产量的灵活性。因此，全谷物生产企业对柔性生产线的需求增加，对于设备制造商优化升级的要求也逐渐增加。柔性生产基于现代自动化、信息化与智能化技术，对设备的生产效率、生产工艺进行优化，如实现设备模块化，当生产量发生变动时，可以弹性地转变生产设备，从而快速应对市场的需求变化，或者实现专用设备通用化，使同一种设备可进行不同的产品生产，实现生产线的快速转变。

三、全谷物食品加工装备的发展需求

（一）全谷物专用色选装备的开发

色选技术引入粮食加工行业时，主要用于成品整理工段，进行异色粒的选别，提升大米的成品质量。市场上的色选设备主要是基于精制谷物加工体系的。全谷物本身的颜色比较深，而且不同全谷物颜色迥异。全谷物特别是粒食全谷物加工对于色选设备的要求远高于传统的粮食加工。随着形选分级技术的突破，色选机有了更大的用武之地，主要体现在以下几个方面：①实现长粒米、圆粒米的互混分离；②用于整米、大碎米、小碎米的分选；③实现黄白碎同时分选；④实现碎米率的在线实时统计；⑤实现全谷物脱壳与未完全脱壳产品的分选，不同表层剥皮程度的分选；⑥实现全谷物青粒等异色粒的剔除等。围绕全谷物及其食品的分选，发展重点包括基于新分选原理和分选波段的分选设备开发、多功能复合分选机开发或者组合式全套分选设备的开发等。

（二）连续化成套化全谷物制粉专用装备开发

目前的全谷物制粉多采用回填法加工，因为全谷物的麸皮、胚富含纤维和脂肪，其中粗纤维因其结构韧性大，难以粉碎；全谷物中的不饱和脂肪酸在脂肪氧化酶的催化下可在几小时内迅速氧化哈败。因此传统面粉加工厂生产全谷物粉时，先将全谷物麸皮、胚和胚乳分离后，及时将麸皮和胚进行稳定化处理，并按天然比例将处理后的麸胚混合物与胚乳均匀混合形成全谷物粉。这种方法可保证全谷物粉的货架期，提高产品的质量。但这种方法制备的全麦粉色泽暗淡，生产效率低下，不适用于大规模生产。从规模化高效生产角度，需要能够汇集籽粒微粉碎、高速撞击灭虫、局部高温灭酶等功能的新型全谷物制粉装备，实现高效、连续化加工。另外，要考虑全谷物制粉装备的柔性化设计，不仅能适用于全麦粉的加工制造，也能适用于糙米粉及其他各种全谷物杂粮粉的加工制造。

（三）高效易煮全谷物米加工成套设备

一方面是开发适用于不同全谷物种类的轻碾前处理设备，以去除高污染风险部分。在加工中要求装备采用柔性加工方式，定向脱除最外层种皮，脱除效果均匀，破碎粒少。另一方面是开发适合不同全谷物的同熟化加工连续化装备，既能达到改善口感品质的目的，也能有效保证产品的货架期，从而解决易煮全谷物加工中存在的高能耗、高人工、高成本、低品质的“三高一低”问题，实现易煮全谷物米高效连续化、大规模生产。

（四）全谷物及麸皮固态发酵专用装备

根据培养基的形态不同，发酵类型分为固态发酵和液态发酵。固态发酵是微生物在具有一定温度和湿度的固体表面进行生长和繁殖，利用自然底物作为碳源及能源，利用惰性底物作为固体支持物，其体系无水或接近于无水，具有培养基简单、投资少、能耗低、技术较简单、产物的产率较高、环境污染较少、后处理加工方便、发酵过程粗放等优点。固态基质中气、液、固三相并存，即多孔性的固态基质中含有水和水不溶性物质。目前在调味品、酒、麦芽、酶制剂、有机酸、生物农药、饲料蛋白等产品上已经有了广泛的应用。全谷物原料中包含的果皮和种皮富含粗纤维，而珠心层和糊粉层中的可溶性和不可溶性膳食纤维含量也较高。纤维素的分子结构和构型构象使得全谷物外表皮和麸皮难以应用与处理，但可成为微生物生长的优质碳源和部分氮源。开发高效固态发酵装备，用于改善全谷物食品的食用品质特性与功能特性是全谷物装备开发的一个重要方向。

（五）规模化高效全谷物萌芽成套装备

萌芽全谷物食品是国际全谷物食品的一个热点方向。通过谷物萌芽，在内源酶的作用下，可改善全谷物食用品质与营养品质，包括提高功能性成分和营养，降低植物抑制剂等不良成分含量、减少不良风味物质，从而提高产品整体的营养价值、改善口感。但是这种萌芽过程是一个有控制的萌芽过程。目前的萌芽装备主要是小规模生产和作坊生产，灭菌、pH 调节、萌芽、干燥等工序能耗较高，工艺复杂，缺乏大规模生产装备。

因此急需开发大规模萌芽装备来提高萌芽效率，降低生产成本。

（六）高效全谷物灭酶与稳定化装备

全谷物中含有的脂肪酶等生物酶一直制约着全谷物在主食、方便食品中的推广和普及。目前没有专用的全谷物稳定化加工装备。未来可以采用低温等离子体等跨界新技术对全谷物及其制品进行稳定化处理，进一步开发高效、快速、低成本、规模化的全谷物灭酶与稳定化加工装备。同时要能实现稳定化加工装备与其他装备的衔接集成。

（七）适用于消费终端的小型全谷物加工装置

近年来，随着我国人民生活水平的不断提高，消费者的健康意识逐渐增强。经历了自2019年以来肆虐全球的新型冠状病毒肺炎（COVID-19）疫情，人们对健康食品的关注不断增强，由此带来中国健康类消费快速增长。饮食健康是消费者健康管理过程中的重要一环，研究开发一些全谷物食品制作的小型家用电器，如家用全谷物糙米轻碾装置、糙米煮饭锅、全谷物磨粉装置等，人们就可以购买糙米、全麦粒、杂粮等全谷物食材，在家庭厨房中直接加工并及时食用，由此带来更新鲜、更营养、更好吃的消费体验。因此，发展小型、家用的全谷物食品制作装置或电器可能是增加全谷物消费的一个重要路径，也是全谷物产业未来发展的一个重要方向。

参考文献

陈进，顾琰，练毅，等. 2018. 基于机器视觉的水稻杂质及破碎籽粒在线识别方法. 农业工程学报, 34(13): 187-194.

丁立，顾星海，陈瑶. 2018. 挤压膨化技术及其在谷物早餐食品中的应用. 粮食与食品工业, 25(2): 60-61.

丁润锁，尚立新，宁书臣，等. 2012. 农产品色选技术的发展分析. 农业工程, 2(S1): 54-56.

傅茂润，陈庆敏，刘峰，等. 2011. 超微粉碎对糯米理化性质和加工特性的影响. 中国食物与营养, 17(6): 46-50.

高福成. 1997. 现代食品工程高新技术. 北京：中国轻工业出版社.

顾笑笑. 2014. 全谷物冲调粉加工技术与关键装备的研究. 无锡：江南大学硕士学位论文.

顾笑笑，张茂龙，高青令，等. 2013. 谷物类物料湿法超细粉碎机理与实验研究. 粮食与饲料工业, (10): 20-24.

顾尧臣. 1997. 谷糙分离设备工作原理和应用(一). 商业科技开发, (1): 8-14.

韩永斌，刘桂玲，史晓媛，等. 2010. 挤压膨化对萌芽糙米理化性质的影响. 中国粮油学报, 25(12): 1-5.

韩仲志，刘竟，杨锦忠. 2009. 花生籽仁感官品质鉴定中的计算机色选机制研究. 花生学报, 38(2): 15-19.

洪雁，顾正彪. 2006. 淀粉及变性淀粉颗粒形貌结构的研究. 食品与发酵工业, 32(7): 19-23.

胡国洲，胡鹏，陈光静，等. 2013. 食品中酶的微波钝化技术研究进展. 食品与发酵工业, 39(3): 141-146.

胡玉华，郭祯祥，王华东，等. 2014. 挤压膨化技术在谷物加工中的应用. 粮食与饲料工业, (12): 37-39.

胡月明. 2018. 过热蒸汽处理对小麦及小麦粉品质的影响研究. 北京：中国农业大学博士学位论文.

蒋德忠. 2015. 浅析新型CCD大米色选机的工艺效果及经济效益. 粮食加工, 40(4): 27-28.

蒋庆东. 2017. 一种高效制粉生产系统：中国, CN201720062224.4.

李波. 2017. 小麦胚芽脂质快速酸败机制及稳定化研究. 无锡：江南大学博士学位论文.

李锦泽, 李志红, 侯桂凤, 等. 2008. 气流冲击式超微粉碎机的研究设计. 粮油加工, (7): 126-128.
刘斌, 吴雪, 冯涛, 等. 2014. 均质阀结构分析. 食品与机械, 30(1): 104-106, 126.
刘传富, 王兆升, 董海洲, 等. 2008. 挤压膨化对豆渣加工特性影响的研究. 食品与发酵工业, 34(12): 102-105.
刘恺. 2017. 红外技术在农业色选领域的应用. 农业工程, 7(5): 73-75.
刘丽, 程建军, 杨文鑫. 2013. 挤压处理对碎米结构及特性的影响. 食品工业科技, 34(1): 92-96.
罗达文. 2015. 轻碾米储藏稳定性及其储藏方法研究. 南昌: 南昌大学硕士学位论文.
马涌. 2016. 基于机器视觉的颗粒状农作物色选系统研究. 哈尔滨: 哈尔滨工业大学硕士学位论文.
南通市金山纺织有限公司. 2012. 一种快速高效制粉加工机: 中国, CN201210360584.4.
乔展, 张业辉, 张名位, 等. 2012. 不同处理工艺对米糠稳定化的影响. 广东农业科学, 39(15): 90-93.
秦可欣, 程文红, 张光, 等. 2014. 米糠稳定化技术的研究进展. 农产品加工(学刊), (16): 50-53.
上海红箭自动化设备有限公司. 2016. 对撞式气流粉碎机构及粉碎机. 中国, CN201610127529.9.
苏玉. 2019. 蒸汽爆破-超微粉碎技术对米糠膳食纤维的改性及功能性质的研究. 长沙: 中南林业科技大学硕士学位论文.
太仓宏达俊盟新材料有限公司. 2018. 一种高效旋转球磨机: 中国, CN201820282450.8.
天津市隆源达环保科技发展有限公司. 2018. 一种过热蒸汽炉蒸汽发生装置: 中国, CN201820577556.0.
天津市瑞物有机肥有限公司. 2013. 辊式超微粉碎机: 中国, CN201320260992.2.
王珩, 王传梁, 陈坤杰. 2007. 滚筒式发芽糙米加工设备及工艺研究. 粮油加工, (1): 63-65.
王瑞交. 2013. 钢辊磨粉机与石磨磨粉机的加工原理对比分析. 当代农机, (12): 71-72.
王炎. 2003. 一种高效制粉机: 中国, CN02274745.1.
王灼琛, 余丽, 程江华. 2015. 过热蒸汽杀菌设备概况及其在杂粮加工中的应用研究. 北京农业, (27): 186-187.
威海智德真空科技有限公司. 2019. 同向旋转共轭啮合的双螺杆: 中国, CN201910129785.5.
夏文, 李积华, 王飞, 等. 2015. 超微粉碎对淀粉结构和性质影响研究进展. 广东化工, 2(23): 134-135.
徐树来. 2007. 挤压加工对米糠主要营养成分影响的研究. 中国粮油学报, 22(3): 12-16.
徐志军, ЗверевС В, ТюревЕ П. 2001. 高温近红外谷物热加工设备. 食品与机械, (6): 28-29.
益阳市东源食品有限公司. 2012. 自动化一体糙米发芽装置: 中国, CN202552054U.
于小禾, 孙嘉文, 黄卉卉, 等. 2011. 远红外加热对麦胚品质稳定性影响. 现代面粉工业, 25(4): 21-23.
张洁, 张国权, 罗勤贵. 2011. 挤压对荞麦淀粉及其混配淀粉理化特性的影响. 淀粉工程技术, (11): 97-101.
张兰月, 李文浩, 罗勤贵, 等. 2013. 红外烘烤处理对小麦胚贮藏稳定性的影响. 食品科学, 34(16): 321-325.
张名位, 郭宝江, 池建伟, 等. 2004. 黑米皮的营养与抗氧化评价及其加工处理的保质效果. 农业工程学报, 20(6): 165-169.
张玉荣, 陈赛赛, 周显青, 等. 2014. 基于图像处理和神经网络的小麦不完善粒识别方法研究. 粮油食品科技, 22(3): 59-63.
赵丽贞. 2018. 米糠稳定化效果的研究及储存期预测模型的建立. 内蒙古: 内蒙古农业大学硕士学位论文.
赵颖, 王忠刚, 朱芳. 2018. 超微粉碎技术的应用研究. 广东饲料, 27(2): 34-36.
周颖. 2014. 颗粒粮食柔性抛光装置: 中国, CN201410489141.4.
朱体高. 2011. CCD 色选机信号处理系统的研究. 天津: 天津大学硕士学位论文.
邹俊, 陈坤杰, 李彬. 2013. 发芽糙米工业化生产的关键性装备的设计与开发. 中国农机化学报, 34(4): 210-213, 225.
Alvarez-Jubete L, Wijngaard H, Arendt E K, et al. 2010. Polyphenol composition and *in vitro* antioxidant activity of amaranth, quinoa buckwheat and wheat as affected by sprouting and baking. Food Chem,

119(2): 770-778.

Anto A, Kiran B V, Jeevitha G C, et al. 2014. Recent developments in superheated steam processing of foods —A review. Crit Rev Food Sci Nutr, 56(13): 2191-2208.

Aprodu I, Banu I. 2017. Milling, functional and thermo-mechanical properties of wheat, rye, triticale, barley and oat. J Cereal Sci, 77: 42-48.

Asmeda R, Nooraila A, Norziah M H. 2016. Relationships of damaged starch granules and particle size distribution with pasting and thermal profiles of milled MR263 rice flour. Food Chem, 191: 45-51.

Baarr G N, Perez G T, Ribotta P D, et al. 2007. Influence of damaged starch on cookie and bread-making quality. Eur Food Res Technol, 225(1): 1-7.

Chen H H. 2014. Investigation of properties of long grain brown rice treated by low-pressure plasma. Food Bio Tech, 7(9): 2484-2491.

Chen H H, Chen Y, Chang C H. 2012. Evaluation of physicochemical properties of plasma treated brown rice. Food Chem, 135: 74-79.

Denis N D, Teresa M, Maria Z, et al. 2013. Effect of cooking on the total antioxidant capacity and phenolic profile of some whole-meal African cereals. J Sci Food Agr, 93: 29-36.

Frame N D. 1994. The Technology of Extrusion Cooking. New York: Springer.

Hemery Y, Rouau X, Lullien-Pellerin V, et al. 2007. Dry processes to develop wheat fractions and products with enhanced nutritional quality. J Cereal Sci, 46(3): 327-347.

Karimi F. 2010. Applications of superheated steam for the drying of food products. International Agrophysics, 24(2): 195-204.

Liu J G, Qian M, Cai G L. 2007. Uptake and translocation of Cd in different rice cultivars and the relation with Cd accumulation in rice grain. J Hazard Mater, 143(1-2): 443-447.

Mujumdar A S. 2015. Handbook of Industrial Drying. Boca Raton: CRC Press.

Patwa A, Malcolm B, Wilson J, et al. 2014. Particle size analysis of two distinct classes of wheat flour by sieving. T ASABE, 57: 151-159.

Qiu S, Yadav M P, Liu Y, et al. 2016. Effects of corn fiber gum with different molecular weights on the gelatinization behaviors of corn and wheat starch. Food Hydrocolloids, 53: 180-186.

Sagar V R, Kumar P S. 2010. Recent advances in drying and dehydration of fruits and vegetables: a review. J Food Sci Tech, 47(1): 15-26.

Stauffer C E, Glass R L. 1966. The glycerol ester hydrolases of wheat germ. Cereal Chem, 43: 644-657.

Tiwari U, Cummins E, Sullivan P, et al. 2011. Probabilistic methodology for assessing changes in the level and molecular weight of barley β-glucan during bread baking. Food Chem, 124(4): 1567-1576.

Tolouie H, Hashemi M, Mohammadifar M A, et al. 2017. Cold atmospheric plasma manipulation of proteins in food systems. Crit Rev Food Sci Nutr, 58(15): 2583-2597.

Tolouie H, Mohammadifar M A, Ghomi H, et al. 2018. The impact of atmospheric cold plasma treatment on inactivation of lipase and lipoxygenase of wheat germs. Innov Food Sci Emerg, 47: 346-352.

Zhang J, Li M Q, Li C R, et al. 2019. Effect of wheat bran insoluble dietary fiber with different particle size on the texture properties, protein secondary structure and microstructure of noodles. Grain & Oil Science and Technology, 2(4): 97-102.

第八章　全谷物产品开发要点与评价

为消费者提供品类多样、美味的全谷物健康食品以供选择是增加全谷物消费的重要因素。随着人们生活节奏的加快和生活水平的不断提高，工业化加工食品（manufactured food）成为全谷物食品（wholegrain food）的重要消费形式之一，有效带动了全谷物膳食的常态化、方便化和多样化。这里说的多样化包括了不同原料加工而成的全谷物食品（如糙米食品、全麦食品、杂粮食品等）和不同品类的全谷物食品（如全谷物预加工制品、全谷物主食品、全谷物方便食品等)。全谷物配料（wholegrain ingredient）是指食品的原料构成中所包含的全谷物类原料，如全谷物粉、全谷物米、全谷物压片产品、全谷物切粒产品、全谷物浓浆等，是加工制造各种全谷物食品的重要基础。不同于传统的精制谷物食品加工体系，全谷物食品加工体系中，原料基质的膳食纤维含量高，同时还含有胚。因此，传统的精制谷物食品加工技术不能满足全谷物食品的加工要求，我们需要重构新型的、符合其自身属性特点的全谷物食品加工体系。同样的，由于全谷物食品富含膳食纤维、色素类物质等，传统的精制谷物食品的品质评价体系也难以满足全谷物食品开发的需求，尤其是在色泽、口感、风味、质构等的评价方面。因此，我们还需要建立适用于全谷物食品的品质评价方法与标准体系，这样才能不断引导消费者改变对全谷物食品的消费理念与习惯。总之，全谷物食品的开发对整个谷物食品加工行业都是一个极大的挑战，我们需要不断加强研究开发与实践，精准把握不同全谷物食品开发的关键要点，提升我国全谷物食品开发的技术水平，逐步形成适合我国人民消费习惯的大宗或主流的全谷物食品体系，构建多元化的谷物食品新生态。

第一节　全谷物配料（全谷物粉）的开发要点

全谷物配料是指食品的原料构成中所包含的全谷物类原料，是将糙米、全麦、杂粮等原料，经过清理、碾磨制粉或轻碾制米或压片或切粒等工艺加工而成的，用于全谷物食品加工的各种全谷物初级加工产品，包括全谷物粉、全谷物米、全谷物压片产品、全谷物切粒产品、全谷物浓浆等。全谷物配料是全谷物食品加工的重要原料基础，其保留了全谷物籽粒的胚、胚乳与种皮结构性组分（允许加工过程中的必要损失，种皮的损失量通常不能超过籽粒总重量的 2%)，对全谷物食品的感官品质和营养品质具有重要影响。同时，谷物外部皮层更易接触到土壤中的重金属或（和）农药、微生物等危害物，因此全谷物原料的选择应建立在符合相关食品安全和质量标准的基础上，这也是允许有2%以内种皮损失的原因之一。全谷物粉是全谷物食品加工中最大宗、最重要的一种全谷物配料，根据加工对象和加工用途不同，全谷物粉在加工技术选择上存在显著差别。全谷物原料个性化差异大，含有种皮和胚部分，导致在全谷物粉的生产过程中容易产生粉体颗粒细度不均、粉体易聚集抱团、损伤淀粉含量高、脂肪氧化酸败等问题，造成全谷物粉加工品质下降，进而导致全谷物食品口感粗糙、色泽深暗、货架期短、“哈败”后异味明显等问题，制约整个全谷物食品加工产业的发展。因此，全谷物粉的开发难点在于如何在保障质量安全的前提下，尽可能地保全谷物中的营养组分及其活性、改善全谷物粉的加工品质和感官品质、延长全谷物粉的货架期；核心调控要素包括原料选择、质量安全控制、制粉方式、粉体颗粒细度、损伤淀粉、稳定化处理和糊化度控制等。

一、原料选择

不同种类和不同品种的全谷物原料个性化差异明显，其化学组成和物理特性显著不同，对全谷物粉的加工品质和用途具有重要影响，并在一定程度上影响全谷物粉的加工效率和消费者的接受度。淀粉是决定谷物制品质地的主要决定因素之一。以糙米粉为例，糙米原料的淀粉颗粒理化性质、直链淀粉与支链淀粉比值（以下简称“淀粉直支比”）是决定糙米粉加工品质和用途的关键因素。随着糙米的淀粉直支比越高，糙米粉水合特性越低，糊化所需能量越多，黏度和衰减值越小，回生值和凝胶回复性越大，流变性越好（表 8-1）；制备的糙米米线最佳蒸煮时间延长，吸水率先上升后下降，蒸煮损失率

表 8-1　淀粉直支比对糙米粉加工品质的影响

加工品质		黑龙江圆粒	黑龙江长粒	江西 2014 晚	湖南早	江西 2014 早
淀粉直支比		19.01±2.20c	20.22±0.22c	23.56±0.04b	25.70±0.40ab	28.01±0.62a
水合特性	WAI/%（30℃）	2.84±0.07a	2.75±0.08ab	2.71±0.10ab	2.70±0.03b	2.58±0.01c
	WAI/%（100℃）	13.74±0.40a	12.78±0.25b	11.85±0.29c	11.69±0.42c	13.24±0.52ab
	WSI/%（30℃）	6.50±0.21a	5.93±0.16b	5.23±0.04c	5.09±0.15c	5.73±0.08b
	WSI/%（100℃）	34.75±2.82a	33.56±2.18a	21.21±0.08b	21.22±1.06b	19.19±1.81b
	SP（30℃）	2.90±0.18a	2.81±0.07ab	2.76±0.04ab	2.75±0.08ab	2.63±0.09b
	SP（100℃）	21.06±0.51a	19.25±0.52b	15.04±0.36d	14.84±0.72d	16.38±0.30c
糊化特性	峰值黏度/cP	2 157.00±1.41b	1 852.50±0.71d	1 846.00±9.90d	2 283.00±26.87a	2 036.50±53.03c
	最低黏度/cP	1 212.50±51.62c	1 101.00±4.24c	1 174.00±25.46c	1 697.50±55.86a	1 423.50±78.49b
	衰减值	944.50±53.03a	751.50±3.54b	672.00±15.56bc	585.50±28.99d	613.00±25.46cd
	最终黏度/cP	2 681.50±54.45d	2 913.50±6.36c	2 860.00±26.87c	4 240.50±37.48a	3 251.50±71.42b
	回生值	524.50±55.86d	1 061.00±5.66c	1 014.00±16.97c	1 957.50±64.35a	1 215.00±18.38b
	峰值时间/min	6.07±0.09a	5.93±0.00a	5.70±0.04b	6.07±0.09a	5.93±0.00a
	糊化温度/℃	2.78±0.10b	2.81±0.08ab	3.00±0.22a	2.38±0.03c	2.63±0.03b
凝胶质构特性	硬度/g	2 158.00±133.50c	1 846.04±119.69c	2 945.79±210.38b	3 640.27±248.94a	2 976.51±338.88b
	黏性	−16 286.73±1 136.25abc	−13 210.21±1 536.98a	−19 525.75±2 303.64c	−17 147.37±1 960.06bc	−14 161.04±1 578.57ab
	弹性	0.91±0.03b	0.93±0.02b	0.91±0.02b	1.02±0.07a	0.96±0.05ab
	内聚性	0.53±0.01a	0.52±0.02ab	0.51±0.02abc	0.47±0.04c	0.47±0.04bc
	耐咀性/g	1 040.87±47.02c	883.37±87.06d	1 348.30±28.92b	1 719.16±98.15a	1 330.80±127.27b
	回复性	0.02±0.00b	0.02±0.01b	0.03±0.01ab	0.03±0.00ab	0.04±0.01a
流变特性	最大弹性模量	2 991.00±56.57b	2 700.00±138.59c	3 164.00±29.70ab	3 278.50±17.68a	3 248.00±48.08a
	最大黏性模量	250.75±1.77a	247.30±0.42a	258.45±0.07a	260.25±28.21a	262.70±33.52a

注：同行数字后不同的字母表示数据间具有显著差异（$P<0.05$）。WAI（water absorption index），吸水性指数；WSI（water solubility index），水溶性指数；SP（swelling power），膨胀势

先下降后上升，当淀粉直支比超过23%时，糙米米线较耐煮，蒸煮过程中不易断条，蒸煮品质更佳（李莎莎，2016）。

糙米颗粒的长宽比、硬度和垩白米比例等会影响糙米粉的出粉率，长宽比大、表面硬度低和垩白米比例高的糙米在制粉过程中均易破碎，有利于提升糙米粉的加工生产效率（Shabir et al.，2019）。全谷物皮层颜色、颗粒形状等因素也会对全谷物粉加工产生一定影响。例如，采用白小麦加工生产的全麦粉比红小麦生产的全麦粉颜色浅，且前者胚乳含量较高，出粉率高，因此更易被加工企业和消费者接受。另外，小麦中的面筋强度、谷物活性组分含量等也是全谷物配料加工的重要影响因素。

二、质量安全控制

全谷物粉的质量安全控制是保障全谷物食品食用安全的先决条件，主要受外部和内部两方面因素影响。外部因素是指全谷物在生长、收割、储存、运输等环节中易受环境因素影响，出现真菌毒素、重金属和农药残留等污染问题，这些污染物主要集中在全谷物籽粒麸皮表面，直接影响全谷物粉的质量安全品质。内部因素是指全谷物籽粒中存在的单宁酸和植酸等抗营养因子，易在人体内与其他营养素发生螯合作用形成复合物，降低营养素在人体内的生物利用度，甚至危害人体健康，从而制约全谷物粉加工产业的发展。

（一）外源性污染物与有害物

真菌毒素污染是世界性的粮食质量安全问题，目前还无法完全消除粮食中真菌毒素的污染，每年因真菌毒素污染而导致的粮食损失量高达世界粮食总产量的25%。真菌毒素主要包括镰刀菌素以及曲霉菌属和青霉菌属等霉菌的次级代谢产物，极易富集在全谷物籽粒纤维素含量高的部位，是小麦等全谷物的主要生物源污染物，受气候（湿度等）影响较大（Karlovsky et al.，2016）。例如，2008年和2009年，加拿大东部魁北克连续降雨造成了当地小麦作物遭受严重的镰刀菌田间感染，在这批小麦加工成的全麦粉中，脱氧雪腐镰刀菌烯醇含量高达1.9～5.6mg/kg（Gèlinas and McKinnon，2011）。目前，在全谷物粉加工中，真菌毒素防控技术主要分为两类：一是在全谷物食品生产链中遵循生产质量良好操作规范（GMP）和危害分析及关键控制点（HACCP），严格控制原料品质筛选，从源头上控制全谷物粉的质量安全品质；二是通过技术手段将全谷物籽粒中的真菌毒素直接去除或降解为毒性较小的衍生物，达到降低真菌毒素污染的目的（Shabir et al.，2019）。重金属污染是目前全球粮食化学污染的最主要因素，据欧洲食品安全局2014年报道，砷和镉等重金属是当前谷物食品中主要的化学污染物，主要受谷物生长地土壤和气候等环境因素影响，通过谷物根部吸收进入谷物籽粒内部，其浓度分布由籽粒外壳向内部呈较大梯度变化。大量研究表明，在全谷物制粉前，采用轻碾、浸泡等前处理技术能够十分有效地去除谷物真菌毒素、重金属污染和农药残留，提高全谷物粉的质量安全，鉴于第六章对全谷物前处理加工技术进行了详细概述，此处不再进行重复描述。

（二）内源性抗营养组分

单宁酸和植酸是影响全谷物粉质量安全的重要的内源性化合物，它们几乎存在于所有谷物中，其含量因谷物品种不同而存在差异。单宁酸是酚类化合物在谷物生长阶段代谢产生的次级产物，对谷物生长起到一定程度的保护作用（Kaufman et al.，2013），但易与人体的消化酶结合，从而降低蛋白质消化能力，影响蛋白质、淀粉的消化吸收（Asquith and Bulter，1986；Hahn et al.，1984；Salunkhe et al.，1982）。单宁酸在高粱中含量较高，而在稻米、小麦和玉米等谷物中的含量则可忽略不计（Shabir et al.，2019）。研究发现，挤压稳定化处理可以有效降低高粱中50%以上的单宁酸含量（刘艳香，2009）；木灰提取物溶解浸泡（24h）和4% NaOH（30～60min）碱液浸泡可分别降低全谷物中50%和70%以上的单宁酸含量，这主要是由于单宁酸在碱性溶液中易与其他化合物形成聚合物，从而抑制单宁酸活性（Claver et al.，2011；Adetunji et al.，2015）。植酸是磷元素在谷物原料中的主要存在形式，在人体内易与锌、铁等矿物元素形成螯合物，降低矿物元素吸收率（Graf，1986），导致人体易患骨质疏松和缺铁性疾病等营养不良疾病。植酸主要分布在小麦糊粉层、玉米胚和整个小米籽粒中。大量研究表明，在全谷物制粉前，对籽粒进行适当的轻碾、浸泡（24%～30%乳酸溶液，48h）等前处理加工，可以有效降低全谷物皮层中的植酸含量，其中浸泡处理可以有效去除谷物中70%以上的植酸含量（Shabir et al.，2019；Vötterla et al.，2019）。

三、制粉方式

制粉方式是全谷物粉加工的核心技术环节，对其加工品质和营养品质具有重要影响。最早的全谷物磨粉方式是通过石磨来进行全麦面粉的碾磨。采用石磨碾磨的方式能够同时剪切、摩擦和挤压小麦籽粒，直至碾碎，但由于与物料剧烈摩擦，石磨碾磨过程中会产生一定热量从而对蛋白质、淀粉和不饱和脂肪酸产生不良影响，影响全麦粉加工特性和营养价值。随后，锤式磨粉机、滚筒磨粉机先后应用于全麦粉的生产中。前者相比石磨磨粉产生的热量小，有利于全麦粉中营养物质的保护；后者在碾磨过程中先将麸皮、胚和胚乳分离，麸皮和胚经过继续碾磨后按照比例回填到芯粉中，构成全麦粉；其优势在于辊与辊之间的距离可根据物料特性进行调节，也可选择不同槽纹和喂料速度以防止过多热量的产生；此外，分离后的麸皮与胚可通过其他方式进行预处理，回填后可提高全麦粉的储藏和加工品质。随着全谷物在食品中的应用与推广，将全谷物加工成全谷物粉再用于制作各种全谷物制品是其消费路径之一。不同品种全谷物的制粉方式依据加工对象和用途不同进行选择，如全麦粉加工以回填制粉为主，糙米粉加工以干法、湿法和半干法制粉为主，全谷物粉加工品质的优劣直接决定全谷物食品的蒸煮品质和感官品质。适宜的制粉方式较好地解决全谷物粉加工过程中面临的粉体颗粒细度不均、粉体易聚集抱团、损伤淀粉含量高、脂质氧化等问题，尽可能保留全谷物中营养组分活性，延长全谷物粉的货架期，改善全谷物粉的加工品质和感官品质，为全谷物食品加工提供优质原料。

（一）回填制粉

全麦粉加工技术主要分为全籽粒制粉和按比例回填制粉两种。全籽粒制粉加工过程中麸皮和面粉容易受静电的作用而相互聚集、抱团，致使后续全麦粉筛理及粉碎环节难度增大，且存在货架期短等问题，难以满足全麦粉加工的需求，从技术与装备角度，仍有很多需要攻关的技术难题。与全籽粒制粉不同，按比例回填制粉是在加工过程中将小麦麸皮和胚分别提取，经稳定化处理后再按照天然谷物的比例进行回填重组制得全麦粉，这种方法可以较好地解决全麦粉的货架期与流通问题。

鉴于国际上全谷物及食品定义尚未统一，因此不同国家或地区对全谷物回填比例的要求也略有不同。例如，欧盟健康谷物协会指出，考虑到实际加工和食品安全等方面，允许全谷物在加工过程中发生必要的少量损失，但损失量不能超过谷物的 2%，麸皮损失量不能超过麸皮总量的 10%，以去除细菌、霉菌、农药残留及重金属等杂质。同时，考虑到小麦生产年份、品种、批次等因素影响，全谷物各解剖学部分的相对组成比例也需考虑合理正常的变幅（Kamp et al.，2014；谭斌，2013）。

我国全麦粉加工最常用的回填方式是麸胚经过稳定化处理以后直接与精制粉按比例回填重组。国外也有报道，根据消费者需求和终端使用方式不同，回填全麦粉制备方式可以分为重组回填和还原复配两类，两种加工方式本质上都属于重组全麦粉，主要区别为：重组回填是指配粉环节在全麦粉生产企业完成，这种情况下可以确保全麦粉配粉比例严格符合所在地区的全麦粉生产标准，消费者可以直接使用，方便操作；还原复配是指企业将麸皮、胚粉等产品和小麦粉分开销售，由全麦粉食品加工者自行配比，这种方式可以更好地解决产品货架期问题，但是对产品使用者经验要求高，小规模生产者难以控制全麦食品质量（Jones et al，2015）。以上两种回填制粉工艺均可以解决麸皮和面粉在碾磨过程中受静电作用而相互聚集、抱团的问题，降低后续全麦粉筛理及粉碎环节的难度，降低制粉过程中的能耗需求，有效解决了全籽粒制粉在生产中面临的瓶颈问题。此外，回填制粉的核心技术是对麸皮和胚进行稳定化处理，由于下文会详细介绍稳定化处理工艺对全谷物粉加工品质的影响，此处不再展开讨论。

（二）干法、半干法和湿法制粉

糙米皮层含有大量膳食纤维等物质，导致糙米粒食口感粗糙、不易蒸煮等问题，糙米粉加工技术是糙米粉食利用的有效途径之一，糙米制粉是加工糙米米线、糙米速食粥、糙米面包等糙米制品的基础。目前，糙米制粉方式分为干法、半干法和湿法 3 种，主要区别在于制取糙米粉末（浆）的方法和水分含量不同。与干法制粉相比较，半干法和湿法制得的糙米粉颗粒相对细腻，损伤淀粉含量较少，但存在水溶性营养物质易流失、废水排放增加等问题，更适合糙米米线等传统食品加工（张玉荣等，2017）。

不同制粉方式对糙米粉颗粒细度、损伤淀粉含量和糊化特性等加工品质的影响显著不同，导致糙米粉的适用范围不同，生产的糙米食品品质也存在差异（王娇，2016）。干法、半干法和湿法 3 种制粉方式对糙米粉颗粒细度、损伤淀粉含量和加工品质的影响见表 8-2 和图 8-1。与对照组相比，随着干法制粉碾磨强度增加，糙米粉颗粒细度显著减小（$P<0.05$），损伤淀粉含量明显增加（$P<0.05$）；随着水分含量增加，半干法、湿法制得糙米粉颗粒细度和损伤淀粉含量均小幅下降，但与干法制粉相比变化幅度不大，这可能是因为半干法和湿法加工过程中水分子会附存于淀粉-蛋白质基质之间，弱化了二者分子间作用力，影响了淀粉颗粒的粉碎，且减少了损伤淀粉生成，上述结果说明碾磨强度对糙米粉粒径和损伤淀粉影响最大（彭国泰，2017）。

表 8-2　干法制粉、半干法制粉和湿法制粉对糙米粉平均粒径分布的影响

干法		半干法		湿法	
超微粉碎强度/Hz	*d*（0.5）	水分调节含量/%	*d*（0.5）	料液比/（g/mL）	*d*（0.5）
对照	145.89±7.24a	对照	145.89±7.24c	对照	145.89±7.24a
10	67.35±0.85b	20	171.09±2.32a	1∶1	120.18±2.69d
20	27.26±1.37c	25	170.27±0.78a	1∶2	129.12±1.79bc
30	14.17±0.28d	30	154.76±0.25b	1∶3	135.92±1.99b
40	10.85±0.04d	35	136.18±1.46d	1∶4	126.05±3.72cd

注：*d*（0.5）指粒度累积分布（0～100%）中 50%所对应的直径；同列数字后不同的字母表示数据间具有显著差异（$P<0.05$）

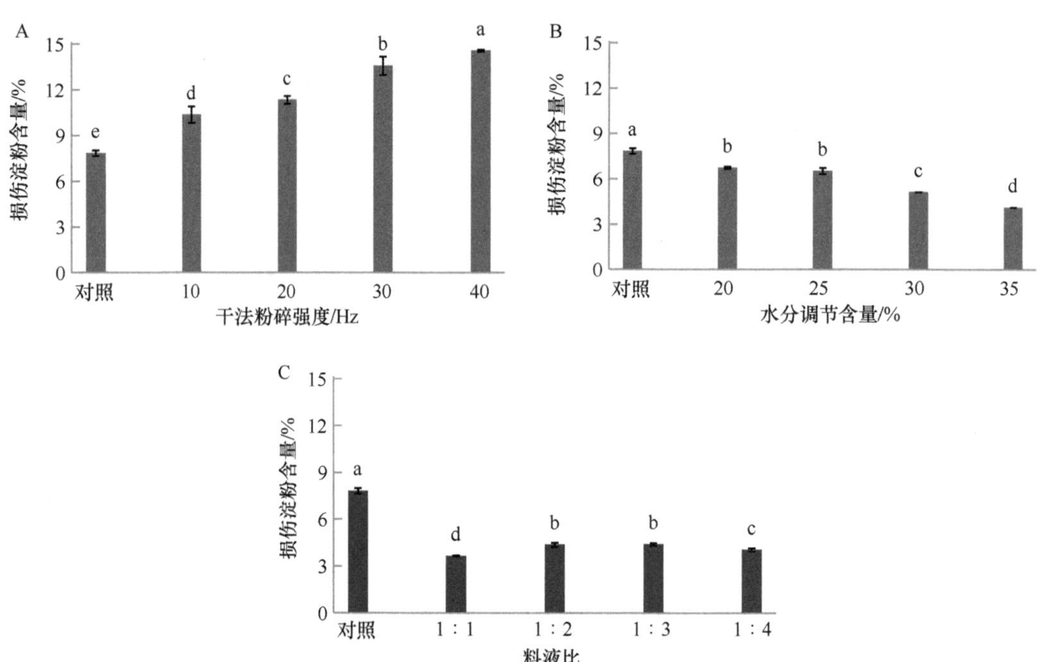

图 8-1　干法制粉（A）、半干法制粉（B）和湿法制粉（C）对糙米粉损伤淀粉含量影响

不同的字母表示数据间具有显著差异（$P<0.05$），本章同

半干法和湿法制粉对糙米粉加工品质的影响比较接近，但和干法制粉差异明显。与半干法、湿法制粉相比，干法制备的糙米粉水合特性指标如吸水指数、水溶性、膨胀势数值更大，糊化时黏度、崩解值、回生值、初始糊化温度更低，但糊化晗变值更高，流变最大弹性模量和最大黏性模量更低，淀粉颗粒受到机械力损伤更严重，颗粒表面刮痕、断层明显。碾磨时水分含量越高，淀粉原始形貌保留得越好（图 8-2）。

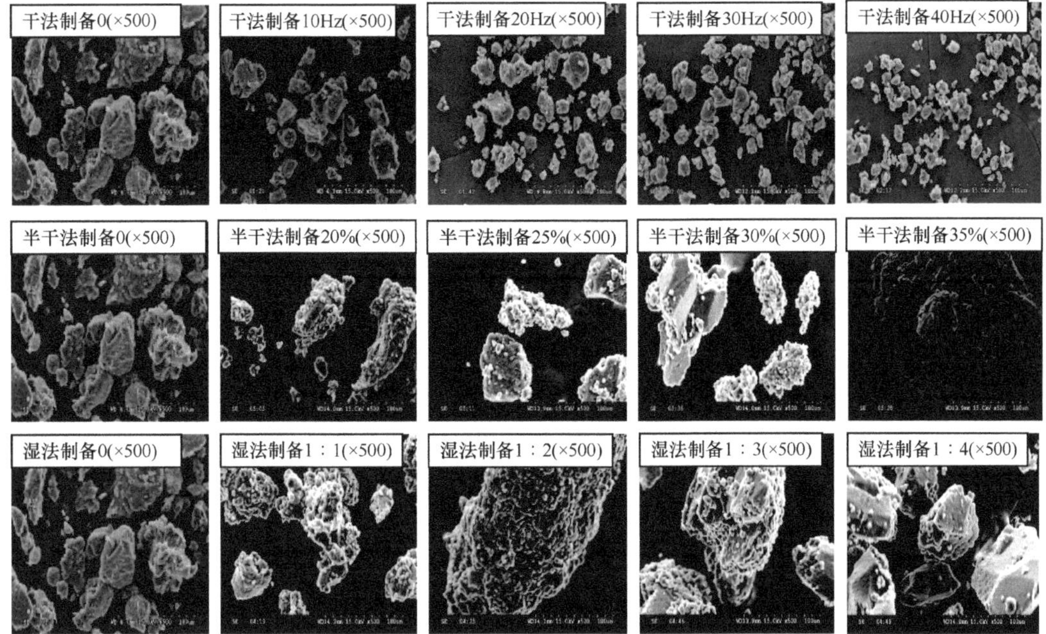

图 8-2　干法、半干法和湿法制备的糙米粉的微观结构

四、粉体颗粒细度

粉体颗粒细度对全谷物粉及其制品的加工品质、感官品质和货架期具有重要影响，美国联邦法规（Title21-137.200）中规定全谷物粉 90%以上要通过 2.36mm 筛网分级，50%以上要通过 850μm 筛网分级才可达标。不同全谷物食品对粉体颗粒细度的需求不同，大量研究结果表明，适宜的颗粒细度可以改善全谷物粉加工品质和感官品质，延长货架期，提高 B 族维生素和酚酸等生物活性物质的吸收效率（Hemery et al.，2011）。因此，颗粒细度是评价全谷物粉质量的重要指标，也是决定全谷物粉加工用途的影响因素，具体体现在以下几个方面。

（一）颗粒细度对加工品质的影响

不同颗粒细度的全谷物粉，其加工特性显著不同，主要体现在面团粉质和拉伸性能等方面，控制全谷物粉的颗粒细度是提高全谷物食品加工品质的有效方法。当麸皮粒径为 278～609μm 时，麸皮细度越小，面团形成时间和稳定时间越短，这可能与麸皮吸水能力增强有关（Zhang and Moore，1999，1997）。与普通全麦粉相比较，超微全麦粉配粉时混合粉易均匀，全麦粉颗粒细度越小，越有利于提高全麦粉粉质的均匀性，保证后期食品加工性质的稳定性（汪丽萍等，2013a）。当软质全麦粉麸皮颗粒细度为 90～96μm（中位直径）时，面团的延展性和抗拉伸性最佳，适宜加工夹层或片状饼干等全麦饼干类产品（Wang et al.，2016）。

（二）颗粒细度对感官品质的影响

颗粒细度可以有效降低全谷物食品表面粗糙度，颗粒细度越小，全谷物食品表面越光滑，口感越细腻，但最终产品的颜色会加深。颜色加深的主要原因可能是麦麸颗粒越小，在全谷物粉中分布越均匀，麸皮中脂氧合酶与面粉中脂质发生氧化反应的概率越高（Shabir et al.，2019）。麸皮颗粒细度越小，全麦面条食用品质越好，其硬度、胶黏性和咀嚼性也更高（Chen et al.，2011）。与普通苦荞粉相比，添加超微苦荞粉（中度粒径19.76μm，添加量 20%）有助于降低苦荞挂面的干物质损失率，增加苦荞挂面的坚实度和剪切功，增强面条咀嚼性和韧性，改善口感（汪丽萍等，2015）。对比 4 种颗粒细度全麦粉（粒径为 82.67～830.00μm）的烘焙特性，颗粒细度为 830.00μm 的全麦粉含有大量游离巯基，粉体粒径越小，游离巯基含量越少，产品稳定性越高，烘焙性能越好（Bressiani et al.，2017）。

（三）颗粒细度对货架期品质的影响

颗粒细度会间接影响全谷物食品的贮藏稳定性。通过对比不同原料粒径的全麦粉挂面的酸度值变化，发现货架期前 5 个月内，普通全麦粉挂面和超微粉碎全麦粉挂面的品质差异不显著（$P>0.05$），但从第 6 个月开始，超微粉碎全麦粉挂面的酸度值较低，在第 7 个月和第 8 个月，超微粉碎全麦粉挂面的酸度值与普通全麦粉挂面的酸度值存在显著差异（$P<0.05$），麸皮颗粒细度减小可以降低全麦粉挂面的酸度值，将产品货架期延长至 8 个月（田晓红等，2015）。此外，全麦粉颗粒细度减小有助于全谷物面包的货架期从 3 天延长至 6 天（Cai et al.，2014）。但是关于颗粒细度对全谷物粉及后续产品货架期影响的作用机制尚不明确，有待进一步研究。

（四）颗粒细度对粉体颗粒表征的影响

粉体颗粒表征可以从一定程度上解释全谷物粉的理化特性。研究发现颗粒细度与比表面积呈负相关，颗粒细度越小，比表面积越大，意味着全谷物粉的表面能越大，粉体的吸附性能越强，反应活性、分散性、溶解度等越高。以苦荞粉为例，随着粉碎强度增加，苦荞粉颗粒细度逐渐减小，比表面积逐渐增大（表 8-3）。通过扫描电镜（放大 1000 倍）观察不同颗粒细度苦荞粉的微观结构（图 8-3），可以看出苦荞普通粉中圆形或椭圆

表 8-3　苦荞粉的粒径测定结果

粉体	*d*（0.1）/μm	*d*（0.5）/μm	*d*（0.9）/μm	*D*[4,3]/μm	比表面积/（m^2/g）
普通粉	20.31±0.40a	103.60±0.78a	229.92±1.58a	118.04±0.80a	0.180
超微苦荞粉 A	7.54±0.08b	33.05±0.38b	82.46±1.86b	40.89±2.42b	0.499
超微苦荞粉 B	6.02±0.03c	19.76±0.09c	50.32±0.37c	27.32±0.31c	0.658
超微苦荞粉 C	6.10±0.03c	16.54±0.10d	32.99±0.16d	18.30±0.09d	0.692
超微苦荞粉 D	5.85±0.04c	15.29±0.14e	30.19±0.35e	16.88±0.17d	0.730

注：*d*（0.1）表示粒度累积分布（0～100%）中 10%所对应的直径；*d*（0.5）表示粒度累积分布（0～100%）中 50%所对应的直径；*d*（0.9）表示粒度累积分布（0～100%）中 90%所对应的直径；*D*[4,3]表示体积平均粒径；同列数字后不同的字母表示数据间具有显著差异（$P<0.05$）

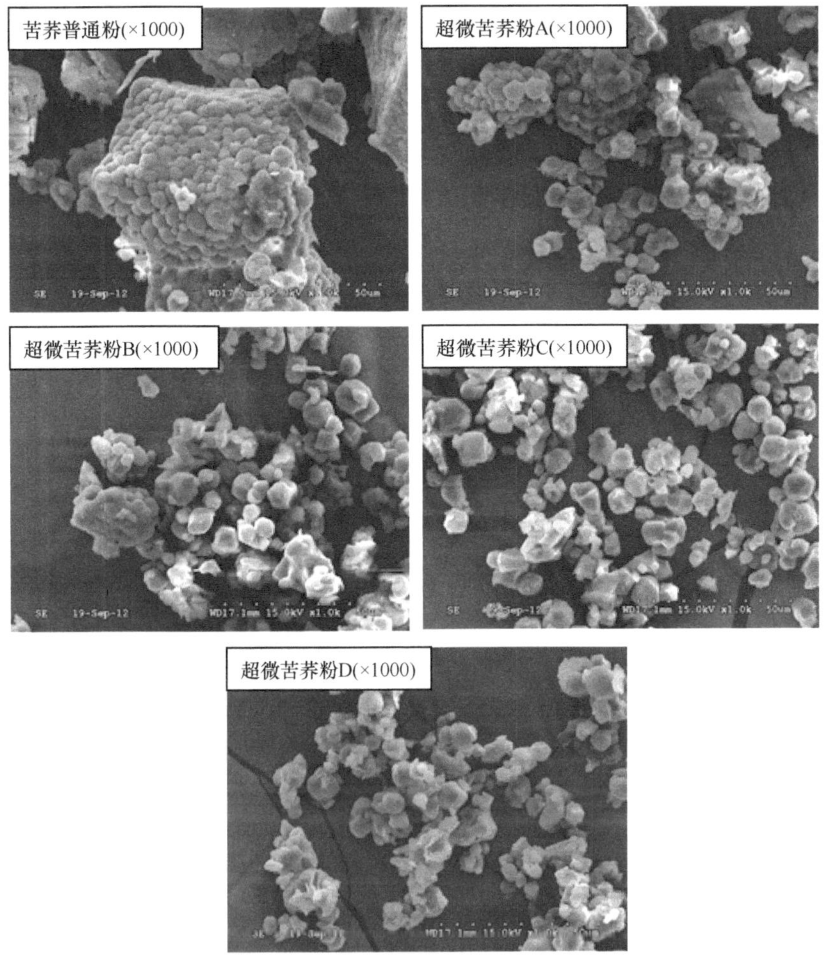

图 8-3　不同颗粒细度苦荞粉的微观结构

形的淀粉颗粒均以一定形式镶嵌在连续的蛋白质基质中，有完整的组织细胞，随着粉碎程度的增大，物料颗粒被充分破碎，粉体已基本无细胞形式存在，水溶性成分溶出，持水能力降低，从而导致超微粉碎苦荞粉的水合特性下降（郭婷，2014）。

五、损伤淀粉

损伤淀粉主要在全谷物制粉过程中产生，其含量和损伤程度对全谷物食品加工具有重要影响，主要影响因素包括全谷物原料、制粉方式、颗粒细度和机械碾磨强度等。相同碾磨条件下，硬质谷物制粉过程中产生的损伤淀粉含量高于软质谷物，这主要是由于硬质谷物需要更大的机械力作用才能达到制粉目的，从而导致损伤淀粉的破损程度增加（Kwak et al.，2017；Makowska et al.，2014）。原料的淀粉组成也会影响损伤淀粉含量，如蜡制小麦（不含直链淀粉）和野生小麦硬度相似，但前者的损伤淀粉含量高于后者（Xu et al.，2018），这可能是因为具有半晶体结构的支链淀粉比无定形直链淀粉更容易受到机械力作用（Siliveru et al.，2017；Liu et al.，2016）。通常情况下，粉体颗粒细度和碾磨强度呈正相关，碾磨强度越大，颗粒细度越小，粉体损伤淀粉含量也越高（Bourré et al., 2019；Monnet et al., 2019）。此外，磨粉加工过程中的制粉工艺（磨辊间距、碾磨温度、水分含量等）对损伤淀粉含量和损伤强度产生影响，如湿法制备的糙米粉中损伤淀粉含量显著低于干法制备的糙米粉（彭国泰，2017），见图 8-1。损伤淀粉对全谷物食品加工及终产品质量具有重要影响，主要体现在全谷物粉加工特性方面。

（一）损伤淀粉对全谷物粉糊化特性的影响

损伤淀粉含量和损伤程度等因素都会影响全谷物粉的糊化特性。通常情况下，全谷物粉的糊化温度一般高于纯淀粉，这与全谷物粉中纤维素、脂肪、蛋白质和灰分等物质起到了热传递的物理屏障有关，使糊化反应需要更多的能量（Hasjim et al., 2013）。但损伤淀粉含量增加一般会加速全谷物粉糊化反应，研究发现全谷物粉中损伤淀粉含量与糊化起始温度、糊化峰值温度、糊化终止温度和糊化焓变值呈负相关（Asmeda et al., 2016；Angelidis et al., 2016），说明损伤淀粉含量高有助于全谷物粉糊化反应的发生。但是，另一些研究发现小麦中的损伤淀粉含量高则会导致全麦粉糊化温度和糊化焓变值升高，这可能是因为小麦中的淀粉颗粒受到严重破坏时，易聚集成团并阻碍淀粉糊化反应发生，因此需要更多的热量促进糊化反应进行（Wang et al., 2020）；也可能与损伤淀粉的结合水能力及不同制粉方式导致的淀粉的非晶和结晶区域的结构变化有关，目前损伤淀粉对全谷物粉糊化特性的影响机制尚不明确，有待深入研究。

（二）损伤淀粉对全谷物粉黏性的影响

受全谷物原料种类、加工方式等因素影响，全谷物中损伤淀粉含量不同，损伤淀粉对全谷物粉黏性影响程度也不同（Ma et al., 2016；Liu et al., 2014）。全谷物粉加工过程中产生的损伤淀粉含量不仅会降低黏性指数，也会延长黏度峰值时间（Wang et al., 2013）。适当的黏度有利于全谷物粉在食品加工过程中具有较好的糊化性和凝胶特性，而降低衰减值和回生值对抑制面粉回生与维持产品品质具有重要作用（Wang et al., 2018）。因此，全谷物磨粉过程中损伤淀粉含量对获得适宜的黏度，以及全谷物食品加工具有重要意义。

（三）损伤淀粉对全谷物粉水合特性的影响

损伤淀粉有助于增强全谷物粉的溶解性。在冷水或热水中，损伤淀粉含量与全谷物粉溶解度均呈显著正相关。研究发现，在 30℃条件下，当大米粉中损伤淀粉含量从 8.8%增加至 73.7%时，其溶解度从 2.6%增加至 41.8%，这可能是由于大米粉加工过程中淀粉颗粒破碎，大分子淀粉分解成水溶性短链或更易溶出的无定形直链淀粉，淀粉颗粒暴露出更多的亲水性羟基，增大了与水的接触面积，从而增加了溶解性（Protonotariou et al., 2014；Hossen et al., 2011）。但全谷物粉中损伤淀粉含量过高可能会造成全谷物食品蒸煮过程中固形物的流失增加。

（四）损伤淀粉对全谷物粉面团质构特性的影响

损伤淀粉对全谷物粉面团质构特性具有影响。损伤淀粉含量增高会增加麦麸面团和无麸质面团的硬度，提高面团的持水能力和强度（Ooms et al.，2018；Kang et al.，2015），降低面团的延展性和弹性，这主要是因为蛋白质和水分子内部基团之间的氢键对面筋网络结构形成具有重要作用，损伤淀粉易与蛋白质争夺水分子，加大了面筋网络中的孔隙，导致面筋网络强度变弱，使面团的延展性和弹性下降（Feizollahi et al.，2018）。损伤淀粉对面团的黏性影响则存在明显差异，但尚未形成一致的研究结论。一些研究发现面团的黏性随着淀粉损伤程度的增加而降低，这可能与高损伤淀粉含量导致面团表面自由水含量的减少有关（Stone et al.，2017）；但也有一些研究认为损伤淀粉有助于增加面团黏性，可能的原因是损伤淀粉加速了淀粉分子中结晶区域向非晶态的转化，增加了淀粉颗粒中无定形结构与其他成分和水分子的相互作用，有利于淀粉分子片段的连贯性，形成了类似于面筋结构的网络结构，致使无麸质面团黏弹性增加（Liu et al.，2019）。未来可以进一步探讨损伤淀粉对无面筋全谷物面团质地特性的影响，为无麸质全谷物食品加工提供参考。

六、稳定化处理

全谷物皮层和胚中含有大量纤维素、脂肪和多种酶类，导致全谷物粉作为主料或配料加工时，面团的面筋质量差，且易发生脂质氧化反应，直接影响全谷物粉的加工品质和货架期。大量研究发现，通过对麸皮和胚进行稳定化处理，可以有效提高麸皮和胚的品质稳定性，改善面团成型能力，延缓劣变，提高全谷物粉的储藏稳定性。稳定化处理方法主要包括化学稳定法和物理稳定法两类，与化学稳定法相比，物理稳定法更加安全有效，是目前最常用的稳定化处理方法。常见的物理稳定化处理方法主要包括挤压膨化、超微粉碎、微波、辐照、热处理和低温储藏（赵旭等，2006）。由于第六章和第七章已经对稳定化处理技术的原理与装备进行了详细描述，本部分主要介绍全谷物皮层和胚经过稳定化处理后对面团加工性能及全谷物粉货架期的影响。

（一）稳定化处理对全谷物粉加工品质的影响

全谷物麸皮的添加会导致面团流变学特性和产品品质的劣变，因为面筋蛋白是影响面筋网络结构和面团成型的关键因素，对面团流变学性质及产品品质起着决定性作用，而全谷物麸皮的添加会直接影响面筋蛋白网络结构的形成（Macritchie，1999）。麸皮的添加导致面团质量发生改变的原因可能是麸皮中膳食纤维会与淀粉、蛋白质等竞争水分，致使面团中的水分重新分布，面筋蛋白部分脱水，结构坍塌；也可能是麸皮改变了面筋蛋白的组成及结构，导致麦谷蛋白和麦醇溶蛋白的组成比例及二硫键含量和结构发生变化，导致面团加工性能发生改变（图 8-4）。不同种类全谷物麸皮对蛋白质的组成及结构影响存在显著差异性，小麦麸皮、黑小麦麸皮和燕麦麸皮（添加量均为 30%）分别添加到小麦粉中，导致混合粉面团面筋网络的黏性、面筋蛋白的稳定性和面团的流变性均发生改变，其中燕麦麸皮影响最大，小麦麸皮次之，黑小麦麸皮影响最小（黄莲燕等，2017）。

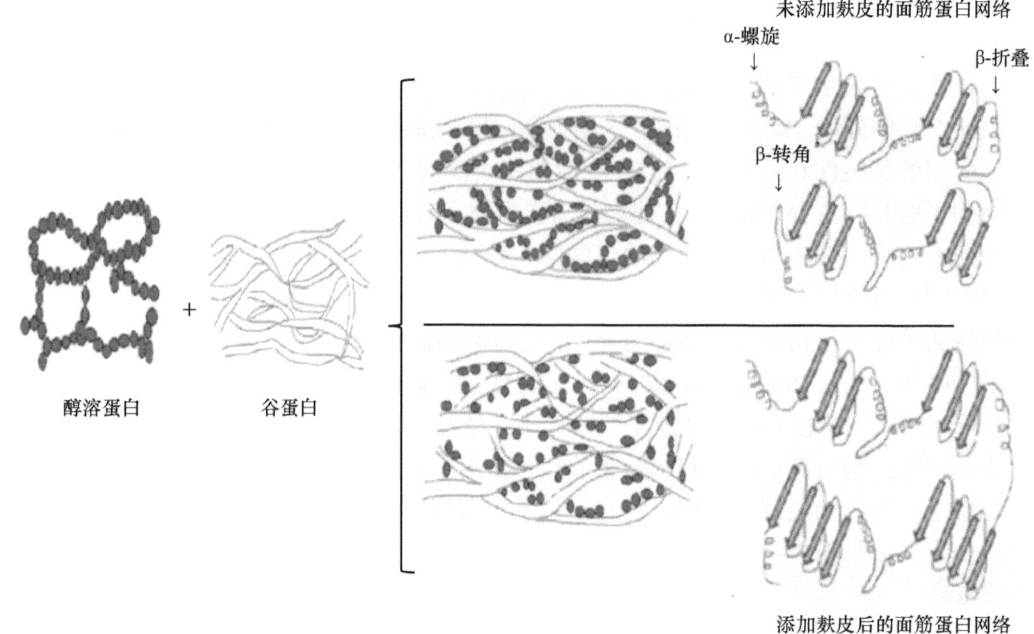

图 8-4　麸皮对面筋蛋白组成及结构影响示意图（黄莲燕等，2017）

稳定化处理是全谷物粉生产过程中的一种重要工艺，能有效改善其加工性能，减小全谷物麸皮对面团及产品品质的裂变。与普通挤压稳定化全麦粉相比较，超微挤压稳定化全麦粉由于其颗粒细度较小，吸水量要稍高于普通挤压稳定化全麦粉，粉质更加均匀，稳定时间、软化度和粉质指数的变化较规律（表 8-4），有利于保证后期全麦食品加工工艺的稳定性（汪丽萍等，2013a）。适度的微波辐照（微波功率 420W，辐照时间 90s）可以降低全麦粉中湿面筋的损伤程度，有助于提高全麦粉粉质稳定时间，降低弱化度，增加面糊峰值黏度和回生值，改善面筋强度和面糊稳定性（任国宝等，2019）。与微波蒸煮和高温焙炒相比，挤压膨化处理对脱脂米糠的水溶性指数、吸水性指数、糊化度及分散稳定性影响最大，与对照组相比，挤压膨化处理后的米糠水溶性指数、吸水性指数和糊化度分别提高了 4.82%、18.92%和 96.04%，而高温焙炒则降低了米糠的水溶性指数，分散稳定性，综合分析挤压膨化更适合作为米糠稳定化技术应用于方便糊类食品加工（刘磊等，2017）。

表 8-4　普通挤压稳定化全麦粉和超微挤压稳定化全麦粉面团的粉质特性

样品	全麦粉含量/%	校正吸水/（mL/100g）	形成时间/min	稳定时间/min	软化度/FU	粉质指数
普通全麦粉	0	61.6±0.50	4.8±0.13	4.8±0.16	87±2	70±2
	51	68.5±0.12	4.2±0.14	2.8±0.12	114±1	59±6
	80	71.3±0.34	4±0.28	1.8±0.03	114±5	53±2
	100	71.3±0.01	4.5±0.78	1.8±0.01	83±9	65±4
超微全麦粉	0	61.6±0.05	4.8±0.55	4.8±0.36	87±1	70±1
	51	68±0.00	3.9±0.21	2.8±0.05	116±0	56±4
	80	71.4±0.25	4.2±0.41	2.5±0.74	130±2	53±3
	100	73±0.21	4±0.24	1.7±0.01	139±1	50±4

注：软化度以专用单位，粉质仪单位（FU）表示

（二）稳定化处理对全谷物粉货架期的影响

与精制谷物粉相比（货架期为9～15个月），全谷物粉货架期通常为3～9个月，市售全谷物粉的货架期一般为6个月，如何有效延长全谷物粉产品货架期是目前全谷物加工的研究重点之一（Shabir et al.，2019）。全谷物粉货架期远小于全谷物籽粒的保存期限，这主要是全谷物碾磨过程使得原先分离的脂质类化合物和脂解酶等相互接触，从而导致全谷物粉加工过程或储藏期间极易发生脂质氧化酸败，致使全谷物粉质量下降、货架期缩短。全谷物脂质降解主要分为水解酸败和氧化酸败两种。水解酸败主要是指位于麦麸或米糠中的脂肪酶（EC3.1.1.3）与全谷物中非酯化脂肪酸相互反应。研究发现脂肪酶在水分含量约为17%的情况下活性最大，而全谷物粉存储过程中通常水分含量为10%～14%，脂肪酶活性依然较高，导致全谷物粉的感官品质和功能特性下降。氧化酸败主要是指脂质在全谷物粉中被脂肪氧化酶氧化或发生自氧化，全谷物粉贮存过程中脂质氧化酸败的发生速率小于水解酸败反应。不同于脂肪酶，脂肪氧化酶在正常贮存条件下（水分含量10%～14%）几乎没有活性，且全麦面粉中存在大量酚类等抗氧化剂，因此其储藏期间不易反应。但在后续全谷物食品加工过程中，当全麦粉与水混合时，脂肪氧化酶就会被激活，并在脂肪酶作用下迅速与全麦粉中非酯化脂肪酸发生氧化反应，脂质氧化反应产生的自由基可使蛋白质变性并使必需氨基酸转化为无法利用的衍生物，还会造成大量类胡萝卜素和维生素E损失，降低全麦面粉和全麦粉产品的营养质量（Doblado-Maldonado et al.，2012）。通过稳定化技术，有效抑制储藏和加工过程中脂质氧化酸败反应的发生，对改善全谷物品质十分必要。

尽管低温储藏可以抑制全谷物粉中脂质降解，延长全谷物粉货架期，但是冷链运输成本过高，并不适宜广泛推广。大量研究表明，稳定化处理技术（挤压膨化技术、微波辐射技术和辐照技术等）可以有效延长全谷物粉及其产品货架期。挤压稳定化处理能有效控制全麦麸皮和胚的脂肪酸值（图8-5），胚、粗麸、细麸和全麦粉经过挤压稳定化处理后，其脂肪酸值由最初的88.4～140.4mg KOH/100g降低为22.3～47mg KOH/100g，下降幅度均超过50%，这主要是因为挤压过程中产生的高温有效抑制了脂肪酸合成酶等生物酶活性，同时发现随着挤压温度升高（110～150℃），全麦粉中脂肪酸值显著降低（图8-6），当挤压温度超过150℃后，全麦粉脂肪酸值变化不大，说明合适的挤压温度

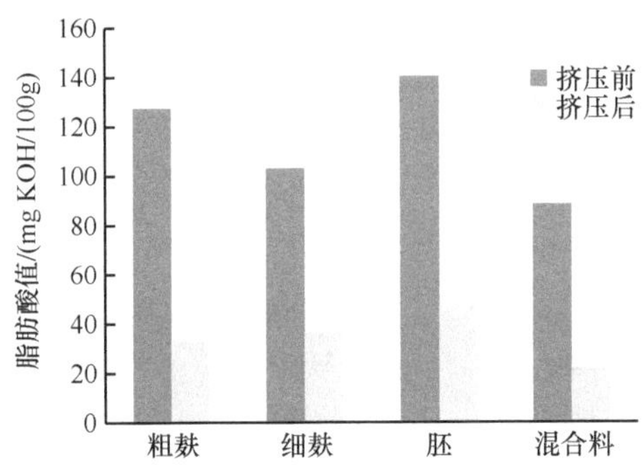

图8-5　挤压处理对脂肪酸值的影响

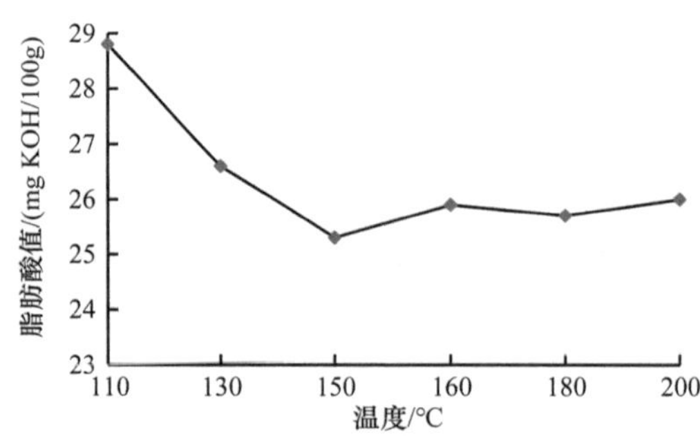

图 8-6 稳定化处理温度对脂肪酸值的影响

有利于提高全麦粉的储藏稳定性（汪丽萍等，2012）。此外，干热、微波、热蒸汽和射线辐照处理均可有效抑制全麦粉中的脂肪酶活性并较好地保持产品抗氧化等活性（Almeida et al.，2014；Rose et al.，2008；Marathe et al.，2002）。

七、糊化度控制

由于杂粮本身不含有面筋，杂粮粉加入小麦粉中会弱化面团的面筋网络结构，对混合粉面团黏弹性、韧性和延展性起到负面作用。淀粉的糊化度一定程度上反映了全谷物粉的熟化程度，通过对全谷物杂粮粉进行预糊化处理，可以在一定程度上改善杂粮-小麦混合面团的加工特性（杜亚军等，2017）。挤压膨化是目前应用最广的淀粉预糊化处理工艺，主要是通过挤压过程中产生的高温、高压、高剪切力作用迫使杂粮粉中的淀粉分子间氢键打开，淀粉分子结构发生崩解，淀粉分子半径、重均分子质量显著减小，促使淀粉糊化反应发生，形成凝胶（Ye et al.，2018）。小麦粉中添加适量的预糊化杂粮粉，淀粉颗粒可以很好地黏合起来，形成黏弹性较好、组织致密的面团，增强了混合粉面团的吸水性和保水能力。直链淀粉比支链淀粉更易老化和形成凝胶，而支链淀粉凝胶质地相对柔软细腻，因此挤压处理对不同种类杂粮粉的预糊化程度、加工品质和用途的影响也不相同。

大量研究证实挤压膨化技术可以明显改善高粱粉、青稞、小米和苦荞粉等杂粮粉的加工特性，显著增加其在小麦粉中的添加比例，有助于杂粮粉的市场化推广。与未挤压相比，挤压膨化技术有助于高粱粉糊化反应的发生（表 8-5），挤压后高粱粉糊化参数大

表 8-5 挤压处理对高粱粉糊化特性的影响

参数	辽宁白高粱粉	辽宁红高粱粉	内蒙古白高粱粉	辽宁白高粱挤压粉	辽宁红高粱挤压粉	内蒙古白高粱挤压粉
峰值黏度/cP	2473.67±27B	2604.33±20A	2113.33±34C	512.50±16b	590.50±18a	420.00±1c
最低黏度/cP	1075.67±19B	1187.33±58A	990.67±43BC	65.50±5c	101.00±1b	209.00±0a
衰减值/cP	1398.00±16AB	1417.33±67A	1122.67±21C	447.00±11b	489.50±19a	211.50±1c
最终黏度/cP	2414.00±42A	2415.67±37A	2303.00±94A	126.50±16c	160.00±3b	258.00±1a
回生值/cP	1338.33±24A	1228.67±22C	1312.33±51AB	56.00±4ab	59.00±1a	49.00±1c
峰值时间/min	4.79±0.03A	4.87±0.07A	4.83±0.02A	1.03±0.02bc	1.04±0.04b	3.82±0.09a
糊化温度/℃	71.48±1.5BC	72.70±0.7AB	74.15±0.9A	—	—	—

注：A、B、C 表示原料间糊化特性指标的差异性；a、b、c 表示挤压处理后产品间糊化特性指标的差异性；同行数字后不同的字母表示数据间具有显著差异（$P<0.05$）

幅度降低（刘艳香，2009），这与挤压改性小米粉（李紫云，2013）和青稞粉（孙志坚，2014）的糊化结果相似，回生值降低说明挤压加工可以显著降低高粱粉、青稞粉和小米粉的老化现象。

与高粱等杂粮不同，相比对照组，挤压处理后苦荞粉的各糊化参数值均呈逐渐升高的趋势（$P<0.05$）（表 8-6），其中物料水分对挤压改性苦荞粉预糊化程度影响最大，挤压后苦荞粉回生值增大表明其形成凝胶能力增强，峰值黏度升高意味着挤压苦荞粉加工的面条具有较好的表观状态和黏弹性品质（王盼，2016；张豫辉和陆启玉，2014）。

表 8-6　挤压条件对苦荞粉糊化特性的影响

参数		峰值黏度/cP	谷值黏度/cP	衰减值/cP	最终黏度/cP	回生值/cP	峰值时间/min
	原苦荞	87±1e	78±1f	9±1e	144±3e	66±1d	7.0±0.0a
挤压温度	80℃	1871±101c	305±1d	1566±100c	632±6c	327±5b	1.4±0.0bc
	120℃	2237±6b	344±6c	1893±12b	634±15c	290±9c	1.3±0.1cd
	160℃	2272±190b	376±0bc	1896±190b	657±0bc	281±0c	1.1±0.1de
物料水分	13%	682±51d	193±0e	489±51d	448±4d	255±4c	1.2±0.0de
	21%	2272±190b	376±0bc	1896±190b	657±0bc	281±0c	1.1±0.1de
	29%	2630±83a	896±38a	1735±121bc	1414±16a	518±21a	1.6±0.0b
螺杆转速	250r/min	2563±146a	401±1b	2162±148a	678±21b	277±19c	1.1±0.1de
	275r/min	2272±190b	376±0bc	1896±190b	657±0bc	281±0c	1.1±0.1de
	300r/min	2175±110b	351±2c	1825±112bc	632±33c	282±30c	1.1±0.0e

注：同列数字后不同的字母表示数据间具有显著差异（$P<0.05$）

第二节　全谷物主食品的开发要点

主食是指我们赖以充饥、食用频率高、食用比重大并能为人体提供大部分养料的谷物食品，通常包括以大米、小麦和杂粮为主要原料制成的各种粮食制品。主食的品类既包括米饭、面条、馒头、米线等适合中国人传统饮食习惯的粮食制品，也包括主食面包、易煮谷物、发芽糙米等符合现代城乡居民营养健康需求的新兴粮食制品（王瑞元，2013）。《中国居民膳食指南（2016）》（以下简称“膳食指南”）中推荐，每天要摄入 50～150g 全谷物和杂豆类。以全谷物部分替代精制谷物作为主食是达到膳食指南推荐摄入量的重要途径，因此，发展全谷物主食对丰富消费者膳食选择、改善我国居民膳食营养健康具有重要意义。

一、全谷物面条

全谷物面条按照原料来源大致可分为全麦面条和杂粮面条两大类，根据面条的次级加工工序，还可将其细分为全谷物鲜湿面、全谷物挂面和全谷物方便面等。近年来，我国挂面产业取得了较快的发展，是目前工业化程度最高的一个主食品类，2019 年我国挂面总产量已经超过 830 万 t，是全谷物主食品的良好载体。营养健康的全谷物挂面是未来挂面行业发展的一个重要方向，本部分将重点介绍全谷物挂面的开发要点。

传统精制小麦挂面成型的核心要素在于和面过程中，面筋蛋白吸收水分，彼此相互接触、交联，形成巨大的三维网状结构，构成面团的骨架，赋予其延伸性和弹性；其他面粉组分如淀粉等填充在面筋网络结构内，共同形成挂面的内部结构。然而，小麦是唯一具有面筋形成能力的谷物。在挂面体系中，全麦粉或其他杂粮等全谷物原料的添加，都会因为稀释了小麦面筋的含量而对挂面结构的形成起到负作用。同时，全谷物原料的种皮部分对面筋有切割作用，进一步弱化挂面体系中的面筋强度，使全谷物挂面在传统加工方式下难以成型，全谷物原料添加量受限。此外，全谷物挂面还存在颜色较深且因多酚氧化酶等的存在在生产、储藏过程中会产生一定颜色变化、口感较为粗糙、弹性较差以及不耐煮、不耐泡、不耐储存等问题。笔者团队通过高温高湿淀粉凝胶形成、麸胚稳定化加工、颗粒细度控制、高纤麦麸微细化碾磨、稳定化麸胚回填混粉等技术对全谷物粉原料进行处理，获得全谷物面条加工原料，并在制面过程中采取控温延时和面、全谷物面团调质、增压控距辊压及高效干燥等创新技术，研发了全麦挂面、苦荞挂面、红高粱挂面、豌豆挂面、青稞挂面、甜荞挂面、小米挂面等全谷物挂面。其中全麦粉最大占比可达 100%，杂粮粉添加量达 60%以上，产品符合《挂面》（LS/T 3212—2014）行业标准的品质要求。研发的全谷物挂面加工技术已实现了产业化开发应用，在企业已经实现批量生产。

（一）全谷物粉的要求

1. 原料的选择

从加工原料来讲，全谷物挂面的加工需选择强筋小麦品种。同时，我国消费者潜在意识里更倾向挂面制品具有净白透亮的颜色，一是可选用白麦磨成的全麦粉作为主要原料。研究表明，出粉率 95%的白麦与 74%红粒小麦面粉同样亮白或色泽更佳（Ambalamaatil et al.，2006）。二是选用麸皮中多酚氧化酶活性较低的品种，尽量减少挂面的酶促褐变。有研究尝试将意大利面常用的硬质杜伦麦品种应用于中式挂面中，发现挂面中多酚氧化酶水平整体较低，有效抑制了酶促褐变造成的色泽暗化。

从营养价值优化的角度来看，应尽可能选择营养价值较高的全谷物品种。以荞麦为例，荞麦品种不同，其营养成分也不同，尤其关系到荞麦中特征性的芦丁和总黄酮含量。我国荞麦主产区采集的 21 个苦荞品种中，芦丁和总黄酮含量分别为 6.06～18.67mg/g、6.65～22.74mg/g；18 份甜荞籽粒中，芦丁和总黄酮含量分别为 0.15～1.68mg/g、0.67～2.25mg/g（秦培友，2012）。苦荞中无论自由态黄酮、总黄酮、自由态酚酸或总酚酸，其含量均高于同种植区的甜荞（程菲儿等，2018）。

2. 面筋强度

全谷物粉中的麸皮影响面筋的功能特性。在全麦挂面中，随着全麦粉比例的增加，面团的吸水率、形成时间、稳定时间和黏度崩解值增大，回生值降低，二硫键含量下降，面筋蛋白的稳定性下降。在杂粮挂面等其他全谷物挂面中，因糙米、杂粮全谷物粉中不含有面筋蛋白，将杂粮粉添加到小麦粉中势必会降低混合粉的面筋强度，在和面过程中，面筋蛋白均匀、致密的孔洞结构遭到破坏，出现坍塌，粉质质量降低。为了降低这一不良影响，通常会选用面筋指数高的小麦粉进行全谷物挂面的配粉，或者在面团中添加谷朊粉及其他改良剂，以提高面筋强度，进而提高全谷物挂面品质。随着谷朊粉添加量的增加，全谷物粉的干面筋和湿面筋含量增加，适量添加可以改善全麦面团的粉质和拉伸特性，改善面团的弹性、耐揉性和抗拉伸强度，进而改善面条硬度和口感。但过量添加谷朊粉会降低面条亮度，影响面团的延伸性，增加面条硬度，降低面条品质（崔晚晚等，2018）。

3. 颗粒细度

颗粒细度是影响全谷物挂面品质最重要的因素之一，颗粒细度的大小将决定着全谷物粉与面筋网络的融合程度，决定全谷物挂面的品质。

（1）表观状态

全谷物粉的颗粒细度直接影响挂面表面的光滑程度。颗粒细度小于 60 目的全谷物挂面表面很粗糙，有许多肉眼可见的颗粒，在包装过程中，全谷物挂面表面有部分颗粒脱落。随着全谷物粉颗粒细度的减小，挂面表面光滑度增加。颗粒细度 80 目的全谷物挂面表面较光滑，颗粒细度 100 目的全谷物挂面表面光滑（田晓红等，2015）。颗粒细度大的全谷物粉不适合进行挂面生产，这是因为颗粒细度会影响面筋网络结构。随着颗粒细度的增大，对面筋网络结构的切割和破坏作用增大（曾维鹏等，2017），破坏面条结构的均匀性，面筋网络结构不能够完全包裹大颗粒麸皮，使大颗粒麸皮浮在面条表面，造成面条表面粗糙，并容易造成包装和运输过程中从面条表面脱落。要想获得良好的挂面外观品质，全谷物粉至少要通过 80 目筛，最好是通过 100 目筛。

（2）色度

颗粒细度影响全谷物挂面的色度，颗粒细度越小，L^*值越小，a^*值和 b^*值越大，也就是颜色越暗，越偏红、偏黄。颗粒细度越大，L^*值越大，a^*值和 b^*值越小，存放 1h 和 24h 具有相同的变化趋势（田晓红等，2015；郭婷等，2015）。这可能是由于大颗粒的麸皮或完整淀粉粒反射的光更多，致使 $L*$值偏高。颗粒细度减小，损伤淀粉数量增加，反射光会逐渐减少，白度减小（檀革宝等，2011；Kruger et al.，1994）。破损淀粉增多，也使得多酚氧化酶有更多的作用位点，失色褐变严重，使得面片的颜色偏暗（Niu et al.，2014）。另外随着粒度减小，颗粒越平滑，与面粉的相互接触和填充越饱满，反光量减小，造成白度减小（鲍庆丹，2010）。

（3）质构品质

颗粒细度与全谷物挂面的质构品质有关，全谷物粉中颗粒细度越小，全谷物挂面的质构硬度越高（田晓红等，2015；Chen et al.，2011）。这是因为粒径大的粉体比表面积比较小，影响了水分向颗粒内部渗透，而增加了黏附在蛋白质分子表面和分子间的水，导致面条较软；而颗粒细度小的粉体，损伤淀粉含量多，吸水快，吸水率也有所提高，使面团中的水分分配比例失调，全谷物粉中蛋白质吸水相对减少，抑制蛋白质网络结构的形成，导致面条硬度增加（张家辉等，2011；Hatcher et al.，2002）。另外，颗粒细度小的全谷物粉能够与面筋网络结构紧密结合，这是其质构硬度相对较高的另外一个原因。通常面条的硬度过大会使面条咀嚼费力，而硬度过小会使面条没有劲道（郭婷等，2015）。

随着颗粒细度的减小，全麦挂面的弹性、凝聚力和回弹性值随之增大，这是因为颗粒细度大的麸皮对面团面筋网络的形成产生了更不利的影响（汪丽萍等，2013a），而颗粒细度小的全麦粉比颗粒细度大的全麦挂面具有更好的延展性和弹性。

（4）感官品质

颗粒细度的大小直接影响了全谷物面条的感官品质。较大的颗粒细度会造成全谷物面条口感粗糙。口腔对颗粒粒度的感知阈约为 50μm，若全谷物粉颗粒细度高于 50μm，在食用时，能感觉到全谷物颗粒，颗粒细度越大，感觉越明显，适口性差。低于 50μm，口腔将不能识别颗粒，口感相对细腻。

（二）全谷物粉的添加量

全谷物粉的添加量对全谷物挂面的品质具有重要影响。例如，杂粮中缺乏面筋蛋白，在制作杂粮面条时，通常需要将杂粮粉与小麦粉进行配粉后再进行生产。杂粮粉的加入会稀释原小麦粉中的面筋蛋白，随着杂粮粉添加量的增加，杂粮面条的品质持续下降，面条易混汤、断条；当杂粮粉添加量超过 30%时，面条就很难成型。

1. 蒸煮品质

以苦荞挂面为例，随着苦荞粉添加量的增加，苦荞挂面的最佳蒸煮时间、吸水能力显著降低，断条率和烹调损失率显著增加（$P<0.05$）（表 8-7）。当添加量从 0 增加到 80%时，苦荞挂面的最佳蒸煮时间从 14.50min 缩短为 5.17min；苦荞挂面的吸水率由 156.43%降低至 103.26%，烹调损失率从 7.28%升高至 11.03%，说明随着苦荞粉添加量的增加，面条表面物质部分溶解到面汤中，损失严重，煮后的面条变薄，面汤变得浑浊；苦荞挂面的持水能力不断减弱，导致面条偏硬，口感较粗糙，蒸煮品质急剧下降（Wu et al., 2017）。

表 8-7 不同苦荞粉添加量的苦荞挂面蒸煮品质

苦荞粉添加量/%	最佳蒸煮时间/min	断条率/%	吸水率/%	烹调损失率/%
0	14.50±0.17a	0.00±0.00b	156.43±2.15a	7.28±0.25e
10	13.66±0.17b	0.00±0.00b	142.73±0.38b	7.98±0.21de
20	11.00±0.34c	0.00±0.00b	141.61±2.75b	8.22±0.43cd
30	9.00±0.17d	0.00±0.00b	140.37±7.08b	9.50±0.13b
40	7.50±0.17e	0.00±0.00b	136.0±4.48b	8.11±0.35d
50	5.66±0.17f	0.00±0.00b	135.01±2.08b	8.99±0.52bc
60	5.33±0.00gh	0.00±0.00b	122.47±3.32c	8.37±0.66cd
70	5.50±0.17fg	3.33±1.44b	109.95±1.06d	8.67±0.67cd
80	5.17±0.00h	40.00±5.00a	103.26±9.14d	11.03±0.17a

注：同列数字后不同的字母表示数据间具有显著差异（$P<0.05$）

而杂粮粉经过挤压处理后，添加量对面条的断条率影响很小。只有添加量高于 60%时，面条的断条率才迅速增加。这是因为挤压处理使杂粮中的淀粉发生糊化，改变小麦与杂粮混合粉的糊化特性（Chauhan et al.，2003；Guha and Ali，2002）。淀粉分子发生降解，分子量降低，蛋白质高分子量亚基基本消失，醇溶蛋白亚基间通过二硫键交联形成大分子量的蛋白质（赵学伟等，2012；曾洁等，2008；Ozcan and Jackson，2005；Guha and Ali，2002）。同时存在通过其他共价键交联的可能性。疏水作用、二硫键连同其他形式的共价键共同作用，使蛋白质发生聚集，产生类似面筋蛋白的特性，有利于杂粮挂面成型（赵学伟等，2006）。

2. 质构特性

随着添加量的增加，杂粮面条的硬度、坚实度和咀嚼度显著增加（$P<0.05$），而其他质构特性变化不显著（$P>0.05$）。0～80%苦荞粉添加量的苦荞挂面内部切片的微观结构见图 8-7。使用精制小麦粉制作的挂面截面孔洞不规则，且比荞麦挂面截面孔洞大（添加量为 10%～80%）；10%～80%荞麦挂面内部截面网络更紧密，这可能是由挤压预糊化苦荞粉形成的。挤压粉的加入使面团具有更高的弹性模量和一致性，使面条类产品的烹调损失率较低，硬度增加（Wang et al.，2014；Martínez et al.，2014；Cabrera-Chávez et al.，2012；Marti et al.，2010）。这些变化是由于挤压处理后的淀粉在较低温度下具有比较强

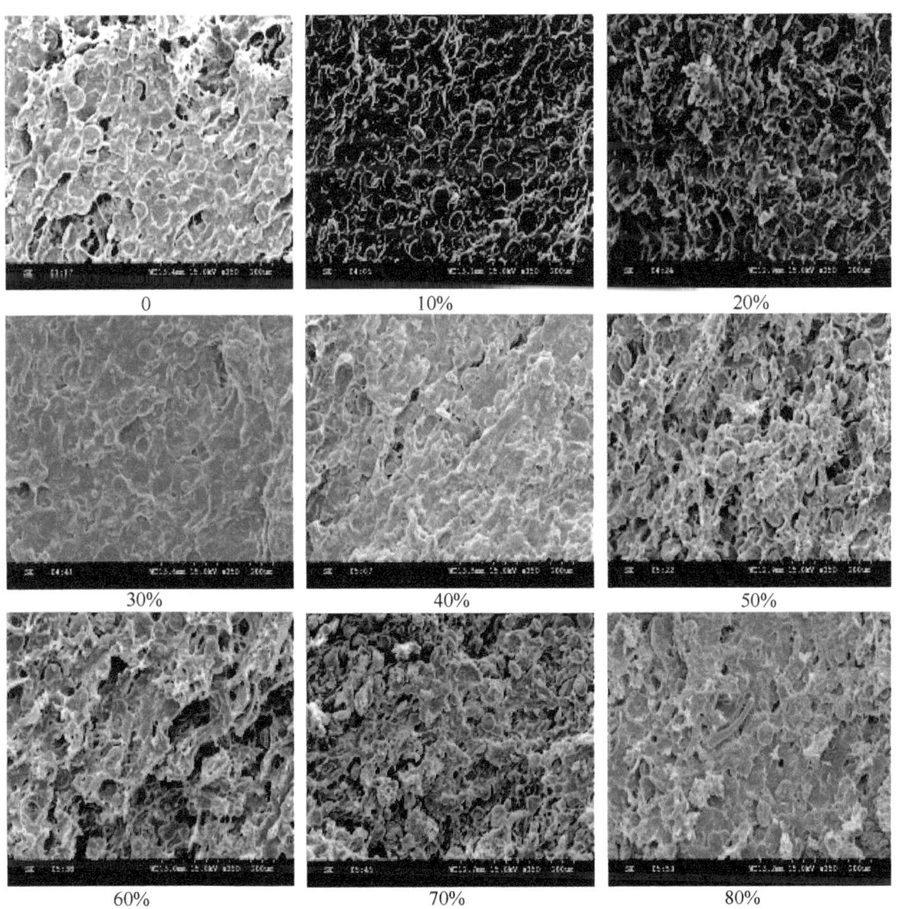

图 8-7　不同添加量苦荞挂面截面微观结构（×250）

的水溶性、吸水性和较高的黏度，在和面过程中，将游离的淀粉颗粒紧密黏附在一起，包裹于面筋网络内部，促进面团成型，使面团内部形成类似面筋网络的结构，在压延过程中，提高面带抗拉能力，进而提升成品的质量（王盼，2016；张豫辉和陆启玉，2014）。

3. 营养素含量

全谷物挂面的营养品质与全谷物粉的添加量直接相关。随着全谷物粉含量的增加，挂面的微量营养素、粗纤维和膳食纤维、其他生物活性物质和抗氧化活性物质含量均显著增加（$P<0.05$）（Wu et al.，2017）。以苦荞挂面为例，不同苦荞添加量的苦荞挂面中黄酮类化合物含量和抗氧化活性的对比结果见表 8-8。随着苦荞粉添加量的增加，黄酮含量增加，抗氧化活性增强，其中，随着游离态黄酮含量的增加，$ABTS^{+}\cdot$和 DPPH 自由基去除能力显著增强（$P<0.05$）。

表 8-8　不同添加量苦荞挂面的黄酮含量和抗氧化活性

苦荞粉添加量/%	游离态黄酮/（mg/100g）	结合态黄酮/（mg/100g）	$ABTS^{+}\cdot$/（μmol Trolox eq/100g DW）		DPPH/（μmol Trolox eq/100g DW）	
			自由态	结合态	自由态	结合态
0	4.14±0.22i	0.20±0.01g	240.07±12.38i	78.40±7.68b	27.03±1.32i	3.54±0.30d
10	14.66±0.02h	0.21±0.00g	792.25±45.99h	83.23±3.77b	189.45±2.84h	9.21±0.68c
20	24.80±0.19g	0.25±0.00f	2657.14±148.78g	86.38±7.75b	456.95±37.98g	9.62±0.59c
30	51.25±0.25f	0.29±0.02e	3577.69±214.00f	92.19±6.90b	786.08±63.11f	14.39±0.59c
40	77.77±0.74e	0.38±0.01d	4600.22±251.11e	105.26±7.73b	1036.87±66.99e	17.65±2.70bc
50	106.68±0.33d	0.39±0.01d	5419.08±242.57d	117.74±11.24a	1276.43±56.35d	19.03±0.69abc
60	128.41±1.20c	0.47±0.02c	5868.46±386.07c	135.59±4.73a	1466.17±67.96c	20.27±1.83ab
70	160.23±0.42b	0.53±0.04b	6458.63±185.27b	137.70±3.57a	1679.19±98.61b	20.42±0.84ab
80	176.90±0.40a	0.59±0.00a	6792.98±232.96a	160.51±11.11a	1857.35±95.68a	21.09±0.89a

注：同列数字后不同的字母表示数据间具有显著差异（$P<0.05$）

（三）加水量

加水量是挂面加工中非常重要的一个技术参数，最佳加水量由面团压延和切条的状态决定。加水量对面条的影响包括两个方面。一方面加水量影响面条面筋网络的形成。面条的和面过程是面筋网络的不完全形成过程，加水量过低，导致面粉水化不完全，蛋白质分子扩展不够，会抑制面筋网络结构的形成，不足以包裹所有的淀粉颗粒，在煮面过程中，淀粉颗粒易溶到面汤中，造成烹调损失率过高。另一方面加水量影响面团的软硬。加水量过低，面团偏硬，不利于压延，造成面条表面比较粗糙；加水量过高，面团偏软，易粘辊，面条在干燥过程中也容易从晾面杆上掉落。小麦粉面条制作过程中加水量一般为 33%～37%，全麦粉面条所需的加水量一般比小麦粉面条多 3%～7%（汪丽萍等，2017），这主要是因为小麦麸皮中含有较多的膳食纤维，膳食纤维中一些糖链上的羟基与淀粉、蛋白质等大分子物质竞争性吸水，蛋白质、淀粉等大分子物质所吸收的水分含量减少，面筋网络结构形成不充分，导致面团偏硬，压制的面片表面条纹不均匀。加水量适当时，麸皮中含有的水溶性阿拉伯木聚糖成分在水溶液中可以形成一种具有黏弹性的连续的三维凝胶网络结构，这种凝胶网络结构有着与面筋网络结构相似的功能，从而加固面条的网络结构。

加水量主要影响全麦挂面的感官品质，而对全麦挂面的煮熟增重率影响并不显著。随着加水量的增加，面条的色泽、表观状态（干）、亮泽度、表观状态（湿）、适口性、韧性、爽滑性、食味都呈不断上升的趋势，其中加水量对色泽、表观状态和适口性的影响较大，对亮泽度、韧性、爽滑性和食味的影响较小。加水量为 34%、36%、38%、40%、42%时，全麦挂面的感官评价总分分别为 77.2 分、81.3 分、90.2 分、93.8 分、95.8 分（总分 120 分），加水量为 42%时面条的感官评价总分最高，但是加水量达到 40%之后，面条的色泽、表观状态和适口性变化都不再明显（图 8-8），且在和面过程中发现高加水量会使得面团过湿易结块，面片在压制过程中容易被拉伸，在压片和切条时容易粘辊。因此，40%的加水量相对比较合适。

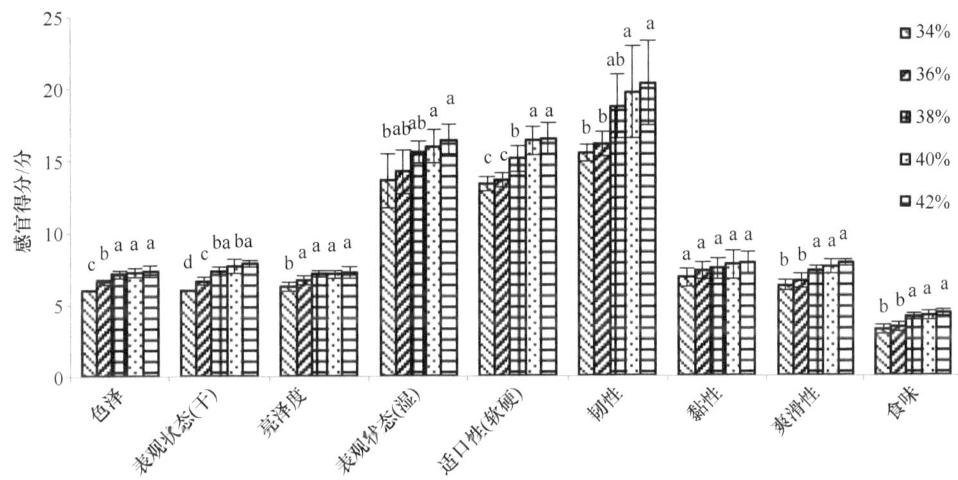

图 8-8　不同加水量全麦挂面的感官品质

（四）和面时间

和面就是机械促进面团面筋形成的过程，控制面团搅拌时间是控制面筋形成程度的重要因素之一。面粉与水刚接触时，接触面会形成胶质的面筋膜，这些先形成的面筋膜阻止水与其他干面粉接触和浸透，这就需要不断搅拌来破坏面筋的胶质膜，扩大水与干面粉的接触面积（李里特等，2000）。机械的捏合和搅拌不仅会促使小麦麸皮和小麦粉的充分混合，而且会促使面团面筋的形成。和面时间不足会造成全麦粉混合不充分，面片颜色不均一，使面筋形成不完全；和面时间过长，面团温度会上升，造成面团过熟，搅拌时间越长面团越湿黏，过于软化不利于面团整形操作。一般来说和面时间的长短与温度、和面机的速度、和面类型及和面机容量等因素有关（陆启玉，2005）。

随着搅拌时间的延长，面团形成的湿面筋含量先逐渐增大再慢慢减小。全谷物粉的面筋强度较小麦粉低，和面时间过长，会破坏已形成的面筋网络结构。因此，全麦挂面的和面时间要小于小麦粉挂面的和面时间。

二、全谷物馒头

馒头是指以小麦粉为主要原料，经过和面、发酵、成型、醒发、蒸制熟化定型的一种面制食品。它是由中国人发明、发展的一类发酵面团汽蒸食品，具有鲜明的民族文化特色。馒头是中国人特别是北方人的传统主食食品，在家庭膳食结构中占据重要位置（苏东民，2005），每年消费量占面制食品总量的 30%以上。随着我国城镇化的发展，居民生活节奏日益加快，商品化的主食馒头消费市场巨大（张泓等，2014）。随着生活水平的提高，人们对健康营养膳食的需求日益增长，精白小麦粉制作的馒头已经不能满足消费者的需求，全麦粉馒头、高膳食纤维馒头和各种杂粮馒头已经成为馒头加工业发展的一个重要方向。

全麦粉中麦麸和胚对面筋具有稀释作用，降低面团的延伸性、持气性能及面筋网络结构的稳定性，进而影响全麦馒头的品质特性。杂粮缺少形成面筋的蛋白质，限制了杂粮在馒头中的应用，杂粮需要和小麦粉搭配才可制作优质馒头。将杂粮粉添加到小麦粉中，会弱化小麦粉的筋力，导致馒头的品质劣化。这些均是全谷物馒头发展的瓶颈问题。当前的研究表明在全谷物馒头加工过程中全谷物种皮的颗粒细度及其持水能力对全谷物馒头加工品质至关重要。下面简要介绍全谷物馒头的加工技术要点。

（一）全谷物粉的要求

1. 原料预处理

预糊化处理不含面筋的全谷物粉，可改变淀粉的分子结构，使面团形成网络结构，同时钝化脂肪酶和脂肪氧化酶，改善面制品质。挤压加工是不含面筋的全谷物粉预糊化的主要方法之一（Curic et al.，2009）。全谷物粉经过挤压后，面团的流变性质及冻融稳定性发生变化，进而改变全谷物制品的焙烤性质（Martínez et al.，2014）。挤压处理的杂粮粉对杂粮馒头的外观、馒头芯结构、弹性、黏性等具有改善作用（李紫云，2013）。但挤压粉的添加量并不是越多越好。例如，未挤压小米粉与挤压小米粉的添加量为 2∶1 时，小米馒头品质最好；而挤压粉添加比例过高，易导致面团过黏，不易操作。

全谷物粉富含膳食纤维，其质地坚韧，导致全谷物馒头口感比较差。因此，一般采用超微粉碎、挤压膨化、微波加热、湿热蒸汽等方法对全谷物粉进行处理，改善其加工品质和食用品质。轻碾剥皮是一种新兴的全谷物制粉的前处理技术，采用摩擦或刮剥技术，按照一定比例，部分去除小麦、燕麦、青稞等谷物籽粒的外果皮。通过轻碾剥皮技术制备的全谷物粉可以改善全谷物粉的加工品质和全谷物馒头的食用品质。以全麦馒头为例，随着轻碾脱皮比例的增加，其硬度降低，外观亮度及感官评价总分增加，品质得到提升（赵吉凯等，2017）。挤压处理麸皮能够改善全麦馒头的营养品质和食用品质，但也造成了全麦粉馒头的比容和白度下降，硬度增加（冯春露等，2018；刘艳香等，2013）。

2. 颗粒细度

颗粒细度是影响全谷物馒头外观品质的关键因素之一（刘丽娅等，2018）。以全麦馒头为例，随着全麦粉颗粒细度的减小，全麦馒头表面更为光滑。通过 60 目筛的全麦粉制作的馒头，表面麦麸较多，肉眼可见，食用时能明显感受到麸皮存在，口感粗糙；通过 80 目筛的全麦粉制作的馒头，表面麦麸较少；通过 100 目筛的全麦粉制作的馒头，表面细腻，麦麸几乎察觉不到；通过 120 目筛以上的全麦粉制作的馒头，麸皮与小麦粉完全混合，肉眼观察不到麸皮（图 8-9）。随着颗粒细度的减小，全麦馒头的色度得到明显改善。使用超微粉碎处理的全麦粉制作的全麦馒头，其体积、弹性、高径比、回复性、感官评价总分与小麦粉馒头更为接近（刘艳香等，2013）。颗粒细度对全谷物糙米和杂粮馒头的影响与全麦馒头相似。

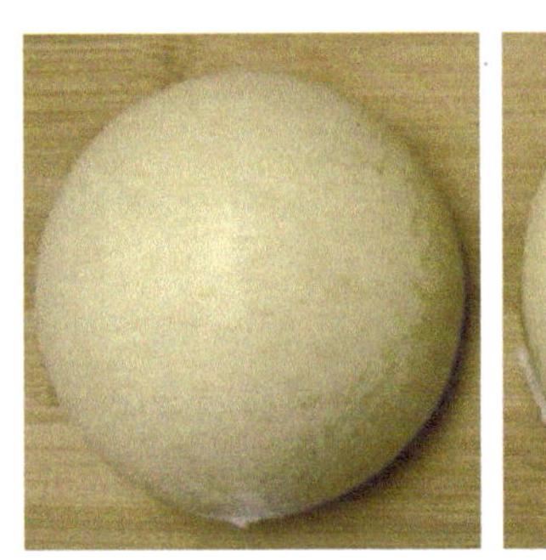
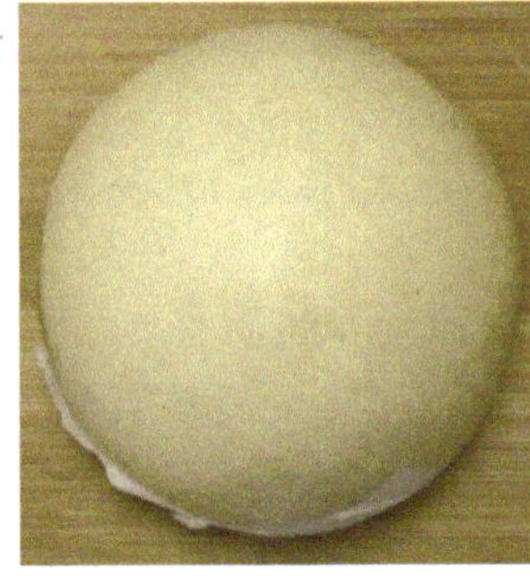
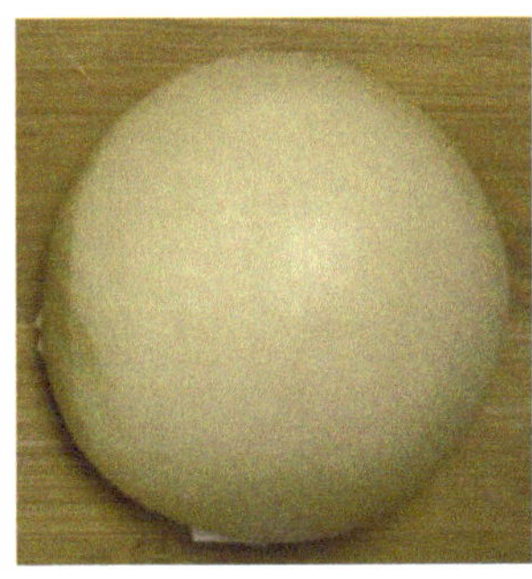

图 8-9　3 种麦麸颗粒细度的全麦馒头

从左到右依次为麸胚过 60 目筛、过 80 目筛、超微粉碎的全麦馒头；图中馒头样品的全麦粉添加量为 51%

3. 面筋强度

面筋是决定馒头品质的重要前提条件，面筋结构中的麦谷蛋白和醇溶蛋白分别贡献了面团抗拉伸阻力以及面团流动和延伸所需的黏合力，面筋在馒头加工过程中形成气室，将淀粉糖化后经乙醇发酵形成的 CO_2 气体保存于气室内，从而得到松软可口、富有弹性的馒头。面筋含量低、面筋弹性和延展性差的面粉，蒸制的馒头体积小、比容低，馒头内部结构“蜂窝”小、弹性差；而面筋含量高的面粉蒸制的馒头体积大，但韧性差，缺乏嚼劲；筋力中等的面粉蒸制的馒头比容高、弹性好，内部结构均匀，适口性好。在制作杂粮馒头时，要选择中高筋或高筋小麦粉进行配粉，使全谷物混合粉筋力中等，也可以适量添加谷朊粉提高面筋含量，稳固面团的网络结构，改善馒头的持气性能，增大馒头的体积，改善馒头内部组织，增强弹性，使其口感更为劲道。

（二）全谷物粉的添加量

全谷物粉的添加量是决定全谷物馒头品质的最重要因素。随着全麦粉添加量的增加，馒头的麦香味更浓郁，但高径比和硬度增加，比容、弹性、口感、表观色泽 L^*值降低，外观色泽变暗，表观状态劣化，内部孔径结构变小，结构粗糙（图 8-10）（刘艳香等，2013），馒头变硬（张纷等，2019；徐启恩等，2017）。这是因为随着全麦粉添加量的增加，面筋网络结构被破坏，限制了馒头在蒸制过程中气室的膨胀，从而影响全麦馒头的内部结构、体积和硬度。一般来说，全麦粉添加量小于 30%的全麦馒头具有麦香味，口感与小麦粉馒头相差不大，接受度比较高（田兰兰等，2015）。全麦粉添加量小于 50%的全麦馒头，可以通过麸皮处理技术、加工工艺优化等改善手段，得到品质较高的全麦馒头。100%全麦粉制作的全麦馒头，在目前的技术水平下，硬度较高，口感粗糙，接受度比较低。

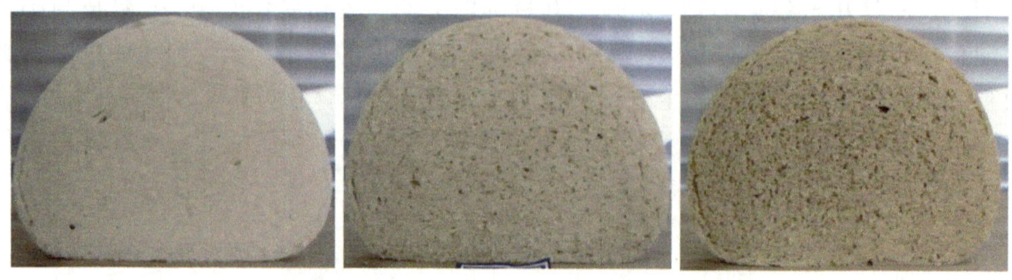

图 8-10　不同全麦粉添加量全麦馒头的内部结构图

从左到右依次为小麦粉馒头（标样）、51%全麦馒头、100%全麦馒头，全麦粉中麸胚经过超微处理

杂粮粉添加量对馒头加工品质和营养品质有显著的影响，随着杂粮粉添加量的增加，杂粮馒头的营养品质提高，膳食纤维、多酚及抗氧化活性增强（高晶晶和李贞，2017），但加工品质和感官品质下降。随着杂粮比例增加，杂粮馒头的硬度、胶黏性和咀嚼度增大，而内聚性和弹性降低；杂粮馒头的比容和体积膨胀倍数随着杂粮粉比例增加而减小，馒头表面光滑程度减弱，内部结构中气室变小，馒头变得致密，硬度增加，弹性减小（张爱霞等，2017）；杂粮馒头切片的亮度、气孔对比度、气孔数量和气孔密度均显著降低，气孔直径和粗气孔体积均显著增加（$P<0.05$）（程晶晶等，2017）。笔者所在团队添加5%～30%的小米粉制作小米馒头，随着小米粉添加量的增加，馒头表面变黄，添加量超过 20%时，馒头表面出现皱缩，外观品质迅速下降（图 8-11）。随着小米粉添加量的增加，小米馒头的感官评价总分逐渐下降，其中比容、高径比、外观、结构、弹韧性、黏性的评分不断下降；质构硬度、咀嚼度显著升高，弹性、黏聚性、黏附性和回复性显著降低（$P<0.05$）。这主要是由于随着小米粉添加量的增加，小米粉对面筋网络结构的稀释弱化作用加剧，面团的持气能力下降，发酵时，CO_2气体逸出，馒头体积变小，内部气孔变小，品质下降。但随着添加量增加，小米馒头的色泽更加接近小米的颜色，并且具有小米的特殊香气，气味评分增加（李紫云，2013）。

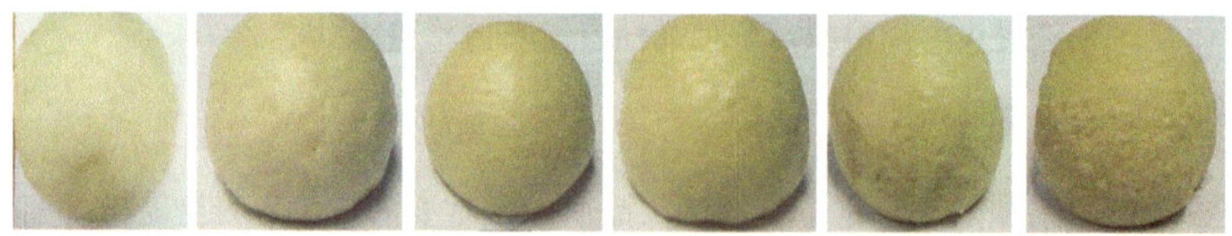

图 8-11　小米馒头（从左到右小米粉添加量分别是 5%、10%、15%、20%、25%、30%）

（三）加水量

麦谷蛋白在和面过程中吸水膨胀，并通过搅拌相互接触，彼此的巯基之间相互交联，形成充当面团骨架的立体网络结构，其他成分如淀粉、脂肪、膳食纤维等填充其中，形成具有黏弹性和延展性的面团。加水量是最关键因素之一，直接关系到面筋网络的形成，

加水量少，面筋形成不足；加水量多，面团偏黏，操作性变差，醒发过程中容易变形，外观变差。馒头的体积和综合评分与原料粉的吸水率呈极显著相关关系（孙辉等，2009）。在全麦粉馒头制作中，麸皮的加入会导致全麦粉面团中结合水的重新分配，这种水分的重新分配影响了面筋在面团中的二次结构。在水合状态，β-转角（以β-螺旋的形式）是蛋白质主要的二级结构（60%）。增加麸皮含量，面团中的β-转角转化为β-折叠和随机结构。然而，麸皮存在时这种转化的程度与面团的含水量成反比。全麦粉和面过程中，水分的再分配促进部分蛋白质脱水，以及导致β-转角崩溃并转变为分子间β-折叠结构，面筋蛋白因缺水而不能充分形成包裹气体的面筋结构，这种变形是全麦食品品质劣变的物理原因（Jayne and Srinivasan，2013）。因此，在制作全麦馒头时，加水量要多于小麦粉馒头（汪丽萍等，2013b）。

对于发酵面制品而言，硬度和咀嚼度是衡量其品质的两个重要指标，在一定范围内，硬度和咀嚼度越小，表明制品越柔软，适口性越好，老化速度越慢。随着加水量的增加，全麦馒头的硬度和咀嚼度降低，全麦馒头的适口性逐渐改善，老化速度变慢，体积、比容、高径比均有一定程度的增加（表 8-9）。馒头体积与加水量呈显著正相关，与高径比呈显著负相关，相关系数分别为 0.897（$P<0.05$）、–0.951（$P<0.05$），馒头比容、感官评分与加水量无明显相关性。综合全麦馒头的质构特性和感官品质，制作全麦馒头时，200g 的全麦粉加水量以 105～110mL 为宜。

表 8-9　不同加水量全麦馒头的质构特性和感官品质

加水量/mL	质构特性						感官品质			
	硬度/kg	黏附性/g	弹性	黏聚性	咀嚼度/kg	回复性	体积/mL	比容/（mL/g）	高径比	感官评分/分
95	7.36	–36.04	0.91	0.73	4.92	0.41	300	2.0	0.78	64
100	5.9	–22.43	0.93	0.74	4.04	0.42	350	2.3	0.73	74
105	5.08	–32.66	0.92	0.77	3.65	0.45	375	2.4	0.73	78
110	5.12	–19.17	0.92	0.75	3.51	0.44	375	2.4	0.71	77
115	3.73	–10.17	0.94	0.78	2.73	0.48	385	2.4	0.66	71

加水量与质构特性相关性比较高，与硬度、咀嚼度、回复性均有显著或极显著的相关性。和面时间与硬度、咀嚼度呈显著正相关，醒发时间与黏附性呈显著负相关（表 8-10）。加水量是全麦馒头制作工艺中最为重要的指标，全谷物糙米和杂粮馒头的加水量与小麦粉馒头相似。

表 8-10　工艺参数与全麦馒头质构特性之间的相关性

质构特性	硬度	黏附性	弹性	黏聚性	咀嚼度	回复性
加水量	–0.957*	0.832	0.693	0.839	–0.971**	0.924*
和面时间	0.924*	–0.627	—	–0.866	0.912*	–0.866
醒发时间	0.874	–0.903*	–0.671	–0.289	0.867	–0.416

注：*表示在 0.05 水平（双侧）上显著相关，**表示在 0.01 水平（双侧）上显著相关

三、全谷物主食面包

面包是以小麦粉和水为主要原料，添加酵母和食盐，经过发酵、成型、醒发、焙烤等工艺制成的松软多孔的方便食品。面包是很多国家尤其是西方国家的主食，在英国，面包的家庭普及率较高。面包种类繁多，其形态、成分和烘焙方法各不相同。按照用途可以分为三大类：主食面包、点心面包和快餐面包。主食面包也叫配餐面包，如吐司面包。白面包是人们最常食用的面包，以精白小麦粉为主要原料，食用后会使血糖迅速升高，营养价值比较低。与精白小麦粉相比，全谷物粉含有麸皮、糠层等成分，主要含有阿拉伯木聚糖、木质素等可溶性与不溶性膳食纤维、B 族维生素、蛋白质、矿物元素、酚类物质等各类生物活性组分（Moongngarm and Saetung，2010），是膳食纤维的重要来源。因此，全谷物面包被认为是一种功能性食品的载体。

面筋是面包制作过程中形成网络结构的主要成分，主要存在于小麦中。小麦面筋在面团形成过程中起关键作用，主要影响面团弹性、持气能力和维持面包连续的组织结构，帮助面团在烘烤过程中膨胀并保持其形状，并使面包具有耐嚼性。非小麦基全谷物粉如糙米粉、大麦粉、燕麦粉等，本身缺乏或不含面筋蛋白，其面团难以成型。同时，全谷物粉中的膳食纤维对面筋网络结构具有稀释和破坏作用，并与面筋蛋白竞争性吸水，阻碍面筋网络结构的形成，导致全谷物面团持气性差，膨胀不够，最终使全谷物面包比容小、口感粗糙、缺乏弹性。因此在全谷物面包制作过程中的原料使用方面应注意面筋蛋白含量、适当增加添水量，可提前对粗颗粒原料进行浸泡预处理。在面团制作时，应注意降低和面时的搅拌速度，减少搅拌时间，降低面团温度。面包制作时多使用预发酵面种以增强面筋的扩展性能，但全谷物面团无法忍受过度发酵，因此应适当降低面种中的酵母含量、降低面种在面团中的比例，降低面种温度，同时减少发酵时间。面团醒发时，应适当控制环境湿度，使发酵更为充分。焙烤时，因全谷物面团密度大、含水量高，因此需延长焙烤时间，同时降低焙烤温度 6～10℃。适当延长全谷物面包的冷却时间，以使面包内的风味物质得到充分扩散。此外，全谷物粉的麸皮、糠层中，脂肪氧化酶、脂肪酶含量高，容易氧化酸败，导致储藏稳定性差，常需要对原料进行处理，以改善面包的品质。现以全谷物糙米面包的制作为例介绍其加工工艺要点。

（一）酶制剂改良

酶制剂作为面制品的品质改良剂，可以明显改善面团及面制品的品质。目前被用来改善谷物面包的酶制剂有谷氨酰胺转氨酶（TG 酶）、脂肪酶、蛋白酶、木聚糖酶、葡萄糖氧化酶等。TG 酶能够催化蛋白质和肽键中氨基酸残基上的 ε-氨基和谷氨酰胺残基上的 γ-酰胺基发生聚合反应，形成蛋白质分子内和分子间的 ε-（γ-谷氨酰基）赖氨酸异肽键，从而改善蛋白质的结构和功能性质，进而改善米制品品质（Macro et al.，2008；Gujral and Rosell，2004）。TG 酶对糙米蛋白有很好的交联作用，使糙米中谷蛋白发生聚合作用，形成连续的网络状结构，包裹住其他蛋白质和淀粉颗粒，从而改善糙米面包的质构特性（Renzetti et al.，2012；余树玺等，2012）。在全麦制品中麸皮的最主要成分阿拉伯木聚糖（AX）尤其是水不溶性 AX 会与面筋竞争性吸水，阻碍小麦面筋蛋白网络结构的形成（袁佐云，2016）。木聚糖酶能够水解 AX，促进水分从木聚糖向面筋蛋白转移，水分流动性增加，成为结合力弱的自由水，促进面团发酵（苏东民等，2013），增加发酵面制品的比容，降低硬度，提高瓤的柔软度（朱运平等，2012；Jiang et al.，2010），部分抵消小麦麸皮造成面包体积减小的负面影响（Damen et al.，2012）。脂肪酶能将甘油三酯分解为单甘油酯和甘油二酯，二者作为优良的乳化剂，改善面包的结构，可以增加面包的比容和松软度（Stojceska and Ainsworth，2008）。此外，脂肪酶还能分解脂肪，使溶于脂肪中的色素分解出来，色素被氧化褪色，达到增白的效果（Larisa，2005）。植酸酶、半纤维素酶和蔗糖脂肪酸酯能够改善面团和面包特性（Morita，2007）。蛋白酶能够改善糙米面包的质构特性和微观结构（Renzetti et al.，2012）。

（二）生物发酵辅助加工

生物发酵技术是目前用来改善麸皮的加工和营养特性的常用方法，能够水解和释放食品中的营养物质和其他化合物，改变纤维的结构，从而影响其在结肠内的发酵，提高生物利用度。常用的发酵菌种有乳酸菌和酵母菌（王小平等，2017）。采用马克斯克鲁维酵母（*Kluyveromyces Marxianus*）发酵麦麸后，游离阿拉伯糖、葡萄糖和果糖含量增加，水溶性阿拉伯木聚糖含量显著提高（罗坤等，2019）。发酵麦麸中富含多种天然酶，主要包括纤维素酶、木聚糖酶和阿魏酸酯酶，这些水解酶在面包制作过程中能促进木聚糖水解和酚类化合物释放，多酚、黄酮、抗氧化活性等指标显著提高，赋予面包较高的营养价值。这些水解酶降解不可溶纤维素，使还原糖含量不断增加，改善面团的网络结构和持气性能，相比未发酵麸皮面包，发酵麸皮面包的体积、弹性、持水力、感官评分、色泽、比容均显著提高，硬度降低（张逢温等，2019；杨文丹等，2018）。

（三）非小麦基谷物粉-谷朊粉混合面团的应用

谷朊粉是最常用的全谷物面包品质改良剂，尤其是不含面筋质全谷物粉面包的重要配料，可作为面包改良剂，提高面团吸水率、增强面团的弹性和持气性，使面包比容增大、孔隙减小。一般来说，面团中半胱氨酸被氧化可形成二硫键，二硫键相互结合形成大分子纤维状聚合体，也就是面团的“骨架”。巯基和二硫键增多，可以使面团在酵母产气时具有足够的支撑力。谷朊粉添加量从 0 增加到 30%时，糙米面包的比容显著增加（$P<0.05$）；硬度、耐咀性显著降低，弹性、内聚性、回复性均逐渐增大；面包表皮色泽、质地、包芯色泽、平滑度等感官评定值均显著增加。谷朊粉添加量从 30%增加到 40%时，混合粉面包的比容、弹性、硬度、回复性、内聚性均无显著变化（表 8-11）。

表 8-11　谷朊粉添加量对籼糙米-谷朊粉混合粉面包质构影响

谷朊粉添加量/%	硬度/g	弹性	内聚性	耐咀性/g	回复性	比容/（mL/g）
0	8057.84±745.83a	0.26±0.00d	0.24±0.01d	1253.74±65.39a	0.11±0.01d	1.81±0.02d
10	2171.19±51.32b	0.85±0.02c	0.45±0.02c	841.51±42.52b	0.18±0.01c	2.38±0.03c
20	1238.54±18.69c	0.96±0.01b	0.69±0.01b	815.82±20.11b	0.32±0.01b	2.99±0.10b
30	618.92±29.84d	0.99±0.02a	0.78±0.06a	481.34±30.15c	0.38±0.03a	3.60±0.00a
40	507.86±21.23d	0.99±0.01a	0.79±0.01a	396.66±15.07d	0.40±0.01a	3.60±0.03a

注：同列不同字母表示数据之间差异显著（$P<0.05$）

当添加量为40%时，面筋网络结构壁增厚（图8-12），网络结构韧性增强，弹性降低，持气性不再增加。同时，吸水率过高，不利于面团的操作，过量添加不会带来良好的增筋效果（马涛等，2012）。

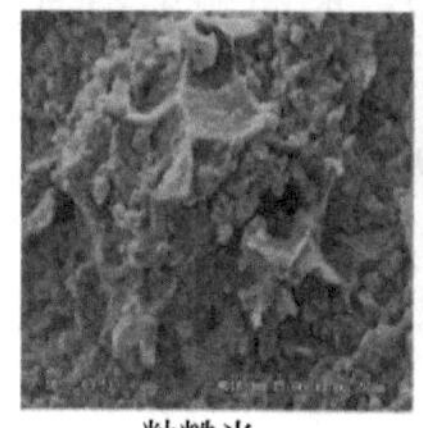
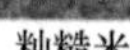
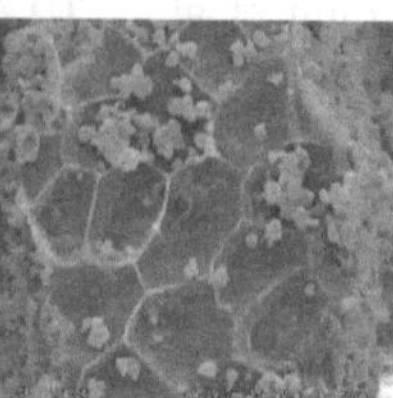
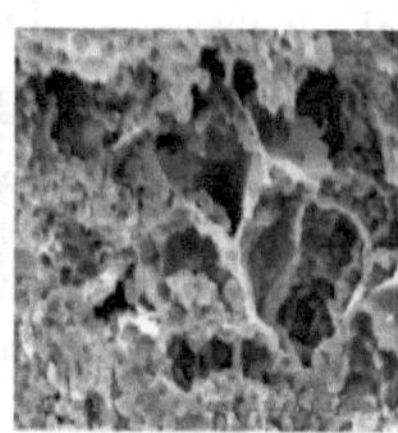
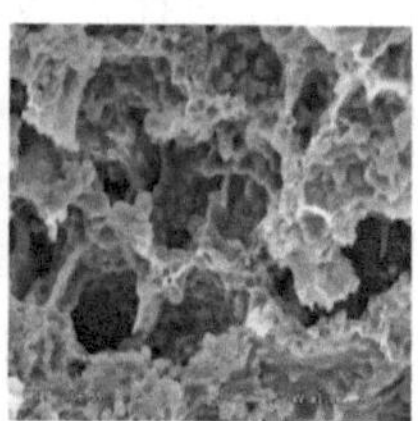
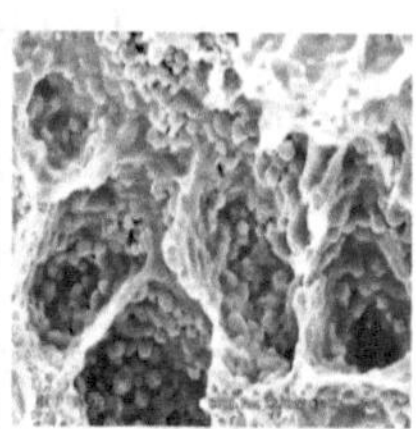

籼糙米　10%谷朊粉+籼糙米　20%谷朊粉+籼糙米　30%谷朊粉+籼糙米　40%谷朊粉+籼糙米

图8-12　籼糙米-谷朊粉混合粉面团的SEM结构图

四、糙米米线（米粉）

米线（米粉）是目前大米主食产业化领域中以早籼稻为原料的最大宗的工业化主食产品，涉及范围大，适用人群广，产品种类丰富，是我国传统主食文化尤其是米食文化的重要组成部分。米线流行于我国南方地区，尤其是广东、湖南、湖北、广西、江西、贵州、云南等地，深受广大消费者喜爱，是我国大米消费量和加工耗米量最大的大米深加工产品（李里特和成明华，2000）。目前，国内外市场上的米线以精白米线为主，全谷物糙米米线极少。糙米米线营养丰富，但糙米皮层纤维不易粉碎，造成米线口感粗糙。糙米胚中脂肪含量高，导致糙米米线保质期短。为了改善糙米米线的加工、食用和储藏品质，保持糙米中营养成分的活性和淀粉的低消化性，发挥糙米特有的生理功能特性，笔者团队通过糙米原料粉淀粉直支比调配、颗粒细度和损伤淀粉控制、基于米糠纤维的糙米米线老化调控、糙米米糠挤压稳定化与改性等技术的集成创新，有效解决了糙米米线口感差、烹调损失率高、易断条等难题，研发了品质良好的糙米米线。

（一）原料组成特性

原料的自身性质是影响米线品质的重要因素之一。稻米中的主要成分是淀粉，淀粉的性质对米线品质有着重要的影响（杜先锋等，2008），研究结果证明，大米淀粉性质尤其是直链淀粉含量对米线品质影响巨大，直链淀粉含量、淀粉的溶解度、膨胀力和老化特性对米线的蒸煮损失、复水时间、断条率和口感都有显著影响。大米的直链淀粉含量、最低黏度、最终黏度、回生值与可加工性呈极显著相关（孙庆杰等，2004）。因此，选取适宜的直链淀粉含量的原料对生产品质良好的米线意义重大（吴卫国等，2005）。目前，关于适合制作米线的最佳直链淀粉含量尚无确定值，不同研究得出的结论有一些差异。高晓旭等（2015）认为，当大米蛋白质含量为6.0%～7.0%，直链淀粉含量为21.0%～25.0%时，加工的鲜湿米线柔软顺滑、口感较好。李刚凤等（2013）研究发现原料直链淀粉含量越高，越适宜制作米粉。李红斌等（2005）的研究结果表明当直链淀粉含量为24%和26%时方便米粉的综合品质较好。但更普遍的看法是直链淀粉含量及蛋白质含量较高的原料更适宜制作米线（窦红霞等，2014；刘友明等，2008；张喻等，2003）。

原料中蛋白质含量、脂质含量对米线品质也有重要影响，蛋白质分子中的 S—S 键与淀粉分子连接紧密，会影响淀粉的糊化和老化（Baxter et al.，2004）。脂质在大米中的含量较低，只有 2%左右，但淀粉颗粒内部的单甘油酯会和淀粉分子结合形成脂质复合体，抑制淀粉凝胶结构中的双螺旋结构，阻碍水分子与淀粉分子的结合，使得淀粉凝胶的弹性和硬度下降，对大米的加工性质产生影响（周聪，2014）。糙米中含有 8%左右的米糠，米糠的主要成分是膳食纤维，膳食纤维吸水性强，在淀粉糊化过程中与淀粉竞争水分，使淀粉颗粒吸水膨胀的机会减少，抑制了淀粉的溶胀从而使得淀粉的糊化温度升高，峰值黏度、最终黏度、衰减值和回生值降低。在制作糙米米粉时，需要更高的糊化温度，使糙米米粉糊充分糊化，在老化阶段，需要更长的时间促进回生。

糙米原料的直链淀粉含量和淀粉直支比对糙米米线的蒸煮品质、质构特性、感官品质有很大影响。不同直链淀粉含量和淀粉直支比的糙米原料对糙米米线蒸煮品质的影响见表 8-12。随着原料中直链淀粉含量和淀粉直支比的增加，糙米米线的蒸煮时间延长。直链淀粉含量较高时（19.07%、20.45%），糙米米线的品质较好，其中吸水率分别为 174.90%、172.41%，烹调损失率分别为 19.67%、22.56%，断条率为 0（李莎莎，2016）。

表 8-12 糙米中直链淀粉含量和淀粉直支比及糙米米线蒸煮品质

样品名称	直链淀粉/%	淀粉直支比/%	最佳蒸煮时间/min	吸水率/%	烹调损失率/%	断条率/%
黑龙江圆粒	15.96±1.56c	19.01±2.20c	9.86±0.25d	97.61±5.80c	39.17±1.68b	13.33±2.45b
黑龙江长粒	16.82±0.15c	20.22±0.22c	10.79±0.36c	48.47±9.81d	51.98±3.37a	20.00±2.50a
江西 2014 晚	19.07±0.02b	23.56±0.04b	11.61±0.50b	174.90±4.09a	19.67±0.64c	0.00±0.00c
湖南早	20.45±0.25ab	25.70±0.40ab	11.99±0.11b	172.41±4.52a	22.56±0.15c	0.00±0.00c
江西 2014 早	21.88±0.38a	28.01±0.62a	13.24±0.12a	113.80±10.96b	36.24±4.88b	0.00±0.00c

注：同列不同字母表示样品间差异显著（$P<0.05$）

（二）颗粒细度

原料米粉的颗粒细度对糙米米线品质有很大影响，颗粒细度在 60 目以上才能正常加工米线。原料米粉的颗粒细度低于 40 目，几乎不能加工成米线，这是因为颗粒细度过大，在榨粉或摊粉时，淀粉内部糊化不充分，糊化效果差，黏着力小，使成品米线断条率比较高，并且容易出现糊汤现象。米粉颗粒细度越小，糊化时间越短，黏结性越好，米线烹调损失率减小，复水时间缩短，断条率下降。但原料米粉的颗粒过小则增加生产成本，也容易使米粉糊化过度，过于黏稠难以成型。原料米粉的颗粒细度在 100 目左右可满足糙米米线的加工质量要求（李新华和洪立军，2011）。

（三）损伤淀粉

糙米米线的品质受原料米粉中损伤淀粉含量的影响（Tong et al.，2015；Heo et al.，2013；Fu，2008），原料米粉的颗粒细度越小，损伤淀粉含量越低，米线的品质越高。为保证糙米米线的良好品质，应尽可能降低糙米粉的粒度，减少损伤淀粉含量。目前糙米磨粉主要有干法、半干法和湿法 3 种方式。干法磨粉会产生大量机械热能，造成糙米粉中一定量的淀粉损伤（王娜等，2020），导致后续加工制成的糙米米线蒸煮损失率高，吸水率增大（王晓曦和王忠诚，2001）。湿法磨粉工艺中，由于提前浸泡，糙米吸水后淀粉粒之间结构相对松散，磨粉后颗粒细度小、损伤淀粉含量低。半干法制粉是指将待研磨物料加入一定量水分进行润米、调制适当时间，再进行研磨的制粉工艺。由于经历了加水润湿的过程，在同样磨粉强度条件下，磨粉过程中产生的机械热能对糙米淀粉损伤较小，颗粒细度较小，介于湿法和干法磨粉的颗粒细度之间。半干法工艺生产的糙米米线的品质接近湿法工艺生产的糙米米线的品质（吴娜娜等，2019b；彭国泰，2017）。

研究发现，干法粉碎强度为 0～40Hz 时，随着碾磨强度的增强，糙米粉颗粒细度分别为 171.47μm、74.18μm、30.37μm、15.23μm、11.67μm，损伤淀粉含量从 7.84%增加至 14.58%，最佳蒸煮时间从 12.5min 下降至 5.0min，蒸煮断条率分别为 10%、7.5%、10%、35%和 50%，吸水率分别为 144.23%、118.83%、80.40%、89.00%和 107.82%，蒸煮损失率随制粉强度增加而增加，超微粉碎强度为 30Hz 时达到 26.83%，粉碎强度 40Hz 时下降至 16.96%。

半干法水分调节含量为 20%～35%时，颗粒细度分别为 191.75μm、193.09μm、182.30μm、167.71μm，损伤淀粉含量从 6.74%下降到 4.13%，制备的糙米米线最佳蒸煮时间没有显著性差异，断条率分别为 5%、5%、14%和 15%；蒸煮损失率分别为 14.99%、29.43%、17.95%和 13.80%，吸水率分别为 124.28%、107.56%、121.24%和 114.26%；糙米米线硬度增加，从 12 453g 上升到 13 546g；耐咀性从 7240g 上升到 8005.21g。

湿法制粉随着料液比从 1∶1 升高至 1∶4，颗粒细度分别为 152.79μm、162.45μm、168.13μm、160.00μm，损伤淀粉含量从 7.84%下降到 4.07%，复水时间相应降低，从 12.1%降至 9.1%，断条率没有显著性差异，在 10%以下，蒸煮损失率较低，在 25%以下。糙米米线吸水率在料液比为 1∶2 时达到 112.70%，其余均在 81.11%～97.09%。糙米米线硬度和耐咀性增加，分别从 12 141g 上升到 16 749g 和从 7001g 上升到 11 785g。

3 种磨粉方式得到的糙米粉损伤淀粉含量与糙米米线的硬度呈显著负相关，与最佳蒸煮时间呈极显著负相关，与断条率呈极显著正相关；糙米粉颗粒细度与糙米米线最佳蒸煮时间呈极显著正相关，与断条率呈极显著负相关（表 8-13）。复水时间、断条率与蒸煮损失是米线重要的质量属性，它决定了米线的吸水能力以及在热水蒸煮过程中保持结构完整性的能力（Kim et al.，2014；Yalcin and Basman，2008）。颗粒细度越大，糙米米线最佳蒸煮时间越长，断条率越小。糙米粉的损伤淀粉含量越高，糙米米线的蒸煮断条率越高。这可能是因为较高含量损伤淀粉的存在不利于糙米米线内部连续且致密结构的形成，导致糙米米线较高的蒸煮断条率。因此，需控制磨粉方式和磨粉参数，得到损伤淀粉含量较低、颗粒细度较小的糙米粉，用以制备具有良好品质的糙米米线。

表 8-13　不同磨粉方式糙米粉损伤淀粉含量、颗粒细度与糙米米线品质的相关性

糙米粉性质	最佳蒸煮时间	断条率	吸水率	蒸煮损失	硬度
损伤淀粉	-0.839^{**}	0.705^{**}	−0.098	0.229	-0.563^{*}
颗粒细度	0.927^{**}	-0.708^{**}	0.412	−0.232	0.393

注：*表示在 0.05 水平（双侧）上显著相关；**表示在 0.01 水平（双侧）上显著相关

五、易煮全谷物米

易煮全谷物米是指以糙米、青稞、燕麦、大麦等谷物为原料，经物理、生物等加工方式处理制备的整籽粒单一谷物或多谷物，在制作米饭时，可与精白米同熟。全谷物米保留了种皮和胚，营养物质丰富。但全谷物米胚中的油脂易被脂肪酶氧化，长期储存容易哈败，保质期短；种皮中富含的粗纤维和蜡质层在熟化过程中阻碍水分进入谷粒内部，导致全谷物膨胀性差、蒸煮时间长、口感粗糙；糙米中直链淀粉与脂类结合使得糙米淀粉的糊化温度高于精白米（Sun et al.，2014）。为了解决这些技术瓶颈问题，国内外学者应用微波辐射、红外辐射、超声波辅助酶解、超高压处理、高温流化、挤压重组等技术对全谷物进行预处理，钝化全谷物米脂肪酶的活性，改善全谷物表皮的通透性、改善淀粉糊化特性，从而延长全谷物米保质期、缩短蒸煮时间、改良全谷物米的食用和营养品质，使其成为易煮全谷物（张岭，2019；陈培栋等，2018；苏勋，2017；岳崇慧，2016；金建等，2014；扈战强等，2013；Norton and Sun，2008）。

（一）缩短蒸煮时间及改善蒸煮食用品质

蒸煮时间和固形物损失量是易煮全谷物米最重要的品质指标。固形物损失量越高，蒸煮时米饭越黏，食味品质及口感越好，但固形物损失量过高时，营养物质大量流失，米饭黏结严重，影响米饭的食味品质（何剑飞和陈召桂，2009）。因此，不管采用何种加工方式，重要的目标就是在保持更好的食用品质的基础上，尽可能地缩短全谷物的蒸煮制作时间。下面以生物酶辅助加工预蒸煮法及低温等离子体技术两种加工方式进行举例说明。

酶法辅助加工法是借助谷物的内源酶萌发、外源酶水解等生物技术，将全谷物米通过浸泡酶解、加热熟化、干燥、冷却等工序，制备成具有糙米香味、粒形完整、适口性良好的易煮全谷物米。这种加工方式主要应用在糙米上，与原糙米相比，易煮全谷物米的大分子淀粉、蛋白质和纤维素的分子量均呈现明显降低，B 族维生素、膳食纤维等营养物质含量未发生显著变化。

生物酶的种类、加酶量、酶解时间和酶处理温度是生物酶辅助加工的关键工艺参数，这 4 个参数的共同作用决定全谷物米的酶解效果。酶制剂在谷物浸泡过程中随谷物吸水过程充分作用于谷物表层，水解纤维结构，使其长链分子变短，直至氧桥键断裂，完成降解。全谷物米皮层的主要成分是纤维素，采用纤维素酶与木聚糖酶的复合酶溶液浸泡糙米，两种酶选择性降解糙米皮层，既有利于水分向糙米内部渗透，提高米粒的韧性，从而减少碎米；又有利于降解纤维皮层，减弱皮层对水分子的阻碍作用，从而提高吸水速率。两种酶复合使用具有协同作用，提高酶解效率，从而提高生产效率（刘明等，2016）。在浸泡过程中，全谷物米吸水萌发，内源酶活性增强，与外源酶共同作用，改善皮层的通透性，增加全谷物米的生物活性物质。

全谷物米经酶处理后通过预蒸煮加工，可使部分淀粉糊化，蛋白质发生变性，引起内部结构改变，表面糠层结构软化，从而提高其易煮性。预蒸煮的温度和时间决定易煮全谷物米的预熟化程度。

预熟化后的全谷物米通过干燥处理，水分降至安全水平（14.0%～14.5%）。干燥的方式和时间决定最终产品的外观品质。快速、及时、合理的干燥方式可减少高水分全谷物米中微生物的生长繁殖，避免产品变质，保持全谷物中生物活性物质（如γ-氨基丁酸等）的稳定。干燥过程中内外温度和湿度梯度变化幅度较大时，易引起易煮全谷物米的溶质散失，降低其食味品质，并导致米粒开裂。高温干燥引起易煮全谷物米发生蛋白质变性和淀粉糊化，应力裂纹增大，爆腰粒增多。低温干燥导致干燥时间较长，在高湿环境下，米粒易发生霉变。

低温等离子体技术是近年来迅速发展起来的新型加工技术，作为一种非热加工技术应用于全谷物领域，能够缩短全谷物的蒸煮时间、改善其食用品质，且该技术能量消耗较少、安全、操作简便（孟宁等，2019）。低温等离子体的高能活性粒子轰击使全谷物表面能增加，在谷物表面产生蚀刻效应，促进外层纤维糠层形成裂缝，增加全谷物籽粒的亲水性，有利于蒸煮过程中水分的吸收和扩散，从而达到缩短蒸煮时间的目的（Potluri et al.，2018；Thirumdas et al.，2016；Lii et al.，2002）。

在低温等离子体处理体系中，辉光强度、处理时间和水分含量是该技术最主要的工艺参数。在一定范围内，随着辉光强度的增加、水分含量的增加，糙米的蒸煮时间逐步减少，固形物损失量逐渐增加。设定处理时间 1min，水分含量 9.33%，当辉光强度从 0A 增加至 2.0A 时，糙米的蒸煮时间从 34min 缩短至 25min，固形物损失率从 15.3mg/g 增加至 20.1mg/g。当水分含量从 6.98%增加到 9.33%时，糙米的蒸煮时间从 32min 缩短至 25min，固形物损失量从 8.2mg/g 增加至 18.5mg/g（图 8-13）。低温等离子体产生的高能带电粒子刻蚀了糙米表面的纤维皮层，导致糙米表面产生凹陷和裂缝，使水分更容易渗透到糙米内部，从而加快了淀粉的糊化，缩短了蒸煮时间（Thirumdas et al.，2017）。水分被电离产生的粒子可能与糙米淀粉发生交联，原料中不同的水分含量影响糙米的蒸煮时间和固形物损失量（Pashkuleva et al.，2009）。不同品种糙米在相同低温等离子体处理条件下的蒸煮时间存在一定的差异（Chen，2014；Chen et al.，2014，2012）。

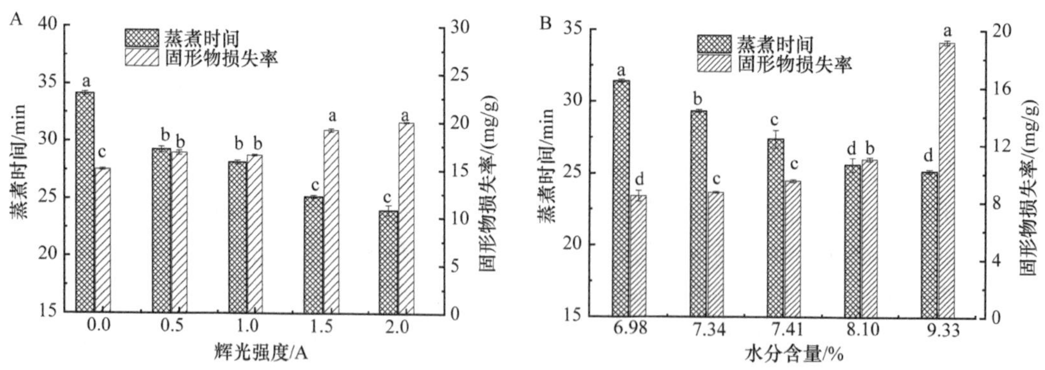

图 8-13 辉光强度（A）和水分含量（B）对糙米蒸煮时间及固形物损失量的影响

随着低温等离子体处理时间的增加，糙米的最佳蒸煮时间呈先增加后减小的趋势，米汤中的固形物含量逐渐增加，当处理时间为 1min 和 4～5min 时，糙米的最佳蒸煮时间在 25min 左右，比未处理组样品减少了约 8min。当处理时间为 5min 时，糙米的固形物损失量达 44mg/g。

影响易煮全谷物米蒸煮时间的各因素由强到弱依次为处理时间、辉光强度、水分含量，影响固形物损失率的各因素由强到弱依次为水分含量、处理时间、辉光强度。

（二）延长产品货架期

货架期是影响易煮全谷物米产品市场流通的关键因素。目前常用的方法主要包括通过一些热加工技术及冷杀菌技术进行灭酶处理。

六、发芽全谷物米

发芽全谷物米是指将全谷物米在一定条件下培养至一定芽长的谷物产品，主要原料有糙米、青稞、燕麦、小麦、荞麦、藜麦等，目前发芽糙米是市场上最常见的发芽全谷物米。全谷物米经过浸泡发芽后，淀粉酶、半纤维素酶、蛋白酶、氧化还原酶等多元内源酶被激活，淀粉被水解成糖类，增加了香甜味，皮层纤维素被降解，γ-氨基丁酸（GABA）、酚类物质等功能活性物质含量提高，抗氧化活性增强，抗营养因子含量降低，全谷物米的加工品质、食用品质和营养品质得到改善（井璐珍，2019；韩雅盟，2019；徐磊，2017；赵霞，2016；易翠平等，2015；吴凤凤，2013）。下面以发芽糙米为例介绍发芽全谷物的加工要点。

（一）发芽控制

谷物发芽过程是影响发芽全谷物米加工和产业化的关键环节。谷物发芽工艺主要包括浸泡条件（如浸泡温度、浸泡时间以及浸泡液成分）和发芽条件（如发芽温度和发芽时间）等方面，其中发芽时间对全谷物米的品质最为重要。目前的发芽技术较多采用 24h 以上的发芽时间，但发芽时间的延长，直接导致生产周期延长，不仅增加能耗和成本，而且增加了谷物被微生物污染的风险；同时，谷物芽长越长，芽越易折断，外观越差（Hejazi et al.，2016；Ti et al.，2014；Hung et al.，2012）。鉴于此，一般以生产芽长 1～2mm、发芽时间 12～24h 的发芽糙米为宜。

不同的发芽时间可影响发芽糙米的基本组分含量。与未处理的糙米原料相比，发芽后（12h、24h、36h）的糙米总淀粉含量和粗脂肪含量逐渐降低，蛋白质含量增加，粗纤维含量、灰分含量变化不明显（陈雪，2017；郑艺梅等，2006）。淀粉含量的降低，是由α-淀粉酶、β-淀粉酶、脱支酶和α-葡萄糖苷酶等的降解作用造成的，所得到的寡糖（如还原糖）部分为种子发芽提供所需能量。脂肪含量的减少，是由于随着发芽时间的延长，糙米的脂肪酶被激活，导致糙米脂肪发生降解。粗蛋白质含量的升高，可能是来自酶降解的谷蛋白和新合成的可溶性蛋白（Mohan et al.，2010）。

发芽时间会对糙米淀粉的糊化特性产生一定影响。随着发芽时间的延长（12h、24h、36h），发芽糙米的峰值黏度、最低黏度、崩解值、最终黏度和回生值显著降低（$P<0.05$）。糙米经过发芽处理，被激活的蛋白酶水解部分二硫键和肽键，使淀粉颗粒游离出来，在快速的剪切作用力下，发芽糙米变得更加容易崩解，峰值黏度降低；崩解值降低，表明

经过发芽后，淀粉颗粒的热稳定性提高。

与未处理糙米相比，发芽糙米的糊化峰值温度、起始温度和终止温度、焓值均降低。糙米在发芽过程中，直链淀粉被α-淀粉酶降解，含量降低，从而使糊化温度降低。原因可能是糙米在发芽前浸泡，表面形成微小裂缝，糊化时水分较容易进入籽粒内部，破坏了淀粉分子间的缔合状态，分散在水中成为亲水性的胶体溶液，产生了较低的糊化温度。同时，糙米中含有较丰富的脂类，在淀粉糊化过程中，可与直链淀粉形成直链淀粉-脂类复合物，该复合物需要在较高温度下才能融化。而发芽过程中，脂肪被脂肪酶降解，含量降低，直链淀粉-脂类复合物减少，从而使发芽糙米的糊化温度降低（Jaisut et al., 2009）。

在微观结构的影响方面，随着发芽时间的延长，糙米蛋白质形成的网络结构向外扩张，整体结构变得松散，逐渐失去了棱角，淀粉颗粒呈不规则多边形体，体积变小，表面出现凹坑（图 8-14）。原因是糙米发芽后，其本身所含的大量酶类如淀粉酶、蛋白酶、植酸酶等被激活和释放，糙米中的淀粉和蛋白质等发生降解，其结构从结合态转化为游离态，使整体结构变得更加疏松。在一般情况下，酶能渗透到淀粉颗粒内部并向外水解，在淀粉颗粒的表面形成了针孔。由于直链淀粉分布并不均匀，在颗粒表面含量多于内部。于是可以推断，淀粉酶首先接触淀粉颗粒表面并进行侵蚀作用，从而降解了更多的直链淀粉，使得淀粉颗粒体积减小。发芽粳糙米和发芽籼糙米相比，发芽籼糙米的结构较粳糙米结构更加疏松，淀粉颗粒体积更小。

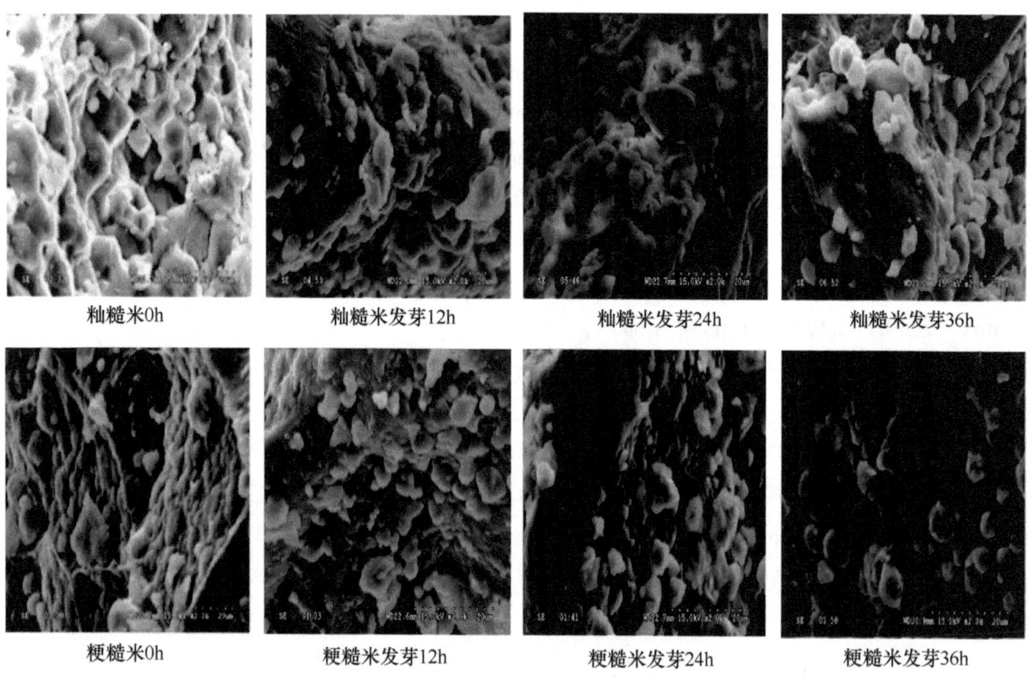

图 8-14　发芽时间对糙米微观结构的影响（×2000）

（二）熟化工艺

γ-氨基丁酸（GABA）是发芽糙米的特征性成分，因其具有增强脑细胞代谢、降血压、活化肾功能、改善肝功能等生理特点而备受关注。发芽糙米需要经过熟化工艺加工后才能食用，在熟化过程中，发芽糙米会损失部分GABA。常见的发芽糙米熟化加工技术包括蒸煮、焙烤等热处理方式，同时也包括以超高压处理为代表的非热处理方式。

1. 蒸煮加工

常压蒸煮和高压蒸煮是常见的两种蒸煮方式。随着蒸煮时间的增加，GABA的含量呈显著下降的趋势（$P<0.05$）（图8-15A）。常压蒸煮30min，发芽糙米能达到可食用状态，高压蒸煮20min，发芽糙米能达到可食用状态。在相同的蒸煮时间条件下，高压蒸煮会损失更多的GABA，为保留更多的GABA，可以选择常压蒸煮发芽糙米。

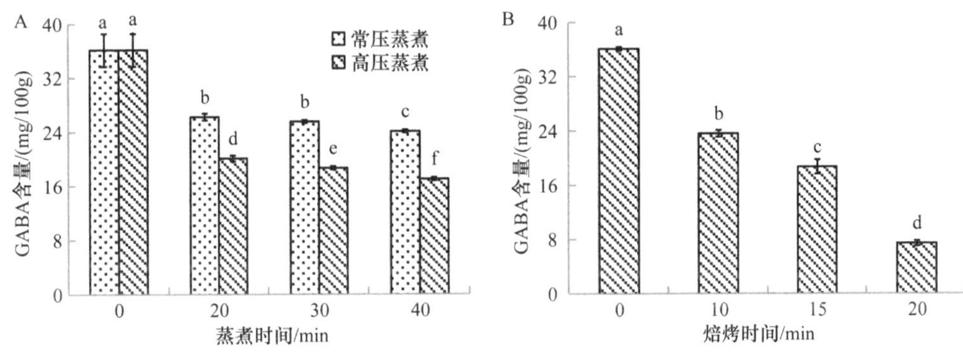

图8-15　蒸煮（A）和焙烤（B）加工对发芽糙米GABA含量的影响

2. 焙烤加工

随着焙烤时间的增加，GABA的含量呈显著下降的趋势（$P<0.05$），焙烤10min的发芽糙米的GABA含量比未焙烤发芽糙米减少了12.53mg/100g，焙烤15min的发芽糙米的GABA含量比未焙烤发芽糙米减少了17.44mg/100g，焙烤20min的发芽糙米的GABA含量比未焙烤发芽糙米减少了28.75mg/100g（图8-15B）。焙炒同样会使GABA含量降低（姜雯翔等，2014）。

3. 超高压加工

超高压加工技术是近年来食品加工业中新兴的物理改性技术，可被用于鲜食发芽糙米的灭菌处理。超高压处理对发芽糙米的GABA含量影响显著（$P<0.05$）。与未处理的发芽糙米相比，在保压25min时，随着压力增加，GABA含量总体呈现显著降低趋势，并在压力300MPa时降幅较大（图8-16A），在压力600MPa时，保压4min、6min，GABA含量呈现增加的现象（图8-16B）。可能是高压处理使发芽糙米内部的细胞系被破坏，基质与脱碳酸酵素的结合度增加，引起谷氨酸转化为GABA。保压时间继续延长（8min、10min），GABA含量降低；适当的超高压处理能够提高发芽糙米的GABA含量，可选

择其作为发芽糙米的熟化工艺。

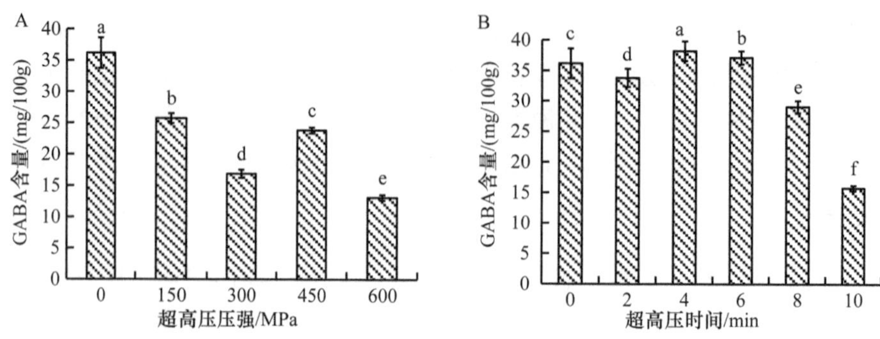

图 8-16 超高压对发芽糙米 GABA 含量的影响

（三）干燥工艺

糙米发芽后的含水率高达 30%～40%。水分含量过高会加速发芽糙米表面微生物的生长和繁殖，不利于发芽糙米的流通和储存。因此需要对发芽后的糙米立即进行干燥。干燥方式不当易引起发芽糙米的爆腰现象和结构改变，劣化其蒸煮性能和食用品质。常用的干燥工艺有真空干燥、热风干燥和微波干燥等。真空干燥成本较高，不利于生产推广；热风干燥比较经济，控制适宜的干燥温度与时间，可在含水量达到安全储藏值的前提下，保障发芽糙米的营养品质与食用品质。干燥温度不超过 50℃、干燥至产品水分低于 14%，可避免高温长时间干燥对发芽糙米 GABA 含量的影响。微波干燥技术去水主要发生在恒速干燥阶段，微波功率、干燥时间、缓苏比及风速对发芽糙米的色度和 GABA 含量均有显著性影响。近年来发展发芽-预蒸煮（germination-parboiling，GP）与冻融循环（freeze-thaw cycle，FTC）相结合的工艺，有效避免干燥带来的发芽糙米品质劣变问题，优化发芽糙米的适口性（于勇等，2018a，2018b）。

（四）储藏条件

发芽糙米的水分含量和储藏温度是决定发芽糙米保质期的重要因素。适宜的水分含量维持发芽糙米正常的生理活动，保持原有的色泽和风味，保障其食用安全。在储藏过程中，由于外界环境的变化引起发芽糙米失水或吸水，将引起发芽糙米品质发生劣变，货架期缩短。水分含量过高引起发芽糙米表面微生物快速生长和繁殖，水分含量过低引起发芽糙米爆裂，米粒颜色变黄、变暗。在储藏过程中，常用脂肪酸值、GABA 含量变化来评价发芽糙米的劣变程度。

1. 脂肪酸值

脂肪酸值表征样品中非酯化脂肪酸的量，常用来表征谷物脂类酸败的程度，也用来表征稻米的陈化程度。在我国国家标准《稻谷储存品质判定规则》（GB/T 20569—2006）中规定，稻谷的易存标准为：籼稻谷的脂肪酸值≤30.0mg/100g，粳稻谷的脂肪酸值≤25.0mg/100g，超过这个标准不易存。

在低温（4℃）和室温（25℃）储藏时，随着储藏时间的延长，发芽糙米的脂肪酸值呈先升高后降低的趋势（图 8-17）。总体而言，发芽糙米的水分含量越高、储藏温度越高，在储藏过程中脂肪酸值增长越高，品质劣变越严重（李勇等，2014）。这是因为随着温度升高，脂肪酶、脂氧合酶等酶类活力增强，酶促反应加快；游离脂肪酸的过氧化反应促进了脂肪酶的水解反应，产生短链乙酸、丁酸等，使脂肪酸值增加，低温可延迟脂肪酸值升高（刘波等，2012；包金阳，2011）。

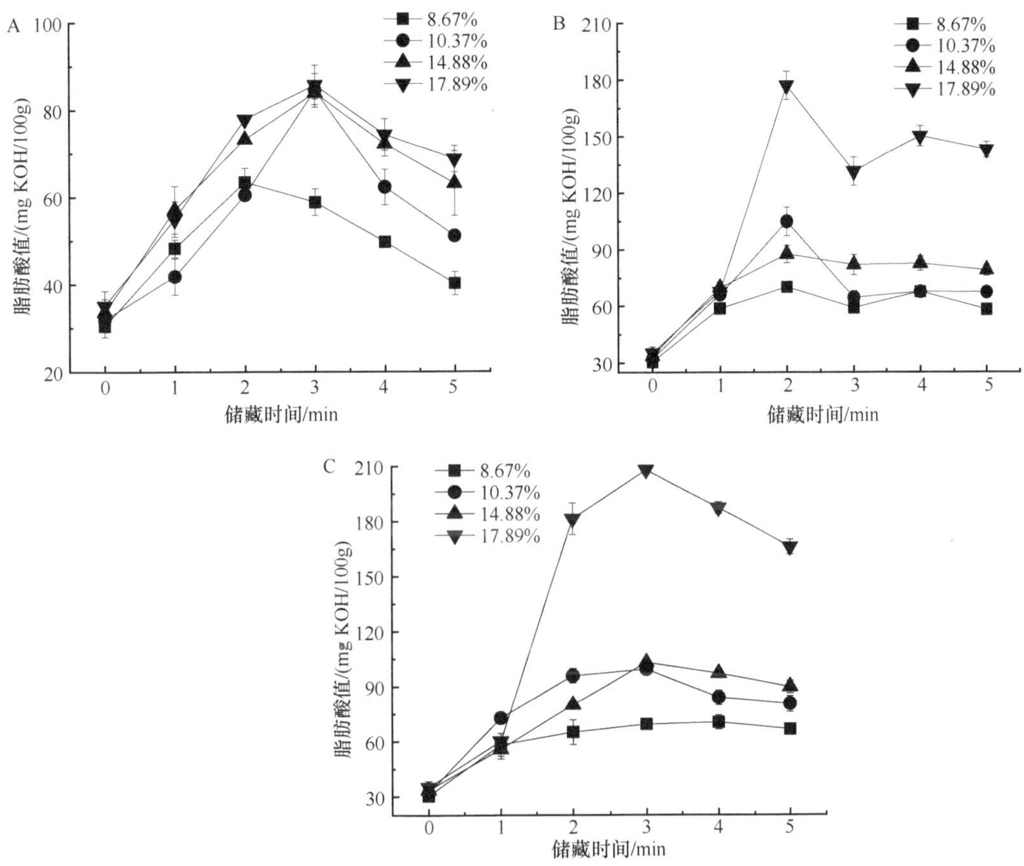

图 8-17　不同水分含量发芽糙米储藏过程中脂肪酸值的变化

A. 4℃条件下储藏；B. 25℃条件下储藏；C. 35℃条件下储藏

2. GABA 含量变化

GABA 是发芽糙米的特征活性成分，在储藏中会有不同程度的降解（图 8-18）。在不同温度储藏（4℃、25℃、35℃）时，随着储藏时间的延长，发芽糙米的 GABA 含量呈下降的趋势。其中，在低温储藏（4℃）时，低水分含量（8.67%）和高水分含量（17.89%）发芽糙米的 GABA 含量损失最快；在室温储藏（25℃）时，高水分含量（17.89%）发芽糙米的 GABA 含量损失最快。低温储藏（4℃）的发芽糙米的 GABA 含量降幅小于室温（25℃）和高温（35℃）储藏。低温低氧条件下可提高谷氨酸脱羧酶（GAD）活力，有利于维持 GABA 含量（丁俊胄等，2015）。

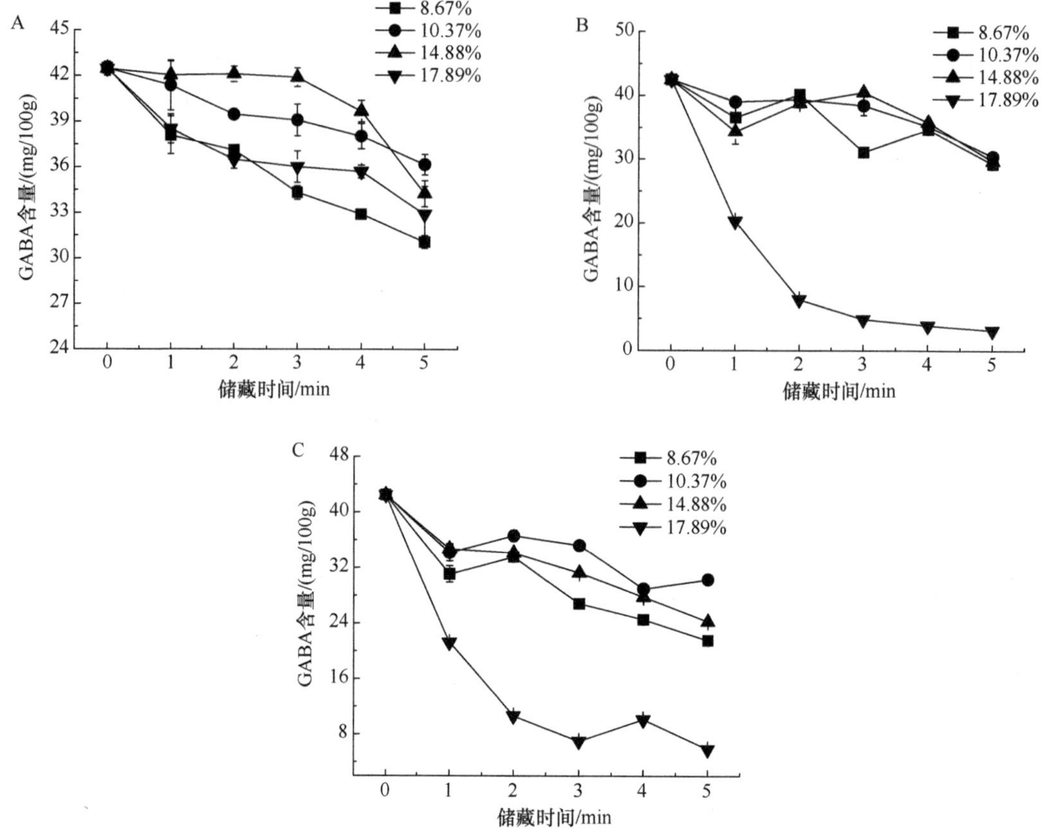

图 8-18　不同水分含量发芽糙米储藏过程中 GABA 的变化

A. 4℃条件下储藏；B. 25℃条件下储藏；C. 35℃条件下储藏

综上所述，发芽糙米的水分含量和储藏温度对发芽糙米在储藏中的品质变化影响显著，低水分含量在低温储藏有利于保持发芽糙米品质。

七、传统特色全谷物食品

我国地域辽阔、民族众多，饮食习惯和风俗多样化，有很多传统地方特色的全谷物食品，比较有代表性的传统特色全谷物食品有糌粑、甜醅和高粱糍粑。

（一）糌粑

糌粑是我国少数民族尤其是藏族、蒙古族的传统主食，产地主要为西藏、青海、新疆、四川和甘肃等地。它是以青稞（或豌豆）为主要原料，经炒制、磨粉，辅以酥油等配料制作而成。根据原料的不同，糌粑分为“乃糌”（青稞糌粑）、“散玛”（豌豆糌粑）和“毕散”（青稞和豌豆混合糌粑）等（贡保草，2003），通常所说的糌粑一般指青稞糌粑。此外，糌粑在蒙古族中被称为“塔勒哈”，其制作工艺与西藏等地相似，在原料中增加了玉米、大麦等粗粮（赵雯玮等，2017）。糌粑含有丰富的蛋白质、脂肪、膳食纤维、矿物元素、B 族维生素等营养成分，具有热量高、营养丰富、酥软香甜、易于制作、便于携带等特点（刘小娇等，2019），深受藏族聚集区人民的喜爱。

糌粑的制作工艺包括原料的选择和清理、淘洗润麦、干燥、炒制熟化、磨粉和包装等。不同品种的青稞原料影响糌粑的品质，目前市场上的糌粑产品主要以藏青 320、藏青 2000、喜拉 22、拉孜紫青稞、隆子黑青稞和勾芒紫青稞等品种的青稞为加工原料。应选用颗粒饱满、无砂石、无霉变和无虫蛀的青稞原料，进行清理、淘洗、润麦和干燥等预处理，其中清理和淘洗去除青稞表面的杂质，润麦使青稞在炒制过程中达到更好的爆腰率（刘小娇等，2019）。

炒制熟化是糌粑制作的关键技术要点，一般采用砂炒的方式对青稞进行熟化。爆腰率是判定青稞熟化质量的标准，一般要求达到 70%以上，爆腰率越高，糌粑的香味越浓郁、口感越好。炒制的温度和时间对产品品质有重要的影响，炒制温度过高，易导致青稞焦煳，炒制温度过低，青稞不易熟化。研究表明，控温电炒锅炒制温度 110℃、炒制时间 10min，糌粑粉的品质最佳（杨希娟，2016）。

传统的糌粑磨粉方式为水力石磨磨粉（简称水磨，图 8-19），可利用磨盘的间隙大小调控糌粑粉的颗粒细度。目前，工业生产上也采用电动磨粉方式生产糌粑粉。一般认为，水磨生产的糌粑粉的香味更浓郁、口感更好，这可能是由于水磨加工磨粉速度慢，糌粑粉可快速冷却，而电动磨粉过程中产生大量热量，破坏糌粑粉的风味物质。

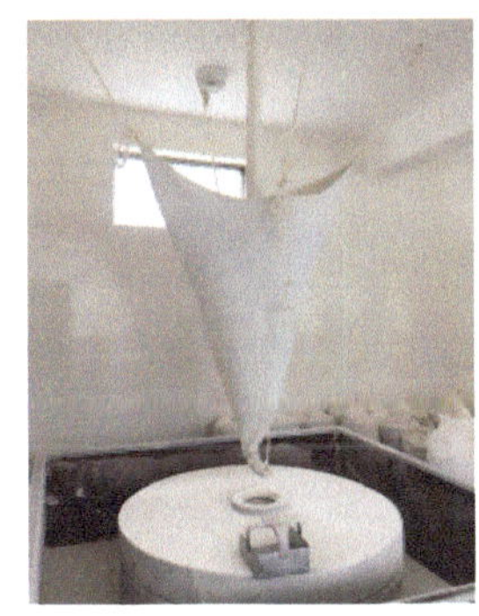
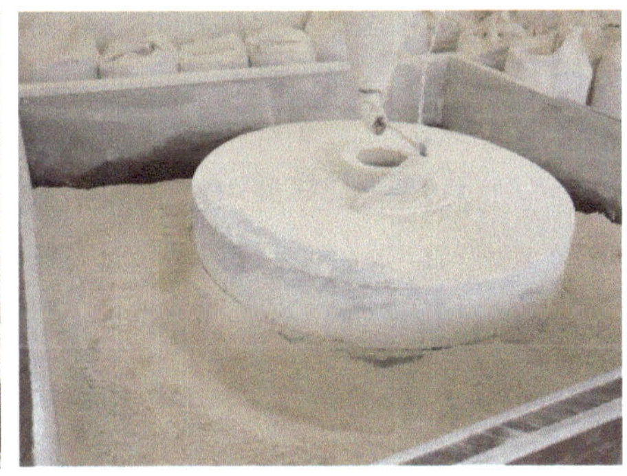

图 8-19　典型水力石磨糌粑粉加工

（二）甜醅

甜醅是青海、甘肃西北地区的特色小吃之一，深受汉、藏、回等多民族人民的喜爱。甜醅主要以燕麦、青稞、糙米等为原料，借助甜酒曲经固态发酵而成，色泽黄润，具有醇香甘甜的口感（图 8-20）。甜醅富含黄酮、多酚等生物活性物质，具有一定的生理保健功效。目前，甜醅的制作还停留在家庭作坊阶段，导致其品质不稳定，保质期一般不超过 10 天。

固态发酵是甜醅制作工艺中的重要环节，对甜醅品质影响很大。在发酵过程中，燕麦等原料的大分子蛋白质被水解为小分子多肽，总酸含量和麦角固醇含量持续上升，氨基酸态氮含量和还原糖含量先上升后下降（吴寒等，2015）。经过固态发酵后，燕麦等原料的大分子物质被水解为易消化吸收的小分子物质，并产生特殊的风味物质。甜醅的固态发酵工艺主要受曲种选择、加曲量、加水量、发酵温度、发酵时间等参数的影响，目前，有关甜醅系统化的制作工艺研究还鲜有报道，有待进一步研究。

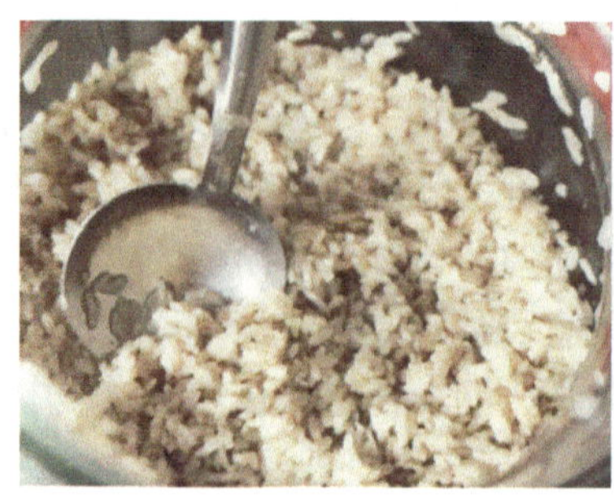
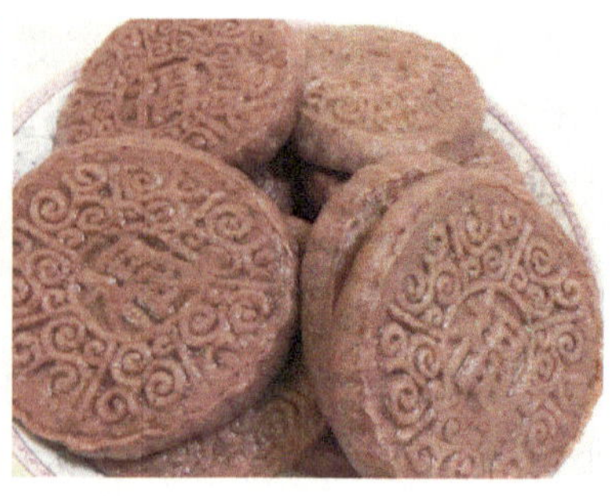

图 8-20 甜醅和高粱糍粑

（三）全谷物高粱糍粑

全谷物高粱糍粑（图 8-20）是湖南地区一种具有传统特色的小吃，它是以 70%左右高粱全粉为主要原料，辅以 30%糯米粉或籼米粉，经混粉、加水调湿、塑型、蒸制等工序制作而成。与一般糯米糍粑相比，全谷物高粱糍粑因含有高粱全粉，除具有普通粑米糍粑的风味和口感外，还具有更高的营养价值，深受消费者的喜爱。但目前高粱糍粑仍以家庭手工制作为主，工业化生产水平较低，从而导致其市场流通范围和市场流通量较小。

全谷物高粱糍粑的品质主要与原料的特性、加水量、蒸制温度和时间等因素有关。不同品种的原料因基本组分不同，具有不同的加工特性，从而影响产品的品质。研究表明，不同淀粉和蛋白质含量的糯米对糍粑品质具有显著影响，其中淀粉与糍粑质构中的硬度和黏着性呈一定的负相关，且与糍粑质构中的弹性呈显著负相关，而与感官评价中的适口性呈一定的正相关；蛋白质与糍粑质构中的硬度和黏着性呈显著正相关，而与感官中的适口性呈显著负相关（魏春磊等，2018）。此外，加水量和蒸制工艺对高粱糍粑的品质也具有重要影响。目前，还没有关于高粱糍粑的研究报道，相关的研究有待进一步开展。

糌粑、甜醅、高粱糍粑等传统特色全谷物食品的风味和口感独特，营养品质丰富，符合人们对健康饮食的“天然、绿色、健康”的消费理念，具有很大的发展前景。但目前这些传统特色全谷物食品一般以手工作坊生产为主，工业化生产程度很低，从而导致其质量不稳定、流通范围小、推广难度大。开发和推广传统特色全谷物食品、加快其产业化进程是全谷物发展的一个重点方向。此外，应结合我国不同地区人民的消费习惯，对产品的食用方式进行改良，以适应内地市场，开发大众化、主食化的传统特色全谷物食品。

第三节　全谷物方便食品的开发要点

全谷物方便食品是指以全谷物为主要原料经一系列预制加工而成的半成品或者成品，可即食或者简单烹调后食用，具有携带方便、简单便捷、营养美味等特点。近年来，全谷物方便食品在国内外得到快速发展，常见的品类包括烘焙食品、早餐谷物、早餐麦片、休闲食品、代餐食品、热饮及乳制品等。目前，国内市场上全谷物方便食品的品类相对较少，仍有极大的发展空间。我国方便食品行业正面临营养健康转型升级，全谷物食品成为国内有关科研领域和生产企业关注的热点。结合我国传统饮食习惯，开发营养、健康、美味的全谷物方便食品，将是推动我国全谷物消费的重要路径与发展方向。

挤压加工技术在全谷物加工领域的应用，赋予了全谷物方便食品开发更多的可能性。一方面，挤压过程可引发全谷物内部成分的一系列变化，包括淀粉糊化、蛋白质变性、天然酶失活、纤维大分子的部分降解、美拉德反应和生物活性物质的包埋等，有效改善全谷物食品口感粗糙、不耐储存等问题；另一方面，挤压加工技术的应用可实现“定制”具有较高营养价值或创制能够满足特殊需求的全谷物食品的消费诉求，产品配方灵活、食品品类多样。挤压加工技术既可以用来制作即食食品（休闲食品和早餐谷物等）和速食食品（速食粥和营养代餐粉等），也可以用来“修饰”食品配料，制备成固体、半固体和液体产品供直接食用或后续加工使用。

下文以糙米速食粥、多谷物代餐粉、全麦饼干 3 个典型产品为例，介绍全谷物挤压速食粥、全谷物代餐粉和全谷物饼干三大产品品类的加工技术要点，同时还综述了全谷物饮料的加工技术要点。笔者团队所做工作仍有局限，许多内容尚不完善，更多品类的全谷物方便食品有待进一步开发与研究。

一、全谷物挤压速食粥

我国有食粥养生的传统饮食习惯和文化，且以热食粥类为主，而目前市场上的方便粥类产品以八宝粥为代表的冷食粥为主，无法满足广大国民营养、方便的食粥需求。因此，研究开发热食的全谷物速食粥是全谷物方便食品的发展方向和热点。挤压加工是生产全谷物速食粥的技术方法之一。全谷物挤压速食粥是以糙米、杂粮等为主要原料，经过制粉、挤压熟化、低温干燥、高温二次糊化、造粒成型、冷却和包装等工艺加工而成的。

全谷物速食粥的品质特性不仅取决于原料的自身特性和预处理方式，还取决于挤压过程的操作参数。全谷物速食粥的结构元素是原料在高温、高湿、高剪切力的作用下发生物理化学变化形成的，粥体由连续的淀粉基质和不连续的蛋白质构成。淀粉中直链淀粉与支链淀粉的比例（简称“淀粉直支比”，后同）影响其糊化、流变和凝胶特性，进而影响速食粥的膨胀性和内部结构。蛋白质二级、三级、四级结构的热机械展开与交联可影响速食粥的内部水分分布及膨胀性。同时，膳食纤维等营养物质的存在也会影响速食粥的组成结构和质构性质。一般，谷物膳食纤维中不溶性膳食纤维所占比重较大，导致其持水能力比淀粉等组分差，降低挤压过程中物料在熔融状态时的弹性，最终降低粥体结构的膨胀性，使其具有高硬度、低松脆度的组织结构和小孔隙、高密度的内部形态。减小谷物或谷物皮层颗粒的尺寸、增加谷物各组分之间的表面接触面积，或对谷物皮层进行一定的前处理、将部分不溶性膳食纤维转化为可溶性膳食纤维，可显著提高速食粥膨化造粒后的体积。在挤压工艺调控方面，原料含水量、挤压温度和螺杆转速是速食粥体密度的主要控制要素（图 8-21）。物料的水分含量及其在熔融状态下的流变特性与分子之间的相互作用对速食粥挤压后的膨胀性影响很大，黏度高可导致气体扩散速率降低，从而有效促进气孔的形成、增大与保持。增加喂料时的原料含水量可降低中间过程和最终产物的弹性，使粥体膨胀性降低，内部形态致密。提高挤压温度可形成过热水蒸气，有益于速食粥体内部气孔的形成、降低粥体密度，提升整体结构的膨胀性。螺杆转速可赋予挤压体系不同的剪切速率，在相同的温度条件下，不同的剪切速率可导致物料膨胀速率的差异。淀粉基物料具有剪切变稀和拉伸变稀的特性，高剪切体系将降低熔融状态下物料的黏度、增加其弹性，使水分分布更加均匀，缩短物料在挤压机腔筒内的通过时间，进而影响粥体的品质特性。

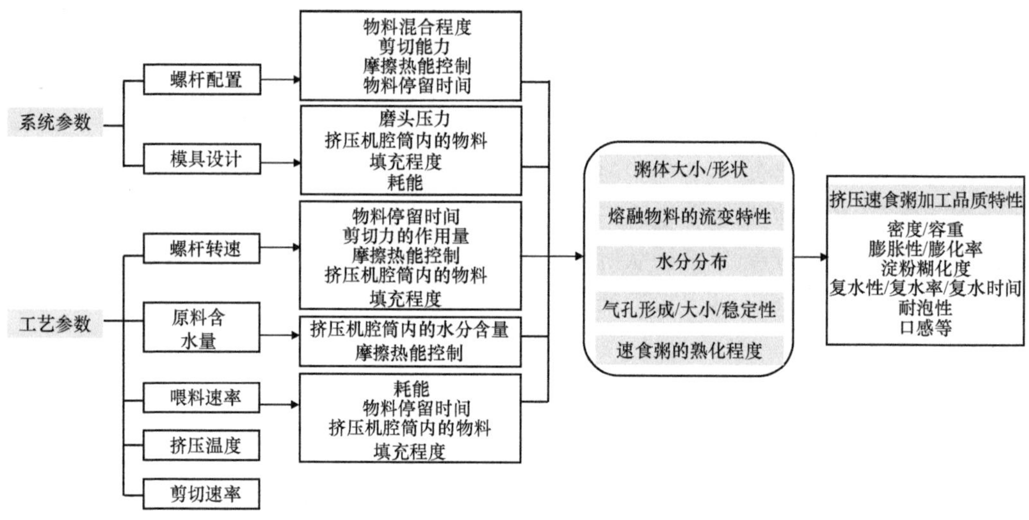

图 8-21　挤压加工对速食粥加工品质特性的影响

现以糙米速食粥为代表，介绍全谷物挤压速食粥类产品的加工技术要点。

（一）原料选择

1. 不同糙米品种对糙米速食粥加工品质的影响

不同品种糙米的基本组分存在差异，影响其挤压加工特性，进而影响糙米速食粥的加工品质。以黑龙江圆粒粳米、黑龙江长粒粳米、江西早籼米、江西晚籼米等 8 种不同品种和产地的糙米为原料，在相同工艺流程及加工参数条件下制备糙米速食粥，并对其加工品质特性进行比较评价。结果表明，不同原料糙米挤压速食粥的千粒重、径向膨化率、复水率、复水时间和米汤固形物含量部分存在显著差异（$P<0.05$）（图 8-22），且内部微观结构不同（图 8-23）。经综合分析，黑龙江长粒粳糙米挤压速食粥的品质最佳。

2. 原料淀粉直支比对糙米速食粥加工品质的影响

在模式体系下比较评价了糙米原料中淀粉直支比对糙米速食粥加工品质的影响，结果表明糙米的直链淀粉含量和淀粉直支比可对糙米速食粥粥体的内部结构产生影响（图 8-24）。糙米速食粥粥体的横截面结构均紧密均一，具有大小不一的气孔。这是因为物料在挤压过程中被混合均匀，使粥体的横截面紧密；而经过高温二次膨化时，粥体内

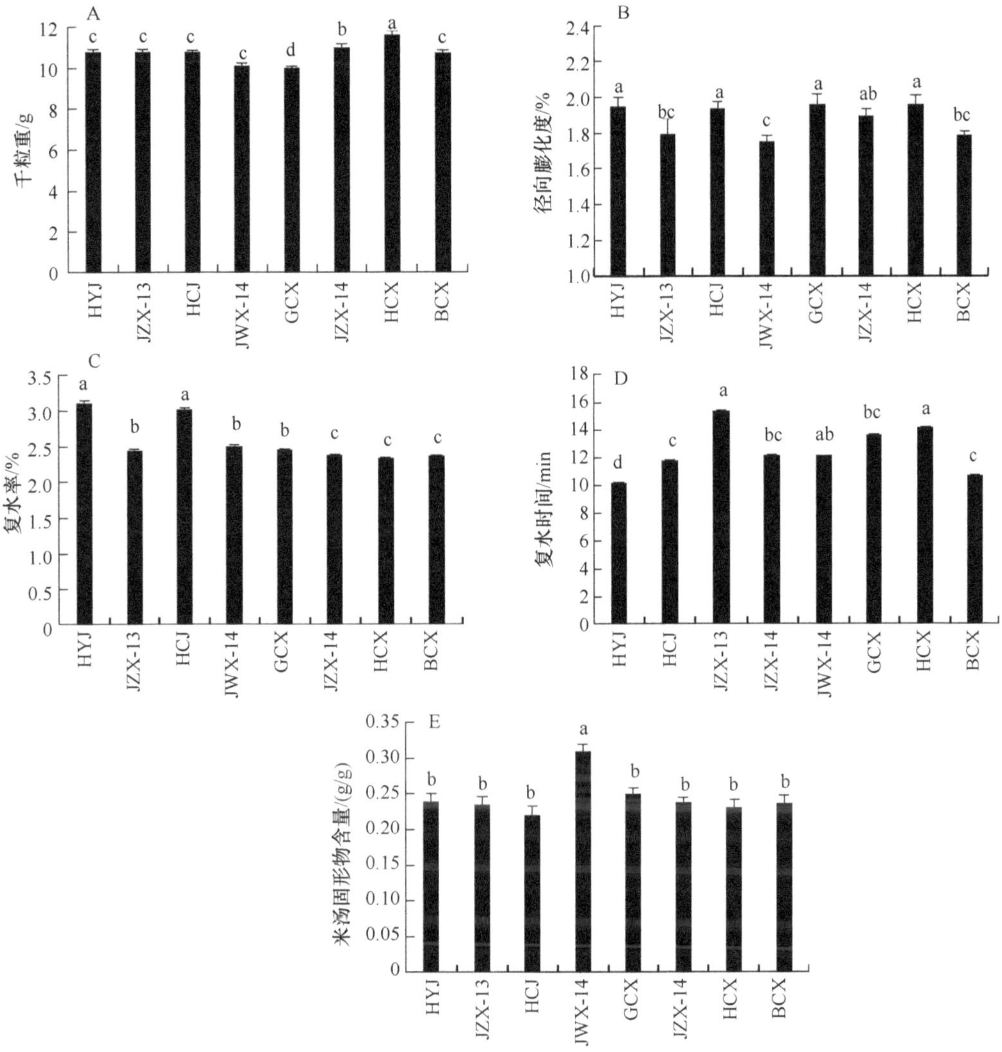

图 8-22　不同原料糙米挤压速食粥的冲调品质

HYJ 为黑龙江圆粒粳米；HCJ 为黑龙江长粒粳米；JZX-13 为江西 2013 年早籼米；JZX-14 为江西 2014 年早籼米；JWX-14 为江西 2014 年晚籼米；GCX 为广元早籼米；HCX 为湖北早籼米；BCX 为巴中早籼米

部的水分由于高温作用迅速蒸发，气态水分子从表面迅速逸出，使粥体横截面出现大小不一的凹坑。随着淀粉直支比的增大，糙米速食粥粥体横截面的光滑度和紧密度提高，凹坑数量减少；当淀粉直支比为 0.256 时，粥体横截面最均匀紧密，这是因为直链淀粉具有很好的凝胶性及成型性。

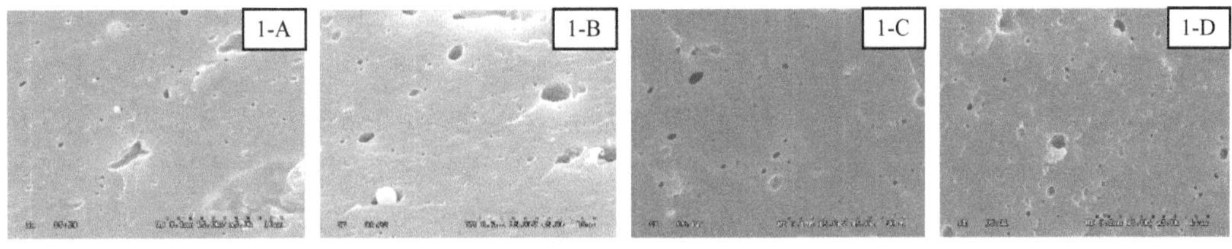

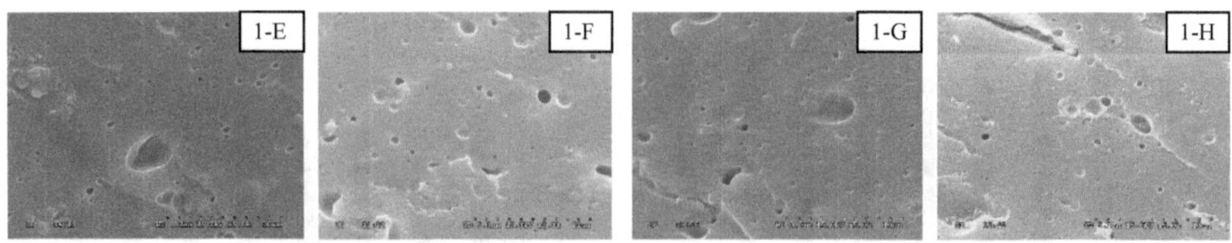

图 8-23　不同原料糙米挤压速食粥米粒的横截面结构

1-A. 黑龙江圆粒粳糙米挤压速食粥；1-B. 黑龙江长粒粳糙米挤压速食粥；1-C. 2013 年早籼糙米挤压速食粥；1-D. 2014 年早籼糙米挤压速食粥；1-E. 2014 年晚籼糙米挤压速食粥；1-F. 广元早籼糙米挤压速食粥；1-G. 湖北早籼糙米挤压速食粥；1-H. 巴中早籼糙米挤压速食粥。放大倍数为 2200 倍

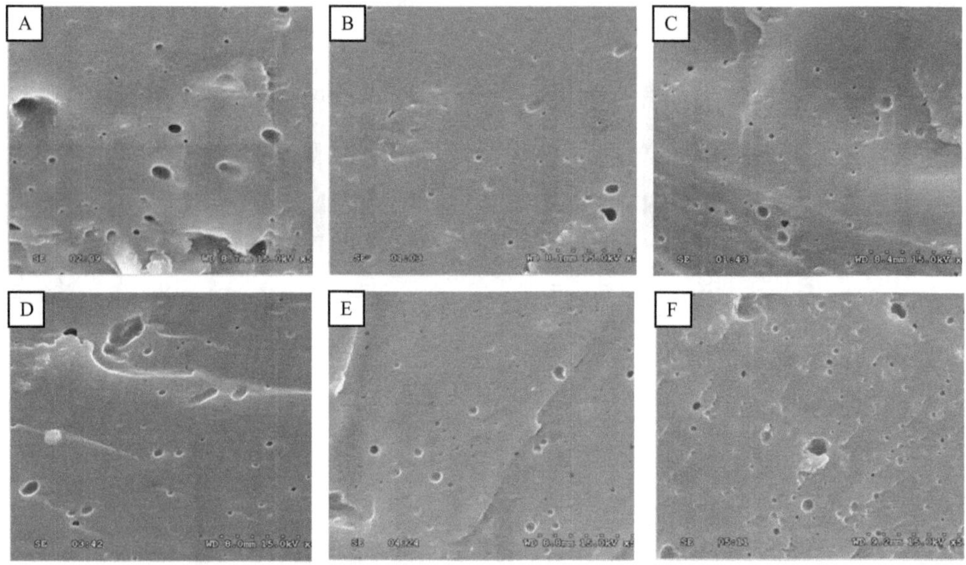

图 8-24　不同淀粉直支比糙米挤压速食粥米粒的横截面结构

A. 淀粉直支比 0.176；B. 淀粉直支比 0.196；C. 淀粉直支比 0.216；D. 淀粉直支比 0.236
E. 淀粉直支比 0.256；F. 淀粉直支比 0.276

糙米的直链淀粉含量和淀粉直支比对速食粥膨胀性的影响可表现为随着淀粉直支比的增加，糙米速食粥的千粒重整体呈上升趋势；径向膨化率呈先下降后上升的趋势，在淀粉直支比为 0.256 时最低。这是因为糙米速食粥在高温二次糊化时，内部水分迅速蒸发，由于支链淀粉分支较多且成型性差，淀粉直支比越大，其空间位阻越小，淀粉与蛋白质、脂肪等大分子之间的结合越紧密（Mercier and Feiliet，1975）。当淀粉直支比在一定范围内，速食粥的内部结构致密均一，大分子物质将进入内部的水分子牢牢锁住，内部水分在高温二次糊化时很难蒸发，导致径向膨化率变小。

淀粉直支比可对糙米速食粥的冲调品质产生显著影响（图 8-25）。随着淀粉直支比的增加，糙米速食粥的复水时间呈先增加后减少的趋势；复水率呈先下降后上升的趋势；米汤固形物含量呈先降低后上升的趋势，在淀粉直支比为 0.256 时最低。这是因为随着淀粉直支比的增加，粥体内部结构越来越均一致密，导致水分不易进入粥体内部，复水时间增加，复水率、米汤固形物含量降低。当淀粉直支比为 0.176 时，速食粥的千粒重数值过小，使其在浸泡过程中易吸水，粥体因复水过多而造成破裂直至溃散，导致速食粥的形态和口感不佳。经综合分析，原料淀粉直支比为 0.256 时糙米速食粥的冲调品质最佳。

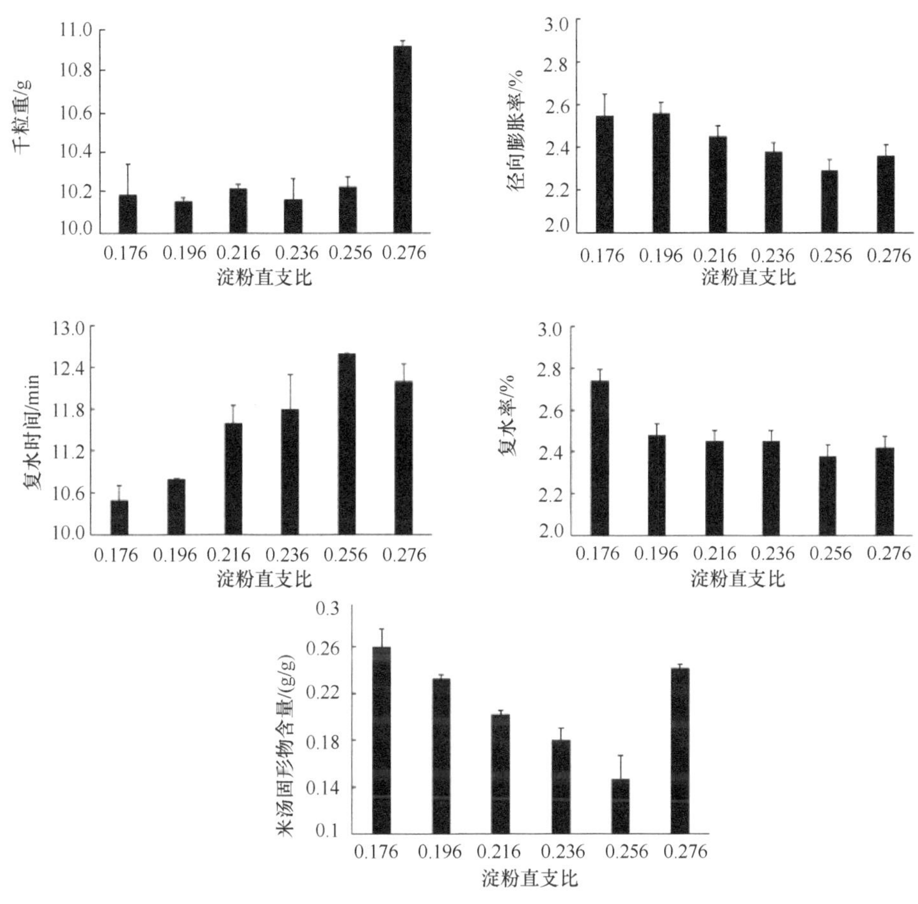

图 8-25　淀粉直支比对挤压速食粥品质的影响

（二）复水时间和耐泡性控制

糙米速食粥的复水时间和耐泡性主要受原料及挤压工艺的影响，挤压工艺包括不可直接调控的系统参数和可调控的工艺参数，二者相互影响、相互制约，共同决定产品的质量。在一定范围内，随着挤压温度的升高，糙米速食粥的复水时间延长、复水率增加，这是由于挤压温度升高，糙米速食粥经过高温二次糊化后，内部结构更加疏松、更易吸水。随着物料水分含量的增加，水分在挤压机腔体内起到的润滑作用更大，物料在腔体内受到的摩擦力和剪切力减小；同时，水分蒸发可带走一部分热量。单位物料的受热量降低，导致淀粉等大分子物质裂解程度降低、水溶性物质生成量减少，复水率降低、复水时间延长。另外，物料水分含量的增加，使挤压后的粥体水分较高，经过高温二次糊化时，粥体内部水分不能完全释放，呈凝胶未膨化状态，内部结构致密，不易复水。螺杆高速旋转时，对物料产生较大的剪切作用，在高温的共同作用下，淀粉、蛋白质等物质发生部分裂解，水溶性物质增多，从而使速食粥更易复水，复水率增高、复水时间降低、冲调后米汤固形物含量增加。

耐泡性可定义为糙米速食粥经冲调复水至无硬心时，仍可保持米形且不软烂的特性。耐泡性与复水时间、复水率、米汤固形物含量等指标具有相关性。在高温下，速食粥粥体内部的水分迅速汽化，与外部表面形成一定的压差，水蒸气冲出表面之前在淀粉、蛋白质结构之间形成网状支架，同时淀粉进一步熟化，最终固化形成糙米速食粥的粒型。在此期间，可通过原料组成和挤压工艺参数调控速食粥粥体的水分含量、淀粉和蛋白质的结构状态以及受热温度从而影响其内部结构，进而影响速食粥的复水时间、复水率及米汤固形物含量，提高糙米速食粥的加工品质。

二、全谷物代餐粉

全谷物代餐粉是指以糙米粉、全麦粉、燕麦全粉、青稞全粉等全谷物粉为主要原料，添加或不添加豆类粉及其他配料（如增稠剂、乳化剂、营养强化剂等），经不同工艺加工而成的单一或综合性的冲调粉产品。滚筒干燥制备技术以及焙烤、炒制结合粉碎加工技术等均可应用于全谷物代餐粉的生产，但存在产品颗粒大、冲调时黏糯感差、冲调时结块等问题；同时，长时间焙烤或炒制过程中的高温易破坏全谷物中的热敏性营养活性物质。为有效避免上述问题，当前开展的研究将高温短时挤压膨化结合压辊破碎技术应用于全谷物代餐粉的生产。这种全谷物代餐粉的开发要点主要包括原料选择与搭配、糊化度控制和冲调性改善，现以多谷物代餐粉的开发为例进行介绍。

（一）原料选择与搭配

多谷物代餐粉的开发旨在为消费者提供具有中低血糖生成指数的全谷物代餐冲调粉产品。因此在保障产品加工和食用品质良好的前提下，产品配方的原料选择与搭配以不同配方在模式体系下生产产品的估计血糖生成指数（expected glycemic index，eGI，依据食物体外模拟消化过程计算）为考察指标。

1. 多谷物原料选择

为选择可用于中低 GI 代餐粉制备的全谷物及豆类原料，首先以燕麦、薏苡、藜麦、小米、青稞和豌豆、绿豆等常见单一种类谷物或豆类品种为原料，研究其在模式体系下制备代餐粉的加工特性及 eGI 值。结果表明，不同的谷物及豆类品种其基本组分和生物活性物质存在差异（表 8-14，图 8-26），从而呈现不同的挤压加工特性。代餐粉的膨化度与原料淀粉直支比、蛋白质含量呈正相关，与膳食纤维含量呈负相关，且不同组成结构的膳食纤维对膨化度的影响存在差异，以不溶性膳食纤维对膨化度的影响较大。本研究中白高粱相比其他品种的高粱更适宜挤压加工；燕麦含有较高的脂肪和纤维，在挤压过程中稳定性差、不易膨化，可将燕麦与其他全谷物原料复配，改善其挤压加工特性。

表 8-14 不同全谷物原料的基本组分

样品	总淀粉/g	直链淀粉/%	脂肪/g	蛋白质/g	膳食纤维/g
燕麦	61.11±0.61c	17.19±0.85c	6.38±0.03a	15.00±0.03e	6.41±0.59d
薏苡	66.08±0.56b	1.72±0.06d	4.25±0.03b	15.54±0.02c	4.86±0.63e
藜麦	56.73±0.49d	2.5±0.22d	6.32±0.10a	15.41±0.03d	10.9±0.26c
小米	76.86±0.27a	16.32±0.32c	1.63±0.06c	10.61±0.04g	1.24±0.09f
青稞	58.79±1.33d	16.5±1.07c	1.53±0.07c	12.96±0.07f	12.76±0.00b
豌豆	44.77±0.71e	23.47±0.64a	0.92±0.06d	19.94±0.08b	20.08±0.10a
绿豆	40.62±0.08f	20.3±1.05b	0.97±0.00d	25.62±0.03a	11.67±0.39bc

注：数值为平均值±标准差（n=3），同列相同字母表示无显著差异（$P>0.05$），同列不同字母表示有显著差异（$P<0.05$）

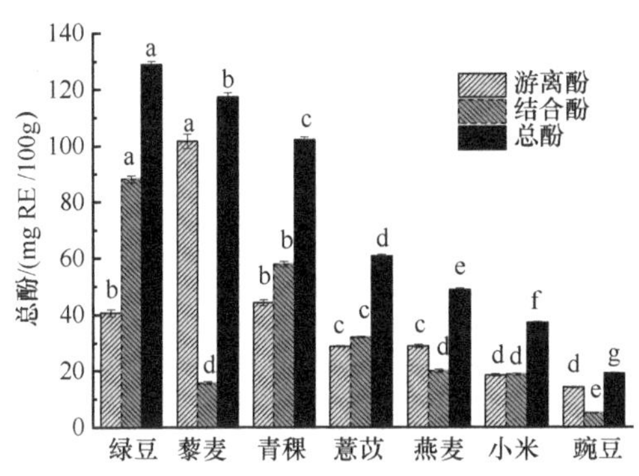

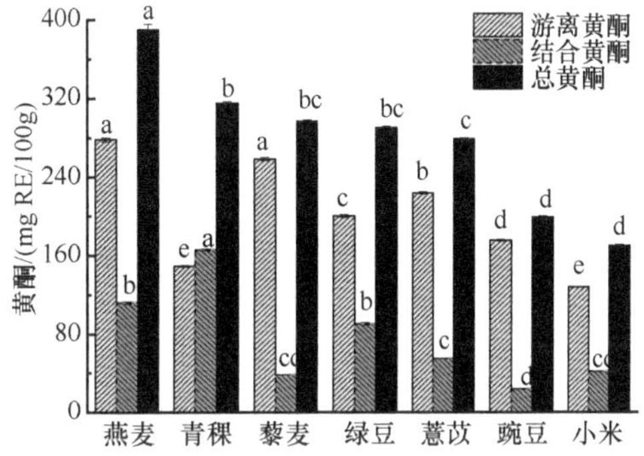

图 8-26 不同全谷物中酚类物质和黄酮含量的差异比较

单一种类全谷物或豆类代餐粉的淀粉水解曲线见图 8-27。5 种全谷物代餐粉和参照食品（白面包）在体外模拟消化 0～60min 时，淀粉水解速率较快，特别在 0～20min 最快，在 60min 以后趋于稳定，5 种全谷物代餐粉的淀粉水解速率始终小于白面包。在体外消化过程的 0～40min，藜麦、小米的淀粉水解速率相似，无显著差异（$P>0.05$）；但燕麦、青稞和薏苡的淀粉水解速率存在显著差异（$P<0.05$）。体外消化 180min 时，5 种

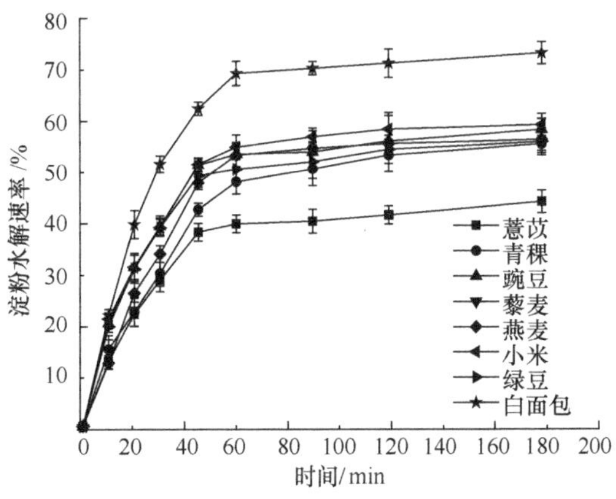

图 8-27 单一种类全谷物或豆类代餐粉的淀粉水解曲线

全谷物代餐粉的淀粉水解率由高到低依次是小米、藜麦、燕麦、青稞、薏苡，这与5种代餐粉的快速消化淀粉（rapidly digestible starch，RDS）、缓慢消化淀粉（slowly digestible starch，SDS）和抗性淀粉（resistant starch，RS）含量不同有关（表8-15）。该结果表明，单一全谷物代餐粉的淀粉消化率因原料不同而存在较大差异。

表8-15 单一种类全谷物和豆类代餐粉的RDS、SDS、RS组成 （%）

测定指标	薏苡	青稞	豌豆	藜麦	燕麦	小米	绿豆
RDS	38.45±1.52f	50.90±0.59e	67.33±2.67bc	55.68±0.96d	60.83±2.17c	72.89±0.55a	69.12±2.33ab
SDS	57.86±0.98a	45.71±0.18b	30.21±0.83d	42.28±0.37b	35.59±0.29c	25.11±1.89e	27.55±0.44de
RS	3.69±0.24a	3.39±0.11bc	2.46±0.49c	2.04±0.14cd	3.58±0.42ab	1.99±0.27cd	3.33±0.31bc

注：数值为平均值±标准差（n=3），同行不同字母表示数据间有显著差异（P<0.05）

单一种类全谷物或豆类代餐粉的eGI值见表8-16。7种全谷物或豆类代餐粉的eGI值由高到低依次为小米、豌豆、藜麦、绿豆、燕麦、青稞、薏苡，小米代餐粉的eGI值最高，为82.49，豌豆、藜麦代餐粉次之，三者属于高GI值食品。薏苡、青稞、燕麦和绿豆等代餐粉的eGI值为61.96～69.14，属于中GI值食品。

表8-16 单一种类全谷物或豆类代餐粉的估计血糖生成指数（eGI值）

测定指标	薏苡	青稞	豌豆	藜麦	燕麦	小米	绿豆
eGI值	61.96	66.82	73.24	73.16	68.76	82.49	69.14

综合上述评价，结合不同原料中生物活性物质含量、在挤压膨化过程中的综合表现等因素（文中未详细列出），本研究中多谷物代餐粉选用青稞、藜麦、燕麦、小米和绿豆5种配方原料，通过配方代餐粉产品的eGI值调整原料配比。

2. 不同原料搭配

原料的选择以及全谷物配比将会影响全谷物代餐粉的品质。韩玲玉（2019）采用D-最优混料设计对青稞、藜麦、燕麦、小米和绿豆5种原料进行搭配，在模式体系下制备多谷物代餐粉。不同原料配比的多谷物代餐粉eGI值见表8-17。多谷物代餐粉的eGI值为60.78～76.46，结合混料设计分析软件的优选功能，得到多谷物代餐粉的最佳原料配比为藜麦15.00%、燕麦5.30%、青稞29.70%、绿豆10.00%、小米40.00%。基于上述配方的多谷物代餐粉产品eGI值为64.85，属于中GI值食品。

表8-17 不同原料配比对多谷物代餐粉eGI值的影响

样品序号	藜麦A	燕麦B	青稞C	绿豆D	小米E	eGI值
1	0.080	0.150	0.200	0.133	0.438	60.78
2	0.054	0.15	0.296	0.100	0.400	61.16
3	0.050	0.15	0.250	0.102	0.448	66.27
4	0.088	0.107	0.251	0.154	0.400	65.85
5	0.150	0.150	0.200	0.100	0.400	68.00
6	0.118	0.054	0.278	0.151	0.400	68.47

续表

样品序号	藜麦 *A*	燕麦 *B*	青稞 *C*	绿豆 *D*	小米 *E*	eGI 值
7	0.137	0.063	0.200	0.100	0.500	71.37
8	0.050	0.110	0.202	0.184	0.454	69.01
9	0.050	0.124	0.226	0.100	0.500	70.87
10	0.150	0.050	0.234	0.136	0.429	73.47
11	0.114	0.095	0.200	0.134	0.458	71.78
12	0.150	0.050	0.234	0.136	0.429	71.00
13	0.124	0.076	0.200	0.200	0.400	73.00
14	0.080	0.150	0.200	0.133	0.438	70.79
15	0.105	0.100	0.251	0.100	0.444	72.59
16	0.088	0.107	0.251	0.154	0.400	74.76
17	0.075	0.050	0.275	0.100	0.500	76.46
18	0.050	0.082	0.300	0.132	0.436	72.91
19	0.054	0.050	0.263	0.170	0.463	73.05
20	0.050	0.140	0.210	0.200	0.400	73.68
21	0.050	0.082	0.300	0.132	0.436	73.72
22	0.145	0.055	0.300	0.100	0.4	70.95
23	0.065	0.050	0.281	0.200	0.404	72.23
24	0.055	0.059	0.205	0.190	0.492	67.11
25	0.105	0.100	0.251	0.100	0.444	67.66

为进一步明确各原料添加量与多谷物代餐粉 eGI 值的关系，采用响应跟踪图来反映各原料对多谷物代餐粉 eGI 值的影响，结果见图 8-28。在小米添加量（*E*）为 40%～50%为时，多谷物代餐粉的 eGI 值随小米添加量的增加呈先上升后下降的明显趋势。燕麦、青稞的添加量超过中心偏差水平后，多谷物代餐粉的 eGI 值明显下降。藜麦、绿豆的添加量对 eGI 值影响不明显。

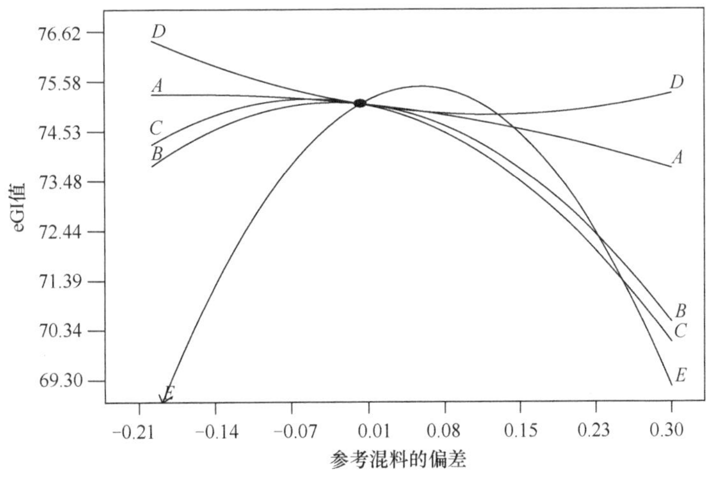

图 8-28　藜麦、燕麦、青稞、绿豆和小米对多谷物代餐粉 eGI 值影响的响应跟踪图

为分析藜麦、燕麦、青稞、绿豆和小米交互因子对多谷物代餐粉 eGI 值的影响，按照 D-最优混料设计试验结果绘制响应面和等高线图，结果见图 8-29。固定 *C*（青稞添加量）、*D*（绿豆添加量），对比其余 3 种原料变化对多谷物代餐粉 eGI 值的影响，当 *B*（燕麦添加量）为 10%时，随着 *A*（藜麦添加量）的增加，eGI 值先小幅度增加后明显下降，藜麦添加量为 8%时，eGI 值有最高值 75.33（图 8-29A，图 8-29B）。青稞也有类似趋势（图 8-29C）。这是因为藜麦添加到一定程度后，脂肪和蛋白质的含量会逐渐升高；在挤压过程的高温下，淀粉和脂肪形成结构稳定、紧密的Ⅱ型复合物，而蛋白质分子会黏合在淀粉颗粒周围，阻碍淀粉的消化（陈旭，2018；Tufvesson et al.，2013）。青稞中含有丰富的直链淀粉和膳食纤维，随着青稞添加量的增加，膳食纤维含量提高，从而增加消化体系的黏度，延缓淀粉消化。固定 *B*（燕麦添加量）、*C*（青稞添加量），比较极显著交互项绿豆和小米对多谷物代餐粉 eGI 值的影响，当藜麦添加量为 10%时，多谷物代餐粉的 eGI 值随小米添加量的增加呈先上升后下降的明显趋势。而 eGI 值随绿豆添加量的增加呈先下降后上升的趋势，当绿豆添加量为 14.8%时，eGI 值有最低值 73.49（图 8-29E，图 8-29F）。这是因为小米淀粉含量高，且添加比例大，对 eGI 值影响显著。绿豆中蛋白质和膳食纤维含量高，淀粉含量低，随着添加量的增加，有助于延缓淀粉消化速率，降低 eGI 值。固定 *D*（绿豆添加量）和 *E*（小米添加量），考察显著项燕麦和青稞对多谷物代餐粉 eGI 值的影响，当藜麦添加量为 10%时，随着燕麦添加量的增加，eGI 值呈先上升后下降的趋势，青稞也有类似趋势。燕麦添加量为 9%时，脂肪含量逐渐增加，有助于形成淀粉-脂肪络合物，降低 eGI 值（图 8-29G，图 8-29H）。由于燕麦所占比例不高，变化趋势不明显。

（二）糊化度控制

糊化度是衡量全谷物代餐粉品质的重要指标，它直接反映了全谷物代餐粉的熟化程度。糊化度受多种因素的影响，主要包括物料水分、喂料量、机筒温度、螺杆转速等。

物料水分对全谷物代餐粉中淀粉糊化度的影响很大。水分是保证淀粉糊化、蛋白质变性的必要条件，同时具有塑化和润滑作用，改善配方原料在挤压机筒体内的流动性。当配方原料水分含量过高时，水分的润滑作用增强，导致其受到的剪切和摩擦作用减弱，并降低机筒和模头处的温度，从而影响糊化效果。当配方原料水分含量过低时，其较难在机筒内熔融，且吸收过多的热量，容易发生焦煳现象。

挤压温度是影响全谷物代餐粉中淀粉糊化度的重要因素之一。淀粉只有吸收足够的热量才能产生糊化现象，配方原料在挤压过程中吸收的热量主要来自挤压机腔体的传热，其次是其在腔体内发生剪切和摩擦产生的热量。腔体温度较高时，配方原料吸收足够的热量，淀粉易发生糊化。当腔体温度过高时，配方原料可能发生美拉德反应和焦糖化反应，导致膨化中间产物的容重降低、代餐粉产品的水溶性指数降低，冲调时黏性高，易结团。

螺杆转速对全谷物代餐粉中淀粉糊化度的影响是综合性的体现。螺杆转速较低时，配方原料受到的剪切和摩擦作用小，影响其糊化效果。随着螺杆转速的增加，作用于配方原料的机械能增大、受到的剪切和摩擦作用增强，糊化度提高，代餐粉产品的吸水指

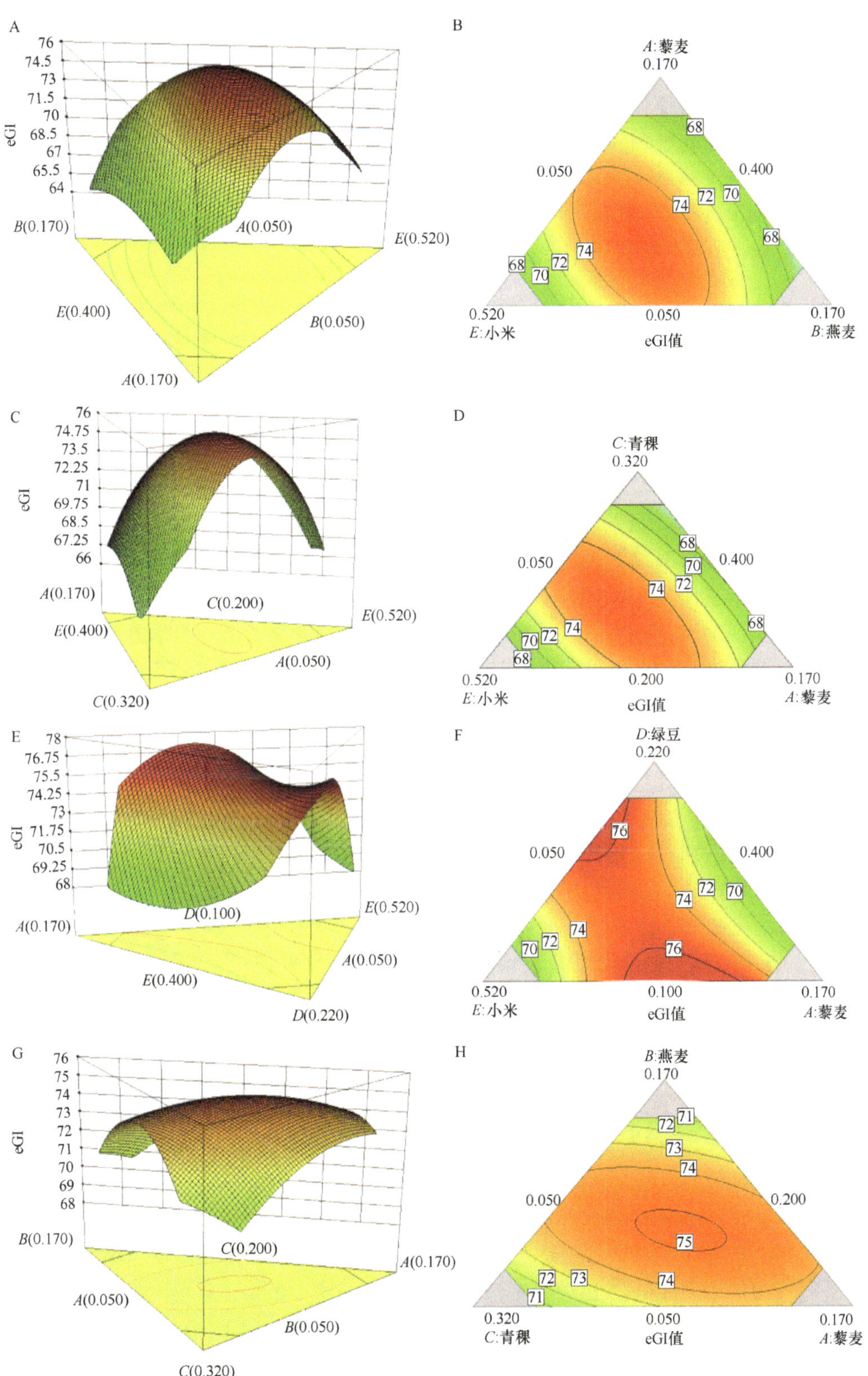

图 8-29　不同原料添加量对多谷物代餐粉 eGI 影响的响应曲面、三元等值图

数、水溶性指数增加。但螺杆转速过大时，配方原料在腔体内停留的时间缩短，单位原料吸收的热量减少，淀粉受破坏的程度减弱，糊化效果降低。

喂料量影响配方原料在腔体内的填充程度和停留时间，增加喂料量可提高腔体内原料的填充程度，使其受到的剪切和摩擦作用增强、淀粉颗粒被破坏的程度加大，淀粉易发生糊化。同时，增加喂料量可导致模口处的压力增加，模口内外压差增大，从而使代餐粉产品的膨化度增加。但当喂料量过大时，物料在机筒内的停留时间缩短，单位原料吸收的热量减少，代餐粉产品的糊化度降低。

（三）冲调性改善

全谷物代餐粉冲调是将其从颗粒状态变为乳浊液状态的过程，整个过程包括润湿、沉降、分散和溶解。冲调性是评价全谷物代餐粉品质的重要指标，它体现了全谷物代餐粉的润湿性、沉降性、分散性和溶解度。全谷物代餐粉在冲调过程中易出现结块现象，导致粥体的均匀性差，色泽不均匀，从而影响口感。冲调性受多种因素的影响，主要包括代餐粉的原料特性、加水量和水温。

当全谷物代餐粉的粒度较小时，颗粒的表面积大，颗粒的分散性低。冲调时，颗粒吸水膨胀后形成“膜”，使水的渗透速度大大降低，出现“夹心”现象，所以颗粒越小越易出现结块现象；当全谷物代餐粉的颗粒较大时，结块率较低，但水分子难以浸透至颗粒内部，导致产品的均匀性较差，口感不够细腻，容易出现“硬心”。

此外，加水量和水温也是影响全谷物代餐粉冲调性的重要因素。全谷物代餐粉中含有大量的淀粉，代餐粉在冲调过程中与热水接触，会在其表面形成具有较高黏度、不易透水并包裹干粉的糊化层，从而产生结块现象（许亚翠，2013）。加水量的增加可降低颗粒之间的接触，使颗粒与水充分接触，从而提高全谷物代餐粉的分散性。合适的粒度、加水量及水温可解决全谷物代餐粉易结块的问题，改善全谷物代餐粉的冲调性。研究表明，全谷物代餐粉的颗粒细度为80～100目，代餐粉与水的质量比为1∶6，水温为70℃时，冲调的全谷物代餐粉的分散性好、无结块、不分层、黏稠度适宜、粥体色泽均匀（呈浅褐色）、具有光泽、黏糯爽口、谷香味浓郁（韩玲玉，2019）。

三、全谷物饼干

饼干是以谷物为主要原料焙烤而成的，它口味多样、种类繁多、口感酥脆，是一种老少皆宜的休闲方便食品（Moore and Strouts，2008a，2008b）。饼干按照加工工艺的不同可以分为酥性饼干、韧性饼干、发酵饼干、压缩饼干、曲奇饼干、夹心（或注心）饼干、威化饼干等。饼干保质期长，食用简单，不需要任何处理即可食用，可作为旅行、航海、登山时的储备食品，特别是在战争时期用于军人的备用食品。发达国家的饼干消费量是每人每年10～15kg，我国饼干消费量还远低于这个数量，有很大的发展空间。随着人们健康意识的增强，全谷物食品受到人们的喜爱。全谷物饼干的研发是全谷物方便食品发展的一个重要方向，但全谷物中麸皮含量较高，导致全谷物饼干的体积小、起泡性差、口感粗糙，阻碍全谷物饼干的推广与发展。

目前，在全谷物饼干家族中，有全麦饼干、糙米饼干、黑米饼干、燕麦饼干、大麦饼干、高粱饼干等（Chung et al.，2004），其中最受关注的是全麦饼干。下文以全麦饼干为例，介绍全谷物饼干的开发要点。

（一）原料颗粒细度

原料颗粒细度对全麦饼干的品质具有重要的影响。一般来说，颗粒细度越小的全麦粉对面筋网络的切割作用越小，更容易保持原面筋的持气作用和包裹作用，保持产品品质。原料颗粒细度也可对全麦饼干的外观产生影响（图 8-30），随着全麦粉颗粒细度的降低，全麦饼干表面越来越光滑。原料颗粒细度大的全麦饼干（如图中的 WWF，颗粒细度为 84.15μm±2.45μm）表面粗糙，麸皮颗粒可见；而原料颗粒细度小的全麦饼干（如图中的 JWWF4，颗粒细度为 18.11μm±1.73μm）表面光滑，麸皮与淀粉、蛋白质融为一体，更接近于小麦粉饼干（Protonotariou et al.，2016）。

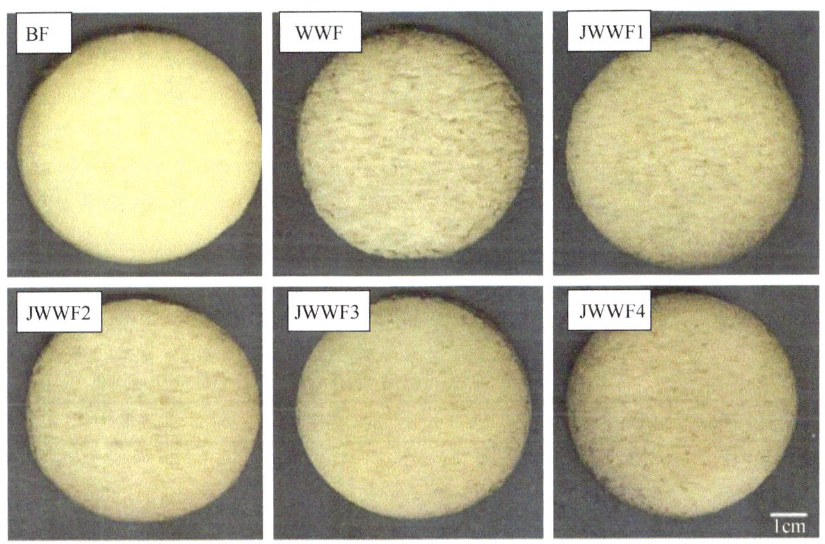

图 8-30　不同颗粒细度的全麦饼干表面图

BF 为精制小麦粉饼干；WWF、JWWF1、JWWF2、JWWF3、JWWF4 为不同碾磨程度的全麦粉饼干；BF、WWF、JWWF1、JWWF2、JWWF3、JWWF4 粒径 d（0.5）分别为 67.42μm±2.02μm、84.15μm±2.45μm、53.49μm±3.38μm、29.10μm±3.09μm、17.02μm±1.38μm、18.11μm±1.73μm；d（0.5）指粒度累积分布（0～100%）中，50%所对应的直径

原料颗粒细度对全谷物饼干的焙烤品质具有重要的影响。谷物麸皮的颗粒细度影响面团的流变特性，随着全麦粉颗粒细度的降低，面团在压延过程中延展性降低，堆叠高度与面团重量的比例显著增加，并且表面上的麸皮斑点减少（Protonotariou et al.，2016）。总体来说，颗粒细度在 90～96μm 的全麦粉能够提高全麦饼干的焙烤品质。降低全麦粉中麸胚的颗粒细度可显著改善全麦饼干外观、色度和堆垛体积（Wang et al.，2016）。普通全麦饼干表面粗糙，堆垛体积比较小，仅为小麦粉饼干堆垛体积的 2/3（图 8-31），而随着颗粒细度的降低，全麦饼干表面越来越光滑，堆垛体积增大。麸胚经过超微粉碎处理的全麦饼干，颜色、外观和堆垛体积均与小麦粉饼干接近。与小麦粉饼干相比，全麦

饼干的水分、面团重量、堆垛高度、堆垛高度与面团重量之比、堆垛重量、断裂力均低于小麦粉饼干，随着麸胚粒径的降低，这些指标越来越接近小麦粉饼干相应的指标，全麦饼干的品质越接近小麦粉饼干（表 8-18）。全麦饼干与小麦粉饼干的性能差异随着颗粒尺寸的减小而减小，如麸胚经过超微粉碎后，全麦饼干的堆垛高度与面团重量的比值与小麦粉饼干无显著性差异，表明粒度的降低对饼干烘烤性能有积极的影响。随着面粉中麸皮含量的增加，饼干成品含水率降低。这是因为全麦粉中的麸皮抑制面筋蛋白膜的形成，在烘烤过程中，水分易从面团中溢出，导致饼干的水分含量比较低（Stanyon and Costello，1990）。

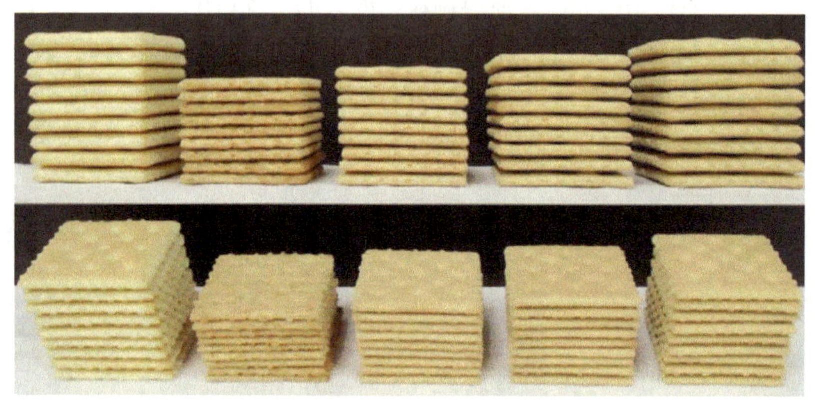

图 8-31　不同颗粒细度全麦饼干的表面和侧面

饼干样品从左至右使用原料依次为：小麦粉（对照组）、全麦粉、麸胚粉碎 1 次的全麦粉、麸胚粉碎 3 次的全麦粉，麸胚超微处理的全麦粉

表 8-18　不同颗粒细度全麦饼干的烘焙品质

样品	水分/（g/100g）	面团重量/g	堆垛高度/mm	堆垛高度/面团重量	堆垛重量/g	断裂力/g
A	4.32±0.18a	66.5±2.4a	5.34±0.14a	0.080±0.05a	49.35±1.25a	3454.1±235.8a
B	1.96±0.28c	53.8±0.5d	3.43±0.08e	0.064±0.02c	38.44±1.00e	1515.2±143.8d
C	2.68±0.09b	56.7±1.4c	3.92±0.09d	0.069±0.06b	40.40±0.67d	1954.1±196.6c
D	2.79±0.18b	59.5±1.9bc	4.29±0.07c	0.072±0.04b	41.55±0.42c	2149.2±194.2bc
E	3.41±0.49b	60.6±1.0b	4.76±0.07b	0.078±0.02a	42.62±0.63b	2384.9±173.0b

注：样品 A～E 使用原料依次为小麦粉对照组、全麦粉、麸胚粉碎 1 次的全麦粉、麸胚粉碎 3 次的全麦粉、麸胚超微处理的全麦粉；同列数字后不同的字母表示数据间具有显著差异（$P<0.05$）

原料颗粒细度影响全麦饼干入口后的纤维感和硬度，而总体接受度、余味、盐度、甜度、口感没有显著性差异。颗粒细度比较小的全麦饼干几乎感觉不到纤维的存在，口感较好，亮度较高。全麦饼干中，原料颗粒细度与全麦饼干的硬度成反比。这可能是因为颗粒细度小的麸皮与面筋网络结合，对面筋网络的切割作用小，使面筋网络结构比较完整，利于保持饼干的强度（Protonotariou et al.，2016）。此外，原料颗粒细度较大的全麦饼干味道比原料颗粒细度较小的全麦饼干更苦，这可能是由于麸皮中的酚酸发生美拉德反应产生了苦涩味道（Challacombe et al.，2011）。

（二）全谷物粉的添加量

不同的全麦粉添加量对全麦饼干的品质有重要影响。随着全麦粉添加量的增加，全麦饼干的外观品质下降明显，色泽由乳白色逐渐转变为暗褐色，饼干表面出现黄褐色麸皮斑点。此外，随着全麦粉添加量的增加，全麦饼干的堆垛重量、堆积高度、比容和断裂力均有所降低，饼干品质劣变。这是因为麸皮对面筋网络结构具有切割作用，导致其不能形成连续的蛋白膜，使得发酵中产生的二氧化碳从面团中逸出，面团持气量降低，蓬松程度低，造成饼干堆垛高度低，质地偏硬（Campbell et al.，2001；Gan et al.，1990）。同时，面筋网络的连续性被麸皮破坏，饼干的断裂力下降，导致饼干在运输中容易断裂，破坏其完整性。全麦粉添加量的增加，会产生更多的挥发性气体和酸，导致饼干的堆垛高度和堆垛重量下降。全麦粉的含量越高，面筋指数下降越多，导致饼干内部质地越不均匀，蓬松程度越小，进一步导致堆垛高度降低。因此，全麦粉含量越高的饼干越脆弱（断裂力越小），体积越小。麸皮在焙烤后具有浓郁的麦香味，全麦粉的添加在增强饼干营养的同时，增强了饼干的风味。

全麦粉的添加量可影响全麦饼干的感官特性。以全麦苏打饼干为例，随着全麦粉的添加，面筋强度减弱，全麦苏打饼干的颜色逐渐加深，由浅黄色到焦黄色，香味变浓，口感酥脆度下降，硬度呈增加趋势，感官品质下降。过多的全麦粉不利于形成苏打饼干的层次结构及酥脆口感，这主要是由于全麦面团中的阿拉伯木聚糖与面筋蛋白网络结构之间存在竞争性吸水，水分从面筋网络迁移到阿拉伯木聚糖基质中，使得面筋蛋白无法吸水形成网状结构，持气性降低，导致全麦苏打饼干烘焙体积减小，烘焙品质变差（Li et al.，2013）。其他全谷物的添加同样会弱化面筋强度，随着添加量的增加，饼干变硬，酥脆性降低，多种谷物搭配使用，可使饼干具有较好的口感和杂粮风味，具有更好的营养价值（Protonotariou et al.，2016；Kumar et al.，2015）。一般来说，添加量50%以下的全麦饼干的风味比较好。

（三）加水量

全麦饼干的加水量应遵循最少量的原则，加水量只要能满足面团能够压片不断裂即可，一般最适加水量为面团含水量27%～35%。加水量过少时，面团较干、硬度较大，成型困难；加水量过多时，一方面易形成弹性面筋，使饼干的酥脆性下降、硬度增加，另一方面导致面团的可塑性变差、面团过软，成型困难。在全麦面团中，膳食纤维尤其是阿拉伯木聚糖具有强吸水性，在面团中与面筋蛋白竞争性吸水，影响全麦苏打饼干的烘焙品质（李娟，2013）。因此，全麦饼干的加水量要高于小麦粉饼干 5 个百分点，在正式生产前，最好先做预实验进行确定。此外，不同全谷物原料有一定的差异，因此在不同全谷物饼干产品进行正式生产前应首先确定其最适加水量。增加加水量的同时，也需要相应地延长焙烤时间，使水分含量降低到合理的水平以保证饼干的品质。

四、全谷物饮料的稳定性改善

健康饮品是软饮料领域的一个重要发展趋势。全谷物饮料的开发满足了消费者对全谷物食品的营养、美味、快捷、方便等多样化的需求，是增加全谷物营养健康膳食消费的重要途径之一。全谷物饮料是一个复杂的体系，体系中包含乳化脂肪形成的乳浊液、可溶性糖等形成的真溶液及蛋白质形成的胶体溶液，具有不稳定的特点。这些组分之间较大的密度差是造成全谷物饮料不稳定的主要原因，此外，水质、颗粒大小、电解质、pH、微生物等因素也会影响全谷物饮料的稳定性（黄艾祥等，2001；Okoth et al.，2000），导致全谷物饮料加热或长时间放置时出现漂浮、分层、沉淀等问题（杨政水，2004）。稳定性改善是全谷物饮料的开发要点，目前，改善全谷物饮料稳定性的方法主要包括添加稳定剂，调控酶解工艺、灭菌工艺、均质工艺等。

（一）添加稳定剂

斯托克斯定律表明，颗粒的沉降速度与介质黏度成反比，与粒径的平方成正比。通常采用添加稳定剂的方式改善全谷物饮料的稳定性，全谷物饮料中的稳定剂主要包括增稠剂和乳化剂。增稠剂是一类具有黏度的食品添加剂，它可提升全谷物饮料的黏稠度，降低蛋白质等大分子的沉降速度，稳定饮料体系中的分散粒子，提高全谷物饮料的稳定性。此外，增稠剂可改善全谷物饮料的物理特性，使其具有黏润的口感。乳化剂可改善全谷物饮料中各种构成相之间的表面张力，使其形成均匀稳定的分散体系，且可改善全谷物饮料的物理性质，提高其口感品质。稳定剂的添加不宜过量，因为过量的稳定剂易导致全谷物饮料黏度过大、糊口（Gupta et al.，2003）。

稳定剂的种类、添加量和复配方式对全谷物饮料稳定性的调控效果不同。一项燕麦全谷物代餐饮料的研究表明，结冷胶、黄原胶、瓜尔豆胶、卡拉胶、羧甲基纤维素和微晶纤维素这 6 种稳定剂中，黄原胶对燕麦代餐饮料的稳定效果最好，瓜尔豆胶、羧甲基纤维素和结冷胶次之，卡拉胶和微晶纤维素的稳定效果最差。一般而言，稳定剂的添加量越大，其稳定效果越好，但燕麦代餐饮料中的羧甲基纤维素含量超过 0.04%时，其稳定性反而降低。当 0.1%黄原胶、0.08%瓜尔豆胶、0.06%结冷胶和 0.06%羧甲基纤维素复配使用时，燕麦代餐饮料的稳定效果最好。

（二）调控酶解工艺

全谷物饮料中含有大量的淀粉、蛋白质、膳食纤维等大分子物质，这些大分子物质易沉淀，降低全谷物饮料的稳定性。添加一些酶（如淀粉酶、蛋白质、纤维素酶等）对全谷物饮料进行酶解处理，水解大分子物质，可提高全谷物饮料的稳定性，并改善产品风味，提高产品消化性能。加酶量、酶解温度和酶解时间影响大分子物质的酶解效果。若加酶量过少，大分子物质水解量低；若加酶量过多，易导致饮料的酶味重。酶解温度通常接近酶制剂的最适温度，温度过高造成酶制剂活性降低，从而无法达到理想的酶解效果。酶解时间的选择应考虑全谷物代餐粉的综合品质，酶解时间不宜过长，否则易引起饮料的风味劣变。

（三）调控灭菌工艺

目前，全谷物饮料主要采用热处理技术灭菌，灭菌工艺对全谷物饮料稳定性具有一定的影响。一方面，灭菌处理灭活全谷物饮料中的微生物，避免微生物活动导致的腐败变质，从而提高全谷物饮料的稳定性；另一方面，灭菌温度影响蛋白质等大分子物质的结构，从而影响全谷物饮料体系的稳定性。应调控合适的灭菌温度和灭菌时间使全谷物饮料中的微生物灭活，并最大限度保持其稳定性。若灭菌温度过高，易导致蛋白质变性、凝聚沉淀，破坏全谷物饮料的稳定性。超高温瞬时杀菌技术可达到商业灭菌的标准，并维持饮料体系的稳定性。

全谷物饮料的稳定性与灭菌温度和灭菌时间呈负相关，灭菌条件的选择应综合考虑全谷物饮料的灭菌效果和稳定性。当灭菌温度固定时，燕麦代餐饮料的稳定性随灭菌时间的增加而降低；当灭菌时间固定时，燕麦代餐饮料的稳定性随灭菌温度的升高而降低。此外，灭菌温度越高，灭菌时间越长，燕麦代餐饮料的粒径越大。经综合分析，燕麦代餐饮料的灭菌条件为 115℃、5min，此条件下，产品的灭菌效果好，颗粒细度小、稳定性高。

（四）调控均质工艺

斯托克斯定律表明，流体体系中颗粒的半径越小，其沉降速度越小，体系的稳定性越高。因此，降低分散粒子的半径也是提高全谷物饮料稳定性的有效方法。均质工艺能有效降低全谷物饮料中颗粒的粒度，使体系中的颗粒充分微粒化、分布均匀化，从而阻碍颗粒沉降，保持体系的稳定性。由于全谷物的粗纤维含量较高，不易粉碎，需要设置多次均质以达到破碎分散和乳化的效果。均质可细化蛋白质和脂肪粒子，有效改善脂肪上浮现象，使产品体系更稳定（周红芳等，2011）。

均质效果直接影响饮料中脂肪球和蛋白质等粒子的破碎程度，以及乳化剂的吸附状况（Markowski and Klocek，1998）。为获得理想的均质效果，需要调控均质温度、均质压力以及均质次数。均质温度过高会破坏脂肪球膜，造成脂肪凝集和分离，引起饮料中的蛋白质变性。在一定压力范围内，提高均质压力能使饮料中粒子的直径明显减小，体系稳定性明显提高。若均质压力过高，易导致颗粒的表面积增大，自由能增加，从而使饮料中的颗粒易聚合，产品稳定性下降。不同的全谷物饮料所需的最佳均质工艺各不相同，需要进行研究探索。

针对燕麦代餐饮料的研究结果表明，燕麦代餐饮料的稳定性受均质次数影响较大（图 8-32）。图谱中谱线以红色开始，逐渐向绿色过渡。饮料中主要呈现出沉降行为。经过一次均质的燕麦代餐饮料，光信号在离心监测过程中变化较大，谱线由内向外变化范围宽，沉降速度快，样品不稳定。二次均质后，谱线的变化范围变窄，饮料稳定性提高。而经过三次均质后，谱线的变化范围变宽，饮料稳定性下降。一次均质后，燕麦代餐饮料的粒径分布范围很宽，在 0.3～2000μm 均有分布，主要分布区域为 600～2000μm。二次和三次均质后，燕麦代餐饮料的粒径分布范围相差不大，粒径主要分布在 0.3～10μm，还有少量粒径分布在 10～300μm。综合考虑燕麦代餐饮料的粒径分布和稳定性，选择二次均质较为合适。

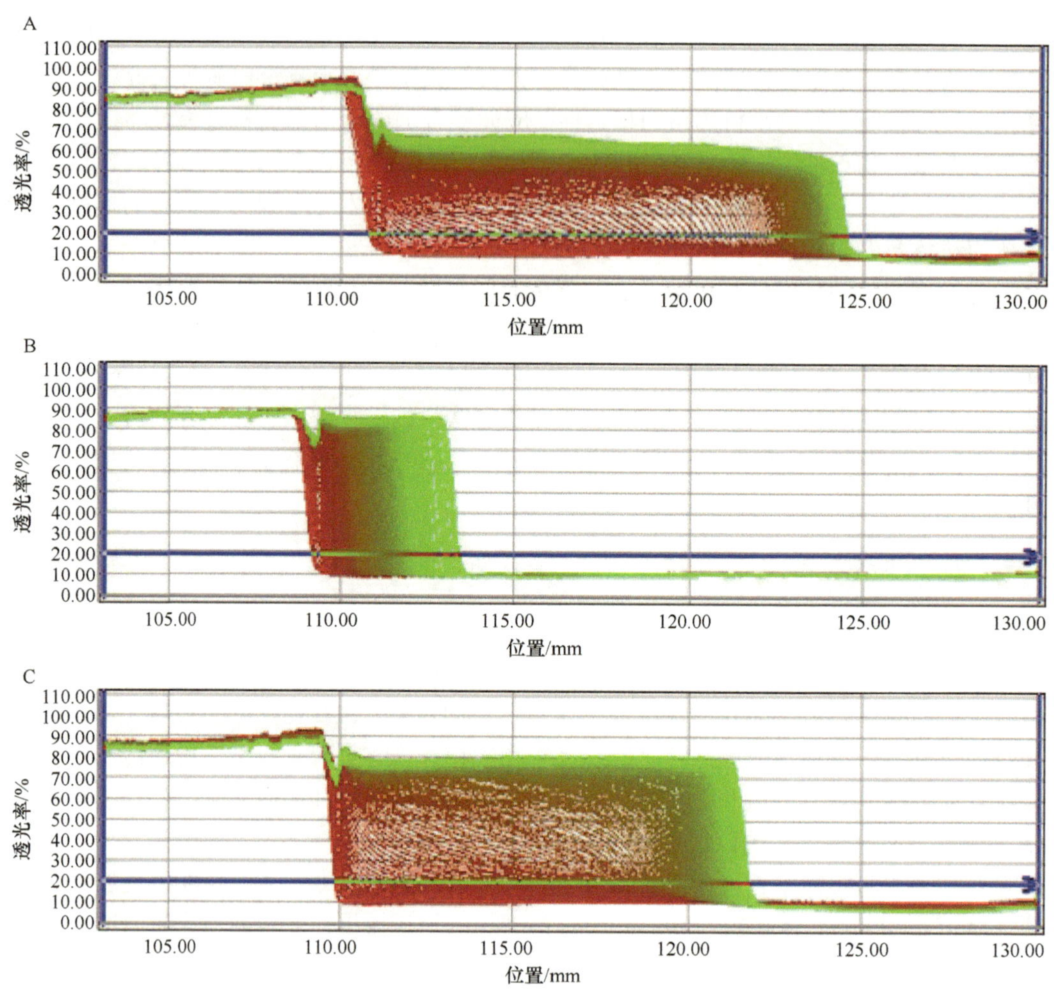

图 8-32　均质次数对燕麦代餐饮料稳定性的影响图谱

A、B、C 分别为一次均质样、二次均质样、三次均质样。横坐标表示样品管的位置（左侧为样品管顶部，右侧为样品管底部）。样品管水平放置在仪器中（管顶在中心，管底在外侧），在离心作用下，样品发生沉淀，并逐渐沉积在管底

（五）湿法超微粉碎技术

全谷物中纤维含量丰富，传统粉碎方法不易将其粉碎成微小颗粒，而湿法超微粉碎技术可显著降低全谷物颗粒的平均尺寸。在湿法超微粉碎时，全谷物物料以水为载体，在流动的状态下进行。全谷物颗粒在粉碎过程中主要受到切割作用、湍流剪切作用和物料之间的撞击作用，当这几种作用的综合效果达到一定程度后，全谷物颗粒即被粉碎（顾笑笑等，2013）。

湿法超微粉碎技术是一种基于超剪切原理的新型湿法粉碎技术，与传统粉碎方法相比具有非常好的优越性。目前，湿法超微粉碎技术已被应用于饮料的加工工艺中，该技术的主要工艺参数有料液比、转子转速、静刀片间隙（以静刀片齿数作为衡量，齿数越多，间隙越小）和循环次数。可通过调节这些工艺参数来控制全谷物饮料的颗粒大小，从而调控其稳定性。

第四节　全谷物食品的品质及其评价

食品的品质（food quality）用于衡量各种食品质量的优劣，主要要素包括感官/食用质量、营养质量以及一些安全性指标等，与食品的可接受性密切相关。与精加工谷物相比，全谷物原料中还包含谷物的种皮和胚部分，这就导致了全谷物食品在外观（尤其是色泽方面）、风味、口感以及储存品质等方面具有其自身的属性特点（图 8-33），与已经广泛形成的对精白谷物食品品质属性的认知存在差异。我国目前还没有专门针对全谷物食品的国家或行业标准，诸如市面上已经能够见到的全麦挂面、荞麦挂面、荞麦馒头、全麦面包等食品的生产和产品标准，依然借鉴、参考了以小麦粉为主要原料的相关食品的国家标准或行业标准，难以有效体现全谷物食品的品质特征。同时，虽然近年来有关机构和企业对全谷物食品品质开展了较为广泛的评价研究与探讨，但因评价方法不一致，导致这些颇具意义的研究数据之间无法形成对比与参照，很难达成共识性的科研结论。因此，全谷物食品的品质评价需要形成专门的评价指标体系和评价方法体系。目前，关于这方面的研究尚处于探索阶段，长远来看，立足于食品安全要求，构建并完善符合其自身属性特点的全谷物食品品质评价体系，对于产品研发创制、市场观念引导及消费者的选择都是非常重要的。

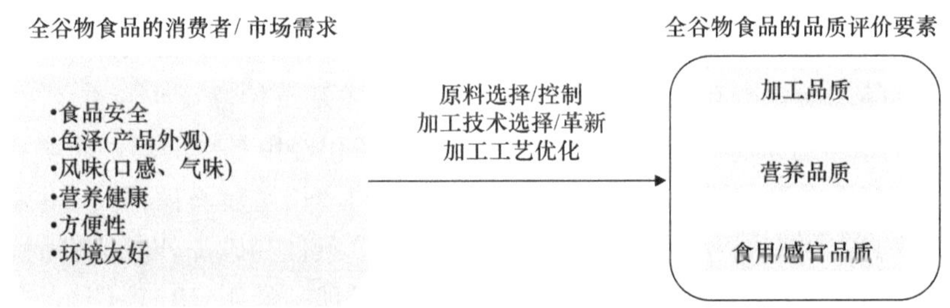

图 8-33　全谷物食品品质评价要素

一、食用品质评价

全谷物食品的食用品质主要是指其在食用过程中所表现出来的感官特征。食品的感官分析是利用科学、客观的方法，通过人的感觉器官（主要包括视觉、味觉、触觉）对食品的感官特性进行综合评定和描述，并结合生理、心理、化学及统计学等理论，对食品进行定性和定量的测量与分析，了解人们对产品的感受或喜欢程度（Muir，2007）。感官评价主要包括传统感官评价和结合型感官评价，前者主要是通过评价人员对产品进行感官指标的评分，最后通过对评分结果的统计进行综合评价与分析；后者是将感官评价与数学方法或仪器分析相结合来建立分析数据和感官评分的相关性模型，通过仪器设备的使用减少传统感官评价中的主观误差（刘登勇等，2016）。目前在评价过程中常用到的仪器设备包括色差计、电子鼻、质构仪、面制品内部结构图像分析仪等。其中，色差计是一种颜色偏差测试仪器，可用于测定产品表面色泽；电子鼻是一项无损仿生嗅觉检测技术，基于传感器阵列响应和模式识别技术敏感地识别气味指纹及其变化，其响应值可表征食品的气味及品质的变化（任东旭等，2013）；质构仪是一种可以对食品品质做出客观评价的感官测量手段（林芳栋等，2009）；图像分析仪是一种基于计算机识别技术对面包、馒头和其他发酵产品进行质量控制的系统，可通过对产品切片表面的图像进行处理和分析，得到关于样品的形态大小、气孔结构和特性等质量信息（方秀利等，2013）。“颜色暗淡、不好看，口感粗糙、不好吃”是目前严重影响消费者对全谷物食品喜爱程度的两大因素，虽然这与消费观念的培养有较大关系，但是通过加工技术对全谷物食品的色泽、风味以及质构（用以表征“口感”）进行一定程度的改良也是全谷物食品研发和生产中需要关注的重要方向。

（一）全谷物食品的色泽

除全谷物种皮自身的颜色影响外，造成全谷物食品色泽“劣化”的原因主要有两个方面：①大部分集中于全谷物种皮部分的氧化酶类和酚类物质加速了酶促褐变的发生；②美拉德反应等非酶褐变。多酚氧化酶和酚类物质组成（尤其是其中游离态酚类占总酚比例的大小）是影响全谷物食品酶促褐变的主要因素。以全麦食品为例，小麦麸皮中同时含有多酚氧化酶和酚类物质，前者以后者作为底物，可催化单酚形成双酚，再将双酚氧化为醌类物质，这些醌类物质可与胺类、硫醇类和酚醛类物质结合生成色素类聚合物，造成全麦面条颜色的加深。抑制全谷物食品中酶促褐变的主要方法包括调整加工工艺降低产品水分含量、热处理或酸处理降低多酚氧化酶活性等（舒恒等，2016；代昕，2013）。全谷物食品中的非酶褐变可能与蛋白质的含量与组成及美拉德反应等有关（Doxastakis et al.，2007；Wang et al.，2004），研究显示，糠氨酸和羟甲基糠醛这两个美拉德反应中间产物会随着加工温度的升高而增加，与非酶褐变的增长呈显著正相关（牛猛，2014）；抑制非酶褐变的主要方法有调节生产工艺、改变储藏条件和添加外源抑制剂等。

笔者团队在对发芽糙米品质影响研究的过程中发现，选用 20 个不同品种稻米，发芽后得到的糙米色泽差异显著（$P<0.05$）。其中，江苏 2015 年籼米发芽糙米表面颜色最亮，广东 2013 年籼米发芽糙米表面颜色最暗。同一品种不同年份糙米发芽后的表面颜色差异显著（$P<0.05$），其中，2015 年的糙米发芽后的表面颜色最亮，2014 年的糙米发芽后的表面颜色次之，2013 年的糙米发芽后的表面颜色最暗。总之，2015 年的稻米发芽后颗粒表面光泽亮，颜色较好（陈雪，2017）。

原料的稳定化预处理对全谷物食品的色泽产生影响。以笔者团队对全麦挂面品质的研究结果为例，与小麦挂面相比，全麦挂面色泽加深、偏红、偏黄，其中，L^*、ΔL^*、ΔE 值显著降低（$P<0.05$），a^*、b^*、Δa^*、Δb^*值显著升高（$P<0.05$）。采用挤压加工的方式对全麦麸胚进行稳定化预处理，经过麸胚稳定化预处理的全麦挂面较未经过预处理全麦挂面的色泽变浅，其中 L^*、b^*、ΔL^*、Δb^*、ΔE 值均显著增加（$P<0.05$），a^*、Δa^*值显著降低（$P<0.05$）。其可能的原因就是未经稳定化预处理的麸胚经过微粉碎后，多酚氧化酶类活性较高，在挂面加工过程中与酚类、酪氨酸等物质发生了酶促褐变，色泽加深；而麸胚经过挤压稳定化处理后，多酚氧化酶类被钝化。

（二）全谷物食品的风味

全谷物食品的风味与其自身风味物质的构成及其加工过程中产生的变化有关。以面包为例，其风味成分主要来源于小麦粉原始的麦香味以及发酵、焙烤过程中产生的各种香味物质，包括烃类、酯类、酸类、羰基类、芳香及杂环化合物等。齐琳娟等（2012）研究了全麦粉中麸皮对面包风味的影响，结果发现，与小麦粉面包相比，全麦面包香气更加浓郁，面包风味物质种类增多，烯烃类、醛类和杂环类物质含量增加。袁佐云（2016）进行了全麦馒头的品质改良研究，发现全麦粉中检出挥发性风味物质 39 种，明显多于小麦粉的 23 种，并证明了麸皮和胚对全麦粉风味贡献较大。全麦面团中共检出 40 种挥发性风味物质，刚刚蒸制过后的全麦馒头中共检出 36 种，储藏过程中风味物质的构成会产生变化，醇类物质在整个过程中含量较多，挥发性醛类物质随着储藏时间延长呈增加趋势，挥发性酯类物质总体呈先下降后增长趋势，烃类物质则相反。全麦粉和全麦馒头中的挥发性物质主要由脂质氧化、阿魏酸降解及微生物发酵代谢产生。4-乙烯基愈创木酚是全麦粉区别于小麦粉的挥发性物质，在全麦面团及不同储藏阶段的全麦馒头中均检出。

笔者团队基于电子鼻的响应值，综合评价了挤压麸胚稳定化预处理（挤压预处理-全麦挂面、未处理-全麦挂面、小麦挂面）对挂面风味物质的影响，发现各组挂面风味物质的构成均存在显著差异，其特征风味物质组成仍需结合 GC-MS（气相色谱-质谱联用技术）等方法进行进一步研究。

（三）全谷物食品的质构

质构的测定与研究在全谷物食品开发、改良、品质检验和工艺优化方面具有重要地位，其能够表征的参数主要包括硬度（hardness）、脆性（brittleness）、弹性（elasticity）、黏聚性（cohesiveness）、黏附性（adhesiveness）、恢复性（resilience）、咀嚼性（chewiness）和胶着性（gumminess），可用于面包、饼干等烘焙食品及面条、馒头等蒸煮食品的研究。对于全谷物挂面制品，其质构品质与原料麸皮的颗粒细度有关。笔者团队的研究表明，全麦粉中麸皮颗粒细度越小，全麦挂面的质构硬度越高（田晓红等，2015；Chen et al.，2011）。颗粒细度小的全麦粉具有较低的峰值黏度，面条质地较硬的原因是质构特性与全麦粉的糊化性能显著相关，峰值黏度与面条的质构硬度成反比，峰值黏度高的全麦粉，其淀粉颗粒的膨化力增大，从而使面条的质地变软。另外，麸皮颗粒细度小的全麦粉挂面具有更加紧密的结构，使其质构硬度相对较高。

对于发酵面制品而言，硬度和咀嚼度是衡量制品品质的两个重要指标，在一定范围内，硬度和咀嚼度越小，表明制品越柔软，适口性越好，老化速度越慢。加水量是谷物食品制作的关键因素之一，也是全谷物馒头质构特性的影响因素，与硬度、咀嚼度、回复性均有显著或极显著的相关性。TG 酶对糙米蛋白有很好的交联作用，使糙米中谷蛋白发生聚合作用，形成连续的网络状结构，包裹住其他蛋白和淀粉颗粒，从而改善糙米面包的质构特性（余树玺等，2012）。Renzetti 和 Arendt（2009）研究发现，蛋白酶能够改善糙米面包的质构特性和微观结构。

在米线加工方面，原料磨粉方式和直链淀粉含量会对其产品质构产生影响。干法、半干法和湿法是3种常见的糙米米粉原料的磨粉方式，这3种方式制备的糙米米线质构性质的差异，可能与磨粉产生的损伤淀粉含量和糙米米线颗粒细度有关，另外还可能与糙米米线颗粒表面的光滑程度以及糙米中含有的纤维有关（Barrera et al.，2007；León et al.，2006）。随着直链淀粉含量的增加，质构仪测定中的硬度与耐咀性增大，内聚性与回复性先增大后减小，质构特性中内聚性与回复性较高时，米线感官评分较高，消费者接受度更高（Yang and Kim，2010），直链淀粉含量较高时（19.07%～21.88%），米线的内聚性与回复性较高。糙米中蛋白质的性质导致其不能形成稳定的网络结构，因此糙米米线的黏弹性主要由糙米中淀粉的组成性质决定（Kim et al.，2014）。

（四）全谷物食品的感官评价

全谷物挂面的感官评价指标主要包括干面条的色泽和表观状态，以及煮熟后的亮泽度、表观状态、适口性（软硬）、韧性、黏性、爽滑性和食味等。加水量是影响面条品质的最主要因素，各因素的影响顺序大致为：加水量＞熟化温度＞和面时间＞熟化时间＞加水温度。随着加水量的增加，面条的色泽、表观状态、亮泽度、适口性、韧性、爽滑性、食味都呈不断上升的趋势，其中对色泽、表观状态和适口性影响较大，对亮泽度、韧性、爽滑性和食味影响较小。与精白小麦粉不同，全谷物中富含麸皮膳食纤维等易吸水性物质，加水量少时，全谷物粉中的多糖、淀粉和蛋白质等不能充分吸水胀润、水化不完全，面条结构不紧密，麸皮颗粒易脱落，面片干裂不平整，挂面表面粗糙，适口性差；加水量充足时，全谷物粉水化完全，网络结构连接紧密，面条质地细腻，口感好。

全谷物馒头的感官品质评价包括体积、比容、高径比和感官评分。与质构研究结果相类似，加水量是影响全谷物馒头感官品质的关键指标。随着加水量的增加，全麦馒头的体积增大。加水量与馒头体积间呈明显的正相关（$P<0.05$），与高径比呈显著负相关（$P<0.05$），综合全麦馒头的质构特性测试数据和感官品质测试数据，制作全麦馒头时，200g的全麦粉加水量以105～110mL为宜。全谷物面包的感官评价关键指标包括比容和感官评分，其中感官评分的指标主要包括表皮色泽、质地、包芯色泽、平滑度、纹理、弹柔性和口感等。

发芽糙米的感官评价以感官评分为主，评价指标包括气味、外观结构（颜色、光泽、饭粒完整性）、适口性（黏性、弹性、软硬度）和滋味、冷饭质地等。笔者团队研究发现，原料米品种对发芽糙米感官评价结果影响很大，同时，陈化稻谷对发芽糙米食用品质会产生不利影响。同一年份糙米发芽后得到的发芽糙米中，糯发芽糙米感官评分最高，籼发芽糙米次之，粳发芽糙米最低。其中糯发芽糙米饭在滋味、气味和弹性评分上较粳、籼发芽糙米饭略高。原因可能与糯米本身的性质有关，在口感上糯发芽糙米更适合做发芽糙米饭。籼发芽糙米中湖北2015年籼发芽糙米饭感官评分最高，滋味评分较其他籼发芽糙米饭高，原因可能是含有香气物质邻苯二甲酸二乙酯、十四烷基酯。同一品种不同年份感官评分差异显著（$P<0.05$），2015年产糙米的发芽糙米饭感官评分最高，2014年次之，2013年最低。其中，2015年发芽糙米饭质地硬度和

弹性较好，外观结构评分高于 2014 及 2013 年，胶着性和咀嚼性适宜，适口性评分较高；2015 年的糙米发芽后发芽率、表面颜色、GABA 含量、质构特性及感官品质均明显优于 2014 年、2013 年。

新型全谷物食品方面，挤压速食粥的感官评价采用感官描述法，包括色泽、气味、表观状态、分散性、复水性等指标。原料品种可对速食粥产品感官品质产生直接影响。研究表明，早籼糙米加工成的挤压速食粥的感官评价总分低于晚籼糙米挤压速食粥和粳糙米挤压速食粥，早籼糙米挤压速食粥不论在表观状态还是口感、滋味等方面均表现较差；黑龙江圆粒粳糙米与黑龙江长粒粳糙米挤压速食粥的米粥气味最佳，感官评价总分较高，可能与这两类糙米速食粥中烯类、呋喃类及杂环类物质相对含量较高有关。全谷物代餐粉的感官描述指标主要包括口感、风味、色泽和冲调性，谷物配比对其感官评分影响显著（$P<0.05$）。

二、营养与特征性组分

全谷物食品的主要原料是全谷物，因此相较于精加工谷物食品而言，全谷物食品在保留基本营养组分的基础上，还富含维生素和矿物元素等微量元素，同时含有更多的膳食纤维和其他生物活性物质等。对全谷物标志物的研究结论还比较少，主要原因是作为全谷物的标志物需要特异存在于全谷物麸皮中，而全谷物及全谷物食品中虽然营养组分种类很多，但满足“特异性存在”条件的屈指可数。大量研究表明，一类特殊的酚类物质——烷基间苯二酚，可作为全麦的标志物。烷基间苯二酚特异地存在于小麦和黑麦的麸皮中，而胚和胚乳中不含有，因此可作为全麦产品的有效化学指标。同时，其在被人体摄入后，可在血浆等生物样本中检测到其同系物或代谢物，而当人们进食无小麦麸皮的食物时，血浆等生物样本中就无法检测到，因此，烷基间苯二酚又可作为全麦食品摄入的生物标志物。笔者团队在《全麦粉》（LS/T 3244—2015）标准中纳入烷基间苯二酚作为全麦粉的鉴定标志物，同时也在筛查其他全谷物品种中的标志物，如探究黄酮（芦丁）作为苦荞标志物的可行性。

（一）全麦挂面的营养素组成

1. 全麦粉制备工艺的影响

挤压处理是一种有效可行的稳定化处理方式，可有效地降低麸皮和胚的脂肪酸值，增强全麦制品的储藏稳定性。笔者团队采用麸胚回填方式，压延制备 100%全麦挂面，以小麦芯粉制作小麦挂面作为对照，比较评价了全麦挂面与小麦挂面的营养素组成差异。

麸胚挤压稳定化处理对全麦挂面宏量营养素含量的影响程度较小（表 8-19）。与小麦挂面相比，全麦挂面的蛋白质、脂肪和灰分含量均显著增加（$P<0.05$），分别约增加了 14%、73%和 121%；能量、碳水化合物含量降低，分别约降低了 10%、20%。初步表明全麦挂面有利于降低能量和碳水化合物的摄入。

表 8-19 全麦挂面和小麦挂面的营养成分含量

营养成分	小麦挂面	挤压-全麦挂面	未处理-全麦挂面
能量/（kJ/100g）	1477.07±4.60a	1328.83±50.75b	1321.17±53.68b
碳水化合物含量/（g/100g）	72.01±0.05a	57.31±0.71b	57.19±0.27b
蛋白质含量/（g/100g）	11.41±0.03b	12.97±0.36a	13.07±0.11a
脂肪含量/（g/100g）	1.48±0.06b	2.56±0.11a	2.49±0.03a
灰分含量/（g/100g）	1.51±0.01c	3.34±0.00a	3.12±0.03b
水分含量/（g/100g）	12.52±0.01a	11.52±0.03c	11.95±0.03b

注：同列数字后不同的字母表示数据间具有显著差异（$P<0.05$）

挤压有利于麸胚中β-胡萝卜素、维生素 B_2 的释放，不利于维生素 B_6 和叶酸的保持（表 8-20）。与小麦挂面相比，挤压-全麦挂面的铁、钙、磷、锰、锌、钠、铜、钾、镁分别约增加了 427%、136%、355%、503%、427%、35%、26%、274%、1031%（表 8-21）。综合评价可知，全麦挂面较小麦挂面富含人体所需的矿物元素，且麸胚挤压处理对全麦挂面中的各类矿物元素含量均有一定程度的影响。

表 8-20 全麦挂面和小麦挂面的微量营养素含量

微量元素	小麦挂面	挤压-全麦挂面	未处理-全麦挂面
维生素 E 含量/（mg/100g）	0.29±0.01b	0.53±0.01a	0.52±0.00a
β-胡萝卜素含量/（μg/100g）	1.82±0.02a	1.60±0.03b	1.14±0.03b
维生素 B_1 含量/（mg/100g）	0.05±0.00b	0.21±0.00a	0.22±0.01a
维生素 B_2 含量/（mg/100g）	0.01±0.00c	0.08±0.00a	0.07±0.00b
维生素 B_6 含量/（mg/100g）	0.03±0.00c	0.22±0.00b	0.24±0.00a
烟酸含量/（mg/100g）	0.69±0.01b	5.55±0.14a	5.24±0.20a
泛酸含量/（mg/100g）	0.32±0.01b	0.54±0.02a	0.52±0.01a
叶酸含量/（μg/100g）	10.65±0.01c	22.09±0.09b	25.92±0.80a

注：同列数字后不同的字母表示数据间具有显著差异（$P<0.05$）

表 8-21 全麦挂面和小麦挂面的矿物元素含量

矿物元素	小麦挂面	挤压-全麦挂面	未处理-全麦挂面
磷含量/（mg/kg）	7.58±0.03c	34.48±0.29a	33.09±0.41b
钙含量/（mg/100g）	16.46±0.03b	38.82±0.16a	40.27±0.86a
铜含量/（mg/kg）	2.52±0.02c	3.18±0.16b	3.48±0.01a
铁含量/（mg/kg）	7.88±0.09c	41.54±0.91a	38.29±0.65b
钾含量/（g/kg）	1.11±0.05c	4.15±0.11a	2.19±0.16b
镁含量/（g/kg）	0.13±1.14b	1.47±0.00a	1.48±0.01a
锰含量/（mg/kg）	4.60±0.07b	27.75±0.01a	28.48±0.49a
钠含量/（g/kg）	5.50±0.05b	7.41±0.05a	7.30±0.07a
锌含量/（mg/kg）	4.00±0.01b	21.09±0.09a	21.19±0.54a

注：同列数字后不同的字母表示数据间具有显著差异（$P<0.05$）

全麦挂面与小麦挂面相比，各生物活性物质含量均显著增加（$P<0.05$），其中，挤压加工方式促进了全麦挂面麸胚中植物活性组分的释放，提升了全麦挂面的营养价值（表 8-22）。其中，与小麦挂面相比，挤压-全麦挂面的总酚、结合酚、游离酚、烷基间苯二酚、阿拉伯木聚糖、阿魏酸、总黄酮、总膳食纤维、不溶性膳食纤维、可溶性膳食纤维、β-葡聚糖分别增长了约 842%、15 069%、248%、679%、1110%、347%、221%、1023%、1419%、22%、58%。该结论表明全麦挂面较小麦挂面富含生物活性物质营养成分，更有利于人体健康。

表 8-22　全麦挂面和小麦挂面的活性组分含量

活性组分	小麦挂面	挤压-全麦挂面	未处理-全麦挂面
游离酚含量/（mg/100g）	14.99±0.98c	52.10±2.46a	47.19±1.74b
结合酚含量/（mg/100g）	0.65±0.17c	98.60±4.29a	77.95±9.55b
总酚含量/（mg/100g）	15.64±1.09c	147.26±4.33a	130.83±4.26b
阿拉伯木聚糖含量/（mg/g）	7.02±2.67c	84.93±12.24a	72.73±7.12b
阿魏酸含量/（mg/100g）	8.78±0.15b	39.26±3.41a	42.21±4.85a
总黄酮含量/（mg/g）	2.03±0.22b	6.52±0.36a	6.36±0.56a
烷基间苯二酚含量/（μg/g）	36.42±7.08b	283.69±28.26a	280.55±10.40a
可溶性膳食纤维含量/（g/100g）	0.32±0.01b	0.39±0.04b	0.77±0.06a
不溶性膳食纤维含量/（g/100g）	0.81±0.03b	12.30±1.13a	11.60±0.42a
总膳食纤维含量/（g/100g）	1.13±0.01b	12.69±1.09a	12.37±0.37a
β-葡聚糖含量/（g/100g）	0.45±0.01b	0.71±0.02a	0.73±0.02a

注：同列数字后不同的字母表示数据间具有显著差异（$P<0.05$）

2. 全麦粉添加量的影响

对比精白小麦挂面评价全麦粉添加量对全麦粉挂面营养品质的影响，可以有效评价全麦挂面的营养品质。全麦挂面蛋白质、脂肪和灰分含量均高于精白小麦挂面（图 8-34），能量和碳水化合物含量低于精白小麦挂面。100%全麦挂面与精白小麦挂面相比，蛋白

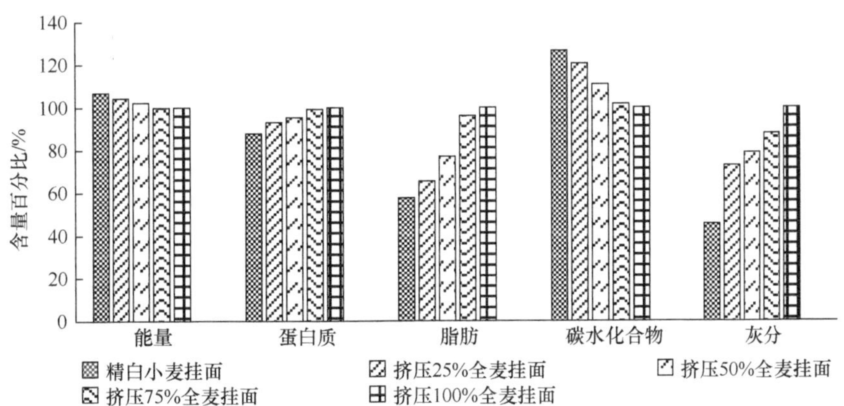

图 8-34　精白小麦挂面与全麦挂面能量及宏量营养素含量比较

质、脂肪和灰分含量分别增加了 14%、73%和 120%，能量值降低了 7%，碳水化合物含量降低了 27%。从图 8-34 中宏量营养素随全麦粉添加量增加的变化趋势可以初步说明经常食用全麦挂面有利于降低能量的摄入，保证人体健康。

除 β-胡萝卜素外，全麦挂面各维生素含量均高于精白小麦挂面。100%全麦挂面与精白小麦挂面相比，维生素 E、维生素 B_1、维生素 B_2、维生素 B_6、烟酸、泛酸和叶酸含量分别增加了 83%、113%、57%、330%、712%、67%和 108%（图 8-35）。除硒和铝元素外，全麦挂面各矿物元素含量均高于精白小麦挂面。经计算所得，随全麦粉含量的增加，全麦挂面中磷、钙、铁、镁、锰、锌元素含量呈线性增加，铜、钾、钠含量无规律变化。100%全麦挂面与精白小麦挂面相比，磷、钙、铜、铁、钾、镁、锰、钠、锌元素含量分别增加了 355%、135%、26%、428%、274%、1031%、504%、35%和 428%（图 8-36）。

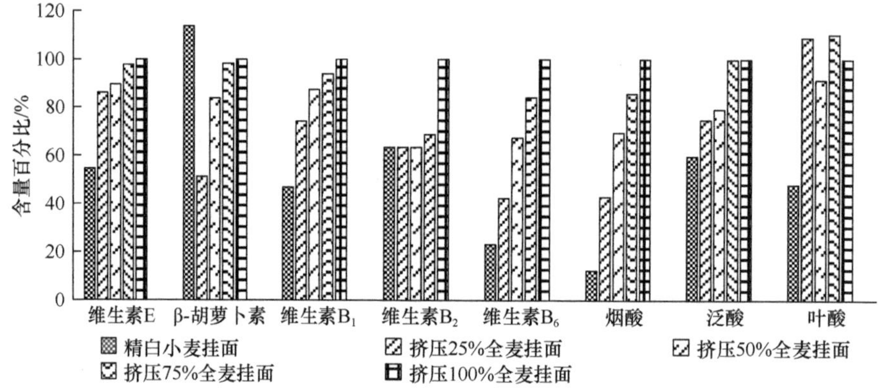

图 8-35　精白小麦挂面与全麦挂面维生素含量

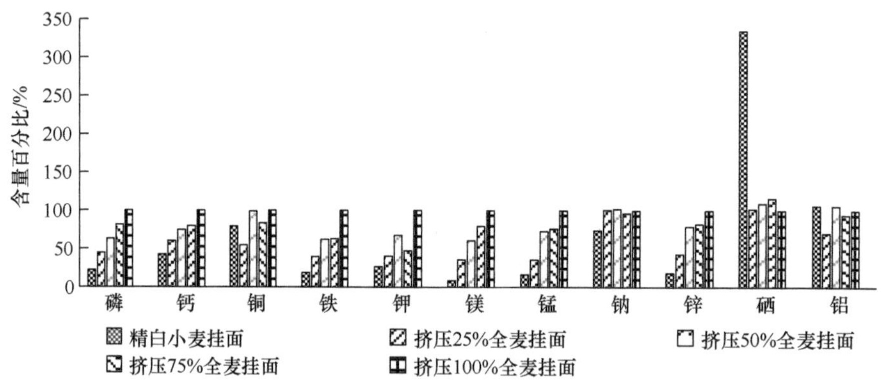

图 8-36　精白小麦挂面与全麦挂面矿物元素含量

全麦挂面中各生物活性物质含量均高于精白小麦挂面（图 8-37）。随着全麦粉添加量的增加，不溶性膳食纤维、总膳食纤维、β-葡聚糖、阿拉伯木聚糖、烷基间苯二酚、游离酚、结合酚和总酚含量呈线性增加，可溶性膳食纤维、阿魏酸和总黄酮含量呈无规律增长。

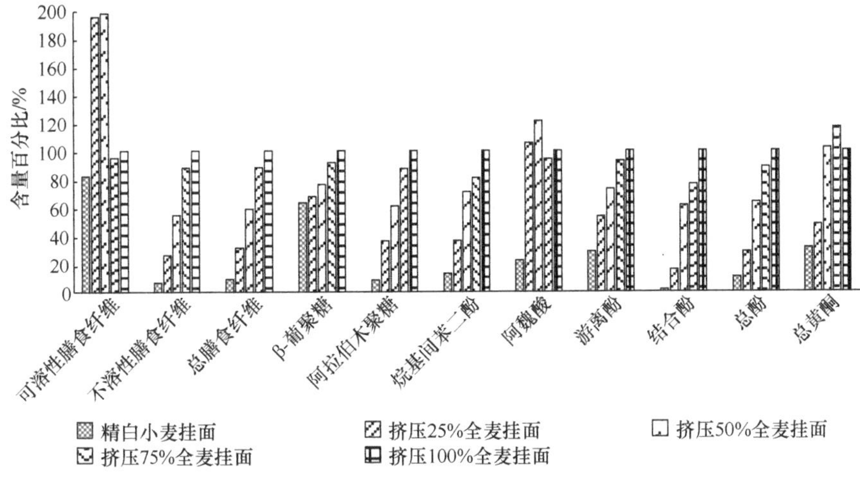

图 8-37　精白小麦挂面与全麦挂面生物活性物质含量

（二）苦荞挂面的营养素组成

苦荞粉添加量为 0～80%时（表 8-23），苦荞挂面的粗脂肪、灰分、粗蛋白质、粗纤维、总淀粉、膳食纤维含量分别为 0.26%～0.74%、1.83%～2.43%、13.17%～14.62%、0.64%～1.28%、75.01%～84.69%、3.80%～5.22%。随着苦荞粉含量的增加，苦荞挂面中的蛋白质和淀粉含量降低，而灰分、粗纤维和膳食纤维含量增加。粗纤维中可能含有不溶性纤维素、半纤维素、木质素、角质等，还含有可溶性多糖。添加苦荞粉后，面条样品中的膳食纤维含量增加，表明苦荞挂面的健康潜力增强。

表 8-23　0～80%苦荞挂面的基本营养素　　（%）

苦荞粉添加量	粗脂肪	灰分	粗蛋白质	粗纤维	总淀粉	膳食纤维
0	0.64±0.02b	1.83±0.03c	14.62±0.05a	0.64±0.06d	80.76±10.92ab	3.80±0.44b
10	0.26±0.02d	1.89±0.03c	14.45±0.17b	0.82±0.02c	84.69±6.59a	4.06±0.04b
20	0.29±0.05d	1.90±0.01c	14.32±0.11b	0.84±0.14c	82.28±6.90ab	3.94±0.44b
30	0.35±0.03c	1.95±0.03bc	14.16±0.90c	1.28±0.00a	78.32±7.19ab	3.89±0.67b
40	0.30±0.02d	2.13±0.03b	14.00±0.03d	1.10±0.11b	76.21±2.63ab	4.45±0.00ab
50	0.39±0.01c	2.12±0.03b	13.72±0.04e	0.99±0.11bc	76.47±0.76ab	5.20±0.20a
60	0.65±0.01b	2.40±0.31a	13.62±0.09e	0.85±0.03c	75.01±2.59b	5.22±0.17a
70	0.64±0.01b	2.37±0.03a	13.44±0.02f	1.13±0.13ab	75.98±3.59ab	5.22±0.27a
80	0.74±0.01a	2.43±0.02a	13.17±0.12g	1.02±0.08b	75.72±2.93ab	5.21±0.19a

注：同列数字后不同的字母表示数据间具有显著差异（$P<0.05$）

（三）全麦食品的特征性组分——烷基间苯二酚

1. 全麦挂面添加量的定量检测

全麦挂面评价的一个难点在于全麦粉添加量的确定。在 2015 年，我国首个全麦粉行业标准《全麦粉》（LS/T 3244—2015）已经颁布实施，对膳食纤维和烷基间苯二酚的含量做了明确的规定，总膳食纤维含量（以干基计）≥9.0%，烷基间苯二酚（以干基计）≥200μg/g。这为全麦挂面标准指标的确立提供了参考依据。国内外大量的研究表明，麸皮中烷基间苯二酚（AR）含量最高，随着麸皮的逐渐去除，烷基间苯二酚含量逐渐降低。利用这一特性，该标准将烷基间苯二酚作为全麦粉的一种鉴定标志物。无论麸皮是否经过挤压稳定化处理，全麦挂面中全麦粉添加量均与烷基间苯二酚含量具有较好的相关性（图 8-38）。

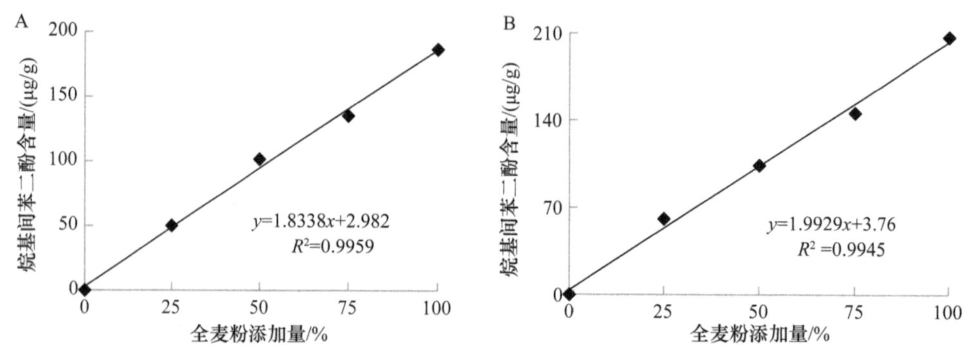

图 8-38　不同添加量全麦粉挂面中烷基间苯二酚含量的变化

A. 麸皮挤压稳定化全麦挂面；B. 麸皮未挤压稳定化全麦挂面

2. AR 在稳定化预处理过程中的稳定性

麸皮经过不同稳定化方式处理后，所得的全麦产品中 AR 含量基本保持稳定（图 8-39），符合《全麦粉》（LS/T 3244—2015）行业标准≥200μg/g 要求。经过挤压膨化处理，烷基间苯二酚含量有所提高，这可能是因为烷基间苯二酚与膳食纤维结合在一起，麸皮在经过挤压的高温高剪切力的作用下，更有利于烷基间苯二酚的释放。

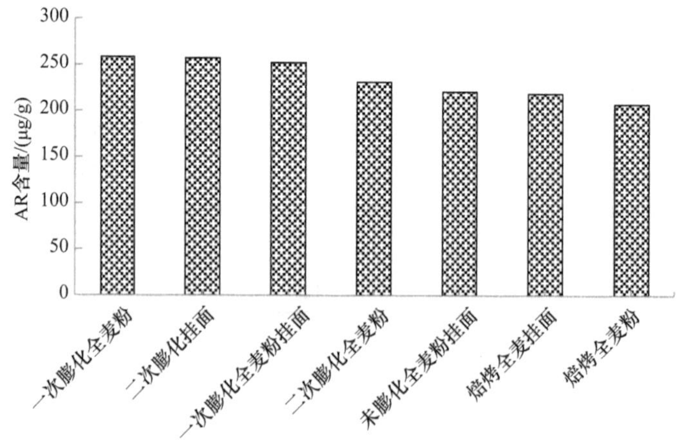

图 8-39　不同稳定化方式的全麦粉及挂面中烷基间苯二酚含量

3. AR 在储藏过程中的稳定性

全麦挂面在 45℃、60%湿度的高温高湿条件下储存一段时间后，挂面中 AR 含量基本保持稳定，见图 8-40。因此，可将烷基间苯二酚作为全麦面条的品质评价指标。该指标的加入将有利于量化全麦面条中全麦粉的添加量，保证全麦面条产品品质。

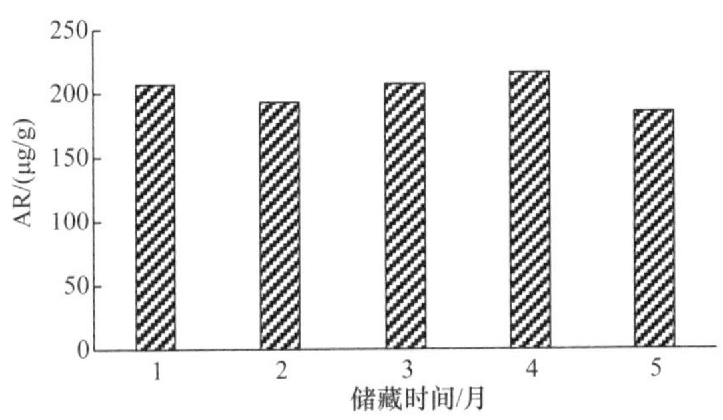

图 8-40　全麦挂面储藏过程中 AR 稳定性

但是 100%全麦粉添加量的全麦面条口感比较粗糙，有苦涩味，消费者接受度比较低，因此，在目前技术还不完善的情况下，有必要适当降低膳食纤维和烷基间苯二酚的含量要求，以便引导全麦挂面产业健康发展。

（四）荞麦挂面的特征性组分——黄酮（芦丁）

1. 荞麦挂面添加量的定量检测

目前，我国尚无荞麦挂面的产品标准，而是依照《挂面》（LS/T 3212—2014）行业标准执行。标准中对于挂面的定义为“以小麦粉为主要原料，经过和面、切片、切条、干燥等工序加工而成的产品”。显然，以荞麦为主要原料的挂面产品并不能适用现行标准。荞麦挂面的功效与荞麦粉添加量相关，高含量的荞麦挂面具有更高的功效。但目前制约荞麦挂面标准制定的瓶颈问题是荞麦挂面产品中荞麦粉添加量的定量检测问题（谭斌等，2016）。由于之前没有相应的标准来约束荞麦面条中荞麦粉的添加量，添加量 0.5%～100%均称为荞麦面条（田晓红等，2019）。随着荞麦挂面市场不断发展壮大，高含量的荞麦粉挂面不断面市，急需建立荞麦挂面标准，以规范市场。

笔者团队的研究结果表明，苦荞挂面产品中黄酮（芦丁）的含量与苦荞添加量呈极显著的相关关系（刘艳香等，2011），见图 8-41。同时，黄酮（芦丁）在挂面加工过程中具有较好的稳定性，这些研究结果为将黄酮（芦丁）含量作为荞麦挂面标准中添加量的定量检测奠定了基础。

2. 黄酮（芦丁）在挂面加工过程中的稳定性

以 30%苦荞粉添加量的苦荞挂面为例，在加工过程各阶段，游离黄酮含量部分极显著高于结合黄酮（$P<0.01$），游离黄酮含量占总黄酮含量的 80%以上（图 8-42）。加水和面后，苦荞与小麦混合粉中游离黄酮含量显著增加，结合黄酮含量显著降低（$P<0.05$），表明加水和面有利于苦荞中游离黄酮的释放。这可能是因为面团在调制时，苦荞

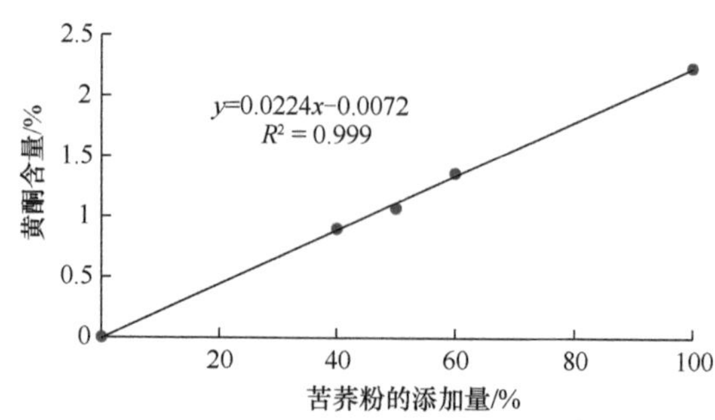

图 8-41 苦荞粉与黄酮（芦丁）含量之间的关系

总黄酮含量的测定方法为《荞麦及其制品中总黄酮含量的测定》（NY/T 1295—2007）

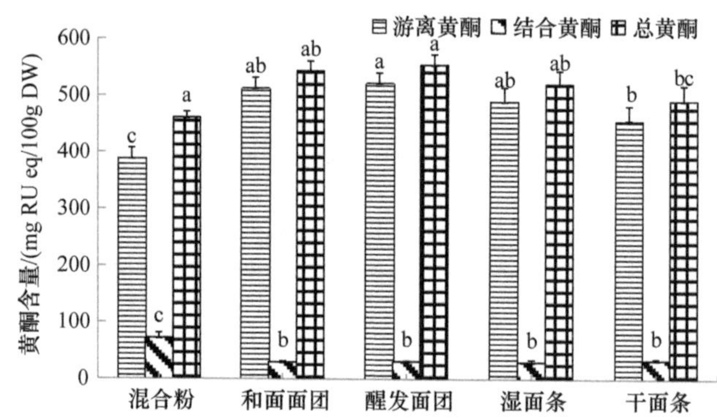

图 8-42 苦荞挂面加工过程中黄酮含量的变化

粉中的糖苷酶遇水激活，使大部分结合态的黄酮水解转化为游离态（宫风秋等，2007）。醒发、制作湿面条与烘干过程对结合黄酮的含量影响不显著，其含量一直维持在 31.80mg RU eq/100g DW 左右，与和面面团一致。游离黄酮与总黄酮含量受后续加工过程的影响也较小，只是在挂面烘干的过程中有些许下降，这可能是因为烘干时间长，游离黄酮氧化损失而引起的游离黄酮和总黄酮含量下降。与和面面团相比，烘干挂面的游离黄酮和总黄酮含量下降 10%左右。

苦荞挂面加工过程中，芦丁存在形式及含量变化规律与黄酮基本一致（图 8-43）。在加工各阶段，游离芦丁含量部分显著高于结合芦丁（$P<0.05$），游离芦丁含量占总芦丁含量的 80%以上。说明苦荞中的芦丁多以游离态存在，这样有利于人体吸收转化（Okarter and Liu，2010）。混合粉和面成面团时游离芦丁与总芦丁含量显著增加（$P<0.05$），分别增加了 42.77%、25.95%，结合芦丁的含量降低了 48.20%；醒发、制作湿面条与烘干过程对结合芦丁与总芦丁含量的影响不显著，分别维持在 39.80mg/100g DW、514.66mg/100g DW；游离芦丁不受醒发与制作湿面条的影响，但挂面烘干过程会使其略有降低。这可能是因为醒发和制作湿面条都是一个短期过程，而挂面烘干是一个长期脱水的过程，有可能造成芦丁的氧化损失，导致含量下降。

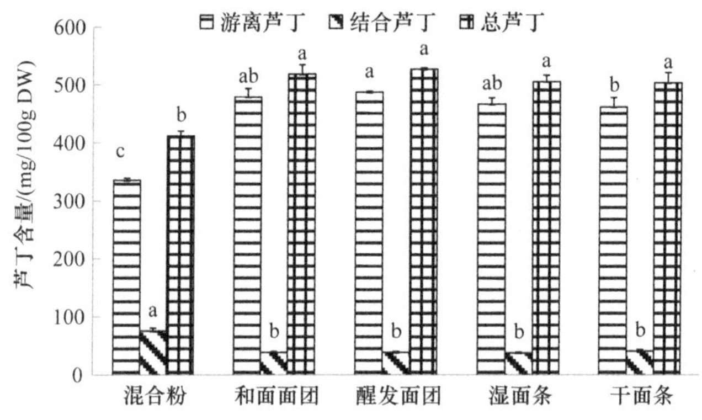

图 8-43 苦荞挂面加工过程中芦丁含量的变化

三、体外功能评价

全谷物食品的体外功能评价主要包括利用体外模拟的方法进行的淀粉、蛋白质等营养物质的消化和吸收过程评价，以及依据淀粉消化过程计算的估计血糖生成指数（eGI）。对 eGI 和餐后消化规律的调控有助于降低慢性病的患病风险（Ye et al.，2016；Murakami et al.，2013；Greenwood et al.，2013）。常见的米饭、米粥、面条等用精米白面制作的主食品虽然具有良好的感官食用品质，但缺少许多人体所需的膳食纤维、维生素、植物化学素等生物活性物质，进食后多易被机体快速消化吸收，GI 值较高（刘静，2008）。用部分全谷物替代日常膳食中的精制谷物是解决这一问题的有效途径。不同全谷物食物来源中生物分子的组成结构以及不同加工方式对其组成结构的改变均影响着全谷物制品的餐后消化规律表征和 GI 值。

（一）血糖生成指数的体外模拟研究方法

血糖生成指数（GI）这个概念是由 Jenkins 在 1981 年提出的，它是直接反映人体摄入食物后血糖反应的指标，在预防和控制慢性病方面有很强的可操作性和应用价值（Willett et al.，2002），一直被用来衡量某种食物或膳食组成对血糖浓度影响的程度。对于淀粉类食品的消化吸收评价可通过人体试验、动物实验和体外模拟试验 3 种。人体试验要根据受试者的身体差异做出明确的断定，不同人的消化吸收情况有所差异会带来一定的误差，且由于各方面条件的限制一般只能进行小批量的试验。动物实验要考虑到饲养环境与饲养员的行为习惯，这种实验精确度一般较好，但是要考虑实验场地的供应，以及卫生处理等情况。体外模拟消化研究碳水化合物可通过多种方法进行，其中有如下 3 种主要研究体系：①在一个体外的密闭系统内对匀浆食物进行酶消化，然后分析水解体系中的可溶性营养成分；②按方法进行体外消化，并用半透膜进行透析，模拟吸收过程，然后根据需要进行营养素分析；③使用 Caco-2 细胞和下述两种方法中的一种：小肠对食物进行消化后产生一些可透过膜的营养素，测定细胞对这些营养素的摄取，或者测定转运上皮细胞对已消化食物中可溶性营养素的传送（Cem，2002）。采用体外模拟评价法尚不能够完全真实地反映胃肠道内淀粉动态变化的消化情况（王竹等，2004；杨月欣等，1999），但该方法节约经费、操作方便，并且可以进行大规模的试验，因此有大量的前期研究选用此方法。Englyst 等（1996）根据淀粉的营养特性及其在小肠内的消化速度将淀粉分为快速消化淀粉（RDS）、缓慢消化淀粉（SDS）和抗性淀粉（RS）。Goni 等在 1997 年构建了体外模拟消化的方法，通过建立食物的消化曲线以反映不同食物在不同时间消化性能的差异，通过建立淀粉水解动力学模型，用体外碳水化合物水解指数（hydrolysis index，HI）对食物可能产生的 eGI 进行预测。

（二）全麦挂面制品体外消化特性的比较评价

使用挤压和酶处理的方式对同一品种全麦麸皮进行原料预处理后回填制成全麦粉，随后使用麸皮挤压预处理-全麦粉、麸皮酶处理-全麦粉和麸皮未处理-全麦粉加工成 3 种全麦挂面（全麦粉含量 100%）。以普通小麦粉挂面作为对照，比较评价上述 3 种全麦挂面制品的体外消化特性和 eGI（图 8-44，表 8-24）。结果表明，与普通小麦粉挂面相比，全麦挂面消化速率明显降低，麸皮挤压处理-全麦挂面的淀粉水解速率最低，eGI 值也显著降低。

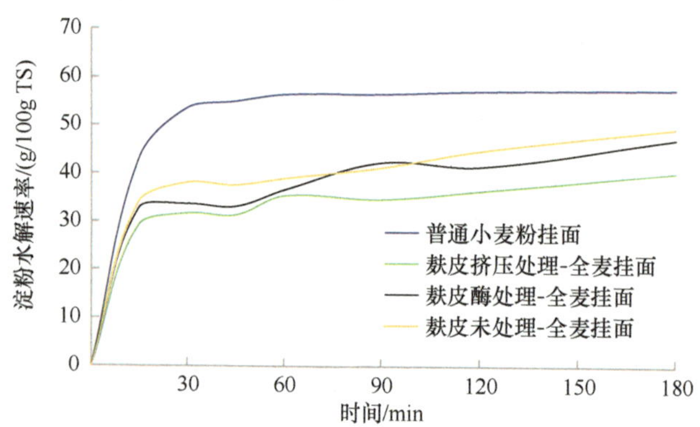

图 8-44　不同全麦挂面体外消化速率（以制品干重计算）

表 8-24　不同全麦挂面的 eGI（90min，以制品干重计算）

杂粮挂面名称	eGI
普通小麦粉挂面	85.7
麸皮挤压处理-全麦挂面	67.5
麸皮酶处理-全麦挂面	69.8
麸皮未处理-全麦挂面	72.1

（三）杂粮挂面制品体外消化特性的比较评价

使用同一体外模拟方法比较评价了笔者团队研发的不同种类与添加量的杂粮及薯类挂面的体外消化特性和 eGI（图 8-45，表 8-25），以小麦粉挂面为对照，体外消化过程以消化体系中的还原糖释放量表征。杂粮的原料种类对挂面制品的淀粉消化速率影响较大。51%高粱挂面、51%青稞挂面、30%玉米挂面与 51%苦荞挂面的体外消化速率和总还原糖释放量均低于普通小麦粉挂面（总还原糖释放量为 83%），其中以 51%苦荞挂面较为显著。普通小麦粉挂面的消化降解主要集中在反应前 30min，随后趋于平缓；高粱和玉米挂面的消化反应持续至 60min 左右，之后反应持续进行，但速率降低；苦荞和青稞挂面所需的反应时间进一步延长至 90min 左右，随后反应速率趋缓。已有研究表明，相较于小麦粉和玉米淀粉，苦荞淀粉的消化速率更慢（洪雁等，2010）。

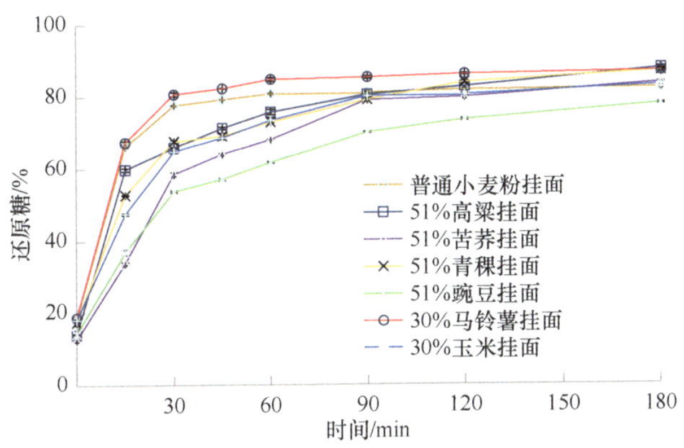

图 8-45　杂粮挂面的淀粉水解速率（以制品干重计算）

表 8-25　杂粮挂面的 eGI（90min，以制品干重计算）

杂粮挂面名称	eGI
普通小麦粉挂面	79.55
51%苦荞挂面	68.72
51%青稞挂面	73.36
51%高粱挂面	74.91
30%玉米挂面	72.78

（四）米制品体外消化特性的比较评价

使用同一体外模拟方法，选用典型的粳米和籼米原料各 1 种，以糙米和精白米 2 种不同的加工精度，选取分别通过传统蒸制、煮制和现代挤压加工方式制成的米饭、米粥、挤压速食粥等米制品作为研究对象，比较评价了不同加工方式对 12 种米制品的体外消化特性和 eGI 的影响（图 8-46，表 8-26），体外消化过程以消化体系中的还原糖释放量表征。整体而言，精白米制品较糙米制品更容易被快速消化；大部分籼米制品还原糖释放量的上升趋势在消化反应进行到 30min 后趋于平缓，而糙米饭和糙米粥类制品在消化反应后期依旧保持不同程度的上升趋势；相同的趋势也在粳米制品的消化过程中得以体现。造成糙米制品消化速率减慢的主要原因之一在于糙米米糠层中含有的膳食纤维包裹在淀粉质胚乳外侧，在消化过程中起到了屏障的作用，减少了消化酶的作用位点，一定程度上阻碍了消化反应的进程（Panlasigui and Thompson，2006）。不同加工方式可改变米制品的体外消化反应过程。粥类制品比饭类消化反应进程相对较快。主要原因有两个：一是煮制过程中，大米淀粉在热和水的作用下获得更高的糊化程度，由于淀粉的膨胀和破裂，消化体系中可溶性淀粉含量增加，更容易被消化酶利用和降解（熊善柏等，2001）；二是米糠层的物理形态可影响制品的消化吸收速率，较长时间的煮制过程破坏了米糠层对于淀粉质胚乳的包裹，淀粉与消化酶的接触位点增多，水解速率加快（Panlasigui and Thompson，2006）。精白米速食粥的初始还原糖含量较高，消化速率较快，总还原糖释放量与精白米粥类制品接近，因为大米淀粉在挤压过程中糊化程度较高，且部分可降解为糊精、麦芽糖等小分子糖类，致使制品中还原糖含量增加，且更易被消化吸收。然而，经过同样挤压条件制成的糙米速食粥类制品的消化速率及总还原糖释放量远低于其他制品，原因之一可能是在挤压过程的高温、高压、高剪切力作用下，米糠层中膳食纤维的组成与结构发生变化，可溶性膳食纤维含量增加，增大了消化体系的黏度，并因此延缓了淀粉的消化速率（Panlasigui and Thompson，2006）。粳米制品与籼米制品相比，前者总还原糖释放量更大，更容易被消化吸收，主要原因可能在于淀粉组成结构的差异，籼米制品直链淀粉含量较高。研究表明，直链淀粉分子结构较为紧密，存在的微晶束结构会限制淀粉糊化，在消化过程中不易被淀粉酶水解，消化速率较慢（Kaur et al.，2016）。

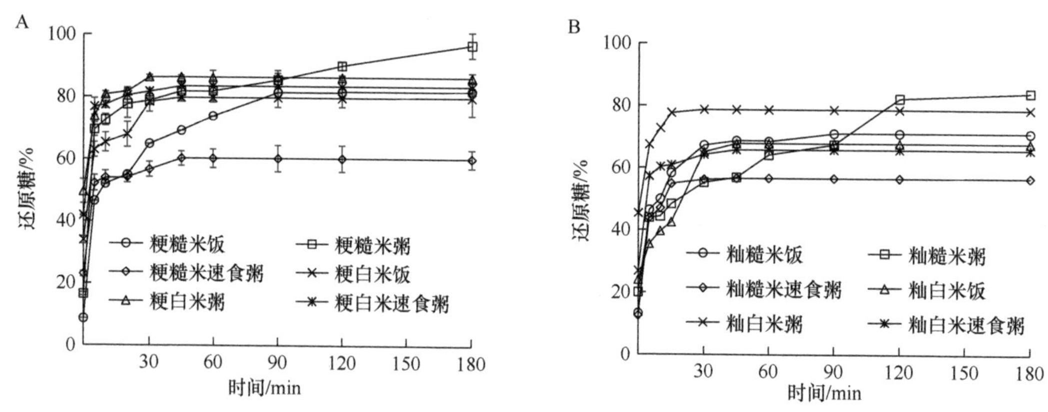

图 8-46　米制品的淀粉水解速率（以制品干重计算）

表 8-26　米制品的 eGI（90min，以制品干重计算）

米制品	eGI	粳米制品	籼米制品
精白米制品	米饭	81.62	73.54
	米粥	85.61	82.61
	速食粥	82.94	73.67
糙米制品	米饭	76.51	76.25
	米粥	83.78	70.83
	速食粥	65.49	56.06

对不同品种糙米米粉的淀粉体外水解能力比较评价可知，直链淀粉的含量对其消化率的影响极其显著，直链淀粉含量越高，淀粉水解越缓慢（图 8-47）。黑龙江圆粒与黑龙江长粒直链淀粉含量较低，其消化率也较低，可能是因为除直链淀粉外，蛋白质等其他成分同样会影响淀粉消化率，还有可能是因为糙米米粉在蒸煮时，黑龙江圆粒与黑龙江长粒蒸煮损失较大，淀粉大量溶出，在加酶水解过程中，被水解为麦芽糖和糊精的淀

粉含量较少，消化率较小。

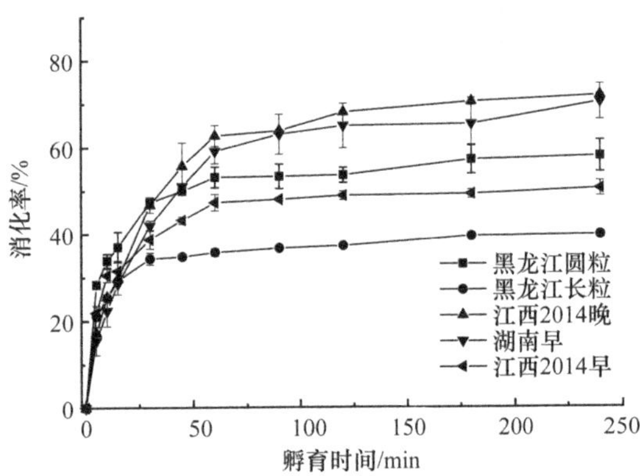

图 8-47　不同品种糙米米粉的淀粉体外消化率

全谷物面包与小麦粉面包相比最大的不同在于其营养价值，体外消化特性可作为全谷物面包品质评价的核心指标之一。通过对 5 种不同直链淀粉含量糙米制作的糙米面包淀粉消化率的测定，得到糙米面包原料性质对淀粉消化率的影响（图 8-48）。直链淀粉含量越高，糙米面包消化率越慢，与原糙米米粉消化率趋势一致。

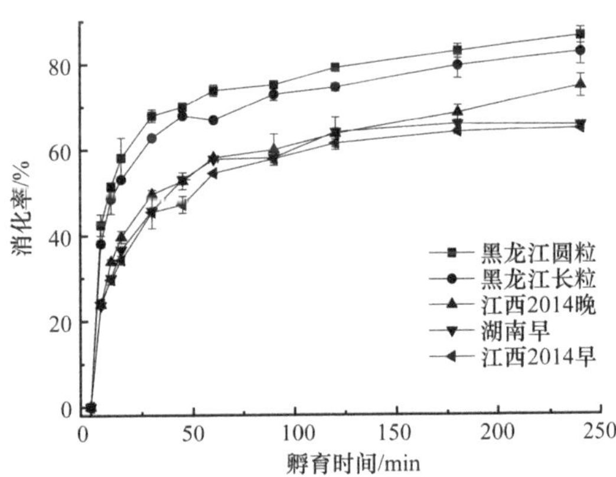

图 8-48　不同品种糙米面包的淀粉体外消化率

四、动物实验评价

动物实验评价是现代生物医学、功能食品研究中一个极为重要的实验方法和手段，它有助于更加方便、有效地开展食品对体征乃至疾病的发生、发展规律和防控措施影响的研究（Lau，2013）。在全谷物与营养健康关系及有关机制的研究中，小鼠、大鼠和猪等是较为常见的实验动物，其中小鼠和大鼠等啮齿类动物与人类基因同源性高，是近年来用于食品功能评价的首选实验动物种类（Poornima et al.，2006；Ishibashi et al.，1994），小鼠相对于大鼠的优势在于更易制作基因缺陷模型或转基因模型，而大鼠体型较大，更易进行脏器、血液功能评价。使用动物实验方法可对全谷物（如全麦粉等）、全谷物分离组分（如小麦糊粉层等）、全谷物提取活性组分（如膳食纤维、阿拉伯木聚糖、酚酸等）及全谷物食品（如全麦面包、糙米饭等）的营养品质及生理学效应进行评价，主要包括实验动物饲喂后的血糖生成指数测定、全谷物活性组分在实验动物体内的生物利用率评价及吸收动力学模型研究和基于构建代谢综合征、肥胖、糖尿病等疾病模型开展的食品对慢性代谢性疾病干预、控制作用评价及机理、机制研究等。疾病动物模型的一般造模方法可分为诱发性（饮食诱导法、化学药物诱导法、手术切除法等）、自发性、转基因及基因敲除性（孟哲颖和申锷，2014）。

（一）全麦挂面对SD大鼠灌胃后血糖的影响评价

笔者团队对健康SD大鼠进行灌胃实验，比较评价了全麦挂面与精制小麦挂面对其灌胃后血糖的影响；比较评价了不同全麦粉含量（即50%全麦挂面与100%全麦挂面）对其灌胃后血糖的影响（图8-49）。研究发现，全麦挂面的餐后血糖响应曲线略低于精制小麦挂面。100%全麦挂面的餐后血糖响应曲线略低于50%全麦挂面。以葡萄糖的餐后血糖响应曲线为对照，经计算，全麦挂面的GI值低于精制小麦挂面，随着全麦含量的增加，全麦挂面GI值略有下降（表8-27）。

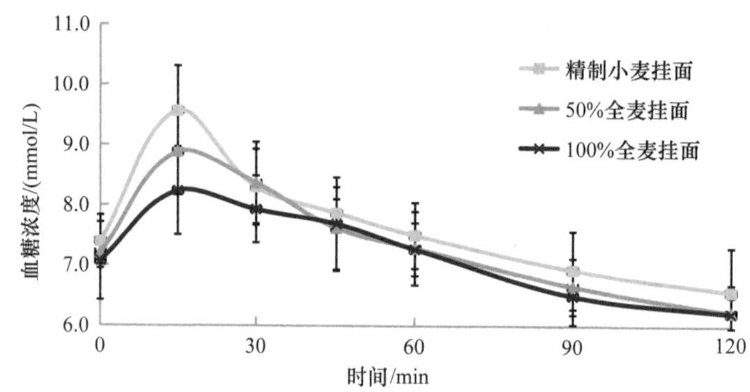

图8-49　全麦挂面的大鼠灌胃后血糖响应曲线

表8-27　基于动物实验的全麦挂面GI值

产品名称	精制小麦挂面	50%全麦挂面	100%全麦挂面
GI值	81.6	78.7	76.8

（二）不同米制品对饲用高脂高糖饲料SD大鼠糖脂代谢的影响评价

笔者团队以美国营养学会（American Institute of Nutrition，AIN）1993年出版的啮齿类实验动物纯化饲料标准AIN-93M配方为参照配制成基础饲料。在基础饲料的基础上加入0.5%胆固醇、0.1%猪胆盐、5%蛋黄粉、10%猪油以及8%蔗糖制成高脂高糖饲料；同时用白米饭、糙米饭、糙米米线和糙米速食粥代替高脂高糖饲料中的淀粉部分，配制成制品饲料。将60只SPF级4～5周龄的雄性健康SD大鼠按体重随机分成6组，每组10只：①基础饲料组；②高脂高糖组；③～⑥组分别为白米饭、糙米饭、糙米米线和糙米速食粥组。各组大鼠自由摄食和饮水，进行了持续14周的大鼠糖脂代谢评价研究。

1. 各组大鼠的体重变化

整个实验过程中，大鼠的体重都有不同程度的增加，为排除大鼠食量对其体重的影响，比较了各组大鼠不同时期的料重比（消耗的饲料与动物净增重之比）（表 8-28）。料重比表示增加单位重量所需消耗的饲料量，料重比越大，表明谷物控制体重的作用越好。基础饲料组大鼠的料重比最高；前期 5 个高脂高糖大鼠的料重比无显著差异。第 10 周后糙米速食粥组大鼠的料重比高于高脂高糖、白米饭和糙米饭组，表明糙米速食粥可能具有调节大鼠体重的作用。

表 8-28　各组大鼠料重比的比较

时间	基础饲料组	高脂高糖组	白米饭组	糙米饭组	糙米米线组	糙米速食粥组
第 1 周	2.14	2.28	2.13	2.09	2.10	2.10
第 2 周	2.01	2.16	2.34	2.31	2.39	2.19
第 3 周	3.97	3.38	3.5	3.15	3.71	2.97
第 4 周	3.90	2.54	2.98	3.3	2.64	3.16
第 5 周	3.65	4.67	5.16	5.6	5.16	4.33
第 6 周	4.82	3.07	3.71	4.00	4.11	3.84
第 7 周	6.00	3.00	3.15	3.48	3.42	3.46
第 8 周	9.35	5.50	5.88	5.97	5.04	6.01
第 9 周	10.82	5.99	8.23	7.45	6.37	6.73
第 10 周	6.76	3.96	4.22	5.85	7.56	6.20
第 11 周	13.03	7.55	8.39	8.66	8.39	9.95
第 12 周	13.65	7.60	5.79	6.16	7.41	9.51
第 13 周	16.98	12.45	14.57	17.96	11.82	29.39

2. 各组大鼠的空腹血糖、肝糖原及胰岛素抵抗状态情况

碳水化合物是机体血糖的主要来源，当大鼠一次性吸收大量葡萄糖时，血糖迅速增高，进而胰岛 β 细胞分泌胰岛素，通过抑制糖异生作用、增加糖原的合成来维持机体血糖的平衡，血糖的浓度可保持在一定范围内。在第 0 周、第 6 周、第 8 周、第 14 周各组大鼠的空腹血糖水平无显著差异（$P>0.05$）。第 4 周和第 10 周的血糖结果显示高脂高糖组、白米饭组、糙米饭组大鼠的血糖水平高于基础饲料组、糙米米线组及糙米速食粥组（$P<0.05$）。表明在遗传背景相同的 SD 大鼠中，一定的时间内单纯的高脂高糖膳食，其空腹血糖水平可以维持在正常水平，这并不能完全反映其体内糖代谢的情况，可能的原因是当机体处于轻微的胰岛素抵抗状态时，机体可以代偿性调节其糖代谢，使其血糖维持在正常水平。

各组大鼠的肝糖原测定结果见图 8-50。基础饲料组、糙米米线组和糙米速食粥组大鼠的肝糖原含量无显著差异（$P>0.05$），高脂高糖组、白米饭组和糙米饭组大鼠的肝糖原含量无显著差异（$P>0.05$），且前三组的肝糖原含量明显低于后三组（$P<0.05$）。糙米中 γ-氨基丁酸、维生素 E、黄酮、生物碱、谷胱甘肽等生物活性成分可有效抑制 α-葡萄糖苷酶并增强脂肪酶的活性，从而降低血糖、总胆固醇及甘油三酯的含量（林永

华，2015）。实验中糙米饭组大鼠的肝糖原含量增加，可能是由于蒸煮过程中米糠中生物活性物质含量和活性降低，造成更多的血清葡萄糖转化为肝糖原，以维持血糖的平衡。糙米经过挤压膨化，膳食纤维、酚类物质等活性物质降解为有利于调节机体代谢的生物活性小分子物质，减少肠道对葡萄糖的吸收，防止血糖升高和肝糖原增加。

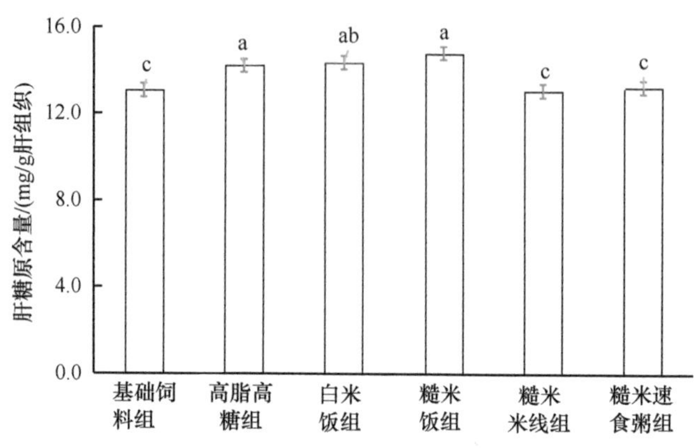

图 8-50　各组大鼠的肝糖原含量

研究表明啮齿类动物饲喂高糖饲料或高脂饲料 8 周后，血糖、血胰岛素水平以及胰岛素抵抗指数升高（Suwannaphet and Adisakwattana，2010），高胰岛素水平破坏胰岛 β 细胞的功能，不能满足机体对胰岛素的需求量，从而产生胰岛素抵抗（Francini et al.，2010），引起糖耐量受损和胰岛素敏感性降低（沈南辉，2014）。胰岛素抵抗指数（HOMA-IR）和胰岛素敏感指数（ISI）由空腹血胰岛素和血糖综合计算，比空腹血糖更能反映胰岛素抑制血糖升高的能力（张宇，2015；Bełtowski et al.，2011），常用来表征胰岛素抵抗的程度，胰岛素抵抗指数越低越好，胰岛素敏感指数越高越好。各组大鼠的胰岛素水平见表 8-29，说明长期高脂高糖膳食可以导致大鼠产生胰岛素抵抗，引起胰岛素水平升高以维持其血糖的平衡。糙米制品不同程度地增强其胰岛素的敏感性，改善高脂高糖膳食所造成的胰岛素抵抗状态。糙米速食粥的改善作用最好，其次是糙米米线。

表 8-29　各组大鼠的胰岛素水平

组别	空腹胰岛素/（mIU/L）	胰岛素抵抗指数	胰岛素敏感指数
基础饲料组	29.11±4.18c	7.37±0.54b	−5.07±0.13c
高脂高糖组	37.17±2.84a	9.18±0.72a	−5.35±0.10a
白米饭组	32.85±3.52b	9.11±1.56a	−5.35±0.15a
糙米饭组	33.28±3.20b	9.06±1.20a	−5.26±0.10ab
糙米米线组	33.37±3.47b	9.17±1.23a	−5.12±0.23bc
糙米速食粥组	29.26±5.18c	7.07±0.93b	−5.06±0.13c

注：a 表示与基础饲料组比较，$P<0.05$；b 表示与高脂高糖组比较，$P<0.05$；c 表示与白米饭组比较，$P<0.05$

为了判断大鼠的胰岛素抵抗状况，对各组大鼠开展了口服葡萄糖耐量试验（OGTT）（图 8-51）。各组大鼠在 30min 后血糖达到最高水平，随后开始下降，在 30～60min，基础饲料组大鼠的血糖值降到 6.61mmol/L，血糖下降速率最快，3 种糙米制品组血糖下降较快，高脂高糖组和白米饭组血糖下降速率最慢。与基础饲料组相比，其余 5 个模型组均存在不同程度的糖耐量受损，其中白米饭组受损较严重，其次是高脂高糖组，最后是 3 种糙米制品组。该结果表明高脂高糖膳食引起大鼠糖耐量受损，糙米制品可能对高脂高糖所造成的糖耐量受损程度有所改善，白米制品将可能加重这种后果。

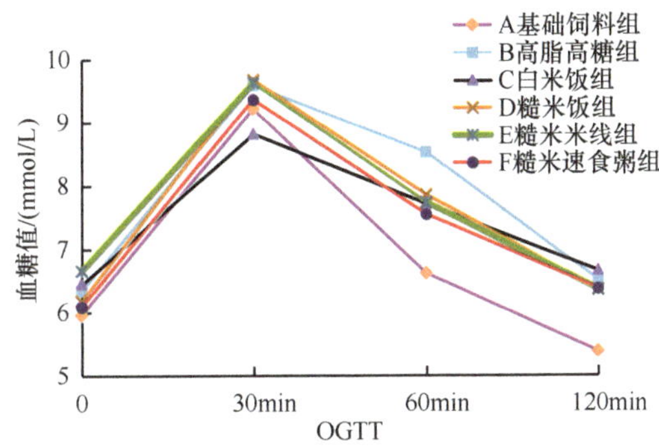

图 8-51　各组大鼠口服糖耐量的比较

3. 各组大鼠的血脂水平

长期高脂高糖膳食会导致大鼠脂代谢紊乱，使血浆中一种或几种脂蛋白浓度升高或降低，以甘油三酯（TG）、总胆固醇（TC）、低密度脂蛋白胆固醇（LDL-C）的升高和高密度脂蛋白胆固醇（HDL-C）的降低为特征（龚凌霄，2013）。高 TG、高 TC 和高 LDL-C 血症被认为是动脉硬化性疾病的重要风险因子，此外，TG 及其代谢产物会干扰胰岛素的信号转导通路，从而降低胰岛素的敏感性，导致胰岛素抵抗（Erion and Shulman，2010）。当机体存在胰岛素抵抗时，体内参与脂代谢的脂蛋白酯酶的活性发生改变，使脂肪细胞释放的 TG 和游离脂肪酸增多，肝合成 LDL 增多，加重脂代谢紊乱（陈波，2011）。糙米膳食可以有效降低小鼠血液中 TG 和 TC 的含量，有效预防高脂高糖膳食所导致的脂代谢紊乱（林永华，2015；Umar et al.，2013）。本实验中各组大鼠的血脂水平见表 8-30。高脂高糖组和白米饭组大鼠都出现高 TG、高 TC 和低 HDL-C 等血脂代谢异常的现象；

表 8-30　各组大鼠的血脂水平

组别	TG/（mmol/L）	TC/（mmol/L）	LDL-C/（mmol/L）	HDL-C/（mmol/L）
基础饲料组	0.99±0.22b	3.46±0.66b	1.26±0.19	0.65±0.06a
高脂高糖组	1.43±0.34a	5.93±0.82a	1.40±0.56	0.28±0.09ac
白米饭组	1.00±0.19b	5.67±0.87a	1.65±0.53	0.30±0.09ac
糙米饭组	0.82±0.08b	2.95±0.25b	1.59±0.44	0.33±0.11bc
糙米米线组	0.94±0.19b	3.30±0.68b	1.34±0.40	0.29±0.10c
糙米速食粥组	0.98±0.22b	3.58±0.79b	1.73±0.23	0.44±0.08b

注：a 表示与基础饲料组比较，$P<0.05$；b 表示与高脂高糖组比较，$P<0.05$；c 表示与白米饭组比较，$P<0.05$

而3种糙米制品均可以降低其血中TG和TC的含量，改善大鼠脂代谢紊乱的状况；其中，糙米速食粥还可以缓减其HDL-C的降低；白米饭对高脂高糖膳食所造成的大鼠脂代谢紊乱不具有改善作用。糙米速食粥改善脂代谢紊乱的效果较好，可能与糙米经过挤压膨化后膳食纤维吸附脂肪酸的能力和清除自由基的能力更强以及酚类物质、可溶性膳食纤维等生物活性物质结构和组成发生改变有关。

4. 各组大鼠的肝大体解剖及肝组织形态

基础饲料组大鼠的肝呈暗红色，表面柔软光滑，边缘尖锐，按压富有弹性；高脂高糖组和白米饭组大鼠的肝呈白色，表面明显弥漫性肿大，边缘明显增厚且变钝，压迫时无弹性甚至出现凹陷，呈现出明显的脂肪肝，且白米饭组的脂肪肝情况更为严重（图8-52）。3种糙米制品组大鼠肝的颜色均呈淡红色，其中糙米米线组和糙米速食粥组颜色较红，3组大鼠肝呈现不同程度的肿大，压迫时仍有弹性，但糙米饭组的弹性较差且出现较严重的脂肪肝，另外两种糙米制品组的脂肪肝程度较轻微。

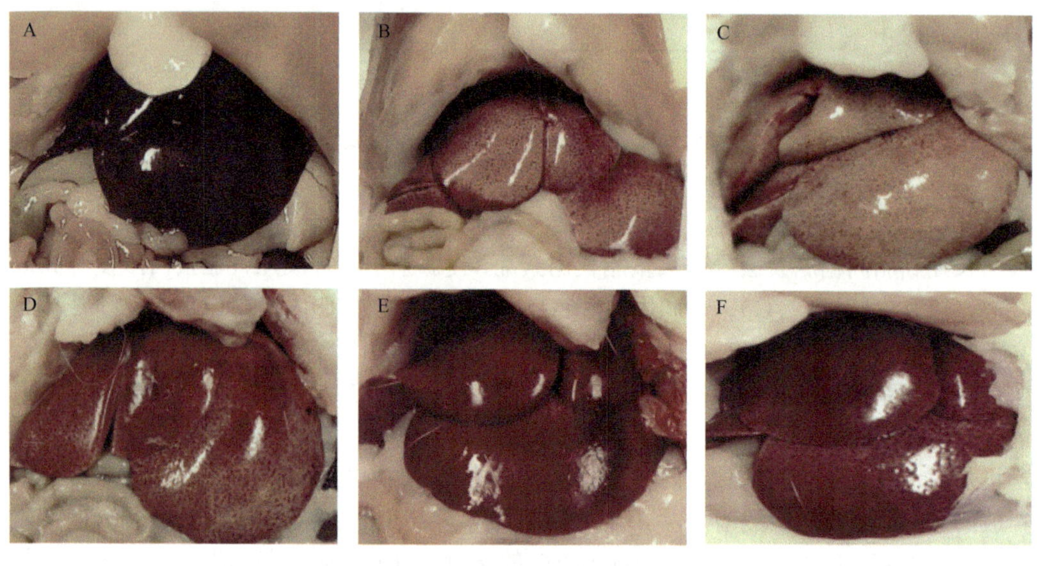

图8-52 各组大鼠的肝大体解剖图

A. 基础饲料组；B. 高脂高糖组；C. 白米饭组；D. 糙米饭组；E. 糙米米线组；F. 糙米速食粥组

观察各组大鼠的肝组织形态（图8-53）发现，高脂高糖饲料组的大鼠均呈现不同程度的肝脂肪变性。基础饲料组、糙米米线组和糙米速食粥组大鼠肝小叶清楚可见，肝细胞索排列整齐，在中央静脉周围呈放射状分布。高脂高糖组、白米饭组和糙米饭组大鼠肝细胞索排列紊乱，肝细胞出现明显的脂肪变性，胞质内呈现出大小不等、数量不一的空泡。糙米米线组大鼠肝细胞轻度脂肪变性，较高脂高糖组和白米饭组显著减轻。糙米速食粥组大鼠肝细胞基本没有脂肪变性，胞质内偶尔呈现小体积的空泡。该结果表明长期高脂高糖膳食导致肝脂肪变性，饲喂白米饭使肝脂肪变性加重，饲喂糙米制品可以改善脂肪变性。经综合分析，糙米速食粥可明显改善高脂高糖膳食诱导的大鼠肝脂肪变性。

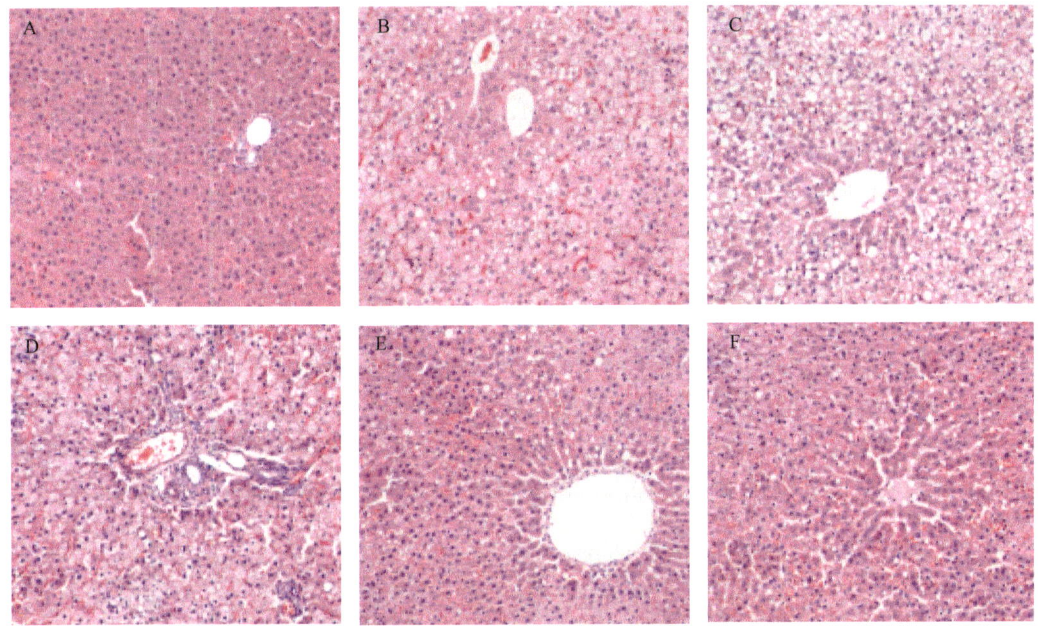

图 8-53　各组大鼠的肝组织形态（HE 染色×100，标尺 50μm）

A. 基础饲料组；B. 高脂高糖组；C. 白米饭组；D. 糙米饭组；E. 糙米米线组；F. 糙米速食粥组

5. 可能机制探讨

肝发生低程度的氧化应激时，肝中的抗氧化酶活力增加，而且血清中的各指标不能反映肝的氧化应激程度（Minamiyama et al.，2007）。本研究中高脂高糖组和白米饭组的大鼠肝处于较低程度的氧化应激状态，糙米制品和基础饲料组的大鼠肝不存在氧化应激，表明糙米制品可以减缓高脂高糖膳食所导致的氧化酶含量下降，减少脂质过氧化物（MDA）的产生，而饲用白米饭未产生该效果。膳食中添加米糠提取液可以提高大鼠血液中超氧化物歧化酶（SOD）、过氧化氢酶（CAT）和谷胱甘肽过氧化物酶（GSH-Px）等抗氧化酶的活性，降低 MDA 的含量，改善其抗氧化应激状态（Wang and Li，2014）。由此推测糙米制品由于保留了稻米麸皮中具有较强抗氧化活性的生物活性物质，通过减少 ROS（活性氧）的产生，增强机体的抗氧化防御系统，改善机体的氧化应激状态。

五、人群膳食干预评价

膳食对于肥胖、2 型糖尿病等慢性疾病的防控具有重要意义，随着医学营养干预（medical nutrition intervention，MNI）概念的提出，科学积极的膳食干预成为人们关注的重点。当前，医学营养干预已从最初的单纯面向糖尿病患者的营养治疗扩展到整体慢性疾病的膳食营养干预，研究重点多集中于膳食或食物对替代性指标的改善（如是否有效控制患者血压、血糖、血脂，改善体重状况，保护重要脏器功能等），以及临床结局的改善（如通过替代性指标的改善，最终达到改善或改变患者的临床结局，有效减少各类慢性疾病并发症的发生率等）。对于全谷物及全谷物食品的人群膳食干预评价研究目前主要关注两大方向：①全谷物、全谷物食品和（或）全谷物膳食对健康人群或高风险人群的膳食急性效应评价研究，如酚类等全谷物抗氧化活性物质的生物有效性评价、全谷物食品的血糖生成指数评价等；②全谷物、全谷物食品和（或）全谷物膳食对慢性疾病危险因素的长效人为干预研究，如全谷物食品的摄入对超重人群体重控制的影响、全谷物食品对 2 型糖尿病患者胰岛素敏感性及糖脂代谢的影响等。食物血糖生成指数（glycemic index，GI）用于描述人体对食物的消化吸收速率和由此引起的血糖应答，是食物的生理学参数，也是膳食营养干预的重要控制指标。国际上按 GI 值大小对富含碳水化合物的食品分类，GI>70 为高 GI 食物，55≤GI≤70 为中 GI 食物，GI<55 为低 GI 食物。我国国家卫生健康委员会于 2019 年颁布了卫生行业标准《食物血糖生成指数测定方法》（WS/T 652—2019）用于食物血糖生成指数的测定和评估，对可利用碳水化合物（生血糖碳水化合物）、血糖应答、血糖生成指数、血糖负荷等进行了定义，明确了受试者的一般人数要求和纳入标准，以及血糖生成指数的标准测定方法。

（一）苦荞挂面的血糖生成指数评价

笔者团队通过口服葡萄糖耐量试验（OGTT）和食物血糖应答试验（图 8-54），计算评价了 51%苦荞粉添加量挂面的血糖生成指数，以葡萄糖为标准参照物（GI=100），分析发现，其 GI 值为 54.92，为低 GI 食物。人群纳入标准为：10 名健康的志愿者（五男五女），年龄 23～25 周岁，健康状况良好，体重正常，没有以下情况：胃肠功能紊乱、糖尿病、慢性病，怀孕，哺乳期，或者对测试食品过敏（图 8-54）。

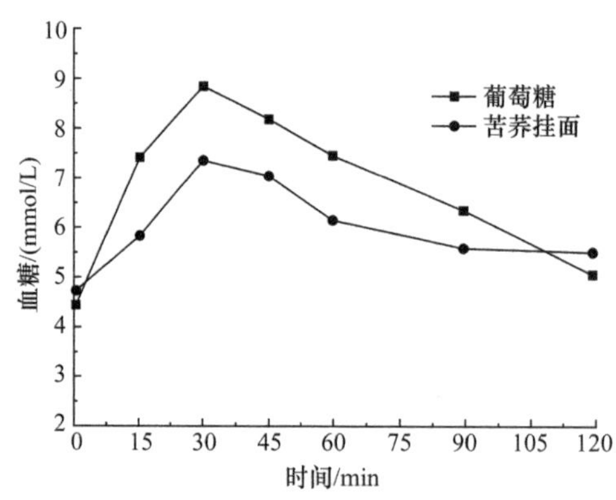

图 8-54 51%苦荞挂面与葡萄糖餐后血糖应答曲线

（二）苦荞挂面对 2 型糖尿病患者的膳食干预评价

笔者团队基于对参试人员在相同（临床）治疗的基础上，给予不同饮食控制方法，纳入 70 名志愿者（膳食干预组、对照组各 35 人）进行为期 18 天的膳食干预（含 3 天适应期），比较评价了 51%苦荞挂面及精制挂面对 2 型糖尿病（T2DM）患者膳食干预的作用。结果表明，正常食用精白面条会使胰岛素抵抗指数增加，而食用 51%苦荞挂面加以干预，可减轻机体的胰岛素抵抗（表 8-31）。但膳食干预对于胰岛素的影响未呈现规律性结果，可能的原因是干预时间较短，机体依旧处于代偿阶段，胰岛素偏离正常水平且不稳定。人群纳入标准为：①按照美国糖尿病学会（ADA）2013 年修订的糖尿病诊断标准确诊的 T2DM 患者，或由试验实施医院标准确诊的 T2DM 患者；②有正常行为能力，无任何代谢性疾病，肝肾功能良好，无严重并发症，近期 T2DM 病情稳定；③未使用降糖降脂药物或试验期间能保持使用原用药物品种且剂量基本稳定。

表 8-31　51%苦荞挂面膳食干预对 T2DM 患者胰岛素抵抗和胰岛素水平的影响

	组别	例数	INS	HOMA-IR
干预前	对照组	35	16.56	5.09
	干预组	35	15.94	5.00
干预后	对照组	21	15.20	6.31a
	干预组	27	18.98	4.30ab

注：INS. 胰岛素水平；HOMA-IR. 胰岛素抵抗水平；同列数字后不同的字母表述数据间具有显著差异（$P<0.05$）

51%苦荞挂面的餐后血糖水平较精白面条的低，干预周期内对机体血糖和血脂指标有益，但是对照组和干预组未能区分明显差异，可能的原因是干预时间较短，长期干预的影响有待进一步考察与完善（表 8-32）。

表 8-32　51%苦荞挂面膳食干预对 T2DM 患者血糖和血脂指标的影响

	组别	例数	血糖变化			血脂变化			
			FPG/（mmol/L）	2h PG/（mmol/L）	$HbA1_c$/%	TG/（mmol/L）	TC/（mmol/L）	HDL-C/（mmol/L）	LDL-C/（mmol/L）
干预前	对照组	35	6.68	11.33	7.46	2.38	4.60	1.18	2.49
	干预组	35	7.21	11.43	7.60	2.19	4.73	1.21	2.71
干预后	对照组	21	5.55a	9.36a	7.29a	2.47a	4.36a	1.16a	2.14a
	干预组	27	5.33a	8.52ab	7.30a	1.67ab	4.50a	1.36a	2.40a
正常值			3.9～6.1	＜ 7.8	＜ 6.5	＜ 1.7	2.3～5.7	1.16～1.55	＜ 3.61

注：FPG. 空腹血糖水平；2h PG. 餐后 2h 血糖水平；$HbA1_c$. 糖化血红蛋白；TG. 甘油三酯；TC. 总胆固醇；HDL-C. 高密度脂蛋白胆固醇；LDL-C. 低密度脂蛋白胆固醇；同列数字后不同的字母表述数据间具有显著差异（$P<0.05$）

参 考 文 献

包金阳. 2011. 同水分的糙米储藏品质的变化及其机理研究. 郑州: 河南工业大学硕士学位论文.

鲍庆丹. 2010. 麸皮粗细度对麸皮馒头品质影响的研究. 郑州: 河南工业大学硕士学位论文.

蔡亭, 汪丽萍, 刘明, 等. 2015. 谷物加工方式对其生理活性物质影响研究进展. 粮油食品科技, 2: 1-5.

陈波. 2011. 代谢综合征患者体脂分布特点及其对代谢紊乱的影响. 北京: 中国疾病预防控制中心.

陈培栋, 刘强, 王胜录, 等. 2018. 微波辐射下糙米质构及糊化特性响应机制的研究. 中国粮油学报, 33(4): 1-6, 19.

陈旭. 2018. 蛋白和脂质对淀粉消化特性的影响机理研究. 广州: 华南理工大学博士学位论文.

陈雪. 2017. 发芽糙米 γ-氨基丁酸含量分析及贮藏过程中的变化. 哈尔滨: 东北农业大学硕士学位论文.

程菲儿, 李雅, 刘芳, 等. 2018. 荞麦在食品相关领域研究态势分析. 食品工业科技, 39(5): 337-342, 347.

程晶晶, 王军, 周小青, 等. 2017. 绿豆超微全粉对馒头品质的影响. 食品工业, 38(4): 113-116.

崔晚晚, 李利民, 郑学玲. 2018. 谷朊粉对面筋和面团流变学及面条质构特性的影响. 食品科技, 33(6):

165-171.
代昕. 2013. 绿茶生鲜面的品质调控与保鲜研究. 无锡: 江南大学硕士学位论文.
丁俊胄, 周强, 杨特武, 等. 2015. 低温和低氧储藏对糙米发芽前后 γ-氨基丁酸含量的影响. 中国粮油学报, 30(1): 1-7.
窦红霞, 杨特武, 赵思明, 等. 2014. 不同品种籼米化学成分、凝胶和糊化特性及米粉加工品质比较. 中国粮油学报, 29(3): 1-6.
杜先锋, 许时婴, 王璋. 2008. 食品成分对淀粉凝胶力学性能的影响. 中国粮油学报, 17(2): 6-9.
杜亚军, 田志芳, 周柏玲. 2017. 燕麦主食化研究进展. 食品研究与开发, 38(12): 211-214.
方秀利, 孙辉, 曹颖君, 等. 2013. 利用图像分析仪评价馒头品质的研究. 中国粮油学报, 28(6): 90-95.
冯春露, 郭祯祥, 韩雪, 等. 2018. 挤压处理对麸片回填粉馒头储藏的品质影响. 食品科技, 43(5): 163-168.
高晶晶, 李贞. 2017. 燕麦粉添加量对馒头营养特性及活性化合物的影响. 粮食与油脂, 30(9): 86-91.
高晓旭, 佟立涛, 钟葵, 等. 2015. 鲜米粉加工专用原料的选择. 中国粮油学报, 30(2): 1-5.
宫风秋, 张莉, 李志西, 等. 2007. 加工方式对传统荞麦制品芦丁含量及功能特性的影响. 西北农林科技大学学报(自然科学版), 9: 179-183.
龚凌霄. 2013. 青稞全谷物及其防治代谢综合征的作用研究. 杭州: 浙江大学博士学位论文.
贡保草. 2003. 试析藏族糌粑食俗及其文化内涵. 青海民族学院学报(社会科学版), 29(1): 61-65.
顾笑笑, 张茂龙, 高青令, 等. 2013. 谷物类物料湿法超细粉碎机理与实验研究. 粮食与饲料工业, (10): 20-24.
郭婷. 2014. 微粉化对杂粮豆品质特性的影响及其在主食加工中的应用研究. 北京: 北京工商大学硕士学位论文.
郭婷, 汪丽萍, 孙宝国, 等. 2015. 微粉化豌豆粉对面条理化特性的影响. 中国食品学报, 15(2): 157-162.
韩玲玉. 2019. 多谷物共挤压加工对其物化及消化特性影响研究. 哈尔滨: 东北农业大学硕士学位论文.
韩雅盟. 2019. 不同加工方式对藜麦酚类物质及其抗氧化活性的影响. 太原: 山西大学硕士学位论文.
何剑飞, 陈召桂. 2009. 不同品种的大米品质评价分析. 福建稻麦科技, 27(4): 31-33.
洪雁, 顾娟, 顾正彪. 2010. 体内外实验测定荞麦淀粉消化特性. 食品科学, 31(5): 293-297.
扈战强, 代飞云, 陈琴, 等. 2013. 超声波辅助酶处理对糙米理化特性的影响. 中国粮油学报, 28(5): 1-5.
黄艾祥, 杨振生, 董文明. 2001. 营养燕麦乳的研制. 食品科技, (2): 53-54.
黄莲燕, 张小爽, 张君慧, 等. 2017. 不同谷物麸皮对面团流变学特性及面筋蛋白结构的影响. 食品科学, 38(23): 1-7.
姜雯翔, 赵黎平, 顾振新, 等. 2014. 发芽糙米焙炒过程中品质变化研究. 食品科学, 35(19): 72-76.
金建, 马海乐, 闫景坤, 等. 2014. 红外预处理改善糙米品质的研究. 食品工业科技, 35(18): 128-131, 140.
金育忠, 温凯. 2005. 膳食纤维的粉碎粒度对其食品品质及食用效果的影响研究. 食品工业科技, 2: 66-67.
井璐珍. 2019. 不同色泽青稞及发芽青稞中酚类物质的定性定量分析及抗氧化活性研究. 杨凌: 西北农林科技大学硕士学位论文.
李刚凤, 陈洁, 吕莹果, 等. 2013. 大米原料性质对米粉老化品质的影响. 河南工业大学学报, 34(2): 39-42.
李红斌, 李万芬, 詹小卉, 等. 2005. 米浆中直链淀粉含量与方便米粉品质关系的研究. 食品科技, (4): 29-31.
李娟. 2013. 全麦苏打饼干烘焙品质改良以及水分迁移机制的研究. 无锡: 江南大学博士学位论文.
李里特, 成明华. 2000. 米粉的生产与研究现状. 食品与机械, 3: 10-12.
李里特, 江正强, 卢山. 2000. 焙烤食品工艺学. 北京: 中国轻工业出版社.
李莎莎. 2016. 原料差异对糙米粉物化性质及其制品品质影响研究. 石家庄: 河北科技大学硕士学位

论文.
李新华, 洪立军. 2011. 生产工艺条件对米线产品品质的影响. 食品研究与开发, 32(9): 124-127.
李勇, 刘建伟, 袁娇, 等. 2014. 发芽糙米及其碾白产品在不同储藏条件下对脂肪酸值与食味品质的影响. 粮食与饲料工业, 12(4): 1-4.
李紫云. 2013. 挤压改性小米和薏米粉的品质特性及应用研究. 重庆: 西南大学硕士学位论文.
梁润平. 2018. 糙米制品对饲用高脂高糖大鼠糖脂代谢及胰岛素抵抗的影响研究. 太原: 山西医科大学硕士学位论文.
林芳栋, 蒋珍菊, 廖珊, 等. 2009. 质构仪及其在食品品质评价中的应用综述. 生命科学仪器, (5): 61-63.
林汝法, 柴岩, 廖琴, 等. 2002. 中国小杂粮. 北京: 中国农业科学技术出版社: 27-67.
林永华. 2015. 糙米食疗米饭的工艺优化及其降血糖、降血脂机理的初步探究. 杭州: 浙江大学硕士学位论文.
刘波, 张欣, 左文杰, 等. 2012. 不同储藏条件下稻谷脂肪酸值的变化研究. 粮食科技与经济, (5): 19, 29.
刘登勇, 董丽, 谭阳, 等. 2016. 食品感官分析技术应用及方法学研究进展. 食品科学, 37(5): 254-258.
刘静. 2008. 膳食血糖生成指数影响因素及预测模型建立的研究. 北京: 中国疾病预防控制中心.
刘磊, 冉玉兵, 韩素云, 等. 2017. 不同加工方式对米糠粉食品配料理化特性的影响. 现代食品科技, 33(3): 20, 222-228.
刘丽娅, 岳颖, 蔺艳君, 等. 2018. 麸皮粒径对全麦面团流变特性和馒头品质的影响. 现代食品科技, 34(12): 82-88, 210.
刘明, 谭斌, 刘艳香, 等. 2016. 一种全谷物同熟米的加工方法: 中国, CN105394549A.
刘小娇, 王姗姗, 张志薇, 等. 2019. 西藏糌粑加工工艺及发展对策分析. 粮食与食品工业, 26(2): 38-40.
刘艳香. 2009. 高粱挤压加工特性及高粱-蚕豆复配营养早餐粉的研究. 哈尔滨: 东北农业大学硕士学位论文.
刘艳香, 刘明, 田晓红, 等. 2011. 苦荞挂面加工过程中苦荞黄酮含量的变化及其评价研究. 食品科技, 36(12): 147-152.
刘艳香, 汪丽萍, 田晓红, 等. 2013. 稳定化全麦粉及其馒头加工品质评价研究. 粮油食品科技, 21(6): 1-5.
刘友明, 谭汝成, 荣建华, 等. 2008. 方便米粉加工原料的选择研究. 食品科技, (3): 133-136.
陆启玉. 2005. 粮油食品加工工艺学. 北京: 中国轻工业出版社.
罗坤, 杨文丹, 马子琳, 等. 2019. 发酵麸皮及其面包面团中阿拉伯木聚糖溶解性与酚酸释放研究. 食品科学, 40(4): 42-48.
马涛, 周佳, 张良晨. 2012. 谷朊粉在面团中作用机理的研究. 食品工业科技, 33(15): 124-126.
孟宁, 刘明, 张培茵, 等. 2019. 低温等离子体技术在全谷物加工中的应用进展. 食品工业科技, 40(24): 332-337.
孟哲颖, 申锷. 2014. 糖尿病动物模型心功能评价方法. 中国实验动物学报, 22(4): 86-89.
牛猛. 2014. 全麦鲜湿面褐变机制及品质改良的研究. 无锡: 江南大学博士学位论文.
彭国泰. 2017. 磨粉方式对糙米粉性质及米线品质的影响. 长沙: 湖南农业大学硕士学位论文.
齐琳娟. 2012. 天然添加物对不同筋力小麦粉面包品质的改良作用研究. 北京: 中国农业科学院硕士学位论文.
綦文涛, 王世霞, 李笑蕊, 等. 2018. 荞麦粉对高脂血症小鼠血脂和肝脏抗氧化功能的调节作用. 中国食品学报, 18(2): 63-70.
秦培友. 2012. 我国主要荞麦品种资源品质评价及加工处理对荞麦成分和活性的影响. 北京: 中国农业科学院博士学位论文.
任东旭, 刘辉, 赵悦, 等. 2013. 电子鼻 PCA 分析方法对鸡汤品质分析研究. 食品科技, 38(4): 296-301.
任国宝, 郇美丽, 陈佳佳, 等. 2019. 微波辐照稳定化处理小麦籽粒及其品质变化的研究. 食品工业科技, (11): 7-11.
沈南辉. 2014. 燕麦β-葡聚糖对饮食诱导糖调节受损小鼠降血糖作用的研究. 重庆: 重庆大学硕士学位论文.
史晓媛. 2012. 发芽糙米储藏特性研究及其营养粉开发. 南京: 南京农业大学硕士学位论文.
舒恒, 蒋旭, 王新康, 等. 2016. 白燕2号燕麦的双螺杆挤出物的理化特性分析. 食品科学, 37(15): 83-87.
苏东民. 2005. 中国馒头分类及主食馒头品质评价研究. 北京: 中国农业大学博士学位论文.
苏东民, 丁雁鑫, 苏东海. 2013. 不同木聚糖酶对小麦面团流变性质的影响. 中国农学通报, 29(12): 206-211.
苏勋. 2017. 高温流化改良发芽糙米蒸煮食用品质的研究. 无锡: 江南大学硕士学位论文.
孙辉, 姜薇莉, 林家永. 2009. 小麦粉理化品质指标与食品加工品质的关系研究. 中国粮油学报, 24(3): 12-16.
孙庆杰, 丁文平, 丁霄霖, 等. 2004. 米粉(米线)原料标准的研究. 中国粮油学报, 19(1): 12-15.
孙志坚. 2014. 青稞挤压改性粉加工特性研究及其在食品中的应用. 哈尔滨: 东北农业大学硕士学位论文.
谭斌. 2013. 我国全谷物定义、标签标识及标准体系构建的思考. 食品工业科技, (4): 14-16.
谭斌, 任保中. 2006. 杂粮资源深加工技术研究开发现状与趋势. 中国粮油学报, 21(3): 229-234.
谭斌, 翟小童, 田晓红. 2016. 我国杂粮挂面标准探讨. 粮油食品科技, 24(4): 12-14.
谭平艳, 郭皖北. 2018. 苦荞黄酮的生理功能及其作用机制的研究进展. 医学综述, 24(4): 1627-1632.
檀革宝, 杨艳虹, 邓剑锋. 2011. 面粉中主要成分对挂面品质的影响. 粮食与食品工业, 18(3): 14-16.
田兰兰, 高贵珍, 赵亮, 等. 2015. 不同麸粉粒度及添加量对馒头品质和营养组分的影响. 食品工业科技, 36(17): 96-103.
田晓红, 刘艳香, 汪丽萍, 等. 2015. 麸皮粗细度对全麦粉挂面品质的影响. 粮油食品科技, 23(5): 7-10.
田晓红, 谭斌, 吴娜娜, 等. 2019. 我国荞麦挂面消费市场及《荞麦挂面》标准现状分析. 粮油食品科技, 27(5): 6-9.
田晓红, 汪丽萍, 谭斌, 等. 2013. 小米粉含量对小米小麦混合粉及其挂面品质特性的影响研究. 中国粮油学报, 29(8): 17-22.
汪丽萍, 刘宏, 田晓红, 等. 2012. 挤压处理对麸皮、胚芽及全麦粉品质的影响研究. 食品工业科技, (16): 141-144.
汪丽萍, 刘姣, 刘艳香, 等. 2017. 加工工艺对麸皮酶处理全麦挂面品质影响的研究. 粮油食品科技, 25(5): 8-13
汪丽萍, 刘艳香, 田晓红, 等. 2013a. 稳定化全麦粉面团的粉质和拉伸特性研究. 食品工业科技, (4): 80-83.
汪丽萍, 刘艳香, 田晓红, 等. 2013b. 全麦馒头制作工艺研究. 粮油食品科技, 21(5): 12-15, 22.
汪丽萍, 田晓红, 刘明, 等. 2015. 苦荞超微粉对苦荞小麦混合粉及其挂面品质的影响. 粮油食品科技, 23(1): 1-4.
王娇. 2016. 不同制粉工艺对大米粉品质的影响. 长沙: 中南林业科技大学硕士学位论文.
王娜. 2015. 糙米粉面包加工适宜性评价研究. 石家庄: 河北科技大学硕士学位论文.
王娜, 吴娜娜, 谭斌, 等. 2020. 糙米干法和湿法微粉碎对面团及面包品质的影响. 中国食品学报, 20(1): 166-171.
王盼. 2016. 挤压改性对苦荞挂面品质的影响及机理研究. 长沙: 湖南农业大学硕士学位论文.
王瑞元. 2013. 发展米面主食品生产 方便百姓生活. 粮食与食品工业, 23(8): 22-24.
王小平, 雷激, 刘刚, 等. 2017. 发酵麸皮混合物对面包品质的影响. 食品科学, 38(15): 147-152.
王晓曦, 王忠诚. 2001. 小麦破损淀粉含量与面团流变学特性及降落数值的关系. 郑州工程学院学报, 22(3): 53-57.
王竹, 王国栋, 何梅, 等. 2004. 体内外实验测定淀粉的消化吸收特性. 卫生研究, 33(4): 470-472.

魏春磊, 杨航, 王月慧, 等. 2018. 糯米基本成分与糍粑品质的相关性研究. 食品科技, 43(7): 158-163.
吴凤凤. 2013. 发芽对糙米主要营养成分、生理功效和加工特性的影响. 无锡: 江南大学博士学位论文.
吴寒, 肖愈, 李伟, 等. 2015. 燕麦甜醅发酵过程中生化成分的动态变化. 食品科学, 36(13): 114-118.
吴娜娜, 彭国泰, 谭斌, 等. 2019b. 干法、半干法和湿法磨粉工艺制备的糙米米线品质研究. 中国粮油学报, 34(12): 1-7.
吴娜娜, 王娜, 谭斌, 等. 2019a. 挤压糙米粉对糙米面团及面包品质研究. 中国食品学报, 19(11): 159-164.
吴卫国, 张喻, 肖海秋, 等. 2005. 原料大米特性与米粉产品品质关系的研究. 粮食与饲料工业, (9): 21-24.
熊善柏, 赵思明, 冯醒桥, 等. 2001. 淀粉在过量水分下糊化机理研究. 粮食与油脂, 9: 2-4.
徐磊. 2017. 发芽对薏米营养组成、理化特性及生物活性的影响. 无锡: 江南大学博士学位论文.
徐梁. 2009. 面包预混合粉的研究. 武汉: 武汉工业学院硕士学位论文.
徐启恩, 温纪平, 王华东. 2017. 热处理小麦麸皮对馒头品质特性的影响. 河南工业大学学报(自然科学版), 38(2): 26-32.
徐树来, 杨春瑜, 贾春. 2007. 添加挤压米糠粉对面包粉流变学特性影响的研究. 中国粮油学报, 22(4): 9-13.
许亚翠. 2013. 谷物早餐粉挤压工艺及其冲调性的研究. 无锡: 江南大学硕士学位论文.
杨庭, 朱科学, 谭斌, 等. 2014. 挤压改性对糙米理化性质的影响. 食品工业科技, 35(24): 96-103.
杨文丹, 张宾乐, 庄靓, 等. 2018. 发酵麦麸对面包面团生化特征及烘焙学特性的影响. 食品与机械, 34(3): 6-11.
杨希娟. 2016. 青稞糌粑加工工艺研究. 食品工业, 37(8): 78-81.
杨月欣, Vonk R, Stellaard F. 1999. 三种类型玉米淀粉在小肠中消化吸收的研究. 营养学报, 3: 284-287.
杨政水. 2004. 影响植物蛋白饮料稳定性的理化因素分析与研究. 食品工业科技, 25(9): 143-144.
易翠平, 李艳, 姚辰, 等. 2015. 发芽白高粱的工艺优化及主要营养成分分析. 中国粮油学报, 30(6): 27-31, 42.
于勇, 朱莉莉, 张洁, 等. 2018a. 萌动预糊化营养健康适口糙米的加工方法: 中国, CN107912708A: 4-17.
于勇, 朱莉莉, 张洁, 等. 2018b. 循环冻融营养健康适口糙米的快速加工方法: 中国. CN107997003A.
余树玺, 何跃, 马良. 2012. 发芽糙米米面包的加工工艺研究. 农产品加工, 2(2): 34-38.
袁佐云. 2016. 全麦粉抗氧化特性及全麦馒头品质改良研究. 北京: 中国农业科学院博士学位论文.
岳崇慧. 2016. 糙米粉食特性及其在挤压速食粥中的应用研究. 哈尔滨: 东北农业大学硕士学位论文.
曾洁, 李新华, 孙俊良. 2008. 玉米湿磨、乳酸菌发酵及挤压膨化处理后淀粉组成的变化. 中国农业科学, 41(12): 4352-4358.
曾维鹏, 赵仁勇, 任国宝, 等. 2017. 麸皮粒度及添加量对全麦粉品质影响. 粮食与油脂, 30(4): 76-79.
翟小童, 杨新生, 刘艳香, 等. 2017. 米面制品的体外消化特性研究. 中国粮油学报, 32(9): 28-33.
张爱霞, 刘敬科, 赵巍, 等. 2017. 小米馒头质构分析和品质评价. 食品科技, 426: 156-161.
张纷, 赵亮, 靖卓, 等. 2019. 藜麦-小麦混合粉面团特性及藜麦馒头加工工艺. 食品科学, 40(14): 323-332.
张逢温, 杨文丹, 张宾乐, 等. 2019. 发酵麦麸对面包膳食纤维组成及烘焙特性的影响. 食品工业科技, 40(5): 1-6, 11.
张泓, 黄峰, 胡宏海. 2014. 主食工业化亟待解决的问题. 农产品加工, 5: 18-19.
张家辉, 李曼, 朱科学. 2011. 超微绿茶粉生鲜面的研制及特性研究. 食品工业科技, 9(32): 164-166.
张岭. 2019. 高温流化糙米储藏稳定性及储藏包装方式的研究. 无锡: 江南大学硕士学位论文.
张宇. 2015. 燕麦 β-葡聚糖对淀粉消化吸收和血糖的影响. 无锡: 江南大学硕士学位论文.
张玉荣, 高佳敏, 周显青. 2017. 谷物磨粉工艺对其淀粉损伤及特性影响研究进展. 中国粮油学报,

32(3): 135-140.
张喻, 杨泌泉, 吴卫国, 等. 2003. 大米淀粉特性与米线品质关系的研究. 食品科学, 24(6): 35-38.
张豫辉, 陆启玉. 2014. 淀粉及其结构、性质对面条品质影响的研究进展. 粮食与油脂, 27(12): 20-23.
赵吉凯, 王凤成, 付文军, 等. 2017. 轻碾脱皮对全麦粉及其馒头品质的影响. 食品科学, 38(21): 158-164.
赵雯玮, 刘吉爱, 李姣, 等. 2017. 糌粑及其研究进展. 粮食与饲料工业, (3): 29-32, 44.
赵霞. 2016. 热加工和发芽处理对燕麦多酚含量和抗氧化性的影响. 无锡: 江南大学硕士学位论文.
赵旭, 李新华, 郑煜焱. 2006. 米糠稳定化方法的研究现状. 粮食加工, 31(6): 41-43.
赵学伟, 魏益民, 张波. 2006. 挤压对小米蛋白溶解性和分子量的影响. 中国粮油学报, 2: 38-43.
赵学伟, 魏益民, 张波. 2012. 挤压对小米淀粉理化特性的影响. 食品工业科技, 6: 185-188.
郑先哲, 于洁, 张艳哲, 等. 2015. 活性米微波干燥特性及品质研究. 东北农业大学学报, 46(11): 86-94.
郑艺梅, 何瑞国, 郑琳, 等. 2006. 糙米发芽过程中营养成分及植酸含量变化的研究. 中国粮油学报, 5(21): 1-4.
周聪. 2014. 超微大米粉的制备及性质研究. 武汉: 武汉轻工大学硕士学位论文.
周红芳, 郭成宇, 刘思琪. 2011. 糯玉米浆最佳均质工艺参数的研究. 粮食与食品工业, (18): 37-41.
朱运平, 李秀婷, 宋焕禄, 等. 2012. 娄彻氏链霉菌 *S. rochei* L10904 产木聚糖酶对馒头品质的影响. 食品科学, 33: 174-178.
Adetunji A I, Duodu K G, Taylor J R N. 2015. Inactivation of tannins in milled sorghum grain through steeping in dilute NaOH solution. Food Chem, 175(175): 225-232.
Almeida J L D, Pareyt B, Gerits L R, et al. 2014. Effect of wheat grain steaming and washing on lipase activity in whole grain flour. Cereal Chem, 91(4): 321-326.
Ambalamaatil S, Lukow O M, Malcolmson L J. 2006. Quality attributes of Canadian hard white spring wheat. J Food Quality, 29: 151-170.
Angelidis G, Protonotariou S, Mandala I, et al. 2016. Jet milling effect on wheat flour characteristics and starch hydrolysis. J Food Sci Tech, 53(1): 784-791.
Asmeda R, Noorlaila A, Norziah M H. 2016. Relationships of damaged starch granules and particle size distribution with pasting and thermal profiles of milled MR263 rice flour. Food Chem, 191: 45-51.
Asquith T N, Bulter L G. 1986. Interaction of condensed tannins with selected proteins. Phytochemistry, 25: 1591-1593.
Barrera G N, Pérez G T, Ribotta P D, et al. 2007. Influence of damaged starch on cookie and bread-making quality. Eur Food Res Technol, 225: 1-7.
Baxter G, Blancharda C, Zhao J. 2004. Effects of prolamin on the textural and pasting properties of rice flour and starch. J Cereal Sci, 40(3): 205-211.
Bełtowski J, Atanassova P, Chaldakov G N, et al. 2011. Opposite effects of pravastatin and atorvastatin on insulin sensitivity in the rat: role of vitamin D metabolites. Atherosclerosis, 219(2): 526-531.
Bourré L, Frohlich P, Young G, et al. 2019. Influence of particle size on flour and baking properties of yellow pea, navy bean, and red lentil flours. Cereal Chem, 96(4): 655-667.
Bressiani J, Oro T, Santetti G S, et al. 2017. Properties of whole grain wheat flour and performance in bakery products as a function of particle size. J Cereal Sci, 75: 269-277.
Brewer L R, Kubola J, Siriamornpun S, et al. 2014. Wheat bran particle size influence on phytochemical extractability and antioxidant properties. Food Chem, 152: 483-490.
Cabrera-Chávez F, Calderón de la Barca A M, Islas-Rubio A R, et al. 2012. Molecular rearrangements in extrusion processes for the production of amaranth-enriched, gluten-free rice pasta. LWT-Food Sci Technol, 47: 421-426.
Cai L, Choi I, Hyun J N, et al. 2014. Influence of bran particle size on bread-baking quality of whole grain wheat flour and starch retrogradation. Cereal Chem, 91(1): 65-71.
Campbell G M, Herrero-Sanchez R, Payo-Rodriguez R, et al. 2001. Measurement of dynamic dough density and effect of surfactants and flour type on aeration during mixing and gas retention during proofing.

Cereal Chem, 78: 272-277.
Cem E. 2002. A physiological approach for preparing and conducting intestinal bioavailability studies using experimental systems. Food Chem, 76: 225-230.
Challacombe C A, Seetharaman K, Duizer L, et al. 2011. Sensory characteristics and consumer acceptance of bread and cracker products made from red or white wheat. J Food Sci, 76(5): 337-346.
Chauhan G S, Sharma P, Bains G S. 2003. Effect of extrusion cooking on X-ray diffraction characteristics of rice and rice-legume blends. Int J Food Prop, 6: 127-133.
Chen H H. 2014. Investigation of properties of long grain brown rice treated by low-pressure plasma. Food Bioproc Tech, 7(9): 2484-2491.
Chen H H, Chen Y, Chang C H. 2012. Evaluation of physicochemical properties of plasma treated brown rice. Food Chem, 135: 74-79.
Chen H H, Lin S Y, Ko N W. 2014. Application of atmospheric plasma technology to long-grain brown rice modification. International Conference on Food and Nutrition Technology, 11(72): 51-54.
Chen J S, Fei M J, Shi C L, et al. 2011. Effect of particle size and addition level of wheat bran on quality of dry white Chinese noodles. J Cereal Sci, 53(2): 217-224.
Chillo S, Laverse J, Falcone P M, et al. 2008. Influence of the addition of buckwheat flour and durum wheat bran on spaghetti quality. J Cereal Sci, 47: 144-152.
Choo C L, Aziz N A A. 2010. Effects of banana flour and β-glucan on the nutritional and sensory evaluation of noodles. Food Chem, 119: 34-40.
Choy A L, Morrison P D, Hughes J G, et al. 2013. Quality and antioxidant properties of instant noodles enhanced with common buckwheat flour. J Cereal Sci, 57: 281-287.
Chung O K, Bean S R, Park S H. 2004. Sorghum foods: new health benefits from an ancient grain. 食品科学, 25(10): 431-436.
Claver I P, Zhou H M, Zhang H H, et al. 2011. The effect of soaking with wooden ash and malting upon some nutritional properties of sorghum flour used for Impeke, a traditional Burundian malt-based sorghum beverage. Agr Sci China, 10(11): 1801-1811.
Curic D, Novotni D, Bauman I, et al. 2009. Optimization of extrusion cooking of cornmeal as raw material for bakery products. J Food Process Eng, 32(2): 294-317.
Damen B, Pollet A, Dornez E, et al. 2012. Xylanase-mediated *in situ* production of arabinoxylan oligosaccharides with prebiotic potential in whole meal breads and breads enriched with arabinoxylan rich materials. Food Chem, 131: 11-118.
Damen B, Pollet A, Dornez E, et al. 2012. Xylanase-mediated *in situ* production of arabinoxylan oligosaccharides with prebiotic potential in whole meal breads and breads enriched with arabinoxylan rich materials. Food Chem, 131: 11-118.
Doblado-Maldonado A F, Pike O A, Sweley J C, et al. 2012. Key issues and challenges in whole wheat flour milling and storage. J Cereal Sci, 56(2): 119-126.
Doxastakis G, Papageorgiou M, Mandalou D, et al. 2007. Technological properties and non-enzymatic browning of white lupin protein enriched spaghetti. Food Chem, 81(6): 777-784.
Ekmekcioglu C. 2002. A physiological approach for preparing and conducting intestinal bioavailability studies using experimental systems. Food Chem, 76: 225-230.
Englyst H N, Englyst K N, Hudson G J. 1996. Measurement of rapidly available glucose (RAG) in plant foods–a potential in vitro predictor of the glycemic response. Eur J Clin Nutr, 75(3): 327-337.
Englyst K N, Englyst H N, Hudson G J. 1999. Rapidly available glucose in foods: an *in vitro* measurement that reflects the glycemic response. Am J Clin Nutr, 69(3): 447-454.
Erion D M, Shulman G I. 2010. Diacylglycerol-mediated insulin resistance. Nat Med, 16(4): 400-402.
Feizollahi E, Mirmoghtadaie L, Mohammadifar M A, et al. 2018. Sensory, digestion, and texture quality of commercial gluten-free bread: impact of broken rice flour type. J Texture Stud, 49(4): 395-403.
Francini F, Castro M C, Schinella G, et al. 2010. Changes induced by a fructose-rich diet on hepatic metabolism and the antioxidant system. Life Sci, 86(25): 965-971.
Fu B X. 2008. Asian noodles: history, classification, raw materials, and processing. Food Res Int, 41(9):

888-902.

Gallegos-Infante A, Rocha-Guzman N E, Gonzalez-Laredo R F, et al. 2010. Quality of spaghetti pasta containing Mexican common bean flour (*Phaseolus vulgaris* L.). Food Chem, 119: 1544-1549.

Gan Z, Angold R E, Williams M R, et al. 1990. The microstructure and gas retention of bread dough. J Cereal Sci, 12: 15-24.

Gèlinas P, McKinnon C. 2011. A finer screening of wheat cultivars based on comparison of the baking potential of whole-grain flour and white flour. Int J Food Sci Tech, 46: 1137-1148.

Goni I, Garcia-Diz L, Manas E E. 1996. Analysis of resistant starch: a method for foods and food products. Food Chem, 56(4): 445-449.

Goni I, Garcia-Diz L, Saura-Calixto F. 1997. A starch hydrolysis procedure to estimate glycemic index. Nutr Res, 17(3): 427-437.

Graf E. 1986. Phytic Acid: Chemistry & Applications. Minneapolis: Pilatus Press: 1-21.

Greenwood D C, Threapleton D E, Evans C E L, et al. 2013. Glycemic index, glycemic load, carbohydrates, and type-2 diabetes. Diabetes Care, 36(12): 4166-4171.

Guha M, Ali S Z. 2002. Molecular degradation of starch during extrusion cooking of rice. Int J Food Prop, 5: 509-521.

Gujral H S, Rosell C M. 2004. Functionality of rice flour modified with a microbial transglutaminase. J Cereal Sci, 39: 225-230.

Gupta R, Gigras P, Mohapatra H, et al. 2003. Microbial α-amylases: a biotechnological perspective. Process Biochemistry, 38: 1599-1616.

Hahn D H, Rooney L W, Earp C F. 1984. Tannins and phenols of sorghum. Cereal Foods World, 29(12): 776-779.

Hallfrisch J, Behall K M. 1999. Breath hydrogen and methane responses of men and women to breads made with white flour or whole wheat flours of different particle sizes. J Am Coll Nutr, 18(4): 296-302.

Hasjim J, Li E, Dhital S. 2013. Milling of rice grains: effects of starch/flour structures on gelatinization and pasting properties. Carbohyd Polym, 92(1): 682-690.

Hatcher D W, Anderson M J, Desjardins R G, et al. 2002. Effects of flour particle size and starch damage on processing and quality of white salted noodles. Cereal Chem, 79(1): 64-71.

Hejazi S N, Orsat V, Azadi B, et al. 2016. Improvement of the *in vitro* protein digestibility of amaranth grain through optimization of the malting process. J Cereal Sci, 68: 59-65.

Hemery Y, Chaurand M, Holopainen U, et al. 2011. Potential of dry fractionation of wheat bran for the development of food ingredients, part I: Influence of ultra-fine grinding. J Cereal Sci, 53(1): 1-8.

Heo S, Lee S M, Shim J H, et al. 2013. Effect of dry- and wet-milled rice flours on the quality attributes of gluten-free dough and noodles. J Food Eng, 116(1): 213-217.

Hossen M S, Sotome I, Takenaka M, et al. 2011. Starch damage and pasting properties of rice flours produced by dry jet grinding. Cereal Chem, 88(1): 6-11.

Hung P V, Maeda T, Yamamoto S, et al. 2012. Effects of germination on nutritional composition of waxy wheat. J Sci Food Agr, 92(3): 667-672.

Ishibashi S, Goldstein J L, Brown M S, et al. 1994. Massive xanthomatosis and atherosclerosis in cholesterol-fed low density lipoprotein receptor-negative mice. J Clin Invest, 93(5): 1885-1893.

Jaisut D, Prachayawarakorn S, Varanyanon W, et al. 2009. Accelerated aging of jasmine brown rice by high-temperature fluidization technique. Food Res Int, 42: 674-681.

Jayne E B, Srinivasan D. 2013. Bran-induced changes in water structure and gluten conformation in model gluten dough studied by Fourier transform infrared spectroscopy. Food Hydrocolloid, 31(2): 146-155.

Jiang Z Q, Cong Q Q, Yan Q J, et al. 2010. Characterisation of a thermostable xylanase from *Chaetomium* sp., and its application in Chinese steamed bread. Food Chem, 20: 457-462.

Jones J M, Adams J, Harriman C, et al. 2015. Nutritional impacts of different whole grain milling techniques: a review of milling practices and existing data. Cereal Foods World, 60(3): 130-139.

Kamp J W V D, Poutanen K, Seal C J D P, et al. 2014. The HEALTHGRAIN definition of 'whole grain'. Food Nutr Res, 58: 22100.

Kang T Y, Sohn K H, Yoon M R, et al. 2015. Effect of the shape of rice starch granules on flour characteristics and gluten-free bread quality. Int J Food Sci Tech, 50(8): 1743-1749.

Karlovsky P, Suman M, Berthiller F, et al. 2016. Impact of food processing and detoxification treatments on mycotoxin contamination. Mycotoxin Res, 32(4): 179-205.

Kaufman R C, Herald T J, Bean S R, et al. 2013. Variability in tannin content, chemistry and activity in a diverse group of tannin containing sorghum cultivars. J Sci Food Agr, 93(5): 1233-1241.

Kaur B, Ranavana V, Henry J. 2016. The glycemic index of rice and rice products: a review, and table of GI values. Crit Rev Food Sci, 56: 215-236.

Kim Y, Kee J I, Lee S, et al. 2014. Quality improvement of rice noodle restructured with rice protein isolate and transglutaminase. Food Chem, 145: 409-416.

Kruger J E, Anderson M H, Dexter J E. 1994. Effect on flour refinement on raw Cantonese noodle color and texture. Cereal Chem, 71(2): 177-182.

Kumar K A, Sharma G K, Khan M A, et al. 2015. Development of multigrain premixes-its effect on rheological, textural and micro-structural characteristics of dough and quality of biscuits. J Food Sci Tech, 52(12): 7750-7770.

Kumar K A, Sharma G K. 2018. The effect of surfactants on multigrain incorporated short biscuit dough and its baking quality. J Food Meas Charact, (12): 1360-1368.

Kwak J, Yoon M R, Lee J S, et al. 2017. Morphological and starch characteristics of the Japonica rice mutant variety Seolgaeng for dry-milled flour. Food Sci Biotechnol, 26(1): 43-48.

Larisa C. 2005. The effect of selected enzymes on the quality and structural attributes of white salted and yellow alkaline Asian noodles [Ph.D. Thesis]. Melbourne: RMIT University.

Lau D C W. 2013. Cardiovascular complications of diabetes. Canad J Diabetes, 37(5): 279-281.

León A E, Barrera G N, Pérez G T, et al. 2006. Effect of damaged starch levels on flour-thermal behavior and bread staling. Eur Food Res Technol, 224: 187-192.

Li J, Hou G G, Chen Z X, et al. 2013. Effects of endoxylanases, vital wheat gluten, and gum Arabic on the rheological properties, water mobility, and baking quality of whole wheat saltine cracker dough. J Cereal Sci, 58: 437-445.

Li Z N, Tang X J, Huang W N. 2011. Rheology, microstructure, and baking characteristics of frozen dough containing rhizopus Chinensis lipase and transglutaminase. Cereal Chem, 6(88): 596-601.

Lii C, Liao C, Stobinski L, et al. 2002. Behaviour of granular starches in low-pressure glow plasma. Carbohyd Polym, 49(4): 499-507.

Liu C, Li L, Hong J, et al. 2014. Effect of mechanically damaged starch on wheat flour, noodle and steamed bread making quality. Int J Food Sci Tech, 49(1): 253-260.

Liu R, Sun W, Zhang Y, et al. 2019. Development of a novel model dough based on mechanically activated cassava starch and gluten protein: application in bread. Food Chem, 300: 125196.

Liu T, Hou G G, Lee B, et al. 2016. Effects of particle size on the quality attributes of reconstituted whole-wheat flour and tortillas made from it. J Cereal Sci, 71: 145-152.

Ma S, Li L, Wang X X, et al. 2016. Effect of mechanically damaged starch from wheat flour on the quality of frozen dough and steamed bread. Food Chem, 202: 120-124.

Macritchie F. 1999. Wheat proteins: characterization and role in flour functionality. Cereal Foods World, 44(4): 188-193.

Macro C, Perez G, Leon A, et al. 2008. Effect of transglutaminase on protein electrophoretic pattern of rice, soybean, and rice-soybean blends. Cereal Chem, 85: 59-64.

Makowska A, Szwengiel A, Kubiak P, et al. 2014. Characteristics and structure of starch isolated from triticale. Starch-Stärke, 66(10): 895-902.

Marathe S A, Machaiah J P, Rao B, et al. 2002. Extension of shelf-life of whole-wheat flour by gamma radiation. Int J Food Sci Tech 37(2): 163-168.

Markowski J, Klocek B. 1998. Some factors affecting quality and stability of apple juice. Fruit Processing, 7: 278.

Marti A, Seetharaman K, Pagani M A. 2010. Rice-based pasta: a comparison between conventional

pasta-making and extrusion cooking. J Cereal Sci, 52(3): 404-409.
Martínez M M, Oliete B, Román L, et al. 2014. Influence of the addition of extruded flours on rice bread quality. J Food Quality, 37(2): 83-94.
Mercier C, Feiliet P. 1975. Modification of carbohydrate components by extrusion-cooking of cereal products. Cereal Chem, 52(3): 283-297.
Minamiyama Y, Bito Y, Takemura S, et al. 2007. Calorie restriction improves cardiovascular risk factors via reduction of mitochondrial reactive oxygen species in type Ⅱ diabetic rats. J Pharmacol Exp Ther, 320(2): 535-543.
Mohan B H, Malleshi N G, Kosekt T. 2010. Physico-Chemical characteristics and non-starch polysaccharide contents of indica and japonica brown rice and their malts. Food Sci Tech Brazil, 43(5): 784-791.
Monnet A F, Eurieult A, Berland S, et al. 2019. Damaged starch in pea versus wheat flours: fragmentation behavior and contribution of fine and coarse fractions. Cereal Chem, 96(3): 465-477.
Moongngarm A, Saetung N. 2010. Comparison of chemical compositions and bioactive compounds of germinated rough rice and brown rice. Food Chem, 122: 782-788.
Moore T, Strouts B. 2008a. Basic cracker technology Ⅰ: ingredients and formulation. Am Institute Baking Tech Bulletin, 4: 1-9.
Moore T, Strouts B. 2008b. Basic cracker technology Ⅱ: processing. Am Institute Baking Tech Bulletin, 6: 1-10.
Morita N. 2007. Pre-germinated brown rice substituted bread: dough characteristics and bread structure. Int J Food Prop, (10): 779-789.
Muir D D. 2007. Sensory evaluation techniques. Int J Dairy Tech, 62(4): 305.
Mujoo R, Ali S Z. 2002. Molecular degradation of starch during extrusion cooking of rice. Int J Food Prop, 5(3): 509-521.
Murakami K, Mccaffrey T A, Livingstone M B. 2013. Associations of dietary glycemic index and glycemic load with food and nutrient intake and general and central obesity in British adults. Br J Nutr, 110 (11): 2047-2057.
Niu M, Hou G G, Lee B, et al. 2014. Effects of fine grinding of millfeeds on the quality attributes of reconstituted whole-wheat flour and its raw noodle products. LWT - Food Sci Technol, 57: 58-64.
Norton T, Sun D W. 2008. Recent advances in the use of high pressure as an effective processing technique in the food industry. Food Bioproc Tech, (1): 2-34.
Okarter N, Liu R H. 2010. Health benefits of whole grain phytochemicals. Crit Rev Food Sci, 50(3): 193-208.
Okoth M W, Kaahwa A R, Imungi J K. 2000. The effect of homogenisation, stabiliser and amylase on cloudiness of passion fruit juice. Food Control, 11(4): 305-311.
Ooms N, Vandromme E, Brijs K. et al. 2018. Intact and damaged wheat starch and amylase functionality during multilayered fermented pastry making. J Food Sci, 83(10): 2489-2499.
Ozcan S, Jackson D S. 2005. Functionality behavior of raw and extruded corn starch mixtures. Cereal Chem, 82(2): 223-227.
Palavecino P M, Penci M C, Ribotta P D. 2019. Effect of planetary ball milling on physicochemical and morphological properties of sorghum flour. J Food Eng, 262: 22-28.
Panlasigui L N, Thompson L U. 2006. Blood glucose lowering effects of brown rice in normal and diabetic subjects. Int J Food Sci Nutr, 57(3-4): 151-158.
Pashkuleva I, Marques A P, Vaz F, et al. 2009. Surface modification of starch based biomaterials by oxygen plasma or UV-irradiation. J Mater Sci Mater Med, (21): 21-32.
Poornima I G, Parikh P, Shannon R P. 2006. Diabetic cardiomyopathy: the search for a unifying hypothesis. Circ Res, 98 (5): 596-605.
Potluri S, Sangeetha K, Santhosh R, et al. 2018. Effect of low - pressure plasma on bamboo rice and its flour. J Food Process Pres, 42(12): 1-7.
Protonotariou S, Batzaki C, Yanniotis S, et al. 2016. Effect of jet milled whole wheat flour in biscuits properties. LWT-Food Sci Technol, 74: 106-113.

Protonotariou S, Drakos A, Evageliou V, et al. 2014. Sieving fractionation and jet mill micronization affect the functional properties of wheat flour. J Food Eng, 134: 24-29.

Renzetti S, Arendt E K. 2009. Effect of protease treatment on the baking quality of brown rice bread: from textural and rheological properties to biochemistry and microstructure. J Cereal Sci, 50(1): 22-28.

Renzetti S, Behr J, Vogel R F, et al. 2012. Transglutaminase treatment of brown rice flour: a chromatographic, electrophoretic and spectroscopic study of protein modifications. Food Chem, 131: 1076-1085.

Rose D J, Ogden L V, Dunn M L, et al. 2008. Enhanced lipid stability in whole wheat flour by lipase inactivation and antioxidant retention. Cereal Chem, 85(2): 218-223.

Salunkhe D K, Jadhav S, Kadam S S, et al. 1982. Chemical, biochemical and biological significance of polyphenols in cereals and legumes. C R C Crit Rev Food Sci, 17: 277-305.

Shabir A M, Annamalai M, Manzoor Z S. 2019. Whole grain processing, product development, and nutritional aspects. London: Taylor & Francis Group: 254-310.

Siliveru K, Ambrose R K, Vadlani P V. 2017. Significance of composition and particle size on the shear flow properties of wheat flour. J Sci Food Agr, 97(8): 2300-2306.

Stanyon P, Costello C. 1990. Effects of wheat bran and polydextrose on the sensory characteristics of biscuits. Cereal Chem, 67: 545-547.

Stojceska V, Ainsworth P. 2008. The effect of different enzymes on the quality of high-fibre enriched brewer's spent grain breads. Food Chem, 110(4): 865-872.

Stone A K, Hucl P J, Scanlon M G. 2017. Effect of damaged starch and NaCl level on the dough handling properties of a Canadian western red spring wheat. Cereal Chem, 94(6): 970-977.

Sun Q, Han Z, Wang L, et al. 2014. Physicochemical differences between sorghum starch and sorghum flour modified by heat-moisture treatment. Food Chem, 145(4): 756-764.

Suwannaphet W, Adisakwattana S. 2010. Preventive effect of grape seed extract against high-fructose diet-induced insulin resistance and oxidative stress in rats. Food Chem Toxicol, 48(7): 1853-1857.

Thirumdas R, Deshmukh R R, Annapure U S. 2015. Effect of low temperature plasma processing on physicochemical properties and cooking quality of basmati rice. Innov Food Sci Emerg Technol, 31: 83-90.

Thirumdas R, Saragapani C, Ajinkya M T, et al. 2016. Influence of low pressure cold plasma on cooking and textural properties of brown rice. Innov Food Sci Emerg, 37: 53-60.

Thirumdas R, Trimukhe A, Deshmukh R R, et al. 2017. Functional and rheological properties of cold plasma treated rice starch. Carbohyd Polym, 157: 1723-1731.

Ti H, Zhang R, Zhang M, et al. 2014. Dynamic changes in the free and bound phenolic compounds and antioxidant activity of brown rice at different germination stages. Food Chem, 161: 337-344.

Tong L T, Gao X, Lin L, et al. 2015. Effects of semidry flour milling on the quality attributes of rice flour and rice noodles in China. J Cereal Sci, 62: 45-49.

Tufvesson F, Wahlgren M, Eliasson A C. 2013. Formation of amylose-lipid complexes and effects of temperature treatment. Part 2. Fatty acids. Starch-Stärke, 55(2): 61-71.

Umar I M, Maznah I, Rahman O A, et al. 2013. The hypocholesterolemic effect of germinated brown rice involves the upregulation of the apolipoprotein A1 and low-density lipoprotein receptor genes. J Diabetes Res, (4): 1-8.

Vötterla J C, Zebelia Q I, Hennig-Paukab B U, et al. 2019. Soaking in lactic acid lowers the phytate-phosphorus content and T increases the resistant starch in wheat and corn grains. Anim Feed Sci Tech, 252: 115-125.

Wang C, Kovacs M I P, Fowler D B, et al. 2004. Effects of protein content and composition on white noodle making quality: color. Cereal Chem, 81(6): 777-784.

Wang J, Xie A, Zhang C. 2013. Feature of air classification product in wheat milling: physicochemical, rheological properties of filter flour. J Cereal Sci, 57(3): 537-542.

Wang L, Wang P, Saleh A S M, et al. 2018. Influence of fluidized bed jet milling on structural and functional properties of normal maize starch. Starch-Stärke, 70(11-12): 1700290.

Wang N F, Hou G G, Kweon M. et al. 2016. Effects of particle size on the properties of whole-grain soft wheat flour and its cracker baking performance. J Cereal Sci, 69: 187-193.

Wang N, Warkentin T D, Vandenberg B, et al. 2014. Physicochemical properties of starches from various pea and lentil varieties, and characteristics of their noodles prepared by high temperature extrusion. Food Res Int, 55: 119-127.

Wang Q F, Li L M, Zheng X L, et al. 2020. A review of milling damaged starch: generation, measurement, functionality and its effect on starch-based food systems. Food Chem, 315: 126267.

Wang Y X, Li Y. 2014. Hypolipidemic and antioxidative effects of aqueous enzymatic extract from rice bran in rats fed a high-fat and -cholesterol diet. Nutrients, 6: 3696-3710.

Willett W, Manson J A, Liu S. 2002. Glycemic index, glycemic load, and risk of type 2 diabetes. Am J Clin Nutr, 76(1): 274S.

Wu N N, Tian X H, Liu Y X, et al. 2017. Cooking quality, texture and antioxidant properties of dried noodles enhanced with tartary buckwheat flour. Food Sci Technol Res, 23(6): 783-792.

Xu B, Mense A, Ambrose K, et al. 2018. Milling performance of waxy wheat and wild-type wheat using two laboratory milling methods. Cereal Chem, 95(5): 708-719.

Yalcin S, Basman A. 2008. Effects of gelatinisation level, gum and transglutaminase on the quality characteristics of rice noodle. Int J Food Sci Technol, 43(9): 1637-1644.

Yang H S, Kim C S. 2010. Quality characteristics of rice noodles in Korean market. Journal of Korean Society of Food Science and Nutrition, 39(5): 737-744.

Ye J, Hu X, Luo S, et al. 2018. Properties of starch after extrusion: a review. Starch-Stärke, 70(11-12): 1700110.

Ye Y L, Zhang Y, Yan J, et al. 2009. Effects of flour extraction rate, added water, and salt on color and texture of Chinese white noodles. Cereal Chem, 86(4): 477-485.

Ye Y, Wu Y, Xu J, et al. 2016. Association between dietary carbohydrate intake, glycemic index and glycemic load, and risk of gastric cancer. Eur J Nutr, 56(3): 1-9.

Zhang D, Moore W R. 1997. Effect of wheat bran particle size on dough rheological properties. J Sci Food Agr, 74(4): 490-496.

Zhang D, Moore W R. 1999. Wheat bran particle size effects on bread baking performance and quality. J Sci Food Agr, 79: 805-809.

Zou J J, Liu C J, Eliasson B. 2004. Modification of starch by glow discharge plasma. Carbohyd Polym, (55): 23-26.

第九章　全谷物膳食推荐、健康声称、政策法规及质量标准

在过去的一个世纪，大多数谷物产品都是基于谷物的淀粉质胚乳加工而成的。近些年来，全世界的消费者对健康膳食越来越感兴趣，并因此重新发现了全谷物食品的价值。尽管全谷物的健康促进作用已经逐步成为国际学术界的共识，但世界范围内全谷物的消费仍然很低。根据美国卫生和公众服务部（United States Department of Health and Human Services，HHS）与国家健康统计中心（National Center for Health Statistics，NCHS）2019年7月的一份数据简报，2005年6月至2015年6月，美国成年人全谷物摄入量占其总谷物摄入量的比例上升了26%（从占谷物总摄入量的12.6%上升到15.9%）。2013～2016年，膳食中全谷物的摄入量约占谷物摄入量的16%，在老年人和高收入人群中这一比例更高。而我国全谷物消费占比很低，仅为1%左右。东南亚地区面临营养不足和营养过剩同时存在的公共卫生挑战，特别是在该区域的一些国家内，肥胖症和2型糖尿病的患病率最近急剧增加。因此，东南亚未来的一个主要公共卫生重点将是减少慢性非传染性疾病的流行。有研究表明东南亚地区的全谷物摄入量仍然很低（Iain et al.，2018）。造成这种局面的原因很多，包括全谷物口感色泽较差、根深蒂固的精米白面传统消费理念、对全谷物的健康益处认知不足等。

很多国家的政府和行业协会正在制定全谷物食品标签法规和膳食指南，权威机构和科学机构正在发布与更新全谷物推荐摄入量，并对行业提交的众多健康声称建议进行评估，但是这些工作主要在北美及欧洲地区开展比较多。我国在《中国居民膳食指南（2016）》中明确提出了全谷物的摄入量要求。在东南亚国家联盟（东盟）的成员国中，只有印度尼西亚、马来西亚、新加坡和菲律宾 4 个国家在其膳食指南中对全谷物摄入量提出了建议（Iain et al.，2018）。为了让消费者更好地了解全谷物的健康益处，在市场上能容易地鉴别或挑选到全谷物食品，必要的膳食推荐、健康声称、标签标识及全谷物食品标准的出台，将会有助于促进全谷物消费。

第一节　全球全谷物膳食推荐、健康声称与政策法规

一、膳食指南与推荐

为了推动全谷物的发展，引领健康谷物消费，很多国家制定了相应的全谷物膳食推荐与营养指南，有定量的推荐，也有定性的推荐，见表 9-1。

表 9-1 部分国家全谷物膳食推荐

国家	膳食推荐
美国	48g（2000cal 膳食，≥9 岁的男女） （谷物是 6oz[①]/d，其中全谷物≥3oz/d，精制谷物≤3oz/d）
加拿大	“蔬菜、水果、全谷物食品和蛋白质食品应经常食用”，48g（≥9 岁的男女）
英国	“尽可能选择全谷物食物”，没有具体推荐量
丹麦	75g 全谷物（2400cal 膳食） 63g 全谷物（2000cal 膳食）
德国	面包、意大利面、大米、谷物片等，最好是全谷物做的
西班牙	膳食金字塔中的谷物部分清楚地显示出全谷物是首选
瑞典	每 2400cal 摄入 75g 全谷物，一般来说，女性摄入 70g，男性摄入 90g
法国	面包（应该）最好是全谷物或半全谷物
瑞士	每顿饭都应该配上一份富含淀粉的食物（即每天 3 份），其中至少包括两份全谷物食品
荷兰	每天摄入 115g 全谷物
新加坡	5～7 份大米或替代品，其中 2～3 份为全谷物[一份是指：两片面包（60g）；半碗米饭（100g）；半碗意大利面（100g）]
澳大利亚	4～7 份谷物食品，以全谷物或高纤维的谷物为主

（一）美国与加拿大的全谷物膳食推荐

1. 美国农业部的膳食指南

2005 年 1 月，美国农业部（USDA）发布了《2005 美国居民膳食指南》，建议每天至少食用 3 份（3oz）全谷物食品。还提出健康人群的目标是：到 2010 年至少让 50%的 2 岁以上人口每天食用 3 份全谷物。

《2015 美国居民膳食指南》提出：健康的饮食模式包括全谷物，并限制精制谷物和用精制谷物制成的产品，尤其是那些饱和脂肪、添加糖和/或钠含量高的，如饼干、蛋糕和一些零食的摄入量。谷物食品组包括单一的谷物食品（如大米、燕麦片和爆米花），以及包括谷物作为配料的食品（如面包、饼干和意大利面）。全谷物（如糙米、藜麦和燕麦等）包含整个籽粒，包括胚乳、麸皮和胚。精制谷物与全谷物的不同之处在于，这些谷物经过加工，去除了麸皮和胚，从而去除了膳食纤维、铁和其他营养物质。该版膳食指南推荐的谷物摄入量为：2000cal 的饮食模式下每天 6oz 当量，其中至少一半的量应该是全谷物（USDA，2015）。

《2015 美国居民膳食指南》还给出了如何去实现“至少一半是全谷物”目标的方法。如果一种食物中只含有全谷物，那么它就是 100%的全谷物食品，1oz 全谷物食品即含有 16g 全谷物。要达到全谷物推荐的标准，最直接的方法是选择 100%的全谷物食品来满足该目标。食品中全谷物的相对含量可以通过谷物在成分表中的位置来推断。全谷物应该是第一道原料或第二道原料（仅次于水）；对于含有多种全谷物成分的食品，全谷物成分应该出现在成

① 1oz=28.349 523g

分表的开头。许多谷物食品既含有全谷物又含有精制谷物。这些食品也可以帮助人们满足全谷物摄入的建议，特别是当这些食品中全谷物的含量占比较高时。另外一种方法是，选择至少含有占总重量 50%的全谷物成分的食品。一些食品标签显示了全谷物的健康声称或产品中全谷物的克数。这些信息可以帮助人们识别和选择全谷物含量较高的食品。

2. 美国健康组织的全谷物膳食推荐

美国心脏协会的饮食和生活方式建议：选择富含纤维的全谷物食品作为主要的谷物食品。儿童和青少年的饮食建议：食用全谷物面包和谷物食品，而不是精制谷物食品；选择把“全谷物”作为食品标签上第一配料的食品，并且至少让一半的谷物为全谷物；建议的谷物摄入量从 1 岁儿童每天 2oz 到 14～18 岁儿童每天 7oz。同时还提出了健康饮食目标：多吃全谷物食品，并指出类似于水果和蔬菜，全谷物食品的脂肪和胆固醇含量低，纤维含量高，典型的全谷物食品包括全麦面包、黑麦面包、糙米等。

美国糖尿病协会指出，许多不同的膳食模式可以帮助控制糖尿病，如地中海膳食、低碳水化合物膳食和素食等。不论是哪一种膳食模式，都建议食用大量不含淀粉的蔬菜，尽量少吃添加糖和精制谷物，选择完整的、加工程度最低的食物，而全谷物是一种非常好的选择。食品标签上的第一个配料应该有“全”这个词。治疗和预防糖尿病及相关并发症的循证营养原则和建议指出：健康饮食应包括全谷物、水果、蔬菜和低脂牛奶等食物。

美国癌症协会对预防癌症的营养和身体活动建议：选择全谷物，而不是加工（精制）谷物和糖。选择全谷物糙米、面包、意大利面和谷物食品。限制食用精制碳水化合物，包括糕点、甜麦片、软饮料和糖。

美国胃肠病学会推荐：因为富含膳食纤维的食品（如蔬菜、水果、全谷物）对结肠癌的保护性作用好于单独的膳食纤维，因此，建议每天食用 5～7 份蔬菜、水果及大量的全谷物食品。

3. 加拿大的全谷物膳食推荐

加拿大的膳食指南中指出：蔬菜、水果、全谷物食品和蛋白质食品应经常食用；每天摄入的全谷物至少占谷物食品的一半。多吃一些全谷物，如大麦、糙米、燕麦、藜麦和野米；享受全谷物面包、燕麦或全麦意大利面。“所有 9 岁以上的加拿大人都建议每天至少食用 3 份全谷物食品”。该膳食指南中把 DASH 饮食计划作为有力支撑证据，DASH 是指低钠饮食，包括含有钾、钙等被证明有助于降低血压的营养素含量较高的食物。建议摄入蔬菜、水果、全谷物、无脂肪或低脂乳制品、鱼、家禽、豆类、坚果和植物油；限制富含饱和脂肪的食物（如肥肉类、全脂乳制品和高饱和脂含量植物油），限制含糖饮料和甜食。

（二）英国与部分欧盟国家的全谷物膳食推荐

1. 英国

英国食品标准局（Food Standards Agency，UK）将 Eatwell 餐盘作为其食品指南形象，并建议面包、大米、意大利面和土豆等淀粉基食品是健康饮食的重要组成部分，应尽可能吃各种不同种类的淀粉基食品，尽可能选择全谷物、褐色或高纤维的食品。

2. 丹麦

2008 年 5 月，国家食品研究所（DTU）发布了一份关于全谷物对健康益处的详细报告，建议丹麦人每天至少摄入 75g 全谷物（基于 2400cal 的饮食；儿童和身材矮小妇女的全谷物摄入比例适当降低）或 63g 全谷物（基于 2000cal 的饮食）。

3. 德国

建议选择摄入较多的谷物产品和土豆。面包、意大利面、大米、谷物片（最好是全谷物做的）和土豆几乎不含脂肪，但含有大量维生素、矿物元素、微量元素以及膳食纤维和植物化学物质。建议把这些产品和低脂食品结合起来食用。

4. 西班牙

西班牙社区营养协会（SENC）在 2015 年更新了“西班牙人的饮食指南”。指南指出，谷物及其衍生产品，以及其他富含复杂碳水化合物的食物，是适当营养的基础。该指南建议侧重于优先选择全谷物和全谷物面粉制成的产品，同时在该版饮食金字塔中的谷物部分清楚地标示出全谷物是首选。

5. 瑞典

2010 年 1 月，瑞典的国家食品管理局（Livsmedels Verket National Food Administration）更新了它的营养建议，不仅关注了全谷物面包，还关注了所有种类的全谷物。总体来说，该报告建议瑞典人和丹麦人一样，每 2400cal 摄入 75g 全谷物，一般来说，女性摄入 70g，男性摄入 90g。

6. 法国

2011 年提出建议：每餐吃面包和含淀粉的食物，全谷物富含纤维，最好（应该）选择全谷物或半全谷物面包。

7. 瑞士

2009 年，瑞士营养学会提出，每顿饭都应该配上 1 份富含淀粉的食物（即每天 3 份），其中至少包括 2 份全谷物食品。

8. 其他欧盟国家

2002 年，世界卫生组织欧洲营养和粮食安全规划区域办事处编写了一份报告，对欧洲和西亚 49 个国家的膳食指南进行了比较。这份报告对全谷物的摄入提出以下具体建议。匈牙利：每天 5～9 份谷物（主要是全谷物）。挪威：更多的全谷物产品。希腊：每天 8 份非精制谷物及其食品，包括全谷物面包、全谷物意大利面、糙米等，不包括土豆。斯洛伐克：增加谷物和谷物食品（主要是全谷物食品）的摄入量。克罗地亚：面包、谷物（最好是全谷物食品）、大米和土豆。荷兰：荷兰营养中心建议 9 岁及以上的人每天食用 4～7 片全麦面包（9～13 岁或 70 岁以上的人食用 4～5 片；51～70 岁食用 5～6 片；14～50 岁的人食用 6～7 片），每天摄入 115g 全谷物。

9. 欧洲心血管疾病临床预防指南

指南建议：应鼓励食用水果和蔬菜、全谷物类食品、低脂奶制品、鱼和瘦肉。

（三）中国及其他国家全谷物膳食推荐

《“健康中国 2030”规划纲要》中提到“引导居民形成科学的膳食习惯，重点解决微量营养素缺乏、部分人群油脂等高热能食物摄入过多等问题，逐步解决居民营养不足与过剩并存问题”。全谷物食品营养均衡，富含膳食纤维及 B 族维生素等微量营养素，是合理膳食的重要组成部分，尤其是解决我国居民膳食纤维与 B 族维生素摄入不足问题的一个重要路径。《中国居民膳食指南（2016）》中建议每天摄入 50～150g 全谷物和杂豆。

澳大利亚 2013 年建议：享受谷物类食品，建议以全谷物和/或高谷物纤维的食品为主。对于 19～50 岁的成年人来说，每天的谷物推荐量是 6 份，包括男人和女人；对于 70 岁以上老人和小孩（男孩 2～8 岁，女孩 2～11 岁），每天的谷物推荐量是 4 份；青少年（14～18 岁）是 7 份。每“1 份”相当于一片面包、半杯煮熟的米饭或面条、半杯粥、2/3 杯麦片或 1/4 杯牛奶什锦早餐。

墨西哥健康部在 2004 年发布了《NOM-043 指南》，指出应推荐食用谷物，最好是全谷物或其衍生物或含淀粉的根茎类食品，同时应着重强调它们的纤维和能量含量。

阿曼卫生部营养部门在 2009 年 5 月发布了指导方针，建议每天食用至少 1/3 的谷物，为全麦面包和含有全谷物的食品，如浓汤、大麦汤等；平均每 2000cal 的膳食中，建议包含 2～3 份全谷物。

新加坡健康促进委员会建议成年人在 5～7 份大米和替代品中，2～3 份应该是全谷物食品。建议把精制谷物食品换成全谷物食品，如用糙米代替白米等。

世界卫生组织和联合国粮食及农业组织在 2003 年发布了一份题为《饮食、营养和预防慢性病》的报告。该报告的摘要建议各国政府制定政策“支持获取和选择营养丰富的食品（水果、蔬菜、豆类、全谷物、瘦肉和低脂奶制品）”。

二、全谷物健康声称

（一）美国 FDA 的全谷物健康声称

1. 燕麦（1997 年）

美国在 1990 年的《营养标签与教育法》（*Nutrition Labeling and Education Act*）中引入了“食品的健康声称”这一概念，以教育消费者并鼓励他们食用健康食品。1993 年，FDA 根据流行病学、动物和临床研究结果的科学共识，通过了最初的七项健康声称。此后，FDA 建立了一个流程用于申请新的健康声称，这些声称涉及物质与疾病关系。为了建立一个新的健康声称，申请人必须提供足够的科学证据并满足 FDA 列出的具体监管要求。从 1993 年的 7 个健康声称被批准以后至 1997 年，又有 6 个健康声称被批准，其中的第一个就是关于全谷物燕麦的可溶性膳食纤维和冠心病的患病风险。

2. 全谷物（1999 年）

虽然健康声称的使用可以为改善健康做出重大贡献，但标准的审批程序可能需要一年多的时间，主要用于科学审查、拟议规则的公布和公众评论，这些都是在 FDA 1993 年制定的《营养标签与教育法》中规定的相关要素。后来，为加快对食品健康声称的审查和监管，FDA 批准了 1997 年的《食品和药物管理局现代化法案》，缩短了审批时间。

1999 年 3 月 10 日，美国通用磨坊食品公司向 FDA 提交了一份申请，其中包括了关于全谷物食品与心脏病和某些癌症之间关系的健康声称。该申请引用了美国食物与营养委员会（Food and Nutrition Board Committee）于 1989 年发布的《膳食与营养报告》（*Diet and Health report*）中的权威证据："高植物性食物，即水果、蔬菜、豆类、全谷物食品与冠心病、肺癌、结肠癌、食管癌和胃癌的发病率较低有关"。同时，为了支持这一预期声称，将"全谷物食品"定义为按重量计算每种食物标准习惯消费量（reference amount customarily consumed，RACC）含有 51%或更多全谷物成分的食品。申请中提出，可以参照全麦的膳食纤维水平来评估该食品是否符合这一定义（全麦是美国饮食中的主要谷物）。每 100g 全麦中含有 11g 膳食纤维，因此，一种食品产生预期健康声称所需的膳食纤维合格量可通过以下公式确定：11g×51%×RACC/100。

1999年7月，FDA 首次批准了全谷物健康声称。"富含全谷物和其他植物性食物，低脂肪、饱和脂肪和胆固醇的饮食可以降低患心脏病和某些癌症的风险"。这句话被允许用在任何含有51%全谷物的产品上。"51%的全谷物"这一要求对于像早餐麦片这样的干性食品非常容易达到，但对于像面包这样水分含量较高的食品则很难。

3. 含适量脂肪的全谷物类食品的健康声称

2003 年 8 月 8 日，卡夫食品有限公司提交了一份申请，其中包括有以下拟提的健康声称："富含全谷物食品和其他植物性食品，饱和脂肪和胆固醇含量低的饮食，可能有助于降低心脏病的风险"。卡夫食品有限公司的申请自提交之日起的 4 个月后生效，即 2003 年 12 月 9 日。因此，在 2003 年 12 月 9 日之后，制造商可以在符合卡夫食品有限公司声称的任何食品的标签上使用规定的健康声称，除非或直到 FDA 或法院采取行动禁止该健康声称。

卡夫食品有限公司对"全谷物食品"的定义是：按照习惯食用的参考量重量计算，含有 51%或更多全谷物配料的食品为全谷物食品。FDA 同样通过参考美国饮食中的主要谷物——全麦的膳食纤维水平来评估在使用健康声称时是否符合这一定义。卡夫食品有限公司同时指出，为使食品符合提出的健康声称要求，食品必须：①含有至少 51%的全谷物（使用膳食纤维作为标记）；②符合"低饱和脂肪"和"低胆固醇"的监管定义；③带有定量反式脂肪标签；④每参考消耗量含有少于 6.5g 总脂肪和 0.5g 或更少的反式脂肪。为了满足上述②中的定义，合格的食品每参考消耗量必须含有 1g 或更少的饱和脂肪和 20mg 或更少的胆固醇。

上述声称都有一定的局限性，对于一些全谷物食品并不适用，即使是100%全谷物食品。声称要求食品必须包含总重量51%以上的全谷物成分，因此水分含量较高和含有各种非谷物成分的食品很难有资格纳入标准。例如，全谷物葡萄干面包可能有40%的重量是由水分构成的，额外的重量来自葡萄干以及少量的油或蜂蜜。即使这种面包不含任何精制谷物，全谷物的重量仍很容易就会低于总重量的51%。同时，要符合上述声称要求，全谷物还必须含有11%或更多的纤维。粗粮的纤维含量差异很大，很多全谷物的纤维含量低于这个水平。由于符合资格的食品必须含有至少51%的全谷物，这意味着每一种产品整体必须含有至少5.6%（51%×11%）的纤维。即使一种产品有51%以上是全谷物，低纤维谷物也很难达到这个水平。因此，在2008年初，FDA 规定单一成分的全谷物食品不需要满足纤维“测试”。这一声称的扩展使得一袋普通糙米（3.5%的纤维）符合健康声称的要求。当然，一些低纤维含量多谷物配料产品如糙米、全麦麦片的纤维含量（7.3%）仍然达不到要求，除非它们包含超过51%的全麦。因此，直至今日，健康声称的应用范围对于许多谷物和谷物食品仍有较大的局限。

4. 大麦

2006 年，在通过了由国家大麦食品理事会提交的健康声称的实质审查后，FDA 将燕麦 β-葡聚糖可溶性膳食纤维降低冠心病的风险的健康声称拓展到了“由去壳大麦和裸大麦全谷物及其他特定干的大麦粉产品加工而成的全谷物食品”。FDA 得出结论，从大麦中提取的 β-葡聚糖可溶性膳食纤维从分析来看与从燕麦中提取的 β-葡聚糖可溶性膳食纤维是同一种物质。制造商被立即允许使用大麦降低冠心病风险的健康声称。为了符合健康要求，每份含大麦的产品必须提供至少 0.75g 的可溶性膳食纤维。这份健康声称写道，“某某产品中的可溶性膳食纤维，作为低饱和脂肪和胆固醇饮食的一部分，可能会降低患冠心病的风险。1 份某某食品提供 *X*g 每天必要的可溶性膳食纤维则具有这种效果”。

（二）英国的全谷物健康声称

英国联合健康声称计划（United Kingdom Joint Health Claims Initiative，JHCI）于 2002 年发布了全谷物健康声称权威文件，即官方声称“一个拥有健康心脏的人趋向于把食用更多的全谷物食品作为健康生活方式的一部分”。同时，这种健康声称还必须符合由 JHCI 专家委员会制定的以下 6 个条件（JHCI，2002）。

1）全谷物食品对健康的影响，还受到如运动等饮食习惯以外的因素影响。该声称必须在此上下文中强调。

2）研究结果显示健康心脏和全谷物摄入之间存在关联，但不足以证明其原因及影响。

3）研究不足以支持专门针对男性的健康声称。

4）所述健康声称中要求涉及每份中含有总重量 51%以上的全谷物成分的食品。“全谷物”是指包括小麦、稻米、玉米和燕麦等在内的主要谷物，所有谷物籽粒的结构相似，均由胚乳、胚和麸皮组成。

5）JHCI 强烈建议各公司在使用这一声称之前向秘书处征求意见，以确保食品符合良好营养原则，并符合 JHCI 食品健康索赔业务守则。

6）声称的措辞已经过仔细拟定，以反映获得批准声称的证据。只要声称不意味着超出健康益处的证据范围，改变声称的含义，或者混淆消费者，在与 JHCI 协商后，可以修改措辞。

（三）瑞典的全谷物健康声称

瑞典法典关于“食品标签和营销”中的健康声称——食品工业规则（自我管理计划），由代表初级生产的国家政府组织、食品企业和主要零售组织开展，与有关部门进行密切合作。瑞典营养基金会（SNF）参与了瑞典法典的制定，并承担相关咨询和协调的工作（Asp and Trossing，2001）。

前期，瑞典法典分两次共批准了 8 种同官方营养指南密切相关且获得普遍认可的饮食与健康关系的健康声称。2003 年 6 月，全谷物声称被采纳并作为第 9 个一般性声称：“健康的生活方式和富含全谷物的平衡膳食可以降低心脏病（冠心病）患病的风险”（Frølich and Åman，2010）。该声称要求全谷物的百分比必须为干基重量的 50%以上，这对于含水量较高的软面包也是可行的。此外，该声称对产品中脂肪、糖和盐的含量有所限制。需要注意的是，2003 年批准的这项健康声称只包括小麦、黑麦、大麦和燕麦等瑞典常用的高纤维谷物（Asp and Bryngelsson，2004）。

（四）欧盟的全谷物健康声称

2010 年 11 月，欧洲食品安全局（EFSA）受理了一项关于全谷物食品的健康声称，这些声称涉及以下方面：“肠道健康/肠道功能”、“体重控制”、“血糖/胰岛素水平”、“体重管理”、“血液胆固醇”、“饱腹感”、“血糖生成指数”、“消化功能”和“心血管健康”。欧洲食品安全局的专家小组得出结论，与所声称的效果相比，食物的组成部分（即全谷物）并没有得到充分的描述，全谷物（而不是具体的某一种谷物）涉及的范围太大，所以没有批准这一健康声称（EFSA，2010）。由于该声称未获批准，此前已在英国和瑞典使用的声称不得不撤回。总结经验来看，要获得富含膳食纤维的全谷物健康食品和全谷物食品声称的批准，一种可能的选择是提交一份仅限于一种谷物及其产品的声称。

三、其他全谷物相关政策法规

（一）美国学校午餐和早餐计划中的营养标准

美国农业部食品与营养服务局（USDA-FNS）2012 年 1 月 26 日发布了一项美国联邦公报，即美国学校午餐和早餐计划中的营养标准。这一公报更新了美国学校午餐和学校早餐计划的膳食模式及营养标准，使之与美国人的膳食指南相一致。该标准要求大多数学校在学校膳食中增加水果、蔬菜、全谷物、脱脂和低脂液体牛奶的供应，减少食物中的钠、饱和脂肪和反式脂肪，并在热量需求范围内满足在校儿童的营养需求。这些对学校饮食计划的改进，很大程度上是基于美国国家科学院医学研究所的建议，预计将改善学校儿童的饮食和健康，并有助于缓解儿童肥胖趋势。该标准对全谷物的相关要求如下：在标准实施初期，一半的谷物必须为全谷物，实施两年后，所有的谷物必须均为全谷物。即从 2012 年 7 月 1 日开始，至少一半的谷物必须是全谷物；从 2014 年 7 月 1 日起，所有的谷物必须是全谷物。这条规则并不禁止使用强化谷物或含有水果的谷物（如即食谷物），因为这些食品是良好的全谷物、纤维和其他重要营养的来源。但是，在大多数情况下，高强化食品的使用与膳食指南不一致。标准指出，全谷物是指由完整的、磨碎的、裂开的或剥落的谷物种子组成的，其主要的解剖学成分即淀粉质胚乳、胚和种皮，与完整的谷物种子具有相同的相对比例。该标准将藜麦、荞麦与籽粒苋等假谷物也明确列入全谷物中，并明确全谷物含量高的产品必须符合 FNS 指南，才能计入谷物成分。

2014 年 1 月，FNS 发布了《国家学校午餐和学校早餐计划全谷物手册——如何满足“富含全谷物”标准的指南》(FNS-464)。这一手册概述了学校膳食对全谷物的标准要求，包含帮助程序操作员识别符合“富含全谷物”标准的食品并在菜单中提供这些食品的信息。“富含全谷物”一词指的是 FNS 提出的学校对谷物膳食要求的标准。该术语不允许用于食品标签，因为它是 FDA 规定的有关纤维含量的隐含健康声称。

（二）美国 FDA 全谷物标签说明草案

在 2006 年 2 月 FDA 关于全谷物标签声称的草案中，藜麦、荞麦和籽粒苋等假谷物被明确列为全谷物。FDA 还在这份指南中指出，豆类和含油种子（如鹰嘴豆、大豆和葵花籽）不是全谷物。

（三）美国妇女、婴儿和儿童特别营养补充计划

2007 年 12 月，FNS 发布了《美国妇女、婴儿和儿童特别营养补充计划》(WIC)，修订了妇女、婴儿和儿童食品包装规则。该规则首次将全谷物纳入妇女、婴儿和儿童的补充营养计划。有可能被纳入国家《美国妇女、婴儿和儿童特别营养补充计划》(WIC) 项目的全谷物包括：①100%全麦面包（符合 FDA 全麦面包健康声称认证标准）；②其他全谷物面包，其中第一配料是全谷物（符合 FDA 全谷物健康声称认证标准）；③早餐谷物，其中第一配料是全谷物，并且满足铁的要求及糖的限制；④米、干小麦、燕麦和不添加油脂的全谷物大麦；⑤小麦和软玉米圆饼，第一配料是全麦或全玉米。

第二节　全谷物标准及其发展方向

全谷物消费与更好的营养摄入和饮食质量的改善有关。然而目前我国全谷物的标准发展滞后，市场上的全谷物产品缺乏成分及标签标准，造成全谷物市场混乱；制造商和消费者之间的信息不对称容易产生误导，消费者面对各种全谷物产品无所适从，不知如何选择。虽然国际上部分国家已有很多相关标准可以借鉴，但我国的谷物食品消费特性与西方国家相差甚远，不能简单照搬西方经验与方法体系。因此，构建一个适合我国国情的全谷物标准体系已成为我国全谷物食品产业健康发展的关键与首要任务。因为只有这样才能为生产者提供指导与规范，为研究数据的一致性、可比性提供统一的基础，为

质量标准与安全标准的制定提供规范术语，为消费者的科普认知给予正确导向，保障消费者的利益，为膳食指南、健康声称等的制定提供统一术语。同时，规范健康谷物食品包装、标签标识，也有助于行业监管的统一。在全谷物标准体系构建过程中要坚持几个基本原则，包括坚持问题导向、健康引领、可操作性、与时俱进、与国际接轨，应充分考虑国内实际，并在实践中不断完善。

一、国外全谷物标准现状

（一）美国全谷物标准

美国FDA在《美国联邦法规》第21卷第137部分中明确了各种类型的谷物面粉和相关产品的识别标准，包括“全麦面粉”（21 CFR 137.200）和“全硬麦面粉”（21 CFR 137.225）的识别标准。标准定义：硬粒小麦是一种蛋白质含量高的小麦，面粉呈黄色，通常用于制作粗面粉和意大利面。硬麦面粉不应被视为全谷物面粉，因为胚和麸皮已被去除（21 CFR 137.220）。但是，全硬麦面粉（21 CFR 137.225）应该被认为是全谷物面粉，因为面粉包含了谷物的所有部分，即麸皮、胚乳和胚。

“全麦面粉”标准（21 CFR137.200）规定：全麦面粉是将经过清理的小麦（除了硬质小麦和硬质红小麦）碾磨加工而成，其中可通过8号筛（2.36mm）的物料不少于90%，可通过20号筛（850μm）的物料不少于50%，除水分以外的天然组分比例与小麦保持不变，全麦面粉的水分含量不能超过15%。可以加入适量的抗坏血酸作为面团调节剂，但是其含量不能超过200ppm①，同时必须在包装上予以说明；也可以添加适量的偶氮二甲酰胺（添加量不能超过45ppm）、二氧化氯、氯或亚硝酰氯和氯的混合物作为增白剂。使用任何增白剂成分时，标签上应标有“漂白”字样，并符合相关标准要求。

对于全麦面粉制成的全麦面包、面包卷、圆面包（21 CFR 136.180）和全麦通心粉产品（21 CFR 139.138）也有相应的标准。全麦面包、面包卷和面包的面团是由全麦面粉、溴化全麦面粉或这两种面粉的组合制成的，不应使用其他类型的面粉。全麦通心粉产品是由全麦面粉、全硬麦面粉或这两种面粉的组合制成的。

只要声称是真实的、不具误导性的，特定全谷物的具体名称（如糙米）可以按照“非标准食品的常用名称总则”21 CFR 102.5（b）或“营养素含量声明：一般原则”21 CFR 101.13（i）的规定进行声称和标签。

在美国，大多数燕麦被压平后制成燕麦片，或者蒸制后制成“速食燕麦片”。这些产品属于全谷物，因为它们含有全燕麦的麸皮、胚和胚乳。大多数用于食品生产的大麦谷粒上都覆盖有一层非常坚硬的不可食用的外壳。这种外壳（覆盖麸皮层）必须先去掉才能作为人类的食物。对于许多大麦品种，其外壳与果皮紧密相连，因此很难脱壳。市面上较为常见的大麦产品是将大麦碾磨成较小的圆形颗粒，这种工艺已经去除了大麦大部分不可食用的外壳，而麸皮层保持完整，这种脱壳大麦可被视为全谷物。

成熟玉米的4个主要部分是外壳或麸皮（果皮和种皮）、胚、胚乳和叶尖。在处理

① $1ppm=1\times10^{6}$

过程中，叶尖帽可能与籽粒仁在一起，也可能不在一起，因此，不被视为颖果的一个组成部分。但是，麸皮、胚和胚乳是籽粒不可分割的组成部分，全谷物的定义中要求上述 3 个部分应以相对比例存在于籽粒中，因此玉米或玉米粉作为“全谷物”时，应包括果皮和其他必需的部分。美国《联邦法规》第 21 卷第 137 部分中“白玉米粉（21 CFR 137.211）”和“黄玉米粉（21 CFR 137.215）”等各种玉米粉的标准指出，去胚玉米粉和去皮玉米粉不应被视为全谷物产品，因为在加工过程中已经去除了胚或麸皮。

（二）加拿大的全麦粉标准

加拿大有全麦面包标准（B.13.026 [S]）和全麦面粉标准（B.13.005 [S]）。“全麦面粉”标准规定：小麦籽粒中不少于 95%的天然成分存在。全麦面粉经碾磨后，胚乳占小麦籽粒的 83%，麸皮占小麦籽粒的 14%，向胚乳中回填麸皮，最后制成的全麦粉组分将占小麦籽粒的 97%。胚通常不存在于全麦面粉或全麦食品中，不允许营养强化。

（三）荷兰的全麦粉认证系统

“100%全麦粉的认证规程”适用于供应给荷兰面包店的所有全麦面粉。其主要分析指标包括以下几点。

1）麸皮：含量至少占总重量的 15%（*m*/*m*，干基）。通过筛分试验进行验证，＞250μm 的筛，筛上物含量占 15%以上，筛下物含量不能高于 85%；如果麸皮磨得很细，筛上物的比例可能会更低，在这种情况下，过筛的面粉中必须能看得见麸星，其灰分含量必须达到 0.80%及以上（*m*/*m*，干基）。

2）灰分：含量至少占总重量的 1.40%（*m*/*m*，干基）（采用灰分测定 ICC 104 方法进行验证）。

3）脂肪：含量至少占总重量的 1.85%（*m*/*m*，干基）（采用索氏提取法进行验证）。

4）检验所有磨粉组分的比例是否正确：审核磨粉过程，上述所有检查点必须全部满足。麸皮的营养成分及其对面包质量的影响各不相同，检查的目的不仅是确保麸皮总含量≥15%，同时为了防止导致烘焙质量下降的富含营养的麸皮组分被营养成分含量较低的麸皮组分所替代。

（四）国际食品法典委员会（CAC）的硬质小麦标准

国际食品法典委员会目前虽尚无专门的全麦粉标准，但是有一个硬质小麦标准（Codex STAN 178—1991）中有关于硬质粗粒全麦粉的内容。其定义中指出：硬质粗粒全麦粉是含有麸皮和部分胚的产品，产品的水分含量不能高于 14.5%，以干基计其灰分含量不能高于 2.1%，以干基计其蛋白质含量不能低于 11.5%。

二、我国全谷物标准现状

我国对全谷物标准的关注相对较晚，很多全谷物标准尚需逐步制定。针对国内全麦粉产品数量多、质量参差不齐、缺乏全麦粉标准的问题，笔者团队开展了全麦粉质量标准研究工作。

首先对全麦粉的品质评价指标进行了研究。除了关注膳食纤维等指标以外，如何找到合适的标志性成分作为判别检测指标是本标准的关键。烷基间苯二酚（AR）是一类主要存在于小麦和黑麦籽粒外部的酚类脂质，99%以上的AR位于籽粒的皮层，包括透明层、种皮和内果皮。镜下观察表明，种皮外皮和果皮内皮中均含有AR，胚乳和胚中均未发现AR（Landberg et al.，2008）。笔者团队深入研究了我国73个小麦样品中AR的含量分布，明确了把AR作为全麦粉标志性指标的可行性，并考虑到不同产地及不同基因型的小麦的AR含量差异，最终确定使用AR≥200μg/g作为全麦粉行业标准的指标之一（表9-2）。

表9-2　我国全麦粉行业标准的质量指标

项目	指标
外观	色泽正常，无异物
气味	正常，无哈喇味、霉变等异味
水分含量/%	≤13.5
灰分含量（以干基计）/%	≤2.2
总膳食纤维含量（以干基计）/%	≥9.0
烷基间苯二酚含量（以干基计）/（μg/g）	≥200
脂肪酸值（以干基计，KOH计）/（mg/100g）	≤116
含砂量/%	≤0.02
磁性金属物含量/（g/kg）	≤0.003

我国的《全麦粉》行业标准（LS/T 3244—2015）已经于2015年7月10日正式发布实施，这是我国第一个全谷物标准。这个标准最大的特点是采用全麦的标志性组分烷基间苯二酚（AR）作为质量指标，这也是世界上第一个采用AR作为指标的全麦粉标准。

此外，我国还有一些全谷物团体标准不断发布，如由中国焙烤食品糖制品工业协会于2018年12月发布了《全谷物焙烤食品》（T/CABCI 002—2018）、《全谷物膨化食品》（T/CABCI 003—2018）及《全谷物冲调谷物制品》（T/CABCI 004—2018）等全谷物团体标准，这几个团体标准中规定产品中的全谷物含量不应小于27%。尽管这些标准尚需要不断经过实践的检验与完善，但是，发展包括团体标准在内的各种全谷物标准也是推动我国全谷物产业不断发展的一个重要方向。

三、我国全谷物标准制定的难点与发展方向

《国务院办公厅关于加快推进农业供给侧结构性改革大力发展粮食产业经济的意见》（国办发〔2017〕78号）中明确提出："调优产品结构，开发绿色优质、营养健康的粮油新产品；大力发展全谷物等新型营养健康食品"。然而，我国现行的粮食及制品的标准体系基本上是基于传统精米白面而言的，要构建多样化健康谷物食品新生态，全谷物标准体系的建设是一项崭新而又非常重要的任务。

2017年11月，十二届全国人大常委会第三十次会议通过了新的标准化法——《中

华人民共和国标准化法》。新标准体系分为政府标准与市场标准两大类，政府标准主要包括地方标准、行业标准与国家标准，其中地方标准与行业标准为推荐性标准，而国家标准中一部分为推荐性标准、一部分为强制性标准；市场标准主要包括企业标准与团体标准。政府标准主要偏重公益性与基础性，市场标准主要强调竞争性与创新性。政府标准与市场标准互为补充，也可以相互转化。新标准化法第十八条明确规定：国家鼓励学会、协会、商会、联合会、产业技术联盟等社会团体协调相关市场主体共同制定满足市场和创新需要的团体标准。这是新标准化法的一个重要变化，对于改变我国标准供给结构、激发创新发展内生动力及加速科技成果产业化具有重要意义。新标准化法第二十七条还明确规定：建立企业产品和服务标准自我声称公开及监督制度，鼓励企业执行的产品标准或服务标准通过统一平台向社会公开，这样就改变了过去的企业标准必须报当地标准化行政主管部门和有关行政主管部门备案的制度。因此，如何适应我国新标准化法，加快构建全谷物食品产业的标准体系（包括国家标准、行业标准等政府标准，以及团体标准与企业标准等市场标准），是全谷物产业发展的机遇，也是一项重要挑战。

（一）全谷物标准体系研究制定的难点

习近平总书记多次对标准化工作作出重要指示，强调“谁制定标准，谁就拥有话语权；谁掌握标准，谁就占据制高点”。这充分说明对任何一个行业而言，标准工作的重要性，全谷物食品产业的发展也不例外。全谷物标准体系的构建主要包括以下几个要素：一是术语定义标准，如全谷物与全谷物食品定义等；二是产品质量标准，如全麦粉、易煮全谷物米、发芽糙米、燕麦片、全麦面条、杂粮面条、全谷物烘焙制品、全谷物方便食品等全谷物配料与制品的质量标准；三是全谷物检测标准，一个全谷物产品或食品究竟添加了多少全谷物原料，我们需要找到一些关键的表征指标，并建立相应的检测方法；四是全谷物食品质量控制管理标准。

要系统构建我国全谷物标准体系，需要重点研究以下几个难点。

一是全谷物判别指标问题。关于全谷物甄别检测标准可谓是一个国际难题，即使如美国、欧洲这些国际上全谷物发展最早也最快的国家和地区，目前也缺乏真正科学的标准检测方法，更多的还是依赖于企业的诚信与道德。例如，目前美国 FDA 以等同或超过小麦的膳食纤维含量为评判依据，事实上这种方法存在诸多不确定性。因为不同谷物中的膳食纤维含量差别很大，如糙米中膳食纤维含量只有 3.5%左右，而大麦等膳食纤维含量可达 15%左右。高纤维的产品有时可以通过添加麸皮或其他食物纤维来实现。尽管膳食纤维是一种健康食品配料，但毕竟膳食纤维不能等同于全谷物，因此我们并不能依据膳食纤维的含量来判别一种食品是否是全谷物食品。笔者团队通过系统深入的研究，制定了以烷基间苯二酚作为全麦粉检测指标的标准，就是一个非常有益的实践。对于糙米粉或重组糙米产品标志性判别化合物的研究依然存在着较大难度。对于各种杂粮全粉而言，也存在同样的问题。

二是加工工艺的复杂性问题。因为标准的制定必须符合生产实际的需要。以全麦粉行业标准的制定过程为例，由于全麦粉制备工艺的多样性，对于全谷物标准的制定也就变得更加复杂。如前面章节提到，国际上全麦粉的生产主要分为 3 种方式：第一种是以整粒小麦为原料直接通过高效撞击磨进行碾磨制粉，利用撞击过程中的瞬间高温进行灭酶灭菌；第二种是先制备精制面粉，再将经稳定化处理的小麦麸皮和胚如数回填或重组制备全麦粉；第三种是通过石磨工艺制备全麦粉等；也有研究团队正在研发一些新型的全麦粉加工工艺。这样不同工艺生产的产品诸多指标变化很大，所以如何把标准制定与实际工艺相结合显得非常重要。

三是多谷物混合全谷物问题。如果一个全谷物产品包含多种全谷物原料，对于标准制定而言就更为复杂。事实上目前国内市场上多谷物产品已经变得非常常见，而多谷物混合全谷物产品的标准制定也将是我们面临的一个重大挑战。

（二）全谷物标准体系建设的思路与方向

第一个层面是定义与术语标准，主要包括全谷物与全谷物食品的定义标准。目前，我国没有统一、规范的全谷物与全谷物食品的定义，国际上正在着手制定全谷物与全谷物食品的国际标准。一方面，我们要积极参与其中，与国际组织协同，接轨国际标准［国际全谷物工作组、国际谷物科学技术协会（ICC）、国际标准化组织（ISO）］；另一方面，我们要充分研究我国国情，包括食品安全现状、加工生产方式与技术水平、消费习惯与产品形式、科普教育程度等。应充分考虑、结合上述因素，制定一个符合我国实际需要与发展的全谷物与全谷物食品定义标准。

第二个层面是产品与质量控制管理标准，包括配料标准、全谷物食品产品标准与质量控制管理标准。从原料标准而言，生产全谷物食品需要以全谷物原料为基础，如全麦粉、全麦粒、全麦片、糙米、糙米粉、糙米片、杂粮全粉、杂粮片等均属于基础的全谷物原料，是制作全谷物食品的基础，这些基础原料需要一个完善的标准体系来支撑，才能保障全谷物食品产业的健康发展，直接决定下游全谷物食品的开发。从产品标准而言，其标准体系的构建是一个不断发展的过程。要根据市场现状、需求与发展趋势研究制定，不仅包括传统的米面全谷物食品，如全麦馒头、全麦面包、全麦面条、糙米米粉等，还包括一些新兴的米面全谷物食品，如全谷物糙米速食粥等。同时，相关的质量控制管理标准也需要研究制定。

第三个层面是全谷物的检测标准。需要指出的是，这和前面提到的全谷物标签标识属于两个完全不同的概念。前者指的是产品中全谷物标签标识所需的最少全谷物添加量。后者是一项比较难的工作，用于明确一个食品产品中是否真正添加了相关的全谷物原料，到底添加了多少。如何用科学的标准检测方法来确认，是全谷物标准体系构建的重要内容，是保障全谷物食品市场健康发展的关键。目前国际上也没有好的全谷物含量的定量检测方法，美国 FDA 要求以等同于或超过小麦的膳食纤维含量作为评判标准。糙米虽然纤维含量没有小麦高，但属于 100%的全谷物食品。当然，对于糙米等全谷物米类产品而言，尽管我们可以肉眼辨别，但是皮层留存程度是一个关键问题。而对于全谷物粉状产品或以此为原料加工而成的各类全谷物食品而言，难度更大，我们需要找到某类全谷物原料的特征性和标志性组分，如膳食纤维、多酚、黄酮、烷基间苯二酚、麦胚凝集素等，深入研究它们在原料中的分布、在加工过程中的变化与稳定性，寻找简易、高效的检测方法。

参 考 文 献

刘宏, 汪丽萍, 刘明, 等. 2012. 稳定化全麦粉的品质评价. 食品与机械, 28(2): 6-8, 235.

谭斌. 2011a. 中国全谷物食品发展的几点思考. 北京: 全谷物食品发展国际论坛论文集: 188-194.

谭斌. 2011b. 全谷物食品的国内外发展态势与思考. 食品工业科技, 12: 16-20.

谭斌, 谭洪卓, 刘明, 等. 2009. 我国全谷物食品发展的必要性与挑战. 粮食与食品工业, 16(4): 4-8.

谭斌, 汪丽萍, 刘明, 等. 2011. 我国全谷物食品发展的现状、问题与思路. 粮油食品科技, 19(3): 5-8.

汪丽萍, 谭斌, 田晓红, 等. 2012. 国内外市场上全麦粉的品质分析研究. 粮食科技与经济, 37(6): 24-26.

Asp N G, Bryngelsson S. 2004. The Swedish Code on health claims for foods-revised version in action. Scand J Nutr, 48(4): 188-189.

Asp N G, Trossing M. 2001. The Swedish Code on health-related claims in action-extended to product-specific physiological claims. Scand J Nutr, 45: 189-192.

EFSA. 2010. Scientific Opinion on the substantiation of health claims related to whole grain (ID 831, 832, 833, 1126, 1268, 1269, 1270, 1271, 1431) pursuant to Article 13 (1) of Regulation (EC) No 1924/2006. EFSA Journal, 8(10): 1766.

FDA. 1999. Appendix C: Health Claims in Guidance for Industry: A Food Labeling Guide. http: //www.fda.gov/regulatory-information/search-fda-guidance-documents/guidance-industry-food-labeling-guide [2012-10-1].

Frølich W, Åman P. 2010. Whole grain for whom and why? Food Nutr Res, 54(1): 50-56.

Iain A B, Ece D, Gabriel M, et al. 2018. An overview of whole grain regulations recommendations and research across Southeast Asia. Nutrients, 10(6): 2-17.

JHCI. 2002. Joint Health Claims Initiative, Generic claims: Wholegrain foods and heart health, final report. http: //www.jhci.co.uk [2010-10-1].

Joanne L S, David J, Len M. 2000. Grain processing and nutrition. Crit Rev Food Sci Nutr, 40(4): 309-326.

Landberg R, Kamal-Eldin A, Salmenkallio-Marttila M, et al. 2008. Localization of alkylresorcinols in wheat, rye and barley kernels. J Cereal Sci, 48(2): 401-406.

USDA. 2015. 2015-2020 Dietary Guidelines for Americans. 8th ed.

第十章　我国全谷物的挑战与未来

纵观全球全谷物的研究进展与发展态势，我们大概可以形成以下几点认识：首先，国际上西方国家对谷物营养健康作用的研究相对较早，也较深入。从 20 世纪 80 年代开始，谷物的营养认知已经从单一的 B 族维生素或膳食纤维的作用，发展到关注全谷物的植物活性组分及其各种组分的协同增效健康促进作用；从 90 年代初开始，美国率先发起了对全谷物的兴趣与关注，之后是欧洲的跟进。从 21 世纪初开始，大量的流行病学研究已经发现并证明了全谷物的营养价值，《2005 美国膳食指南》发布，应该是一个极具标志性的阶段，全谷物真正开始受到食品行业和消费者的关注。从 21 世纪初到现在的 20 多年时间里，有关全谷物的健康促进作用已经在学术界中逐步达成共识，国际上全谷物的发展进入一个全新的阶段。欧盟设立全谷物研究专项，世界上致力于全谷物推动的专门机构也相继设立，全球全谷物对话峰会日趋频繁，并已逐步形成专门领域，越来越多国家的部门机构对全谷物提出了膳食推荐、健康声称及标签标识规定等。

笔者在 2008 年美国康奈尔大学访学期间，曾与美国著名营养科学家 T. Colin Campbell 教授就世界全谷物发展现状进行了讨论，他认为“美国已经错失了最佳时机，中国发展全谷物正当其时”。Campbell 教授的这句话，更加坚定了笔者回国推动我国全谷物食品发展的决心与信心。我国对全谷物的关注是从 2009 年开始的，经过了十余年的发展，全谷物在我国已经引起了政府、学术机构、团体、工业企业、媒体、消费者等的广泛关注与兴趣。2013 年 1 月 15 日，中共中央政治局常委、国务院副总理李克强到国家粮食局科学研究院（现国家粮食和物资储备局科学研究院，后简称“粮科院”）考察调研，并主持召开座谈会，听取了粮科院的专业汇报。2 月，国务院就“关于重视粮油食品营养健康问题”做出了重要批示：“目前国内存在粮食加工过精过细的倾向，不仅造成粮食浪费，而且不利于人民群众身体健康。建议制定相关产业和投入政策，推广全谷物和杂粮食品”。2015 年，我国首个全谷物标准——《全麦粉》（LS/T 3244—2015）行业标准正式发布实施。《中国居民膳食指南（2016）》明确提出增加全谷物的摄入，建议每人每天摄入 50～150g 的全谷物与杂豆。“全谷物营养+”被确定为 2017 年中国全民营养周的主题。以全谷物科普与推广为目标，2016 年，粮科院联合 CCTV 财经频道，录制播放了《教你怎样选主粮——米、面系列》公益节目。全谷物产业的发展陆续在国家相关系列产业政策中予以强调，国家政策层面逐步得到重视。国家《粮食加工业发展规划（2011—2020 年）》中明确提出：“推进全谷物健康食品的开发”，“鼓励增加全谷物营养健康食品的摄入，促进粮食科学健康消费”。《国务院办公厅关于加快推进农业供给侧结构性改革大力发展粮食产业经济的意见》（国办发〔2017〕78 号文件）提出：“推广大米、小麦粉和食用植物油适度加工，大力发展全谷物等新型营养健康食品”。2020 年 4

月，笔者在朱蓓薇院士、孙宝国院士、吴清平院士及岳国君院士等的大力支持下，共同向中国工程院提交了《关于大力发展全谷物食品的对策建议》的《中国工程院院士建议》，以期引起国家的高度关注，并制定相关政策措施。总体上，我国全谷物发展仍然处于引起关注与兴趣阶段，产业发展也只是处于起步阶段。

欧美等西方国家为全谷物的推动做了很多努力与贡献，但目前欧美国家的全谷物消费量距离膳食推荐的目标仍然有极大的差距。同样，当前我国消费者与企业等各方信息严重不对称，缺乏整体推进效应。我国谷物的加工与主流消费基本处在不断追求感官品质的精米白面食品阶段，当然，关注健康谷物消费的群体也在不断增多。要改变已经经历了上百年的精制谷物消费理念与方式所形成的强大的惯性力量，并不是一件非常容易的事情，也许需要一个非常漫长的过程。全谷物的发展既是一个科学技术问题，又不是一个纯粹的科学技术问题，消费者的认知与消费动力也非常重要。要重塑健康谷物食品加工与消费新生态，是一项系统工程，也是一项民生工程，需要粮食加工全产业链的内外协同联动。

第一节　我国全谷物发展的方向与挑战

一、培育更营养更美味的粮食新品种

优质的全谷物原料是产业发展的重要基础。中国科学院南京土壤研究所的赵其国院士在 2008 年首次提出了“功能农业”的概念，即在天然富含有益成分的土壤、环境中生长或通过生物营养强化技术及其他生物技术培育，实现农副产品中一种或多种有益健康成分（如钙、铁、锌、硒等矿物元素和生物化合物等）基于人类健康需求做出标准化优化的生产实践（赵其国和尹雪斌，2019）。尽管功能农业的发展尚处于早期阶段，但这代表了作物育种的一个重要导向。这是一个从“种什么决定吃什么”向“吃什么引导种什么”的重大转变。从推动全谷物食品发展的角度而言，应用现代分析与生物技术手段，筛选鉴定谷物组分的新的变异，再把这些变异应用到适合中国栽培的谷物品种中，培育更营养更适合全谷物食品加工的谷物新品种，可能也是实现增加全谷物消费的一个重要方向。从食品加工角度而言，期望通过育种来改变的方面包括：①增加生物活性物质（如阿拉伯木聚糖、植物甾醇、木酚素、酚酸、烷基间苯二酚、叶酸及其他甲基供体等）的含量水平与功效，如增加可溶性膳食纤维的含量与黏度、减少可利用碳水化合物的含量、增加矿物元素的吸收等；②从改善全谷物食用品质角度培育新品种，如强化蛋白质质量、增强面团强度的品种，以弥补全谷物中麸皮和胚对加工造成的不利影响；培育种皮更薄更易熟化的稻米品种，降低谷物种皮中导致涩味等不良风味的物质等；③改变谷物籽粒的物理结构，如更加容易实现谷物籽粒各部分的分离等，为食品加工业提供更营养的谷物加工原料。

二、深入研究全谷物与健康关系，强化科学认知共识

过去的 30 多年，世界范围内有关全谷物与健康关系的关注不断增加，证据也越来越多，增加全谷物消费可以有效降低慢性非传染性疾病的风险已经基本成为国际学术界的共识。西方国家有关全谷物与健康关系的研究成果也为加快我国全谷物的发展与推广奠定了良好的基础。未来，需要我们的科学家继续把增加全谷物消费和降低疾病风险联系起来，开展更深入的研究。基因组学、代谢组学、食品组学、医学、营养学、行为科学、物联网、大数据等多学科力量的联合，将为全谷物与健康关系研究提供新的机遇。

全谷物与健康关系的重点研究方向包括：①谷物中的某些化合物的生物有效性与生物活性研究；②全谷物与慢性非传染性疾病风险之间的相关性评价；③利用动物实验技术开展全谷物对代谢综合征危险因素的影响机制评价研究；④应用体外试验模型研究确定对代谢变量具有潜在影响的生物活性物质与淀粉等的互作关系及相关食品品质特性等；⑤开展疾病预防与干预研究，进一步明确全谷物在营养健康方面的独特角色及其与其他食物之间的关系；⑥通过与相关医学机构和组织的合作，开展更大规模的有关全谷物对特定疾病的影响研究；⑦研究加工过程对全谷物营养活性组分生物有效性的影响与调控，有助于企业生产既美味又健康的产品；⑧充分利用大数据优势，不断加强我国全谷物消费的习惯、膳食模式的发展演变模拟与预测，开展不同人群的全谷物消费与健康关系的流行病学研究等。

在国内外已经形成的普遍共识的基础上，不断构建和完善适合我国国情的全谷物与营养健康关系基础数据库和理论体系，为全谷物推荐摄入量的优化提供更加严谨科学的数据支撑。

三、全谷物食品加工技术革新，支撑产品创新发展

全谷物配料和全谷物食品的加工技术与装备是制约全谷物产业发展的重要因素之一。与精制谷物不同，全谷物包含了种皮与胚，直接影响产品口感、风味、色泽和质构等，这给食品加工业带来极大的挑战。全谷物胚中的脂类含量比精制谷物高，全谷物加工也会使胚中的脂类更容易被氧化，这是因为抗氧化剂在加工过程中被破坏，脂类得不到保护。全谷物糊粉层中还含有很多酶类，包括过氧化物酶、多酚氧化酶、淀粉酶等，加工过程对糊粉层的破坏可导致形成一些不良风味、酶促褐变与淀粉降解等，将对产品的货架期、色泽和风味等产生重要影响。谷物种皮中富含的膳食纤维，也会对全谷物食品色泽、风味和口感产生重要影响。此外，现代精米白面的碾米制粉工艺复杂、路线长，已经不适合全谷物的加工，不同种类谷物，尤其是杂粮的碾米制粉工艺差异甚大。

要增加全谷物食品的市场份额及消费者摄入量，全谷物食品加工技术的研究与开发至关重要。高纤维的全谷物配料对现代谷物食品加工业及家庭食品制作提出了新的课题。因此，全谷物食品加工将涉及产品口感、风味、色泽、质构等的变化与控制、营养与功能性组分的保留与生物有效性控制、产品稳定性与货架期的控制、微生物的污染与控制及产品的多元化开发等诸多问题。如何通过科技创新，实现全谷物营养、安全又好

吃的多重目标，同时还要能流通、买得到、买得起，科技攻关与创新是关键。全谷物科技创新的任务主要包括以下几个方面。

一是原料优选问题。选择更加适合全谷物食品加工的原料，是开发全谷物食品的第一步。开展不同品种、不同产地原料的生物标志物与生物活性物质组成和含量研究，不同产地、不同品种谷物原料的理化特性研究，构建我国全谷物原料的活性组分与品质数据谱库。

二是全谷物配料加工技术与装备问题。对于以粒食形式食用的全谷物，需要研究开发适合全谷物米的色选技术装备、轻碾技术装备以及预加工类技术装备等。对于以全谷物粉形式作为食品加工原料的全谷物配料加工，其关键难点是保持合适的颗粒细度、破损淀粉的控制以及足够的货架期等。传统的制粉技术装备，粉路长、效率低，需要开发新型全谷物粉的制粉专用装备，如石磨制粉装备、高效振动场制粉技术与装备，还有通过麸皮和胚单独粉碎与稳定化加工后再回填的方法等。

三是全谷物食品的安全管理与控制。全谷物食品的安全控制一直是消费者关注的问题，其主要方面包括减少农药残留及重金属、真菌毒素的污染等。全谷物食品安全控制的关键是要把好原料源头关，用于全谷物食品加工的原料必须符合国家相关标准。从加工角度而言，通过适度轻碾表皮是一个比较有效的方法，这也是为何国际上在讨论全谷物定义时，很多国家的代表一直坚持在全谷物定义中需要允许一个必要的加工损失量。一般认为，加工损失在整个籽粒的 2%以内是较为合理的。真菌毒素安全管理的策略充分遵守作为预防手段的良好操作规范（good manufacturing practice，GMP）和危害分析及关键控制点体系（hazard analysis critical control point，HACCP）原则（Alimentarius，2012）。

全谷物除了富含许多有益的生物活性物质，还含有一些所谓的抗营养物质，这些抗营养物质是植物细胞中的成分，但可影响食物中营养成分的分解和吸收。抗营养物质可保护植物自身免受其他生物的侵害和采食，因而又被称为“生物农药”（Spaggiari et al.，2019）。在谷物中，从安全性的角度来看，最重要的化合物是单宁和植酸盐，它们几乎存在于所有的谷物作物中，但其含量高低在谷物种类与品种上有所不同（Kaufman et al.，2013）。单宁在高粱中的含量普遍较高，在主要谷物如稻米、小麦和玉米中的含量极低（Griffiths，1991）。单宁产生抗营养作用的主要原因是缩合单宁（CT）可降低蛋白质的消化率（Griffiths，1991）。物理处理，如去除种子的外皮部分，有助于降低最终产品中的缩合单宁的含量（Kruger et al.，2012）。此外，可通过定向育种，培育种皮和果皮中色素及单宁含量低的品种（Taylor and Duodu，2010）。在全谷物中，磷主要以植酸盐（肌醇六磷酸盐）的形式存在。这种化合物可能在生理 pH 的调节下对矿物元素（如铁和锌）产生强烈的螯合作用，形成不溶性复合物，进而导致矿物元素吸收和人体生物利用度的降低。因此，植酸盐可能导致营养不良和生理病理状况，如骨质疏松和缺铁（Akhter et al.，2012）。植酸盐分子的含量在谷物种类和基因型之间可能有所不同，此外，植酸盐在籽粒中的分布也不同。它们在小麦中的分布主要集中在糊粉层；在玉米中，植酸盐在胚中更为丰富；而在小米中，它们似乎均匀地分布在整个颖果中（Coudray et al.，2001）。在不同的高粱品种中也发现不同水平的植酸盐（Wu et al.，2016）。去除种子外层的碾磨过程是降低最终产品中植酸盐含量的最有效方法。因此，对轻碾去皮过程的连续监控是解决这一问题的关键步骤。此外，培育低植酸盐含量的品种似乎是一个现实的做法，以提高任何作物的营养质量。除此之外，植物还能够产生对人体健康具有一定毒性的次生代谢物——生物碱，但它们与谷物本身无关，栽培谷物不能自己合成生物碱，它主要是由和谷物一起收获的其他植物的种子产生的。

四是全谷物食品加工新工艺、品质改良技术与产品创制。糙米或添加麸皮的面粉通常食用品质较差，主要表现在口感粗糙（感官品质）与微生物污染等方面。一方面，由于全谷物配料基质中富含膳食纤维等组分，传统谷物食品如面包、馒头、面条、饼干等的加工工艺不能满足其加工工艺的要求，因此，我们需要对传统食品的加工工艺进行调整。另一方面，我们需要应用新的技术与装备来开发创制多样化的传统或新兴的全谷物食品，满足消费者多样化需求，如代餐粉、全谷物速食粥、全谷物饮料等。因此，要制备营养特性好，同时感官品质优良、储藏稳定性好的全谷物食品，我们需要深入研究全谷物配料对产品理化特性与感官品质的影响；研究高营养品质的新型的全谷物食品与食品配料，包括具有经济可行性的谷物加工新工艺和新技术；研究谷物食品加工对谷物生物标志物与生物活性物质的影响；研究工业化规模全谷物食品与食品配料加工技术的可行性评价与示范。

总之，在研究思路上应重点把握 4 条主线，即以全谷物营养、安全与加工相关的结构与功能关系为主线的应用基础研究；以品质改良、稳定化及营养保持为主线的共性关键技术与装备研究；以全谷物食品开发为主线的新工艺、新技术、新产品与新标准研究；以推进全谷物消费与市场为主线的产业化示范、推广、科普等研究。通过全谷物食品专用品种培育、谷物生物活性、原料加工、食品加工技术、专用装备、新产品创制与示范、评价与标准体系、食品安全、消费与推广、健康效应及其作用机制、经济评估与可持续发展等方面的协同攻关，构建我国系统化的全谷物产业技术支撑体系。

四、引领健康谷物发展新导向，促进全谷物食品生产供给

发展全谷物食品，首先是要有产品。近年来，随着人们对全谷物健康益处的不断认知，市场对全谷物食品的需求不断增加。目前我们的超市或餐馆中全谷物食品稀少，绝大部分都是精制谷物食品。即使很多企业意识到生产全谷物食品的重要性，但产品销售形势不好，导致生产企业的积极性不高。因此，这样的谷物食品生态已经不能满足消费者的需求。一方面，我们需要谷物加工、谷物食品生产企业及餐饮企业联合一些科研机构，共同开发一些消费者喜欢的全谷物食品，包括以各种全谷物原料为基础，通过各种适用新技术，开发各种全谷物配料、全谷物主食品、全谷物方便食品以及全谷物餐饮食品等（表 10-1）。另一方面，需要为专门从事全谷物加工的企业制定并给予一定的财税优惠政策，鼓励企业自主创新、集成创新，鼓励全谷物产业园区建设，提高企业的全谷物生产积极性，以生产更多优质的全谷物产品，为消费者提供多样化的健康全谷物选择，以重塑谷物食品的新生态。

表 10-1 全谷物产品开发的方向

全谷物及食品种类	全谷物及其食品产品
全谷物原料	普通糙米、红（紫）糙米、野米、普通小麦、彩色小麦、大麦、燕麦、青稞、高粱、小米、玉米、苦荞麦、普通荞麦、藜麦、薏苡等
全谷物配料	全谷物粉、全谷物米、全谷物片、全谷物碎粒、全谷物预拌粉、发芽全谷物配料等
全谷物主食品	易煮全谷物米、全谷物烘焙制品（全谷物面包）、全谷物米粉（线）、全谷物馒头、全谷物面条等
全谷物方便食品	全谷物速食粥、全谷物冲调制品（全谷物代餐粉）、全谷物饼干、全谷物能量棒、全谷物预加工食品、全谷物膨化食品、全谷物麦片、全谷物饮料等
全谷物餐饮	全谷物沙拉等

五、倡导健康生活方式，打通全谷物消费障碍

科普引领需进一步加强，以让消费者形成内生消费动力。我国消费者对全谷物的健康益处认知严重不足，因此对消费者的教育任务艰巨。如何改变消费者根深蒂固的精制谷物消费习惯，如何进行高效的科普宣传，让更多的消费者了解全谷物的好处，形成购买欲望，帮助消费者建立更健康的生活方式，是一个极大的挑战。我们需要通过各种传媒与科普途径，从科学谷物消费的角度，通过各种方式，全方位加强全谷物营养健康知识、全谷物食品选择、全谷物食品的食用方法等方面的科普宣传与消费引导。同时需要进一步推动对全谷物食品的健康声称、标签、标准的研究；通过论坛、研讨会、出版物等形式对相关食品加工企业开展全谷物科普宣传，加强全谷物成果转化与共性技术转移，以刺激与促进粮食加工界开展全谷物食品加工技术的研究开发，为消费者提供更加丰富的选择机会。有关部门可以考虑将全谷物等科学谷物消费的内容写入我国中小学生的科普教材，同时，建议在我国设立“国家全谷物日（月）”，旨在引起全社会的关注和认识全谷物的健康好处，让消费者形成需求动力，营造健康、时尚的全谷物消费氛围，增加全谷物的摄入。

全球范围内，尽管越来越多的证据表明增加全谷物消费的健康益处，但是全谷物食品的实际消费量与膳食推荐量之间仍有极大的差距，其原因是非常复杂的。从消费角度上看（图 10-1），消费者对全谷物的健康益处并不熟知，这可能是一个非常重要的原因，长期形成的精制谷物的消费习惯已经形成强大的惯性力量，要做出改变并非易事。同时，全谷物的消费环境非常重要。这包括很多方面，如全谷物食品不同消费场景的可获得性、美味好吃、多样化选择机会、价格、方便性、在卖场的易识别性等，甚至包括在一些大型卖场和线上网店，可以通过营养师为消费者进行培训与引导，提供诸如怎样挑选全谷物食品、如何科学搭配、全谷物食品的制作方法、如何制定膳食计划等方面的帮助。

良好的风味与口感是评价任何食品的重要前提，这也是近些年来我国粮食加工精度越来越高的一个重要原因。然而对于食品而言，很多情况下食品的风味和口感与它的营养和健康是很难统一的，有时候甚至是对立的。要为全谷物食品的研究开发与市场推广提供支撑与依据，一方面，消费者需要改变传统的消费观念，不能用精制谷物食品的口感标准来要求全谷物食品。另一方面，大范围的全谷物食品风味与口感的接受性和喜好

性研究是必需的，包括新兴健康糙米、发芽糙米、全麦粉及其制品等全谷物食品的消费者接受性与喜好性研究；消费者对健康全谷物食品的健康声称预期研究等。

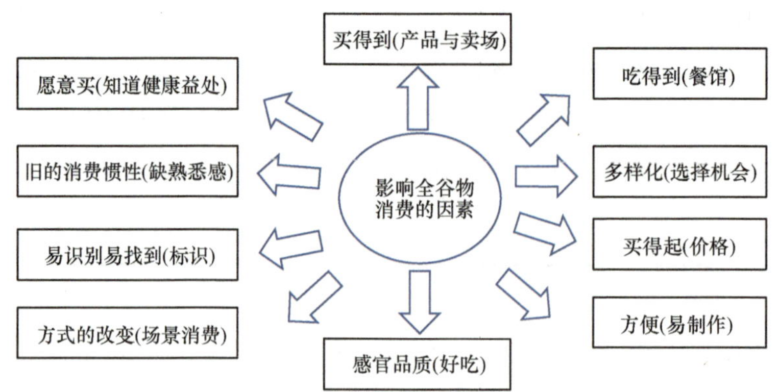

图 10-1 影响全谷物食品消费的主要因素

六、构建全谷物数据库平台

目前我国全谷物消费习惯的调查研究不足，全谷物的消费统计渠道也没有建立起来，缺乏权威的全谷物消费统计数据。我国全谷物消费对医疗费用与生产效率的影响，以及全谷物对低碳可持续环境的影响等基础数据缺乏；全谷物与慢性代谢性疾病关系的有力基础证据支撑不足；全谷物原料与全谷物食品的基础和营养数据不系统。国际上，从 20 世纪 80 年代开始，对全谷物与健康的关系开展了大量系统深入的研究，但是这些数据均是基于西方的食品体系、膳食习惯及居民体质开展的，我国在这方面的研究几乎处于空白，尽管我国膳食指南中已提出全谷物摄入量的建议，但是针对不同人群的全谷物推荐摄入量缺乏基础数据支撑。因此，需要搭建中国全谷物大数据网络平台，主要针对我国全谷物生产、消费、需求等基础数据缺乏问题，开展全谷物相关数据调研与分析研究。重点要素包括：不同谷物品种的全籽粒营养素含量数据采集与数据库构建；同一谷物品种，其籽粒结构不同部位（如麸皮、胚、胚乳）的营养素含量数据采集与数据库构建。该全谷物数据库平台可以作为探索全谷物消费与慢性代谢性疾病防控关系的基础，为以营养健康为导向评估某一种食品中全谷物的适宜含量或某一次膳食中全谷物的推荐摄入量提供依据，为个性化营养健康食品的定制提供计算参考，同时也可为全谷物产业发展及政策制定提供支撑。

七、构建联合推进平台，形成协同推进机制

形成新的谷物加工方式、改变传统谷物消费习惯，是一个涉及诸多方面的系统工作，需要各方的联动协作。西方国家的全谷物推广也遇到过同样的难题。欧美等西方国家为了加快全谷物的发展，在全谷物的协同联合推进方面有很多宝贵的经验值得我们学习借鉴。以欧盟为例，2005～2010 年，欧盟第 6 个科技框架计划“食品质量与安全”综合项目下启动了一项“健康谷物”综合研究计划项目，该计划旨在通过增加全谷物及其组分

中保护性化合物的摄入，改善人们的健康状况，减少代谢综合征相关疾病的风险。该项目组建了一个育种、加工技术、营养健康、成果推广等方面相结合的专家团队，项目通过整合不同学科的资源与力量，研究欧洲主要的谷物中生物活性物质含量的差异、加工对生物活性物质的影响，并进一步阐明这些生物活性物质在预防代谢综合征及其相关疾病中的重要作用和生理机制。目标生物活性物质主要包括维生素（叶酸、生育酚及B族维生素等）、植物化学物质（甾醇、木酚素、烷基间苯二酚、酚酸等）、非消化性碳水化合物与矿物元素等。该项目拥有来自15个欧洲国家的43个研究开发合作单位，此外还有40家企业共同组建起来的一个工业平台。项目主要目标是生产能够促进人体健康的、安全的及食用品质优良的谷物食品与食品配料。该项目设立了5个模块，包括市场调查研究、谷物品质改良与生物技术应用、加工与技术、营养与代谢、推广与技术转移。这种从原料育种、营养健康、食品科技到消费市场等跨学科、跨领域科学家的联合攻关，整体推动效应是显而易见的。

为更加有力地推动全谷物发展，欧美等西方国家相继成立了专门的健康谷物（全谷物）倡导组织（表10-2）。1995年，澳大利亚成立了谷物与豆类营养理事会（Grains & Legumes Nutrition Council），是一个倡导健康谷物与豆类消费的独立性组织。2002年4月，由Oldways Preservation Trust组织相关制粉碾米企业、食品生产商、餐饮、学者等在美国圣地亚哥发起成立了一个非营利性消费者倡导组织——全谷物理事会（Whole Grain Council，WGC）。WGC旨在推动增加全谷物的消费，鼓励生产者生产美味的全谷物食品，帮助消费者选择合适的全谷物食品并更好地理解全谷物的健康益处，帮助媒体更科学准确地宣传推广全谷物。2009年，丹麦癌症协会的一部分独立出来，成立了丹麦全谷物联盟（The Danish Whole Grain Partnership），以发起丹麦全谷物运动（The Danish Whole Grain Campaign），2012年确立了10月24日为“国家全谷物日”（National Whole Grain Day）。健康谷物论坛（HEALTHGRAIN Forum）是作为欧盟第6个科技框架计划综合项目（利用欧洲谷物的生物活性改善营养和健康效益）的后续组织而成立的一个协会，在2010年5月6日于瑞典隆德举行的组织会议上成立。

表10-2　部分国家的健康谷物倡导组织

机构名称（中文）	机构名称（英文）	网址
全谷物理事会	Whole Grains Council	www.wholegrainscouncil.org
健康谷物联盟	HEALTHGRAIN Forum	www.healthgrain.org
健康谷物基金会	Grains for Health Foundation	www.grainsforhealth.org
谷物食品基金会	Grain Foods Foundation	www.gowiththegrain.org
澳大利亚谷物与豆类营养理事会	Grains & Legumes Nutrition Council	www.glnc.org.au
国际食品信息理事会	The International Food Information Council（IFIC）	www.foodinsight.org
小麦食品协会	Wheat Foods Council	www.wheatfoods.org

鉴于我国全谷物推广面临的众多障碍与难题，建议学习借鉴欧美等西方国家的有益做法，成立中国全谷物协会等非营利性组织。通过设立自律性公益社团组织，帮助企业生产美味健康的全谷物食品，帮助媒体科学宣传全谷物的健康益处，帮助消费者科学认知与选择全谷物食品，推动我国全谷物标签标识的规范化，搭建行业与政府沟通互动的

桥梁纽带，从而整合产业链资源，形成集合谷物碾磨企业、食品生产商、消费者、媒体、餐饮和研究学者为一体的整体推动力量。同时也可以作为对接国际全谷物工作组的专门机构，提升我国在国际上的全谷物研究水平和产业话语权。

八、加强国际国内的交流与合作

世界范围内，第一个全谷物的专题会议是在 1993 年由美国农业部、通用磨坊及美国膳食协会等机构联合发起的。此次会议在华盛顿召开，主要目的是帮助人们建立对全谷物的兴趣，促进全谷物消费与健康之间可能联系的研究。这种努力合作形成的一个重要成果是“建议每天食用 3 份全谷物”。随着研究的深入，全谷物的健康重要性日益得到重视，不同的组织机构越来越多地发起各种有关全谷物的国际会议以进一步推进全谷物的研究与引起消费者的兴趣。第一次专题讨论会是 1997 年在巴黎举行的欧洲全谷物会议。随后，美国饮食协会（1998 年、1999 年、2000 年、2001 年）和美国（国际）谷物化学师协会（1999 年、2002 年、2005 年）举行了一系列的年度会议。2001 年，在芬兰波尔沃召开的全谷物与健康国际会议致力于讨论谷物对健康影响的科学基础。紧随其后的是 2001 年在明尼苏达州明尼阿波利斯的谷物健康研究会议。2005 年，“全谷物与健康”全球峰会在明尼苏达州明尼阿波利斯召开。2010 年，在瑞典隆德召开了健康谷物论坛（HEALTHGRAIN Forum）。2011 年，由国家公众营养中心（现为国家公众营养与发展中心）、中国粮油学会、美国健康谷物基金会、全谷物理事会等机构，在北京召开了全谷物发展国际论坛。2012 年，中国粮油学会在武汉召开了首届全谷物营养健康国际论坛，并在之后每年组织召开一次年会。

随着全球对全谷物的日益关注，全谷物的学术交流日益频繁，而且已经逐步发展成为各种专题性全谷物论坛峰会。我们需要积极开展全谷物领域的国际合作，联合国际谷物科技协会、国际健康谷物联盟、国际全谷物工作组等，并围绕全谷物定义、全谷物推荐摄入量、全谷物摄入量的经济评估、全谷物摄入量对医疗费用与生产率等的影响、全谷物消费与低碳可持续发展、全谷物大数据等领域开展深入的国际合作。

九、加强以增加全谷物摄入为目标的公共卫生干预

2015 年，一项全球疾病负担风险评估将 71%的死亡归因于行为风险，其中 53%归因于饮食风险（Forouzanfar et al.，2016）。笔者认为，政策的重点是促进蔬菜、水果、全谷物、坚果和种子，以及海鲜中 ω-3 脂肪酸摄入量的增加，这可能比关注饮食中的糖和脂肪成分有更大的影响（Forouzanfar et al.，2016）。尽管多年来有强有力的证据表明全谷物对健康有益，但大多数国家的全谷物消费量仍低于建议水平。

在全球范围内，增加全谷物摄入量被广泛认为是改善公众健康的一个重要膳食目标。为增加全谷物的消费，澳大利亚、美国、英国、荷兰和丹麦等西方国家采取了很多公共卫生干预措施。这些措施包括多个利益相关方的参与、膳食指南中推荐的目标摄入量、制造商的行为准则、产品配方的改变与创新、基于证据的科普教育、社交媒体、社区推广活动、食品销售与服务供应商的参与等（Suthers et al.，2018）。随着我国社会各

界对全谷物的关注，我国全谷物食品产业不断发展。结合我国实际，围绕增加全谷物消费的目标，整合各相关利益方形成中国特色的全谷物消费公共卫生干预解决方案是一项非常必要的举措。

第二节　我国全谷物的未来

一、共同打造健康谷物食品新生态

过去 30 多年里，美国、丹麦等国家把全谷物的推广与发展视为一场运动。世界范围内，各个国家在全谷物营养健康及市场发展领域取得的丰硕成果为未来全谷物的快速发展奠定了重要基础，也提供了许多有益的借鉴经验。我国是一个人口众多的国家，大力发展全谷物食品，对改善国民健康意义重大。现在我们要做的就是让每一个人都行动起来，共同关注全谷物。我国未来全谷物食品发展的总体目标，就是要增加全谷物的科技投入、增强对全谷物健康益处的科学共识、增加美味健康的全谷物食品的有效供给，从而实现增加全谷物消费、改善国民健康的目标。通过 10～15 年的发展，我国居民全谷物消费量占谷物消费总量的 50%～60%这样的目标也是有可能实现的。

要实现上述目标，需要各方面的通力合作，即将工业企业、政府部门、学术机构、社团组织、媒体组织、教育机构等各方联合起来，形成推动我国全谷物发展的整体力量（图 10-2），最终重塑我国谷物食品消费的健康新生态。

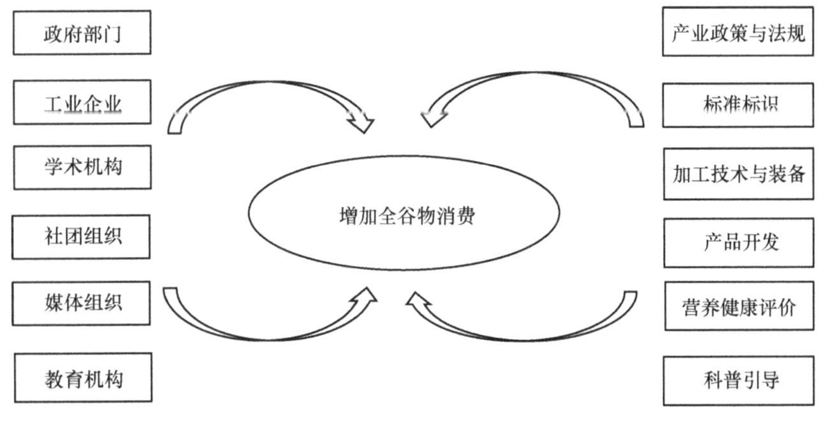

图 10-2　增加全谷物消费的联合路线

（一）政府部门

政府部门是加快我国全谷物发展的关键力量。近年来，全谷物的发展已经引起了我国有关政府部门的重视，在很多相关文件中，已经明确提到了全谷物发展的相关内容，这是一个非常好的开始。笔者认为，在我国全谷物的未来发展过程中，政府部门至少可以在以下几个方面发挥关键作用。一是把推动全谷物发展作为我国健康中国战略实施方案中的重要内容，健康谷物、健康膳食模式是健康中国的重要基础；二是国家科技管理部门要加大对全谷物科技创新的投入，包括基础研究、共性关键技术与装备及重要全谷物产品的创制与产业化示范等，以便我们能更好地理解全谷物与健康的关系，为市场提供更加丰富的全谷物食品供给；三是针对我国目前消费者不愿意买、企业生产意愿不强的窘境，国家有关部门应该出台一些支持全谷物发展的产业政策与财政税收的鼓励支持政策；四是加大对全谷物的健康相关知识的科普与培训，包括社区、学校、单位、军队等，尤其是学校学生。孩子是祖国的未来，孩子们健康的体魄是民族伟大复兴事业的根本保障，同时孩子也是最容易接受引导与新生事物的群体。我们要让孩子从小就养成健康的生活方式与饮食习惯，从小就意识到全谷物的健康益处。因此，建议开展全国的校园全谷物行动计划，制定适合学生的全谷物主食方案与推广模式，先选择一些中小学、幼儿园开展试点示范，再在全国范围内推广。五是政府在推动学术机构、与健康相关的政府机构及非营利性健康组织之间的合作方面的作用非常重要，如强化全谷物在膳食指南与推荐中的重要作用，制定相关政策、健康声称与标准，实施学生全谷物行动计划等。

（二）学术机构

学术机构加强全谷物相关的研究工作，是加快我国全谷物发展的一个重要基础。一是加强全谷物与健康关系的生物学机制研究，尤其是全谷物的摄入与心脑血管疾病、糖尿病、肥胖等慢性代谢性疾病之间的影响关系；深入研究全谷物组分及其协同作用机制；加强代谢机制研究，即研究全谷物对血糖、胰岛素响应、血脂、炎症等方面的作用与影响；加强流行病学与临床干预方面的研究。二是加强与企业的产学研合作，推动我国全谷物产业技术水平的提高。三是与国家健康相关的政府机构加强沟通与合作，努力推动我国全谷物相关健康声称、标签、科普等方面的发展。

（三）非营利性健康组织及行业协会与学术团体

非营利性健康组织及行业协会与学术团体是消费者、生产企业、政府部门、学术机构、媒体之间的重要桥梁纽带，是推动我国全谷物发展的重要力量。一是加强全谷物的学术交流，逐步形成一些有影响力的全谷物专题学术论坛峰会，凝聚国内全谷物领域的科技人才与力量。二是搭建生产企业的合作与交流平台，作为纽带，为全谷物食品行业发展提供信息资源，为解决产业发展的共性难题提供合作平台。三是整合全谷物产业链各环节资源，营造全谷物整体推进氛围，形成整体推进力量。四是加强我国全谷物科普宣传与消费引领，帮助媒体进行正确的科普宣传等。

（四）加工企业

全谷物配料与全谷物食品生产企业在“为消费者提供多样化的全谷物选择机会”这一目标问题的作用上非常关键。企业是科技创新的主体，也是最富有创造力的环节。一是企业积极跟踪和了解国际国内全谷物食品的发展趋势与技术进展，增强对全谷物食品的了解。二是加大对全谷物科技创新的投入，包括加强对消费者需求的市场调查研究，充分了解消费者对全谷物食品的品质诉求，如色泽、口感、风味及价格等，还可以与一些科研机构就一些制约全谷物食品加工的关键技术实施联合攻关，围绕全谷物食品的开发做出自己的特色。三是拓展思路，针对市场差异性的需求开发产品，一方面围绕消费者的家庭消费、旅行消费等各种不同消费场景开发美味的全谷物食品；另一方面针对学校、机关、生产企业等单位食堂以及餐饮酒店的需求，有针对性地研发全谷物食品或预加工全谷物食品。四是企业应该加强研发，制定全谷物食品的阶段性发展计划，改变食品配方，逐步增加全谷物食品品类，制定相关的企业标准。五是创新全谷物的健康益处宣传，采用各种方式与渠道增强人们对全谷物食品的了解。总之，理想的全谷物食品，一方面要尽可能地保留全谷物的营养成分与生物活性物质的生物有效性；另一方面要兼具美味与方便，这是任何全谷物食品研发成功的关键。企业加强全谷物食品的开发、消费者教育及不断的市场培育，除了可增加全谷物产品的销售，实际上还可以带来更大的经济效益，若能够将占谷物总重量17%～25%的种皮、胚、碎米等转化为健康全谷物食品，其附加值是非常可观的。

（五）餐饮

增加全谷物消费的一个重要路径是增加全谷物的可获得性。在餐饮企业、酒店、学校、机关单位、工业企业、军营等场景推广全谷物食品是一种极有潜力的方式。生产企业可以针对这种需求，开发为不同消费场景量身定做的全谷物食品。这种方式不仅面广量大，而且其辐射效应也会非常明显，可以直接影响到家庭与朋友圈。餐饮与酒店行业，不仅要重视舌尖上的美味，也要改变观念，重视舌尖上的健康。要不断开发以全谷物为基础的餐谱，包括全谷物的主食、全谷物餐前食品、全谷物汤菜等，让消费者在家庭之外的地方也能享受到全谷物美食。更重要的是，餐饮与酒店行业还是推广与科普全谷物的一个重要窗口。

（六）媒体

消费者对全谷物健康益处认知不足是目前我国全谷物消费偏低的重要原因。在这方面，我们要充分发挥媒体在全谷物科学知识普及方面的重要作用。将全谷物的相关科学转化为消费者喜闻乐见的科普信息，是让消费者充分了解全谷物健康益处的必要环节。一方面，媒体可以对国内外全谷物研究机构的重要研究成果、教育资源及其相关的新闻事件进行及时宣传；另一方面，建立一个媒体（杂志、报纸、电视、电台、网络等）与知名专家（营养师、营养学家、食品科学家、医生等）之间的良好互动关系，将全谷物领域各方面的资讯传达给广大民众。目前我国的网络新媒体发展迅速，相信这将成为我国全谷物科普与产业发展的助推器。一个有力的媒体全谷物运动，既可以向消费者高效地宣传关于全谷物的健康益处，也可以刺激与推动企业去生产更多更优质的全谷物食品。

二、中国全谷物2020～2035年

新时期，我国社会的主要矛盾已经转化成为人民日益增长的美好生活需要和不平衡不充分的发展之间的矛盾。人民对美好生活的向往成为我们的奋斗目标。食品的消费也从“站起来时代”的“吃饱”及“富起来时代”的“好吃”，发展到了“强起来时代”的“吃好”。因此，在健康中国战略的大背景下，“让百姓吃出健康，让孩子吃出未来，

让军人吃出战斗力”，为中华民族的伟大复兴提供坚实的健康基础保障，已经成为新时代我国食品及粮食产业面临的一项非常紧迫而艰巨的重大使命。

2020～2035 年，尽管我们仍面临太多的挑战，但是我们也迎来了健康中国发展前所未有的机遇。我们期待在未来的 10～15 年的时间里，基于我国膳食结构及人群的全谷物与健康之间的关系得到深入的研究；全谷物的膳食推荐更加明确精准，并不断地更新发展；全谷物相关生物科学与健康、消费者的研究与教育、谷物科学与技术的研究等各个领域的科学家一起行动起来，充分利用国际上全谷物的相关研究成果，不断形成我国的相关支撑数据，大幅促进我国消费者对全谷物健康益处知识的了解；开发创制多样化的全谷物食品，重塑我国谷物食品新生态；政府、学术机构、生产企业、非营利性健康组织、行业协会、学术团体、媒体、流通与消费端之间形成良好的互动和合作。在上述所有努力下，全谷物食品可能会从时尚食品转变为日常食品，并被消费者广泛接受，让全谷物的消费成为一种健康的生活方式。我们期望凝集各方力量形成全谷物推广的整体力量，从国家与行业层面上形成整体解决方案，实施国家全谷物行动计划，实现学校、医院、军队、餐饮、酒店、家庭等各种消费场景的逐步改变，把全谷物的推广行动打造成一个崭新的局面，大幅提升我国居民的全谷物食品消费占比，最终造福国人健康。

参 考 文 献

赵其国, 尹雪斌. 2019. 功能农业关键科学问题与发展战略. 北京: 香山科学会议第 669 次学术讨论会暨中国科学院 70 周年学术论坛: 5-42.

Akhter S, Saeed A, Irfan M, et al. 2012. *In vitro* dephytinization and bioavailability of essential minerals in several wheat varieties. J Cereal Sci, 56(3): 741-746.

Alimentarius C. 2012. Prevention and Reduction of Food and Feed Contamination. World Health Organization Food and Agriculture Organization of the United Nations, Rome.

Coudray C, Levrat-Verny M A, Tressol J C, et al. 2001. Mineral supplementation of white wheat flour is necessary to maintain adequate mineral status and bone characteristics in rats. J Trace Elem Med Bio, 15(23): 131-137.

Forouzanfar M H, Afshin A, Alexander L T, et al. 2016. Global, regional, and national comparative risk assessment of 79 behavioural, environmental and occupational, and metabolic risks or clusters of risks, 1990-2015: a systematic analysis for the Global Burden of Disease Study 2015. Lancet, 388: 1659-1724.

Griffiths D W. 1991. Condensed tannins: toxic substances in crop plants. London: Royal Society of Chemistry: 180-201.

Kaufman R C, Herald T J, Bean S R. 2013. Variability in tannin content, chemistry and activity in a diverse group of tannin containing sorghum cultivars. J Sci Food Agric, 93(5): 1233-1241.

Kruger J, Taylor J R, Oelofse A. 2012. Effects of reducing phytate content in sorghum through genetic modification and fermentation on *in vitro* iron availability in whole grain porridges. Food Chem, 131(1): 220-224.

Spaggiari M, Dall'Asta C, Galaverna G. 2019. Whole Grains: Processing, Product Development, and Nutritional Aspects. Boca Raton: CRC Press: 281-292.

Suthers R, Broom M, Beck E. 2018. Key characteristics of public health interventions aimed at increasing whole grain intake: a systematic review. J Nutr Educ Behav, 50(8): 813-823.

Taylor J R N, Duodu K G. 2010. Sorghum and millets: characteristics and quality requirements. Cereal Grains: Assessing and Managing Quality: 237-263.

Wu G, Johnson S K, Bornman J F, et al. 2016. Effects of genotype and growth temperature on the contents of tannin, phytate and *in vitro* iron availability of sorghum grains. PLoS One, 11(2): e0148712.